原《CT 诊断与临床》新编第三版
刘玉清院士、钟世镇院士联合推荐

CT Diagnosis and Clinic
—— central nervous system, head and neck & skeletal musculature

CT 诊断与临床
—— 中枢神经、头颈及骨骼肌肉

总主编　郑穗生　刘　斌

主　编　朱友志　王龙胜　高　斌　栾维志　韦　炜　宫希军

U0381421

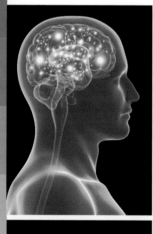

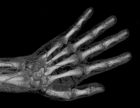

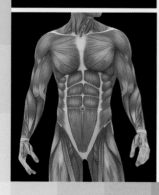

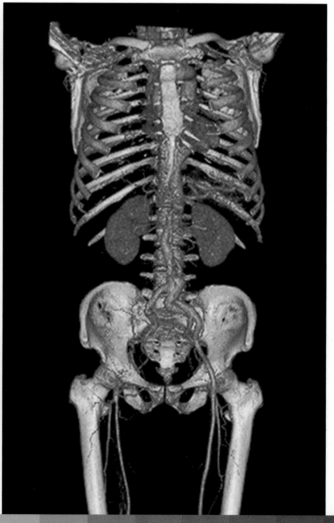

时代出版传媒股份有限公司

安徽科学技术出版社

图书在版编目(CIP)数据

CT诊断与临床——中枢神经、头颈及骨骼肌肉 / 郑穗生,刘斌总主编.--合肥:安徽科学技术出版社,2018.10
ISBN 978-7-5337-7688-6

Ⅰ.①C… Ⅱ.①郑…②刘…③朱… Ⅲ.①计算机-X线扫描体层摄影-诊断学 Ⅳ.①R814.42

中国版本图书馆CIP数据核字(2018)第227042号

CT ZHENDUAN YU LINCHUANG——ZHONGSHU SHENJING TOUJING JI GUGE JIROU

CT诊断与临床 中枢神经、头颈及骨骼肌肉 总主编 郑穗生 刘 斌

出 版 人:丁凌云 责任编辑:杨 洋 王 宜 文字编辑:张 枫
责任印制:梁东兵 责任校对:戚革惠 沙 莹 装帧设计:王 艳
出版发行:时代出版传媒股份有限公司 http://www.press-mart.com
安徽科学技术出版社 http://www.ahstp.net
(合肥市政务文化新区翡翠路1118号出版传媒广场,邮编:230071)
电话:(0551)63533330

印 制:深圳华新彩印制版有限公司 电话:(0755)81704231
(如发现印装质量问题,影响阅读,请与印刷厂商联系调换)

开本:889×1194 1/16 印张:44.25 字数:1350千
版次:2018年10月第1版 2018年10月第1次印刷

ISBN 978-7-5337-7688-6 定价:328.00元

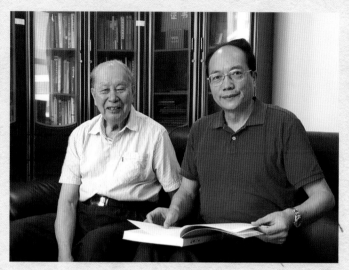

本书作者郑穗生与钟世镇院士合影

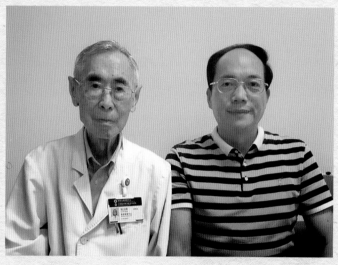

本书作者郑穗生与刘玉清院士合影

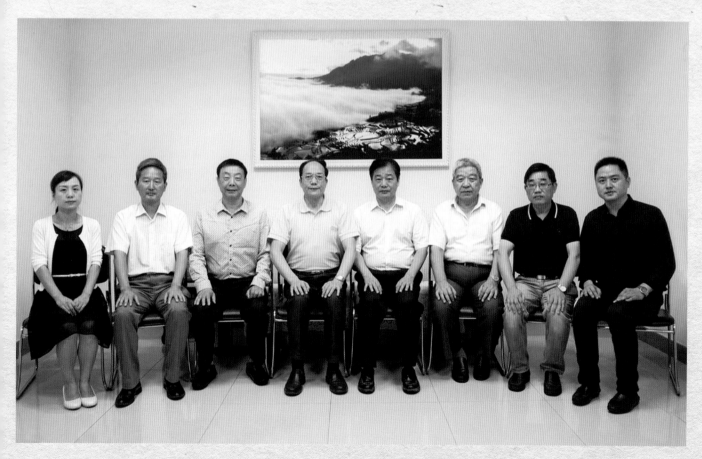

本书部分作者左起：韦炜、朱友志、高斌、郑穗生、刘斌、栾维志、王龙胜、宫希军

编 委 会

总　主　编　郑穗生　刘　斌
主　　　编　朱友志　王龙胜　高　斌　栾维志
　　　　　　韦　炜　宫希军
总主编助理　赵　茹　单艳棋　李　欢

编　委(以姓氏笔画为序)

王　弢	六安市中医院	单艳棋	安徽医科大学第二附属医院
王万勤	安徽医科大学第一附属医院	孟庆涛	滁州市第一人民医院
王龙胜	安徽医科大学第二附属医院	周燕飞	中国科学院合肥肿瘤医院
韦　炜	中国科学技术大学附属第一医院	赵　红	安徽医科大学第二附属医院
尹传高	安徽省儿童医院	赵　茹	安徽医科大学第二附属医院
刘　莹	合肥市第二人民医院	赵小英	安徽医科大学第一附属医院
刘　斌	安徽医科大学第一附属医院	宫希军	安徽医科大学第二附属医院
刘文冬	安徽医科大学第一附属医院	胡　峻	安徽医科大学第二附属医院
朱友志	解放军第 105 医院	胡汉金	安庆市立医院
江安红	安徽医科大学第二附属医院	胡永胜	合肥市第一人民医院
李　飞	安徽医科大学第二附属医院	姚文君	安徽医科大学第二附属医院
李　欢	安徽医科大学第二附属医院	洪志友	宁国市人民医院
李　军	滁州市第一人民医院	洪雪冬	安徽医科大学第二附属医院
李红文	安徽医科大学第一附属医院	高　斌	合肥市第一人民医院
李传富	安徽中医药大学第一附属医院	栾维志	武警安徽省总队医院
李劲松	合肥市第一人民医院	奚美芳	安徽医科大学第一附属医院
邹立巍	安徽医科大学第二附属医院	徐春生	安徽中医药大学第一附属医院
张　罡	安徽医科大学第二附属医院	徐海燕	安徽医科大学第二附属医院
张发平	芜湖市第五人民医院	曹　博	安徽中医药大学第一附属医院
张敬苗	安徽医科大学第二附属医院	巢惠民	合肥市第一人民医院
时启良	阜阳市第一人民医院	黄　山	安徽医科大学第二附属医院
陈　红	安徽医科大学第二附属医院	舒荣宝	马鞍山市人民医院
陈其春	安徽医科大学第二附属医院	鄢　龙	安徽医科大学第二附属医院
陈贵林	合肥市第一人民医院	鲍家启	安徽省儿童医院
陈海桃	合肥市第四人民医院	阚　宏	安徽医科大学附属阜阳医院
杨　硕	合肥市第四人民医院	潘少辉	马鞍山市人民医院
杜北珏	安徽省第二人民医院	潘志立	中国科学技术大学附属第一医院
吴国忠	中国科学技术大学附属第一医院	潘景润	安徽医科大学第二附属医院
郑穗生	安徽医科大学第二附属医院		

序　言　一

近年来，随着 CT 设备的不断更新和新的应用软件的层出不穷，尤其是后 64 排螺旋 CT 的出现，使诊断技术得到长足的进步，因而也使 CT 的临床应用范围不断得到拓展。在既往常规应用的基础上，目前 CT 已经被更广泛地应用于血管造影、心脏成像、能谱成像等诸多临床医学前沿领域。

郑穗生教授领衔的编写团队，近年来在相关学术研究方面取得了一定的成就，倾心打造了《CT 诊断与临床——中枢神经、头颈及骨骼肌肉》一书。本书由安徽省 20 多家大型医院长期从事 CT 诊断、有着丰富临床经验的 50 多位专家，结合他们多年积累的宝贵资料和影像学病案分析、总结及近年来 CT 发展的新技术、新方法，历时 3 年精心打造而成。

本书按照人体系统和部位划分章节，每个疾病按照概述、诊断要点、CT 表现和鉴别诊断进行编写，内容详实系统、重点突出，图片清晰，描述精准。内容不仅包括常见病、多发病的 CT 表现和 CT 诊断的新进展，还增加了 300 多个少见、罕见病例及 PET/CT 的相关内容，从而使本书更加突出实用性和指导性。

《CT 诊断与临床——中枢神经、头颈及骨骼肌肉》是一本非常贴近临床并能帮助医务人员提高业务水平的重要影像诊断参考书、工具书，故向广大影像诊断医师和临床医师、医学院校师生积极推荐。

中国工程院院士
中华医学会放射学分会原主任委员
协和医科大学北京阜外医院教授

2018年8月于北京

序 言 二

"一花独放不是春,百花齐放春满园。"作为数字医学园地里长期耕耘的一名老园丁,我深情地关注着园地里各式各样的奇葩异草。今天,我特别欣喜地看到了郑穗生教授领衔主编的《CT诊断与临床——中枢神经、头颈及骨骼肌肉》这株奇葩的问世。

"问渠哪得清如许,为有源头活水来。"近年来,医学影像学的发展日新月异。早年,CT诊断技术率先实现了医学图像的数字化、可视化,在医学数字化的起步阶段起着重要的引领作用。迄今为止,医用数字化技术应用最多、覆盖面最大、仪器设备最精湛的,还是医院的影像学专科。

"请君莫奏前朝曲,听唱新翻杨柳枝。"随着医学技术的创新发展,影像学进一步功能化,图像分析也由"定性"向"定量"发展,已经交叉渗透到医学科技领域的多个方面:如应用于外科术式设计、手术导航、临床治疗。"百闻不如一见,百见不如一干",本书不仅包括了多发病和常见病的CT诊断内容,还涵盖了少见病、罕见病的CT诊断和鉴别诊断要点以及多排螺旋CT、PET/CT等新技术内容,同时配有三维图像,内容更加丰富,可为不同层次医院影像学诊断起到规范化的指导作用。

"万点落花舟一叶,载将春色到江南",《CT诊断与临床——中枢神经、头颈及骨骼肌肉》一书按照新时代的新要求,与时俱进,创新出版,一定会百尺竿头,更上一层高楼!

中国工程院院士
南方医科学大学教授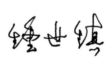

2018年9月于广州

前　言

　　现代医学影像诊断技术的发展日新月异，不仅新的诊断方法层出不穷，而且大量的基础研究、临床研究亦飞速进展。新的诊断理念不断涌现，很多重要的概念已经更新。为此，我们秉承"与时俱进、创新发展"的思想，坚持影像表现结合临床，以普及为主、兼顾提高，并突出临床实用性的原则，组织安徽省影像学领域具有丰富临床经验的专家共同编写了《CT诊断与临床——中枢神经、头颈及骨骼肌肉》一书。

　　全书共分五章，内容包括概论、中枢神经、五官与颈部、骨骼与软组织以及PET/CT临床应用，既简明扼要地总结了临床多发病和常见病的诊断要点、相关影像特征、CT表现及鉴别诊断，又介绍了PET/CT方面新的内容，尤其是配有大量的、更清晰精美的图片及后处理图像。此外，本书还介绍了一些仍在探索的前沿科学研究问题及未来发展方向的内容，从而使本书更具前瞻性和指导性。

　　本书由安徽省内50余位专家教授、医师精诚合作，历经3年共同完成。在即将出版之际，承蒙享誉中外的著名放射学专家、中国工程院院士刘玉清教授和中国工程院院士、数字医学重要创始人钟世镇教授给予高度评价，并作序。在此，向两位学界泰斗致以深深的谢意！同时亦感谢本书编写团队的辛勤付出！

　　由于本书均为各位专家、教授及医师们在繁忙的工作之余执笔完成，时间紧迫，书中难免有疏漏或不足之处，敬请广大同道和读者批评、指正，以便使本书不断得到完善。

郑穗生　刘　斌

2018年10月

目　录

第一章 概 论

第一节 CT技术的产生、原理及设备组成

一、CT技术的产生

CT是X线计算机体层摄影术(X-ray computed tomography)的简称,是计算机技术与X线体层摄影术的有机结合。它是由一名当时在英国EMI公司从事计算机和重建技术研究工作的工程师Godfrey Newbold Hounsfield发明的。1971年9月,第一台颅脑CT机安装于Atkinson-Morley医院,在Ambrose医生指导下进行临床实验并获得成功。1972年4月,Godfrey Newbold Hounsfield和Ambrose一起在英国放射学研究院年会上宣读了关于CT的第一篇论文,同年11月在芝加哥举办的北美放射学年会上也宣读了他们的论文,向全世界宣布了CT的诞生。因此,1972年Godfrey Newbold Hounsfield获得了与工程学诺贝尔奖齐名的McRobert奖。1974年,美国George Town医学中心的工程师Ledley设计出了全身CT机,使CT可用于除颅脑之外的全身各部位检查。由于这一成就,1979年Godfrey Newbold Hounsfield和从事CT图像重建研究工作的美国物理学家Allan Macleod Cormack教授一起获得了诺贝尔医学生理学奖。CT的出现是医学影像领域的一场重要革命。

二、CT技术的基本原理

CT技术的具体原理较为复杂,其基本原理是在计算机控制下,X线经过准直后投射到并穿透被检体,经过组织吸收与衰减以后,带有被检体信息的X线由探测器接收并转换成电信号,经过放大电路、对数放大电路处理,再将模拟电信号转换成数字信号,传送给阵列处理器进行一系列运算处理,最后将数字信号转换成模拟信号进行图像显示或传送给相机进行照片打印(图1-1-1)。

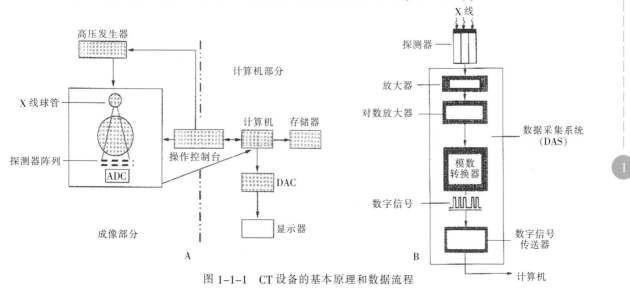

图1-1-1 CT设备的基本原理和数据流程

三、CT 设备的基本组成

CT 设备是非常复杂的医学成像装置,简单地说,CT 设备由硬件结构和软件结构两大部分组成。

(一)硬件结构

1.采样系统:由扫描机架、X 线管、X 线高压发生器、准直器、对数放大器、模数转换器和接口电路等组成。负责利用 X 线对被检体进行旋转扫描采样并获取数字电信号。其中对数放大器、模数转换器和相关接口电路等为数据采集系统(date acquisition system,DAS)。

2.计算机系统:在第三代以上的各代 CT 机中,一般由主控计算机和阵列处理计算机(array processor,AP)两部分组成。

主控计算机负责:

1)监控扫描过程,并将扫描数据送入存储器;

2)CT 值的校正和输入数据的扩展(插值处理);

3)数据管理,即控制 CT 扫描等信息的传送;

4)控制图像重组的程序;

5)对故障的诊断及分析;

6)显示处理等。

阵列处理计算机由计算机、存储设备、数模转换器、图像显示和接口电路等组成。它在主控计算机的控制下接收采样系统或磁盘送来的数据,进行一系列复杂的运算处理,并重建出图像数据后再传送给主控计算机,然后由终端进行显示。

3.检查床:负责承载被检体,并按采样系统的要求进行精确运动和定位,以完成整个检查部位的扫描。

4.控制台:负责输入扫描参数、控制扫描、显示和存储图像及进行系统故障的诊断等。CT 设备的大部分功能由控制台来实施,其主要由视频显示系统、电视组件系统和磁盘系统组成。

5.其他附属设备:如电源分配装置等。

(二)软件结构

CT 设备必须同时利用计算机的硬件和软件才能发挥作用。软件可分为基本功能软件和特殊(专用)功能软件两大类。

1.基本功能软件:是 CT 设备必须具备的,如扫描功能、图像处理功能、诊断功能、照相和图像存储功能、故障诊断功能软件等。它以一个管理程序为核心,调度几个互相独立的软件。这些独立的软件包括预校正、平片扫描、轴位扫描、图像处理、故障诊断、外设传送等。基本功能软件的最主要的功能是对采样系统收集到的扫描数据进行图像重组。

2.特殊(专用)功能软件:包括动态扫描软件、快速连续扫描软件、三维图像重组软件、能量成像软件、定量骨密度测量软件和氙气增强 CT 扫描软件等。它不仅多种多样,而且在不断增加,成为当今 CT 技术与设备发展的重要标志之一。随着计算机技术的不断发展,CT 软件也越来越丰富,自动化程度亦大大提高,这些都使得操作越来越简便。

(胡永胜　郑穗生　巢惠民)

第二节　CT 技术与设备的发展

纵观 CT 设备问世 40 多年来的发展历程,大致可将其分为四个阶段。第一阶段:从 CT 产生到 20 世纪70年代中期,扇形束扫描技术和设备的应用,实现了从头颅到全身的扫描,称为普通CT阶段。这一阶段推出了电子束CT(electron beam CT,EBCT)和动态空间重建机(dynamic spatial reconstructor,DSR)。第二阶段:20世纪80年代中期,随着滑环技术的出现,1989年单层螺旋CT扫描开始投入临床应用,这一阶段被称为螺旋CT阶段。第三阶段:20世纪90年代末期,从1998年底开始出现多排探测器技术,实现了容积扫描,这一阶段被称为多层或多排螺旋CT(multi-slice spiral CT,MSCT或multi-detector row spiral CT,MDCT)阶段。2000年以后,CT技术出现了与正电子发射断层成像(positron emission tomography, PET)技术的融合,形成PET/CT,并正式投入临床应用。第四阶段:2009年以后,随着计算机技术和机械制造技术的不断发展,CT技术与设备也取得显著进步,其临床应用也不断得到深入,这一阶段被称为后64排CT阶段。

一、普通(常规)CT设备

根据设备的构造、性能和扫描方式的不同,普通CT可分为4代。第1代为旋转+平移扫描方式,探测器只有2~3个,X线束为笔形束,X线利用率低,扫描时间长,每层面需3~5分钟,多属头颅扫描专用设备。第2代仍为旋转+平移扫描方式,探测器增加到数十个,X线束改为小扇形束,扫描时间有所缩短,图像质量也有所提高。第3代为旋转+旋转扫描方式,X线束改为宽扇形束,探测器数量增加到近千个,扫描时间缩短到2~9 s,图像质量大有改善,但易出现环形伪影。第4代为静止+旋转扫描方式(只有球管旋转),探测器达600~1 500个,环布在球管周围的机架中,X线扇形束得到进一步加宽,扫描时间为1~5 s,克服了环形伪影问题。但随着第3代探测器稳定性的提高和整体性能的改善,第4代探测器并无明显优越性。

二、电子束CT和动态空间重建机

电子束CT和动态空间重建机又称为第5代CT。电子束CT由一个特殊的大型X线管、一组864个静止排列的探测器环组成,采用电子束扫描方式,取消了X线管和探测器之间的同步运动,利用电子控制的非机械运动同步扫描,大大提高了扫描速度,可达30~100 ms,故又称为超高速CT(ultra-fast computed tomography,UFCT)。动态空间重建基于与CT相同的物理和数学原理,采样系统由14个X线管和对应的14个电视摄像管组成,扫描时同步旋转,采集速率为每10 ms 14幅,每秒采集60次,最终可达每秒840幅图,这些视频信号经数字化后可以进行图像重建,实现容积成像,具有较高的分辨率。

三、螺旋CT设备

螺旋CT采用了滑环技术,X线束仍为宽扇形束,但改变了以往的扫描方式。扫描期间X线管和探测器采取连续的、单向的旋转方式,连续产生X线,并进行连续的数据采集,同时检查床沿Z轴方向不间断匀速移动,扫描轨迹呈螺旋状,故这种扫描被称为螺旋CT扫描。它的优点是扫描速度快,可获得容积数据,能进行连续快速扫描成像,避免了被检组织遗漏。

四、多层螺旋CT设备

随着CT技术与设备的不断发展,尤其是探测器排数的增加,单层螺旋CT进入临床应用近10年后即出现4层螺旋CT,标志着多层螺旋CT阶段的来临。随之又出现了8层、16层螺旋CT。2004年推出64层螺旋CT,2005年推出双源CT,2007年320层螺旋CT投入临床应用。64层及以上螺旋CT广泛应用于临床,大大提高了图像质量。多层螺旋CT每圈旋转扫描采集的层数多少与该设备的探测器在Z轴方向上的排数和数据采集通道数有关,探测器排数越多,通道数相应也越多,则该CT设备每圈最大可采集的层数越多,Z 轴覆盖范围也就越宽(覆盖范围还与探测器的总宽度有关)。这一阶段 CT 设备探测器的排数大于每圈最多采集图像层数。

从硬件结构上来说,这一阶段 CT 设备呈现出两种方向的技术路线:一种是单采样系统(又称单源 CT)、宽体探测器类 CT 设备,主要特点是 Z 轴方向上探测器的排数和数据采集通道数增加,排数和通道数为 64~320,探测器宽度也相应增加,总宽度在 4~16 cm 之间,可以加大每圈扫描覆盖范围。另一种是双采样系统(又称双源 CT),主要特点是在采样系统的机架中相隔 90°安装有两套 X 线管和两套对应的数据采集系统。两个 X 线管可以在相同或不同的管电压情况下进行工作,Z 轴方向上探测器为 32 排,数据采集通道数为 64,扫描覆盖范围为 1.92 cm,显著提高了每圈扫描的速度,而且可以进行双能量 CT 扫描。

五、PET/CT

PET/CT 的推出可以追溯到 1998 年,当时是专用原型机,安装在匹兹堡大学医学中心,它的 CT 部分与 PET 部分中心相距 60 cm,孔径为 60 cm。1998—2001 年间的研究获得很好的效果。2000 年 10 月获得美国食品药品监督管理局(Food and Drug Administration,FDA)许可。PET 检查过程中,所用的示踪剂发生衰变,原子核释放出正电子,很快与自由电子碰撞湮灭,转化成一对方向相反、能量为 511 keV 的 γ 光子。在光子飞行方向上放置一对探测器,即可以同时接收到这两个光子,通过环绕 360°排列的多组配对探测器,得到探测器对连线上的一维信息,通过一系列处理,可以形成示踪剂断层分布图像。CT 装置利用 X 线对 PET 图像进行衰减校正,可以缩短数据采集时间,提高图像分辨率。CT 图像可对 PET 图像病变部位进行解剖定位和鉴别诊断。所以,PET/CT 从根本上解决了核医学图像解剖结构显示不清的问题,使核医学图像真正达到定量的目的,并且提高了诊断的准确性,实现了功能图像和解剖图像信息的互补。

六、后 64 排螺旋 CT 设备

从硬件结构上来说,在后 64 排螺旋 CT 阶段,CT 设备呈现出三种方向的技术路线:一种是仍维持单采样系统、宽体探测器,如 128 排、320 排等;另一种是仍维持双采样系统,即双源 CT;第三种是单采样系统、双能量 X 线瞬切类,如宝石能谱 CT,它采用了特殊的、高效的材质,可以满足双能量 X 线瞬间(0.5 ms,冠状动脉成像 0.25 ms)切换扫描的要求,加之采用专用 CT 能谱处理软件,实现了能量成像。为了涵盖所有技术类型的 CT 设备,所以称这一时期为后 64 排螺旋 CT 阶段。

总的来说,这一时期 CT 技术与设备的进展主要体现在:

1)数据采集通道数增加,而且应用 Z 轴双倍采样技术,因此每圈重建图像层数增加。如 64 排 CT 设备每圈产生 128 层图像,128 排 CT 设备每圈产生 256 层图像。

2)探测器材料的进步,提高了检测灵敏度和动态范围,降低了受体 X 线辐射剂量。

3)X 线管热容量或散热率加大,提高了连续扫描的能力,提高了检查效率。

4)加快了采样系统中机架旋转速度,提高了时间分辨率,提升了运动器官的扫描技术。

5)探测器数量和数据采样率的增加,提高了图像空间分辨率,使图像质量有所改善。

6)由于计算机运行速度和性能的发展,图像重组技术不断改进,迭代算法开始应用,可以降低噪声,以至在获得质量相当的图像时,可以降低 X 线量或降低 X 线管电压扫描,大幅降低了患者接受辐射的剂量。

7)随着计算机技术的发展,尤其是 CT 图像后处理软件的开发,使三维重组等操作日趋简便。

8)由于双采样系统双能量 X 线、单采样系统高低能 X 线快速切换以及单采样系统双能量 X 线两次扫描技术的应用,可以进行能量成像,拓展了多层螺旋 CT 的临床应用范围。

七、国产 CT 设备的发展

1987 年由上海医疗器械公司研制出第一台全身 CT 样机。1997 年沈阳东软公司开始研制 CT 设备，当时扫描速度较慢，经过不断改进，于 1998 年实现了产业化生产，使中国成为继美国、德国、荷兰、日本之后的第五大 CT 整机生产国和出口国。2012 年东软公司发布了 32 排 64 层螺旋 CT 机，这是中国生产的拥有自主知识产权的第一台 64 层 CT 设备。同年，上海联影公司推出了 24 排 16 层螺旋 CT 机。2013 年深圳安科公司与美国 Analogic 合作推出了 24 排 16 层螺旋 CT 机。2015 年浙江明峰公司也推出了 24 排 16 层螺旋 CT 机；同年，东软公司推出了 64 排 128 层螺旋 CT 设备，这是我国第一台拥有完全独立知识产权和核心技术的 128 层 CT 设备，打破了国外厂商长期以来对这一产品的垄断；这一年联影公司也推出了 80 排 128 层 CT 设备，拥有自主知识产权，其性能达到国际同类产品水平。事实表明，国产 CT 设备制造技术已进入快速发展时期，有力地促进了我国 CT 检查技术的普及和临床应用。

八、后 64 排螺旋 CT 设备的最新进展

近两年来，后 64 排螺旋 CT 设备又有了新的进展，既遵循了各机型的技术特点，又结合了其他优势技术，主要表现在：心脏扫描的时间分辨率进一步得到提高；探测器技术获得更新，增加了数据采样率以及应用迭代算法技术等，既改善了图像质量，又降低了受体 X 线辐射剂量；具有能量成像功能；使临床应用功能得到增加。

美国通用电气(GE)公司 2014 年底推出了最新 Revolution 型 CT 设备，探测器增加到 256 排，宽度 16 cm，Z 轴覆盖范围增加，机架转速缩短到 0.28 s/圈，心脏扫描单扇区重组有效时间分辨率可达 29 ms，数据采样率也有所增加，临床应用功能更加丰富。

荷兰飞利浦(PHILIPS)公司 2015 年在 iCT 的基础上进行技术革新，推出 iCT Elite FHD CT 设备，探测器仍为 128 排，宽度 8 cm，机架旋转速度为 0.27 s/圈，心脏扫描时间分辨率 27 ms(5 扇区重组)，采取两次扫描，可以进行能量成像。后又推出型号为 IQon CT 设备，其采用特殊双层探测器技术获得双能量数据，以此进行能量成像。

德国西门子(SIEMENS)公司也在 2014 年推出了 SOMATOM Force 型 CT 设备，其仍为双采样系统，探测器增加到 96 排，宽度 5.76 cm，加大了 Z 轴覆盖面积，机架旋转速度 0.25 s/圈，心脏扫描单扇区重组时间分辨率 66 ms，双扇区重组时间分辨率可达 33 ms，具有能量成像功能，图像质量也有进一步提高。

日本东芝 (TOSHIBA) 公司在 Aquinion One 基础上推出了 Aquilion-Vision 设备，探测器排数仍为 320 排，宽度 16 cm，但是提升了软件功能，采取两次扫描可以进行能量成像。

(胡永胜　巢惠民)

第三节　CT 成像技术的优缺点及应用概况

一、CT 图像的优点

(一)CT 图像是数字化图像

CT 图像由一定数目不同灰度的反映被检体相应体积单元(体素)X 线吸收系数的像素按矩阵排列构成，在专用图像工作站上，可以使用各种后处理软件进行相应处理。

(二)CT 图像是真正断层图像

CT 通过 X 线准直系统的准直和相应的数据采集，可得到无层面外组织结构重叠的横断面图像，而且通过计算机图像后处理，还可以获得冠状面、矢状面等多方位断面图像。

(三)CT 图像密度分辨率高

与普通 X 线成像相比，CT 图像具有较高的密度分辨率，对于密度差别低至 0.1%~0.5% 的组织结构也能产生较高的对比。其原因为：一是 CT 扫描的 X 线束经过了严格的准直，散射线少；二是 CT 设备采用了高效率、高灵敏度的探测器；三是 CT 设备利用计算机软件，根据诊断需要调节图像显示的灰阶，以适应肉眼观察的范围。

(四)CT 图像可做定量分析

在 CT 图像上可以准确测量 CT 值、距离，进而计算面积和体积；通过相关软件对各组织 X 线吸收与衰减值的测量，进行定量分析，如组织内矿物质含量测定等。

(五)CT 图像定位准确

CT 扫描线束高度准直，位置精确；扫描层厚可调节，且 CT 计算机软件带有位置指示标尺，因此定位准确。

(六)CT 图像有助于病灶定性

通过各方位断层图像、三维图像的观察，通过 CT 值测量、功能分析和能量成像等对病灶进行定性诊断。

(七)CT 可进行部分功能学检查

由于目前 CT 扫描速度的加快、探测器宽度的增加以及设备功能的拓展，使得通过时间-密度曲线可计算出各种灌注参数，从而使肿瘤或脏器的功能学评估成为可能。如可以进行 CT 脑灌注检查、CT 心功能分析和 CT 心肌灌注成像等，而心肌灌注成像既往是单光子发射计算机断层成像术(single-photon emission computed tomography，SPECT)检查的范畴。

(八)CT 可进行能量成像

由于 CT 设备硬件和软件的发展，各种成像原理不同的能谱功能进入临床使用后，使得 CT 能量成像得以开展。因为物质在不同能量 X 线下的衰减值是不同的，因此利用这一特性进行二维能量空间内的定位和成像运算，可实现对物质性质的识别、定量分析等。

二、CT 图像的局限性

(一)CT 图像的空间分辨率低

与普通 X 线成像和直接数字化 X 线摄影(direct digital radiography，DR)图像相比，CT 图像的空间分辨率仍然较低。近年来 CT 成像技术在不断发展，其空间分辨率也有了较大提升，目前 CT 图像的最高空间分辨率为 32 LP/cm，一般在 25 LP/cm 以下，而 DR 图像可达 36 LP/cm，普通 X 线成像则可达 30 LP/cm 以上。由于空间分辨率的限制，CT 图像对于微小病灶的显示和诊断仍有一定难度。

（二）CT 图像无法分辨等密度的物体

被检体对 X 线的吸收差异是 CT 成像的物理基础,该吸收差异与被检体密度相关。密度差异大,CT 成像反差大;反之,则 CT 成像反差小;密度相等时,CT 成像无法分辨。

（三）CT 图像的时间分辨率不高

尽管目前 CT 设备与技术已有较大的发展,采样系统的机架旋转时间快达 0.25 s/圈,心脏和冠状动脉扫描时使用多扇区重建技术,最快时间分辨率可达 27 ms/圈,整个扫描时间只需数秒。但与普通 X 线成像相比,CT 图像的扫描时间仍然较长,不利于运动器官的影像检查。

（四）CT 图像易受伪影干扰

由于 CT 成像技术中的固有物理学原因,如 X 线光谱、射线束宽度的非线性以及采样中的混淆、丢失或不准确等数据不足问题,均可在图像重组中产生伪影,情况严重者可影响诊断。被检者体内有金属类植入物时,图像中可见星芒状、放射状伪影;后颅凹区常见条状或放射状伪影;胃肠道与气体交界处的条状伪影等。CT 重组技术的不断发展,尤其是近年来投入临床应用的能量成像,可以提高相关部位的图像质量,有效减少或消除金属伪影。

（五）CT 图像对部分病灶定性有难度

尽管在 CT 图像上可以通过对病灶 CT 值、大小的准确测量,通过对病灶结构、形态的多方位、多窗口技术的清楚显示,通过注入对比剂病灶的强化和供血情况来判断其性质,但是仍然无法对部分病灶做到准确的定性诊断。即使目前 CT 成像技术中具有能量成像功能,可将混合能量图像重建为各能级的单能量图像,减少了硬化伪影的干扰,可以进行物质分离及组成分析,提高了微小病灶的检出率及肿瘤定性的准确率,但是仍然难以解决 CT 诊断中部分病灶的定性问题。

（六）CT 图像的功能学分析有一定难度

CT 图像由 X 线投影数据的重建生成,主要用于组织、器官或病灶的形态学观察。尽管目前 CT 设备与技术已有较大发展,时间分辨率有较大提高,但对于组织器官的功能学检查仍有一定的难度。

（七）CT 的电离辐射问题

CT 成像技术使用 X 线作为携带被检体信息的载体,而诊断 X 线属于电离辐射,具有确定性和随机性的生物效应,因此,CT 的辐射危害问题无法避免。为降低电离辐射的危害风险,必须严格掌握 CT 检查适应证。目前由于设备硬件和图像重建技术的进步,CT 扫描辐射剂量已大幅降低,对于有关部位疾病的CT 筛查还可以采用低辐射剂量扫描技术。

三、CT 成像的临床应用概况

（一）常规 CT 检查（平扫）

CT 平扫对普通 X 线成像无法显示的,如软组织和腹腔内脏等均可显示,因此,CT 可用于全身各部位组织器官的影像学检查。

（二）注射对比剂（增强）CT 检查

增强扫描能显示血管的解剖结构,能观察血管与病灶之间的相邻关系,以及病灶的血液供应和血流动力学变化。因此,可用于全身各部位组织器官的 CT 动脉血管成像(CT angiography,CTA)及组织器官的增强检查。

(三)引导经皮穿刺

利用 CT 技术的有关距离、角度等测量软件,引导经皮穿刺,以进行组织活检和治疗,准确性优于常规 X 线成像下的定位穿刺。

(四)帮助诊断临床疾病

使用各种定量测量技术有助于相关疾病的临床诊断,如通过测量人体某部位的骨矿物质含量情况,可进行骨质疏松诊断;通过心脏冠状动脉钙化的测量,可为冠心病的诊断提供帮助。

(五)帮助临床制订精准的放疗计划

利用 CT 图像,通过放射治疗计划系统,可以制订出有效的精准放疗计划,评价治疗效果。

(六)为外科手术提供帮助

利用 CT 各种图像后处理技术,直观显示被检部位的三维空间情况,为外科手术方案和手术途径的选择,尤其可为整形外科手术提供有力帮助。

(七)帮助临床定制植入性材料

利用 CT 图像的原始数据三维重组结合 3D 打印技术,有利于临床植入性材料的定制,如人工关节、颅骨修补等材料的选择。

(胡永胜 巢惠民)

第四节 CT 图像有关概念及影响图像质量的因素

一、CT 图像有关概念

(一)像素与体素

1.像素:又称像元,是组成图像矩阵的基本单元,也就是组成矩阵中的一个小方格。像素是一个二维概念(图 1-4-1)。

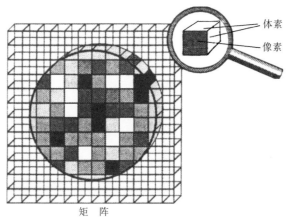

体素
像素

矩 阵

图 1-4-1 体素、像素和矩阵

2.体素:即体积单元的简称。它是某组织一定厚度的三维空间的体积单元(图1-4-1),如果以X线通过人体的厚度作为深度,那么像素乘以深度即为体素。例如,某组织的深度为10 mm,像素为1 mm×1 mm,则体素为10 mm×1 mm×1 mm。体素减小(即层厚变薄),探测器接收到的X线光子的量相对减少,噪声则相应增加。

（二）矩阵

矩阵:即二维排列的方格,是将计算机计算的人体横断面上每一点的X线吸收系数,按行和列排列成分布图,实际上是一幅纵横二维排列的像素图(图1-4-1)。目前CT机常用的矩阵有256×256、512×512、1 024×1 024等。

（三）灰度

灰度:即图像的明暗度,CT图像通过不同灰度来反映组织结构和病变对X线的吸收程度,与普通X线片上的黑白影像一样,黑影表示X线的低吸收区,即低密度区,如肺野;白影表示X线的高吸收区,即高密度区,如骨骼组织和钙化。CT图像与普通X线图像相比,突出的优点是其密度分辨率高,对人体软组织构成的密度差别小的器官也能形成对比,显示清晰的图像。CT能分辨出吸收系数只有0.1%~0.5%的差异。

（四）CT值

CT值:反映的是X线吸收系数或称衰减系数,但并不是它的绝对值,而是以水的CT值(CT值为0)作为参考的相对值,单位为HU(hounsfield unit,HU)。人体密度最高的骨皮质吸收系数最高,CT值定为1 000 HU;而空气密度最低,定为-1 000 HU。人体组织的CT值可分为2 000个等级(图1-4-2)。

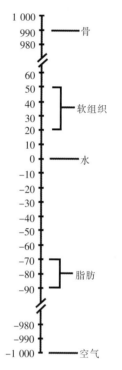

图1-4-2 正常人体组织CT值

（五）单能量图像

单能量图像:常规多层螺旋CT扫描图像是混合能量图像。CT能量成像技术中,利用双能量扫描的数据,除重建出混合能量图像外,还可以生成一系列连续的keV水平的图像,称为单能量图像。能量级别不同,图像显示不同。低keV水平可以提高图像的密度分辨率,优化病灶的显示,但是噪声也会增加;高keV水平可以增强X线的穿透能力,有助于金属伪影的去除,但是图像的对比度会降低。通过最佳单能量水平的选择,可以获得比常规CT图像更高的信噪比和对比噪声比(图1-4-3)。

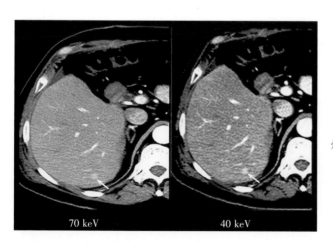

图1-4-3 单能量图像

40 keV 比 70 keV 单能量图像显示肝脏小病灶更加清晰(↑)

二、影响 CT 图像的相关因素

(一)检查前的准备

患者的衣物、体位、呼吸运动、肠道准备、金属等均会影响扫描图像的质量,因此,扫描前应取得患者的配合,去除可影响图像质量的衣物等,将被检部位置于扫描野中心,保持被检部位制动,嘱咐患者注意呼吸和屏气,如为腹部检查,还需进行肠道准备。

(二)窗口技术

经过计算机运算处理,CT 图像的 CT 值可达数千个,扩展后高达数万个,图像灰阶达 256 级,而人肉眼只能分辨 16 级灰阶。为了使观察者能够清晰分辨组织密度差异,CT 设备中采用了窗口技术,即根据被检部位组织的 CT 值水平将后者设置为一定范围,有选择地进行适当的灰阶图像表达,以满足临床诊断需求。所设置的 CT 值的水平(即图像上所显示 CT 值的中心值)称为窗位(常以 C 或 L 表示),所设置的 CT 值的显示范围(即图像上所显示的 CT 值上限值减下限值的绝对值)称为窗宽(常以 W 表示)。实际图像上窗口值上下限的计算可按以下公式。上限值为:C+W/2;下限值为:C−W/2。窗宽、窗位的大小直接影响图像的显示:窗宽加大,图像显示层次增加,但组织间对比减小;反之,则图像显示层次减少,对比增加。窗位升高,则图像显示亮度降低;反之,则图像显示亮度增加(图 1-4-4)。

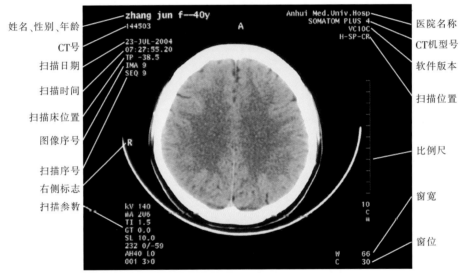

图 1-4-4　CT 图文说明

(三)分辨率

密度分辨率、空间分辨率和时间分辨率是评价 CT 图像质量的重要指标。

1.密度分辨率:一般指低对比度分辨率,是指分辨组织结构的最小密度差的能力,以百分数来表示,通常是指图像黑白对比度。如 CT 机的密度分辨率为 3 mm,0.3%,<0.05 Gy,表示的是当密度差≥0.3%时,CT 机可以分辨出直径 3 mm 的物体,而患者接受的剂量<0.05 Gy。它主要与图像噪声有关,噪声越小,密度分辨率越高。CT 的密度分辨率远远超过普通 X 线成像。

2.空间分辨率:一般指高对比度分辨率,是指在具有高对比(密度差>10%)情况下能显示最小物体的能力,通常用能分辨单位距离(mm 或 cm)内的线对数(如 LP/mm 或 LP/cm)多少来表示。空间分辨率与重建图像的像素尺寸和重建算法直接相关,像素尺寸越小,空间分辨率越高,平滑的算法(如软组织算法)的空间分辨率较低,而高分算法(如骨算法)的空间分辨率较高。CT 图像的空间分辨率小于普通 X 线成像。

3.时间分辨率:是指系统重建具有分辨能力的图像所需要的最短采样时间。时间分辨率的高低直接影响运动器官的图像质量。受设备硬件制造技术、工艺的影响以及考虑到安全问题,CT采样系统中机架旋转速度的增加要受到一定限制。双源CT具有两套采样系统,可以同时工作,其时间分辨率可以提高一倍。为了提高CT扫描的时间分辨率,对心脏等运动器官常采用半采样(旋转180°扫描)数据重建图像,有的CT设备还具有多扇区重建功能,即将180°再分成数个扇区,在数个心动周期内逐个进行采样,因此,时间分辨率可以提高数倍。

(四)部分容积效应

CT图像是有一定厚度的体层图像,像素是构成CT图像的基本单位,但是与像素相对应的体素有时并非由一种组织密度构成,那么像素的CT值乃是不同物质依其体积所占比例得到的平均CT值,它不能如实反映其中任何一种物质的CT值,这种现象称为部分容积效应。在CT扫描中,小于层面厚度的病变在图像中虽可显示,但其CT值不能准确反映该组织的CT值。如测量高密度组织中的低密度灶,其CT值要比实际的CT值要高;测量低密度组织中的高密度灶,所得的CT值比实际的CT值要低。但可采用薄层CT扫描,以尽量减少或消除部分容积效应对CT值的影响(图1-4-5)。

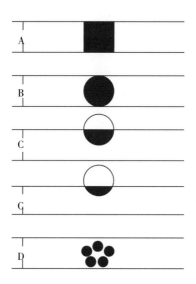

图1-4-5　部分容积效应示意图
(扫描厚度为1 cm,不同厚度的物体以黑色表示)
A.厚度等于1 cm物体,其CT值准确;
B.直径为1 cm球体全部在扫描层面中,中心部CT值准确,而周边部的CT值不准确;
C.D.球体部分在扫描层面内(C),物体小于层面厚度(D),均不能得到准确的CT值

(五)周围间隙现象

周围间隙现象是指两种相邻且密度不同的组织的交界部分处在同一层面内,即同一层面内垂直方向同时包含两种密度不同的组织,在CT图像上显示这两种组织交界处的CT值会有失真,同时边缘模糊不清。在这种情况下,无法准确测量其边缘部的CT值,高密度组织的边缘CT值低,而低密度组织的边缘CT值高。这种现象的产生是由于X线投影数据无法准确表达组织的交界处,也就是说在此处X线投影数据产生了混淆,或图像重建过程中矩阵不可能无限大,X-Y平面的像素也不可能无限小,因此像素也无法准确地表达组织交界处。它在本质上也是一种部分容积效应。

(六)伪影

伪影是指被扫描物体并不存在却出现在CT扫描图像上的各种假性阴影。因此,要正确认识和分析不同伪影及其产生的原因,以免造成误诊和漏诊。

1.运动伪影:CT扫描过程中被检体任何物理位置的移动,均可由于数据采集的不准确甚至混淆,在重建图像时产生假像,称为运动伪影。患者的运动有自主和非自主之分,自主运动有呼吸、吞咽,非自主运动有心脏搏动、肠道蠕动,两者均可引起伪影,一般表现为条带状阴影(图1-4-6)。

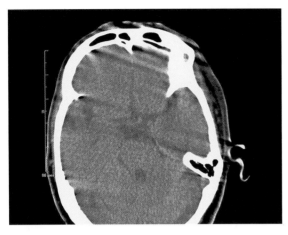

图1-4-6 移动性伪影

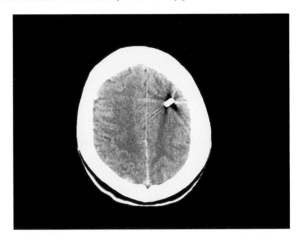

图1-4-7 金属伪影

2.金属伪影:被检者体内或体外的金属物体,在CT扫描时由于高密度的金属遮挡造成所有经过此处的X线投影数据不准确、混淆,甚至丢失,严重时可影响诊断,把在重建图像时产生的放射状或条状假像称为金属伪影。患者体外的金属物体有耳环、项链、硬币、钥匙等,在进行扫描检查前应该去除。患者体内的金属物体有义齿、手术缝合夹、节育环和心脏起搏器等,这些金属伪影一般无法避免。目前部分CT设备具有去金属伪影软件以及CT值范围拓展功能,前者可以对金属伪影加以抑制,后者可以通过加大窗宽、提高窗位来调整对金属物体周围的观察(图1-4-7)。

3.射线硬化伪影:射线束的硬化是指X线透过物体后射线束平均能量的增加。对非均质且具有一定几何厚度的人体来说,CT扫描时的X线束穿过被检体所经过的路径长短不一,而且其中组织器官的密度不一,因此,射线束硬化的程度在采样投影的方向上是不均衡的,也就是说X线的衰减是非线性的。对此,CT设备自身会加以补偿,但在某些特殊情况下仍会产生条状或环状假像,此称为射线硬化伪影。这种伪影常见于高低密度结构相邻的部位,如枕内粗隆(图1-4-8)、前颅凹鸡冠和岩骨间可呈放射状或条状高密度或低密度影。

4.设备故障伪影:设备故障引起的伪影较为复杂,不同功能组件故障表现为不同的伪影。高压放电可表现为不特定区域的条状伪影;数据采集部分的误差会造成CT值不准确等其他异常图像,CT故障常为环形或同心圆高密度伪影(图1-4-9)。

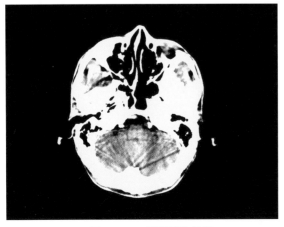

图1-4-8 射线硬化伪影

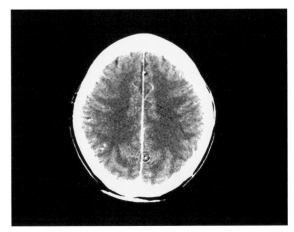

图1-4-9 机器故障伪影

(七)噪声

噪声是指一定范围内匀质物体的CT值标准差。任何测量系统在一定程度上都会受到噪声的影响。在CT系统中,每个像素的噪声主要是两部分噪声之和,一是通过体素的每次投影产生的噪声,二是通过重组算法耦合到那个重组像素的噪声。噪声与物体的衰减系数、X线光子的平均数、扫描层厚、重建算法和散射等有关,也受到CT系统中元件与元件之间的噪声影响。但是影响它的主要因素是通过被检体的每个体素的X线光子的数量,穿过被检体的X线的量越大,光子数越多,图像噪声就相应减小;反之,则噪声加大。

(八)视野

视野包括扫描野(scan field of view,SFOV)和显示野(display field of view,DFOV)。扫描野是指被检体实际接受扫描的区域,应根据检查部位大小合理选择。显示野是能观察到的显示区域,应根据病变部位、大小和性质而定。图像像素、显示野和矩阵三者的关系:像素=显示野/矩阵。如果显示野不变,矩阵加大,则像素越小,图像分辨率提高;如果矩阵不变,减小显示野,则像素减小,图像分辨率提高(图1-4-10)。

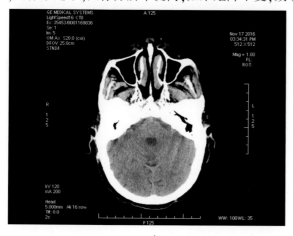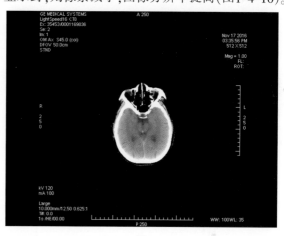

图1-4-10 DFOV分别为25 cm(A)和50 cm(B)

(九)重建算法

重组算法是指图像重组时所采用的数学计算程序,又称重组函数。CT设备的重组参数中均设有各种重组算法,可根据不同扫描部位和显示目的加以选择,如软组织算法、标准算法、肺算法及骨算法等,因设备厂商不同,故名称有所不同。重建算法不同,则图像噪声不同。噪声影响空间分辨率,一般标准算法的图像噪声适中;软组织算法的图像噪声较低,但分辨率低;骨算法的图像噪声较高,分辨率较高。

(郑穗生　胡永胜　胡　峻)

第五节　CT检查方法

一、检查前准备

(一)患者准备

1.携带有关临床资料:如影像学检查、实验室检查及手术记录等,供CT扫描定位和诊断参考。心脏检查时,还应携带心电图等检查资料,以判断心率和心律情况。对于儿童、危重患者或其他需要亲属协助与配合的检查时,应有家属陪同。

2.腹部和盆腔检查时:除急诊外均应预先进行胃肠道准备。

1)腹部检查:检查前禁食 4~8 小时,检查前 3 天禁行胃肠道钡剂造影,不服含金属药物,少渣饮食。上腹部检查时,于扫描前 30 分钟口服 1.0%~1.5%的碘水溶液 500~800 ml,检查前 10 分钟再口服 200 ml。中腹部检查时,于扫描前 60 分钟口服 1.0%~1.5%的碘水溶液 300 ml,检查前 30 分钟、10 分钟再分别口服 200~300 ml。临床疑为胃肠道病变、肝外胆管结石或欲进行血管成像时,可以口服清水或阴性对比剂(如等渗甘露醇溶液等)。

2)盆腔检查:饮食准备同腹部检查。检查前 4~6 小时口服 1.0%~1.5%碘水溶液或阴性对比剂 500 ml,检查前 2 小时再口服 500 ml,检查前 1 小时清洁灌肠,扫描前可用 1%~2%的碘水溶液、生理盐水或阴性对比剂 300~600 ml 保留灌肠。对于已婚女性,检查前须置入阴道气囊或填塞含碘水纱条,以便显示阴道和子宫颈位置。膀胱检查时,检查前 30 分钟须大量饮水,待膀胱充盈后再进行扫描。

3)小肠检查:除按照前述腹部检查要求进行饮食准备外,检查当日还须禁食禁水。此外,根据显示需要,须提前清洁肠道,可口服缓泻剂(如番泻叶或硫酸镁等);口服对比剂一般采用等渗甘露醇溶液,提前 1 小时口服 1 000 ml,同时可进行温水清洁灌肠;松弛肠道平滑肌的方法一般采用肌肉注射山莨菪碱,注射后再口服 1 000 ml 溶液。

3.患者检查时,应去除扫描区域可造成图像伪影而影响图像质量的衣服或其他物品。

4.心脏检查时,根据 CT 设备的技术类型以及患者的心率、心律情况,给予一定剂量的控制心率和扩张冠状动脉血管的药物,以减少运动伪影,提高图像质量。

5.儿童或不能配合的患者应在临床医生给予镇静剂或麻醉后扫描。危重患者需临床医生陪同进行检查,如有意外应及时处理。

(二)护理准备

1.根据检查部位的要求,配制各种口服对比剂溶液,并按照检查常规,提前嘱患者口服,必要时给予清洁灌肠等。

2.对需要增强检查的患者,应主动询问病史,了解其甲状腺、肝肾功能情况,以及有无药物过敏、糖尿病等,以排除增强检查的禁忌证。

3.告知患者应用碘对比剂的必要性及风险,嘱患者及家属签署知情同意书。

4.根据相关要求及对比剂类型等,决定是否进行碘过敏试验。碘过敏试验结果需患者和家属签名确认。

5.建立快速注射对比剂的静脉通道。

6.密切观察患者,准备抢救药物,准备随时协助医生,对可能出现的碘对比剂不良反应进行处理。

(三)技师准备

1.按操作常规开启 CT 设备,做好设备预热、每日校正和质量控制工作。

2.认真核对患者相关信息,如姓名、性别、年龄、门诊号、住院号、床号及医技(CT)号等。了解患者病史、症状、体征、实验室和影像学检查、临床诊断情况,明确检查部位和检查目的。

3.根据检查部位和检查目的,确定患者体位,将患者合理置于扫描床上,并告知扫描过程中设备的正常运行状况,以取得患者的理解和配合,必要时予以固定制动和进行呼吸屏气训练(胸腹部检查)。此外,对非检查部位的重要器官如甲状腺和性腺,尤其是对儿童和育龄女性患者性腺,应采用专用防辐射用品进行屏蔽防护。

4.根据检查部位和检查目的,制订扫描计划,合理选择扫描参数,减少不必要的扫描,降低患者接受的辐射剂量。

二、基本检查方法

(一)平扫

平扫也称普通扫描或非增强扫描,是指不使用静脉注射对比剂的方法进行扫描,利用被检体自身密度差别进行成像。患者平卧于检查床上,通过床的水平纵向移动将被检部位送入采样系统的扫描孔径内,确定扫描基线或定位标志,扫描定位像并选择扫描参数与扫描范围后,即可进行扫描。具体扫描层面方向、体位设置、扫描基线、扫描参数和重建参数等应根据检查部位和显示要求进行选择。

受检查设备的原理和结构限制,一般来说,CT检查只能对人体横断层面进行直接扫描成像,如果需要对其他层面扫描成像,则要通过人体在检查床上的有限的位置变化来获得。如临床上常用的鞍区、眼眶、鼻窦和鼻咽等部位的冠状面扫描成像,必须将患者头部冠状面置于与扫描层面平行的位置,只能嘱患者卧于检查床并将头部后仰,通过扫描层面一定范围的倾斜弥补患者头部后仰的不足,以获得理想的冠状面图像。人体头部之外的其他部位难以直接进行冠状面或矢状面扫描成像,可以通过图像后处理获得。

扫描时,被检部位必须以一定速度穿过大小有限的扫描孔径,因此,从安全方面考虑,患者体位一般只能选择卧位,通常用仰卧位,也可以采取侧卧位和俯卧位。体位虽然简单,但其合理设置十分重要,一般要求被检部位位于扫描区域中心,左右对称,人体正中矢状面对准检查床中线,被检肢体的长轴与扫描层面垂直。例如:

1.肩部的CT扫描:由于人体的肩宽和设备扫描野大小的原因,如果患者身体相对检查床居中设置,可能会出现肩部外侧不在扫描区域的现象,所以可将被检侧置于扫描中心而忽略两侧对称和中心重合的问题。

2.四肢长骨的CT扫描:被检肢体的长轴与扫描层面垂直,可以减小容积效应或周围间隙现象的影响,提高组织边界图像清晰度。

3.足部扫描:患者采取仰卧位,尽量将足部踩踏于扫描床面上,并置于扫描中心。

扫描基线是扫描起始平面和其倾斜参考位置的体表标志线,主要在头部扫描中应用,如听眦线、听眉线和听眶线。听眦线(canthomeatal line,CML)或称眶耳线(orbitomeatal line,OML),为眼外眦与外耳孔的连线;听眉线(eyebromeatal line,EML)为眉上缘中点与外耳孔的连线;听眶线(reid's base line,RBL)为眶下缘与外耳孔的连线。颅部横断层扫描多以听眦线为基线。

扫描参数主要有管电压、管电流、每圈旋转时间、螺距、射线束宽度、层厚和扫描野等。根据不同部位,一般设备均具有相应的扫描程序(或协议)设置,以供选择。重建参数有算法、显示野、层厚和重建间隔等,也可进行适当选择。

(二)增强扫描

增强扫描是指经静脉注入对比剂后,再进行扫描的方法。增强扫描主要有两个目的:一是提高病变组织与邻近结构密度差,以显示平扫未能显示或显示不清的病变;二是了解病变的血供情况。增强扫描后组织密度较平扫增高,称之为强化,一般血供丰富、血管床通透性较大的组织强化明显,而出血、坏死、囊变及钙化等由于无血液供应而无强化。

1.对比剂:

1)对比剂的类型:CT增强用水溶性碘对比剂与普通X线造影用对比剂基本相同,多为三碘苯环的衍生物。在溶液中以离子形式存在的称为离子型对比剂,以分子形式存在的称为非离子型对比剂。目前临床上CT增强常用非离子型对比剂,浓度为300~370 mgI/ml。一般增强可用浓度稍低的对比剂,CTA检查时可使用较高浓度的对比剂。

2)对比剂的用量及注射方法:对比剂用量一般按照体重计算,1.0~2.0 ml/kg,根据患者检查部位、扫描方法、年龄及体质情况的不同,其用量有所不同。对比剂的使用一般均为静脉注射,常以 18~20 号留置针在手背静脉或肘静脉处进行穿刺。目前一般使用自动高压注射器进行注射,注射方法常用团注法,可根据需要选择注射时间、注射量和流速。

3)对比剂的不良反应:碘对比剂进入体内,可产生化学毒性、渗透压毒性、免疫反应、离子失衡、肝肾功能损害等相关毒副反应。此外,碘对比剂还可能引起患者发生过敏反应,严重者出现休克、呼吸循环停止等。因此,一般要求 CT 检查室内配备抢救药品和器材,一旦发生过敏反应,立即采取措施,及时治疗。

2.增强扫描方法:增强扫描方法包括常规增强扫描、动态增强扫描和延迟增强扫描等。以团注法静脉注射一定浓度、一定数量对比剂后进行的扫描为常规增强扫描。该方法操作简单,增强效果较好,但不能观察强化过程的动态变化。动态增强扫描和延迟增强扫描,见本节"特殊扫描方法"。

三、特殊扫描方法

(一)薄层扫描

为观察小病变和病变的细微结构及对于较小的器官而常采用的层厚小于 5 mm 的扫描方法。图像后处理中欲进行多平面重组或三维重组时,也需采用薄层扫描。薄层扫描可减少部分容积效应的影响,提高图像的空间分辨率。目前设备的最薄层厚可达 0.3 mm,由于临床应用的多为多层螺旋 CT,即便原始扫描采用的层厚较大,也可以通过回顾性重组,获得薄层图像,而不需要再加以薄层扫描。

(二)重叠扫描

对于常规轴位扫描方式来说,当层间隔小于层厚时称为重叠扫描,如层厚 1 cm 而间隔 0.5 cm。采用此种方法的目的是减少部分容积效应的影响。在螺旋扫描方式中,当螺距小于 1 cm 时,容积采集的数据也有部分重叠,心脏及冠状动脉成像常用该方法。

(三)高分辨扫描

高分辨 CT(high resolution CT,HRCT)是指可以获得较高空间分辨率图像的扫描技术,其显示小病灶及细微结构的能力优于常规 CT 扫描,一般可作为常规扫描的补充。应用的主要要求有:CT 设备的固有空间分辨率小于 0.5 mm;层厚小于 1.5 mm;使用高空间分辨率算法重建;512×512 矩阵,或以靶扫描缩小显示野来减小像素尺寸;不使用低辐射剂量扫描。其图像特点是:空间分辨率高,组织结构边缘锐利,噪声较大。

(四)靶扫描或目标扫描

是指使某些器官成像放大而不降低其空间分辨率的扫描方法。实质上是对某感兴趣区进行基于原始数据的图像放大、重建,使获得的感兴趣区图像与普通显示野图像的重建矩阵相同,但是感兴趣区较小,因而图像的像素增加,像素尺寸较小,所以提高了空间分辨率。常用于小器官或小病灶的显示,如垂体、内耳、肾上腺和脊髓的显示。目前开展的低辐射剂量 CT 肺癌筛查,如发现肺小结节或磨玻璃样病灶,常使用靶扫描进行补充检查。

(五)动态增强扫描

是指以静脉团注法注射对比剂后,对感兴趣区进行快速、连续扫描,用于感兴趣区组织和器官的对比剂浓度变化的观察,有进床式动态扫描和同层动态扫描。

1.进床式动态扫描:是对一定范围或整个器官连续进行数次增强扫描,是常用的增强扫描方法,常采用螺旋扫描方式。根据血液循环的不同时间,注射对比剂后可进行两次、三次或多次扫描,即所谓双期、三期或多期增强扫描。

2.同层动态扫描:即CT灌注扫描,是一种特殊形式的动态增强扫描,在静脉注射对比剂的同时,以一定间隔时间、对某一层面进行连续的多次的动态扫描。这一扫描方法可以获得该层面内各像素随时间变化而出现的密度改变的图像数据,最后通过专用后处理软件进行处理计算出组织血液灌注的各项参数。CT灌注扫描能提供血流动力学信息,反映了生理功能的变化,属于功能成像。

(六)延迟增强扫描

是指在常规增强扫描后延迟一段时间再对感兴趣区进行扫描的方法。它是增强扫描的补充,可以观察病变组织在不同时间的密度差异。根据检查目的,一般延迟5~15分钟,必要时可延迟更长时间。

(七)低对比剂用量扫描

为了减少对比剂的不良反应,应在满足诊断要求的前提下,尽可能地降低碘对比剂用量、浓度和注射速度进行增强扫描。低剂量扫描常与降低管电压的低辐射剂量扫描方法联合使用,由于碘剂在与低管电压产生的X线作用中具有k边缘效应,因此可以提高血管强化的程度,弥补低对比剂用量扫描时强化的不足。

(八)造影扫描

指先行器官或结构的造影再行CT扫描的方法。分为CTA、血管造影CT(angiography assisted CT)和非血管造影CT三种。

1.CTA:CT增强检查时选择某部位动脉期扫描,再通过后处理获得血管的三维重组图像。

2.血管造影CT:是将血管造影与CT扫描相结合,通过相应部位的血管插管注射对比剂后再进行CT扫描的检查方法,主要用于肝脏肿块性病变的影像学检查。

3.非血管造影CT:是先进行非血管造影,再进行CT扫描的检查方法,常用的有脑池造影CT、脑室造影CT、脊髓造影CT和胆囊造影CT等。

(九)CT透视

CT透视(computed tomography fluoroscopy)是指采用快速连续扫描、高速图像重组和连续图像显示等技术,获得类似X线透视效果的一种方法,用于常规穿刺诊疗的引导、关节活动与吞咽功能的动态观察。CT透视时,工作人员会暴露在X线照射范围内,因此,须注意辐射防护。

(十)双能量扫描

以高低两种X线能量进行扫描,通过专用软件处理,可以进行双能量成像处理和能量成像。实现双能量扫描的方法目前有:高低X线管电压的变换技术和双光束技术。

1.高低X线管电压的变换技术:有双X线管技术(双采样系统双能量X线)、瞬时切换技术(单采样系统高低能X线快速切换)和两次连续扫描(单采样系统双能量X线两次扫描)技术等。

2.双光束技术:可同时产生高、低能量的X线束,不需要进行X线管电压的切换。

(十一)低辐射剂量扫描

低辐射剂量CT扫描技术就是改变常规的扫描模式,根据不同患者的体质等实际情况及检查需求等,利用有关降低辐射剂量的方法,优化CT扫描方案,降低患者受辐射剂量,详见本章第六节。

(十二)定量扫描

是测定感兴趣区某一化学成分含量的扫描方法,常用来测定骨矿物质含量,检测骨质疏松或其他代谢性骨病患者的骨质密度。目前常用的 CT 冠状动脉钙化积分也属于定量扫描,钙化斑块的检出和密度测量均由专用软件自动完成。

(胡永胜　郑穗生)

第六节　低辐射剂量扫描技术

低辐射剂量扫描,是在保证诊断需要的前提下,合理降低 X 线剂量,进行 CT 扫描的方法。这一方法符合国际辐射防护委员会(international commission on radiological protection,ICRP)关于合理使用放射线的(as law as reasonal achievable,ALARA)原则,可以降低患者的受辐射剂量。从 CT 成像技术原理来说,CT 图像质量与产生该图像所需要的辐射剂量紧密相关,低的辐射剂量会带来图像噪声的增加,使图像质量下降,欲减小图像噪声,改善图像质量,则要相应加大辐射剂量。因此,在临床实践中必须合理使用并优化 CT 扫描参数,以求得满足诊断需求与尽可能低的辐射剂量之间的平衡。

低辐射剂量 CT 扫描技术就是改变常规的扫描模式,根据不同患者的体质等实际情况及检查需求等,综合利用有关低辐射剂量技术,优化 CT 扫描技术方案,实现个性化扫描。由于 CT 设备硬件与图像重建技术的发展,低辐射剂量 CT 扫描技术的临床应用已具备一定的技术基础。本节所述低辐射剂量技术是指可以通过 CT 设备的扫描参数的设置和选择,以降低 X 线剂量的方法和措施。

一、降低 X 线管电流

X 线管电流与辐射剂量成正比,降低 X 线管电流是降低辐射剂量的有效手段,也是进行各部位低辐射剂量扫描研究的常用方法。由于管电流降低使得原发 X 线和穿透被检体由探测器接收的 X 线的光子数减少,致图像噪声增加,从而影响低对比物体的分辨。患者体型对 X 线的吸收率存有很大差异,相同的 X 线管电流对不同患者会产生不同的图像噪声。因此,通过手动设置 X 线管电流降低辐射剂量的方法来获得一致性的图像质量有一定难度。随着患者体质情况的自动 X 线管电流调节技术的出现,可以较好地解决这一问题。

自动 X 线管电流调制(automatic tube current modulation,ATCM)技术,分为角度(X-Y 轴)X 线管电流调制、长轴(Z 轴)X 线管电流调制和角度-长轴联合 X 线管电流调制。联合 X 线管电流调制技术是目前有效的、具有前瞻性的 3D 辐射剂量调控技术。操作者根据需要可以在扫描参数中预先设置噪声指数(noise index,NI)或参考毫安秒(reference mAs)等辐射剂量相关的参数(设备技术类型不同,参数设置的方法不同),然后设备将按照扫描定位像上被检体厚度、密度的变化情况,在断层扫描时自动调节相应部位的毫安量。预先设置的辐射剂量相关参数决定了后续断层扫描的最高辐射剂量,因此,使用该技术可以优化 X 线量,基本做到个性化扫描,结合前述参考辐射剂量预设可以进一步降低辐射剂量。

二、降低 X 线管电压

CT 辐射剂量不仅取决于 X 线管电流,而且与管电压的平方成正比,所以降低管电压可以显著降低辐射剂量。CT 设备扫描参数中分级设置了 X 线管电压值,如 80 kVp、100 kVp、120 kVp 及 140 kVp 等,操作者可以根据需要合理选择。由于 X 线管电压的降低与管电流的降低相比,会带来更严重的图像噪声,因此临床上降低管电压不如降低管电流的应用广泛。近年来的研究显示,降低 X 线管电压可以利用碘对比剂的k边缘效应,使增强后血管腔的 CT 值增加,与周围组织的对比度加大,因此在降低碘对比剂用量的同时使获得同等强化程度的图像具有了技术基础。目前,这种方法已广泛应用于肺动脉、冠状动脉等 CT 血管成像等。

自动 X 线管电压调制技术是近年来推出的 X 线辐射剂量控制技术，实际上为 X 线管电压分级调制。通过扫描定位像进而判断被检部位的厚度、密度情况，再施以一定级数的 X 线管电压(如 80 kVp、100 kVp、120 kVp、140 kVp 等)进行断层扫描。因此，使用该技术可以优化 X 线管电压，基本做到个性化扫描。可结合上述自动 X 线管电流调制技术，进一步优化扫描参数，降低辐射剂量。

三、缩短扫描时间

在其他扫描参数不变的情况下，缩短扫描时间可以有效降低 CT 扫描辐射剂量，扫描时间由每圈旋转时间、螺距、射线束宽度和扫描范围等决定。

每圈旋转时间是 CT 设备的重要性能参数，其速度越快，说明性能越高。设备的技术类型、档次不同，其最短旋转时间也有所不同。在 CT 扫描程序中，设置一定范围的时间限值，如 0.5 s、0.6 s、0.7 s、0.8 s、0.9 s、1.0 s……2.0 s 等，根据检查部位选择并设定时间，除心脏扫描需要考虑时间分辨率，选择最短的旋转时间外，其他部位扫描一般选择稍长的时间，有利于保护滑环，从而延长其使用寿命。每圈旋转时间还与检查床运行速度、探测器排数、层厚、螺距等选择有关，各参数之间的匹配关系均由扫描程序自动设定与组合，不能任意更改。为方便操作，该旋转时间一经程序设定，不做调节。

螺距有射线束螺距和层厚螺距之分，一般指前者，它与某范围的扫描时间直接相关，从而与 X 线辐射剂量相关。从理论上来说，X 线辐射剂量与 CT 扫描使用的螺距成反比，如果其他扫描参数不变，螺距越大，扫描时间越短，辐射剂量越低。在具体的 CT 设备中由于扫描技术原理问题，加大螺距可以缩短扫描时间，但未必可以降低辐射剂量。如某些 CT 设备为保证图像质量不因螺距的改变而降低，设置了每圈有效毫安秒参数，在螺距增加时，每圈有效毫安秒相应增加；当螺距减小时，每圈有效毫安秒相应降低，因此，其辐射剂量保持基本不变。一般来说，螺距加大，被检体单位体积内通过的 X 线光子数就越少，图像噪声增加，层厚响应曲线增宽，使得 Z 轴空间分辨率下降，还可能造成明显的螺旋伪影。因此，以螺距调整来降低辐射剂量的方法应慎用。

CT 扫描时使用的射线束宽度由射线覆盖的探测器排数的宽度决定，在常规轴位扫描中，当其他参数不变时，射线束宽度大小虽然影响某一范围的扫描时间(即使用射线束越宽，扫描时间越短；反之，则越长)，但由于 CT 剂量指数(CT dose index，CTDI)不变，所以总辐射剂量不变。螺旋扫描中，当螺距等其他参数不变时，原因同前，理论上辐射剂量也不变，但实际上为了保证扫描开始和结束层面图像的完全重组，线束覆盖范围要大于实际检查范围，因此线束宽度大小对实际辐射剂量会有一定的影响。在 CT 设备扫描程序中，射线束宽度由探测器排数的选择来决定，它与层厚、螺距及检查床运行速度有关联性。为了提高 CT 扫描效率，一般均选择较宽的射线束。

扫描范围除影响扫描时间的长短外，还决定受辐射组织器官的区域大小，由于各组织器官对 X 线辐射的敏感性有所不同，因此应合理选择具体组织器官的扫描范围。

四、合理选择层厚

CT 扫描的层厚影响图像的噪声，决定了体素在 Z 轴上的尺寸，进而影响 Z 轴空间分辨率，所以层厚可间接地影响 CT 扫描辐射剂量。层厚越大，层面内所通过的 X 线光子数越多，噪声越小，但在 Z 轴上可分辨的物体越大；层厚越小，层面内所通过 X 线光子数越少，噪声越大，在 Z 轴上可分辨的物体越小。在进行扫描参数选择时，如果扫描层厚小，则需要相应增加 X 线辐射剂量；扫描层厚大，则 X 线辐射剂量可适当降低。用于三维重组的图像一般可用薄层重组图像，而用于诊断的横断层图像可以是稍厚层厚的图像。因此，CT 扫描时应注意选择适宜的扫描层厚。

五、心电门控自动 X 线管电流调制

心电门控(ECG gating)技术自动 X 线管电流调制是心脏 CT 扫描中有效降低辐射剂量的技术。心电门控技术有两种：前瞻性门控(前门控)和回顾性门控(后门控)。前瞻性门控技术是由心电信号的 R 波触发 X 线进行一段时间曝光和数据采集，其他时间不曝光，可以较大幅度降低辐射剂量。回顾性门控技术是在心电 R 波到来的一定时间窗内使用全剂量曝光，而在其他时间内使用降低的毫安量曝光，因此与连续使用全辐射剂量的心脏扫描技术相比，它可以降低辐射剂量。

六、合理选择扫描类型

全身各部位的 CT 检查中，除颅脑外，一般均采用螺旋扫描。由于颅脑有致密的颅骨包绕在脑组织外围，为了更好地克服 X 线的硬化效应问题，提高颅脑 CT 扫描的图像质量，通常采用常规轴位扫描。一般来说，相同的检查部位，在其他参数不变时，采用螺距大于 1 的螺旋扫描要比常规轴位扫描的辐射剂量低。

为了获得运动器官的有效信息，心脏 CT 扫描时一般采用螺距远小于 1(螺距 0.2~0.3)的螺旋扫描方式，因此辐射剂量相对较高，降低心脏扫描的辐射剂量也是近年来研究的热点之一。近年来，由于探测器 Z 轴宽度的增加，出现了心脏轴位扫描，避免了小螺距重叠扫描带来的高辐射剂量问题，从而使心脏扫描的辐射剂量有了较大幅度降低。

七、婴幼儿扫描技术

CT 设备的扫描程序中，针对不同年龄、体重的儿童，一般均预先设置了扫描参数，主要是为了适当降低 X 线管电压及 X 线管电流，以保证对其使用低辐射剂量扫描。操作者也可以根据被检者的实际情况选择相关参数，降低儿童的 CT 扫描辐射剂量。

八、迭代重建算法的应用

迭代算法基于光子统计学计算多种精确的噪声模型，能处理不完整的数据集和降低图像噪声，从而减少图像重建所需的投影数据。该算法早在 CT 技术产生初期即开始使用，但当时由于计算机运行速度的问题，导致图像重建时间太长，因此，后来一直采用滤波反投影算法。近年来随着计算机硬件性能和计算效率的提高，迭代重建法得以广泛应用于临床。它属于原始数据图像重建技术，本身不能直接降低辐射剂量，但在相同的辐射剂量下可以降低图像噪声，换言之，如果要求图像噪声相近，则可以降低辐射剂量进行扫描。因此，可以与降低 X 线管电压和管电流扫描技术联合使用，做到既保证图像质量，又降低辐射剂量。

(胡永胜　陈贵林)

第七节　CT 图像基本后处理技术

CT 图像基本后处理技术是指通过相关图像处理方法，对 CT 图像进行再次加工处理的基本技术。主要包括测量技术、重组技术、融合技术、窗技术(见本章第四节)等。

一、测 量 技 术

CT 图像的测量技术包括定量测量、定形测量、定位测量和定性测量。定量测量技术有 CT 值测量(图 1-7-1)、骨矿物质含量测量、冠状动脉钙化积分等。定形测量技术有直径、面积、体积等测量。定位测量技术有角度、距离(图 1-7-2)等测量。定性测量技术:能量成像时可进行能谱分析及原子序数测定等,有助于组织定性,尚在不断探索中。

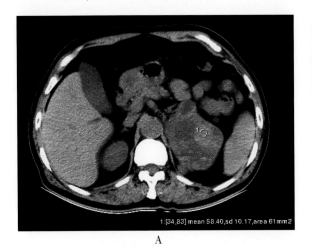
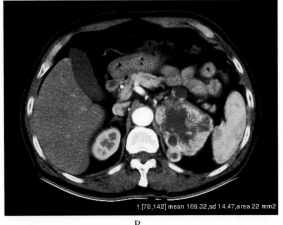

A   B

图 1-7-1 CT 值测量

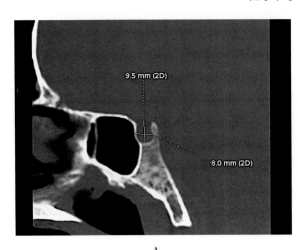
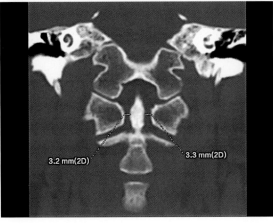

A   B

图 1-7-2 距离测量

二、重 组 技 术

(一)三维图像

人类感知信息的最主要途径就是视觉,然而三维或更高维图像是不能直接显示的,因为无论计算机屏幕还是人眼视网膜都是二维的,因此必须使用图像重组技术来解决。CT 三维重组(又称三维成像)属于可视化技术(有三个分支:科学可视化、数据可视化和信息可视化),是由科学可视化技术发展而来的。可视化就是把不能直接显示的三维或更高维的数据或图像转换成二维图像进行显示,使人能够通过视觉来感知、理解。

以往只有放射科医生阅读了断层图像后,经过思考构想出器官或病灶的形状、大小和空间关系,再以文字表达,使临床医生了解相关内容,三维可视化显示人体内部的图像很容易被临床医生直接理解。

(二)重组技术的成像模式

1.断面成像:利用横断面的图像数据构成其他平面图像的成像方法。利用横断面的图像数据组成矢状面、冠状面图像,这在三维成像中被称为多平面重组(multi-planar reformation, MPR)。严格说来,多平面重组不属于三维成像,而只能算作是二维图像在计算机屏幕上的多方位显示。

2.投影成像:它是采用连续的横断面容积数据,以二维的视觉空间,通过变换角度产生一个容积投影的成像方法。投影成像是三维成像最常用的方法,但不是真实的三维成像模式,其三维显示效果介于二维和三维之间,或称 2.5 维成像。

3.容积成像:它是一种完全的三维成像模式,它不属于容积再现成像。目前 CT 的三维成像也不采用这种方法,而属于这种成像方式的有全息照相(holography)、立体镜显示(stereoscopic display)、浮雕(anaglyphic method)等。

(三)重组技术显示方法

1.多平面重组(multiplanar reconstruction, MPR)法:多平面重组将体素重新排列,在二维屏幕上显示任意方向上的断面,属于断面成像。CT 机采集的一组断层图像,在图像处理软件中进行层与层之间的插值和重叠运算,形成各向体素间距相同的三维容积数据,用正交的 3 个平面——冠状面、矢状面、横断面,去截取三维数据,截到的体素值作为像素值来显示,同时生成 3 幅二维断层图像(图 1-7-3、图 1-7-4)。

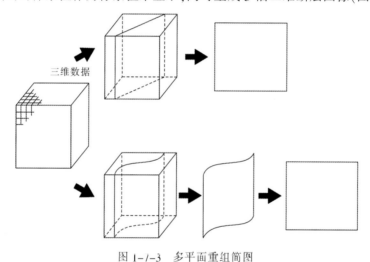

图 1-7-3　多平面重组简图

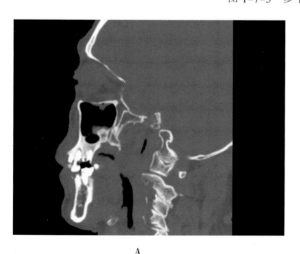

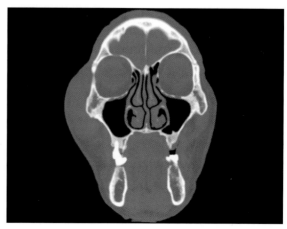

A　　　　　　　　　　　　　　　　　B

图 1-7-4　多平面重组显示头面部矢状面(A)与冠状面(B)

MPR的特殊形式——曲面重组(curved planar reformat, CPR)是用曲面来截取三维容积数据。曲面展开到屏幕上显示截得的体素值。对于弯曲的器官,用平面进行重组无法在一幅图像里显示足够大的范围,而曲面重组能把弯曲的器官展平,得到满意的结果。例如,口腔科利用曲面重组形成包括所有牙齿的一个冠状曲面图像(图1-7-5)。

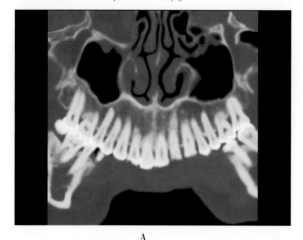
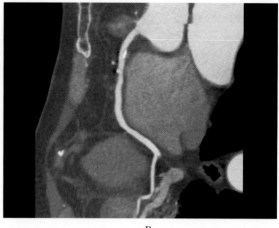

A   B

图1-7-5　CPR显示上颌骨牙槽(A)以及心脏冠状动脉血管(B)

CPR的特殊形式——中心线重组(medial axis reformat, MAR),在提取了组织器官的树状中心线后,沿着中心线产生曲面截取容积数据并展开显示,能更准确地反映狭窄等病变(图1-7-6)。

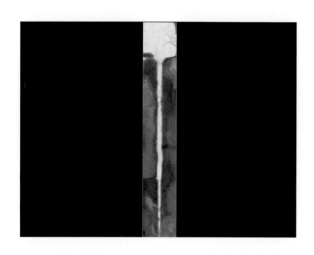

图1-7-6　MAR显示心脏冠状动脉血管

多平面重建的优点是:①显示简单快捷;②可产生任意断面图像而不用再次扫描;③保持了原图像的密度信息,可测量CT值;④曲面重组和中心线重组能展开显示弯曲物体的全长。多平面重建的缺点是:①难以表达复杂的空间结构;②曲面重组显示血管时,如果所勾画曲面偏离中心线,会造成狭窄伪像;③曲面重组的展开操作会产生变形,有时难以辨认体位。

应用范围:它补偿了CT只提供横断面图像的缺憾,适用于任何需要从多角度、多方位观察的病灶和器官。

2.表面阴影显示法:表面阴影显示法(shaded surface display, SSD)是通过表面重组和表面再现技术,从三维灰度数据重组出三维物体表面的几何信息,根据光照模型确定的算法给物体表面加阴影,并呈现在二维屏幕上,可以给各个物体指定任意不同的色彩,属于投影成像模式(图1-7-7)。

第一章　概　论

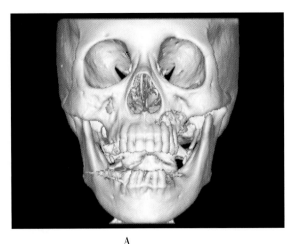

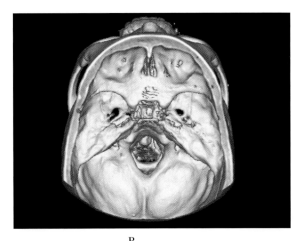

A   B

图 1-7-7　SSD 法显示面颅前面(A)和颅底(B)

表面阴影显示法的优点是:①符合人的视觉经验,对复杂空间结构的显示有较强的真实感;②易于定量测量和对三维物体进行加工(如模拟手术、3D 打印等)。表面阴影显示法的缺点是:①难以选取分割参数(如阈值),人工操作烦琐;②只显示物体的空间结构,不提供密度信息;③产生的伪像同样显示为物体,需要鉴别。

应用范围:适用于空间结构复杂或外形有改变的器官的显示,如颅底、骨折等。

3.最大密度投影法:最大密度投影法(maximum intensity projection,MIP)将三维数据向着任意方向进行投影,假想有许多投影线,取投影线经过的所有体素中最大的一个体素值作为投影结果图像的像素值并进行显示,属于投影成像。intensity 一词源于磁共振的"强度",有的作者为了与 CT 区分,将 MIP 译为最大强度投影。投影是能够把三维信息压缩到二维的常用方法。根据实际情况,如果欲显示的组织器官是低密度的,可以在投影线上选取最小值,就成为最小密度投影(mini-MIP)。还可以在投影线上取平均值,得到的图像和 X 线平片相似。MIP 与 MPR 联合应用,称多层面容积再现(multi-planar volume rendering,MPVR)(图 1-7-8、图 1-7-9)。

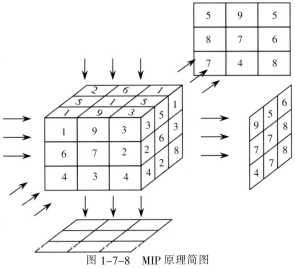

图 1-7-8　MIP 原理简图

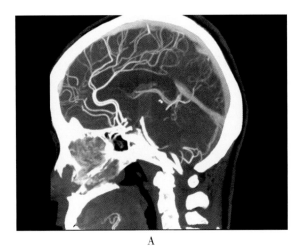

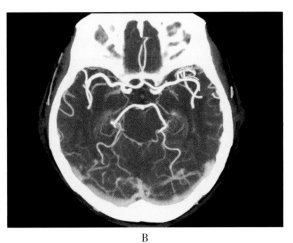

A   B

图 1-7-9　MIP 显示头部血管

最大密度或最小密度投影法的优点是:①功能易实现,操作简单;②图像上虽体现了密度信息,但不能测量CT值。最大密度或最小密度投影法的缺点是:①影像重叠,空间结构的显示欠佳;②忽略了高密度或低密度物体。

应用范围:适用于对高密度或低密度组织结构和病灶的显示,如CTA、血管壁钙化、气管通畅情况等。

4.容积再现法:容积再现法(volume rendering,VR)不需要重建物体的表面几何信息,通过计算体素的阻光度、颜色、梯度等,然后观察复杂血管区域,直接把三维灰度数据投影到二维屏幕上,在投影时累计半透明体素对光线的透射吸收作用。它是目前的常用方法,属于投影成像模式(图1-7-10)。

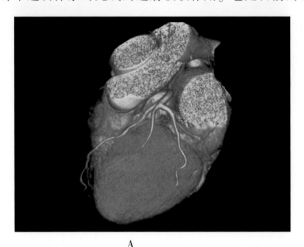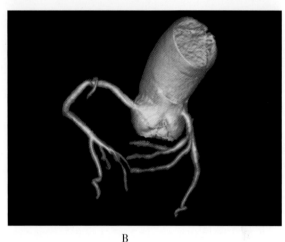

A　　　　　　　　　　　　　　　　　　B

图1-7-10　VR显示心脏冠状动脉血管

1)阻光度(opacity):它代表了容积再现法的特色。把体素当作半透明时,阻光度就是体素不透明的程度,取值范围从0到1,0代表完全透明,1代表完全不透明。体素密度值与阻光度之间的映射关系常由一个可以调节斜边的梯形来确定。

2)颜色:把体素分成若干类物质(常为256类),每一类指定了其阻光度和颜色。颜色也用与前述类似的方法来指定。

3)梯度:是体素值在空间的局部变化率,梯度值大的地方可能存在于表面,将来计算光照时要做反射处理。

4)投影:沿操作者安排的方向,对上述预处理后的体素进行投影显示。投影常用光线跟踪法(ray tracing),假想许多光线从后方穿过半透明的三维数据到达屏幕上,把每一条光线经过的所有体素的阻光度、颜色和梯度进行累计合成,最终在屏幕上显示。

实际上,容积再现法是利用光照模型来模拟自然界的光学现象,包括透射吸收与反射。而前述表面阴影显示法只模拟了光在物体表面的反射,可以被看作为容积再现法的特殊情况。最大密度投影法也同样可以看作容积再现法的特殊情况,只要把容积再现法光线跟踪时的合成运算改为求最大值即可实现。

容积再现法的优点:①保持了原始图像中的所有信息。②同时显示空间结构和密度信息。参数之一的阻光度携带了密度信息,适当调节阻光度曲线,可以使低密度物体显得透明,高密度物体显得不透明。③避免了分割可能造成的烦琐操作。容积再现法的缺点:由于显示原理所限,难以进行定量测量和对三维物体进行加工。

应用范围:这是常用方法,应用非常广泛。

5.CT仿真内镜成像:CTVE(CT Virtual Endoscopy):以CT后处理相关三维显示技术,对空腔器官或组织内表面进行显示,赋予不同的色彩和光照强度,操作者在选择了视点(观察角度)后即可进行腔内观察,再通过计算机模拟导航技术,即可获得类似纤维内镜的显示效果,属于投影成像模式(图1-7-11)。

CTVE的优点:①无创;②观察视点进入不受限制;③视野开阔,空间感强。CTVE的缺点:①不能观察真实颜色;②对黏膜病变或扁平病变不敏感;③图像质量受多种因素影响;④不能进行组织活检。

应用范围:胃肠道、呼吸道和血管等器官的内表面及其腔内异物、新生物、钙化、狭窄等病变。

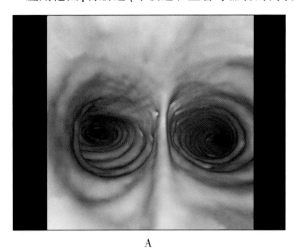 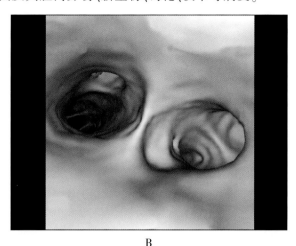

A   B

图 1-7-11 CTVE 显示气管及其分支情况

三、融 合 技 术

（一）图像融合的概念

图像融合技术属于信息融合。信息融合(intelligence fusion, IF)即多源信息的协同运用技术,出现在20世纪70年代末期,其硬件基础为多信息设备,其处理对象为多源信息,协调优化是信息融合的核心。信息融合的目的是根据需要,对在空间或时间上冗余或互补的多源信息数据进行处理,并将数据加以协同应用,从而获得对研究对象的一致性描述,以进一步发现多源信息有机组合所蕴含的新信息。

医学图像融合技术始于20世纪90年代,是通过计算机技术,对不同图像的数据进行转换、像素大小匹配、空间位置配准等处理,形成既含有功能信息又含有解剖结构信息的影像。实现这种融合的技术的设备大体有两种:一是多功能成像设备,如 PET/CT、PET/MRI 等;二是图像处理融合工作站。

（二）医学图像融和的分类

1.按照图像的来源:可分为同类图像融合与异类图像融合。同类图像融合:如 SPECT 图像融合系统、MR 图像融合系统;异类图像融合:如 PET 与 CT 图像融合系统、PET 与 MR 图像融合系统等。

2.按照图像融合的分析方法:分为同一患者的图像融合、不同患者间的图像融合、患者图像与模板的融合等。

3.按照融合对象的获取时间分类:分为短期图像融合、长期图像融合等。

4.其他分类:

1)按融合对象,分为单样本时间融合系统、单样本空间融合系统以及模板融合系统。

2)按处理方法,分为数值融合法和智能融合法。

3)按系统的拓扑结构,分为集中式、分布式、分层式和混合式。

（三）医学图像融合的关键技术

信息融合在医学图像研究上的作用是协同(synergism)——综合整体大于各部分信息之和。由于不同医学成像设备的成像原理不同,不同成像设备的图像质量、空间时间特性都有很大的差别。如 CT 的空间分辨率为毫米级,SPECT 的空间分辨率为厘米级。不同成像设备的采集常规也有一定的差异,因此要实现医学图像的协同,图像数据转换、图像数据相关、图像数据库和数据理解均是关键技术。

1.图像数据转换:包括来自相同或不同采集设备的图像的格式转换、三维方位调整、尺度变换等。其目的在于确保多源图像的像/体素表达同样大小的实际空间区域,以确保多源图像对脏器在空间描述上的一致性,它是图像融合的基础。

2.图像数据相关:多源图像融合首先完成相关图像的对位。图像融合不仅要求解剖特征对应,脏器之间的空间解剖关系也必须保持对应。这只是数据相关在医学领域的一个典型应用,该项技术的实现是医学图像融合的难点。

3.图像数据库:是指完成典型病例、典型图像数据的建档和管理及信息提取,它是融合的数据支持。

4.数据理解:是医学图像融合最根本的目的。图像融合的潜力在于综合处理应用各种成像设备所得的信息,以获得新的有助于临床诊断的信息。

(胡永胜 郑穗生)

第八节 CT 能量成像技术

CT 能量成像,又称为双能量 CT 或能谱 CT,它利用双能量 X 线扫描或双层探测器技术获得 X 线穿透被检体后的双能量数据,通过一系列特殊软件处理,可以获得比普通单能量 CT 扫描更加丰富的、具有临床意义的物质信息。

一、CT 能量成像的产生与发展

CT 能量成像的早期是双能量 CT 测量骨密度,产生于 CT 问世后不久。20 世纪 80 年代,有人通过不断快速切换 X 线管电压的方式获得了双能量数据,生成了能谱图和能谱曲线。能谱技术也因此而得名。由于扫描速度慢,后处理软件很难进行数据配准,故扫描结果易受物体运动影响。在很长时间内,双能量 CT 扫描技术一直处在科研阶段。

2006 年西门子公司推出了双 X 线管(双源)双能量 CT 成像技术,此后又将该技术不断完善,将双能量 CT 真正推广应用到临床。2009 年 GE 公司推出了单采样系统(单源)瞬间 X 线管电切换的宝石能谱 CT,产生双能量数据,实现了数据空间能谱解析,同时提供物质密度图像、单能量图像,实现物质分离显示。此后 CT 能量成像技术不断发展,东芝公司和飞利浦公司也相继研发出技术不同的具有能量成像功能的 CT 设备。

二、CT 能量成像技术的特点

CT 能量成像技术发展迅速,目前已有多种技术可实现能量成像,如双采样系统双能量 X 线(双源)CT 技术、单采样系统(单源)高低能 X 线瞬时切换技术、单采样系统双能量 X 线两次连续扫描技术、单采样系统双光束扫描以及具有能量解析功能的双层探测器技术等。还有一些能量敏感的光子计数 CT 技术,尚未获得较多的临床和科研经验,本节不做介绍。

(一)双源 CT 能量成像

西门子公司双源 CT 设备的能量成像使用双源双能量技术,其能量成像的技术特点有:

1.两个 X 线管的电流均可以单独调制:高管电压时使用低电流,低管电压时使用高电流,还可以根据患者的体质情况进行实时管电流调节,保证图像质量,使 X 线利用效率最大化,辐射剂量最小化。

2.具有能谱纯化技术:X 线管在某一电压下会产生能级不同的 X 线光子,从而形成较宽的能量分布谱。能谱纯化技术能减少两只 X 线管发射的 X 线能量分布的重叠,使能量分辨率提高。再者,能谱纯化减少重叠的低能光子,可大幅度降低辐射剂量。

3.提供多种 X 线管电压组合:根据扫描部位和患者体质的不同,设置了不同的管电压组合。例如颅脑和腹部扫描,或体重超重患者的扫描,可采用较高管电压组合,以保证图像质量;对具有良好自然对比的胸部,或体重较轻的患者或儿童患者,可采用较低的管电压组合,以降低辐射剂量。

双源 CT 能量成像技术的不足有:

1.两个采样系统的扫描视野大小不一:其中一个较小(26~33 cm),因此体型较大患者的检查受限,在实际扫描时需要通过适当的定位来解决。

2.两个正交安装的采样系统(X 线管-探测器系统)容易在非对应的正交探测器阵列上产生横向散射,从而影响图像质量,需要进行数据校正。

3.两个正交的采样系统导致机架旋转时间是 285 ms 和 500 ms 的情况下,高低能 X 线投影之间有 71 ms 和 125 ms 的时间间隔,因此建议对于运动器官使用扫描机架高转速的扫描方式。

(二)单源管电压瞬时切换 CT 能量成像

GE 公司能量成像使用的是单源管电压瞬时切换技术,其 CT 能量成像技术的特点有:

1.高低 X 线管电压瞬时(0.5 ms,冠状动脉成像时 0.25 ms)切换,保证了双能量扫描数据几乎同时采集,且能量成像的时间分辨率高。

2.只有一套采样系统进行高速双能量数据采集,具有较大扫描视野,可达 50 cm。

单源管电压瞬时切换 CT 能量成像技术的不足有:

1.高低能 X 线管电压的快速切换时间导致 X 线能谱的升降效应,延长了采集时间,降低了能谱分离度。

2.由于采集周期内需要高低能 X 线进行两次投影,相比单能量扫描来说,投影数量降低一半,进而影响图像质量。

3.不能满足 X 线管电流调制,常使用较高的管电流。

(三)单源两次连续扫描 CT 能量成像

西门子公司的单源 CT 设备和东芝公司的 Aquilion Vision 型 CT 设备能量成像使用的技术为单源两次连续扫描能量成像技术,它的特点有:

1.在原始数据空间上对高低能量数据进行同源配对和求解,以保证图像质量免受被检器官生理运动和可能的自主运动的干扰;可在图像空间进行物质信息融合,解析出能谱信息。

2.能独立调节高低 X 线管电压扫描的管电流比例,结合迭代重建、管电流实时调制技术等,保证低 X 线能量扫描的图像质量,并降低辐射剂量。

单源两次连续扫描能量成像的不足有:高低 X 线能量两次扫描之间的间隔时间较长,影响图像质量,不能用于 CT 增强的能量成像。

(四)单源双光束 CT 能量成像

单源双光束能量成像技术是近年来能量成像的新进展,它通过一个 X 线管在一个管电压下产生两种不同能量的 X 线光束,不需要进行管电压切换,可同时对被检体进行扫描,以此获得高低能量数据。该技术可以分离高低能量光谱,输出的高低 X 线光子数也可以进行调制,从而保证了成像效果。西门子公司 SOMATOM Definition Edge 型 CT 设备中使用了该技术。

(五)单源双层探测器 CT 能量成像

双层探测器 CT 能量成像技术不需要进行 X 线管电压的切换,它采用新的探测器设计,在能量成像过程中,一个管电压下产生的 X 线穿过被检体后,低能射线由该探测器的上层接收,获得低能数据;高能射线由探测器的下层接收,获得高能数据。飞利浦公司新的 64 排 128 层 IQon 型 CT 设备中使用了这一技术。

三、CT 能量成像技术的临床应用

虽然 CT 能量成像的技术有所不同,其后处理方法也各有特点,但就其临床应用来说,其特点主要体现在以下几个方面:单能量图像(single energy image)、能谱曲线(spectral HU curve)、有效原子序数(effective atomic number)、双能量指数(dual energy index,DEI)、物质鉴别、物质分离和非物质特异性显示等。

(一)单能量图像

常规多层螺旋 CT 扫描图像是混合能量图像。能量成像技术利用双能量图像数据,除重建出混合能量图像外,还可以生成一系列连续的 keV 水平的图像,能量级别不同,图像显示不同。低 keV 水平可以提高图像的密度分辨率,但是噪声也会增加,高 keV 水平可以增强 X 线的穿透能力,但是图像的对比度降低。通过最佳单能量水平的选择,可以获得比常规 CT 图像更高的信噪比和对比噪声比。单能量图像主要应用于以下几方面:优化解剖结构、去除伪影、显示阴性结石、图像融合及血管优化成像等(图 1-8-1)。

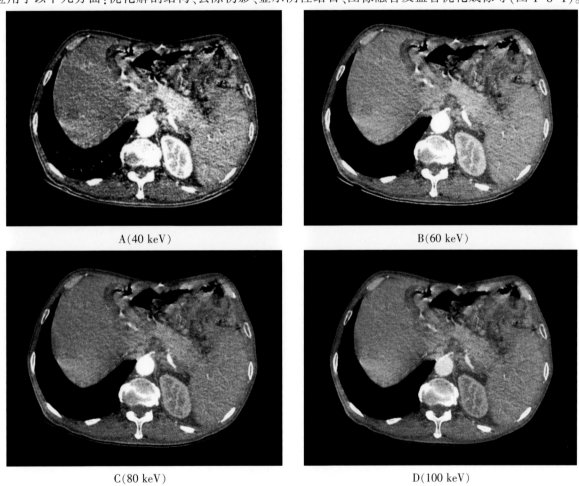

A(40 keV)

B(60 keV)

C(80 keV)

D(100 keV)

图 1-8-1 单能量成像

A~D.分别为 40 keV(A)、60 keV(B)、80 keV(C)和 100 keV(D)成像,肝脏低密度病灶在不同的 keV 下有不同的影像表现

(二)能谱曲线

利用双能量数据,可以计算出被检组织随 X 线能量水平(keV)变化的衰减系数(HU),生成可以反映被检组织特征的衰减曲线,即能谱曲线。组织成分有差异,其能谱曲线则不同。能谱曲线技术拓展了单能量图像的应用范围,可用于组织性质判断,如肿瘤良恶性、来源鉴别以及组织液区分等

（图1-8-2）。

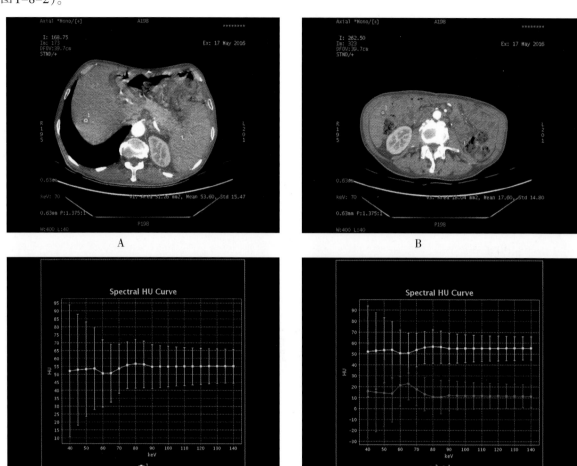

图 1-8-2　能谱曲线图

图 C 为图 A 感兴趣区的能谱曲线，图 D 为图 B 感兴趣区的能谱曲线

（三）有效原子序数

有效原子序数是从原子序数引申中发展而来的概念，如果某元素对 X 线的衰减系数与某化合物或混合物的衰减系数相同，则该元素的原子序数就是某化合物或混合物的有效原子序数。利用双能量图像数据，可以得到被检体物质在不同 X 线能量下的衰减曲线，并且可以计算出有效原子序数。通过该功能可以进行物质检测、鉴别等，临床上最常用于不同结石成分的鉴别等。

（四）双能量指数

双能量指数（dual energy index,DEI）公式的定义为：$(\mu L-\mu H)/(\mu L+\mu H)$，其中 μL 和 μH 分别代表被检物质在低能量和高能量 X 线下的吸收值，将 CT 值的计算公式带入后可得：$DEI=(CTL-CTH)/(CTL+CTH+2000)$，其中 CTL 和 CTH 分别代表被检物质在低能量和高能量 X 线下的 CT 值。

（五）物质鉴别

依靠双能量扫描的数据，可以生成一个 CT 值二维图，图中以组织在高 X 线管电压下的 CT 值为横坐标，以组织在低 X 线管电压下的 CT 值为纵坐标，则所有组织在此 CT 值的二维图中均有一个独有的坐标位置。根据该图，假设有两种物质，它们在高管电压下 CT 值相同，但在低管电压下 CT 值不同，如果有一条分割线就可以将这两种物质分离开来，该分割线的斜率可事先通过离体实验和物理测定获得。根据这一原理,可以分离碘和骨、尿酸盐结石和非尿酸盐结石、肌腱和软组织等。

(六)物质分离

通过双能量扫描获得的 X 线衰减图像可以表达为两种或三种基物质的密度图,这一过程称为物质分离。任何结构或组织对 X 线的吸收都可以通过两种或三种物质的吸收组合来表达,物质分离图像中的每一体素均反映了相应物质的密度信息,从物质密度图像上可以测量出每一体素的密度,由此可见,该功能能提供物质定量分析的作用。当然,基物质图像反映的物质并不一定是组织的真实成分,但是当基物质恰好是组织中含有的两种或三种主要成分时,对组织的鉴别则具有一定的特异性。物质分离可用于以下几方面:增强识别能力、虚拟平扫(virtual non contrast,VNC)、碘钙铁分离、支架伪影去除、肿瘤鉴别、肺动脉栓子筛查、组织灌注成像和放疗与化疗疗效评估等。

(七)非物质特异性显示

该功能包括线性融合和非线性融合。线性融合是利用双能量扫描获得的高低能量数据,对所有像素按照一定的相同的比例进行融合。低管电压扫描的图像对比度高,但噪声大;高管电压扫描的图像噪声低,但对比度也低。通过线性融合可以达到减少图像噪声,获得最佳图像效果的目的。非线性融合是利用双能量数据图像对不同 CT 值的像素,使用不同的比例进行融合。例如对 CT 值较低的像素使用较高比例高管电压的数据进行融合,对 CT 值较高的像素使用较高比例低管电压的数据融合,如此非线性融合可以将高 CT 值像素的 CT 值变得更高,将低 CT 值像素的 CT 值变得更低,从而放大组织间的对比度。

(胡永胜)

第九节　CT 检查适应证

一、中　枢　神　经

CT 对中枢神经系统疾病的诊断价值高,对颅内肿瘤、脑血管疾病、颅脑外伤、颅脑感染及寄生虫病变、先天性颅脑畸形、脑萎缩、脑实质病变以及椎管内肿瘤等疾病诊断效果好。对脑血管病变运用 CTA,可达到诊断和鉴别诊断的目的,并可以发现其并发症,如脑出血和脑梗死等。磁共振成像对颅底和后颅凹病变的诊断优于 CT 扫描。

二、五官与颈部

CT 对头颈部疾病的诊断具有较高价值,适用于观察眼与眼眶、耳与乳突、鼻与鼻窦、鼻咽、喉部、甲状腺及头颈部软组织的占位性疾病及炎症、外伤等。

对眶内异物定位、听小骨和内耳病变,尤其是内耳发育畸形、颜面部多发或复杂骨折,特别是一些隐蔽部位,如视神经管、眶底骨折的诊断具有较高的诊断价值。

三、胸　　部

CT 对胸部疾病的诊断作用日显突出,适用于观察纵隔和肺门区有无肿块及增大的淋巴结、纵隔脂肪瘤、畸胎瘤、血肿等,根据其特征性的密度在 CT 平扫时即可做出定性诊断。增强扫描有助于区分血管性与非血管性、囊性与实性肿块,肿块内有无坏死、囊变、出血等。在肺部疾病诊断中,对发现隐蔽部位病变(由于在常规胸片上有较多重叠,对比度较差,病变难以发现),确定肺癌分期,对肺结核、支气管扩张和弥漫性间质性肺病的诊断价值较高。对胸膜、膈、胸壁病变也可有较好的显示。

四、心血管系统

利用多层螺旋 CT 设备的 CTA 技术可以实现全身外周动脉血管的形态学观察,进而满足临床相关血管性病变的影像学诊断的需要。由于 CT 成像技术的快速发展,尤其是后 64 排 CT 设备及相关新技术的推出,使得 CT 成像的时间分辨率和覆盖范围有了较大的提升,目前可以在控制或不控制心率的情况下进行心脏、大血管及冠状动脉成像,还可以进行心功能分析及心肌灌注检查。因此,CT 在心血管系统的应用有了较大进步,可以满足临床相关疾病的影像学检查的需要。

五、腹　　部

CT 对腹部疾病诊断的应用极为广泛。适用于观察肝脏、胆管、胰腺、脾脏、腹腔和腹膜后间隙的病变,尤其是发现占位性和炎性病变。特别是对明确肿瘤的部位、大小、形态,区分肿瘤与邻近器官结构的关系,了解肿瘤对周围血管的侵犯、包绕和局部淋巴结的转移情况,以及对肿瘤进行分期及制订治疗计划,可提供客观的、有价值的临床资料。

由于 CT 扫描速度的加快和成像性能的不断改善,并结合充分的肠道准备,以及应用降低肠道平滑肌张力的药物,能获得良好的图像质量,对于胃肠道疾病的诊断有一定的帮助。

六、泌尿生殖系统

适用于观察肾脏、男女生殖器官、膀胱与直肠的肿瘤或炎症及其他疾病,尤其对泌尿系结石的诊断准确率近乎 100%。

七、骨骼与软组织

CT 检查对骨骼、肌肉组织病变也具有较高的诊断价值。适用于观察外伤时轻微的骨裂、骨折碎片的移位、神经压迫等情况。对于骨肿瘤和软组织病变,有助于了解病变的范围及性质,了解骨皮质的完整性及是否有骨外浸润等;也可对骨矿物质进行定量分析研究。

(郑穗生　宫希军　邹立巍　洪雪冬)

第十节　CT 分析与诊断

一、X 线诊断原则

1.根据解剖、生理基础知识认识正常解剖结构。

2.根据病理知识判断异常。

3.以影像为基础,结合临床做出诊断。

二、CT图像分析

1.应了解扫描技术和方法,是平扫还是增强扫描(病灶在平扫和增强时常表现不同)。

2.调节窗宽和窗位,使欲观察的组织结构显示得更加清晰。

3.根据病变密度高于、等于或低于所检器官的密度而分为高密度、等密度或低密度病变。当病变中含有两种或两种以上不同的密度时,称之为混杂密度。

4.在增强扫描时,如病变CT值与平扫一样而未增高,称为不强化;CT值增高则称为强化。强化的程度和形式因病变而异,可以是均匀性强化,也可以是不均匀性强化或病变周边强化(环形强化)。根据病变有无强化及强化的程度、持续的时间和形式等,均可对准确诊断提供十分有价值的信息。

5.要综合分析病变的位置、大小、形态、数目、边缘及所在器官和邻近组织结构的变化和受累情况等。

三、CT　诊　断

1.肯定性诊断:经过CT检查可以确诊。

2.否定性诊断:经过CT检查可排除某些疾病,需注意的是要充分考虑到时间限度所造成的假阴性,如脑梗死患者多在发病24小时后经CT检查方可观察到边界清楚的低密度梗死灶。

3.可能性诊断:经过CT检查发现了某些征象,但不能确定病变的性质,因而列出一个或数个可能性。此时临床需行其他检查方法以进一步检查。

(郑穗生　宫希军　胡永胜)

第二章 中枢神经

第一节 头颅检查方法与颅脑正常解剖

一、头颅检查方法

1.轴位扫描:头颅CT检查多用横断层面。

1)位置:患者仰卧,头摆正,使头正中矢状面与检查床水平面垂直,并与床面中心线平行,瞳间线与矢状面垂直。

2)扫描基线(图2-1-1):

(1)听眦线(canthomeatal line):简称CM或OM线,是外眦至外耳道的连线。为常规颅脑扫描基线。眼部扫描基线平行于听眦线或瑞氏线,显示视神经时,以瑞氏线作基线较好。咽喉部(甲状腺和甲状旁腺)扫描层面平行于听眦线。

(2)听眉线(eye bromeatal line):简称EM线,是眉弓的中点至外耳道的连线,适合于后颅窝扫描。

(3)瑞氏线(reids base line):简称RB线或听眶线,是眶下缘与外耳道的连线。为颅脑检查较常用的扫描线之一。耳部扫描层面平行于此线,向头顶侧连续扫描至岩骨上缘。观察筛窦、蝶窦和额窦时,由听眶线向上扫描;观察鼻咽和上颌窦时,由扫描基线向下扫描。

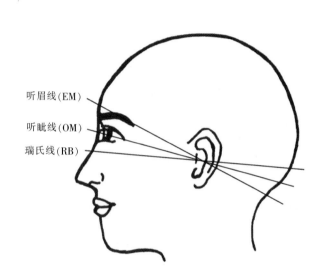

图2-1-1 听眦线、听眉线、瑞氏线

(图中标注:听眉线(EM)、听眦线(OM)、瑞氏线(RB))

2.冠状面扫描:

1)颏顶位:采用冠状位扫描头架,患者取仰卧位,头部过伸使听眦线与台面尽量趋于平行,使冠状层面与听眦线垂直。也可倾斜机架调节X线方向来弥补(图2-1-2)。

2)顶颏位:俯卧位,下颌尽量过伸,使冠状层面与听眦线垂直,听眦线与台面接近平行。也可通过调节机架来弥补(图2-1-3)。

冠状面扫描适合于观察颅内病灶向上下累及的范围以及与脑室、小脑幕和颅骨的关系,常用于鞍区、大脑凸面、颅底和天幕附近病变的显示,也用于眼眶、鼻窦等部位的检查,如眼眶直接冠状切面扫描,对于显示视神经、眼肌及骨的关系最佳。

3.层厚和间距的选择:颅脑扫描层厚一般多为5~10 mm。薄层扫描(层厚3 mm以下的扫描)既可发现小的病灶,又可减少伪影,对于小的病灶及特殊部位的检查需要薄层扫描,如后颅窝、鼻与鼻窦及咽喉部层厚可选用5 mm,眼眶层厚为2~5 mm,鞍区与耳部(高分辨率扫描)层厚为1~3 mm。如选择间距小于层厚为重叠扫描,注意防止小病灶的漏扫。

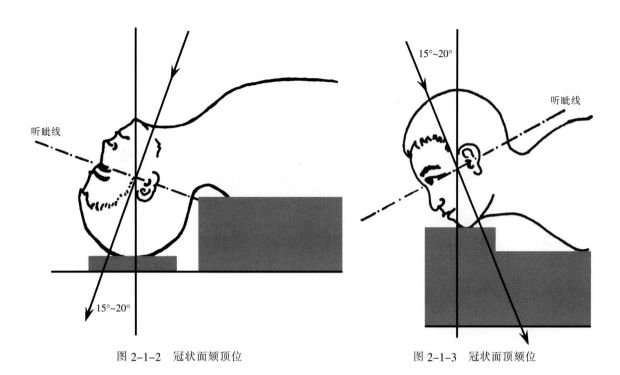

听眦线	15°~20°
图 2-1-2 冠状面颏顶位	听眦线
15°~20°	图 2-1-3 冠状面顶颏位

图 2-1-2 冠状面颏顶位　　　　图 2-1-3 冠状面顶颏位

二、正常颅脑解剖

1.颅骨:颅骨由顶骨、颞骨(各2块)和额骨、枕骨、蝶骨、筛骨(各1块)组成。额骨与顶骨连接形成冠状缝,两侧顶骨连接形成矢状缝,顶、枕骨连接形成人字缝。

颅骨底部借软骨或骨直接相连,自前向后分为前、中、后颅窝,其中有许多骨孔和裂隙,供血管和神经出入(图2-1-4)。

1)前颅窝:由额骨眶板、筛板、蝶骨小翼和蝶骨体前部构成,容纳额叶。

2)中颅窝:前界是蝶骨嵴,为前颅窝的后界;后界为颞骨岩部骨嵴和蝶鞍背,此窝容纳颞叶。窝的中央部为蝶骨体,正中部为蝶鞍,凹陷形成垂体窝容纳垂体腺。

3)后颅窝:前面中央部为鞍背和斜坡,外侧部为岩骨后面,此窝容纳小脑半球及脑干。

2.脑:分为大脑、间脑、小

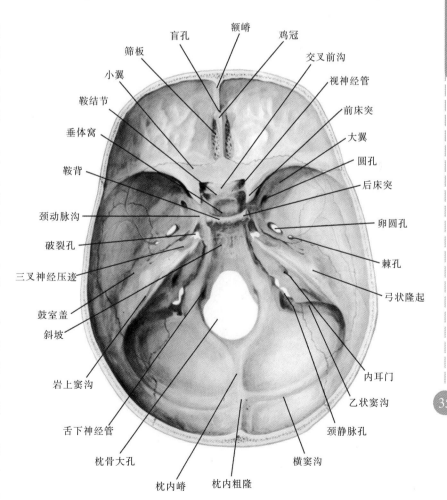

图 2-1-4 颅底内面

标注(从上方顺时针):盲孔、额嵴、鸡冠、交叉前沟、视神经管、前床突、大翼、圆孔、后床突、卵圆孔、棘孔、弓状隆起、内耳门、乙状窦沟、颈静脉孔、横窦沟、枕内粗隆、枕内嵴、枕骨大孔、舌下神经管、岩上窦沟、斜坡、鼓室盖、三叉神经压迹、破裂孔、颈动脉沟、鞍背、垂体窝、鞍结节、小翼、筛板

脑、中脑、脑桥和延髓六部分。通常把中脑、脑桥和延髓称为脑干。

　　1)大脑:大脑由中线的半球间裂分为左右大脑半球,中间由胼胝体相连,后下方由小脑幕分隔小脑。大脑半球由脑沟、裂将皮层分成额、颞、顶、枕和岛叶(图 2-1-5、图 2-1-6)。

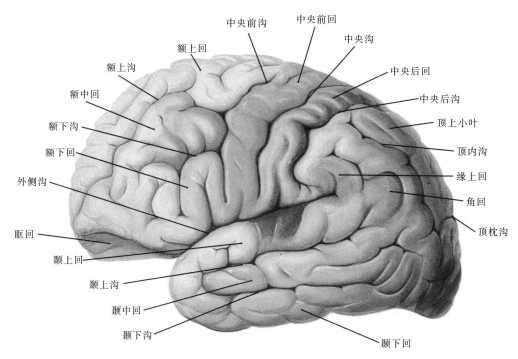

图 2-1-5　大脑半球外侧面

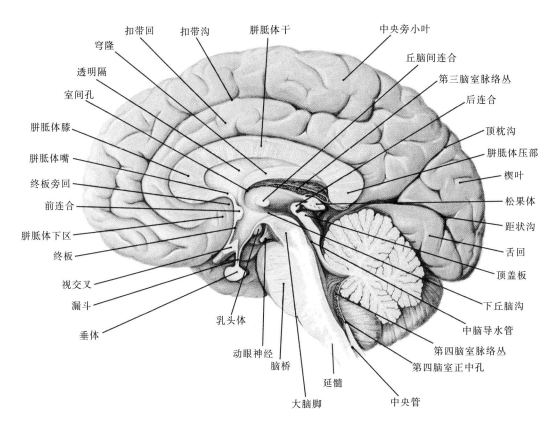

图 2-1-6　脑的矢状切面

(1)额叶:位于大脑半球前上部,内侧以大脑纵裂与对侧分开,后方由中央沟与顶叶分开,外下方经外侧裂与颞叶分开。

(2)颞叶:前由外侧裂与额叶分开,后借顶枕裂和枕前切迹的连线与枕叶分开。

(3)顶叶:前方由中央沟与额叶分开,下方与颞叶的分界线为外侧裂,与枕叶的分界线为顶枕沟。

(4)枕叶:经顶枕沟与顶叶分开,与颞叶的分界为顶枕裂与枕前切迹的连线。

(5)岛叶:位于外侧裂的深部,四周有环形沟。

每个半球表面有一层灰质叫大脑皮质,皮质下为白质,称为髓质。髓质中埋藏一些灰质核团叫基底神经节,包括尾状核、豆状核、屏状核和杏仁核。大脑皮质与下部结构间脑、基底节、脑干、脊髓的连接纤维称为投射纤维,包括内囊(前肢、后肢、膝部)、穹隆、外囊和最外囊(图2-1-7)。

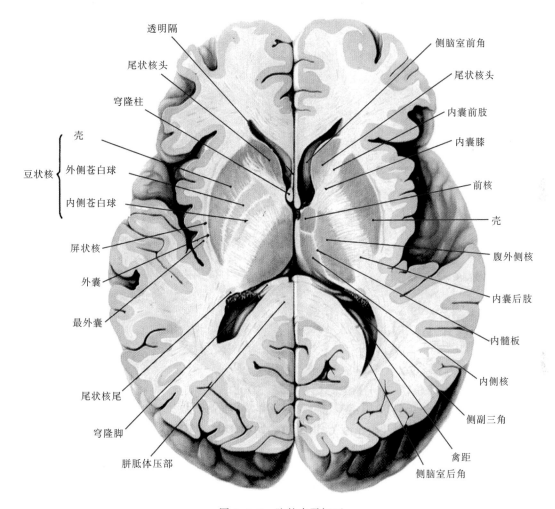

图 2-1-7 脑的水平切面

2)间脑:间脑连接大脑半球和中脑,被两侧大脑半球所掩盖,包括丘脑、后丘脑、上丘脑、底丘脑和下丘脑五部分。丘脑是各种感觉体传向大脑皮质的中间站,下丘脑是皮质下自主神经中枢。

3)脑干:脑干从上往下由中脑、脑桥和延髓三部分组成。上接间脑,向下经过枕骨大孔与脊髓相连,脑干从上向下依次与第3~12对脑神经相连,大脑皮质、小脑、脊髓之间要通过脑干进行联系,此外脑干中还有许多重要神经中枢。

4)小脑:小脑位于后颅窝,借小脑幕与枕叶相隔,小脑中间缩窄部为蚓部,两侧膨隆部为小脑半球,小脑表面为灰质,内部为白质。小脑的主要功能是维持身体平衡、保持和调节肌张力以及调整肌肉的协调运动。

3.脑的被膜:脑的外面自内向外由软脑膜、蛛网膜和硬脑膜三层被膜包裹。

1)软脑膜:紧贴在脑回表面并深入脑的沟裂内,软脑膜血管丰富,并突入脑室形成脉络丛,产生脑脊液。

2)蛛网膜:为透明的薄膜,蛛网膜与软脑膜之间的间隙称为蛛网膜下隙,其内充满脑脊液。

3)硬脑膜:为一厚而坚韧的结缔组织膜,在相应部位向内折叠深入脑的裂隙内,形成大脑镰、小脑幕、鞍隔等结构。

4.脑室系统:包括左右侧脑室、第三脑室、中脑导水管和第四脑室,其内充满脑脊液(图2-1-8)。

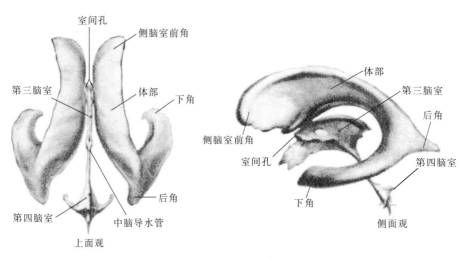

图2-1-8 脑室系统

1)侧脑室:位于大脑半球白质内,左右各一,借孟氏孔与第三脑室相通,分前角(额角)、体部、三角部(体部、后角及下角的交界区)、下角(颞角)和后角(枕角)五部分。

2)第三脑室:位于两侧间脑之间的纵行裂隙,宽约0.5 cm,上经两侧孟氏孔通向侧脑室,下接中脑导水管。

3)第四脑室:位于脑桥、延髓与小脑之间,居中轴位上,上接中脑导水管,下续延髓中央管,第四脑室借一个正中孔和两个外侧孔和蛛网膜下隙相通。

4)第五脑室:位于两侧透明隔之间的裂隙,又称透明隔间腔;第六脑室位于第五脑室后上方,又称Verga氏腔,为穹隆间腔。第五和第六脑室均属解剖变异。

5.脑的血供:

1)大脑前动脉:供应大脑半球的额、顶叶近中线内侧面1.5 cm的范围。其分支前穿支动脉,供应尾状核头、壳核和内囊前肢。Heubner供应下丘脑的血液。

2)大脑中动脉:皮质支供应额、顶、颞的外表面大部分,中央支供应尾状核和壳核的一部分、苍白球外侧部、内囊前肢和后肢,称豆纹动脉。

3)大脑后动脉:主要供应枕叶和颞叶的底面,中央支供应丘脑下部、后部等部分间脑。

4)基底动脉:两侧椎动脉汇合成基底动脉。后者在脚间池分成左右大脑后动脉。基底动脉分出成对的脑桥支、内听道支、小脑前支和小脑上支。小脑后支来自椎动脉。

三、正常颅脑 CT 影像

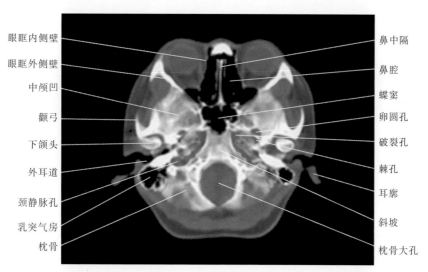

眼眶内侧壁　鼻中隔
眼眶外侧壁　鼻腔
中颅凹　蝶窦
颧弓　卵圆孔
下颌头　破裂孔
外耳道　棘孔
颈静脉孔　耳廓
乳突气房　斜坡
枕骨　枕骨大孔

图 2-1-9　轴位颅底层面

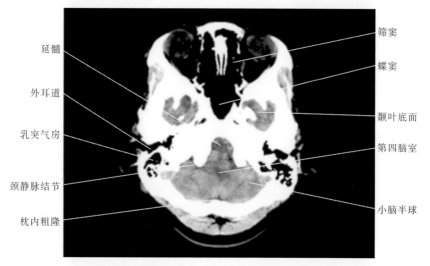

延髓　筛窦
外耳道　蝶窦
乳突气房　颞叶底面
颈静脉结节　第四脑室
枕内粗隆　小脑半球

图 2-1-10　轴位第二层面

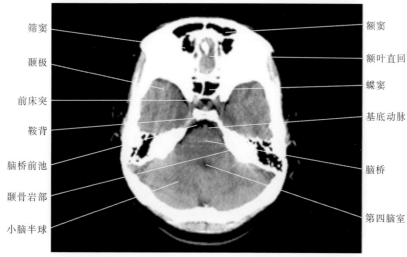

筛窦　额窦
颞极　额叶直回
前床突　蝶窦
鞍背　基底动脉
脑桥前池　脑桥
颞骨岩部　第四脑室
小脑半球

图 2-1-11　轴位第三层面

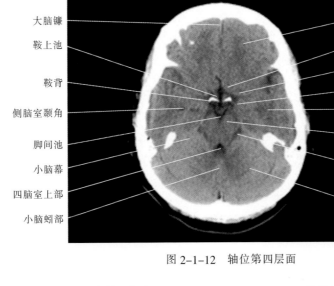

图 2-1-12 轴位第四层面

左侧标注（上至下）：大脑镰、鞍上池、鞍背、侧脑室颞角、脚间池、小脑幕、四脑室上部、小脑蚓部

右侧标注（上至下）：额叶、额叶直回后部、大脑中动脉、海马旁回、颞叶、大脑脚、环池、小脑半球

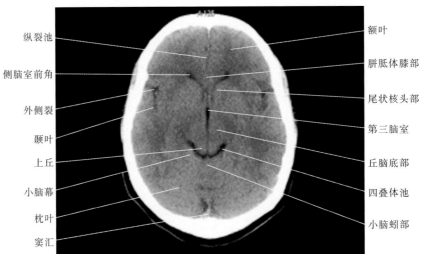

图 2-1-13 轴位第五层面

左侧标注（上至下）：纵裂池、侧脑室前角、外侧裂、颞叶、上丘、小脑幕、枕叶、窦汇

右侧标注（上至下）：额叶、胼胝体膝部、尾状核头部、第三脑室、丘脑底部、四叠体池、小脑蚓部

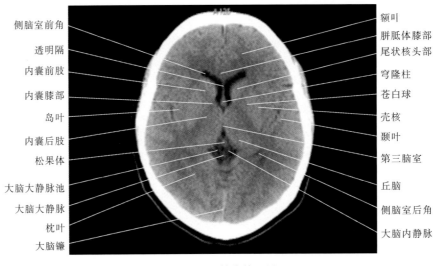

图 2-1-14 轴位第六层面

左侧标注（上至下）：侧脑室前角、透明隔、内囊前肢、内囊膝部、岛叶、内囊后肢、松果体、大脑大静脉池、大脑大静脉、枕叶、大脑镰

右侧标注（上至下）：额叶、胼胝体膝部、尾状核头部、穹隆柱、苍白球、壳核、颞叶、第三脑室、丘脑、侧脑室后角、大脑内静脉

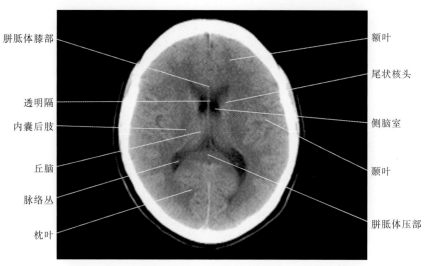

图 2-1-15　轴位第七层面

胼胝体膝部　透明隔　内囊后肢　丘脑　脉络丛　枕叶

额叶　尾状核头　侧脑室　颞叶　胼胝体压部

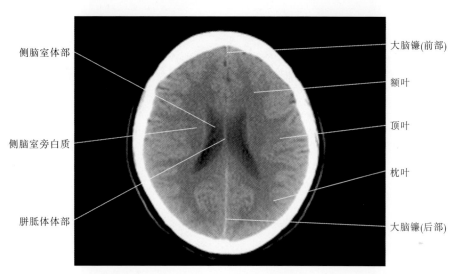

图 2-1-16　轴位第八层面

侧脑室体部　侧脑室旁白质　胼胝体体部

大脑镰(前部)　额叶　顶叶　枕叶　大脑镰(后部)

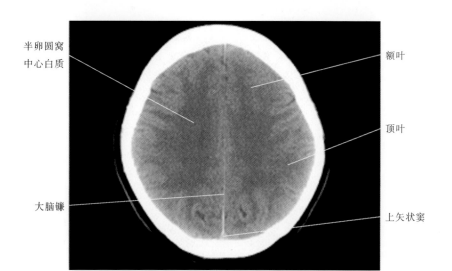

图 2-1-17　轴位第九层面

半卵圆窝中心白质　大脑镰

额叶　顶叶　上矢状窦

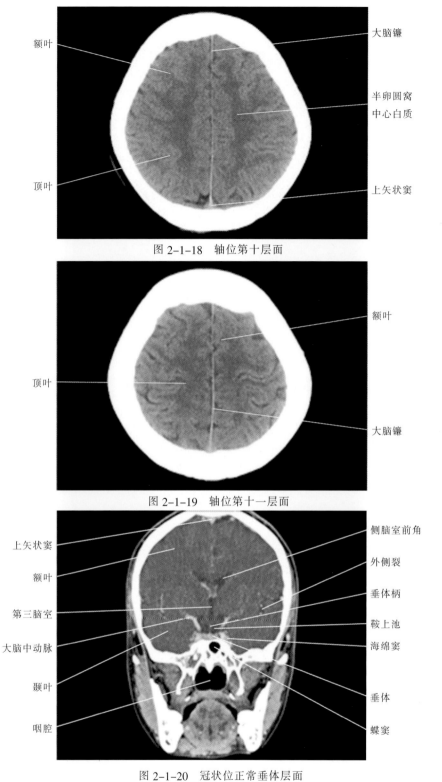

图 2-1-18 轴位第十层面

图 2-1-19 轴位第十一层面

图 2-1-20 冠状位正常垂体层面

（郑穗生 王龙胜 周燕飞）

第二节 颅脑病变的定位诊断

颅脑疾病的诊断包括定位诊断和定性诊断，不同部位的颅脑病变造成相应部位的功能改变。功能与解剖结构有一定的对应关系。通过特定的功能损害与解剖部位在空间上的对应关系和在时间上的演变过程,结合其他临床表现,逆推病变侵害的部位和扩展的范围,即定位诊断的主要内容。

一、额叶病变

额叶的主要功能是控制随意运动、语言、情感和智能,并与内脏活动和共济运动有关。

1.额叶前部病变:精神、情感、人格、行为和智力障碍。

2.额叶后部(中央前回)病变:刺激症状为癫痫发作,破坏性病变引起对侧偏瘫。

3.额叶底部病变:刺激症状为呼吸间歇、血压升高等自主功能障碍,破坏性病变造成精神障碍、愤怒或木僵。

4.说话中枢(额下回后部)病变:表现为运动性失语;书写中枢(额中回后部)病变表现为失写症;眼球凝视中枢(额中回后部、书写中枢前)的刺激性病变引起双眼向健侧的同向凝视,破坏性病变引起向病侧的同向凝视;排尿中枢(额中回)受损表现为尿失禁。

5.严重额叶损害除痴呆外,可影响基底节和小脑,引起假性帕金森综合征和假性小脑体征等。

二、颞叶病变

颞叶的主要功能是听觉功能。

1.颞横回病变:刺激性病变表现为耳鸣和幻听,破坏性病变为听力减退和声音定位障碍。

2.颞上回病变:前部病变引起乐感丧失,颞上回后部(听话中枢)病变引起感觉性失语。

3.颞中回和颞下回病变:表现为对侧躯干性共济障碍,深部病变合并同向上 1/4 象限缺损。

4.颞叶内侧病变:表现为颞叶癫痫、钩回发作,破坏性病变表现为记忆障碍。

5.颞叶广泛损害:表现为人格、行为、情绪及意识的改变,记忆障碍,呈逆向性遗忘及复合性幻觉幻视。

三、顶叶病变

顶叶的功能与邻近结构有重叠。

1.顶叶前部(中央后回)病变:刺激性症状为对侧局限性感觉性癫痫和感觉异常,破坏性病变引起对侧半身的偏身感觉障碍。

2.缘上回和角回病变:连同颞叶的上部病变与语言有关。

3.顶上小叶病变:皮质觉如实体觉、两点辨别觉和立体觉丧失。

4.顶下小叶(主侧)病变:失用、失写、失读等。

四、枕叶病变

枕叶的主要功能是视觉功能。

1.视幻觉如无定形的闪光或色彩,常提示枕叶病变。

2.破坏性病变表现为同向偏盲,伴有"黄斑回避"(即两侧黄斑的中心视野保留)。

3.双枕叶视皮质受损引起皮质盲、失明,但瞳孔对光反应存在。

4.梭状回后部病变引起精神性视觉障碍,表现为视物变形或失认,患者失明但自己否认(Anton 氏征)。

五、胼胝体病变

胼胝体为连接两侧大脑半球皮质的纤维,它自前向后依次为胼胝体膝部、体部和压部。

1.膝部病变:上肢失用症。

2.体部病变:前 1/3 病变表现为失语、面肌麻痹;中 1/3 损害表现为半身失用、假性球麻痹。

3.压部病变:下肢失用和同向偏盲。

4.胼胝体广泛性损害:造成精神淡漠、嗜睡无欲、记忆障碍等症状。

六、半卵圆中心病变

半卵圆中心指大脑皮质与基底节、内囊之间的大片白质纤维区。

1.前部病变:对侧肢体单瘫和运动性失语。

2.中部病变:对侧皮质感觉障碍,远端重于近端。

3.后部病变:对侧同向偏盲和听力障碍。

七、基底节和内囊病变

基底节是大脑皮质下的一组神经细胞核团,它包括豆状核(包括苍白球和壳核)、尾状核、屏状核、杏仁核。内囊位于豆状核、尾状核和丘脑之间,是大脑皮质与下级中枢之间联系的重要神经束的必经之路。内囊可分三部:额部称前肢,介于豆状核和尾状核之间;枕部称后肢,介于丘脑和豆状核之间;两部的汇合部为膝部。

1.纹状体(包括豆状核和尾状核)病变:手足徐动症(舞蹈症)、静止性震颤(帕金森综合征)。

2.内囊:

1)前肢有额桥束通过,受损时表现为双侧额叶性共济失调。

2)膝部有皮质脑干束通过,受损出现对侧中枢性面舌瘫。

3)后肢由前向后依次有皮质脊髓束、丘脑皮质束、视放射和听放射纤维等结构通过。受损时分别引起对侧肢体偏瘫、对侧半身深浅感觉障碍、偏盲和听觉障碍。

八、间 脑 病 变

间脑位于中脑的上方。从功能和发生上分作丘脑部、丘脑底部和丘脑下部。丘脑部分为丘脑、丘脑上部和丘脑后部。丘脑为感觉的皮质下中枢,丘脑上部与生物昼夜节律调节有关,丘脑下部与内脏和代谢活动有关。

1.丘脑部:

1)丘脑上部病变:累及松果体,出现性早熟及尿崩症,常见松果体区肿瘤。

2)丘脑后部病变:累及外侧膝状体出现对侧同向偏盲,累及内侧膝状体出现听力减退。

3)丘脑病变:刺激性症状引起对侧半身丘脑痛;破坏性症状为对侧半身深浅感觉障碍,还可引起共济失调、舞蹈症、多动症和丘脑手等。

2.丘脑底部病变:累及 Luys 体致对侧投掷症。

3.丘脑下部病变:内分泌和代谢障碍及自主神经功能紊乱。

4.与丘脑和下丘脑相关的综合征:

1)无动无语缄默症:下丘脑网状结构受损。

2)间脑癫痫:脑外伤、第三脑室肿瘤和丘脑肿瘤均可引起,表现为自主神经系统异常症状,如面部潮红、大汗淋漓等。

九、脑 干 病 变

脑干从上向下分为中脑、脑桥和延髓三部分。司运动的各神经核团位于脑干的前内,司感觉的各神经核团位居后外。脑干神经核团按功能排列,从内向外依次是躯体运动、内脏运动、内脏感觉和躯体感觉。许多非常重要的生命中枢(心血管中枢、呼吸中枢等)均位于脑干。

1.中脑:

1)中脑腹侧部病变:Weber综合征表现为同侧动眼神经或神经核损伤造成眼肌麻痹,加上同侧大脑脚受累造成对侧偏瘫。

2)中脑被盖部病变:Benedikt综合征表现为同侧动眼神经和同侧红核受损造成同侧眼肌麻痹,加上对侧肢体多动,如舞蹈症、震颤及手足徐动症。

3)四叠体上丘病变:Parinaud综合征表现为眼球共轭运动受损,不能向上凝视,见于松果体区病变。

4)中脑广泛病变病变:表现为昏迷、去大脑僵直、四肢瘫。

2.脑桥:

1) 脑桥下部腹侧部病变:Foville综合征表现为同侧眼球凝视麻痹或伴面神经或展神经麻痹加对侧偏瘫;Millard-Gubler综合征表现为同侧展神经和/或面神经麻痹加对侧肢体偏瘫。

2)脑桥下段病变:Raymond-Cestan综合征(桥盖综合征)表现为同侧小脑共济失调和对侧半身感觉障碍。

3)脑桥外侧部病变:桥小脑角综合征最初表现为第Ⅷ脑神经受累,随之第Ⅴ、Ⅵ、Ⅶ、Ⅸ、Ⅹ、Ⅺ、Ⅻ脑神经也相继受累,多见于听神经瘤、胆脂瘤。

4)脑桥广泛病变表现为昏迷、双侧瞳孔缩小如针尖、四肢瘫。

3.延髓:

1)延髓上段腹侧病变:舌下神经交叉瘫。

2)上段背外侧病变:延髓背侧综合征(Wallenberg综合征)表现为交叉性感觉障碍和同侧小脑性共济失调、同侧球麻痹、同侧霍纳征(Horner征)和眩晕、眼球震颤。

3)上段中央部病变:此部位损害取决于受损脑神经核,可引起橄榄体前综合征(Jackson综合征),表现为同侧舌瘫和对侧偏瘫。

4)去大脑强直:头部、四肢和躯干的全身范围的伸肌持续紧张的强直性姿态。延髓广泛损害多表现为急性球麻痹和呼吸循环衰竭而死亡。

十、颅 底 病 变

1.前颅窝病变:引起福–肯综合征(Forster-Kennedy综合征)表现为同侧视神经萎缩,对侧视神经乳头水肿伴同侧嗅觉丧失,多见于局限于一侧的嗅沟脑膜瘤。

2.中颅窝:

1)视交叉综合征:双颞侧偏盲伴垂体内分泌紊乱,同时可伴有视神经萎缩和蝶鞍的改变,为垂体腺瘤向鞍上生长的典型临床症状。

2)眶上裂和眶尖病变:许多眶后部及视神经孔肿瘤均可引起明确的综合征。

(1)眶尖综合征(Rollel综合征):第Ⅲ、Ⅳ、Ⅴ脑神经的1、2支和第Ⅵ脑神经受累,表现为视神经萎缩或水肿、上睑下垂、眼球固定、角膜反射消失,眼神经和上颌神经分布区感觉障碍。

(2)眶上裂综合征(Rochon-Duvigneaud综合征):除无视神经变化外,余同眶尖综合征。

3)海绵窦综合征:病变累及第Ⅲ、Ⅳ、Ⅴ、Ⅵ脑神经,眼球固定、瞳孔散大、角膜反射减弱,可合并突眼及眼静脉回流障碍。海绵窦区病变常因血栓性静脉炎、动脉瘤和鞍内肿瘤累及海绵窦引起。

4)岩部:

(1)岩尖综合征(Gradenigo综合征):同侧三叉神经受累致面部疼痛或麻木,外展神经受累致眼球内斜、复视。岩尖病变常因乳突炎症的扩散和鼻咽部或鼻窦的恶性肿瘤沿颅底裂隙侵蚀所致。

(2)三叉神经旁综合征(Raeder综合征):病变位于岩骨前段三叉神经半月节附近,三叉神经受累致面部疼痛,颈动脉交感丛受累致同侧 Horner 征。

(3)蝶-岩综合征(Jacob's 综合征):蝶岩交界处病变引起第Ⅲ、Ⅳ、Ⅴ、Ⅵ脑神经麻痹,表现为同侧眼肌麻痹和三叉神经感觉障碍,如累及视神经会造成视力障碍。

3.后颅窝:

1)内耳道综合征:病变起自内耳道,同侧面神经外周性瘫痪,同侧听神经受累引起耳鸣、耳聋、眼球震颤和平衡障碍。

2)桥小脑角病变:桥小脑角(小脑-脑桥池)是指小脑和脑桥的外侧和岩骨崤内 1/3 之间的三角形空间。其腹侧上有三叉神经从脑桥到岩尖,下是舌咽神经,外展神经在三角的内侧缘,面神经和位听神经横过此三角走向内耳门。此区域病变常引起相应的脑神经的受累表现,常见于听神经瘤、脑膜瘤等。

3)颈静脉孔综合征(Vernet 综合征):第Ⅸ、Ⅹ、Ⅺ脑神经通过颈静脉孔的内侧部,原发于颅内的病变容易引起此 3 根神经麻痹,并可引起多发性脑神经炎、颈静脉球和颈动脉体瘤。

4)颅脊管综合征:枕大孔附近的病变常侵犯后颅窝和高位椎管两个间隔,先后累及小脑、延髓、后组脑神经和上段颈髓等结构。

十一、小 脑 病 变

1.小脑半球病变:同侧肢体共济失调,眼球震颤,辨距不良,轮替障碍。指鼻和跟膝胫试验阳性,同侧半身肌张力降低。

2.蚓部病变:躯干性共济失调,小脑爆发性语言,少有肌张力降低和肢体异常。

3.齿状核病变:运动过多,肌阵挛。

4.小脑脚病变:小脑上脚(结合臂)病变引起同侧小脑性共济障碍,对侧红核病变引起不自主运动、头偏向病侧;小脑中脚(脑桥臂)病变出现额叶性共济障碍;小脑下脚(绳状体)损害引起同侧小脑性共济、平衡障碍,眼球震颤及书写障碍。

(郑穗生 宫希军 刘 莹)

第三节 颅 内 肿 瘤

颅内肿瘤从起源上分为原发性肿瘤和继发性肿瘤两大类,原发性肿瘤可发生于颅内各种组织,继发性肿瘤指身体其他部位的恶性肿瘤转移或侵入颅内形成的转移瘤;根据肿瘤的生物学特性又可分为良性肿瘤和恶性肿瘤,良性肿瘤生长缓慢、具有较完整包膜、不浸润周围组织及分化良好,恶性肿瘤生长较快、无完整包膜和明显界限、呈浸润性生长及分化不良。

颅内肿瘤的平均年发病率为 10/10 万人,即每年每 1 万人中约有 1 名颅内肿瘤的新病例发生。颅内肿瘤虽可发生于任何年龄,但 85% 的肿瘤发生于成年人,其中一个突出的特点是某些肿瘤好发于某一年龄组,不同类型的肿瘤各有其好发年龄。大部分肿瘤发病年龄高峰是在 30~40 岁。在多数肿瘤中,男性发病率高于女性。此外,颅内肿瘤的发病部位往往与肿瘤类型有着明显关系,这对判断肿瘤的类型是很有帮助的,如垂体腺瘤发生于鞍区,听神经瘤发生于桥小脑角。

一、颅内肿瘤的定位和定性诊断

1.定位诊断:因肿瘤发生的部位常与肿瘤的类型有较密切的关系,而发生在临界部位的肿瘤的定位常易引起混淆,所以确定肿瘤的准确部位对 CT 诊断和临床治疗都十分重要。

1)区分脑内、脑外:病灶位于脑实质内者称为脑内病变,反之称为脑外病变。脑外肿瘤一般起源于硬脑膜、脑神经、颅骨、胚胎残留组织和血管(表2-3-1)。

表 2-3-1 脑内、外肿瘤的鉴别

CT表现	脑内肿瘤	脑外肿瘤
肿瘤边缘	欠清楚或不清楚	清楚
颅板骨质增生或破坏	罕见	常见
脑沟、脑池、蛛网膜下隙	变窄或闭塞	增宽或扩大
脑白质挤压	无	脑白质受压内移称之为"白质挤压征"或"白质塌陷征"
瘤周水肿	多有	多无
邻近静脉窦闭塞	无	多有
肿瘤与颅板相连部位情况及所成角度	无"广基征",是锐角	"广基征"(肿瘤与颅板、大脑镰、天幕相连部位基底宽),是钝角

2)区分幕上和幕下:天幕(小脑幕)在不同横断面上呈现不同的形态,尤其是在增强扫描时显示得更加清晰。

(1)天幕切迹呈"V"形——高于窦汇层面。

(2)"Y"形——天幕与大脑镰相连。

(3)"M"形——窦汇层面。

(4)"八"字形——低于窦汇层面。

位于"V""Y""M"两侧外方的病灶为天幕上病变,其内侧的病灶为天幕下病变。需注意:有时天幕双侧强化不对称、病变恰与天幕切迹重叠的情况及扫描角度对天幕形态有较大的影响。

3)区分脑室内外:

(1)脑室外肿瘤多压迫脑室使之变小,常向对侧移位。

(2)脑室内肿瘤所在脑室扩大,无明显移位。

(3)当肿瘤骑跨脑室内外时,肿瘤邻近脑室呈"杯口"状扩张,多提示为脑室内病变。

(4)脑室内肿瘤大多密度较均匀、边缘清楚、强化较明显。

2.定性诊断:颅内肿瘤的CT定性诊断主要根据CT表现和特征、好发部位、发病年龄等结合临床症状、体征进行综合分析。颅内肿瘤的术前定性诊断的准确率一般在85%~90%。

二、颅内肿瘤的基本CT征象

1.直接征象:

1)密度:

(1)钙化:CT值多>100 HU,密度极高,边缘锐利。不同类型的肿瘤其钙化各异,如颅咽管瘤囊壁的钙化呈"蛋壳"样,少突胶质瘤的钙化多为弯曲条带状或斑块状。

(2)新鲜出血:CT值多在60~80 HU,呈高密度,边缘稍模糊。肿瘤出血最常见于胶质母细胞瘤,其次为转移瘤和垂体腺瘤。

(3)富血供组织:富血供肿瘤CT平扫多为稍高密度,增强扫描后多明显强化。常见的有脑膜瘤、海绵状血管瘤和髓母细胞瘤等。

(4)液化坏死:CT值多在0~20 HU,肿瘤生长速度越快、体积越大,越易发生液化坏死,表现为肿瘤内部出现不规则低密度区。

(5)囊液:囊性肿瘤因其囊液成分的不同而致密度不同,一般CT值在0~10 HU,与脑脊液密度相仿。常见的有蛛网膜囊肿和血管母细胞瘤等。

(6)胆固醇物质:CT值可在-40~10 HU,多见于颅咽管瘤和表皮样囊肿,增强时无强化。

(7)脂肪:CT值一般在-100~-40 HU,常见于畸胎瘤、皮样囊肿和脂肪瘤。

2)部位:不同解剖部位所发生肿瘤的类型有所不同。

（1）鞍区：最常见的肿瘤为垂体腺瘤和颅咽管瘤，其次为脑膜瘤和动脉瘤。

（2）松果体区：以生殖细胞瘤多见，其次为胶质瘤、脑膜瘤和松果体细胞瘤。

（3）桥小脑角区：肿瘤依次为听神经瘤、表皮样囊肿和脑膜瘤。

（4）脑室内：最常见的肿瘤为室管膜瘤，其次为脑膜瘤和脉络丛乳头状瘤。

（5）血管母细胞瘤和髓母细胞瘤：多位于小脑。

3）肿瘤的数目、形态和边缘：

（1）一般认为原发性肿瘤多为单发，多发肿瘤多为经血循环转移而来，多分布在大脑皮质髓质交界处，特别是大脑中动脉分布区。

（2）良性肿瘤因膨胀性生长，常呈类圆形，境界清晰，边缘光滑。

（3）恶性肿瘤因浸润性生长，形态多不规则，边缘模糊。

4）增强扫描：

（1）均匀强化多见于脑外肿瘤，如脑膜瘤。

（2）不规则强化最常见于胶质瘤。

（3）环形强化常见于转移瘤和胶质母细胞瘤。

（4）少数肿瘤可无强化，如Ⅰ级星形细胞瘤。

2.间接征象：

1）瘤周水肿：肿瘤旁水肿 CT 的表现为肿瘤周围有大小不一的低密度区，多位于白质内。脑水肿的程度与肿瘤的恶性程度、生长速度呈正相关；此外，肿瘤压迫静脉窦时脑水肿也较明显。生长缓慢的良性肿瘤水肿多不明显。现多将瘤周水肿分为 3 级，Ⅰ级：瘤周水肿宽度等于或<2 cm；Ⅱ级：瘤周水肿>2 cm，但小于一侧大脑半球宽径；Ⅲ级：瘤周水肿>一侧半球宽径。

2）占位效应：是指肿瘤本身和/或瘤周水肿造成邻近解剖结构受压变形、闭塞或移位等，在 CT 图像上可观察脑室系统的变化，客观地反映占位效应的程度。此外，蛛网膜下隙、脑池和血管结构等，亦可作为占位效应的观察对象。

3）颅骨改变：邻近颅骨的肿瘤常可引起不同程度的局部骨质发生改变，特别是在脑外肿瘤时明显。脑膜瘤常伴附着处的骨质增生，垂体腺瘤可引起蝶鞍扩大、鞍底下陷和鞍背骨质破坏，听神经瘤常造成内听道扩大或骨质破坏，脊索瘤表现为斜坡骨质破坏。

三、神经胶质瘤

神经胶质瘤是颅内最常见的肿瘤，占脑肿瘤的 35%~40%，男性多于女性，由成胶质细胞衍化而来，可发生在中枢神经系统的任何部位，一般成人多见于大脑，儿童多见于幕下。

（一）星形细胞瘤

星形细胞瘤(astrocytoma)为最常见的胶质瘤，占颅内肿瘤的 13%~26%，占胶质瘤的 50%左右，发病高峰在 31~40 岁，男性多于女性，男女之比为 1.89:1。肿瘤发生部位以幕上多见，占 77.8%，幕下占 22.2%；成人多位于额叶和颞叶，儿童多见于小脑和第四脑室。

【诊断要点】

1.星形细胞瘤(相当于 Kernohan 星形细胞分类的Ⅰ~Ⅱ级)：

1）主要症状为癫痫：肿瘤位于大脑半球者有 60%发生癫痫，肿瘤接近脑表面者易出现癫痫，约 1/3 患者以癫痫为首发症状。

2）若干年后出现颅内压增高及局灶症状：如位于大脑半球可出现精神改变、感觉障碍、对侧肢体偏瘫和同向偏盲；位于小脑半球者多表现为单侧肢体共济失调；位于蚓部或中线者可出现静止性共济失调、小脑步态和平衡失调。

2.间变性(恶性)星形细胞瘤(Kernohan 分类法的 Ⅲ 级):

1)肿瘤各部位分化为程度不同的星形细胞瘤的恶性类型。

2)主要症状为癫痫和局部神经损害和功能丧失,依所在部位产生相应症状。

3)肿瘤生长快,可沿脑脊液、室管膜种植转移。

3.胶质母细胞瘤(Kernohan 分类法的 Ⅳ 级):

1)多位于幕上,最多见于额叶和颞叶,呈浸润性生长,常侵犯数个脑叶,并可累及对侧大脑半球。

2)好发年龄为 40~65 岁,男女之比为 2:1~3:1。

3)肿瘤为高度恶性,生长快,易发生颅内种植转移,多数患者自出现症状后 3 个月之内就诊。

4)发病急,脑水肿广泛,头痛、呕吐等颅内压增高症状明显。

5)因肿瘤出血而出现脑膜刺激征,约 33% 的患者有癫痫发作。术后极易复发,预后差。

4.胶质肉瘤(2016 年 WHO 将其归类为胶质母细胞瘤的一种亚型):

1)好发于 40~60 岁,以中年男性多见,是一种具有向胶质和间叶组织双向分化的恶性肿瘤,其肉瘤成分主要为恶性纤维肉瘤或恶性纤维组织细胞瘤。

2)临床主要表现为渐进性颅内压增高所致的头痛、呕吐、视神经乳头水肿等。

3)多发于幕上,好发于颞叶顶区,大脑半球凸面多见,其次为额顶区。

5.其他检查:

1)腰椎穿刺:脑脊液蛋白含量增高,对已有明显颅内压增高患者,应将腰椎穿刺视为禁忌。

2)脑电图检查:癫痫为首发症状者主要表现为局灶性低幅慢波,部分表现为广泛的中度或重度异常。

3)X 线平片:仅可显示颅内压增高和钙化灶。长期颅内压增高可见蝶鞍扩大、鞍背变薄等征象。

4)MRI 检查:良性胶质瘤表现为 T_1WI 呈低信号,T_2WI 呈高信号,信号强度均匀,瘤周水肿轻微,增强扫描时强化不明显。恶性胶质瘤 T_1WI 和 T_2WI 信号不均匀或呈混杂信号,瘤周水肿明显,增强扫描肿瘤强化越明显表示恶性程度越高,肿瘤内可有坏死、出血和囊变。

【CT 表现】

1.星形细胞瘤:

1)CT 平扫为边缘不规整的均匀低密度区。

2)约 1/4 的病例可见钙化,肿瘤与周围水肿不易区分。占位效应与病变范围的大小有关。

3)增强扫描一般无强化或强化不明显(图 2-3-1、图 2-3-2)。

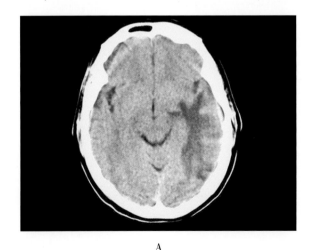
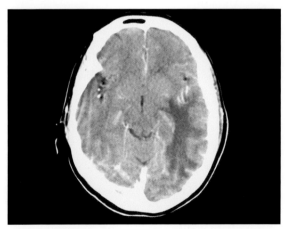

A   B

图 2-3-1   星形细胞瘤

A.CT 平扫见左颞枕叶边缘不规整的均匀低密度区,范围较广;

B.增强扫描后无强化,仅见轻微占位效应

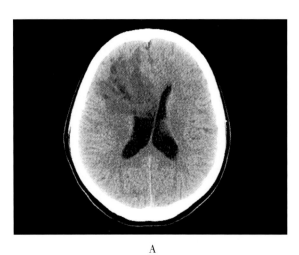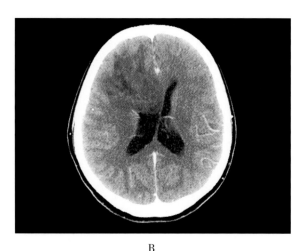

A   B

图 2-3-2   星形细胞瘤
A.CT 平扫见右额叶不规则片状低密度区,边界欠清晰;
B.增强扫描后病灶强化不明显

4)囊性星形细胞瘤平扫为境界清楚的囊性低密度区伴软组织密度的实性部分或壁结节,瘤周常见水肿,占位效应较明显,肿瘤实性部分中度强化(图 2-3-3)。

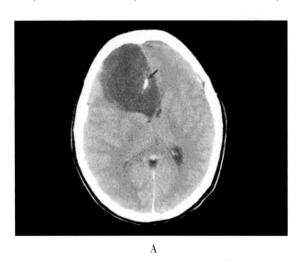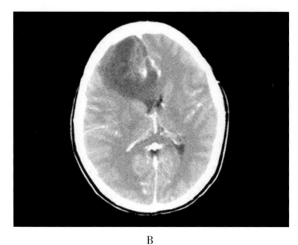

A   B

图 2-3-3   囊性星形细胞瘤
A.CT 平扫右额叶见边界清楚的囊性低密度区,其内见高密度点状钙化(↑),肿瘤累及对侧,占位效应较显著;
B.增强扫描近中线处见肿瘤实性部分呈不规则强化

5)鉴别诊断

(1)脑梗死:多为楔形,位于脑动脉分布区内,一般不会跨越颈内动脉系统和椎基底动脉系统分布区,并有突然发病的病史以资鉴别。

(2)血管母细胞瘤:瘤结节强化十分明显。

2.间变性星形细胞瘤:

1)CT 平扫为边缘欠清楚的不规则形混杂密度区。

2)可见占位效应、瘤周水肿和钙化。

3)增强扫描可见环形或非完整的环形强化灶,壁较薄但尚均匀(图 2-3-4、图 2-3-5、图 2-3-6)。

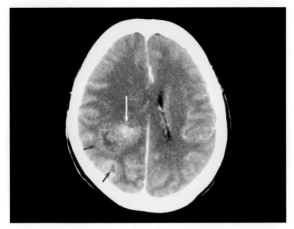

图 2-3-4　间变性星形细胞瘤

增强扫描见右顶叶有两个环形强化灶(↑),位置偏前者并见高密度壁结节(长↑)

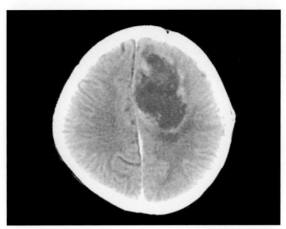

图 2-3-5　间变性星形细胞瘤

增强扫描见左额顶叶类圆形环形强化病灶,壁较薄,略不均匀

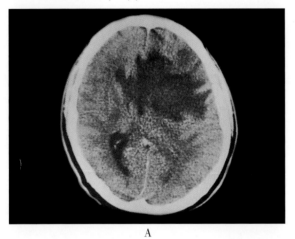

A

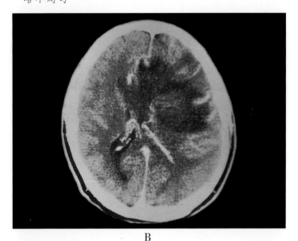

B

图 2-3-6　间变性星形细胞瘤

　　A.CT 平扫见左额叶大片状低密度区,形态不规则,部分病灶经胼胝体侵及对侧,两侧侧脑室额角受压消失,占位效应较显著;

　　B.增强扫描后强化不明显

　4)鉴别诊断:脑脓肿的壁更显薄而均匀。

　3.胶质母细胞瘤:

　1)CT 平扫肿瘤因囊变、坏死和出血,多呈边缘模糊的混杂密度肿块(图 2-3-7)。

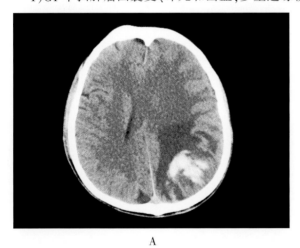

A

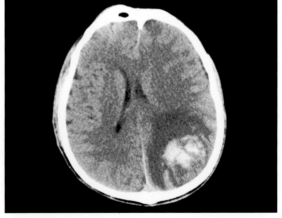

B

图 2-3-7　胶质母细胞瘤

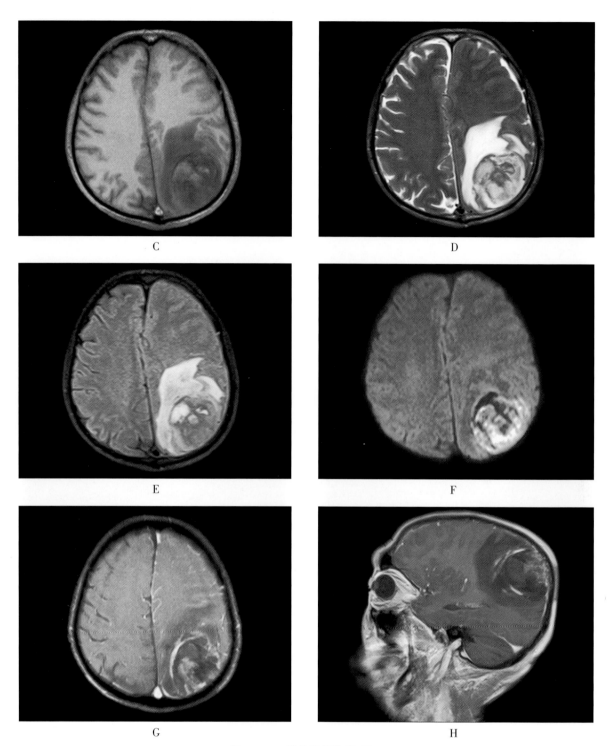

图 2-3-7　胶质母细胞瘤(续)

A.B.CT 平扫见左顶枕叶大片状混杂密度区,形态不规则,病灶内见片状高密度出血,占位效应较显著;
C.D.T$_1$WI 呈不均匀低信号病灶,内见斑片状出血高信号,T$_2$WI 呈不均匀混杂高信号,周边见片状水肿区;
E.F.FLAIR 病灶大部分呈等低信号,部分呈低信号,DWI 病灶大部分呈高信号,部分呈低信号;
G.H.MRI 增强扫描见病灶边缘呈不规则环状强化

2)瘤周水肿明显,占位效应较显著,钙化少见。

3)增强时肿瘤多呈不规则花环样强化,环壁厚薄不均(图 2-3-8、图 2-3-9),或呈外形不规则、不均匀强化肿块(图 2-3-10)。

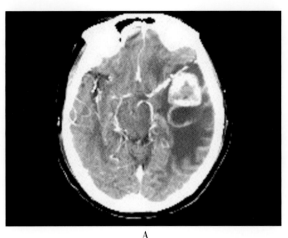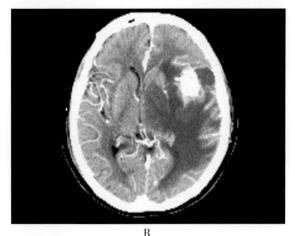

A   B

图 2-3-8　胶质母细胞瘤

A.B.增强扫描见左颞叶类圆形不规则花环样强化灶,水肿明显,占位效应显著

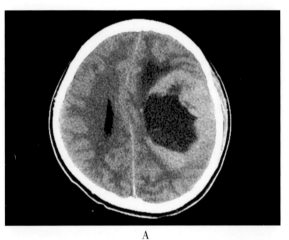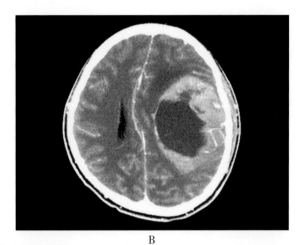

A   B

图 2-3-9　胶质母细胞瘤

A.CT 平扫见左颞顶叶团块状混杂密度区,内见大片状不规则囊变坏死区,病变占位效应明显;
B.增强扫描病灶呈不规则环状强化

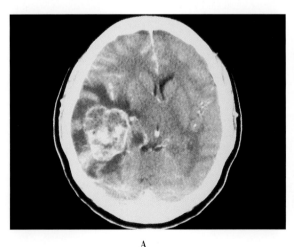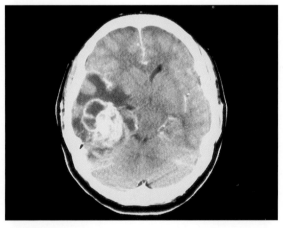

A   B

图 2-3-10　胶质母细胞瘤

A.B.增强扫描见右颞叶后部外形不规则、不均匀明显强化肿块,其周水肿明显,占位效应显著

4)肿瘤可沿胼胝体浸润至对侧大脑半球(图 2-3-11)。

5)鉴别诊断:转移瘤常为多发,单发巨大转移瘤的 CT 表现与胶质母细胞瘤相似,但位置多较表浅。

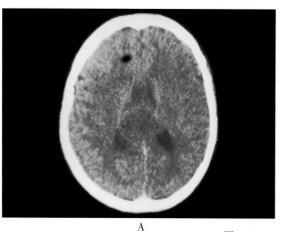

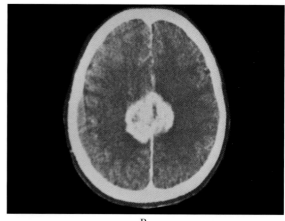

图 2-3-11 胶质母细胞瘤

A.CT 平扫见胼胝体区片状低密度区,边界显示不清;

B.增强扫描呈明显强化,其内低密度囊变区不强化

4.胶质肉瘤:

1)平扫表现为低、等混杂密度区,部分病灶内可见略高密度结节影,边界不清,囊变坏死常见,钙化少见,瘤周水肿明显(图 2-3-12)。

2)增强后实性成分明显强化,囊性成分无强化,部分病变呈环形强化,环壁可见明显强化的瘤结节(图 2-3-13)。

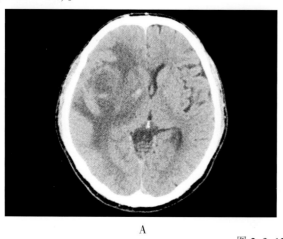

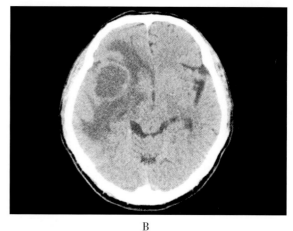

图 2-3-12 胶质肉瘤

A.B.CT 平扫可见右额颞叶类圆形低密度影,周围见大范围水肿区,占位效应较明显

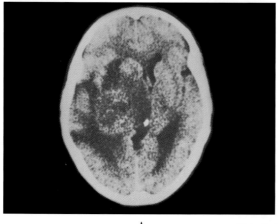

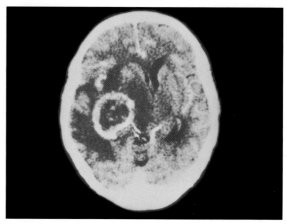

图 2-3-13 胶质肉瘤

A.CT 平扫右颞叶深部可见稍低密度团块影,病灶中心密度较低,周围见大范围水肿区,占位效应显著;

B.增强扫描病灶呈环形强化,环壁厚薄不等,病灶内部亦有少许点状强化

3)少数病变累及邻近脑膜处并侵犯硬脑膜或大脑镰,可见"脑膜尾征"。

4)鉴别诊断:

(1)脑膜瘤:囊性脑膜瘤与邻近脑表面的胶质肉瘤鉴别困难,但脑膜瘤多为均匀强化,可见假包膜及脑实质挤压征等。

(2)多形性胶质母细胞瘤:常侵犯胼胝体,穿越大脑镰,可见典型的蝴蝶状病灶,幕上、下区均可发生。

(二)大脑胶质瘤病与多发性胶质瘤

Ⅰ.大脑胶质瘤病:

以往又称弥漫性胶质瘤病和弥漫性星形细胞瘤,是一种罕见的胶质瘤类型,是指胶质瘤细胞弥漫分布于神经组织之间,脑组织单侧或双侧大部或全部被星形细胞瘤或少突胶质细胞瘤广泛浸润,无明确边界,多侵犯两个脑叶以上,或累及两侧大脑半球。任何年龄均可发病,30~40岁常见。病理示病变区脑体积增大、变硬,但脑基本轮廓仍保持,多累及脑白质。以邻近中线结构对称性、弥漫性、浸润性生长为特点,最常见的位置是白质通道和视神经,可累及胼胝体和脑穹窿,肿瘤沿软脑膜扩展也较常见。

【诊断要点】

1.临床呈亚急性起病,进行性发展,病程长短不一,平均生存6~9个月,临床表现无特异性。

2.早期临床表现轻微,与影像学所见脑组织弥漫性受累表现不一致。

3.MRI检查:病变累及两个以上脑叶,呈长T_1长T_2信号,境界不清,增强后无强化或轻度强化(图2-3-14B至图2-3-14H)。

【CT表现】

1.病变呈弥漫性、浸润性生长,一侧半球全部或半球的大部或双侧半球普遍性肿大,胼胝体受累弥漫性肿大常见,额颞叶侵犯较多见。

2.平扫可见等密度或稍低密度病变,境界不清,邻近脑沟、裂变浅,但没有明显脑结构的破坏,病变区无明显坏死、囊变(图2-3-14A)。

3.增强扫描可见肿瘤区常不强化,在疾病晚期也可出现灶状强化。

4.病变早期占位效应不明显或较轻,但晚期可出现占位效应。

5.鉴别诊断:

1)弥漫性星形细胞瘤:位于深部白质,边界清楚、病灶局限。

2)病毒性脑炎:急性起病,临床症状重,好发于边缘系统,一侧颞叶首先发病,随后双侧对称,皮质受累明显。

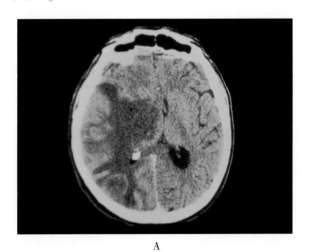

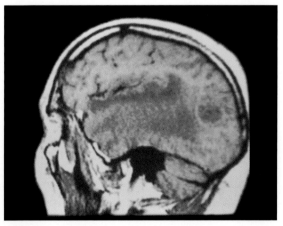

A   B

图2-3-14 胶质瘤病

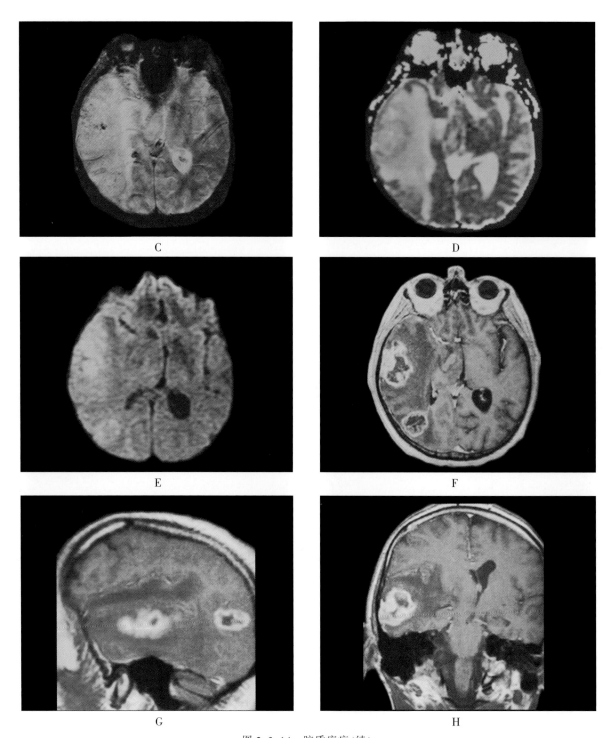

图 2-3-14 胶质瘤病(续)

A.CT 平扫右颞叶及枕叶分别见一混杂密度灶,边界不清,灶周水肿及占位效应明显;

B~E.MRI 平扫示 T_1WI 低信号,T_2WI 呈不均匀高信号,ADC 呈不均匀等信号,DWI 呈稍高信号;

F~H.MRI 增强扫描见病灶不规则环形强化,壁厚薄不均,内壁不规整,局部可见强化瘤结节凸入环内

Ⅱ.多发性胶质瘤:

是指脑内不同部位出现两个或以上的胶质瘤,可分为:①多中心胶质瘤,即不同起源多中心发生,显微镜下各个病灶间没有联系。②多灶性胶质瘤,即多个胶质瘤起源和组织学类型相同。临床常见于中老年人。病理上以星形细胞肿瘤为主,且多属低分化肿瘤。额叶好发,病灶可以分布在同侧大脑半球的不同脑叶,也可分别见于双侧大脑半球,或者同时分布于幕上和幕下。

【诊断要点】

1.临床表现多为头痛、癫痫等非特异性表现。

2.MRI 检查:脑内多发病灶,额叶多见,因囊变、坏死及钙化多呈不均匀信号,灶周水肿较轻,不同病灶信号可不相同。

【CT 表现】

1.平扫多表现为多发斑片状低密度影,部分可呈等、低混杂密度影,极少数可表现等、高混杂密度影。

2.一般表现为中度占位效应和瘤周水肿;

3.增强扫描表现为明显不均匀强化,可呈团块样、花环样,少部分可呈斑片样或哑铃样,部分病灶可见胼胝体、中线结构、硬脑膜强化(图 2-3-15)。

4.病灶大多可见囊变、坏死。

5.鉴别诊断:

1)脑胶质瘤病:弥漫性生长,累及两个以上脑叶,边界不清,临床症状轻,增强多无强化,占位效应不明显。

2)脑转移瘤:转移瘤多见于灰白质交界区,小结节大水肿是其特征性表现,身体其他部位有原发恶性肿瘤存在。

3)多灶性原发淋巴瘤:多位于脑室周围或脑表面,坏死出血少见,增强均匀明显强化,可见"握拳征"。

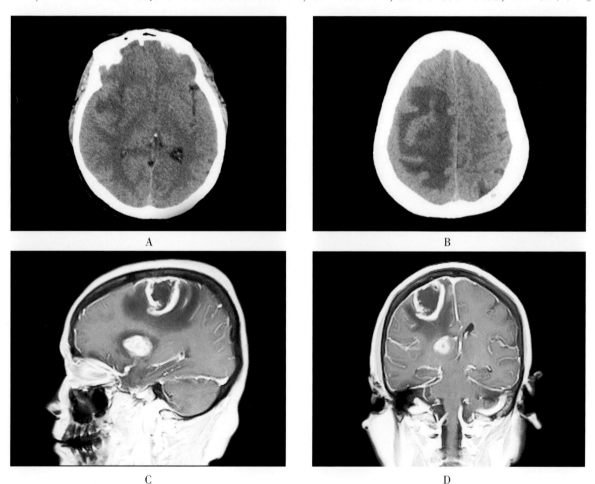

图 2-3-15 多发性胶质瘤

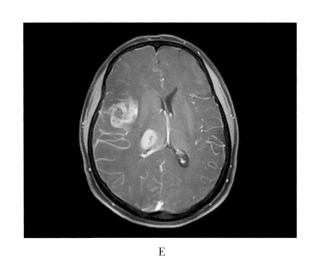
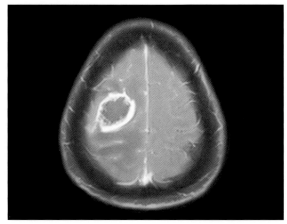

E   F

图 2-3-15 多发性胶质瘤(续)

A.B.CT平扫右颞顶叶见多发混杂密度病灶;

C~F.MRI增强扫描见右颞顶叶及丘脑多发类圆形混杂信号病灶,呈明显环状不均匀强化,瘤周见水肿区

(三)少突胶质细胞瘤

少突胶质细胞瘤(oligodendroglioma)占颅内肿瘤的1.3%~3.8%,占胶质细胞瘤的6%,是颅内最易发生钙化的脑肿瘤之一。发病高峰年龄为30~40岁,男女之比为2:1。分为少突胶质细胞瘤和间变性(恶性)少突胶质细胞瘤,肿瘤多位于大脑半球脑白质内(绝大多数位于幕上,占95.91%,额叶最多见,其次为顶叶和颞叶),浸润范围较广泛,恶性者核分裂现象常见,个别可见肿瘤细胞随脑脊液播散。

【诊断要点】

1.少突胶质细胞瘤:

1)肿瘤生长缓慢,发病至就诊时间平均为2~3年。

2)癫痫为最常见的症状,占52%~79%,常以癫痫为首发症状,部分患者因此而被误诊,以致出现颅内压增高才被发现肿瘤存在。

3)精神症状常见于额叶肿瘤,尤其是广泛浸润者,以情感异常和痴呆为主。

4)肿瘤侵犯大脑皮质运动和感觉区可出现相应的表现。

5)X线平片示肿瘤钙化斑多呈条带状或点片状,钙化占34%~70%。

2.间变性少突胶质细胞瘤:

1)肿瘤各部分为分化程度不同的恶性类型。

2)病程进展缓慢,常以局灶性癫痫为首发症状。

3)X线平片可显示肿瘤的钙化呈条带状或团絮状。

4)MRI检查:肿瘤多位于额叶,常累及皮质,T_1WI及T_2WI信号不均匀,间变性者可见中度至明显强化。

【CT表现】

1.少突胶质细胞瘤:

1)CT平扫多为混杂密度灶,边缘不甚清楚。

2)特征性表现为瘤内有弯曲条带状、斑块状或不规则状高密度钙化灶,钙化发生率为70%左右(图2-3-16、图2-3-17)。

3)瘤内可见低密度囊变区(图2-3-18),有时可见高密度出血区。

4)增强扫描肿瘤实性部分呈轻到中度强化。无或轻度瘤周水肿,占位效应轻。

5)恶性者强化和瘤周水肿均明显,而钙化较少见。

6)鉴别诊断:脑膜瘤典型者钙化为沙粒样,且具有"广基征"和骨质改变等征象;单发结核瘤钙化特征较局限和孤立。

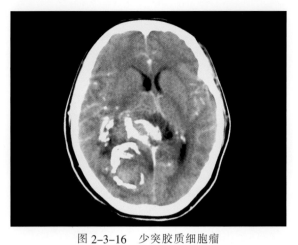

图 2-3-16　少突胶质细胞瘤

增强扫描见右颞顶枕叶三角区不均匀强化病灶,边缘不清,其内见大量弯曲条带状钙化,病变累及大脑大静脉池

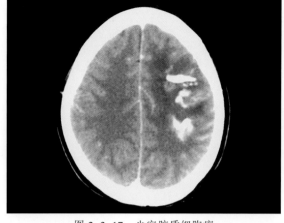

图 2-3-17　少突胶质细胞瘤

增强扫描见左顶叶低密度区内散在分布条带状、斑块状及斑点状高密度钙化灶

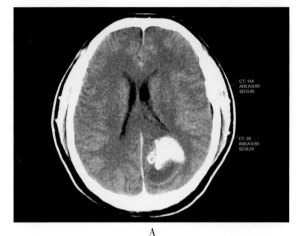

A

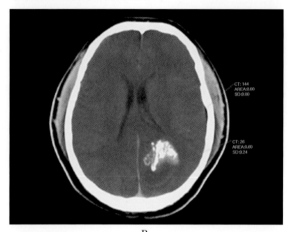

B

图 2-3-18　少突胶质细胞瘤

A.增强扫描见左枕叶瘤内有较大范围低密度囊变区和高密度钙化灶;

B.骨窗显示多发钙化区

2.间变性少突胶质细胞瘤:

1)肿瘤多位于额叶,颞叶次之,单发多见,呈浸润性生长并侵犯大脑皮质。

2)CT平扫表现与少突胶质细胞瘤相似,表现为质地不均匀的肿块,呈稍低、等或稍高密度,可见不规则、条带状和棒状钙化,瘤内囊变、坏死和出血常见(图 2-3-19)。

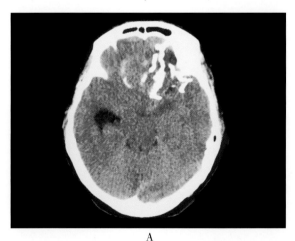

A

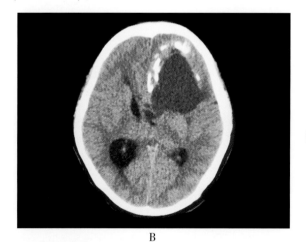

B

图 2-3-19　间变性少突胶质细胞瘤

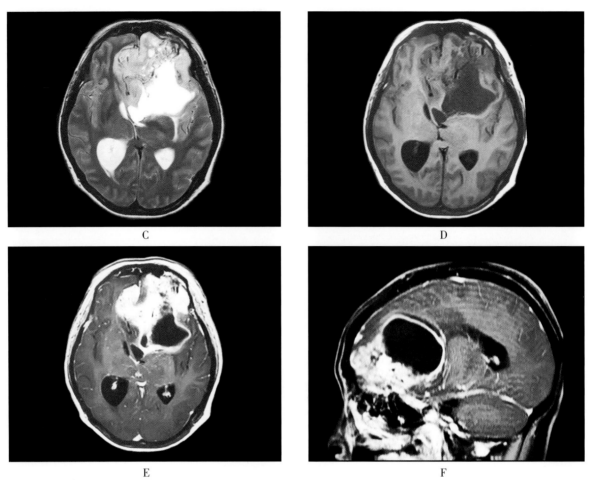

图 2-3-19　间变性少突胶质细胞瘤(续)

　　A.B.CT 平扫双侧额叶和左颞叶见一不规则混杂密度病灶,其内见多发高密度条带状和棒状钙化灶及较大范围低密度坏死囊变区;

　　C.D.MRI T_2WI 及 T_1WI 示实性病灶呈等 T_1、稍长 T_2 信号,病灶内信号不均,且见长 T_1、长 T_2 囊变区,周边水肿明显,占位效应较显著;

　　E.F.MRI 增强后病灶实性部分呈明显不均匀强化,囊壁亦见明显强化

　　3)占位效应和瘤周水肿较少突胶质细胞瘤明显,近脑表面者可以引起邻近的骨质膨胀性改变。

　　4)增强扫描见肿瘤呈较明显强化,囊变坏死区无强化(图 2-3-20、图 2-3-21)。

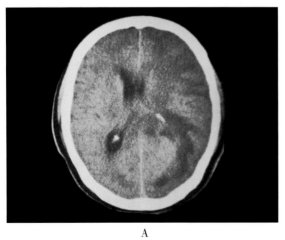

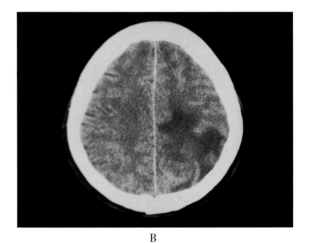

图 2-3-20　间变性少突胶质细胞瘤

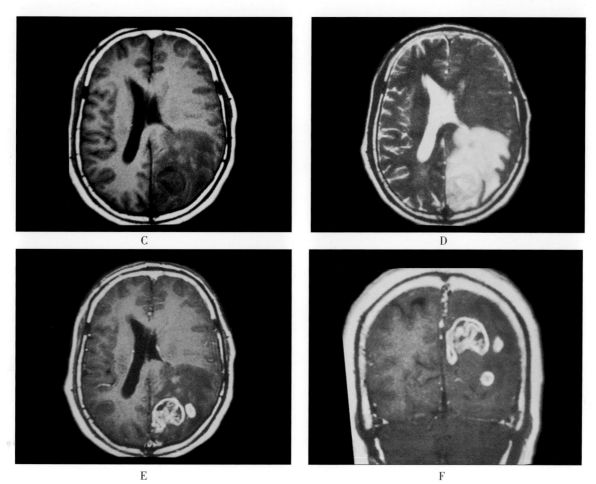

图 2-3-20　间变性少突胶质细胞瘤(续)
A.B.CT 平扫示肿瘤位于左侧顶枕叶,呈等低混杂密度,无钙化;
C.D.MRI T_1WI 呈不均质低信号,T_2WI 呈不均质高信号;
E.F.MRI 增强扫描轴位和冠状位示肿瘤内不规则明显强化

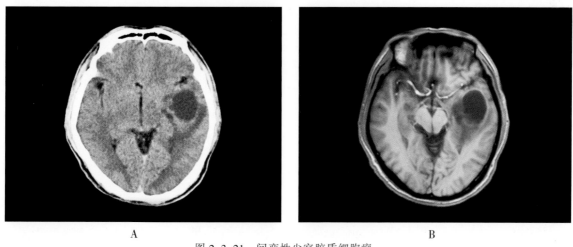

图 2-3-21　间变性少突胶质细胞瘤

5)鉴别诊断:

(1)高级别星形细胞瘤:多见于大脑半球深部,皮质较少受侵犯,实质部分密度较均匀,钙化常为散在点状或斑点状,占位效应及水肿显著。

(2)节细胞神经瘤:好发于颞叶,瘤周无或轻度水肿,可见结节状钙化,易发生囊变,附壁结节较有特征,增强见轻度强化。

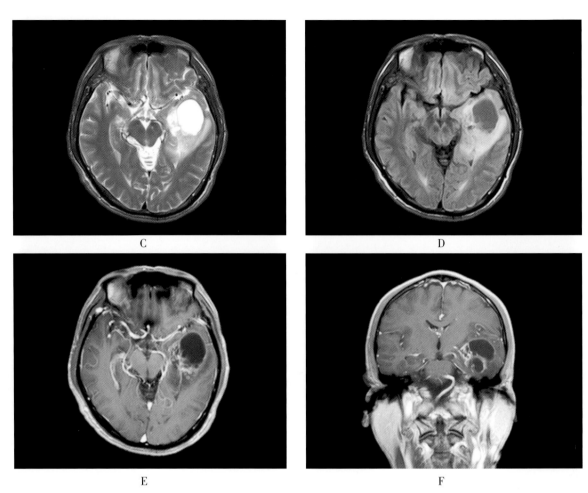

图 2-3-21　间变性少突胶质细胞瘤(续)

A.CT 平扫示左侧颞叶类圆形低密度影,边界尚清;

B~D.MRI 平扫示左侧颞叶类圆形长 T_1、长 T_2 信号,信号欠均匀,周边见片状水肿带;

E.F.MRI 增强示囊壁及实性部分明显强化

(四)室管膜瘤

室管膜瘤(ependymoma)多属良性肿瘤,占颅内肿瘤的 2%~9%,占胶质瘤的 12.21%。本病多见于儿童,占儿童颅内肿瘤的 6.1%~12.7%,发病高峰 10~15 岁,男女之比为 1.9:1。肿瘤多位于脑室内,少数可位于脑组织内。肿瘤的发病部位:3/4 位于幕下,1/4 位于幕上,在儿童幕下占绝大多数,易随脑脊液循环发生种植性转移。

间变性室管膜瘤(anaplastic ependymoma)可由室管膜瘤恶变而来,也可直接由室管膜细胞演变而成。临床上多见于小儿及青少年,最常见于幕上脑实质内,其次为第四脑室。较室管膜瘤更易发生脑脊液播散,预后更差。

【诊断要点】

1.第四脑室室管膜瘤:

1)颅内压增高症:其特点是间歇性,与头位变化有关,晚期常呈强迫头位,头多前屈或前侧屈。

2)脑干与脑神经损害症状:后者包括第 Ⅴ、Ⅵ、Ⅶ、Ⅷ、Ⅸ、Ⅹ、Ⅺ和Ⅻ脑神经。

3)小脑症状:走路不稳、眼球震颤、共济失调及肌张力减低。

2.侧脑室室管膜瘤:

1)颅内压增高症:肿瘤较小时可随头位变化产生发作性头痛伴呕吐,时轻时重,患者常有强迫头位;肿瘤较大引起脑脊液循环受阻时,才出现持续性颅内压增高症状。

2)肿瘤的局部症状:可表现为对侧轻偏瘫、偏身感觉障碍和中枢性面瘫。

3.第三脑室室管膜瘤:发生于此部位少见,但肿瘤易阻塞脑脊液循环,故早期即可出现颅内压增高,并呈进行性加重。

4.间变性室管膜瘤:常以癫痫为首发症状,因肿瘤生长部位不同而出现不同神经损害,发生在第四脑室者可引起明显的梗阻性脑积水而出现高颅压症状。

5.MRI检查:多呈等或长 T_1、混杂 T_2 信号,信号不均,囊变、钙化常见,强化明显且不均匀;边界不清,可侵犯周围结构,中重度瘤周水肿,并可沿脑脊液种植转移。

6.腰椎穿刺:半数患者脑脊液蛋白增高,近1/5的患者有细胞数增高。脑脊液中常有肿瘤细胞脱落。

7.X线平片:约74%的患者有颅内压增高,引起颅骨异常,15%可见钙化灶。

【CT表现】

1.室管膜瘤:

1)CT平扫多见位于第四脑室内的等密度或稍高密度肿块,边缘不光整,呈分叶状。

2)瘤内常见散在分布的小斑点状钙化和低密度囊变区(图2-3-22)。

3)位于第四脑室、侧脑室及第三脑室内的肿瘤均可引起脑积水。

4)增强扫描肿瘤多呈不均匀性中度强化(图2-3-23)。

5)位于脑实质内瘤体多见于顶枕叶,较大的实性肿瘤常伴较大范围的囊变区(图2-3-24)。

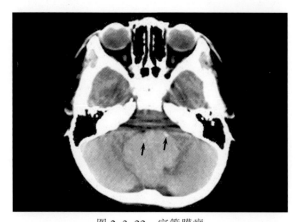

图2-3-22　室管膜瘤

CT平扫见小脑中线部位类圆形、稍高密度、分叶状肿块,其内见多发小斑点状钙化(↑)

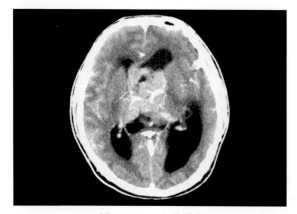

图2-3-23　室管膜瘤

增强扫描见第三脑室内中度强化、边缘不光整的肿块伴脑室扩张积水

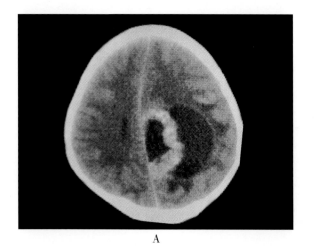

A

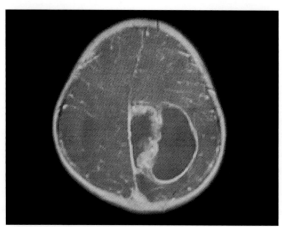

B

图2-3-24　室管膜瘤

A.CT平扫见左侧额顶叶囊实性低密度影;

B.MR增强后可见病变实性部分及囊壁明显强化

6)鉴别诊断：

(1)脉络丛乳头状瘤：轮廓多不规则，可产生过多脑脊液，引起交通性脑积水。

(2)髓母细胞瘤：囊变和钙化较室管膜瘤少见，第四脑室多呈"一"字形前移。

2.间变性室管膜瘤：

1)幕上常见，肿瘤多位于颞顶枕叶交界处及额叶。

2)平扫与室管膜瘤相似，多呈等密度或稍高密度，但病灶常较大。

3)瘤内囊变可见，但常较室管膜瘤囊变少而小，出血、坏死相对常见，钙化相对少见(图 2-3-25)。

4)增强扫描肿瘤呈明显不均匀强化或环形强化，瘤周水肿一般较重，占位效应更明显(图 2-3-26)。

5)鉴别诊断：

(1)胶质母细胞瘤：50 岁以上男性多见，出血、坏死常见，好发于额叶，瘤周水肿和占位效应明显，增强扫描呈不均匀花环样强化，常越中线向对侧生长。

(2)原始神经外胚层肿瘤：儿童、青少年多见，增强见明显强化，常侵及颅骨，病程发展快。

(3)转移瘤：多有原发病史，常多发，病灶好发于灰白质交界处，增强呈环形或均匀强化。

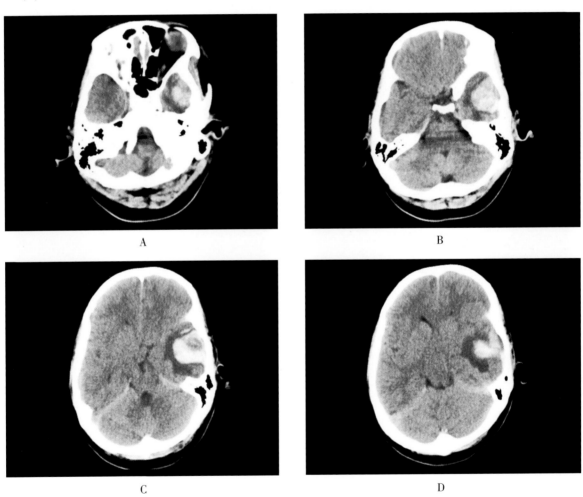

图 2-3-25　间变性室管膜瘤

A~D.CT 平扫左颞叶见片状高密度灶，密度欠均匀，周边见低密度水肿区

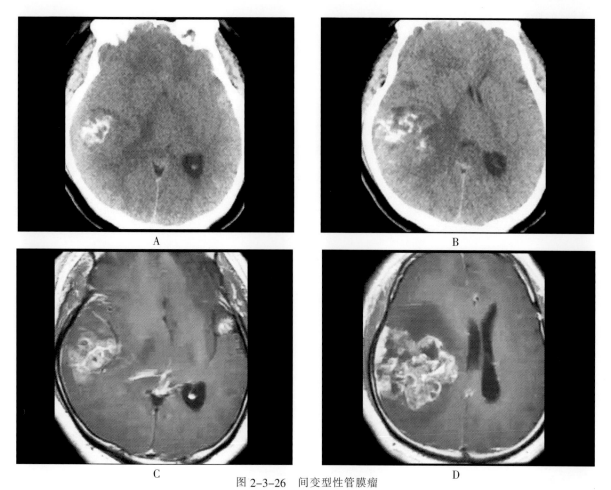

图 2-3-26　间变型性管膜瘤

A.B.CT 平扫右颞顶叶见混杂密度病灶,其内见多发高密度钙化,周边见低密度水肿区;

C.D.MRI 增强扫描示病灶呈明显不均匀强化,左侧外侧裂池内见高信号强化灶

（五）室管膜下瘤

室管膜下瘤(subependymoma)是一种罕见的生长缓慢的良性肿瘤,2016 年 WHO 神经系统肿瘤分级为 Ⅰ 级,室管膜下瘤占颅内肿瘤的 0.2%~0.7%,约占室管膜肿瘤的 8%,该病好发于中年男性,平均发病年龄 42~49 岁,男女比例 2:1~4:3。可发生于脑室通路的任何部位,主要见于侧脑室(靠近孟氏孔或透明隔)及四脑室内,其次是三脑室、导水管和脊髓中央管,发生在脑实质的罕见。室管膜下瘤血运不丰富,与周围组织粘连不紧密,易于手术切除,不易复发,预后良好,其 Ki-67 标记指数低,多<1.4%。

【诊断要点】

1.室管膜下瘤生长缓慢,大多无明显症状。

2.肿瘤阻塞脑脊液循环通路,如孟氏孔、导水管等可引起梗阻性脑积水及颅内压增高,从而出现头痛、头晕、眼花、恶心或喷射性呕吐等。

3.位于脑实质和位于脑室系统的室管膜下瘤的临床表现不同,与所在脑的功能区有关。

4.少数室管膜下瘤可发生脑室内出血,表现为急性严重头痛及意识障碍。

5.室管膜下瘤的典型病理特征为显微镜下形态一致的簇状细胞核埋入致密的胶质纤维基质中,常伴微囊形成。

6.MRI 检查:肿瘤边界清楚,可为浅分叶状,呈长 T_1、长 T_2 信号为主,瘤体内的囊变、出血、钙化使病灶信号不均匀,瘤体内微囊结构最具特征,瘤周无水肿,室管膜下瘤增强扫描无强化或仅有轻度强化。

【CT 表现】

1.病灶多位于侧脑室靠近孟氏孔或透明隔处,主要表现为边界清楚的类圆形、椭圆形结节或团块

(图2-3-27),部分病灶呈分叶状。

2.CT 平扫:以等或稍低密度为主,合并多发小囊变呈更低密度(图 2-3-28A),瘤内出血时局部呈高密度(图 2-3-28B),可伴有颗粒或小结节样钙化,钙化出现率较低。有时合并幕上脑积水。

3.增强扫描:室管膜下瘤血供较差,血脑屏障相对完整,含有丰富的胶质纤维且伴有多发小囊状结构,因此肿瘤实性部分大多数呈轻度强化。

4.鉴别诊断:

1)室管膜瘤:好发于儿童和青少年,但发生于侧脑室的室管膜瘤的患者年龄稍大。更易发生囊变及出血,密度不均匀是室管膜瘤的特点,增强扫描肿瘤呈显著不均匀强化。肿瘤形态多呈"蜡滴"样、"铸型"倾向。室管膜瘤更易沿脑脊液播散转移,种植于脊髓中央管。

2)脉络丛乳头状瘤:发病年龄轻,好发于三角区,形态不规则,表面常呈颗粒状,似"葡萄串"或"桑葚"样,强化极其明显、均匀一致。因肿瘤能分泌脑脊液,因而均合并交通性脑积水是重要鉴别点。

3)中枢神经细胞瘤:好发于青壮年,形态常不规则,囊变较常见,肿瘤血供丰富,瘤体内有时可见血管流空现象。

4)室管膜下巨细胞星形细胞瘤:常见于儿童和青少年,病变呈类圆形或分叶状,其内可有囊变,增强后病灶呈明显均匀或不均匀强化,常合并结节性硬化。临床有癫痫、皮脂腺瘤和智力低下等典型表现。

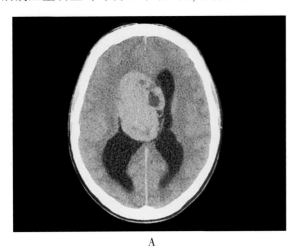
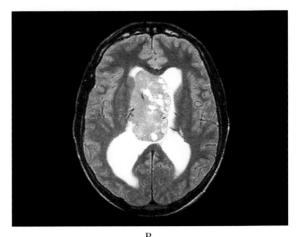

A   B

图 2-3-27　室管膜下瘤

A.CT 平扫示透明隔类圆形肿块,边缘清晰,内见多发低密度囊变,并发脑积水;

B.MRI 平扫 T$_2$WI 示肿瘤呈稍长 T$_2$信号,内见多发囊状长 T$_2$信号为肿瘤内囊变

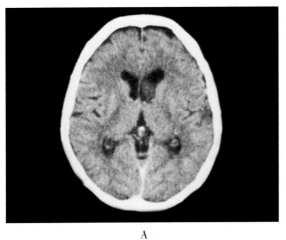
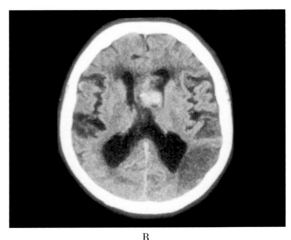

A   B

图 2-3-28　室管膜下瘤

A.CT 平扫示左侧脑室前角近室间孔区椭圆形稍低密度影;

B.CT 平扫示左侧脑室前角见不规则肿块,密度不均,内见片状高密度瘤内出血

（六）室管膜下巨细胞星形细胞瘤

室管膜下巨细胞星形细胞瘤（subependymal giant cell astrocytoma,SGCA）是结节性硬化症（tuberous sclerosis,TS）在中枢神经系统的特征性病变,是一种少见的缓慢生长的良性中枢神经系统肿瘤。2016年 WHO 中枢神经系统肿瘤分级为 I 级。SGCA 是常染色体显性遗传疾病,归入家族性脑肿瘤综合征 （familial brain tumour syndromes）。占儿童颅内肿瘤的 1.30%~1.40%,5.00%~18.45%的 TS 患者伴有SGCA。SGCA 好发于 20 岁以下的青少年,亦可发生于新生儿,男多于女,绝大多数患者伴随结节性硬化,极少数单独存在。

【诊断要点】

1.生长缓慢,一般无临床症状,偶然发现,肿瘤位于侧脑室室间孔附近,可导致梗阻性脑积水。临床症状可表现为发作性癫痫和进行性颅内压增高。

2.除中枢系统外,患者在皮肤、肾脏、心脏、眼及消化系统等均可能出现异常改变,临床特征性改变为三联征:面部皮脂腺瘤、智力低下、癫痫发作。

3.MRI 检查:结节信号多样化,平扫肿瘤信号常不均一,T_1WI 呈等或低信号,T_2WI 呈等或高信号,瘤体明显强化是本病特点,部分钙化病灶在 T_1WI、T_2WI 均为低信号。脑内多发性结节状病灶,分布于皮质、髓质和室管膜下。

【CT 表现】

1.CT 平扫:表现为室间孔区肿块,多呈混杂密度或高密度（图 2-3-29）,亦可呈等密度及稍低密度,边缘光整或呈分叶状,肿块内常有囊变及不规则或结节状钙化。

2.增强扫描肿块实质部分强化,囊变区不强化（图 2-3-30）。

3.常合并室管膜下结节（图 2-3-31）,表现为多发结节状钙化,大小不一,多位于双侧侧脑室体部、室间孔区及三角区;皮质和皮质下结节,平扫为等或低密度,增强扫描无明显强化。

4.鉴别诊断:

1）脉络丛乳头状瘤:好发于 10 岁以前,分泌过多的脑脊液,引起交通性脑积水,无结节性硬化特征性临床三联征改变。

2）室管膜瘤:常好发于侧脑室三角区及四脑室,钙化率达 50%,易发生囊变及出血,肿瘤多不规则,边缘不光整,呈分叶状,与侧脑室壁有广基相连,无结节性硬化特征性临床三联征改变。

3）侧脑室脑膜瘤:多见于成年人,儿童少见,CT 呈均质、稍高密度病灶,阻塞性或交通性脑积水少见。

4）转移瘤:发病年龄较大,脑实质可见多发性病灶,大多有原发肿瘤,结合临床病史可鉴别。

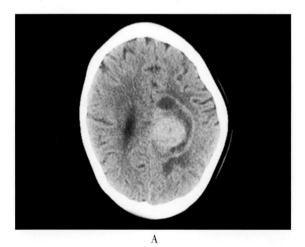
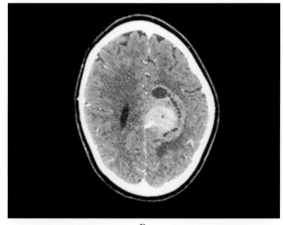

A   B

图 2-3-29　室管膜下巨细胞星形细胞瘤

A.B.CT 平扫左侧脑室见类圆形肿块,密度与脑灰质相仿,增强扫描示病灶明显强化

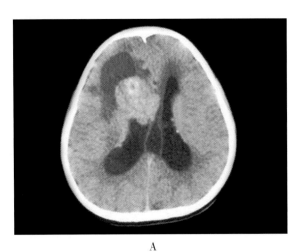
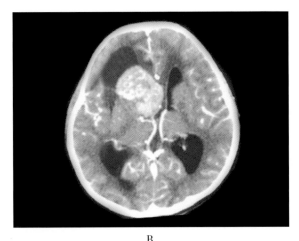

A   B

图 2-3-30　室管膜下巨细胞星形细胞瘤

A.CT 平扫示右侧脑室室间孔附近高密度肿块,两侧脑室室管膜下多发高密度结节钙化灶,脑室扩张积水;

B.增强扫描示肿块明显不均匀强化

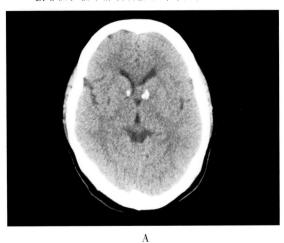
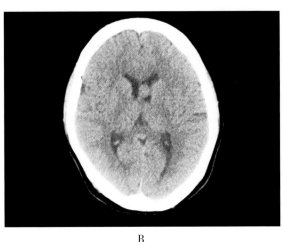

A   B

图 2-3-31　室管膜下巨细胞星形细胞瘤合并结节性硬化

A.B.CT 平扫示左侧脑室前角旁结节状等密度影,两侧脑室旁室管膜下多发钙化

(七)脉络丛乳头状瘤

　　脉络丛乳头状瘤(choroid plexus papilloma)是生长缓慢的良性肿瘤,发病率较低,占颅内肿瘤的0.4%~0.6%,占胶质瘤的 2%。在儿童较常见,约占儿童颅内肿瘤的 3%,10 岁以下儿童发病率占全部脉络丛乳头状瘤的 48%,男女之比为 1.6:1。肿瘤起源于脑室脉络丛上皮细胞,好发部位因年龄有所不同,在儿童多见于侧脑室,成人多位于第四脑室,常伴有脑积水。

【诊断要点】

1.脑积水与颅内压增高:

1)大部分患者伴有脑积水,包括梗阻性脑积水和脑脊液的生成与吸收紊乱造成的交通性脑积水。

2)婴幼儿颅内压增高表现为头颅增大和前囟张力增高,表情淡漠、嗜睡或易激惹。

3)较大儿童和成人颅内压增高表现为头痛、呕吐和视神经乳头水肿,甚至昏迷。

2.局限性神经系统损害:

1)肿瘤生长在侧脑室者,半数有对侧轻度锥体束征。

2)肿瘤位于第三脑室后部者,出现双眼上视困难。

3)肿瘤位于后颅窝者,表现为走路不稳、眼球震颤及共济运动障碍等。

4)部分位于脑室内的肿瘤移动时,出现头痛加剧或缓解。

3.腰椎穿刺:脑脊液蛋白含量显著增高,外观为黄色。所有梗阻性脑积水均有颅内压增高。

4.X线平片:可表现为颅内压增高征,成人为指压痕增多,儿童为颅缝分离,15%~20%的患者可见病理性钙化,侧脑室肿瘤钙化较正常脉络丛钙化增大且多为单侧。

【CT表现】

1.CT平扫:侧脑室和第四脑室内见类圆形或不规则形略高密度肿块,边缘清楚。

2.瘤内可见点状或较大斑块状钙化,偶见病变中心或偏心性小的低密度坏死囊变区。

3.肿瘤阻塞脑室系统可引起阻塞性脑积水;肿瘤本身分泌过多的脑脊液可引起交通性脑积水,颇具特征性(图2-3-32、图2-3-33)。

4.常见肿瘤悬浮在脑脊液中(图2-3-34)。

5.增强扫描:肿瘤呈中度到明显的强化,边界更清,多呈分叶状(图2-3-35)。

6.脉络丛乳头状瘤与乳头状癌较难鉴别,当发现肿瘤向脑室外蔓延应视为脉络丛乳头状癌的征象。

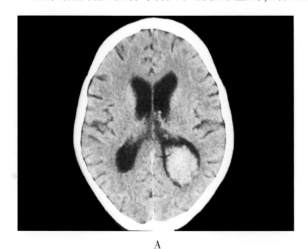
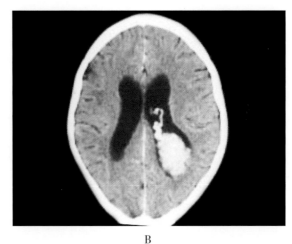

A　　　　　　　　　　　　　　　　　B

图2-3-32　脉络丛乳头状瘤

A.CT平扫示左侧侧脑室后角内类圆形略高密度肿块,边界清晰;

B.增强扫描可见病灶明显强化,双侧脑室系统稍显扩张积水

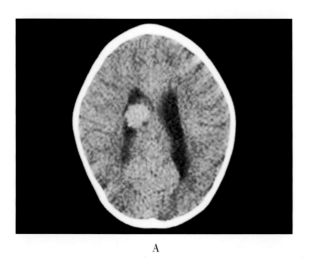
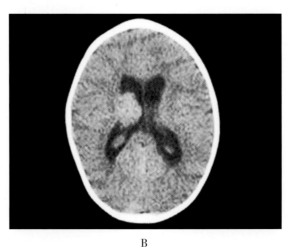

A　　　　　　　　　　　　　　　　　B

图2-3-33　脉络丛乳头状瘤

A.B.CT平扫示右侧侧脑室体部类圆形略高密度肿块,边界清晰,右侧侧脑室体积稍扩大

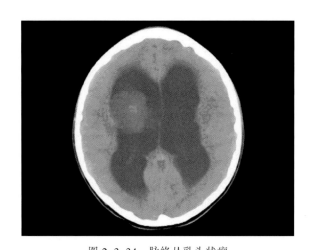

图 2-3-34　脉络丛乳头状瘤

CT 平扫见肿瘤位于右侧脑室体部，悬浮在脑脊液中，伴脑室扩张积水

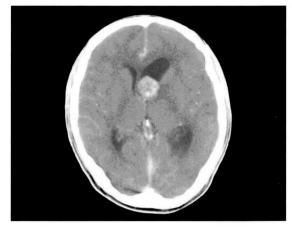

图 2-3-35　脉络丛乳头状瘤

增强扫描见左侧脑室室间孔处球形不均匀性强化肿块，边缘略呈分叶状，中线结构右移，左侧脑室扩张积水

（八）神经节细胞瘤和节细胞胶质瘤

神经节细胞瘤(gangliocytoma)和节细胞胶质瘤(ganglioglioma)是少见的神经系统肿瘤，生长缓慢，病程较长，2016 年 WHO 神经系统肿瘤分级均为 I 级，占整个中枢神经系统原发性肿瘤的 0.4%~6.25%。多见于儿童及青少年，发病年龄可从 2 月至 80 岁，以 30 岁以下多见，无性别差别。肿瘤可发生于脑、脊髓的任何部位，多位于幕上，以大脑半球多见。神经节细胞瘤和节细胞胶质瘤的组织发生不十分清楚，可能起源于胚胎残留的神经节细胞的前体细胞，也可能与局部发育异常或错构瘤性的病变有关。光镜下由单一分化的肿瘤性神经节细胞组成，称之为"神经节细胞瘤"；显示为多极的、发育不良的神经节细胞与胶质细胞两种成分组成，故称之为"神经节细胞胶质瘤"。由于肿瘤体积小、境界清楚、细胞分化好，且容易手术切除，故多数患者预后较好。

【诊断要点】

1.由于病变多位于额颞叶，患者症状主要为发作性癫痫、恶心呕吐、头痛、肢体乏力等，顽固性癫痫是常见的临床特点，与海马硬化引起的颞叶癫痫不同，难产和高热惊厥病史少见。

2.患者病史一般多较长。

3.MRI 检查：肿瘤实性部分表现为 T_1WI 低信号、T_2WI 高信号，而囊性部分信号则取决于其内是否有蛋白、出血等。通常伴有不同程度的占位效应，瘤周水肿较少见，可伴有肿瘤周围脑皮质萎缩样改变。增强方式表现各异。

【CT 表现】

1.发病部位：可发生于中枢神经系统各个部位，多位于幕上，主要位于颞叶(图 2-3-36)、顶叶、额叶和小脑，亦可发生于脊髓或多个部位。

2.肿块型：CT 平扫常呈类圆形低密度或等密度，密度不均，分为囊性、囊实性和实性三种类型，大多病灶为囊实性，伴壁结节(图 2-3-37)。

3.弥漫浸润型：病灶弥漫多发，边界欠清楚或不清楚，如脑炎影像表现。

4.强化方式多样，表现无强化、片絮状强化、条纹状强化、环形强化、明显不均匀强化以及明显壁结节样强化(图 2-3-39)。

5.20%~50%的病例可以出现钙化 (图 2-3-38A)，

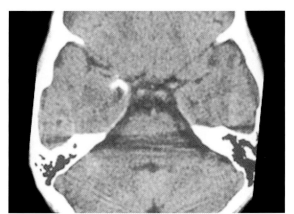

图 2-3-36　神经节细胞瘤和节细胞胶质瘤

CT 平扫示右颞叶钩回囊性低密度病变，周围见弧形高密度钙化影

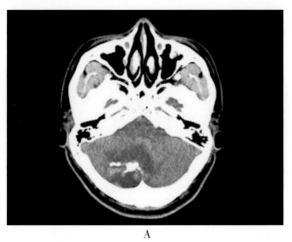
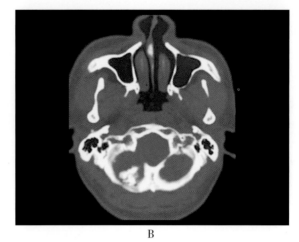

A B

图 2-3-37　神经节细胞瘤和节细胞胶质瘤

A.CT 平扫示右侧小脑半球见囊实性病灶,边界清晰,其内密度不均伴不规则高密度钙化,周围少许水肿

B.骨窗示邻近骨质受侵

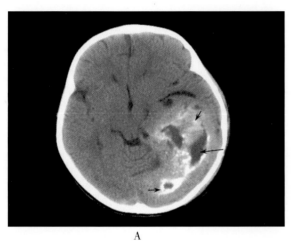
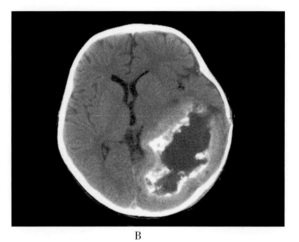

A B

图 2-3-38　神经节细胞瘤和节细胞胶质瘤

A.CT 平扫见肿瘤位于左颞枕叶,病灶边缘见不规则钙化灶(↑),其内见囊变区(长↑);

B.钙化灶内见较大范围囊变区,占位效应明显,病灶周围未见低密度水肿区

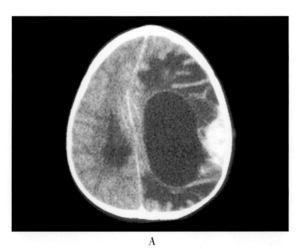
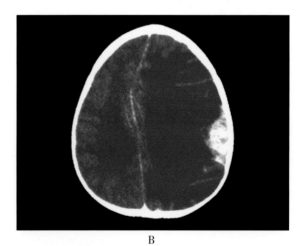

A B

图 2-3-39　神经节细胞瘤和节细胞胶质瘤

A.B.CT 增强扫描示左侧半卵圆中心见一巨大囊实性病变,囊壁及实性成分强化,邻近脑膜受累,病灶呈广

基征,骨质未见明确破坏

特别是发生在额叶底部者。

6.肿瘤占位效应:瘤周水肿较少见(图 2-3-38B),但可见周围皮质萎缩样改变。

7.鉴别诊断:

1)胚胎发育不良性神经上皮瘤:发病年龄小,多为微囊变,少见钙化,少有强化,瘤周水肿及占位效应较轻。

2)多形性黄色星形细胞瘤:常表现为囊实性病灶伴壁结节增强,但其发病年龄多<18 岁,绝大多数发生在幕上,其中 49%发生在颞叶,结节邻近软脑膜,邻近脑膜增强可形成"脑膜尾征";部分为完全实性,钙化罕见。

3)毛细胞型星形细胞瘤:发生的年龄更小,80%发病年龄<20 岁,尤以 5~10 岁儿童多见;好发于幕下小脑蚓部或半球,亦可发生在脑干或视觉通路,主要表现为大囊小结节,囊壁和壁结节显著不均匀增强,囊内可见液-液平面,肿瘤钙化少见。

4)血管母细胞瘤:好发于青壮年,60%的患者表现为大囊小结节,40%为实质性肿块。典型表现为大囊内有小的瘤结节影,囊液密度稍高,瘤结节和实性肿瘤呈等密度并均一强化,囊壁不强化。

5)少突胶质细胞瘤:好发于 30~50 岁人群,多位于额叶,呈条片样钙化,增强多不显著。

6)脑炎:局部受累脑组织白质区域水肿,CT 上呈片状稍低密度,MRI 呈长 T_1、稍长 T_2 信号,结合患者临床相关资料不难鉴别。

(九)多形性黄色星形细胞瘤

多形性黄色星形细胞瘤(pleomorphic xanthoastrocytoma,PXA)是一种少见的偏良性星形细胞瘤,2016 年 WHO 神经系统肿瘤分级为 Ⅱ 级,占整个脑肿瘤的 1%以下。肿瘤可发生于任何年龄,但好发于儿童和年轻人,10~35 岁人群最常见,无明显的性别差异。大多数肿瘤发生在幕上,多单发,以颞叶皮质受累为主。PXA 生长缓慢,虽然有细胞异型性,但多数患者预后较好,亦有沿脑回浸润或脑沟播散,术后复发等。

【诊断要点】

1.临床最多见的症状为癫痫,其次为颅内压增高,可伴有局灶性神经功能缺失表现。

2.免疫组化星形细胞瘤所特有的胶质纤维酸性蛋白(glial fibrillary acidic protein,GFAP)阳性亦是诊断的重要依据。

3.MRI 检查:囊性病变伴壁结节为典型影像学表现,T_1WI 囊性区呈低信号, 壁结节为低或等信号;T_2WI 囊性区呈高信号,壁结节为稍高信号;增强扫描附壁结节明显强化。少数表现为囊实性病灶,呈不均匀的信号。

【CT 表现】

1.主要位于幕上大脑半球浅层,以颞叶多见,其次是顶叶、枕叶和额叶。少数也可发生于小脑和脊髓。罕见部位有丘脑、小脑、脑干、松果体、蝶鞍,可有脊膜播散。

2.CT 平扫:表现为低密度囊性病变,境界多清楚,附壁结节呈稍低密度或等密度,壁结节常紧邻软脑膜,囊性区因含有蛋白或有出血,在 CT 上表现为略高于脑脊液的液性密度,钙化罕见。

3.增强扫描:可见肿瘤附壁结节明显强化,囊壁可轻度强化或不强化(图 2-3-40)。部分可见邻近软脑膜强化。

4.少数表现不典型者,呈囊实性病变,密度不均匀,增强扫描呈明显不均匀强化(图 2-3-41)。

5.鉴别诊断:

1)神经节细胞瘤和节细胞胶质瘤:占位效应较轻或无,钙化常见,强化方式各异,壁结节少见。

2)脑实质室管膜瘤:多表现为囊实性病变,但位置多不表浅,钙化常见,增强扫描实质部分强化不如 PXA 明显。

3)毛细胞星形细胞瘤:好发于儿童,多呈囊性并伴壁结节,但常发生在幕下小脑半球或小脑蚓部。

4)血管母细胞瘤:幕下多见,好发于青壮年,幕上少见且发病年龄更大,60%的病灶表现为大囊小结节,40%的病灶为实质性。典型表现为大囊内有小的瘤结节影,囊液密度稍高,瘤结节和实性肿瘤呈等密度并均一强化,囊壁不强化。MRI示瘤周或瘤结节内见流空血管影。

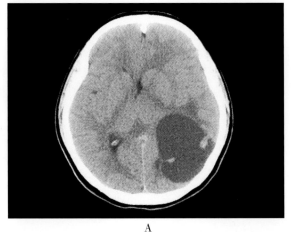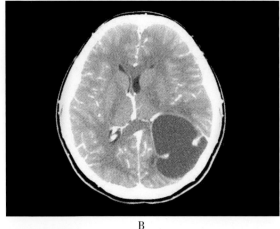

图 2-3-40　多形性黄色星形细胞瘤

A.CT平扫示肿瘤呈边界清楚的低密度灶伴等密度小壁结节;

B.增强扫描示肿瘤壁结节明显强化,囊壁轻度强化

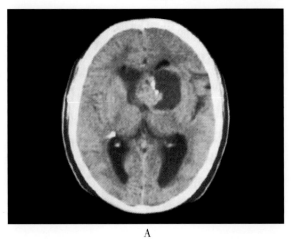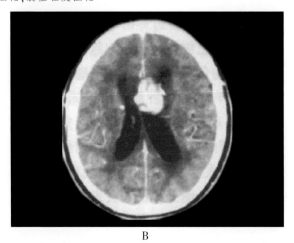

图 2-3-41　多形性黄色星形细胞瘤

A.CT平扫示室管膜下及脑室旁多发点状高密度钙化灶,两侧脑室前角内见囊实性病变,实性呈略高密度,囊液密度略高于脑脊液;

B.增强扫描示实性部分明显强化

(十)毛细胞型星形细胞瘤

毛细胞型星形细胞瘤(pilocytic astrocytoma)是一种少见的良性肿瘤,中枢神经系统肿瘤组织学分类标准中被列为Ⅰ级星形细胞肿瘤。毛细胞型星形细胞瘤占颅内胶质瘤的4%~5%,占成年组星形细胞肿瘤的7%~25%,青少年组(20岁以下)发病率为76%,男女发病比例相等,任何年龄均可发生,但多见于儿童和青少年,发病年龄高峰为3~7岁。

【诊断要点】

1.一般症状为颅内压增高表现,出现头痛、呕吐等。

2.局部症状依肿瘤生长位置不同而异,肿瘤位于小脑可出现患侧肢体共济失调、动作笨拙、持物不稳、肌张力和腱反射低下等表现。

3.MRI检查:肿瘤囊性部分 T_1WI 为低信号,T_2WI 为高信号;实性部分呈均匀或不均匀等或稍低信号。增强后实性部分均匀强化,囊性部分不强化。

【CT 表现】

1.好发于小脑,以小脑蚓部多见,其次为小脑半球,亦可发生于幕上,多见于视交叉和下丘脑。

2.肿瘤常伴有不同程度的囊变。根据囊变程度不同分为:

1)囊肿型:病变呈囊性,没有壁结节或实性肿块。

2)囊肿结节型:以囊性病变为主,伴有壁结节。

3)肿块型:病变以实性部分为主,伴有或不伴有囊变。

3.CT 平扫肿瘤囊性部分呈明显低密度,CT 值为 3~15 HU,肿瘤囊壁、壁结节及实性部分呈等密度或稍低密度(图 2-3-42A、图 2-3-43)。

4.肿瘤边界较清,瘤周多无水肿。

5.增强后肿瘤囊壁不强化或轻度强化,壁结节及实性部分呈明显强化,囊性部分不强化(图 2-3-42B)。

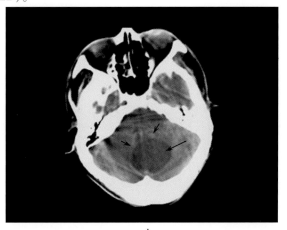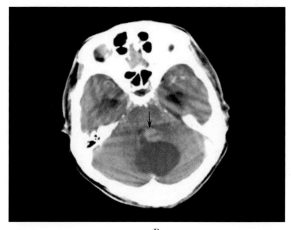

A　　　　　　　　　　　　　　　　B

图 2-3-42　毛细胞型星形细胞瘤

A.CT 平扫小脑蚓部见类圆形混杂密度肿块,囊壁、壁结节呈等密度(↑),囊性部分呈低密度(长↑);

B.增强扫描壁结节强化明显(↑),囊壁未强化,囊性部分不强化

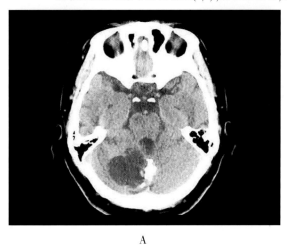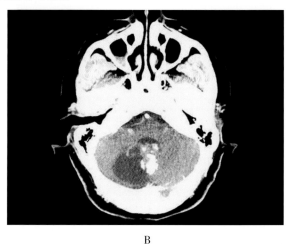

A　　　　　　　　　　　　　　　　B

图 2-3-43　毛细胞型星形细胞瘤

A.CT 平扫右侧小脑半球见一分叶状囊性低密度影,其内下方见一较大软组织结节,结节内见斑片状高密度钙化;

B.CT 增强扫描示囊性区及囊壁不强化,壁结节呈轻度强化

(十一)混合性胶质瘤

混合性胶质瘤(mixed glioma)为起自神经上皮组织的一组肿瘤,是一类包含少突胶质细胞及星形细胞的非均质性肿瘤。中枢神经系统肿瘤分类中将混合性胶质瘤分为少突-星形细胞瘤和间变性少突-星

形细胞瘤两类。其发生率约占原发性脑肿瘤的 1.1%，其中以少突–星形细胞肿瘤(oligoastrocytic tumors)最常见。其生物学特性及预后均不同于其他种类的单一胶质细胞瘤。因其内含有少突细胞成分和星形细胞成分以及两者比例的不同，影像学表现各异，从而导致术前正确诊断率较低。

【诊断要点】

1.主要临床症状为头痛、头晕、抽搐、肢体乏力等。

2.肿瘤位置表浅，多同时累及皮髓质，易于向皮质表面生长致脑回粗大、肿胀，脑沟变浅。肿瘤可表现为两种形态特征：局限性或弥漫性。

3.MRI 检查：

1)肿瘤实性部分表现为以长 T_1、长 T_2 或稍长 T_1、稍长 T_2 信号为主的混杂信号，DWI 上瘤体实性部分呈稍高信号。

2)实性病灶多数呈轻、中度不均匀强化，少数无明显强化。

3)囊实性病灶多数表现为不均匀环状或花环状强化，壁结节中度强化，少数伴有脑膜强化(图 2-3-44B)。

【CT 表现】

1.混合性胶质瘤可发生于脑内任何部位，但以大脑半球较多见，常见部位依次为额叶、颞叶、顶叶和枕叶，很少发生在脊髓和小脑。

2.肿瘤位置表浅，多同时累及皮、髓质，易于向皮质表面生长，致脑回粗大、肿胀，脑沟变浅；呈不规则或类圆形，边界较清，可有假包膜，无瘤周水肿或轻度水肿，占位效应轻；部分病灶边界模糊，水肿及占位效应明显。

3.肿瘤以低密度或低、等混杂密度为主，易囊变及钙化，钙化呈斑点状、斑片状或条带状。

4.增强后病灶可无明显强化，或为不均匀性强化，囊实性病灶可呈环形强化(图 2-3-45、图 2-3-46)。

5.鉴别诊断：

1)少突胶质细胞瘤：两者鉴别较困难，少突胶质瘤边界一般较清，病灶周围水肿少见，无或有轻度占位效应。少突胶质瘤的钙化一般表现为较典型的弯曲条带状钙化，有助于鉴别。

2)星形细胞瘤：边界不清，增强后无或轻度强化，无或有轻度瘤周水肿，占位效应不明显；间变性星形细胞瘤信号或密度多不均，增强后不均匀强化，中、重度瘤周水肿，占位效应明显。此外，星形细胞瘤多位于脑白质深部，少见钙化。

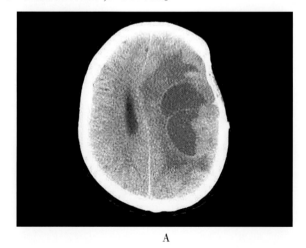
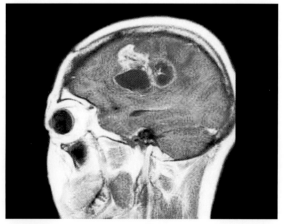

A　　　　　　　　　　　　　　　　　　B

图 2-3-44　混合性胶质瘤

A.CT 平扫示左额顶叶见一囊实性病灶，周围水肿明显，中线结构右移；

B.MRI 矢状位 T_1WI 增强示实性部分较明显强化，囊壁环状强化，周围见水肿信号及占位效应

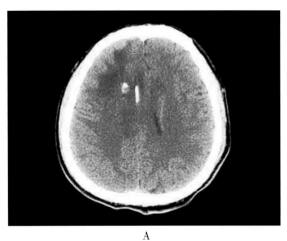

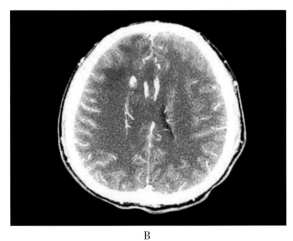

A   B

图 2-3-45　混合性胶质瘤(少突-星形细胞瘤)

A.CT 平扫示右额叶见一混杂密度病灶,其内可见斑点状高密度钙化;

B.增强扫描无明显强化,可见轻度瘤周水肿及占位效应

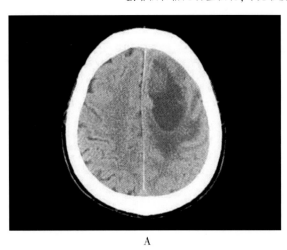

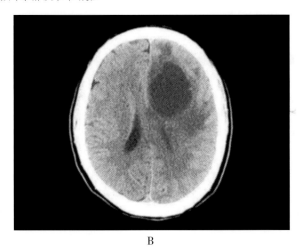

A   B

图 2-3-46　混合性胶质瘤(少突-星形细胞瘤)

A.B.CT 平扫左额叶见一囊实性病灶,界清,内见壁结节,周围大片水肿,左侧脑室受压,占位效应显著

(十二)中枢神经细胞瘤

中枢神经细胞瘤(central neurocytoma,CNC)由 Hassoun 于 1982 年提出,2016 年 WHO 神经系统肿瘤分级为 Ⅱ 级,归入神经元和混合性神经元神经胶质肿瘤范畴。发病率占全部原发脑肿瘤的 0.25%~0.5%。好发于中青年,平均发病年龄 27~30 岁,男性稍多于女性。肿瘤为低度恶性或交界性肿瘤,有一定的侵袭性,多数术后结合放疗,预后良好,少数可沿脑脊液播散。

【诊断要点】

1.症状和体征:主要由于肿瘤压迫阻塞室间孔引起脑积水,或肿瘤直接压迫脑组织所致。常见症状为头痛、头晕、恶心、呕吐、视物模糊等颅内压增高症状,常见体征包括视神经乳头水肿,视觉敏感性降低,以及偏瘫等。

2.MRI 检查:可见形态不规则的瘤体,瘤体与侧脑室壁和透明隔的位置关系显示清晰。T_1WI 呈等或稍低信号,T_2WI 呈等或稍高信号。肿瘤易囊变、钙化、坏死,内见血管流空信号。DWI 上肿瘤实质呈高信号,增强呈中度强化。

【CT 表现】

1.大多数肿瘤以较宽的基底附着于侧脑室壁,靠近室间(Monro)孔处,部分肿瘤可进入第三脑室,并可累及胼胝体、穹隆、尾状核头等处。

2.肿瘤大多数轮廓清晰,多呈分叶状,瘤体分叶形似土豆,坏死、囊变和钙化较常见。

3.平扫示肿瘤多呈混杂密度。病灶周围常无水肿或有轻度水肿。CNC大致分为3型。

1)囊变为主型:呈"蜂窝"状或"丝瓜瓤"样囊变为该型主要特征(图2-3-47)。

2)实质为主型:肿瘤实质在CT平扫上呈稍高密度(图2-3-48)。

3)钙化为主型:瘤内条片状钙化为该型主要特征(图2-3-49)。

4.增强扫描肿瘤呈中度强化,强化多不均匀,这与肿瘤坏死、囊变、出血和钙化有关。

5.鉴别诊断:

1)脉络丛乳头状瘤:多见于10岁以内的儿童,最常见于侧脑室三角区,成人最常见于第四脑室,常因脑脊液过度分泌而致交通性脑积水,肿瘤质地较均匀,常呈分叶状或菜花状,增强多呈显著均匀强化。

2)室管膜瘤:好发于儿童和青少年,但发生于侧脑室的室管膜瘤患者年龄稍大。更易发生囊变及出血,密度不均匀是室管膜瘤的特点,增强扫描肿瘤呈显著不均匀强化。肿瘤形态多呈"蜡滴"样,有"铸型"的倾向,坏死囊变区更大。

3)室管膜下巨细胞星形细胞瘤:儿童常见,多伴有结节性硬化的表现,好发于室间孔区,常为实质性,部分可完全钙化,边缘光整或呈分叶状,肿瘤实质部分增强常呈明显强化。

4)侧脑室脑膜瘤:以中老年女性为多见,多位于侧脑室三角区,形态规则,边缘光滑,密度均匀,坏死囊变少见,强化明显。

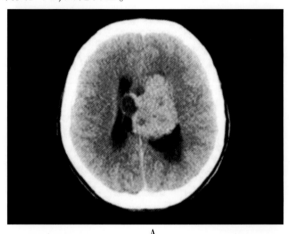 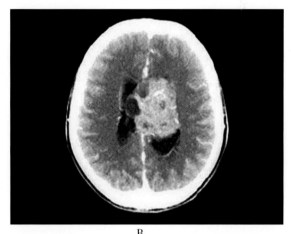

图2-3-47 中枢神经细胞瘤

A.B.CT平扫示左侧脑室内见一团块状稍高密度肿块,略呈分叶状,与透明隔关系密切,内见多发小囊状低密度区,增强扫描肿瘤呈中度强化

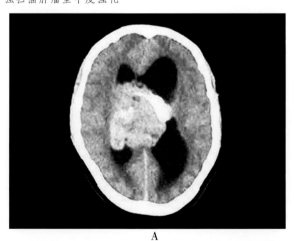 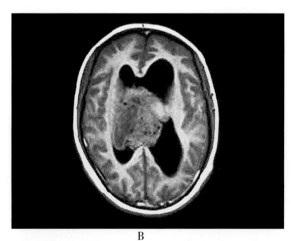

图2-3-48 中枢神经细胞瘤

A.CT平扫右侧脑室内见一混杂密度肿块,呈分叶状,与透明隔关系密切,其内可见片状高密度钙化;

B.MRI T_1WI 示瘤内多发微小囊状低信号,两侧侧脑室扩大积水

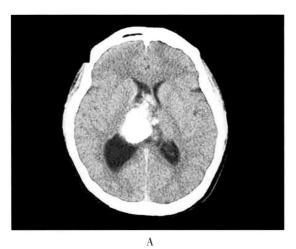 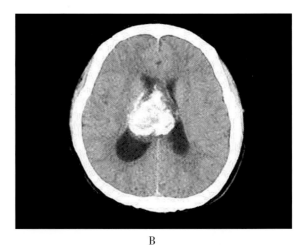

A   B

图 2-3-49 中枢神经细胞瘤

A.B.CT 平扫右侧脑室内见一混杂密度肿块,呈分叶状,以广基底与透明隔相连,并累及左侧侧脑室,内见多发斑片状及爆米花样高密度钙化,两侧侧脑室扩大积水

(十三)小脑发育不良性神经节细胞瘤

小脑发育不良性神经节细胞瘤(dysplastic cerebellar gangliocytoma)又称 Lhermitte Duclos 病(Lhermitte-Duclos disease,LDD),是一种非常少见的小脑肿瘤,2016 年 WHO 神经系统肿瘤分级为 I 级,将其归为神经元和混合性神经元-神经胶质肿瘤类。LDD 可发生于任何年龄,从新生儿至 74 岁均有报道,以30~40 岁人群为多见,无明显性别差异,小脑半球和中线均可发生。LDD 的发病机制存在争议,有良性肥大、错构瘤及肿瘤三种学说,目前的 DNA 研究认为 LDD 是因为常染色体 10q23 的变异或突变而诱发的一种错构瘤。LDD 进展缓慢,预后良好,全切后一般不复发,少数病例经过较长病程后可复发,多由于未能全切所致,复发后仍可再次手术。

【诊断要点】

1.临床表现:与肿瘤的大小、部位有关,主要为肿瘤压迫后颅窝和引起脑积水、颅内高压所致,常见症状为头痛、眩晕、呕吐、水平复视、视力低下、步态失调,较少表现为感觉及运动缺陷、蛛网膜下隙出血、眩晕及神经精神障碍。

2.LDD 患者常合并其他系统肿瘤,与 Cowden 综合征(CS)关系密切,LDD 患者尚有其他并发疾病的报道,如脑膜瘤、神经纤维瘤(NF-1)和非骨化性纤维瘤等。

3.本病呈慢性进行性发展,部分患者可急性发病。

4.MRI 检查:表现为病变侧受累的小脑皮质明显增厚,MRI 表现为 T_1WI 低等信号,T_2WI 呈高信号为主,其间有等信号条纹状分层结构,即虎纹征,增强后多无强化(图 2-3-50B、图 2-3-50C、图2-3-50D)。

【CT 表现】

1.好发于一侧小脑半球,可以累及小脑蚓部,病变侧小脑体积增大。

2.病灶形态不规则,无包膜,界限清楚,无明显水肿(图 2-3-50、图 2-3-51、图 2-3-52)。

3.CT 平扫多数表现为低密度,部分病例呈等密度或低密度为主混杂密度,囊变少见,其内可见条状钙化,部分呈斑点状(图 2-3-51)。

4.增强扫描病灶强化不明显或呈条状轻度强化。

5.鉴别诊断:

1)小脑脑梗死:一般与血管分布关系密切,占位效应明显低于 LDD,脑梗死区域一般无钙化,临床表现亦有助于鉴别。

2)髓母细胞瘤:多见于儿童,体积一般小于 LDD,髓母细胞瘤在 CT 上呈略高密度,钙化明显少于LDD,呈中等均匀强化。

　　3)节细胞瘤和节细胞胶质瘤:可见于中枢神经系统各部位,好发于大脑半球颞叶,以儿童及青少年多见,容易出现囊性变,囊壁有钙化,临床多有癫痫病史,增强扫描有强化。

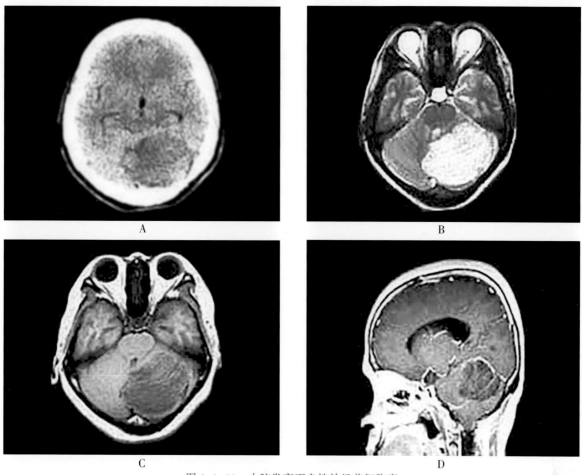

图 2-3-50　小脑发育不良性神经节细胞瘤

A.CT 平扫左侧小脑半球及蚓部见一类圆形混杂密度病灶;

B.MRI T₂WI 示肿瘤以高信号为主,间隔条带状等或低信号,即"虎纹征"或"漂浮征";

C.T₁WI 病灶呈条带状等、低混杂信号;

D.MRI 增强扫描矢状位肿瘤呈少许条状强化

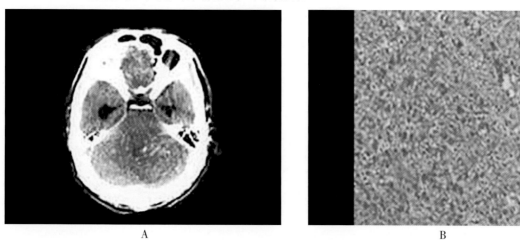

图 2-3-51　小脑发育不良性神经节细胞瘤

A.CT 平扫左侧小脑半球见一等密度病灶,其内可见条状高密度钙化灶;

B.病理图片示小脑皮质颗粒层神经节细胞增生,排列紊乱,取代颗粒层细胞,呈现皮质结构不良特征(HE×400)

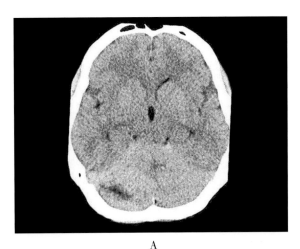
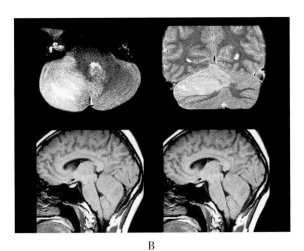

图 2-3-52 小脑发育不良性神经节细胞瘤

A.CT 平扫示右侧小脑半球低密度占位,其内未见明显出血及钙化灶,病灶有轻度占位效应;
B.MRI T_1WI 病灶呈稍低信号,T_2WI 呈高信号

(十四)胚胎发育不良性神经上皮肿瘤

胚胎发育不良性神经上皮肿瘤(dysembryoplastic neuroepithelial tumors,DNET)是一种较少见的颅内良性肿瘤。2016 年 WHO 神经系统肿瘤分级为 Ⅰ 级,将其归为神经元和混合性神经元-神经胶质肿瘤类。好发于儿童及青年,绝大多数患者于 20 岁以前发病,男性稍多。病变好发于幕上脑皮质内,以颞叶最常见,其次为额叶,DNET 常为单发病灶,多发极少见。肿瘤极少有恶变或切除后复发的报道,病变预后良好。一般来说,外科治疗能消除患者癫痫的发作症状,无须化疗或放疗。

【诊断要点】

1.20 岁以前发病,表现为顽固性癫痫发作,伴或不伴继发性癫痫大发作。

2.无进行性神经功能缺陷,或表现为静止性。

3.亦可出现头痛、视觉障碍、记忆减退等症状。

4.MRI 检查:T_1WI 上低信号,T_2WI 上高信号的假囊样或多囊样改变,部分病灶内可见细线状分隔,其信号强度类似于正常皮质。多数病灶在 FLAIR 序列上可见环状高信号影,即表现为"环形征",DWI 上表现为低信号(图 2-3-53)。

【CT 表现】

1.病灶多位于幕上皮质,大部分位于颞叶,其次为额叶,较少见者位于脑室周围白质、胼胝体周围、透明隔(图 2-3-54)、第三脑室、小脑、脑干等。

2.病灶形态呈脑回状、结节脑回状或皂泡状,病灶内可见多发小囊状改变。在冠状位上的典型表现呈底部位于大脑表层,尖端指向大脑深部的楔形或倒三角形改变,即"倒三角征"。

3.平扫表现:为皮质或皮质下的低密度灶,少数病灶呈等、低混杂密度区,边界清晰,钙化少见。病灶周围多无水肿,占位效应轻,邻近颅骨可见受压吸收变薄。

4.增强表现:病灶一般不强化,仅少数病灶呈现轻微小结节状强化或病灶的边缘轻度强化(图 2-3-53、图 2-3-55、图 2-3-56)。

5.鉴别诊断:

1)节细胞胶质瘤:节细胞胶质瘤更常见于颞叶,边界多欠清,且瘤周水肿、囊变、钙化相对更多见,病灶强化较 DNET 更常见。

2)少突胶质细胞瘤:发病年龄更大,好发于 30~50 岁人群,多位于大脑额叶白质,易累及皮质,病灶范围较大,条片样钙化为其特征。

3)中枢神经细胞瘤:大多数肿瘤以较宽的基底附着于侧脑室壁,靠近孟氏孔处。发病以 20~35 岁中青年常见。多呈分叶状,瘤体分叶形似土豆,坏死、囊变和钙化较常见。

　　4)低级别星形细胞瘤:多发生于大脑深部白质,且沿白质浸润,很少仅出现在皮质或皮质下区域,病灶边界常显示不清。

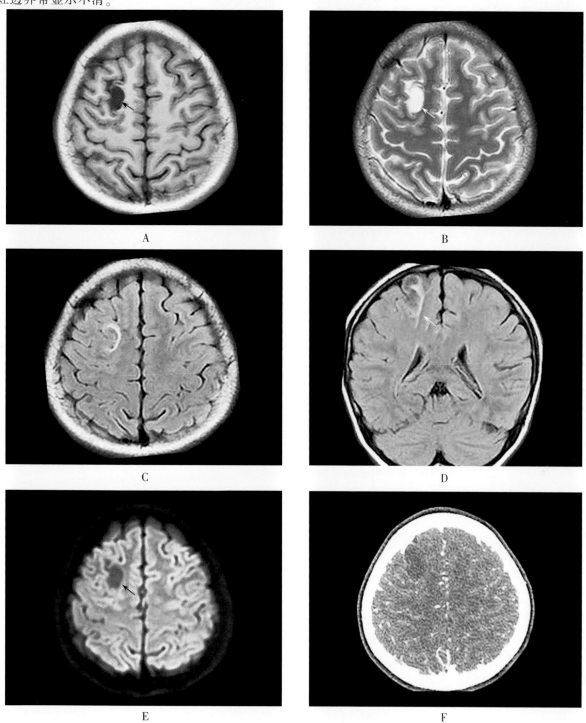

图 2-3-53　胚胎发育不良性神经上皮肿瘤

A.T_1WI 示右额叶见一团块状低信号病灶(↑);

B.T_2WI 病灶呈高信号,瘤周无水肿(↑);

C.FLAIR 病灶呈"环形征";

D.冠状位示病灶呈"倒三角征"(↑);

E.DWI 病灶呈低信号(↑);

F.CT 增强扫描仅见病灶周边呈轻度环形强化

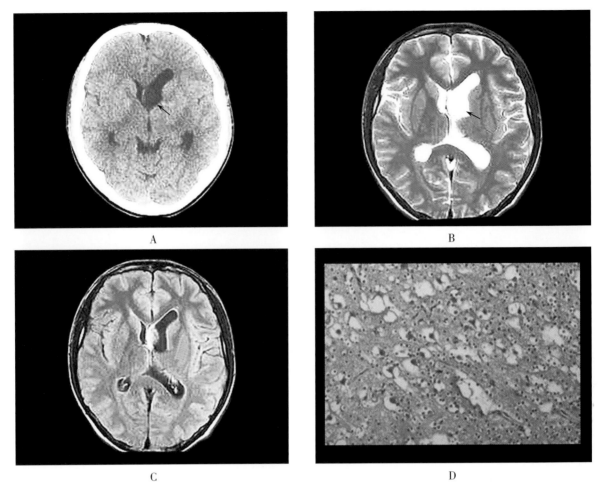

图 2-3-54 胚胎发育不良性神经上皮肿瘤

A.CT 平扫示病灶位于左侧脑室前角透明隔旁,呈卵圆形低密度灶(↑);

B.MRI T$_2$WI 上呈高信号(↑);

C.FLAIR 上呈高信号;

D.HE 染色示少突胶质细胞样细胞及漂浮其中的神经元

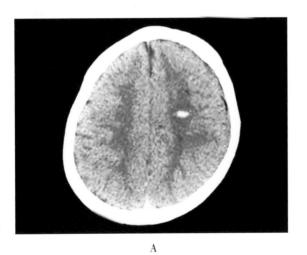
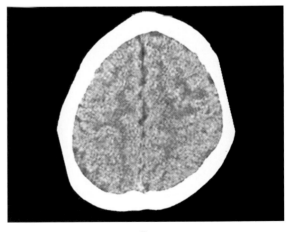

图 2-3-55 胚胎发育不良性神经上皮肿瘤

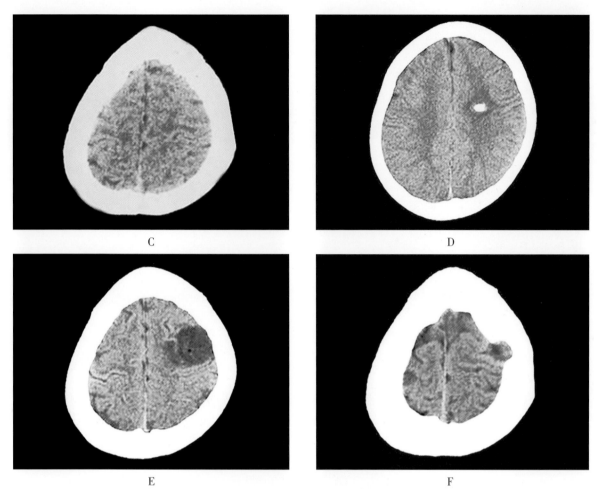

图 2-3-55　胚胎发育不良性神经上皮肿瘤(续)

A~C.CT 平扫示左侧半卵圆中心见小片状钙化,周围见少许低密度病变,邻近脑皮质未见明显受累;

D~F.7 年后复查 CT 平扫示病变明显增大,邻近额叶皮质及颅板受侵犯

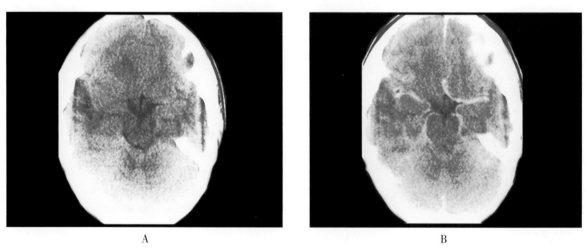

图 2-3-56　胚胎发育不良性神经上皮肿瘤

A.CT 平扫右颞叶见一片状低密度灶;

B.增强扫描示病灶未见明显强化

四、脑　膜　瘤

脑膜瘤(meningioma)90%~95%为良性,占颅内肿瘤的 13.4%,发生率仅次于胶质瘤,居第二位,发病

的高峰年龄在 45 岁。女性发病多于男性,男女之比为 1:2。脑膜瘤起源于脑膜及脑膜间隙的衍生物,大部分来自蛛网膜帽状细胞,其好发部位与蛛网膜纤毛分布情况一致,多见于矢状窦旁、大脑凸面、蝶骨嵴、鞍结节、嗅沟、桥小脑角和小脑幕等部位;恶性脑膜瘤的生长特性、细胞形态具有恶性肿瘤的特点,且可以发生转移。

【诊断要点】

1.脑膜瘤生长缓慢,病程长,颅内压增高症状多不明显,常因肿瘤生长缓慢、瘤体长得很大而临床症状轻微,出现早期症状平均要 2.5 年。

2.局灶性症状,常以头痛和癫痫为首发症状。根据肿瘤部位不同还可出现视力、视野、嗅觉或听觉障碍及肢体运动障碍等。

3.常引起邻近的颅骨增生、受压变薄或破坏,甚至穿破骨板,使头皮局部隆起。

4.脑电图检查:多为局限性异常 Q 波、懒波,背景脑电图的改变较轻微。脑膜瘤的血管越丰富,δ 波出现越明显。

5.X 线平片:

1)脑膜瘤易引起颅骨的各种改变,头颅平片的定位征出现率可达 30%~60%。

2)颅骨内板增厚,骨板弥漫性增生,外板骨质增生呈针状放射。

3)局部骨板变薄和破坏的发生率为 10%左右。

4)颅板的血管压迹增多。

6.脑血管造影:

1)脑膜血管多为粗细均匀、排列整齐的小动脉网,动脉管腔纤细,轮廓清楚,呈包绕状。

2)肿瘤同时接受来自颈外、颈内动脉或椎动脉系统的双重供血。

3)可见对比剂在肿瘤中滞留和肿瘤染色。

4)肿瘤周围脑血管呈包绕状移位。

7.MRI 检查:

1)肿瘤内可见流空血管影。

2)T_1WI 肿瘤周边可见假包膜形成的低信号环。

3)增强时瘤体常呈均匀强化,并可见"脑膜尾征"("Dural tail 征"),即与瘤体相连的硬脑膜呈窄带状强化。

【CT 表现】

1.CT 平扫见类圆形稍高密度、边缘清楚、具有脑外病变特征的肿块(脑外病变见本书第二章第三节"一、颅内肿瘤的定位和定性诊断")。

2."广基征":肿瘤以广基底与骨板、大脑镰或天幕密切相连。骨窗见骨板骨质增生或受压变薄,偶见骨破坏(图 2-3-57、图 2-3-58)

3.瘤内可见沙粒样或不规则钙化(10%~20%)(图 2-3-59、图 2-3-60、图 2-3-61),亦可发生坏死、出血和囊变,其中少数病灶呈完全钙化型或完全囊变型(图 2-3-62、图 2-3-63)。

4.增强扫描肿瘤多呈均匀一致性中度增强,瘤周水肿程度不一,占位效应明显。

5.板障型脑膜瘤:

1)表现为成骨性或者溶骨性骨质破坏,以成骨性较为多见,也可表现为混合性。

2)成骨性破坏 CT 平扫表现为骨质浓密增高或呈磨玻璃状改变,内外板界限不清,可呈不规则锯齿状或花边状;增强扫描多无强化。

3)溶骨性破坏 CT 表现为骨质破坏呈溶骨样,可伴有软组织肿块,颅骨内、外板可破坏消失或部分残存;增强后呈较均匀强化(图 2-3-64、图 2-3-65)。

6.恶性脑膜瘤少见,肿瘤生长迅速,具有明显的侵袭性,瘤周水肿较明显(图 2-3-66、图 2-3-67)。

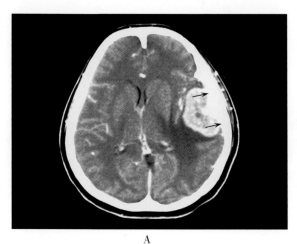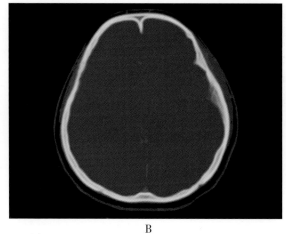

A   B

图 2-3-57 脑膜瘤

    A.增强扫描见左颞部明显强化灶,其内见散在低密度囊变区,灶周水肿明显,占位效应较显著,肿瘤以广基与颅板相连(↑);

    B.骨窗像见左颞部颅板增生、变厚

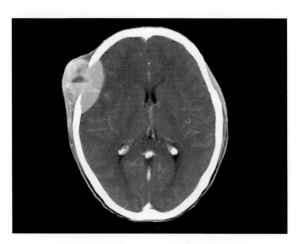

图 2-3-58 脑膜瘤

    增强扫描见右额颞部肿块致相应颅骨明显破坏,肿块向外累及头皮软组织,其内见一坏死液-液平面

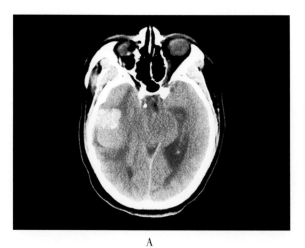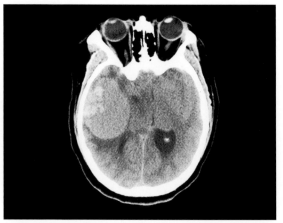

A   B

图 2-3-59 不典型脑膜瘤

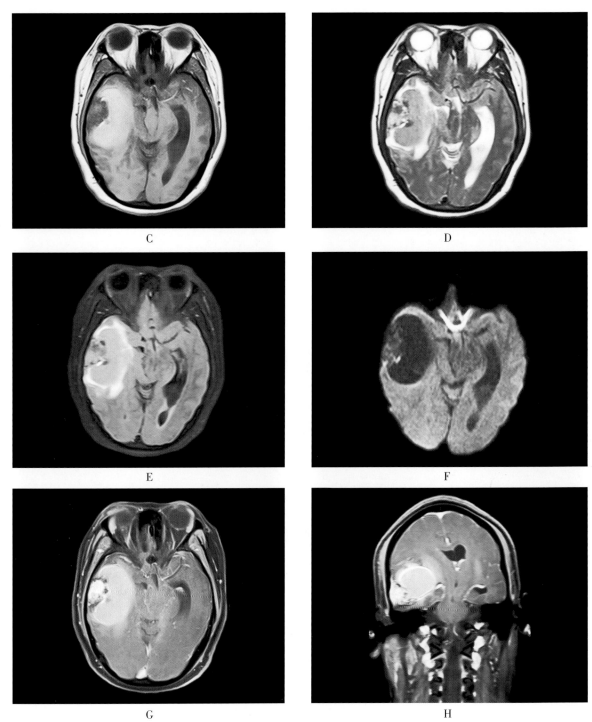

C　　　　　　　　　　　　　D

E　　　　　　　　　　　　　F

G　　　　　　　　　　　　　H

图 2-3-59　不典型脑膜瘤(续)

A.B.CT 平扫右颞叶见一类圆形混杂密度病灶,其内可见沙粒样高密度钙化;

C~E.MRI 平扫肿瘤呈稍短 T_1、等 T_2 信号,FLAIR 呈稍高信号,其内信号不均匀,周围可见水肿区;

F.DWI 病灶以低信号为主,其内可见结节状等信号区;

G.H.MRI 增强扫描示病灶周边及结节呈中度强化,病变周围见片状水肿区

7.鉴别诊断:

1)位于脑室内的脑膜瘤多位于侧脑室三角区,易被误认为胶质瘤,但后者密度多不均匀,边界多不规则。

2)脑室内脉络丛乳头状瘤表现有时与脑膜瘤极为相似,但前者可引起未阻塞部分或阻塞远端发生脑积水,并常见肿瘤悬浮在脑脊液中。

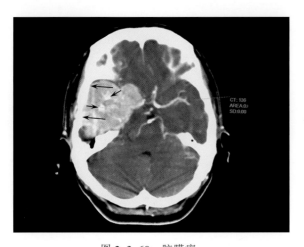 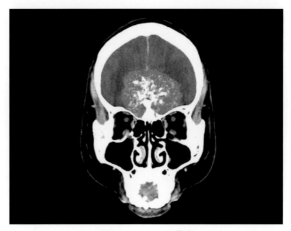

图 2-3-60　脑膜瘤
增强扫描见右颞部较大不规则形明显强化病灶,其内见多发钙化(↑),且具"广基征"(长↑)及占位效应

图 2-3-61　脑膜瘤
CT平扫冠状位见自前颅窝底向上生长的巨大稍高密度肿块,其内见散在分布的沙粒样钙化

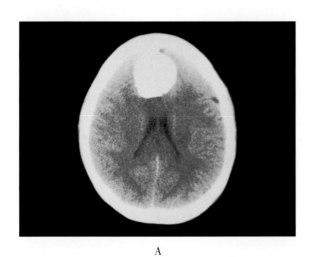

A

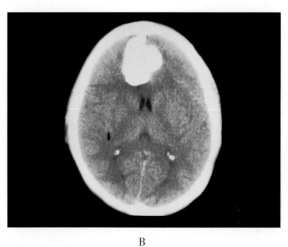

B

图 2-3-62　完全钙化型脑膜瘤
A.B.CT平扫见两侧额部大脑镰旁类圆形高密度钙化团块,边界清晰

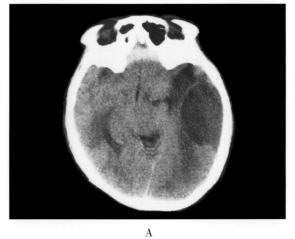

A

B

图 2-3-63　囊性脑膜瘤
A.CT平扫示左颞部类圆形脑脊液样低密度病灶;
B.增强扫描示病灶周边环状强化,病变周围见大片状低密度水肿区

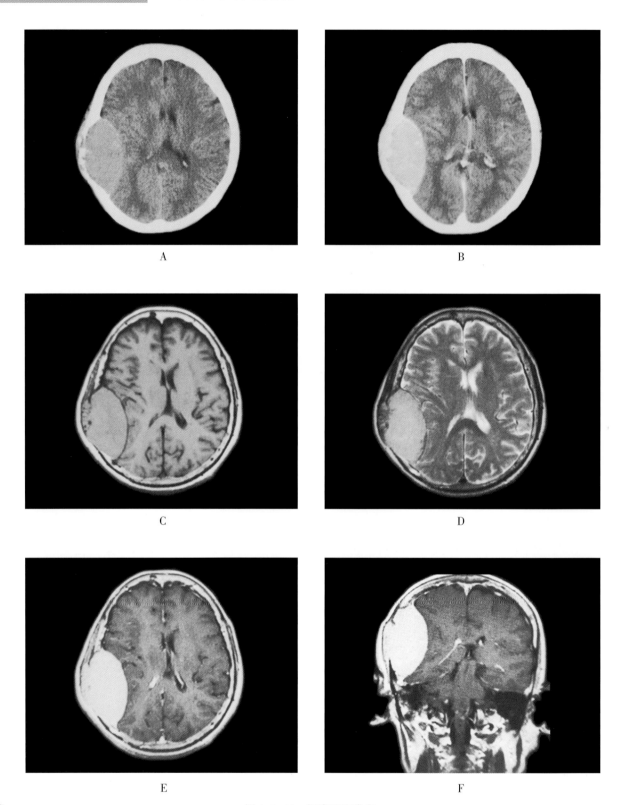

A

B

C

D

E

F

图 2-3-64　板障型脑膜瘤

A.CT 平扫见右颞部稍高密度灶,边缘见斑点状钙化,病灶以宽基底与颅骨相连,邻近颅骨骨质破坏;

B.增强扫描示肿块明显强化;

C~F.MRI 示右颞部等 T_1、稍长 T_2 信号灶,增强后可见明显强化

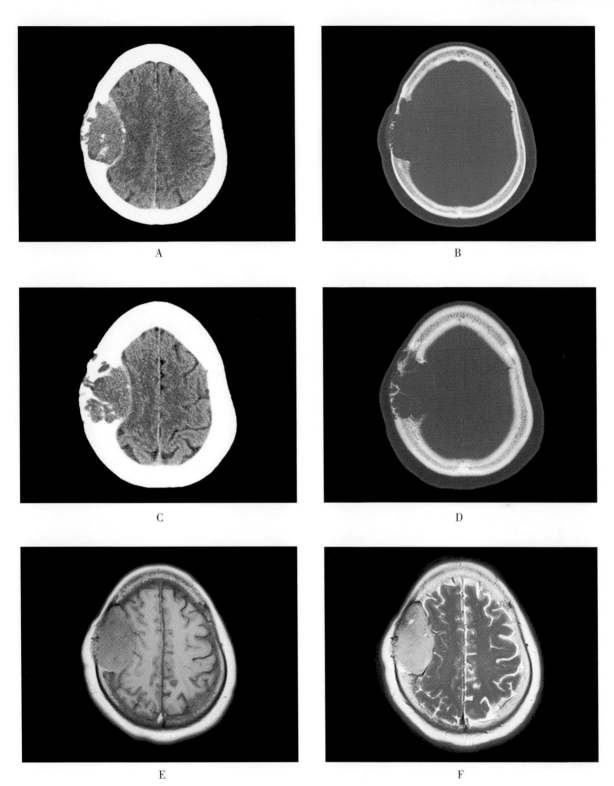

图 2-3-65 板障型脑膜瘤

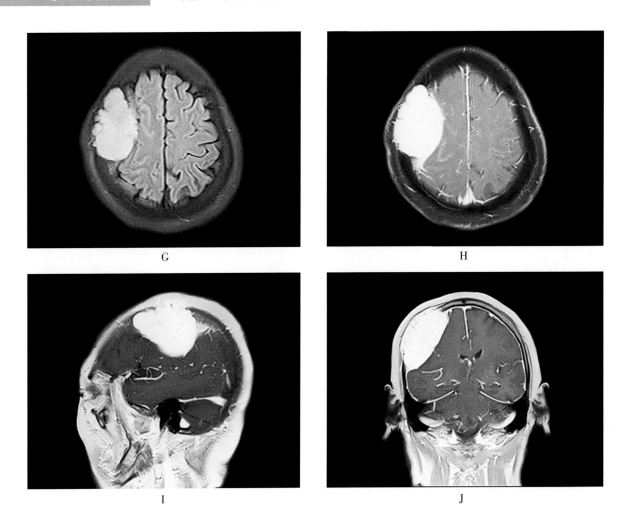

G　　　　　　　　　　　　　　　　　H

I　　　　　　　　　　　　　　　　　J

图 2-3-65　板障型脑膜瘤(续)

A~D.CT 平扫示右颞顶骨骨质破坏,内可见团块状软组织密度肿块及残存高密度骨棘和点片状钙化;

E~J.MRI 平扫右额颞部见一等 T_1、稍长 T_2 信号肿块伴颅骨骨质破坏,FLAIR 呈高信号,边界尚清,邻近脑组织受压推挤;增强病灶呈明显强化,可见"硬膜尾征"

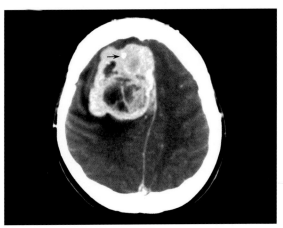

图 2-3-66　恶性脑膜瘤

增强扫描见右额顶部与大脑镰紧密相连的类圆形不均匀强化肿块,边缘呈分叶状,其内见多发低密度坏死、囊变区及小斑点状钙化灶(↑),瘤周水肿明显,占位效应显著

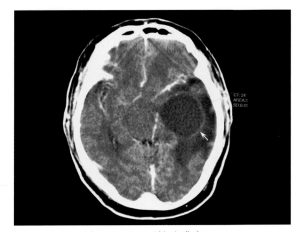

图 2-3-67　恶性脑膜瘤

增强扫描见左颞部轻度环形强化病变(↑),灶周水肿明显,占位效应较显著

五、蝶鞍区病变

(一)垂体腺瘤

垂体腺瘤(pituitary adenoma)是常见的良性肿瘤,约占颅内肿瘤的10%,居第三位。成年人男女发病率相等,但分泌泌乳素的微腺瘤多为女性。垂体腺瘤近年来发病有增多趋势,特别是多见于育龄期妇女。肿瘤对人体的危害主要包括:①垂体激素过量分泌引起一系列的代谢紊乱和脏器损害。②肿瘤压迫使其他垂体激素分泌低下,引起相应靶腺的功能低下。③压迫蝶鞍区结构引起相应的功能障碍。

垂体腺瘤在大体形态上可分为:微腺瘤(直径<1.0 cm)、大腺瘤(直径>1.0 cm)和巨大腺瘤(直径>3.0 cm)。根据垂体腺瘤分泌激素的功能不同分为:①泌乳素细胞腺瘤;②生长激素细胞腺瘤;③促肾上腺皮质激素细胞腺瘤;④促甲状腺素细胞腺瘤;⑤促性腺激素细胞腺瘤;⑥多分泌功能细胞腺瘤;⑦无内分泌功能细胞腺瘤。根据垂体腺瘤生物学特性不同分为:①侵袭性腺瘤;②非侵袭性腺瘤。

【诊断要点】

1.不同垂体腺瘤的临床表现:

1)泌乳素(prolactin,PRL)腺瘤:约占垂体腺瘤的31%,主要以泌乳素增高、雌激素减少所致的闭经、溢乳、不育、男性乳房发育和性功能减退为临床特征。

2)生长激素(human growth hormone,HGH)腺瘤:约占垂体腺瘤的15%,由于生长激素持续分泌过多,在青春期前表现为巨人症,成人表现为肢端肥大症。

3)促肾上腺皮质激素(adrenocortictropic hormone,ACTH)腺瘤:占垂体腺瘤的5%~10%,过多的ACTH引起皮质醇增多症(Cushing综合征),出现向心性肥胖、皮肤黑色素沉着等。

4)无功能性腺瘤:占垂体腺瘤的20%~35%,多见于中年男性和绝经后女性。当肿瘤生长较大时,压迫视交叉和垂体组织可出现头痛、视力障碍和垂体功能低下。

2.头痛:早期约2/3的患者出现头痛,呈间歇性发作。当肿瘤突破鞍膈时,疼痛可减轻或消失,出现高颅压时头痛剧烈。

3.视力视野障碍:肿瘤较大时,60%~80%的患者会出现不同程度视功能障碍,典型者多为双颞侧偏盲。随着肿瘤的增大,依次出现颞下、鼻下、鼻上象限受累,以致全盲。

4.其他神经和脑损害:尿崩症、精神症状和颅内压增高等。

5.其他检查:

1)内分泌检查:应用内分泌放射免疫超微测量法,发现泌乳素、生长激素和促肾上腺皮质激素等水平升高。

2)X线平片:对诊断垂体腺瘤十分重要,可见蝶鞍扩大,鞍底下移或呈双底,后床突骨质吸收和破坏。

3)MRI检查:对垂体微腺瘤的诊断优于CT,垂体内常见低信号区,并见垂体上缘饱满、垂体柄和神经垂体的移位。

【CT表现】

1.垂体大腺瘤:

1)CT平扫见鞍内及鞍上池处圆形或类圆形等密度(63%)或稍高密度(26%)肿块。

2)肿瘤密度多较均匀,少数因坏死、囊变和钙化而致密度不均,钙化少见,发生率为1%~14%。

3)增强扫描示肿瘤呈均匀性或环形中度强化(图2-3-68)。

4)肿瘤向上生长突破鞍膈,在冠状位上为哑铃状称之为"束腰征"。肿瘤大时向上侵犯鞍上池和视交叉;向下侵犯蝶窦;向两侧侵犯海绵窦(图2-3-69、图2-3-70)。

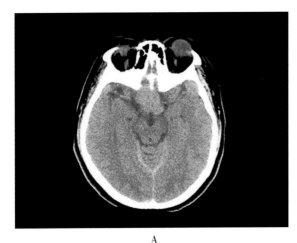 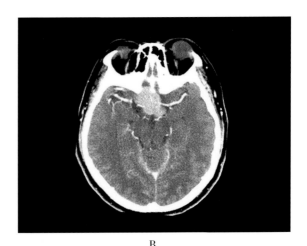

A B

图 2-3-68 垂体大腺瘤

A.CT 平扫见鞍上池处类圆形等密度病灶,其内密度均匀,边界清;

B.增强扫描示病灶呈均匀性强化

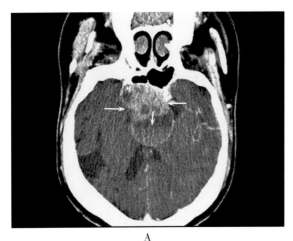 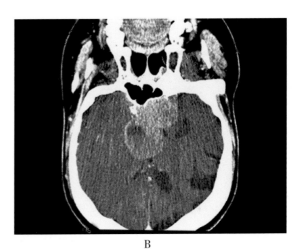

A B

图 2-3-69 垂体大腺瘤

A.B.增强扫描冠状面见自鞍底向鞍上池及第三脑室处生长的哑铃形不均匀强化肿块,其内见稍高密度出血形成液-液平面(↑),且见"束腰征"(长↑)及鞍底骨质下陷吸收

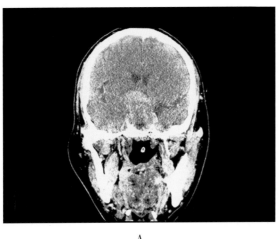 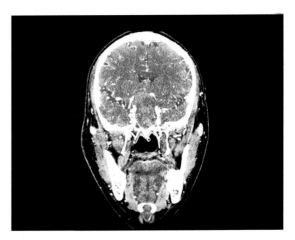

A B

图 2-3-70 垂体大腺瘤

A.CT 平扫冠状位见鞍内及鞍上区不规则稍高密度影,呈哑铃状改变;

B.增强扫描示冠状位病变呈中度强化

5)鉴别诊断：

(1)颅咽管瘤和囊性垂体腺瘤不易鉴别，但前者典型者呈蛋壳样钙化灶，后者钙化少见；在冠状位图像上，如肿瘤基底部紧贴鞍底或鞍底骨质受侵，多为垂体腺瘤。

(2)鞍区脑膜瘤多在鞍上，具有"广基征"和沙粒样钙化，邻近骨质增厚对两者鉴别很有帮助。

2.垂体微腺瘤：

1)直接征象：增强早期在垂体腺中出现类圆形、边界较清、局限性低密度区。延迟扫描微腺瘤呈等密度或高密度，所以扫描时间要早(图2-3-71)。

2)间接征象：

(1)垂体高度异常：垂体腺瘤40%~82%有垂体高度增加(垂体正常高度：男性<7 mm，女性<9 mm)(图2-3-72)。但正常高度的垂体内发现微腺瘤也并不少见。

(2)垂体上缘膨隆：78%~84%的病例可见此征象。膨隆可以居中，但偏侧更有意义(注意青年女性正常垂体上缘可轻度隆起，垂体高度可达10~12 mm)(图2-3-73)。

(3)垂体柄偏移：18%~32%的病例可见此征象(图2-3-74)。

(4)一侧鞍底局限性下陷或骨质改变：58%~63%的病例可见此征象。

(5)"血管丛征"("Tuft征")：动态CT增强扫描时，肿瘤使垂体内毛细血管床受压、移位称血管丛征。垂体毛细血管床表现为圆形血管丛，位于中线，垂体柄前，直径3~4 mm，有的分散在垂体上方，表现为一

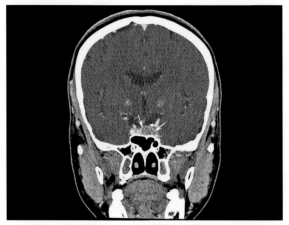

图2-3-71　垂体微腺瘤

增强扫描冠状位见垂体腺偏左有一类圆形局限性低密度区(↑)，其上缘稍膨隆

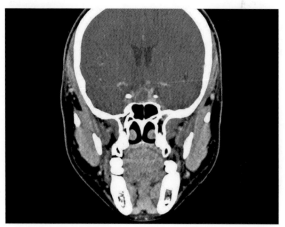

图2-3-72　垂体微腺瘤

增强扫描冠状位见垂体腺内较大类圆形低密度区，垂体高度较明显增加，相应鞍底骨质显示吸收变薄

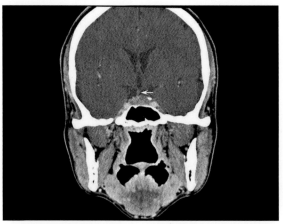

图2-3-73　垂体微腺瘤

增强扫描冠状位见垂体上缘明显膨隆，垂体腺偏左密度略低，垂体柄稍向右移(↑)

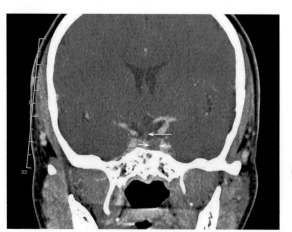

图2-3-74　垂体微腺瘤

增强扫描冠状位见垂体腺偏左局限性低密度区(↑)，局部上缘稍显膨隆，垂体柄明显右移(长↑)

平行的带状影。

(6)鉴别诊断：空泡蝶鞍简称空蝶鞍,是指蝶鞍孔扩大或鞍膈缺损,蛛网膜和脑脊液疝入鞍内,多位于垂体前方,在 CT 上表现为蝶鞍扩大、骨质改变。鞍内见水样密度影与鞍上池直接相通,其内可见垂体柄,增强低密度周边无强化。囊性垂体腺瘤与蛛网膜下隙不通,增强时周边可见强化。

(二)Rathke 囊肿

Rathke 囊肿是起源于垂体 Rathke 囊的先天性发育异常,又称垂体囊肿、上皮黏液囊肿、上皮样囊肿和垂体胶样囊肿等。胚胎期的垂体 Rathke 囊大多数退化消失,只有个别的没有退化,形成 Rathke 囊肿。在 13%~22%的尸检中,垂体远部和中间部可发现 Rathke 囊肿。多见于中年女性,男女发病比例为1:2。

【诊断要点】

1.大部分患者无症状,有症状者仅占颅内肿瘤患者的 1%,以头痛、视力障碍、闭经、性欲减退等为主要表现。

2.临床上垂体 Rathke 囊肿术后很少复发,预后良好;而囊性颅咽管瘤容易复发,预后不良。

3.MRI 信号多样,通常在 T_1WI 表现为低信号,少数为高信号或等信号;T_2WI 常为高信号,其信号变化主要取决于囊液中的蛋白质浓度和继发出血的时间。

【CT 表现】

1.Rathke 囊肿形状多为圆形、卵圆形,边缘清晰,无分叶。

2.大多数病例中蝶鞍是不扩大的。

3.CT 平扫多见鞍内及鞍上圆形囊性低密度区,多为均匀低密度,有时接近脑脊液,少数为等密度或高密度,多为囊液内蛋白含量较高或继发出血引起。囊壁边缘清楚,可出现钙化(图 2-3-75)。

4.增强后囊肿一般不强化,当合并感染时,囊壁增厚并可强化(图 2-3-76、图 2-3-77)。

5.少数患者出现强化可能是由于垂体组织或周围组织受压引起的炎性反应,导致反应性血管增生。

6.鉴别诊断：

1) 囊性颅咽管瘤多为青少年发病,病变多位于鞍上并向鞍内生长,有时与鞍底存在一定距离,而 Rathke 囊肿主体均位于鞍内,并向鞍上生长,颅咽管瘤囊壁钙化率明显高于 Rathke 囊肿。

2)垂体腺瘤的特征性表现为"束腰征",肿瘤多为实性,增强后实性部分均匀增强。

3)蛛网膜囊肿鞍区少见,增强扫描 Rathke 囊肿位于垂体前后叶之间或靠近垂体柄前上方,而蛛网膜囊肿使强化的垂体和垂体柄受压向后下方移位。

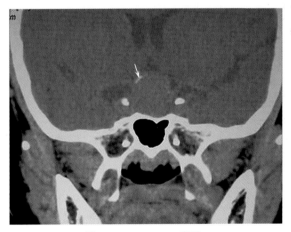

图 2-3-75 Rathke 囊肿

CT平扫冠状位见鞍内向鞍上生长类圆形囊性病变,呈等密度,囊壁边缘清楚,可见弧形钙化(↑)

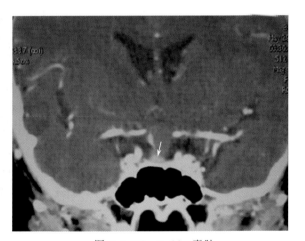

图 2-3-76 Rathke 囊肿

增强扫描后囊壁有强化,囊性部分不强化,其下方可见正常垂体(↑)

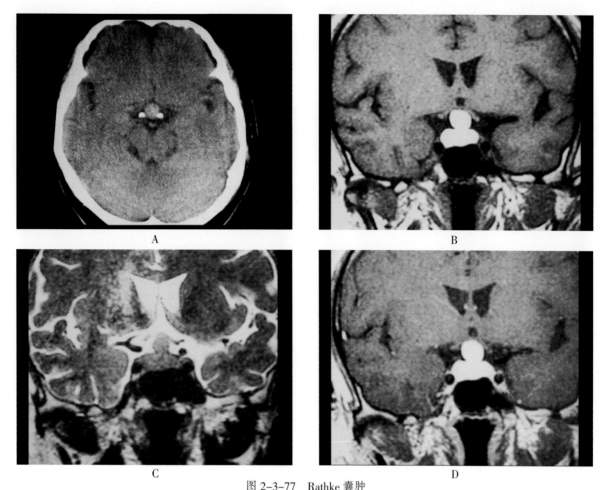

图 2-3-77　Rathke 囊肿

A.CT 平扫见鞍上池圆形稍高密度灶,边界清晰;

B.C.MRI 冠状位 T_1WI 显示病灶呈均匀高信号,并可见"束腰征",T_2WI 病灶呈均匀等信号

D.MRI 增强扫描病灶未见明显强化

(三)空泡蝶鞍综合征

空泡蝶鞍综合征(empty sella syndrome,ESS)简称"空鞍征",是指蝶鞍被脑脊液所占据,致蝶鞍扩大,垂体受压缩小,临床出现占位症状及内分泌改变的一组综合征。鞍膈的唯一开口有垂体柄通过,通常可防止脑脊液进入鞍内,当出现鞍膈先天性缺陷、脑脊液压力升高、鞍区蛛网膜粘连、垂体病变及某些内分泌因素作用时,垂体回缩而致空蝶鞍。原发性空泡蝶鞍综合征的发病率男性略高于女性,年龄在 15~63 岁,以 35 岁以上者居多。

【诊断要点】

1.临床表现:多有头痛、肥胖、视力减退和视野缺损,伴颅内压增高。少数患者有内分泌失调,以性功能减退为主,也可出现下丘脑综合征;女性可出现月经紊乱、泌乳等。儿童多见生长激素缺乏所致的身材矮小、骨骼发育不良和甲状腺功能低下等表现。

2.X 线平片:显示蝶鞍扩大,呈球形或卵圆形。蝶鞍骨质多有吸收,蝶鞍背、后床突可近乎消失,颅骨其他结构可有轻度骨质吸收,此与慢性颅内压增高有关。

3.MRI 检查:垂体组织受压、变扁,紧贴于鞍底,鞍内充满水样信号的物质,垂体柄居中,鞍底明显下陷。

【CT 表现】

1.CT 平扫见鞍内水样低密度区,增强后无强化。

2.横断面图像可显示扩大的垂体窝,窝内垂体萎缩,充满低密度的脑脊液(图 2-3-78A)。

3.冠状位图像见扩大的蛛网膜下隙占据蝶鞍上方,垂体受压,可伴蝶鞍扩大(图2-3-78B)。

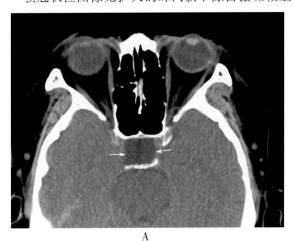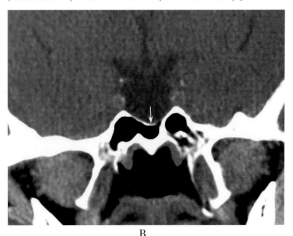

A   B

图2-3-78 空泡蝶鞍
A.CT平扫见蝶鞍扩大,其内充满水样低密度区(↑)
B.冠状位见蝶鞍呈球形扩大,鞍底塌陷,骨质变薄(↑)

(四)垂体发育不良

垂体发育不良(pituitary hypoplasia)分为前叶发育不良及后叶发育不良。胚胎第4个月时,垂体各个组成部分已基本分化,至胎儿娩出前垂体已分化完全。因此,在胎儿出生前,任何影响垂体发育的因素及产伤均可导致出生后垂体发育不良。垂体发育不良多由于宫内不良因素及出生后窒息所致低氧血症或低灌注等而导致垂体激素释放不足或缺乏,常有生长激素缺乏、性激素不足等。以男性患儿多见,通常因身材矮小而就诊。目前垂体组织不能通过治疗再生或移植,对确诊患者激素替代治疗越早越好。

【诊断要点】

1.临床表现:以男性患儿多见,生长发育迟缓,青春发育期延迟,身材矮小,面容幼稚,生殖器幼稚。

2.实验室检查:以垂体前叶激素缺乏为主,生长激素缺乏明显者多见,伴有性激素不足。

3.MRI检查:小蝶鞍,垂体腺小,垂体腺高度小于2 mm,漏斗部不见,T_1WI矢状位垂体后叶高信号阙如或者高信号出现在漏斗上部或下丘脑。

【CT表现】

1.垂体窝浅:失去正常形态,垂体窝的改变有诊断意义。

2.垂体低矮:以垂体前叶体积缩小为主,垂体高度低于同年龄组。

3.垂体柄纤细或阙如及垂体后叶异位:以MRI显示佳。

4.鉴别诊断:主要与空泡蝶鞍相鉴别。空泡蝶鞍多表现为垂体窝扩大;垂体受压变薄贴于鞍底,呈弧形或上缘凹陷,蝶鞍内充填较多的脑脊液;垂体柄多数能显示或轻度后移位,漏斗进入垂体前后叶之间;中年女性发病多见。

(五)双重垂体和异位神经垂体

双重垂体(duplication of the pituitary gland)是一种罕见的垂体腺发育异常。患者伴有面部和脑内的发育畸形,如腭裂、器官距离过远、颅咽管永久存在、脑中线连接结构缺失等。正中颅面畸形的患者常伴有双垂体畸形,有人把双垂体归为正中颅面畸形的表现。

异位神经垂体(ectopic neurohypophysis)是指神经垂体位置异常,不位于蝶鞍内,可同时伴有身材矮小和生长激素缺乏。病因及发病机制尚无定论,有学者认为与围生期异常或外伤引起垂体柄损伤有关。还有学者认为垂体柄及垂体先天发育异常也是病因之一,因为患者可合并脑内及其他器官畸形。异位神经垂体常合并垂体柄阙如或变细及垂体前叶发育不良,称垂体柄阻断综合征(pituitary stalk interruption syndrome,PSIS)。

【诊断要点】

1.临床表现:患者常合并有中线颅面部发育异常(图 2-3-79A、图 2-3-79B),少数可表现生长激素缺乏;异位神经垂体多为一种或多种腺垂体激素缺乏,患儿常表现为身材矮小。

2.MRI 检查:

1)双重垂体:可见两个垂体腺由一层薄的隔膜分开,每个垂体通过各自的垂体柄与下丘相连,异位的垂体后叶组织可附于第三脑室底,表现为略高信号的长条状组织,并使第三脑室底增厚。蝶鞍通常不扩大(图 2-3-79C 至图 2-3-79F)。

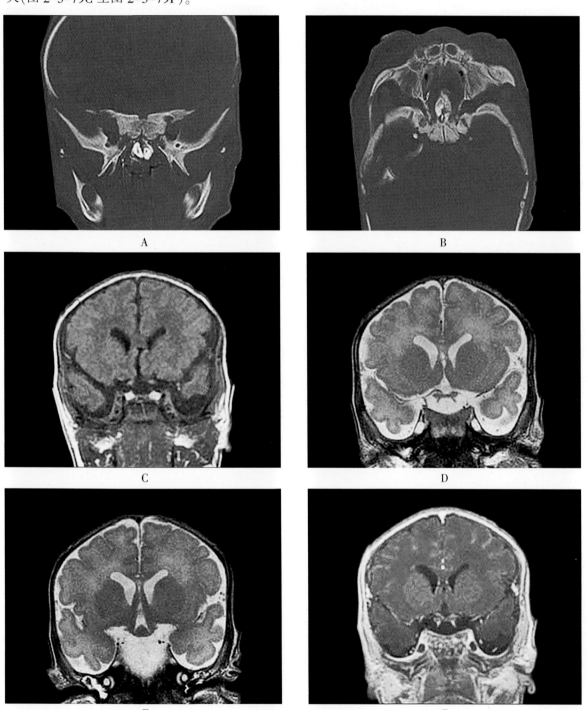

图 2-3-79 双重垂体

A.B.CT 骨窗示鼻咽部畸胎瘤内见斑片状钙化,蝶骨见矢状裂缝;

C~F.MRI 平扫及增强示双垂体及蝶鞍,第三脑室底部见融合的乳头体和灰结节

2)异位神经垂体:表现为垂体后部高信号的神经垂体消失,近段垂体柄阙如或明显变细,漏斗近侧或灰结节部位可见高信号的异位神经垂体。

【CT 表现】

1.双重垂体:垂体窝浅,蝶鞍的两侧见垂体组织及双垂体柄连接到双侧的下丘脑。

2.异位神经垂体:CT 显示神经垂体欠佳,增强扫描垂体呈明显强化,较平扫显示清晰,可较好观察鞍区骨质的改变,但较难分辨神经垂体。

(六)垂体良性增生

垂体良性增生(pituitary hyperplasia)的含义为垂体可逆性增大,是一种或多种激素分泌细胞增生,而非肿瘤形成。垂体增生分为生理性和病理性两种。生理性增生常为垂体对生理刺激的正常反应,如幼儿期、青春发育期、妊娠和哺乳期等。病理性增生常发生于垂体腺靶腺长期功能低下的患者,因为靶腺功能低下反馈性刺激垂体腺而发生代偿性增生,如甲状腺功能减退、肾上腺功能减退、性腺功能低下、性早熟及长期大量使用外源性雌激素、下丘脑肿瘤和异位分泌下丘脑释放激素的非垂体肿瘤等。甲状腺功能减退症是继发性垂体增生最常见的病因,其发病机制是甲状腺激素长期缺乏通过负反馈机制导致下丘脑促甲状腺释放激素升高,进而刺激垂体分泌,导致垂体细胞增生。组织学上可分为弥漫性增生和结节性增生。前者常为生理性增生,后者常为病理性增生。多数只需采用内科保守治疗即可。

【诊断要点】

1.临床表现:成人患者可有垂体靶腺功能低下,以甲状腺功能减低症状及泌乳多见;儿童患者以生长发育迟滞、身材矮小为突出表现,也有表现为性早熟和高泌乳素血症。

2.MRI 检查:表现为垂体前叶均匀增大,呈等 T_1、等 T_2 信号,其垂体后叶高信号清晰可见,垂体柄居中。动态增强表现为增强曲线与垂体实质一致,无异常强化或延迟强化区域。

【CT 表现】

1.垂体增生多为膨胀性改变,形态较为规则,当垂体过度增生突破鞍膈呈"钟形"或"球形",可压迫视交叉及鞍上池,但不会有颅底骨质和双侧海绵窦受侵犯征象(图 2-3-80)。

2.由于腺垂体增生,垂体柄可增粗。

3.增强扫描:垂体组织均匀一致强化。

4.鉴别诊断:在 CT 表现上,弥漫性垂体增大与垂体腺瘤较难鉴别。垂体增生上缘冠径小于下缘冠径,而垂体大腺瘤上缘冠径易超过下缘冠径;垂体增生多为膨胀性改变,形态较为规则,而垂体大腺瘤往往侵袭性较明显,向周边组织侵犯,形态可不规则,呈分叶状,肿瘤不对称,束腰征明显;垂体增生均质强化,而垂体腺瘤不均质强化。垂体增生的诊断需要结合临床病史,影像学可有明显倾向性提示。

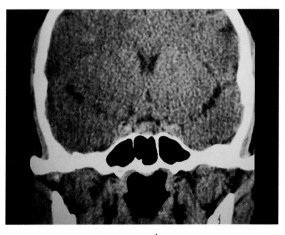
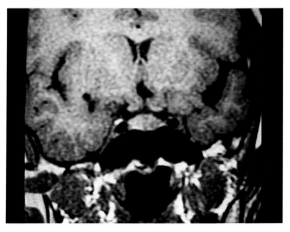

A　　　　　　　　　　　　　　B

图 2-3-80　垂体良性增生

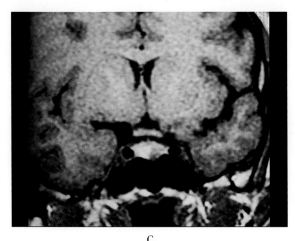
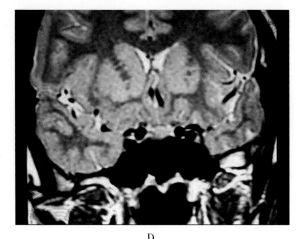

C   D

图 2-3-80　垂体良性增生(续)

A.CT 平扫示垂体增大,形态规则,鞍底骨质未见明显改变;

B~D.MRI 示垂体均匀增大,呈等 T_1、等 T_2 信号,海绵窦无明显侵犯

(七)淋巴细胞性垂体炎

淋巴细胞性垂体炎(lymphocytic hypophysitis,LYH),也称自身免疫性垂体炎,是一种罕见但被逐渐认识的自身免疫性内分泌疾病,以垂体淋巴细胞浸润为特征。本病多发生于青中年女性,男女发病比例为1:8.5。垂体炎的发病机制尚不清楚,目前认为该病是一种器官特异性自身免疫性疾病,存在细胞免疫和体液免疫的异常。淋巴细胞性垂体炎在临床上以垂体增大、淋巴细胞浸润和垂体功能减退为特征,主要表现为头痛、视力下降、视野缺损。有些患者还可出现乏力、嗜睡、肥胖、脱毛、闭经、低血糖、尿崩等。高效价的垂体前叶的自身抗体(antipituitary antibodies,APA)提示 LYH 的可能性大,而低效价的 APA 则提示为垂体腺瘤。本病通常采用激素治疗,外科手术治疗仅限于垂体增大导致的头痛、视力下降和视野缺损或肾上腺皮质激素治疗无效的患者。

【诊断要点】

1.多见于妊娠期或产后垂体功能低下者,突然出现剧烈头痛,病程短。

2.有严重垂体功能低下,如乏力、倦怠等,发病早期即出现尿崩症或眼外肌麻痹。

3.患者可合并其他自身免疫性疾病。

4.实验室检查:显示较严重的肾上腺、甲状腺、性腺功能低下,与垂体肿物的大小不成比例。

5.MRI 检查:

1)垂体呈弥漫性增大且边界欠清晰,向鞍上发展较常见,表现为等或略长 T_1、长 T_2 信号。

2)病变出现坏死可有局限性囊性变,垂体后叶正常的高信号消失(图 2-3-81A、图 2-3-81B)。

3)增强扫描病变呈均匀显著强化,邻近脑膜常有明显强化,类似"硬膜尾征",垂体柄增强及沿着下丘脑方向的"舌形"病灶是其特征性表现(图 2-3-81C、图 2-3-81D)。

【CT 表现】

1.垂体弥漫性增大,并可向鞍内、鞍上、鞍旁蔓延,边界欠清晰;蝶鞍大小正常或略增大,鞍底骨质一般不破坏;垂体柄增粗,向上累及垂体漏斗部时,视交叉受压移位(图 2-3-82);病变可累及海绵窦、邻近的硬脑膜、颈内动脉等。

2.病变后期,由于炎症进展和病灶纤维化,表现为空蝶鞍。

3.增强扫描病变呈均匀显著强化(图 2-3-82),少数病变因有坏死而呈不均匀强化。

4.鉴别诊断:

1)垂体腺瘤:①病变界限一般较淋巴细胞性垂体炎清晰。②延迟扫描常呈等或高密度。③垂体瘤很少有垂体柄增粗,但可以引起垂体柄的移位。④垂体瘤一般不影响神经垂体,结合 MRI 可以鉴别。⑤垂

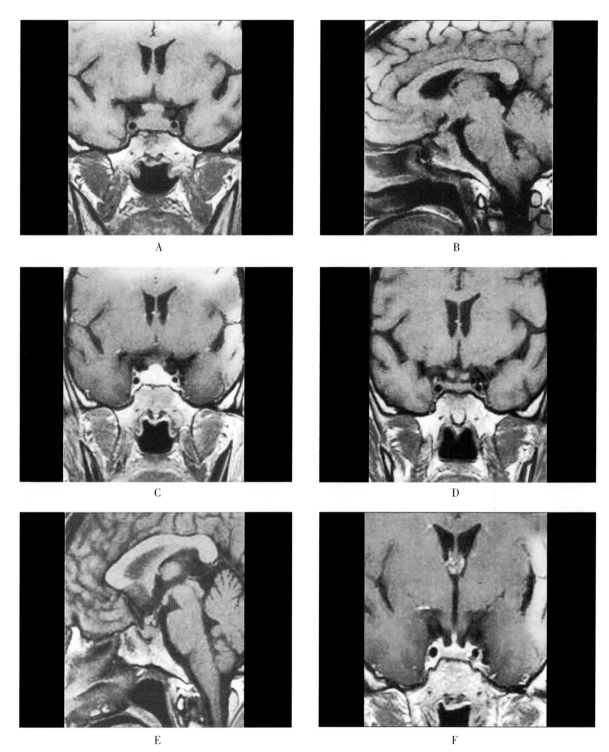

图 2-3-81　淋巴细胞性垂体炎

A.B.MRI T₁WI 示垂体弥漫性增大,信号均匀,垂体柄增粗。海绵窦区受累,颈内动脉虹吸部被包绕,垂体后叶高信号消失;

C.MRI 增强扫描示垂体明显均匀强化;

D~F.治疗 2 周后复查 MRI 垂体明显缩小,信号均匀,垂体柄明显变细。垂体呈均匀强化,局部脑膜强化较明显

体瘤常对鞍底骨质有压迫,造成鞍底下陷,且垂体瘤邻近硬脑膜不会强化。

　　2)垂体增生:表现为垂体弥漫性增大,与正常垂体呈等信号,实质信号均匀,呈均匀强化,强化程度不及淋巴细胞性垂体炎,一般不侵犯周围组织,且结合临床表现及实验室检查亦可鉴别垂体增生。

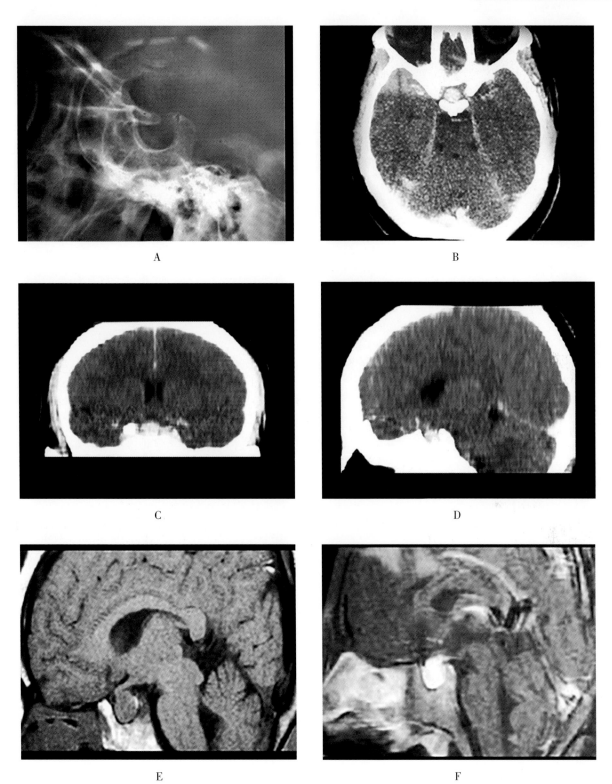

图 2-3-82　淋巴细胞性垂体炎

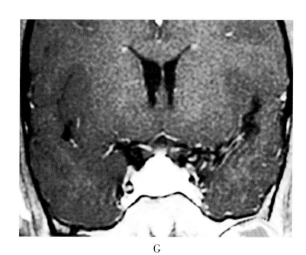
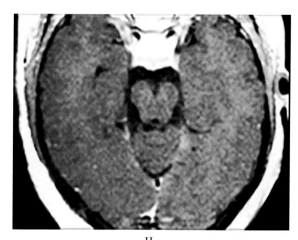

G   H

图 2-3-82   淋巴细胞性垂体炎(续)

A.X 片示蝶鞍扩大;

B~D.CT 增强扫描示垂体增大并均匀强化;

E.MRI T₁WI 示垂体增大,垂体柄增粗;

F~H.MRI 增强示垂体明显均匀强化

(八)垂体脓肿

垂体脓肿(pituitary abscess)罕见,多见于成人及青少年,女性多发,发病率约占垂体占位性病变的0.4%。垂体脓肿可分为原发性垂体脓肿和继发性垂体脓肿。原发性垂体脓肿常见,可以为血源性感染所致,也可由颅内或垂体附近的炎性病灶扩散引起;继发性垂体脓肿少见,常见为垂体瘤、Rathke 囊肿和颅咽管瘤术后,合并垂体感染。常见的致病菌为链球菌、肺炎双球菌、变形杆菌等,少数也可为真菌,约半数垂体脓肿细菌培养为阴性。

【诊断要点】

1.临床表现:

1)垂体脓肿可产生与蝶鞍部肿瘤相似的症状,包括神经系统症状和体征,如头痛、复视、偏盲、双眼外展受限等。

2)出现内分泌功能损害症状,如闭经、泌乳、多尿、烦渴、性欲下降等,儿童患者可表现为发育迟滞。

3)急性患者可出现发热、白细胞升高,约 50%的患者合并有脑膜炎。

2.MRI 检查:

1)表现为垂体体积增大。

2)脓液稀者 T₁WI 呈均质低信号,T₂WI 呈脑脊液样均质高信号。脓液稠者 T₁WI 可呈接近于脑实质的均质稍低信号或等信号,T₂WI 呈均质稍高信号,DWI 呈高信号是脓肿的典型表现。

3)增强扫描呈环形强化,环壁可较薄或较厚,厚度较均匀或稍不均匀,MRI 对显示垂体脓肿的环形强化比 CT 清楚。

【CT 表现】

1.CT 平扫常表现为鞍内低密度或稍低密度肿块。

2.脓肿密度高低的程度与脓肿内脓液的黏稠度有关。脓液稀者密度低,可稍高于脑脊液密度;脓液黏稠者密度较高,可明显高于脑脊液密度,呈稍低于脑实质密度,密度均匀。

3.增强扫描,脓液不强化,脓肿壁明显强化呈环形(图 2-3-83)。

4.垂体脓肿常同时累及海绵窦,表现为海绵窦明显强化。

5.鉴别诊断:

1)垂体瘤:有坏死、囊变的垂体瘤可呈多种密度变化,CT 扫描囊变部分常呈低密度,也可因蛋白含量较多而接近等密度;增强扫描是垂体瘤和垂体脓肿鉴别的关键,有囊变、坏死的垂体瘤在增强扫描时周围肿瘤实质部分强化,可类似环形强化,但通常强化的壁厚度差别较大,而垂体脓肿呈环形强化且壁厚较均匀。

　　2)Rathke 囊肿:Rathke 囊肿及垂体脓肿平扫时均可呈多种密度变化, 增强扫描对鉴别有重要意义, Rathke 囊肿不强化,而垂体脓肿呈环形强化。

　　3)垂体转移瘤:罕见,瘤内发生坏死也可呈环形强化,但壁通常厚且不规则,脑其他部位常同时见转移瘤病灶,临床也多有明确的原发肿瘤病史。

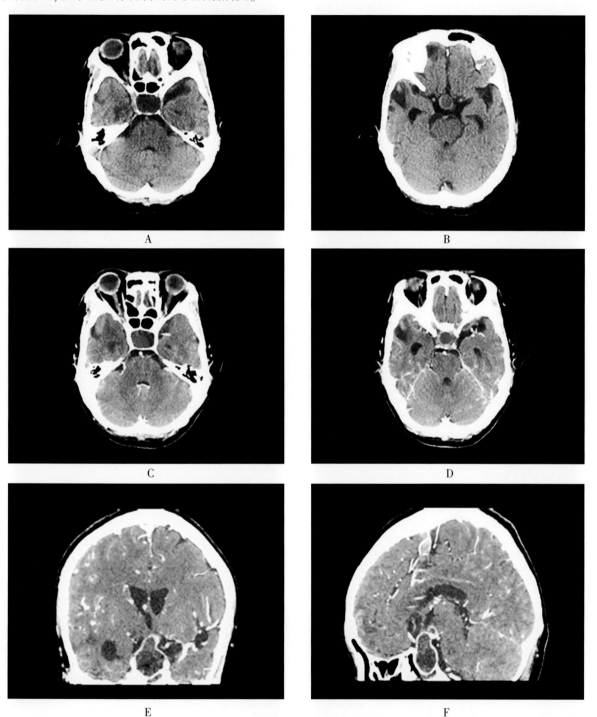

A

B

C

D

E

F

图 2-3-83　垂体脓肿

A.B.CT 平扫垂体窝显示增大,内见类圆形低密度区,边界较清;

C.D.增强扫描病灶壁呈环状强化,病灶内未见明显强化;

E.F.冠状及矢状面病灶呈环状强化,局部见"束腰征"

(九)垂体柄阻断综合征

垂体柄阻断综合征(pituitary stalked interruption syndrome,PSIS)是由不明原因引起垂体柄阙如或变细合并垂体后叶异位,使下丘脑-垂体系统内分泌功能紊乱而出现的一种或多种垂体激素缺乏所致的一系列症候群。下丘脑分泌的激素不能经过垂体柄运输到垂体后叶,无法通过垂体门脉系统作用于垂体前叶。PSIS 在活产新生儿中的发病率为 1/10 000~1/4 000,男女发病比例为 3:1。PSIS 患者约有 20%合并脑内及其他器官的畸形,如 Chiari 畸形、胼胝体发育不良、颅咽管发育不良及松果体囊肿等。

【诊断要点】

1.垂体柄阻断综合征既可引起单一生长激素缺乏,也可引起多种腺垂体激素缺乏,以后者常见。

2.垂体柄变细易引起单一生长激素完全或部分缺乏所致的生长发育缓慢和身材矮小,促性腺激素缺乏所致的性腺不发育和第二性征发育迟缓或阙如,促甲状腺激素缺乏所致的甲状腺功能低下。

3.垂体柄阙如常致多种腺垂体激素缺乏,常表现为全垂体功能减退相关的症状,伴或不伴尿崩症(下丘脑的室上核和室旁核分泌的催产素和抗利尿激素储存于神经垂体、释放入血而不引起尿崩,但当异位后叶分泌 ADH 不足时则表现为尿崩症)。

4.垂体柄阻断综合征是垂体性生长激素缺乏症的常见原因,约占特发性生长激素缺乏症儿童病例的 63%。对于临床生长发育缓慢和身材矮小的患者,尤其是男性,当实验室检查示生长激素缺乏时,应首先考虑到本病。

5.MRI 检查:

1)正常垂体后叶在出生后的第二个月,即表现为 T_1WI 点状高信号(目前多数学者认为垂体后叶高信号与垂体后叶含有抗利尿激素等神经内分泌颗粒有关)。垂体后叶高信号是神经垂体功能的标志,说明下丘脑-垂体轴的完整性。但正常人可有近 10%神经垂体高信号阙如。

2)垂体柄阻断综合征在 MRI 上的典型表现包括以下三联征:

(1)垂体柄阙如或发育不良。

(2)垂体窝内未见神经垂体,表现为 T_1WI 上垂体后叶高信号消失,垂体后叶异位至垂体柄或第三脑室漏斗隐窝底部的正中隆起(图 2-3-84)。

(3)垂体前叶(腺垂体)发育不良。

3)MRI 冠状位和矢状位 T_1WI 可清楚显示鞍区的解剖结构,应作为主要成像方位和序列,必要时行增强 MRI 扫描以区别垂体柄的阙如和明显变细。

【CT 表现】

1.平扫及重组图像显示垂体柄阙如或明显变细。

2.CT 对垂体前叶及后叶的显示较差,不如 MRI 检查。

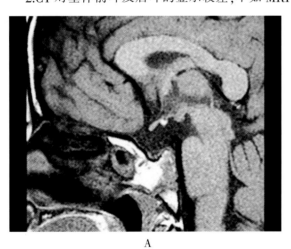
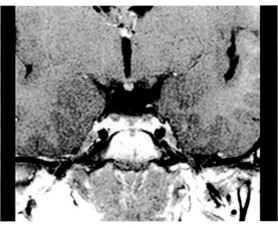

A　　　　　　　　　　　　　　　B

图 2-3-84　垂体柄阻断综合征

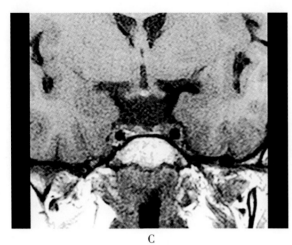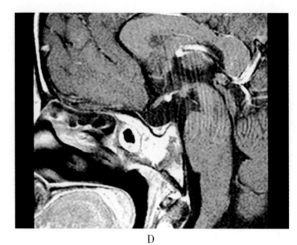

C   D

图 2-3-84   垂体柄阻断综合征(续)

A~C.MRI 矢状面及冠状面示垂体柄阙如,T_1WI 垂体后叶高信号异位于下丘脑底部,垂体前叶体积小;

D.MRI 增强扫描显示更清晰

3.鉴别诊断:CT 检查怀疑垂体柄阻断综合征时,应建议行 MRI 检查。垂体柄阻断综合征的 MRI 征象典型,诊断不难。观察图像时,在垂体窝内未见正常神经垂体时,要注意下丘脑底部的信号变化,注意评估垂体柄及垂体前叶的发育情况。

(十)灰结节错构瘤

灰结节错构瘤(hamartoma of the tuber cinereum)是一种少见的先天性脑组织发育异常性疾病,并非真性肿瘤。多在儿童早期发病,通常于 6 岁前即出现症状,女性稍多于男性。灰结节错构瘤常发生于下丘脑,多起自灰结节或乳头体,与脑组织相连。由异位的、类似灰结节的、分化良好而形态各异并呈不规则分布的神经元构成,其纤维间质内有正常的星形胶质细胞和神经节细胞。较小的肿瘤无蒂,可位于第三脑室底部;较大的肿瘤可有蒂,突入大脑脚间池。肿瘤可独立存在或同时伴有其他畸形,如胼胝体发育不全、视-隔发育不良、灰质异位、小脑回畸形和大脑半球发育不良等。

【诊断要点】

1.灰结节错构瘤一般不侵犯周围组织,其组织学上的变异包括脂肪瘤、骨脂肪瘤和结节硬化等。

2.临床表现:

1)以性早熟为主要临床表现的占 35%~70%,表现有乳房发育、腋毛及阴毛生长、外生殖器增大、骨龄提前等。

2)无性早熟表现,但以癫痫、智力障碍、精神异常等症状为主,约占 48%,特征性症状是痴笑样癫痫,也可出现行为异常及感知能力下降。

3)部分患者无症状,多于尸检时发现。

3.MRI 检查:

1)矢状位扫描可见下丘脑区软组织肿块,位于漏斗后方,向下突入脚间池及鞍上池。

2)T_1WI 病灶信号类似于灰质,呈等信号,T_2WI 上信号稍高于灰质信号。

3)增强扫描肿瘤常无明显强化。这与错构瘤组织学上有完整的血脑屏障、无新生肿瘤血管有关。

4)垂体体积稍增大,可能是由于长期激素刺激垂体所致,可作为灰结节错构瘤的一个特征。

【CT 表现】

1.典型者 CT 平扫见鞍上肿块,圆形或卵圆形,直径多在 0.2~4 cm,境界清楚,轮廓较光整,可有轻度分叶,与脑组织密度相等,密度均匀。

2.一般病灶内无钙化和囊变,少见病例可有大块致密钙化。

3.增强扫描时病灶无明显强化(图 2-3-85)。

4.影像学复查可见肿瘤大小、形态和位置不变化。

5.灰结节错构瘤也可合并其他颅内异常,如胼胝体发育不全、视-隔发育不良、灰质异位、小脑回畸形和大脑半球发育不良等。

6.鉴别诊断:

1)颅咽管瘤:①多呈囊性或者有一明显大囊位于实质性部分上方;②肿瘤常见点状或弧线状钙化;③增强扫描肿瘤见均匀或不均匀强化。

2)灰结节胶质瘤:鞍上池内占位,增强后有强化,有助于鉴别。

3)生殖细胞瘤:鞍上池内生殖细胞瘤增强扫描显著强化,对放射治疗敏感,易发生蛛网膜下隙种植性转移,有助于鉴别。

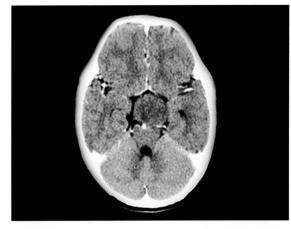

A

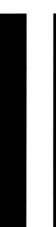

B

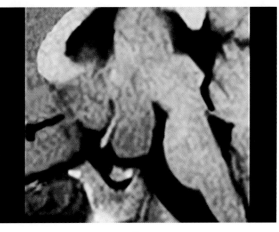

C

图 2-3-85 灰结节错构瘤

A.B.CT 增强扫描鞍上池内见类圆形等密度灶,境界清楚,未见明显强化;

C.MRI 平扫示下丘脑区软组织肿块,向下突入脚间池及鞍上池,呈结节状,T$_1$WI 病灶信号类似于灰质,呈等信号(↑)

六、松果体区肿瘤

松果体区肿瘤主要分为两大类:生殖细胞肿瘤(75%)和松果体细胞肿瘤(25%)。前者以生殖细胞瘤最常见,其次为畸胎瘤(包括恶性畸胎瘤),而内胚窦瘤和原发于颅内的绒毛膜上皮癌极为少见;后者指发生于松果体实质细胞的肿瘤,包括松果体细胞瘤和松果体母细胞瘤。

(一)生殖细胞肿瘤

生殖细胞肿瘤的发病率占颅内肿瘤的 0.5%~2%,多见于松果体区及鞍上。生殖细胞瘤(germinoma)占生殖细胞肿瘤的 65%,也是松果体区最为常见的肿瘤,占松果体区肿瘤的 50% 以上。发病年龄高峰为 12~14 岁,平均年龄 10 岁,男女发病比例为 2.24:1。肿瘤为高度恶性,浸润性生长,可引起种植性和远处转移。发生在松果体区者以男性占绝大多数,位于鞍上者以女性较为多见。

畸胎瘤和恶性畸胎瘤(teratoma & malignant teratoma)的组织来源十分广泛,通常由两个胚层甚至三个胚层来源的组织构成,占颅内肿瘤的 0.5%~1%,常见于 20 岁以下的男性。约半数位于松果体区,其次见于鞍区、脑室脉络丛及桥小脑角等部位。恶性畸胎瘤边界可不清楚,诊断取决于肿瘤是否伴有生殖细胞瘤及绒毛膜上皮癌的成分。

【诊断要点】

1.颅内压增高:早期即可出现,患者可有头痛、呕吐、视神经乳头水肿及视力减退、外展神经麻痹等症状。

2.邻近结构受压征:

1)Parinaud 综合征:眼球上下运动障碍、瞳孔散大或不等大。

2)听力障碍:出现耳鸣及听力减退。

3)共济障碍:出现躯干性共济障碍及眼球震颤,表现为步态不稳、协调动作迟缓及 Romberg 征阳性。

4)下丘脑损害:主要表现为尿崩症,少数可出现嗜睡等。

3.内分泌紊乱症状:性征发育紊乱,主要为性早熟。

4.脑脊液检查:本瘤易发生肿瘤细胞脱落。

5.肿瘤标志物检测:血清及脑脊液中的甲胎蛋白(AFP)和绒毛膜促性腺激素(HCG)升高,并可作为疗效评定及复发监测的重要手段。

6.X 线平片:主要表现为颅内压增高征象及松果体区异常钙化,10 岁以下的儿童出现松果体区钙化斑或 10 岁以上其直径超过 1 cm 者,应高度怀疑松果体区肿瘤的可能性。

【CT 表现】

1.生殖细胞瘤:

1)平扫见松果体区或第三脑室后部卵圆形或不规则形边界清楚的等密度或稍高密度肿块。

2)松果体钙化增大且被包埋于瘤块之中是此瘤的特征性表现(图 2-3-86),肿瘤本身也可见小结节状及斑点状钙化,平扫钙化率显示可达 70% 左右(图 2-3-87)。

3)肿瘤易沿脑脊液通道发生种植性转移(图 2-3-88),室管膜受累可见其明显增厚且厚薄不均(图2-3-89)。

4)增强扫描肿瘤多呈均匀性中度强化,少数瘤体因坏死、囊变呈不均匀强化。瘤周常无水肿(图 2-3-90)。

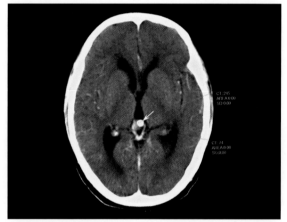

图 2-3-86　生殖细胞瘤

CT 增强扫描见松果体区松果体钙化较生理性钙化增大(↑)且部分被包埋于强化瘤体之中,幕上脑室稍显扩大积水

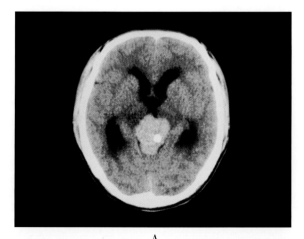

A

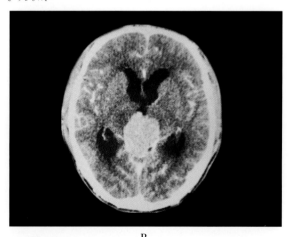

B

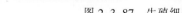

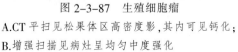

图 2-3-87　生殖细胞瘤

A.CT 平扫见松果体区高密度影,其内可见钙化;

B.增强扫描见病灶呈均匀中度强化

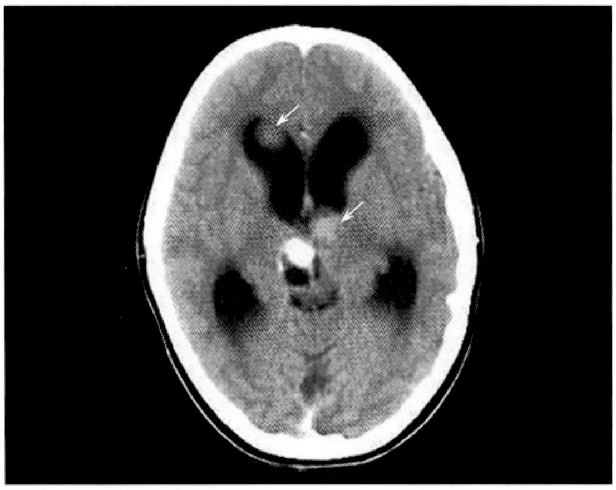

第二章 中枢神经

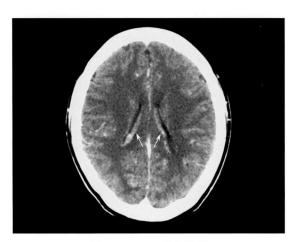

图 2-3-88　生殖细胞瘤

增强扫描见松果体区不均匀强化病灶,且见松果体钙化增大,另见两侧侧脑室前角球形种植性转移灶(↑)

5)具有恶性特征的生殖细胞瘤形态不规则、密度不均、边界不清,常沿脑室壁蔓延生长,并可侵犯周围脑组织。

2.畸胎瘤:

1)CT 平扫见类圆形或分叶状肿块,密度不均匀,边界清楚(图 2-3-91)。

2)囊性者囊液 CT 值为-20 HU 左右。

3)瘤内可见脂肪、钙化灶,有时可见具有特征性的高密度骨骼或牙齿样结构 (图 2-3-92、图 2-3-93)。

4)肿瘤的实性部分增强时表现为不同程度强化(图 2-3-94)。

5)恶性畸胎瘤实质部分多,肿瘤边界不清,强化时实性部分明显强化,且不规则。

6)鉴别诊断:生殖细胞瘤密度较高且均匀,极少囊变且无脂肪成分。

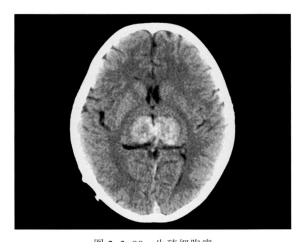

图 2-3-89　生殖细胞瘤

增强扫描见两侧侧脑室体部室管膜明显增厚、强化且厚薄不均(↑)

图 2-3-90　生殖细胞瘤

增强扫描见两侧丘脑、松果体区及第三脑室后部不均匀强化的较大肿块

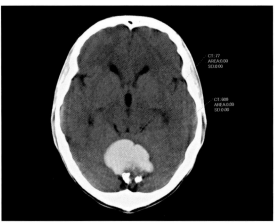

图 2-3-91　畸胎瘤

CT 平扫见后颅窝中线分叶状高密度肿块,其后缘见多发钙化灶

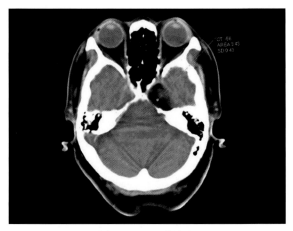

图 2-3-92　畸胎瘤

CT 平扫见左颞叶底部近中线处混杂密度病变,其内含较多脂肪成分

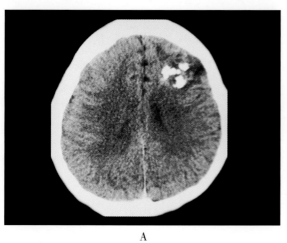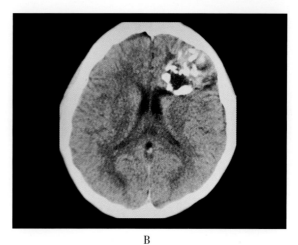

A　　　　　　　　　　　　　　　　　B

图2-3-93　畸胎瘤

　　A.B.CT平扫左侧额叶见一团块状混杂密度影,病灶内可见多发不规则高密度钙化影,周围未见明显水肿带,左侧侧脑室前角稍受压,病灶周围仍可见脑沟

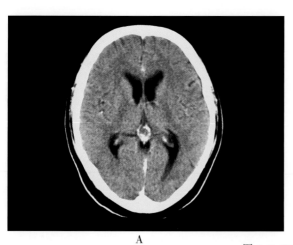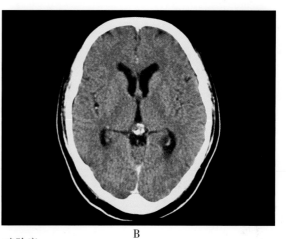

A　　　　　　　　　　　　　　　　　B

图2-3-94　畸胎瘤

A.B.增强扫描见松果体区类圆形含多发钙化球形肿块

(二)松果体细胞瘤和松果体母细胞瘤

　　松果体细胞瘤和松果体母细胞瘤(pineocytoma & pineoblastoma)发病率很低,年龄范围分布较广。松果体细胞瘤多见于成人,松果体母细胞瘤多见于儿童,肿瘤恶变后易沿脑脊液循环播散,形成蛛网膜下隙种植。

【诊断要点】

　　1.颅内压增高:早期易发生梗阻性脑积水及颅内压增高。

　　2.邻近脑结构受压征:

　　1)眼征:眼球向上下运动障碍、瞳孔散大或不等大。

　　2)听力障碍:双侧耳鸣和听力减退。

　　3)小脑征:躯干性共济失调及眼球震颤。

　　4)下丘脑损害:表现为尿崩症、嗜睡和肥胖等。

　　3.内分泌症状:表现为性征发育停滞或不发育。

　　4.其他症状:松果体细胞瘤和松果体母细胞瘤均可发生沿脑脊液循环播散性种植。

　　5.X线平片:多数患者可显示颅内压增高,病理性钙化较少见,此特点可与该部位好发的生殖细胞瘤和畸胎瘤等相鉴别。

【CT 表现】

1.松果体细胞瘤：

1)CT 平扫见第三脑室后方松果体区圆形或卵圆形等密度或稍高密度肿块。

2)松果体钙化常被推挤后移。

3)瘤体大多密度均匀,边缘清楚,无水肿,少数瘤内偶见不规则钙化斑。

4)肿瘤可造成第三脑室后部受压,并呈"杯口状"局限性扩大、前移。

5)增强扫描多呈均匀强化(图 2-3-95)。

2.松果体母细胞瘤：

1)为高度恶性肿瘤,常有坏死和出血。

2)CT 平扫见第三脑室后部卵圆形或不规则形混杂密度肿块,边界不清。

3)强化常不均匀或呈环形增强。

4)松果体细胞瘤和松果体母细胞瘤均可发生脑室系统的播散性转移。

3.鉴别诊断：生殖细胞瘤松果体钙化常被肿瘤所包埋,肿瘤本身也可见钙化;而松果体细胞瘤松果体钙化常被推挤后移,瘤体内偶见钙化,松果体母细胞瘤常见坏死和出血。

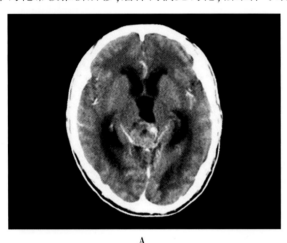
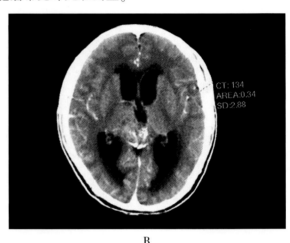

A   B

图 2-3-95   松果体细胞瘤

A.B.增强扫描见松果体区类圆形强化肿块,其内见多发钙化灶,两侧侧脑室前角室管膜显示增厚、强化,幕上脑室扩张积水

七、神经源性肿瘤

（一）听神经瘤

听神经瘤(acoustic neurinoma)为颅内常见肿瘤之一,属良性肿瘤,占桥小脑角肿瘤的80%,占颅内肿瘤的8.43%,好发于中年人,发病年龄高峰在30~50岁,女性多于男性。肿瘤起源于听神经鞘,肿瘤大多数为单侧性,少数为双侧性。

【诊断要点】

1.本病首发症状几乎均是听神经本身的症状,包括眩晕、单侧耳鸣及耳聋。耳鸣为高音调及连续性。

2.其他常见病征：眼球震颤、角膜反射消失、小脑症状与脸部肌肉无力。

3.神经耳科检查：

1)听力检查：

(1)Bekesy 听力测验：第Ⅰ型属正常或中耳疾病,第Ⅱ型为耳蜗听力丧失,第Ⅲ、Ⅳ型为听神经病变。

(2)音衰退阈试验：如音调消退超过 30 dB,为听神经障碍。

(3)短增强敏感试验：积分在 60%~100%为耳蜗病变。

2)前庭神经功能检查:听神经瘤多起源于听神经的前庭部分,早期采用冷热水试验几乎都能发现病侧前庭神经功能损害现象(反应完全消失或部分消失)。

4.脑干听觉诱发电位或脑干电反应听力测定:阳性为V波延迟或缺失,95%以上的听神经瘤可有此表现,现已广泛用于本病的早期诊断。

5.X线平片:主要表现为内听道扩大。

6.MRI检查:肿瘤多呈不均匀长T_1、长T_2信号,可见囊变区,可清晰显示内听道内的微小肿瘤,增强检查时肿瘤更显清楚。

【CT表现】

1.CT平扫见桥小脑角区等密度(50%~80%)或稍高密度圆形或椭圆形肿块,有时可见一蒂伸入内听道。肿瘤密度多均匀,边界清楚。少数因囊变、坏死和出血而致密度不均,钙化少见(图2-3-96、图2-3-97)。

2.肿块多以内听道口为中心生长,常引起内听道扩大(50%~85%)或骨质破坏,肿瘤多与岩骨相交成锐角。

3.第四脑室和脑干受压移位,桥小脑角池局部闭塞,而邻近脑池扩大(图2-3-97)。

4.增强扫描时,肿瘤呈均匀或不均匀中度至明显强化,瘤周水肿少见,瘤体较大可出现轻至中度瘤周水肿(图2-3-98、图2-3-99)。

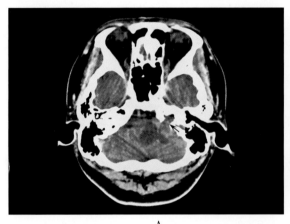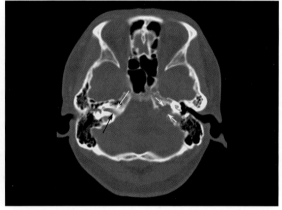

A   B

图2-3-96 听神经瘤

A.CT平扫见左侧桥小脑角区较大混杂密度病变,内听道骨质破坏和扩大,并见一蒂伸入内听道(↑),第四脑室闭塞;
B.骨窗像示左侧内听道骨质破坏更明显(↑),右侧内听道显示正常(长↑)

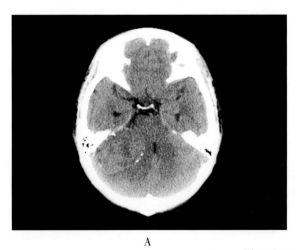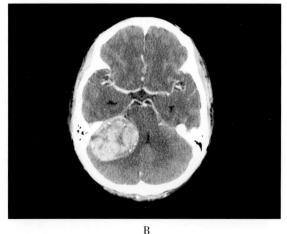

A   B

图2-3-97 听神经瘤

A.CT平扫见右侧桥小脑角区等密度灶,病灶内密度欠均匀,边缘见斑点状钙化,第四脑室和脑干受压移位;
B.增强扫描见病灶不均匀明显强化

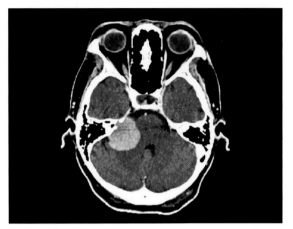 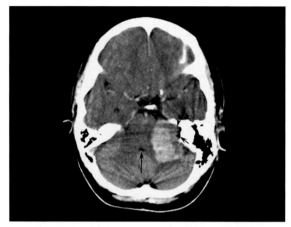

图 2-3-98　听神经瘤

增强扫描见右侧桥小脑角区类圆形均匀高密度肿块,内听道骨质破坏,第四脑室和脑桥受压移位

图 2-3-99　听神经瘤

增强扫描见左侧桥小脑角区类圆形高密度肿块,内听道骨质破坏和扩大(↑),第四脑室受压移位(长↑)

5.鉴别诊断:

1)脑膜瘤:内听道不扩大,与岩骨呈钝角相连并常伴有骨质增生。

2)胆脂瘤:增强前后均为低密度,无强化。

3)三叉神经瘤:位于岩骨尖,常有骨质破坏,内听道无改变,肿瘤可骑跨中后颅窝,呈哑铃状。

(二)三叉神经瘤

三叉神经瘤(trigeminal neurinoma)是一种少见的颅内良性肿瘤,好发年龄为 35~60 岁,发病率与听神经瘤发病率之比为 3:100~4:100。肿瘤大多由中颅窝半月神经节长出,位于中颅窝;部分由神经节后根长出,位于后颅窝;或肿瘤骑跨中后颅窝,呈哑铃状。

【诊断要点】

1.首发症状:为一侧面部阵发性疼痛或麻木,后可出现咀嚼肌无力及萎缩。

2.肿瘤位于中颅窝:可出现视力障碍、动眼神经麻痹、同侧眼球突出及幻嗅、颞叶癫痫和脑积水症状。

3.肿瘤位于后颅窝:表现为复视、周围性面肌麻痹、进行性耳聋及小脑症状、颅内压增高症状及后组(Ⅸ、Ⅹ、Ⅺ)脑神经症状。

4.肿瘤骑跨于中、后颅窝:可引起对侧轻瘫、颅内压增高及小脑症状。

5.X 线平片:肿瘤位于中颅窝可见卵圆孔及圆孔的扩大;肿瘤进入后颅窝的特征表现为典型的岩尖前内部的骨质破坏,边缘清晰整齐。

6.MRI 检查:T_1 呈等或稍低信号,T_2 呈稍高信号,可见囊变,增强后实性部分均匀强化,瘤周几乎无水肿。

【CT 表现】

1.CT 平扫见中颅窝或后颅窝内圆形或卵圆形肿块,瘤体位于中颅窝者多较小,位于后颅窝者由于无硬脑膜限制而体积多较大,约 25%的肿瘤骑跨中后颅窝并呈哑铃状(图 2-3-100、图 2-3-101)。

2.瘤体呈等密度,但发生囊变可为低密度或混杂密度。

3.肿瘤较大时可向前累及海绵窦,亦可突破中颅窝底而突入颞下窝,呈膨胀性生长并伴有岩骨尖骨质吸收破坏(图 2-3-102、图 2-3-103)。

4.增强扫描肿瘤呈均匀或不均匀强化,肿瘤周围多无水肿带,瘤体小时可无占位效应(图 2-3-100)。

5.鉴别诊断:

1)脑膜瘤:密度较均匀,囊变少见,多为椭圆形,很少表现为"哑铃状",增强后明显强化,可见"脑膜尾征"。

2)听神经瘤:位于听神经走行区,常伴内听道扩大或骨质破坏、面和听神经增粗及三叉神经多向前推压。

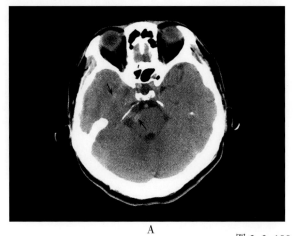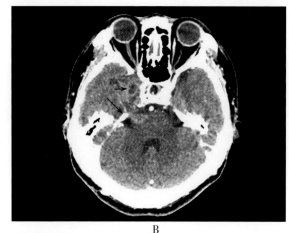

A   B

图 2-3-100 三叉神经瘤

A.CT平扫见骑跨右侧中后颅窝的混杂密度软组织肿块(↑),且累及同侧环池,脑桥受压变形;

B.增强扫描肿瘤呈不均匀强化,瘤体内有低密度坏死、囊变区(↑),岩骨尖骨质破坏(长↑)

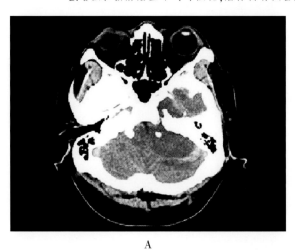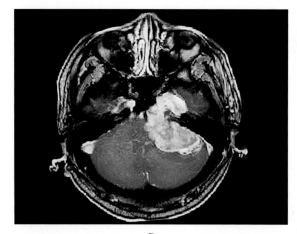

A   B

图 2-3-101 三叉神经瘤

A.CT平扫示左侧跨中后颅窝混杂密度病灶,以低密度为主;

B. MRI增强扫描示病变呈不均匀强化

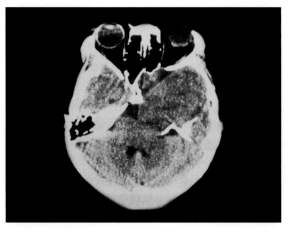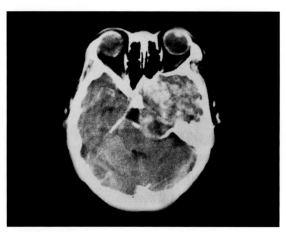

A   B

图 2-3-102 三叉神经瘤

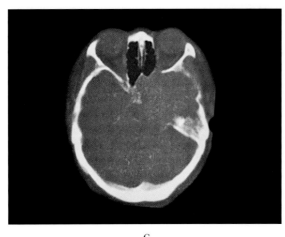

C

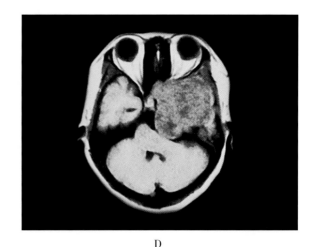

D

图 2-3-102 三叉神经瘤(续)

A.CT 平扫示哑铃状肿瘤跨中后颅窝生长,呈低密度,相邻脑桥受压,桥前池增宽;

B.增强扫描示肿瘤不均匀强化;

C.骨窗示肿瘤邻近骨质受压变薄;

D.MRI 示 T_1WI 肿瘤呈低信号,内见多个小囊变区,脑桥明显受压

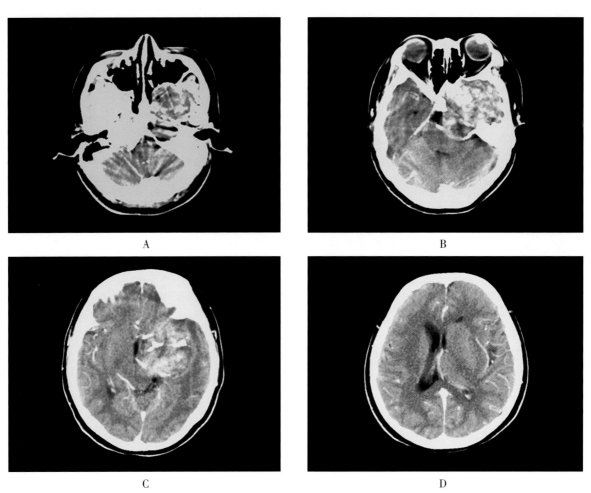

A

B

C

D

图 2-3-103 三叉神经瘤

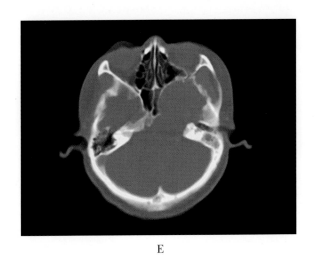 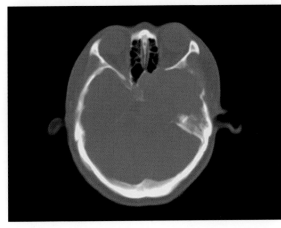

E   F

图2-3-103 三叉神经瘤(续)

A~D.CT增强扫描示左侧鞍旁见一"哑铃状"软组织肿块,跨中颅窝和后颅窝生长,并向上累及侧脑室旁,其密度不均,边缘尚清,呈明显不均匀强化;

E.F.骨窗示相邻骨质呈压迫吸收性骨质改变

(三)神经纤维瘤病

神经纤维瘤病又称多发性神经纤维瘤(neurofibromatosis,NF),属常染色体显性遗传病,系外胚层和中胚层发育异常所致。神经纤维瘤病约半数患者有家族史,男女发病率基本相等。神经纤维瘤病可分为NF-Ⅰ和NF-Ⅱ两型,前者占90%以上。

【诊断要点】

1.NF-Ⅰ型的诊断标准为符合以下两项或两项以上者:

1)牛奶咖啡斑:青春期前有≥6个直径5 mm的斑块,青春期后有≥6个直径15 mm的斑块(图2-3-104A)。

2)≥2个任何类型神经纤维瘤或1个丛状神经纤维瘤(图2-3-104B)。

3)腹股沟或腋窝雀斑。

4)≥2个Lisch结节(虹膜错构瘤)。

5)明确骨损害,包括蝶骨大翼发育不良、骨缝缺损和脊柱侧弯畸形。

6)一级亲属中有符合上述标准的NF-Ⅰ型患者。

2.NF-Ⅱ型的诊断标准是符合以下两项之一:

1)双侧听神经瘤。

2)一侧听神经瘤伴以下某两种病变:神经纤维瘤、脑膜瘤、胶质瘤、神经鞘瘤或玻璃体混浊。

【CT表现】

1.NF-Ⅰ型病变范围广泛,可累及身体的多个部位或多种组织结构。

1)脑内错构瘤病灶呈多发、散在的结节或斑片灶,主要分布于苍白球、小脑和脑干等部位,多数病灶直径在1 cm以内,无强化。

2)脑内胶质瘤表现为不规则分叶状肿块病状,有明显的结节状、环状强化,并有占位和脑积水表现,多发生于视神经、视交叉或下丘脑。

3)蝶骨大翼发育不良(图2-3-104C、图2-3-104D),可合并颞叶向眼眶疝出和搏动性突眼。

2.NF-Ⅱ型皮肤病变很少见,而中枢神经系统病变占100%。

1)双侧听神经瘤:CT表现为内听道扩大,其内见软组织密度肿块,增强扫描病变呈明显均匀强化,坏死囊变少,边界清楚(图2-3-105)。

2)脑膜瘤:通常为多发脑膜瘤,可发生于颅内任何位置,大多与硬脑膜呈宽基底相连,也可发生于脑室内。

3) 其他脑神经瘤:双侧三叉神经根和双侧副神经舌下神经呈梭形增粗,并呈明显强化表现。

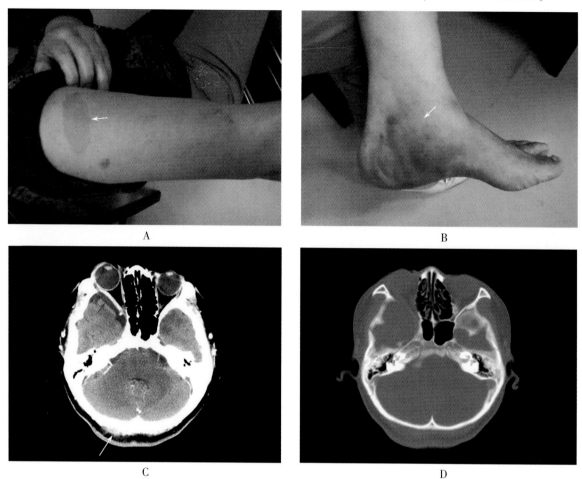

图 2-3-104 神经纤维瘤病(NF-Ⅰ)

A.右上臂外侧皮肤见牛奶咖啡斑(↑);
B.左内踝部的神经纤维瘤向皮肤表面隆起(↑);
C.增强扫描见右侧蝶骨大翼发育不良(↑),右枕部有局限性骨质缺损,右眼球向前凸出,右枕部头皮下可见小的神经纤维瘤(长↑);
D.骨窗像显示蝶骨大翼缺损改变更加清楚

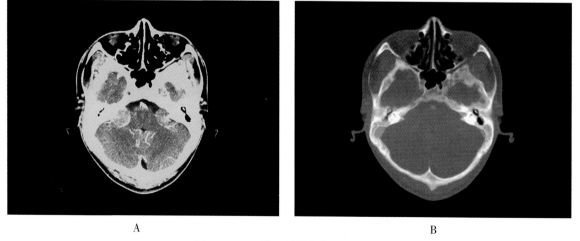

图 2-3-105 神经纤维瘤病(NF-Ⅱ)

A.增强扫描见双侧听神经瘤呈明显均匀强化,未见低密度坏死和囊变区;
B.骨窗见双侧内听道扩大

八、血管性肿瘤

（一）血管母细胞瘤

血管母细胞瘤（hemangioblastoma）又称血管网状细胞瘤，是一种有遗传倾向的良性肿瘤，占颅内肿瘤的 1.5%~2%，占后颅窝肿瘤的 7%~12%，多见于青壮年，男性稍多于女性。此瘤中的 20%患者伴有视网膜血管瘤，6%的视网膜血管瘤伴发小脑的血管母细胞瘤。10%~20%发生于 Von Hippel-Lindau 病。

【诊断要点】

1.术前病程一般在 7 个月左右，肿瘤呈囊性者病程短，实体肿瘤病程可长达数年。

2.约 80%的患者以头痛为首发症状，位于小脑者达 95%，表现为间歇性枕下痛。

3.60%的患者出现呕吐、眩晕和复视，并可产生脑积水、颅内压增高。

4.60%的患者有眼球震颤和共济失调，其次为脑神经瘫和锥体束征，眼底水肿占 70%。

5.红细胞计数：10%~50%的患者有红细胞增多，肿瘤切除后红细胞下降，肿瘤复发红细胞升高。

【CT 表现】

1.囊性：CT 平扫典型表现为大囊小结节，囊性低密度 CT 值为 10~20 HU，高于脑脊液。囊壁上可见一个或数个等密度结节突入腔内，即壁结节。增强扫描壁结节明显强化，囊壁无强化（图 2-3-106、图 2-3-107）。

2.实质性：平扫瘤体呈等密度，增强时肿瘤呈均匀性显著强化。

3.囊实性：平扫实性成分为等密度区，囊性成分为低密度区，囊壁常较厚。增强扫描肿瘤的实性部分及囊壁呈均匀明显强化（图 2-3-108）。

4.瘤周无水肿，肿瘤大时压迫第四脑室，引起脑积水。

5.鉴别诊断：囊性星形细胞瘤实性部分或壁结节较大，瘤周常有水肿，强化不如血管母细胞瘤明显。

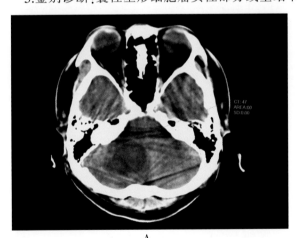
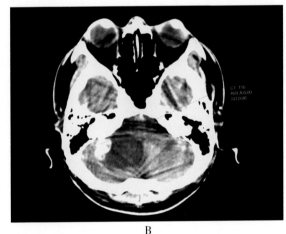

A　　　　　　　　　　　　　　　　　B

图 2-3-106　血管母细胞瘤（囊性）

A.CT 平扫见右侧小脑半球类圆形囊性病变，其右侧囊壁并见一等密度结节，第四脑室变形移位；

B.增强扫描见壁结节明显强化，囊壁无强化

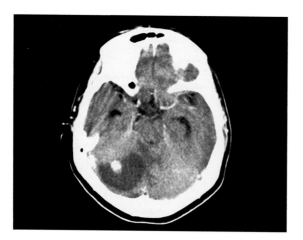

图 2-3-107　血管母细胞瘤(囊性)

增强扫描见右侧小脑半球典型大囊小结节病灶,壁结节明显强化,第四脑室及脑池闭塞,脑干受压变形

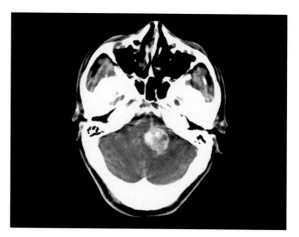

图 2-3-108　血管母细胞瘤(囊实性)

增强扫描见后颅窝有一不均匀强化肿块,累及小脑蚓部、左侧小脑半球及脑桥处,第四脑室闭塞

(二)海绵状血管瘤(cavernous angioma)

详见《CT 诊断与临床——体部》(第三版)第二章心血管系统。

(三)血管外皮细胞瘤

颅内血管外皮细胞瘤(hemangiopericytoma,HPC)是一种少见的起源于脑膜间质毛细血管外皮细胞的颅内恶性肿瘤。发病率低,占中枢神经系统肿瘤的 0.29%~1%,占颅内肿瘤的 1%,可发生于任何年龄,但以中年人多见,平均年龄约 45 岁,男性稍多于女性。

【诊断要点】

1.临床表现:与病灶部位有关,最常见的症状为头痛,并因发病部位的不同逐渐出现颅内压增高症状和脑组织受压体征。

2.颅内 HPC 病程长短不一,从数月至数年。

3.与脑膜瘤相比,该肿瘤发病早,复发率高,易发生颅外转移。

4.MRI 信号不均匀,肿瘤实性成分 T_2WI 上呈略高信号,瘤内常见血管流空和坏死,动态增强多呈显著的进行性延迟强化。

【CT 表现】

1.肿瘤好发于颅底、大脑镰和小脑幕等硬脑膜或静脉窦附近。

2.发现病灶时,肿块常较大,形态多呈类圆形或椭圆形,常表现为不规则形,后者对提示本病有一定意义。

3.CT 平扫为脑实质外肿块,表面呈分叶状或菜花状,肿瘤常因囊变、坏死和出血而呈混杂密度病变,边界多较清晰,但有时表现为低密度者与周围水肿分界不清,肿块内钙化少见。

4.肿瘤占位效应明显,可引起邻近脑池、脑沟增宽或扩大,脑室变形移位(图 2-3-109)。

5.增强扫描后肿瘤明显强化,多数强化不均匀(图 2-3-110、图 2-3-111),部分病例可见到"脑膜尾征"。

6.鉴别诊断:HPC 邻近骨质可见溶骨性破坏,而脑膜瘤多为邻近骨板骨质增生或受压变薄。

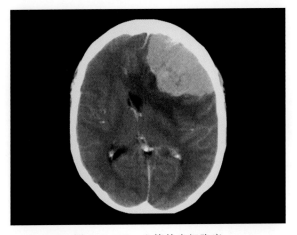

图 2-3-109　血管外皮细胞瘤

增强扫描见左额部不规则形高密度肿块,明显强化,其外周见较广泛低密度水肿区,占位效应显著,邻近脑实质及脑室受压

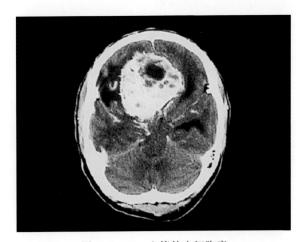

图 2-3-110　血管外皮细胞瘤

增强扫描见来源于大脑镰的类圆形混杂密度肿块,呈不均匀明显强化,边界清楚,瘤周水肿及占位效应明显

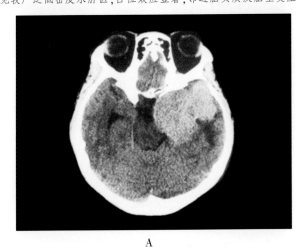

A　　　　　　　　　　B

图 2-3-111　血管外皮细胞瘤

A.CT 平扫左侧颞部见不规则高密度肿块,其内密度欠均匀,呈分叶状,边界清楚;

B.增强扫描肿块呈明显不均匀强化,边缘强化明显

(四)脑膜血管瘤

脑膜血管瘤(meningeal angiomatosis,MA),是一种发生于中枢神经系统的错构性病变,极易被误诊为其他神经系统疾病, 临床十分罕见。自 9 月龄至 70 岁均有发生。MA 分散发型及 Ⅱ 型神经纤维(neurofibromatosis type Ⅱ,NF Ⅱ)相关型。MA 属侵袭性脑膜肿瘤,但其临床表现为良性过程且生长缓慢,故学者多认同 MA 是一种错构性病变。MA 病灶多位于大脑颞叶及额叶的皮质层,并可累及周围脑膜组织,位于其他部位者亦有报道。

【诊断要点】

1.散发型 MA:通常为单发病灶,以幼年至青少年期出现难治性癫痫或顽固性头痛为主要临床表现。NF2 相关型 MA 则一般为多发病灶,且无明显症状,多数病例通过尸检做出诊断。

2.MA 可诱发病灶周围大脑皮质层病变而致癫痫,部分 MA 病例可见远离病灶的脑皮质病变引发癫痫的情况,这被认为是一种继发性改变。

3.部分 MA 还可并发脑膜瘤、脑动静脉畸形、少突胶质细胞瘤及脑膜血管外皮细胞瘤等,以脑膜瘤最为多见。脑膜瘤侵及脑皮质区以及合并 MA 时容易被忽略,应引起注意。

4.MRI 检查:

1)MRI 上可见大脑皮质异常病灶,T_1WI 呈等或低信号,T_2WI 呈等或高信号,病灶无占位效应,周围可有水肿或者胶质增生。

2)增强扫描示病灶强化不明显。

【CT 表现】

1.CT 平扫病灶表现为等或低密度,无占位效应。

2.病灶可伴有不同程度的钙化(图 2-3-112、图 2-3-113)。

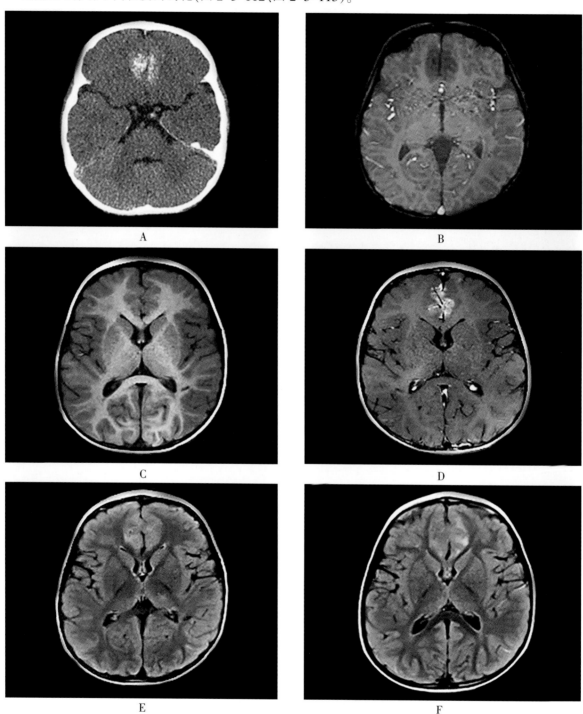

图2-3-112　脑膜血管瘤

A.CT 平扫示两侧额部矢状窦旁混杂密度病灶,其内可见片状高密度区;

B.MRI 平扫梯度回波示两侧额部矢状窦旁病变呈类圆形低信号;

C.T₁WI 平扫示病灶等信号,皮质增厚;

D.T₁WI 增强扫描示软脑膜明显强化;

E.F.FLAIR 上病变大部分呈等信号,其内可见少许斑片状稍高信号

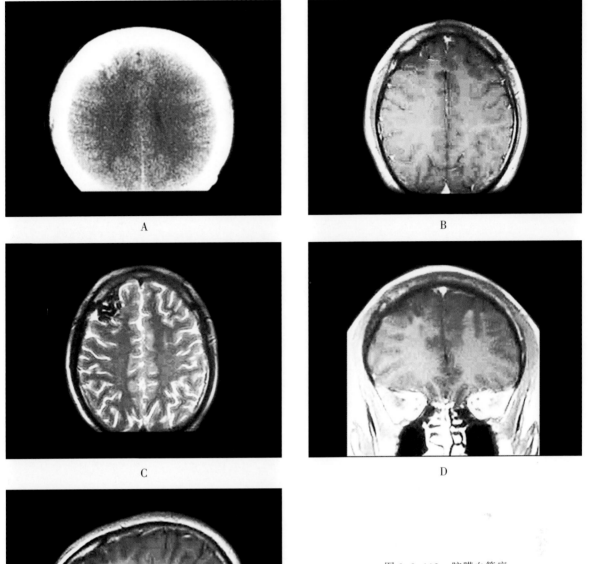

A

B

C

D

E

图 2-3-113 脑膜血管瘤
A.CT 平扫示右额部近颅骨处异常高密度区;
B.C.MRI 平扫示右额部异常信号,T₁WI 呈稍低信号,T₂WI 见异常血管团畸形,血管与颅骨关系密切;
D.E.增强扫描病灶未见明显强化

3.增强扫描病灶强化不明显。

4.鉴别诊断:

1)侵袭性脑膜瘤:临床症状进展较快,CT 与 MRI 检查均可见明显水肿、强化和占位效应。

2)节细胞神经瘤:生长缓慢,多位于第三脑室或大脑中央半卵圆区。肿瘤质地硬,纤维样,边界清,可有囊肿形成。

九、胚胎残余性肿瘤

(一)颅咽管瘤

颅咽管瘤(craniopharyngioma)是从胚胎期颅咽管的残余组织发生的良性先天性肿瘤,占颅内肿瘤的4%,是儿童最常见的先天性肿瘤,占鞍区肿瘤的第一位。本病可发生在任何年龄,但70%发生在15岁以下。儿童组发病率男女比例为1:2,成人无性别之差。按照肿瘤与鞍膈的关系可分为鞍内、鞍上、鞍内鞍上和脑室内型。

【诊断要点】

1.颅内压增高症状:肿瘤向上生长,闭塞室间孔,导致脑积水而引起颅内压增高,这在成人很少见。

2.视力视野障碍:70%~80%的患者可出现视力、视野障碍,如双颞侧偏盲、部分偏盲或左右不对称的视野障碍。

3.垂体功能低下:特别是鞍内型肿瘤易引起垂体性侏儒,表现为身材矮小,成年时体型仍如同儿童而貌似成人。青春期常有性器官发育障碍,无第二性征。

4.下丘脑损害表现:出现体温偏低、嗜睡、尿崩症及肥胖性生殖无能综合征。

5.X线平片:

1)鞍区钙化者占50%~90%,形态各异。

2)蝶鞍呈浅蝶形扩大或骨质破坏。

3)颅内压增高后约60%的患者可见颅骨有相应变化,以儿童多见。

【CT表现】

1.囊性:约占80%,CT平扫见鞍上池处有圆形或类圆形边界清楚的低密度囊性肿块,囊内密度为15~25 HU,囊壁为等密度,常见点状或弧线状钙化(图2-3-114、图2-3-115)。增强扫描囊壁呈环形或壳样强化(图2-3-116)。

2.实性:呈等密度或略高密度肿块,其内可见点、片状钙化。增强时可见均匀或不均匀强化(图2-3-117)。

3.囊实性:瘤体因囊变而呈混杂密度,实性部分常为均匀强化。

4.肿瘤钙化率高是其主要特点,儿童钙化率高达90%,成人为50%左右。典型者呈蛋壳样(图2-3-118)。

5.肿瘤较大时,突入第三脑室压迫室间孔造成脑积水。

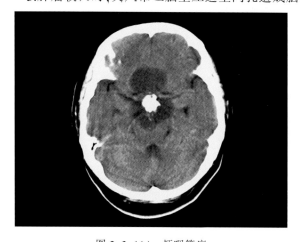

图 2-3-114　颅咽管瘤
CT平扫见鞍上池处囊性低密度病变,向前累及双侧额叶,向后抵达中脑,其内中心区见球状钙化灶

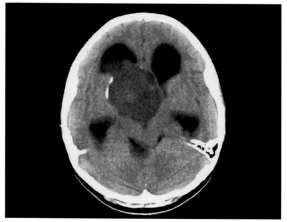

图 2-3-115　颅咽管瘤
CT平扫见鞍上池处较大囊性低密度肿块,部分囊壁示有弧线状和点状钙化,两侧侧脑室明显扩张积水

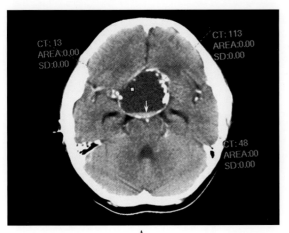

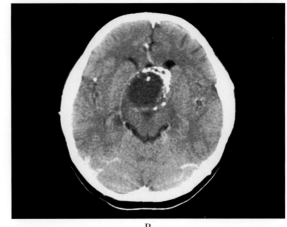

图 2-3-116 颅咽管瘤

A.B.增强扫描见鞍上池处类圆形囊性低密度肿块,部分囊壁呈蛋壳样钙化和强化,其内并见高密度出血形成液–液平面(↑)

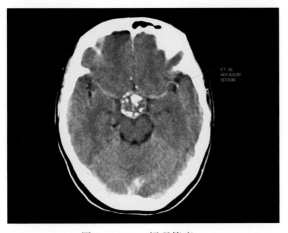

图 2-3-117 颅咽管瘤

增强扫描见鞍上池处类圆形稍高密度肿块,其内见多发点、片状钙化,鞍上池闭塞

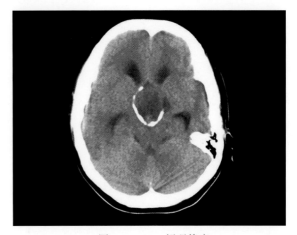

图 2-3-118 颅咽管瘤

CT平扫见鞍上池处瘤体因囊变而呈混杂密度肿块,周边呈典型蛋壳样钙化,鞍上池闭塞,两侧侧脑室扩张积水

6.鉴别诊断:

1)表皮样囊肿:形态多不规则,密度比颅咽管瘤低,不强化。

2)垂体腺瘤:自鞍底向上生长,可见囊变,但钙化少见。

3)脑膜瘤:常见邻近骨质改变,很少囊变。

4)动脉瘤:呈血管样强化。

(二)髓母细胞瘤

髓母细胞瘤(medulloblastoma)是中枢神经系统恶性程度最高的神经上皮性肿瘤之一,约占颅内肿瘤的 1.5%,占神经胶质瘤的 6.5%~10%,绝大多数见于儿童,发病年龄高峰在 10 岁以前,<8 岁者约占患者总数的 68.8%,男女比例为 3:1。肿瘤起源于胚胎残留细胞,绝大多数位于小脑蚓部。肿瘤生长极为迅速,并有沿脑脊液产生播散性种植的倾向。

【诊断要点】

1.颅内压增高:以呕吐最为多见,可为早期的唯一临床症状。呕吐多见于早晨,同时常伴有过度换气。儿童出现视神经乳头水肿较成人少。

2.小脑症状:主要表现为躯干性共济失调,身体平衡障碍,站立不稳,步态蹒跚,拿物不准,眼球震颤。

3.其他表现:可有复视、面瘫、强迫头位等。此外,肿瘤转移亦是其重要特征。除种植性转移外,极少数患者还可有血行播散转移。

4.腰椎穿刺:多提示颅内压增高,脑脊液蛋白及白细胞增高者仅占 1/5,部分患者可在脑脊液中找到脱落细胞。

【CT 表现】

1.CT 平扫见后颅窝中线小脑蚓部圆形或类圆形高密度或稍高密度肿块,密度较均匀,边界清楚,水肿轻。

2.少数较大肿瘤可发生囊变,约 15% 的病灶内可见斑点样钙化。

3.第四脑室多呈"一"字形前移,幕上脑室扩张积水(图 2-3-119)。

4.增强扫描一般为均匀中度强化(图 2-3-120)。

5.鉴别诊断:需与第四脑室室管膜瘤相鉴别,室管膜瘤钙化、囊变和坏死较髓母细胞瘤多见,常使第四脑室向背侧移位。

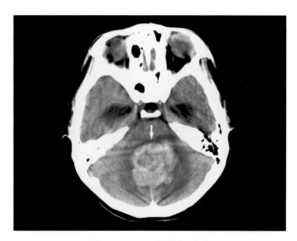

图 2-3-119　髓母细胞瘤

CT 平扫见后颅窝中线小脑蚓部类圆形高密度肿块,其内可见散在囊变区,第四脑室呈"一"字形前移(↑),瘤周可见水肿,幕上脑室扩张积水

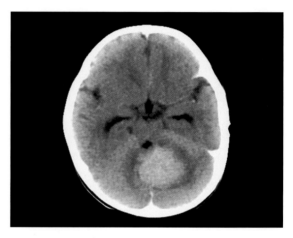

图 2-3-120　髓母细胞瘤

增强扫描见后颅窝中线偏左均匀强化肿块,幕上脑室扩张积水

(三)原始神经外胚层肿瘤

原始神经外胚层肿瘤(primitive neuroectodemal tumors,PNET)是一种少见的高度恶性的肿瘤。本病多见于青少年,成年人亦有发病,男女发病比例为 1.7:1。本病是一类发生于中枢神经系统的原发性未分化小细胞肿瘤的总称。瘤细胞具有原始神经外胚层细胞的形态及标记物表达特点,具有能向神经元、胶质细胞和室管膜细胞分化的潜能。

【诊断要点】

1.临床表现:主要为头痛,头昏,呕吐,肢体乏力,视力下降和(或)视野缩小,步态不稳,面部麻木、萎缩等。

2.浸润性生长,易沿脑脊液循环播散和转移。

3.影像学表现与髓母细胞瘤相似。

4.MRI 检查:T_1WI 呈等信号或稍低信号,T_2WI 呈等信号,与脑灰质信号相等,强化明显。

【CT 表现】

1.CT 平扫肿瘤多为圆形,实性部分多呈稍高密度,瘤体常因出血、坏死、囊变和钙化而致密度不均(图 2-3-121),增强后有明显的不均匀强化,边缘清晰。

2.肿瘤可发生于幕上的任何部位,但常见于中线附近及侧脑室旁。

3.有不同程度的瘤周水肿,肿瘤越接近皮质,水肿越明显。

4.与胶质瘤有较多相似之处,但其病灶常较大而坏死区相对较小,肿瘤高度恶性但其边界清楚(图2-3-122、图2-3-123)。

5.鉴别诊断:

1)胶质母细胞瘤:CT平扫时边界不清,瘤周水肿明显;增强时多呈不规则花环样明显强化。

2)转移瘤:表现多样化,小肿瘤大水肿为其特征性表现,肿瘤多位于大脑皮质髓质交界处,常为多发。

3)淋巴瘤:圆形或卵圆形较高密度或等密度肿块,多无囊变、出血及钙化,易发生在中线区,增强后呈明显均匀强化。

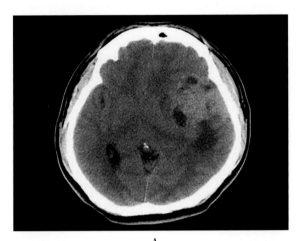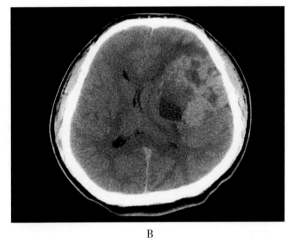

A　　　　　　　　　　　　　　　　　　　　B

图2-3-121　原始神经外胚层肿瘤

A.B.CT平扫见左额颞叶混杂密度软组织肿块,瘤周可见低密度水肿区,占位效应明显

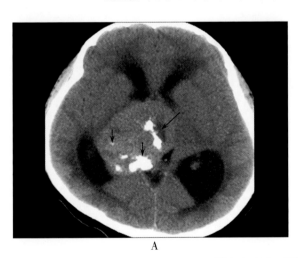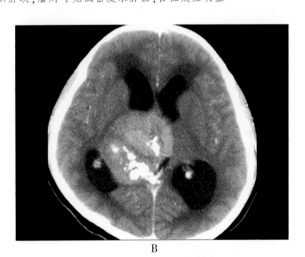

A　　　　　　　　　　　　　　　　　　　　B

图2-3-122　原始神经外胚层肿瘤

　　A.CT平扫见右侧丘脑类圆形稍高密度肿块,其内见多发点片状高密度钙化(↑)和低密度坏死囊变区(长↑),
肿瘤边界清楚;

　　B.增强扫描见瘤体明显强化,两侧侧脑室扩张积水

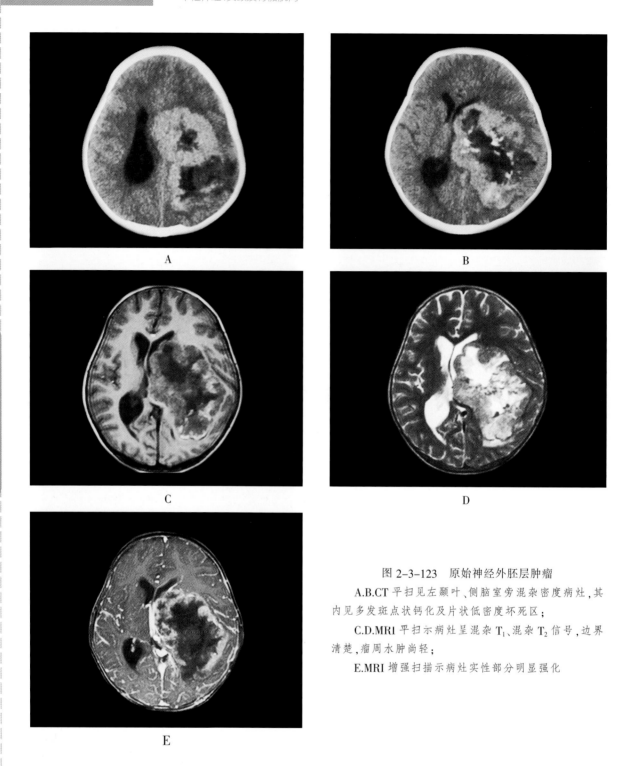

A   B

C   D

图 2-3-123 原始神经外胚层肿瘤

A.B.CT 平扫见左颞叶、侧脑室旁混杂密度病灶，其内见多发斑点状钙化及片状低密度坏死区；

C.D.MRl 平扫示病灶呈混杂 T_1、混杂 T_2 信号，边界清楚，瘤周水肿尚轻；

E.MRI 增强扫描示病灶实性部分明显强化

E

(四)神经母细胞瘤

126

神经母细胞瘤(neuroblastoma)又称成神经细胞瘤,属幕上原始神经外胚层肿瘤(PNET)的一个亚型,是由未分化或低分化的神经上皮构成的高度恶性肿瘤。它是一种起源于原始神经管胚基的神经嵴细胞,常发生于肾上腺及交感神经链区域,原发于中枢神经系统者极为罕见。一般发生于婴幼儿和儿童,成人少见,无明显性别差异。中枢神经母细胞瘤可发生于大脑、侧脑室、鞍区、松果体区等。肿瘤生长迅速,预后很差,切除后易复发,常见蛛网膜下隙种植性转移。

【诊断要点】

1.临床表现：

1)与肿瘤发生部位有关，主要有头痛、呕吐、肌力下降、视物模糊等。

2)发生于大脑者多出现癫痫、意识障碍、颅内压增高和运动功能失常等表现。

3)发生于鞍上者可出现视力和视野失常，以及头围迅速增大。

2.X 线平片：可见头围增大和颅缝增宽等非特征性表现。

3.MRI 检查：

1)平扫见肿瘤实性部分由于瘤细胞的胞核大，胞浆少，细胞内水分少，故 T_1WI 呈等或稍低信号，T_2WI 呈等或稍高信号。

2)肿瘤易发生坏死、囊变及出血，坏死、囊变区呈更长 T_1、更长 T_2 信号，瘤内出血 T_1WI、T_2WI 均为高信号。

3)钙化也是该肿瘤一个特点，T_2WI 可见代表钙化和含铁血黄素的低信号区。

4)肿瘤细胞团之间小血管增生明显，增强扫描后明显强化(图 2-3-124)。出现各种形态的脑膜增强时，提示脑膜和蛛网膜下隙种植。

【CT 表现】

1.中枢神经母细胞瘤多发生于额叶和颞叶，位置较深。肿瘤常较大，一般都>6 cm，最大可达到 15 cm。

2.CT 平扫肿瘤密度常不均匀，实性部分为等或略高密度，边界较清楚，占位效应明显，不伴或只伴有轻度瘤周水肿。瘤内的坏死、囊变部分为低密度，钙化和新鲜出血为高密度。

3.增强扫描肿瘤呈不均匀强化，实性部分呈环状或结节状强化。

4.发生脑脊液播散时，表现为脑室内或蛛网膜下隙结节状或块状强化病灶。

5.鉴别诊断：

1)幕上血管母细胞瘤：①血管母细胞瘤发生于幕上者仅占 1.5%，以青年人多见；②增强扫描呈"大囊小结节"样，其壁结节呈显著强化，囊壁多无强化；③病灶周围有粗大的"蛇形"血管引入。

2)囊性脑膜瘤：①位于大脑凸面者，具有脑外肿瘤的特征，如"白质挤压征""广基征"等；②肿瘤实性部分 CT 平扫为稍高或等密度，骨窗见肿瘤相邻颅骨增生性改变；③增强扫描肿瘤实性部分呈明显强化，可伴"脑膜尾征"；囊变、坏死部分无强化。

3)脑实质内室管膜瘤：①成人幕上脑实质内室管膜瘤常见于颞顶枕叶交界区，很少发生于额叶；②一般位于脑室附近，有时可突入脑室内；③肿瘤多有囊变，CT 平扫为混杂密度，瘤周有轻至中度水肿；④增强扫描实质部分呈均匀或环形强化，囊变部分不强化。

4)胶质母细胞瘤：①多见于中老年人；②位于额叶的肿瘤可通过胼胝体跨中线侵及对侧，呈典型"蝴蝶状"生长；③因瘤内多有明显坏死、囊变、出血，肿瘤的密度表现混杂；④增强扫描肿瘤呈不均匀明显强化，典型者呈环状或花环状强化；⑤瘤周大多有中至重度水肿。

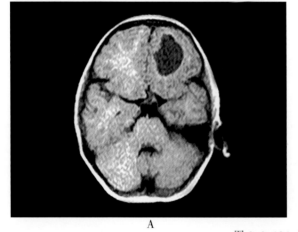
A

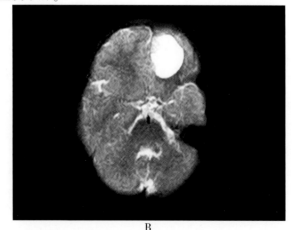
B

图 2-3-124 神经母细胞瘤

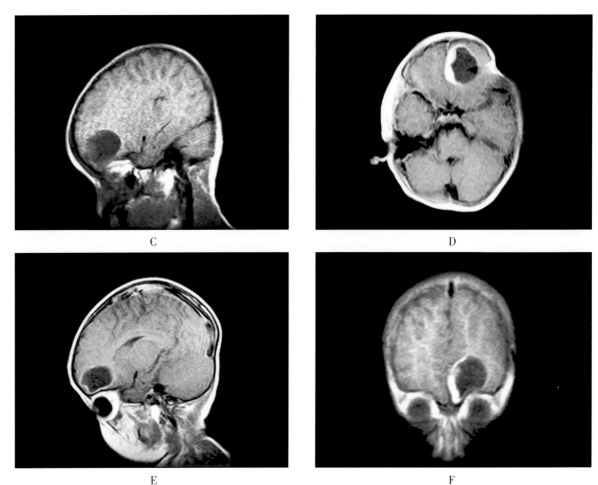

C

D

E

F

图 2-3-124 神经母细胞瘤(续)

A~C.MRI 平扫左额叶见一囊实性病灶,T₁WI 呈低信号,T₂WI 呈高信号,瘤周水肿不明显;

D~F.MRI 增强扫描病灶内缘壁结节呈明显强化

(五)非典型胚胎样/横纹肌瘤

非典型胚胎样/横纹肌瘤(atypical teratoid/rhabdoid tumor, AT/RT)是婴幼儿和少年少见的极具侵袭性的恶性肿瘤。好发于 2 岁以下的婴幼儿,5 岁以下者占 94%,男女比例为 1.4:1。最常发生于肾脏和中枢神经系统。发生于中枢神经系统者即为非典型胚胎样/横纹肌瘤,儿童患者肿瘤多位于幕下,成人多位于幕上,52%发生于后颅窝(桥小脑角和脑干),幕上约占 39%,也见于松果体、脊髓或呈多灶性。AT/RT 含有横纹肌样细胞、原始神经外胚层细胞、恶性间质梭形细胞和上皮分化细胞,但缺少生殖细胞和恶性畸胎瘤的组织分化特点。

【诊断要点】

1.临床表现:表现各异,取决于年龄、肿瘤部位及大小等因素。常见症状有头痛、呕吐、嗜睡、癫痫、视力下降和精神障碍等。

2.本病属高度恶性肿瘤,易种植转移,约 1/3 患者就诊时已有脑脊液播散;亦可发生颅外转移,以骨转移最多见,其次为淋巴结和软组织,而肝、肺及纵隔几乎不受侵犯。

3.MRI 检查:

1)瘤体 T₁WI 呈低信号,T₂WI 呈等信号或高信号,肿瘤实质多与灰质信号相似,可能与肿瘤细胞密集、细胞核比例大而含水量相对较少有关,病灶内出血、囊变常见,信号较混杂。

2)DWI 病灶呈高信号,ADC 为低信号。

3)FLAIR 病灶呈中等稍高信号。

4)增强扫描病灶呈不均匀中等至明显强化。

【CT表现】

1.肿瘤可发生于幕下或幕上。肿块通常较大,最大直径>5 cm。

2.实性肿块,可伴有出血或坏死,伴有或不伴有钙化。CT平扫肿块呈等密度、稍高密度或混杂密度,其内可见低密度坏死区。

3.肿块周边常可见低密度小囊变区。

4.增强扫描病灶呈不均匀强化(图2-3-125)。

5.肿瘤边缘尚清,可有轻微脑水肿。

6.具有明显占位性效应。

7.鉴别诊断:

1)星形细胞瘤:①儿童好发于后颅窝,85%的患者肿瘤为毛细胞型,预后较好;②病变以囊实性多见;③高级别星形细胞瘤多境界不清,形态不规则,呈浸润性生长,坏死、出血常见,坏死、囊变多见于肿瘤中心部位,血管源性水肿相对明显;④增强扫描可见壁结节强化。

2)淋巴瘤:①颅内原发性淋巴瘤在任何年龄均可发病,免疫系统正常者发病年龄高峰为50~60岁;②大多数原发性淋巴瘤发生在脑实质内,病灶多发于幕上的深部组织;③病灶为圆形或类圆形,少数为不规则形,有占位效应,瘤周可有水肿;④增强扫描见病灶明显强化,多为均匀团块状强化,部分边缘见"脐凹征"。

3)原始神经外胚层肿瘤(PNET):①好发于婴幼儿、儿童;②表现为境界清楚的肿块,肿瘤体积多较大,并可见分叶征;③肿瘤发生囊变、坏死和钙化,致密度不均,囊变、坏死多发生于肿瘤的边缘部分,邻近脑组织受压推挤但水肿较轻;④增强扫描可见病灶强化明显;⑤MRI T$_2$WI上肿瘤边缘可见略低信号的类包膜及肿瘤周围见流空血管影等征象有助于PNET的诊断。

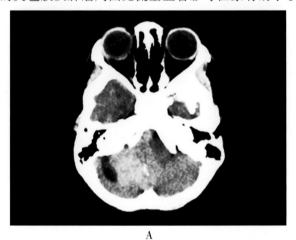 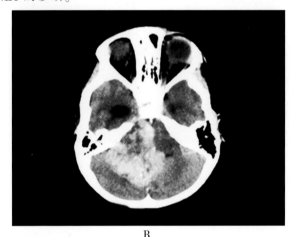

图2-3-125　非典型胚胎样/横纹肌瘤

A.CT平扫右侧桥小脑角区见一分叶状高密度肿块,并累及脑干,第四脑室受压移位,病灶后下方见少许斑点状钙化;
B.增强扫描示病灶外周明显强化,其前内侧见少许斑片状无强化区

（六）脊索瘤

脊索瘤(chordoma)起源于胚胎脊索结构的残余组织,故称之为脊索瘤。脊索瘤是颅内较少见的一种良性破坏性肿瘤,占颅内肿瘤的0.15%~0.2%,发病年龄高峰为30~40岁。斜坡脊索瘤的临床表现比骶尾部肿瘤平均早出现10~15年,男女发病比例为3:2。肿瘤多起自斜坡中线部位,位于硬膜外,缓慢浸润生长。脊索瘤位于蝶部占35%,脊柱占15%,骶尾部最多,占50%。

【诊断要点】

1.头痛:为最常见的症状,约占70%,常为全头痛,也可向后枕或颈部扩展,多呈持续性钝痛。

2.不同部位肿瘤的临床表现:

1)鞍区肿瘤:①阳痿、闭经和身体发胖等。②视神经萎缩、视力减退及双颞侧偏盲等。

2)鞍旁肿瘤:主要表现在第Ⅲ、Ⅳ、Ⅵ脑神经麻痹,以外展神经受累较为多见。

3)斜坡肿瘤:脑干受压表现为步行障碍,锥体束征,第Ⅵ、Ⅶ脑神经障碍,以双侧外展神经损害为其特征。此外,还有听觉障碍,鼻咽腔检查13%~33%的患者可见肿块。

3.X 线平片:斜坡、蝶鞍、岩骨及眼眶处可见广泛的骨质破坏,肿瘤钙化以及软组织阴影。

4.MRI 检查:

1)平扫病灶一般 T_1WI 呈等或略低信号,T_2WI 呈不均匀高信号,其内信号不均匀,可见短 T_1 信号,提示出血;较长 T_1、长 T_2 信号,提示为坏死、囊变;长 T_1、短 T_2 信号,提示钙化,多无或仅有轻度脑水肿。

2)增强扫描病灶呈不均匀轻至中度强化。

3)由于脊索瘤侵袭性生长,常引起颅底神经和大血管的包裹和/或推移,但很少出现血管腔的明显变窄和闭塞;颅底骨质呈明显膨胀、溶骨性破坏。

【CT 表现】

1.CT 平扫多见斜坡或岩骨尖骨质明显破坏,伴不规则分叶状或圆形混杂密度肿块。

2.肿块呈稍低密度或等密度,其内可见散在分布的斑块状钙化(钙化发生率为 33%~50%)和点片状破坏骨质的残余部分,病灶边缘较清楚(图 2-3-126)。

3.肿瘤可有不同程度的占位效应。

4.增强扫描可见肿瘤实性部分呈轻至中度强化,也可不强化(图 2-3-127)。

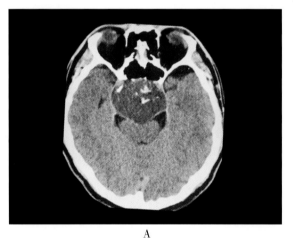
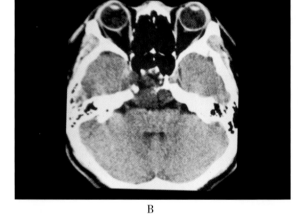

A   B

图 2-3-126 脊索瘤

A.B.CT 平扫鞍区见一类圆形低密度影,边界清楚,密度不均,其内可见散在多发结节状及碎屑状钙化

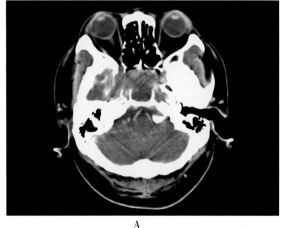
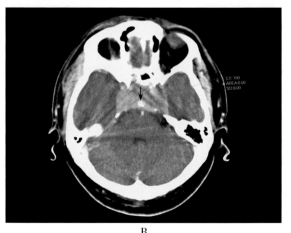

A   B

图 2-3-127 脊索瘤

A.增强扫描见中颅窝颅底骨质较广泛破坏伴局部较大软组织肿块;

B.上一层面见鞍上肿块呈均匀性强化,其内可见高密度钙化灶(↑)

5.鉴别诊断:

1)颅咽管瘤:无邻近骨质破坏,表现为边界清楚的囊性低密度病灶,有蛋壳样钙化。

2)三叉神经瘤:多无钙化且强化明显,肿瘤可骑跨中后颅窝,呈哑铃状。

（七）脂肪瘤

脂肪瘤(lipoma)是中枢神经组织胚胎发育异常所致的脂肪组织良性肿瘤,较罕见,仅占颅内肿瘤的0.1%。绝大多数位于脑中线附近,半数位于胼胝体处,常有胼胝体缺失、脊柱裂等中枢神经系统先天畸形,少数位于第三脑室下部、脑干及小脑等部位。

【诊断要点】

1.临床表现:常有癫痫发作。

2.灰结节部位的肿瘤可产生下丘脑功能紊乱症状。

3.脑室系统附近的病灶可引起梗阻性脑积水,患者多有智力障碍。

4.肿瘤位于桥小脑角可产生后组脑神经损害。

5.X线平片:常见在两半球裂中间有圆周形钙化影,有时可见中线部位颅骨缺损。

6.MRI 检查:瘤体 T_1WI 呈高信号、T_2WI 呈较高信号,与同层面皮下脂肪信号一致,脂肪抑制序列上呈低信号。

【CT 表现】

1.脑中线附近有圆形或类圆形、边界清楚的脂肪密度肿块,CT 值多在 $-100\sim-40$ HU,使其具有特征性(图 2-3-128)。

2.肿瘤周边常有弧形高密度钙化和颅内其他畸形(图 2-3-129)。

3.肿瘤无强化,仅有轻度占位效应。

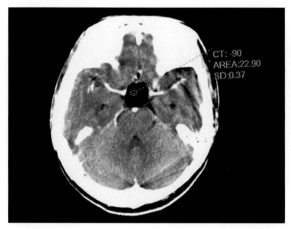

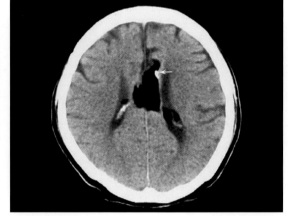

图 2-3-128 脂肪瘤

增强扫描见鞍上池处类圆形脂肪密度肿块,鞍上池闭塞

图 2-3-129 脂肪瘤

CT 平扫见大脑纵裂、胼胝体体部及两侧侧脑室体部内均有脂肪密度肿块,且伴多发钙化(↑)

（八）表皮样囊肿

表皮样囊肿(epidermoid cyst)又称胆脂瘤,起源于异位胚胎残留组织的外胚层组织,占颅内肿瘤的0.5%~1.8%,多见于 50~60 岁人群,其发病高峰年龄在 40 岁。发病无明显性别差别,好发部位为桥小脑角区和鞍旁,也可见于第四脑室、侧脑室和脑实质。

【诊断要点】

1.桥小脑角肿瘤:桥小脑角是肿瘤发生的最常见的部位,常以三叉神经痛起病(70%),出现患侧耳鸣、耳聋及桥小脑角综合征。第 V、VII 和 VIII 脑神经受损,表现为面部感觉减退、面肌力弱、听力下降及共济失调。

2.鞍区肿瘤：

1)肿瘤位于鞍上者,引起的症状与垂体腺瘤相似。

2)肿瘤向前生长出现额叶症状。

3)向后突入第三脑室,可引起颅内压增高症状。

4)肿瘤位于鞍旁者可出现三叉神经痛。

3.脑实质内肿瘤：

1)肿瘤位于大脑半球出现癫痫、精神症状及轻偏瘫等。

2)小脑肿瘤常有眼球震颤、共济失调等。

3)脑干肿瘤表现为交叉性麻痹,病侧第Ⅵ、Ⅶ脑神经麻痹和对侧强直性轻偏瘫。

4.脑室肿瘤:阻塞脑脊液循环后可产生颅内压增高症状。

5.X 线平片:少数的桥小脑角或中颅窝的肿瘤可见岩骨尖或岩骨嵴破坏,个别可见钙化。

6.MRI 检查：

1)在 T_1WI 上呈略高于脑脊液的混杂低信号,可能与其内含有的蛋白质成分有关;T_2WI 上呈脑脊液样高信号,主要与胆固醇结晶延长 T_2 弛豫时间有关。

2)DWI 上瘤体呈高信号。

3)增强扫描多无强化。

【CT 表现】

1.CT 平扫典型表皮样囊肿多为低密度病灶, 密度与脑脊液相近,CT 值可接近脂肪密度 (图 2-3-130);当肿瘤内胆固醇较多时,其密度与脂肪相仿(图 2-3-131);角化含量较高则为等密度或稍低密度;肿瘤内出血或钙化物沉着则可为高密度,有时还可见囊壁呈弧线样钙化。

2.肿瘤可沿蛛网膜下隙蔓延、扩展,有"见缝就钻"的特点,故形态多不规则,占位效应轻或无(图 2-3-132)。

3.肿瘤位于脑室内不易发现,需行脑室造影 CT 扫描。如囊肿破裂,脑室内可见脂-液平面。

4.肿瘤多无强化,少数肿瘤囊壁部分强化。

5.鉴别诊断：

1)蛛网膜囊肿:密度均匀,脑脊液样密度,边缘规则,对邻近结构多有压迫。

2)皮样囊肿:少见,好发于后颅窝,CT 值比胆脂瘤低,多低于脑脊液,呈负值,但高于脂肪密度。

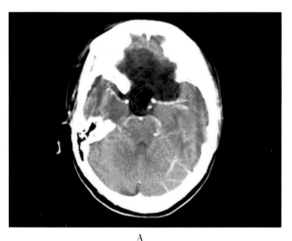
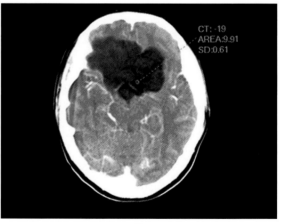

A   B

图 2-3-130　表皮样囊肿

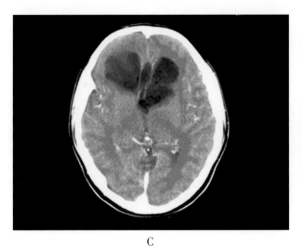

C

图 2-3-130 表皮样囊肿(续)

A~C.增强扫描见鞍上及两侧额颞叶底部不规则形低密度肿块,边界清楚,病变累及前纵裂池,具有"见缝就钻"的特点,并具有占位效应

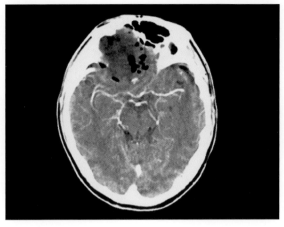

图 2-3-131 表皮样囊肿

增强扫描见右额叶底部低密度病变,其内见脂肪样更低密度,病灶向左和向后累及邻近组织且具有占位效应

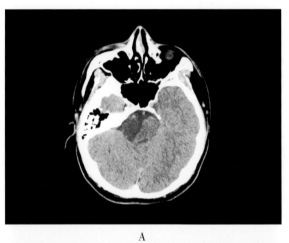

A

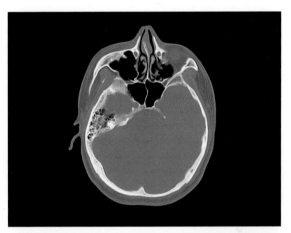

B

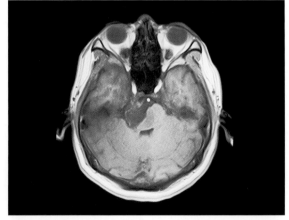

C

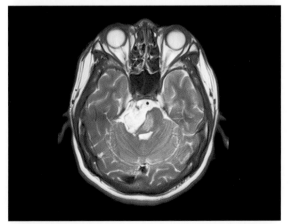

D

图 2-3-132 表皮样囊肿

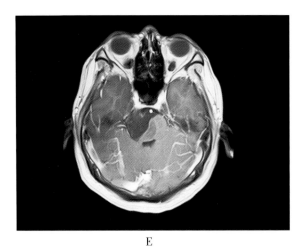
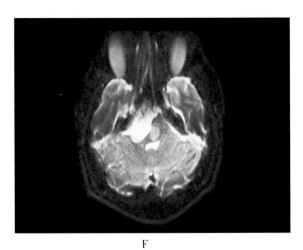

E   F

图 2-3-132 表皮样囊肿(续)

A.B.CT 平扫见右侧桥小脑角区囊性低密度病灶,形态不规则,桥脑受压变形,未见邻近骨质改变;
C~F.MRI 平扫见病变在 T_1WI 呈低信号、T_2WI 呈高信号,增强扫描病变未见明显强化,DWI 呈典型高信号

(九)皮样囊肿

皮样囊肿(dermoid cyst)是少见的先天性肿瘤,又名皮样瘤。占颅内肿瘤的 0.2%左右,好发于儿童,无显著性别差别。常发生在后颅窝,约占 1/3,也可发生在脑底部、垂体及脑桥周围。

【诊断要点】

1.本病临床进程较慢,自出现症状到确诊平均为 8 年。

2.囊肿破溃可引起无菌性脑膜炎。

3.肿瘤较大时,可出现颅内压增高,还可累及重要神经结构致功能紊乱。

4.病变表面的皮肤上可有皮毛窦,囊肿与皮肤间有窦道相连,易引起颅内感染而并发脑膜炎。

5.脑脊液检查:除压力增高外,约 15%的患者有蛋白含量增高。

6.X 线平片:20%的患者可见钙化,位于第四脑室伴有皮毛窦者,其相应部位的枕骨可有沟状改变。

7.MRI 检查:

1)皮样囊肿内非脂肪成分在 T_1WI 为低信号、T_2WI 多为高信号,脂肪成分与皮下脂肪信号一致,脂肪抑制序列上呈低信号。

2)皮样囊肿破裂后,蛛网膜下隙脑沟内及双侧脑室内可见散布的脂肪滴,脑室内脂肪滴随体位变化漂浮于脑脊液上方,形成脂液分层。

3)增强后肿块无强化。

【CT 表现】

1.CT 平扫见圆形或类圆形低密度肿块,CT 值多低于脑脊液呈负值,但高于脂肪密度(图 2-3-133、图 2-3-134)。

2.第四脑室常受压、移位,可引起脑积水。

3.若囊肿破裂,囊内物进入蛛网膜下隙可引起脑膜炎。

4.肿瘤无强化(图 2-3-135)。

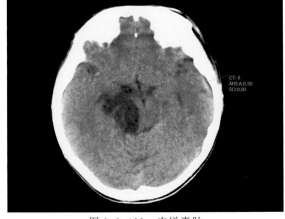

图 2-3-133 皮样囊肿

CT 平扫见右侧环池及颞叶海马区外形不规则
低密度灶,边界较清楚,脑干及鞍上池受压变形

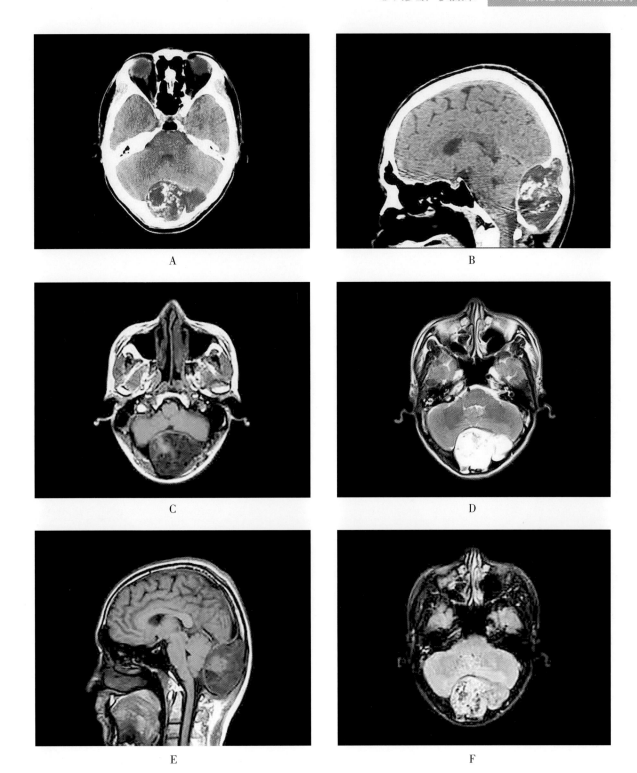

图 2-3-134 后颅窝皮样囊肿

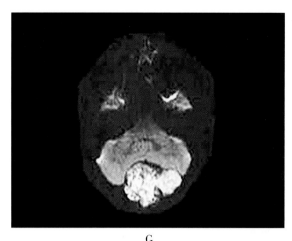
G

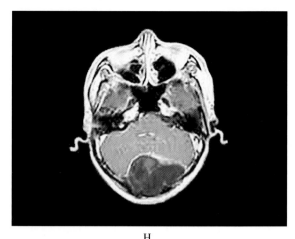
H

图 2-3-134 后颅窝皮样囊肿(续)

A.B.CT 平扫示后颅窝中线处囊状混杂密度占位,边界清楚,内见不规则钙化,硬脑膜受压向前推移,邻近颅骨受压吸收变薄;

C~H.MRI 平扫病灶呈长 T_1、长 T_2 信号为主的混杂信号,FLAIR 及 DWI 上以高信号为主,增强后病灶未见明显强化

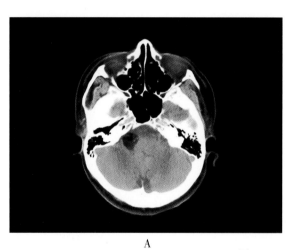
A

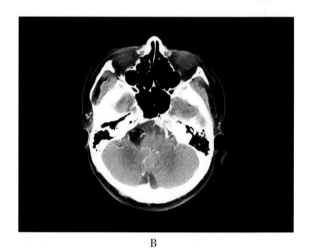
B

图 2-3-135 皮样囊肿

A.CT 平扫见右侧桥小脑角区低密度灶,边界清楚,桥脑受压变形;
B.CT 增强扫描病灶未见明显强化

(十)胶样囊肿

胶样囊肿(colloid cyst)是一种罕见的颅内病变,常位于第三脑室前部,呈球形或卵圆形,囊壁薄,囊内呈胶冻状,有时可见钙化和出血。

【诊断要点】

1.胶样囊肿较小时可无临床症状,较大的囊肿阻塞了室间孔引起脑积水而出现体位性头痛,部分患者可伴有精神症状、步态不稳及共济失调。

2.MRI 检查:

1)胶样囊肿大多位于第三脑室前部,呈球形或卵圆形,多在 0.3~4.0 cm 大小,囊壁光滑、薄而完整。

2)T_1WI 多呈高信号,T_2WI 也呈高信号;部分胶样囊肿在 T_1WI 上呈等信号,在 T_2WI 上呈低信号伴等信号囊壁(图 2-3-136B 至图 2-3-136D)。囊肿内可见低信号钙化斑。

3)囊肿较大者,可间歇性或持久性地阻塞室间孔而引起脑积水。梗阻性脑积水时,表现为第三脑室缩小或显示不清,伴双侧侧脑室扩大。

4)增强后囊肿壁可见不同程度的强化。

【CT表现】

1.CT平扫多见第三脑室前部孟氏孔附近边缘光滑锐利的圆形或类圆形均质高密度病灶,少数可为等密度,极少数囊肿中心呈低密度(图2-3-136A)

2.对称性双侧侧脑室扩大积水。

3.增强扫描:典型囊肿表现为不强化,偶见囊壁呈薄环样强化。

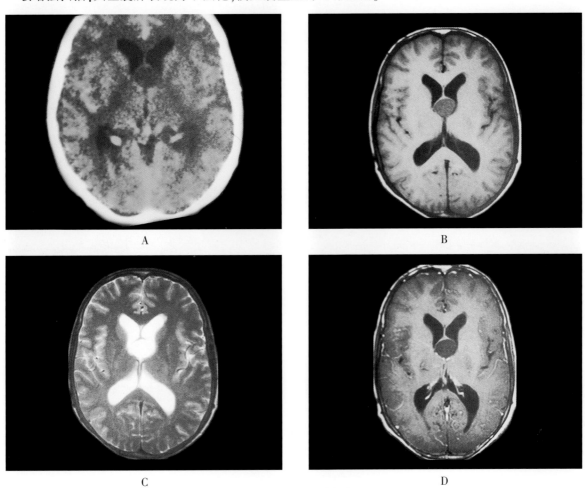

A   B

C   D

图 2-3-136 胶样囊肿
A.CT平扫第三脑室内见一类圆形低密度病灶,边界清楚;
B.C.MRI平扫示病变呈边界清楚的长 T_1、长 T_2 信号占位;
D.MRI增强扫描病灶未见明显异常强化

十、其 他 肿 瘤

(一)淋巴瘤

中枢神经系统淋巴瘤(lymphoma)包括原发性中枢神经系统淋巴瘤(primary central nervous system lymphoma,PCNSL)和全身淋巴瘤侵入中枢神经系统的继发性淋巴瘤。本病少见,占中枢神经系统肿瘤的1%~3%。PCNSL好发于40~60岁的男性,男女比例为1.5:1,本病近年来有增多趋势。淋巴瘤可发生在中枢神经系统的任何部位,但大多发生在幕上,大约50%发生在大脑半球,后颅窝占10%~30%,病变好发于基底神经节、胼胝体及脑室周围白质等部位。

【诊断要点】

1.PCNSL病程短,大多在半年以内。早期表现为头痛、呕吐等高颅压症状,可伴有精神方面的改变。

2.局部体征:取决于肿瘤的部位和范围,可出现肢体麻木、瘫痪、失语和共济失调等。

3.其他检查:

1)血常规检查:患者末梢血白细胞分类中淋巴细胞可增高,可作为诊断此病的重要参考。

2)脑脊液检查:几乎所有患者蛋白含量增高,半数能检出肿瘤细胞和淋巴细胞计数增高。

3)X 线平片检查:50%的患者可见异常,常见松果体钙化移位和颅内压增高的征象。

4)脑电图检查:80%的患者可见异常,表现为局限性或弥散性病变。

5)MRI 检查:肿瘤多位于近中线区的脑深部,T_1WI 呈脑质样等信号或稍低信号,T_2WI 呈等或稍高信号,DWI 多呈稍高信号。

【CT 表现】

1.CT 平扫见边缘较清楚的圆形或卵圆形稍高密度或等密度肿块,多无囊变、出血及钙化。

2.一般瘤周水肿和占位效应较轻,肿瘤的占位程度与肿瘤的大小不成比例。

3.肿瘤沿室管膜和软脑膜播散时,表现为相应部位的高密度病灶。

4.增强扫描肿瘤多呈团块或握拳样均匀性强化(图 2-3-137、图 2-3-138)。

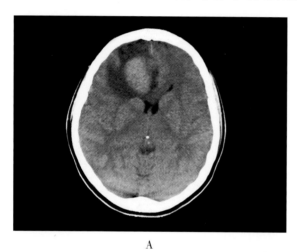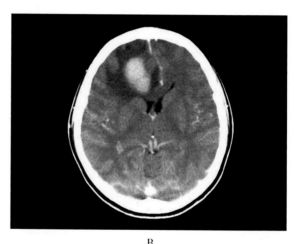

A   B

图 2-3-137 淋巴瘤

A.CT 平扫见右额叶边界清楚、卵圆形稍高密度肿块,瘤周可见水肿及占位效应;
B.增强扫描见瘤体明显均匀性强化

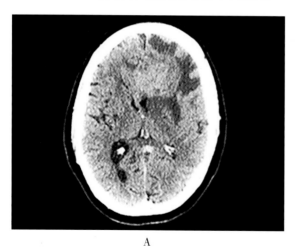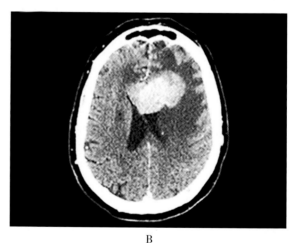

A   B

图 2-3-138 淋巴瘤

A.CT 平扫示左侧额叶不规则等密度灶,周围见低密度水肿带,脑室受压轻度移位,累及大脑镰;
B.增强扫描病变呈明显均匀强化,边界显示清楚

(二)黑色素瘤

颅内黑色素瘤(melanoma)是一种少见的恶性肿瘤,恶性程度高,进展快,可分为原发性黑色素瘤和转移性黑色素瘤两大类。前者罕见,后者多为皮肤的黑色素瘤经血行转移到颅内(见本书第二章第三节"十一、颅内转移瘤")。原发黑色素瘤占颅内肿瘤的0.07%~0.17%,而转移者占0.11%~0.39%。颅内黑色素瘤多见于40岁以下者,原发黑色素瘤以儿童多见,本病男性好发,男女比例为2:1。本瘤可沿蛛网膜下隙播散,也可侵蚀脑表面的血管、颅骨和脊椎骨。

【诊断要点】

1.肿瘤恶性程度高,生长快,范围广,病程短。

2.原发性者多位于颅底,常出现脑神经受累症状,累及脑干或脑叶可引起偏瘫、失语或精神症状等。

3.肿瘤转移至蛛网膜下隙,引起脑积水,产生颅内压增高症状。

4.脑脊液检查:细胞数和蛋白含量增高。

5.尿液检查:出现黑色素尿。

6.MRI检查:信号变化主要取决于肿瘤内黑色素含量及出血等因素,T_1WI多呈高信号,T_2WI呈低信号(图2-3-140B至图2-3-140D);当瘤内黑色素颗粒较少,又不伴有出血时,T_1WI和T_2WI均呈等信号。

【CT表现】

1.CT平扫肿瘤表现为圆形高密度或混杂密度肿块,少数为不规则形或环形(图2-3-139A、图2-3-140A)。

2.较大肿瘤常伴有水肿。

3.增强扫描肿瘤强化明显,呈均匀或环形强化(图2-3-139B)。

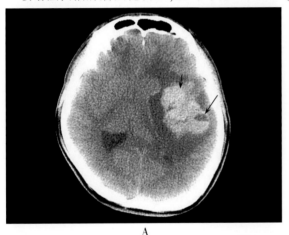
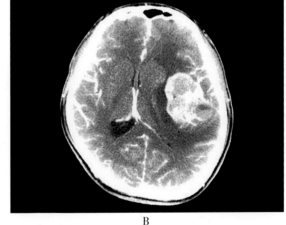

A   B

图2-3-139 黑色素瘤

A.CT平扫见左颞叶分叶状肿块,其内可见高密度出血灶(↑)和低密度坏死区(长↑)、瘤周有较广泛水肿区,占位效应明显;B.增强扫描见肿块实性部分明显强化

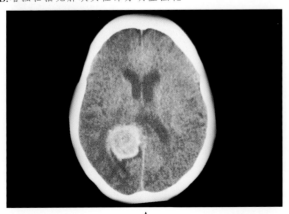
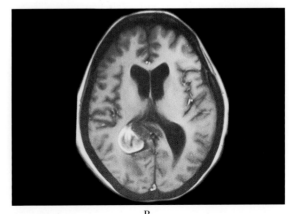

A   B

图2-3-140 黑色素瘤

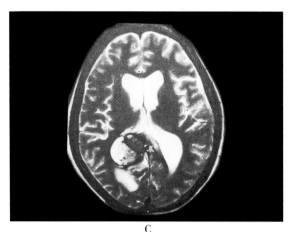
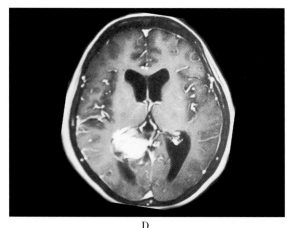

C   D

图2-3-140 黑色素瘤(续)

A.CT 平扫见右侧脑室后角内一团块状高密度灶,边界尚清,密度欠均匀;

B.C.T₁WI 呈高信号为主的混杂信号,T₂WI 呈高低混杂信号;

D.MRI 增强示肿瘤呈明显强化

(三)颈静脉球瘤

颈静脉球瘤(glomus jugular tumor)是发生在颅底颈静脉孔内及其附近的肿瘤。发病可在 10 岁以上任何年龄组,女性多于男性,肿瘤呈浸润性生长,转移到相邻淋巴结和肺者不到 10%。

【诊断要点】

1.早期表现为头晕和眩晕,随后出现外耳道出血、耳鸣、进行性耳聋,后期可有耳部疼痛、面瘫和视物成双。

2.肿瘤位于颈静脉孔附近:后组脑神经损害表现为声音嘶哑、呛咳、咽反射消失。

3.肿瘤位于中颅窝和后颅窝:可见颞叶、小脑和脑干症状。

4.X 线平片:颈静脉孔像显示骨孔扩大、骨质破坏,较大肿瘤可引起岩尖、中颅窝、枕大孔及内听道骨质改变。

5.脑血管造影:对诊断十分重要,可见肿瘤异常染色。

6.MRI 检查:T₁WI 呈等信号、低信号或混杂信号,T₂WI 多为不均匀、高信号,瘤内可见杂乱的流空血管。

【CT 表现】

1.CT 平扫见颈静脉孔区类圆形或不规则形、边界清楚的等密度或高密度肿块。

2.瘤内可见较小的低密度囊变、坏死区,偶见高密度钙化灶。

3.颈静脉孔扩大,早期可见其血管部扩大,后可表现为普遍扩大。孔壁多不规则,呈波浪状。颈静脉孔周围骨质常有破坏(图 2-3-141、图 2-3-142)。

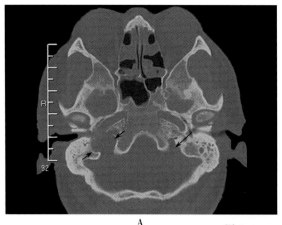
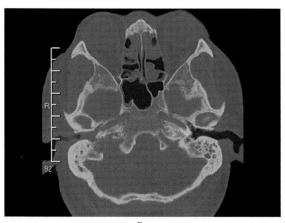

A   B

图 2-3-141 颈静脉球瘤

A.B.高分辨率 CT 扫描见右侧颈静脉孔扩大和周围骨质破坏(↑),左侧颈静脉孔正常(长↑)

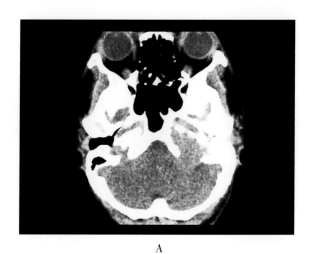
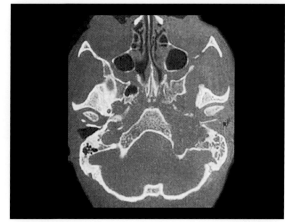

A   B

图 2-3-142　颈静脉球瘤

A.CT平扫左侧颈静脉孔区见一类圆形等密度肿块,边界显示欠清;

B.骨窗见左侧颞骨岩部骨质破坏

4.增强扫描肿瘤明显强化。

5.鉴别诊断:正常变异右侧颈静脉孔大于左侧,高位颈静脉球和血管畸形也可造成颈静脉孔大小不对称。此时行增强扫描有助于鉴别。

（四）绿色瘤

绿色瘤(chloroma)是一种罕见的骨髓源性病变的髓外表现,肿瘤由不同分化程度的幼稚粒细胞组成。患者常伴有急慢性髓性白血病或骨髓增殖异常,也可单独发生,但一般在数周或数月内转化为白血病。肿瘤多见于儿童,男性多于女性。粒细胞肉瘤可发生于机体任何器官,常见于眼眶,一般以实体瘤形式发生于皮肤、淋巴结以及骨膜周围等部位,发生于颅内者罕见,颅内粒细胞肉瘤多累及脑膜或位于脑实质内。因瘤体内含有髓过氧化物酶,部分肿瘤切除后置于空气中可呈浅绿色,故称为绿色瘤。此外,该肿瘤也称髓细胞肉瘤、成髓细胞瘤、髓外白血病和粒细胞白血病肉瘤。本病主要与急性髓性白血病(AML)密切相关,也可并发于慢性髓性白血病(CML),偶见于骨髓增生异常综合征、骨髓纤维化患者。

【诊断要点】

1.临床表现取决于肿瘤部位,可因肿瘤浸润的部位和范围不同而出现不同症状,可表现为头痛、神经功能症状等,无特异性的临床表现。

2.大多数预后很差,病程急,进展快,大部分患者短期内死亡。但也有部分患者通过化疗可以得到完全缓解、长期存活。治疗方法主要包括局部治疗(放射治疗或手术切除)和系统全身化疗。

3.MRI检查:

1)肿瘤于T_1WI呈等或稍低信号,T_2WI呈等或稍高信号,周围脑组织可见轻度水肿。

2)增强扫描病灶明显均匀强化(图2-3-143)。

3)脑底部位病灶可见相应颅骨受累,宽基底者可见"脑膜尾征"。

4)发生于眼眶累及颅内者,典型表现为沿眶壁生长的多发梭形软组织信号影,视神经与眼球少有侵犯。

【CT表现】

1.CT平扫病灶为等或稍高密度,多呈结节样或弥漫性生长,边界尚清。周围脑组织可见受压,并可见轻度脑水肿(图2-3-144)。

2.病灶邻近颅骨可受累,表现为板障密度增高,侵及骨膜可形成光芒状瘤骨,也可见呈毛刷状、日光状、筛孔样的骨质密度减低区,伴皮下软组织肿胀。

3.增强扫描病灶可见中等程度或较明显强化,其内有时可见分隔。

4.鉴别诊断:

1)良、恶性脑膜瘤:良性脑膜瘤 CT 平扫病灶内多伴有不同形态钙化。恶性脑膜瘤增强扫描见肿瘤边缘指状突起或出现伪足样改变,"脑膜尾征"更厚或更粗,毛糙不平。

2)淋巴瘤:脑内原发性淋巴瘤多分布于深部脑白质、基底节或丘脑,多呈均匀明显强化,出血、坏死少见。CSF 细胞学检查有助于鉴别。

3)转移瘤:多发生于中老年,有原发肿瘤病史,病灶多呈小结节大水肿,增强后多表现结节状、环状强化,瘤周水肿明显,侵犯脑膜时多与脑内转移瘤同时存在。

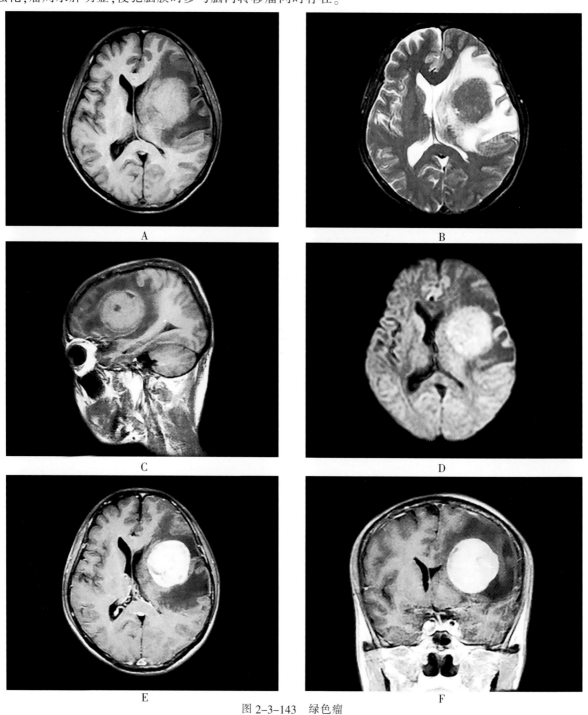

图 2-3-143 绿色瘤

　A~D.MRI 平扫左颞顶叶皮髓交界处见类圆形病灶,T_1WI 呈稍高信号,T_2WI 呈低信号,DWI 呈稍高信号。病灶周围见水肿,左侧脑室受压,中线结构向右移位;

　　E.F.增强扫描示病灶呈较明显强化

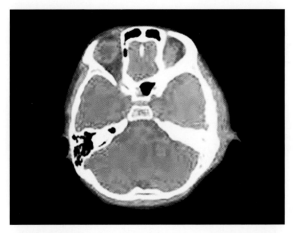

A

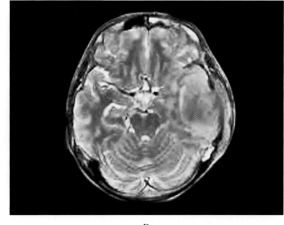

B

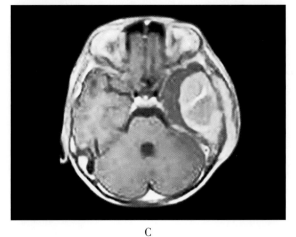

C

图 2-3-144　绿色瘤

A.CT 平扫示左侧颅板下方高密度灶，相应颅骨见毛刷状骨质破坏，皮下软组织肿胀；

B.MRI 平扫病灶 T_2WI 均呈等或稍高信号；

C.MRI 增强扫描病灶呈中等程度强化，其内见分隔

十一、颅内转移瘤

颅内转移瘤(intracranial metastatic tumors)国内报道其占颅内肿瘤的 3.5%~10%,肿瘤来源由多到少依次为肺癌、乳腺癌、胃癌、结肠癌、肾癌和甲状腺癌等。以 40~60 岁人群为多见,约占 80%,男女比例为1.1:1。肿瘤细胞可经多种途径转移到颅内,如①经血流:为最常见的途径,如肺癌、乳腺癌、皮肤癌等。②直接侵入:邻近部位的肿瘤如鼻咽癌、头皮和颅骨的恶性肿瘤可直接侵入颅内。③经蛛网膜下隙:如胶质瘤或室管膜瘤。④经淋巴系统。

颅内转移瘤常为多发(70%~80%),多位于皮髓质交界处,也可见于脑膜和颅骨;肿瘤多位于幕上(80%)大脑中动脉供血区,幕下占 20%。以额叶最多见,顶叶次之。有部分颅内转移瘤患者找不到原发灶(10%~15%),即使行脑转移瘤切除术后仍不能确定肿瘤来源。

【诊断要点】

1.颅内压增高症:早期仅表现为晨起头痛,日渐加重,约 1/4 患者早期出现视神经乳头水肿和癫痫;晚期头痛加重,可伴有眼底出血和意识障碍,甚至出现昏迷、脑疝。

2.局限性定位体征:偏瘫、偏身感觉障碍、失语、眼球震颤和共济失调等。

3.精神症状和脑膜刺激症状。

4.不同原发灶的转移瘤表现:

1)肺癌、黑色素瘤和胃癌易早期发生颅内转移,而乳腺癌和肉瘤转移到颅内的时间则较晚。

2)肺癌脑转移可形成囊性占位。

3)乳腺癌和前列腺癌可引起硬膜下血肿;黑色素瘤脑转移常有癫痫发作,并易造成脑膜转移和蛛网

143

膜下隙出血;绒毛膜癌脑转移瘤也易出血。

5.其他检查:

1)脑脊液检查:腰穿压力多增高,蛋白含量增加,个别病例可检出瘤细胞。

2)X 线平片:有时可见颅高压征和松果体钙化斑移位征象。此外,对颅骨的转移诊断价值较高。

3)MRI 检查:对于脑转移瘤的诊断优于 CT,特别是对颅底、颅顶及幕下脑干和小脑病灶的显示。肿瘤在 T_1WI 为低信号、T_2WI 为高信号。增强时有明显强化,形态各异。

【CT 表现】

1.CT 平扫:

1)表现多样化,常见脑内多发散在环形或结节样等密度灶,灶周水肿十分明显,称之为小病灶大水肿,此为转移瘤的特征性表现(图 2-3-145)。87%的患者有脑水肿,Ⅱ至Ⅲ级水肿占 57%。

2)脑内肿瘤多位于大脑皮髓质交界处。

3)少数病例表现为囊性肿块,囊内可见壁结节,可无明显脑水肿。

4)瘤内出血时,病灶中可见高密度区,多见于黑色素瘤和绒毛膜癌。

5)颅骨转移表现为颅骨破坏和软组织肿块。

2.增强扫描:

1)多表现为环形或结节样强化,并可显示平扫未能检出的小病灶(图 2-3-146、图 2-3-147)。

2)室管膜下转移可见沿脑室周围带状强化。

3)软脑膜转移见脑膜弥漫性强化,而硬脑膜转移平扫则多呈等密度或稍高密度肿块。

3.鉴别诊断:

1)脑脓肿:脓肿壁厚薄均匀和多腔环形影相连为其特征性表现。

2)脑囊虫病:囊内可见点状高密度头节,水肿较轻或无水肿,增强扫描囊壁和囊内头节仅轻度强化或不强化。

3)多发海绵状血管瘤:一般灶周无水肿,病灶常伴钙化,严重者可全部钙化,形成"脑石"。

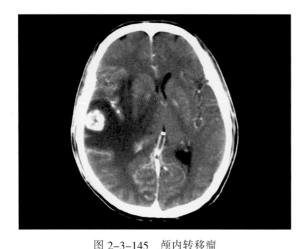

图 2-3-145　颅内转移瘤

增强扫描见右颞叶皮质处不均匀强化结节灶,水肿范围极广,占位效应显著,脑室受压变形,中线结构明显左移

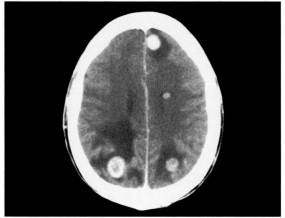

图 2-3-146　颅内转移瘤

增强扫描见左额叶及两侧顶叶多发结节样强化灶伴周围低密度水肿区

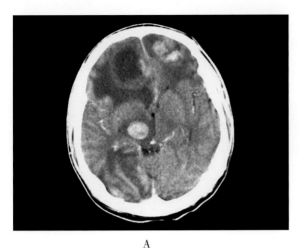
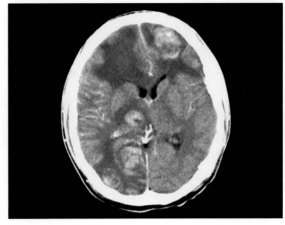

A   B

图 2-3-147　颅内转移瘤

A.B.增强扫描见两侧额叶、右侧丘脑及枕叶多发不规则环形和结节样强化灶,水肿明显,占位效应显著

(郑穗生　李　军　张发平　潘景润　赵　红)

第四节　脑血管病变

一、脑　出　血

　　脑出血(intracerebral hemorrhage)是指脑实质内的出血。按病因分为外伤性和非外伤性两类,后者又称为原发性或自发性脑出血,为脑内的血管坏死、破裂而引起的出血,如高血压、动脉瘤、血管畸形、血液病和脑肿瘤等。其中以高血压性脑出血最为常见,本节做重点叙述。

　　高血压性脑出血,其发生率约占脑出血的40%,发病率在脑血管疾病中仅次于脑梗死,占第二位,但死亡率却占脑血管病的首位。多见于50岁以上成人,男女发病率相似。一般认为是在原发性高血压和脑动脉硬化的基础上,在血压骤升时引起的脑小动脉破裂所致。出血部位多见于基底节,约占2/3,其次为丘脑、脑干、小脑,也可见于大脑半球脑叶。脑出血一般分为急性期、亚急性期和慢性期。血肿及周围脑组织在不同时期的CT表现与血肿形成、吸收与囊变三个阶段的病理过程基本一致。血肿破入脑室可使血液流入脑室系统和蛛网膜下隙。

　　【诊断要点】

　　1.多有高血压病史,常在情绪激动或过度体力活动时发病。

　　2.起病急骤,多为突然发病,常有剧烈头痛、频繁呕吐、血压升高、语言不清等,病情发展迅速,很快就出现偏瘫、失语及不同程度的意识障碍,甚至昏迷。

　　3.除以上表现外,各部位出血还可出现相应的症状和体征,常见的出血部位有:

　　1)基底节:常累及内囊,可见典型的偏瘫、偏身感觉障碍和偏盲"三偏征"。

　　2)脑干:多见于脑桥出血,常有持续性高热、针尖样瞳孔、面部和四肢瘫痪或交叉性瘫痪,严重的可在数分钟内进入深度昏迷。影响脑干呼吸中枢可出现呼吸不规则,早期就可出现呼吸困难。

　　3)小脑:可引起病侧肢体共济失调,但瘫痪不明显。若大量出血压迫脑干,甚至会发生枕大孔疝。

　　4)脑室:①脑内血肿破入脑室,往往在起病后1~2小时进入深度昏迷,出现四肢抽搐或四肢瘫痪。②可有脑膜刺激症状,双侧病理反射阳性。③呼吸深沉、带鼾声、脉搏快速、微弱且不规则,血压不稳定,体温升高等。

　　4.MRI检查:脑出血的MRI信号改变可分为五期:

1)超急性期:MRI 观察不如 CT,但对于出血 3 天后病程演变的观察则优于 CT。

2)急性期(<3 天):血肿在 T_1WI 为等信号,在 T_2WI 为低信号。

3)亚急性期:在较早阶段,T_1WI 血肿边缘出现环状高信号,由周边开始逐渐向内发展;血肿出现后 6~8 天,T_2WI 亦呈高信号,从周边向中央扩散。

4)慢性期(≥15 天):血肿在 T_1WI、T_2WI 均为高信号,在 T_2WI 上血肿与水肿之间出现低信号环。增强扫描亦呈环形强化。

5)残腔期(>2 个月):形成一类似脑脊液的囊腔,T_1WI 为低信号,T_2WI 为高信号。

5.腰椎穿刺:如脑出血破入脑室或蛛网膜下隙,脑脊液为血性。

【CT 表现】

1.CT 平扫:

1)血肿及周围脑实质密度根据病期不同而表现各异:

(1)新鲜血肿表现为脑内边界清楚的高密度区,呈肾形、椭圆形或不规则形,密度均匀,CT 值为 50~80 HU,血肿周围常有一低密度水肿带(图 2-4-1、图 2-4-2)。

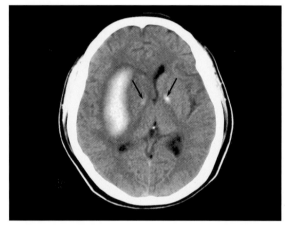 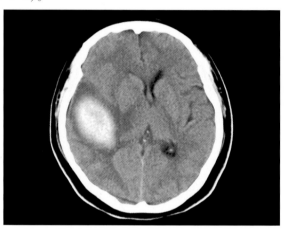

图 2-4-1 急性期脑出血

CT 平扫示右侧基底节肾形高密度血肿,密度均匀,边界清楚,周围有轻度低密度水肿带围绕,右侧脑室受压变小,中线结构向左移位,另见双侧苍白球钙化(↑)

图 2-4-2 急性期脑出血

CT 平扫示右颞叶类圆形高密度血肿,周围有低密度水肿带,右侧脑室受压变窄,中线结构向左移位

(2)发病后 3~7 天,高密度血肿边缘模糊变淡,溶解与吸收逐渐向中心扩展,周围低密度环影增宽,高密度灶向心性缩小,血肿 CT 值下降(图 2-4-3、图 2-4-4),1 个月以后形成等密度或低密度灶。

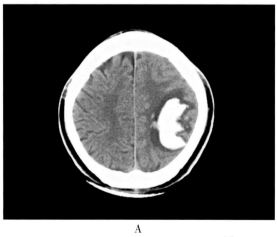 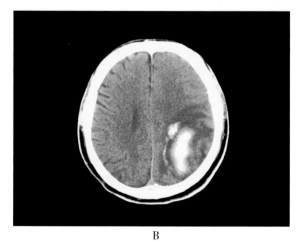

A

B

图 2-4-3 脑出血吸收期

A.CT 平扫示左顶叶不规则形高密度血肿,周围有低密度水肿带,脑沟消失;

B.12 天后 CT 复查,高密度灶向心性缩小,密度降低,边缘变模糊,周边低密度区增宽

(3)2个月后,血肿完全吸收液化形成囊腔,密度与脑脊液相似(图2-4-5)。

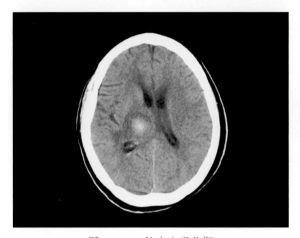 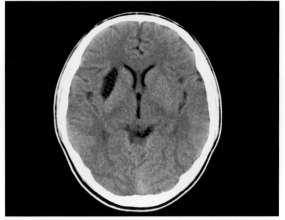

图2-4-4 脑出血吸收期

CT平扫示右侧丘脑血肿,边缘模糊,周围低密度范围较大,血肿吸收从周边向中心扩展

图2-4-5 脑出血囊变期

CT平扫示右侧基底节肾形脑脊液样低密度区,边界清楚锐利

2)血肿及周围水肿引起占位效应:

(1)占位效应与血肿大小、水肿轻重、位置深浅有关。血肿越大,占位效应越明显,可并发脑疝。

(2)血肿及周围水肿引起占位效应,多在出血后2周水肿最明显,占位效应最重。

(3)2周后,随着血肿吸收和水肿减轻,占位效应逐渐缓解(图2-4-6A、图2-4-6B)。

(4)2个月后,占位效应消失,囊腔缩小,可有邻近脑组织萎缩改变(图2-4-6D)。

3)急性期脑出血可破入脑室或蛛网膜下隙:

(1)进入脑室的血液可累及一侧、两侧侧脑室或全部脑室系统。

(2)少量积血仅见于侧脑室后角或三角区,与上方脑室的脑脊液形成液-血平面(图2-4-7),大量出血则可形成脑室铸型(图2-4-8)。大量蛛网膜下隙出血可显示积血部位的脑池铸型。

(3)CT往往可发现血肿破入脑室的途径(图2-4-9、图2-4-10),以基底节内囊区血肿破入侧脑室最为多见。

(4)脑室内积血较脑内血肿吸收快,1~3周可完全吸收。

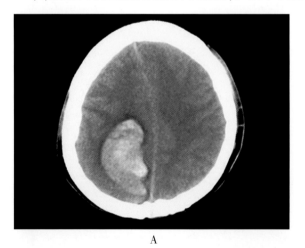 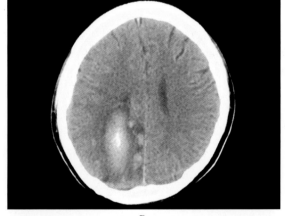

A   B

图2-4-6 脑出血演变过程

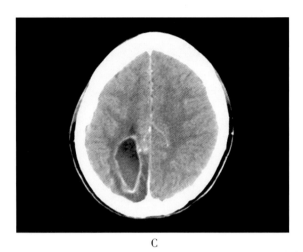
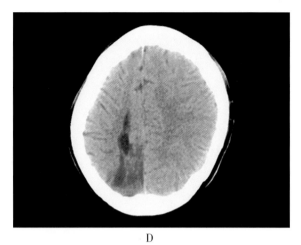

C   D

图 2-4-6　脑出血演变过程(续)

A.发病 6 h,右顶叶肾形高密度血肿;

B.发病 20 d,血肿边缘变模糊,密度变淡,周围低密度环形增宽;

C.发病 44 d,增强扫描见血肿周围环形强化,其内密度不均,部分囊变;

D.发病 3 个月后,血肿完全吸收,病灶缩小,液化形成囊腔,周围脑组织萎缩

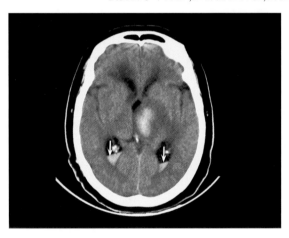
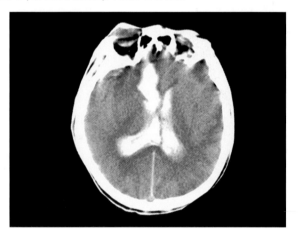

图 2-4-7　脑出血破入脑室

图 2-4-8　脑出血破入脑室

CT 平扫示左侧丘脑血肿破入脑室,两侧侧脑室后角见液-血平面(↑)　　　CT 平扫示右额叶血肿破入脑室,形成脑室铸型

　　4)血块堵塞脑脊液循环,可引起脑积水。

　　2.增强扫描:

　　1)新鲜血肿无强化。出血后 1 周表现为血肿周围环形强化,环影可将环外低密度水肿与环内低密度血肿周边吸收带分开,中心高密度灶不强化(图 2-4-6C、图 2-4-11)。环形强化可持续 2~3 个月,以 4~6 周时为最明显。

　　2)一般在急性期和慢性期因 CT 表现较为典型,不需要增强扫描。只有在血肿呈等密度时,增强意义较大。

　　3.鉴别诊断:根据以上 CT 表现,脑出血诊断一般不难,但要明确是否为高血压性脑出血,则需要与外伤性脑出血、颅内动脉瘤和动静脉畸形(AVM)血管破裂所致的脑出血、脑肿瘤出血及出血性脑梗死等相鉴别。

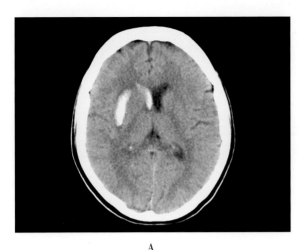 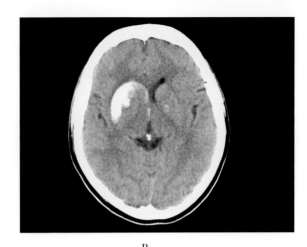

A   B

图 2-4-9　脑出血破入脑室

A.B.CT 平扫示右侧基底节血肿破入侧脑室前角,并与之相连,第三脑室亦见有积血

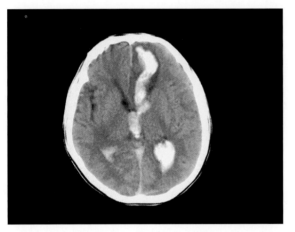 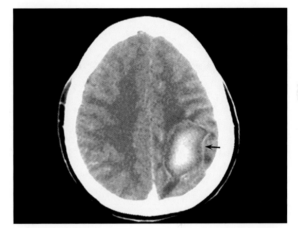

图 2-4-10　脑出血破入脑室   图 2-4-11　脑出血吸收期

CT 平扫示左额叶血肿自左侧脑室前角前方破入脑   增强扫描见左顶叶后部血肿周围环状强化(↑),与中心
室,另见第三脑室及两侧侧脑室后角内积血形成脑室铸型   高密度灶间隔以低密度血肿溶解吸收区,环外为低密度水肿

二、脑　梗　死

　　脑梗死(cerebral infarction)是指因脑血管阻塞而造成的脑组织缺血性坏死或软化。在急性脑血管疾病中脑梗死占 50% 以上,40 岁以上者发病较多,最多见于 55~65 岁。其原因有:①脑血栓形成:继发于脑动脉粥样硬化、动脉瘤、血管畸形、感染或非感染性动脉炎等,以脑动脉粥样硬化引起血栓形成最常见。②脑栓塞:如血栓、气体和脂肪栓塞。③低血压和凝血状态。根据脑梗死的病理改变,可将其分为三期,即缺血期、梗死期和液化期,CT 能很好地反映各期病理变化。

　　脑梗死临床类型主要包括动脉粥样硬化血栓性脑梗死、栓塞性脑梗死和腔隙性脑梗死,另有 30%~40% 在临床上不易分清为哪一型。脑梗死可发生在脑内任何部位,但以大脑中动脉供血区为多,梗死的范围与阻塞血管大小、血流量多少及侧支循环建立状况等有关。脑的穿支动脉闭塞后,可引起大脑深部,尤其是基底节、内囊、丘脑、半卵圆中心、皮质下白质等部位较小的梗死,直径为 5~15 mm,称为腔隙性脑梗死。在脑梗死的基础上,原梗死区内又发生的脑出血称为出血性脑梗死。

　　【诊断要点】

　　1.脑梗死的临床表现较为复杂,取决于脑损害的部位和大小,常见的临床表现如下:

　　1)神经系统功能障碍:主要表现有头晕、头痛,部分患者有呕吐及精神症状,一般在最初 24 小时发展至高峰,可有不同程度昏迷。

2)受累血管分布区脑部损害症状:如"三偏征"、失语、抽搐、共济失调等,较重的可表现为意识丧失、两便失禁、呼吸不规则。

2.不同类型脑梗死的临床特点:

1)动脉粥样硬化性脑梗死:

(1)发病年龄较高,常伴有动脉粥样硬化或高血压、糖尿病。

(2)常于安静状态下发病,尤其是晨间睡醒后,发病前可能有短暂脑缺血发作史。

(3)症状常在几小时后逐渐加重。

(4)意识常保持清晰,但局部脑损害症状比较明显。

2)栓塞性脑梗死:

(1)发病年龄不一,以中青年居多。

(2)起病急骤,大多无前驱症状,起病后在很短的时间内症状可发展至高峰,也可因反复多支血管栓塞,在数天内呈阶梯式进行性恶化。

(3)多数患者表现为失语、上肢单瘫、偏瘫、局灶性抽搐等。偏瘫以面部和上肢为重,少数患者表现为共济失调、交叉性瘫痪。

(4)栓子来源分为心源性和非心源性,如同时伴有其他脏器栓塞存在,则有助于脑栓塞的诊断。

3)腔隙性脑梗死:

(1)发病年龄大多在 50 岁以上,患者常有高血压动脉粥样硬化、糖尿病、高脂血症。

(2)呈急性或亚急性起病,多无意识障碍。

(3)临床表现大多较轻,但颇为复杂,常见的有纯运动性卒中、伴有运动性失语的运动性卒中、纯感觉性卒中及感觉运动性卒中等。

4)出血性脑梗死:

临床表现差别较大,部分患者可在脑梗死发生后,症状再次加重,有的患者仅表现有脑梗死症状,以后的病程无明显波动。

3.MRI 检查:应用 MRI 弥散成像和灌注成像可于梗死后数小时就发现病灶。在梗死区主要表现为 T_1WI 低信号、T_2WI 高信号。对于腔隙性梗死灶,MRI 比 CT 可更早期显示出较小病灶,明显优于 CT 检查。

4.脑血管造影:可直接显示血管闭塞,但不能显示脑梗死。

【CT 表现】

1.缺血性脑梗死:

1)CT 平扫:

(1)仅少数患者于发病 24 小时内出现边界不清的稍低密度灶,而大部分患者于 24 小时后才可见边界较清楚的低密度灶,密度可不均匀(图 2-4-12);其部位及范围与闭塞血管供血区一致,可同时累及皮质与髓质,多呈三角形或楔形(图 2-4-13 至图 2-4-15)。发生在分水岭区域的脑梗死多呈线条形。

(2)发病 1~2 周,梗死区的密度进一步降低,且逐渐均匀一致,边界更加清楚。

(3)发病 2~3 周,梗死区密度较前升高,病灶范围可缩小,变得不清楚,较小的病灶可完全变为等密度,称为"模糊效应"。

(4)发病 4~8 周,梗死灶的密度逐渐下降,与脑脊液密度相近,最后可形成囊腔(图 2-4-16、图 2-4-17)。

2)增强扫描:

(1)一般梗死后 3~7 天即可出现强化,2~3 周发生率最高,且强化最明显,可持续 4~6 周。

(2)梗死灶强化形态可多种多样,多数表现为脑回状或斑点状变化(图 2-4-18、图 2-4-19)。

3)占位效应:

(1)梗死灶由于并发脑水肿而出现占位效应,其程度根据梗死区大小不同可造成局灶性或广泛性脑室系统变形、推移和中线结构移位(图2-4-14、图2-4-15)。

(2)占位效应在发病当天即可出现,发病后1~2周表现最显著。

(3)发病2周后占位效应由重转轻,逐渐消失;最后囊腔形成,可出现负占位效应,邻近脑实质萎缩,脑沟、脑池增宽,脑室扩大(图2-4-16、图2-4-17),中线结构可向患侧移位。

2.腔隙性脑梗死:

1)CT平扫:

(1)一般在发病后48~72小时可表现为圆形、卵圆形低密度灶,边界不清(图2-4-20)。4周左右形成脑脊液样低密度软化灶。

(2)多位于基底节内囊区、丘脑、脑室旁深部白质、脑桥等,罕见累及皮质。

(3)病灶大小一般为5~15 mm,>15 mm为巨大腔隙灶(图2-4-20)。

2)增强扫描:在发病后2~3周可以出现强化现象。

3)占位效应:无明显占位效应。

3.出血性脑梗死:

1)CT平扫:常于发病后1周至数周,在三角形或楔形低密度梗死区内出现不规则斑片状高密度出血灶,边界不规则(图2-4-21)。

2)增强扫描:在梗死的低密度区中仍可显示脑回状、斑片状强化。

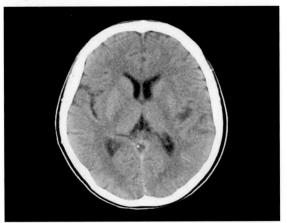
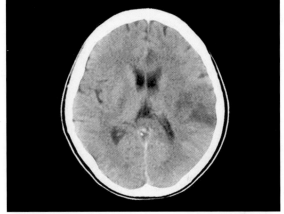

A 图2-4-12 脑梗死 B

A.发病8 h,CT平扫示左颞叶小片状边界不清稍低密度区;

B.发病26 h,左颞叶大片状低密度区,密度不均,同时累及皮质及髓质,边界较前清楚,另见左额叶又出现一小片状低密度梗死灶

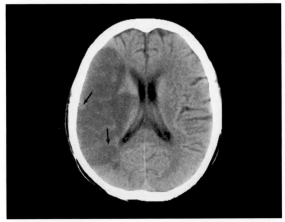
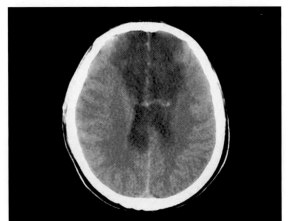

图2-4-13 大脑中动脉脑梗死

CT平扫示右额颞顶叶大片状低密度区,密度不均,其内有斑片状等密度区,代表梗死灶内脑实质相对无损害区(↑)

图2-4-14 两侧大脑前动脉脑梗死

CT平扫示额顶叶近中线两侧长条形低密度区,边界清楚,脑沟消失,两侧侧脑室体部受压部分闭塞

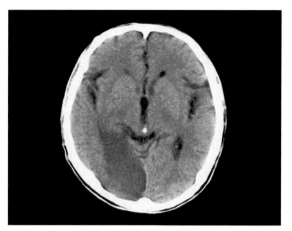

图 2-4-15　大脑后动脉脑梗死

CT 平扫示右枕叶楔形低密度区,累及皮质、髓质,右侧脑室后角明显受压变小

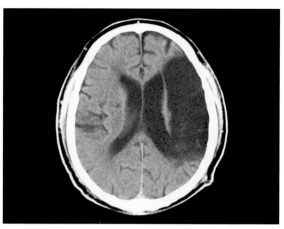

图 2-4-16　陈旧性脑梗死

CT 平扫示左额顶叶大片低密度区,边界清楚,密度与脑脊液相似,左侧脑室扩大,中线结构无移位

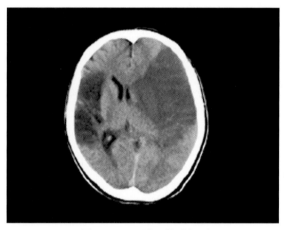

图 2-4-17　陈旧性脑梗死

CT 平扫示右颞叶大片陈旧性梗死灶,密度与脑脊液相似,边界清楚,另见左额颞叶大片低密度梗死灶,距发病后 4 d,边界欠清楚。右侧脑室增大,左侧脑室受压变窄,中线结构向右侧移位

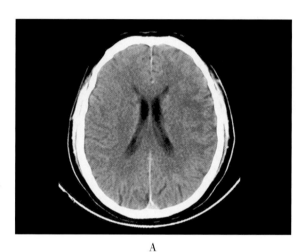

A

图 2-4-18　大脑中动脉脑梗死

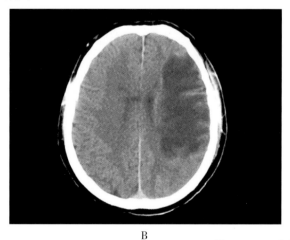

B

C

图 2-4-18　大脑中动脉脑梗死

A.CT 平扫示左顶叶小片状低密度区,边界不清

B.10 d 后见左额顶叶大片状低密度区;

C.13 d 后增强扫描见低密度区内有脑回样强化

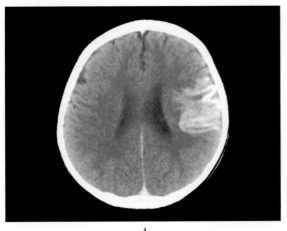
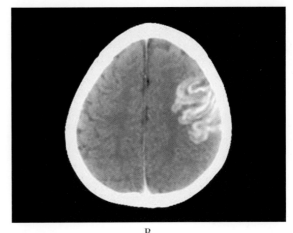

A   B

图 2-4-19   大脑中动脉脑梗死

A.B.增强扫描见左侧大脑中动脉供血区低密度灶内呈明显脑回样强化

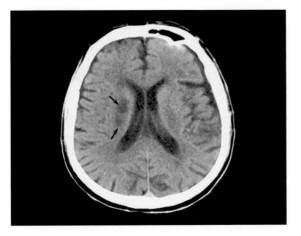
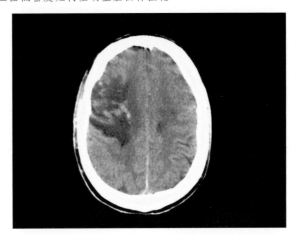

图 2-4-20   腔隙性脑梗死   图 2-4-21   出血性脑梗死

CT平扫示右侧脑室体部外方见 2 个边界较清楚的小   CT平扫示右额顶叶大片低密度区内见散在不规
片状低密度灶(↑)   则高密度出血灶

三、中枢神经系统血管炎

中枢神经系统血管炎(central nervous system vasculitis,CNSV)是一种由多种病因引起的血管壁炎症性病变,多累及脑实质及脑膜的小血管,引起相应供血区脑组织的缺血或梗死性病变。发病年龄为 15~96 岁,以 40~50 岁为发病高峰,男性发病率较女性略高或相同。病因除极少数和微生物的直接感染有关外,多数血管炎可能为微生物感染所诱发的自身免疫异常所致,表现为血管壁的炎性细胞浸润,血管壁坏死、渗出和血栓形成,在炎症后期出现血管壁的纤维化和动脉瘤形成。

【诊断要点】

1.大脑为最常受累及的部位,其次为脑桥、延髓、小脑和脊髓。血管炎主要累及软脑膜及皮质的中小动脉血管壁,较少累及静脉和微静脉。

2.临床表现:

1)具有高度可变性,可急性或隐匿起病,但通常潜伏期 6 个月或更长,病程呈现进展性或波动性。

2)神经系统症状和体征呈局限性或弥漫性,但基本具有三个主要表现:头痛、多灶性神经功能缺陷和弥漫性脑损害症状。

3)典型者有非定位体征(头痛、精神错乱、认知功能降低)和大范围的神经功能缺陷(TIA、脑卒中、肢体瘫痪、脑神经障碍、共济失调、癫痫发作、脊髓病)。

4)全身症状如发热、消瘦、关节或肌肉酸痛少见,并且没有炎症的血清学证据或自身抗体存在。

5)临床常用检查方法包括脑脊液检查、MRI、脑血管造影、软脑膜和皮质活检。

3.原发性血管炎的诊断标准:

1)临床症状主要为头痛和多灶性神经系统障碍,症状至少持续 6 个月或首发症状非常严重。

2)血管造影发现多发的动脉节段性狭窄。

3)系统性炎症或感染性疾病除外。

4)软脑膜或脑实质活检证实为炎症,无微生物感染、动脉粥样硬化和肿瘤的证据。

4.脑血管造影:约 60%的患者出现异常改变,主要表现为动脉狭窄、扩张和阻塞,也可以表现为动脉的串珠样改变和动脉瘤形成,但这些征象均非特异性表现,也可出现在肿瘤、感染、动脉硬化和痉挛性血管病变中。

5.MRI 检查:

1)常见两种类型:一是双侧病灶,侵犯了灰白质,但以白质为主,MRA 无血管异常发现;二是单侧病灶,主要位于额顶叶深部白质内,信号与梗死类似。

2)磁共振血管成像可见相应供血血管狭窄或闭塞。

3)病灶 T_1WI 呈略低信号,T_2WI 呈略高信号,FLAIR 呈高信号。

4)增强扫描可见斑点或斑片状强化(图 2-4-22)。

【CT 表现】

1.皮质和皮质下单发或多发病灶,可双侧发病,伴有大小不等的出血灶。

2.病灶可类似脱髓鞘和脑白质营养不良的表现。病程后期深部的灰质核团可被累及,也可同时累及幕上及幕下,表现为大脑、脑干和小脑白质内多发大小不等低密度梗死灶,增强扫描示小斑点状强化灶。

3.较少见表现为皮质或皮质下的占位病灶并伴有水肿,类似肿瘤。

4.鉴别诊断:

1)脑梗死:①通常年龄偏大,存在动脉硬化的好发因素。②伴随脑白质的损害,大脑皮质一般不累及。③血清学检查无异常。④血管造影无血管炎表现。而血管炎一般散发出现,为多发的双侧幕上病变,累及皮质和白质,血清学检查可有异常,病理改变主要为炎性改变。

2)多发性硬化:部分中枢神经系统血管炎患者的临床表现类似多发性硬化,但惊厥、严重头痛及脑病等常出现在中枢神经系统血管炎中,很少出现在多发性硬化中。多发性脑梗死伴随弥漫性脑白质损害的影像学改变出现在血管炎中,而不出现在多发性硬化中。

3)中枢神经系统肿瘤:孤立的或继发性中枢神经系统血管炎可以表现为假瘤样改变,出现局灶性的神经系统体征和类似肿瘤的影像学改变,可以对病灶进行试验性治疗,观察病灶是否消失。

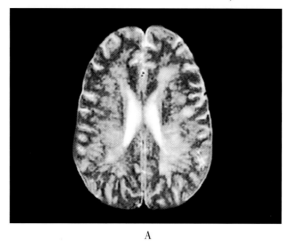
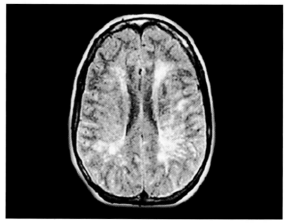

A   B

图 2-4-22　中枢神经系统血管炎

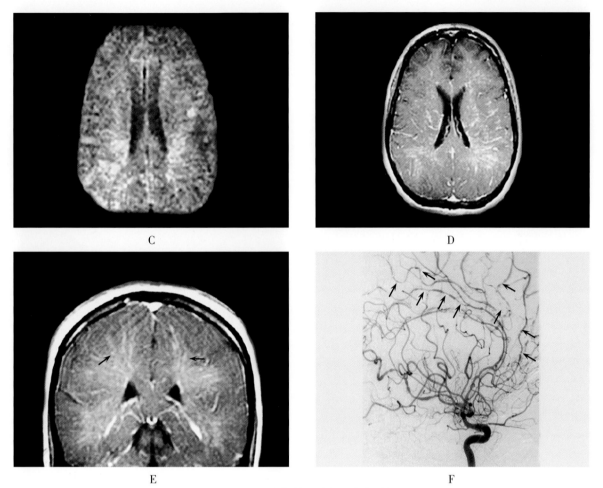

图 2-4-22　中枢神经系统血管炎(续)

A~C.MRI 平扫见大脑皮质及皮质下多发病灶,T₂WI 呈稍高信号,FLAIR 呈高信号,DWI 上可见斑点状高信号;

D.E.MRI 增强扫描大脑皮质及皮质下见多发斑点及线条样强化(↑);

F.脑血管造影示脑动脉多发狭窄,局部表现为串珠样改变(↑)

四、皮质下动脉硬化性脑病

皮质下动脉硬化性脑病(subcortical arteriosclerotic encephalopathy,SAE)又称 Binswanger 病、进行性皮质下血管性脑病,为老年人在脑动脉硬化基础上,大脑半球白质弥漫性脱髓鞘性脑病。大多发生在 50 岁以上,在老年人中发病率为 1%~5%,男女发病率相等。主要累及侧脑室周围、半卵圆中心等皮质下脑深部白质,多为双侧性,常伴有腔隙性脑梗死、脑萎缩。临床主要表现为进行性痴呆。

【诊断要点】

1.2/3 为慢性发病,1/3 为急性发病。病情可缓解,并反复加重。

2.临床主要表现:缓慢进行性痴呆,记忆力、认知功能障碍,情感和人格改变,表情淡漠,妄想,轻度精神错乱。

3.反复发生神经系统局灶性症状,可出现偏瘫、肢体无力、失语等。

4.MRI 检查:双侧脑室旁深部白质及半卵圆中心有大小不等的异常信号,呈长 T₁ 和长 T₂ 信号,形状不规则,边缘不清,无占位效应。

【CT 表现】

1.CT 平扫侧脑室周围及半卵圆中心脑白质可见斑片状低密度影,以侧脑室前角、后角周围最为明显,严重者大脑各叶白质可全部明显累及,往往双侧对称分布(图 2-4-23)。

2.增强扫描白质强化不明显,灰白质密度差增大。

3.可伴有不同程度弥漫性脑萎缩改变,脑室系统扩大,脑沟、脑池增宽(图 2-4-24)。

4.常合并有基底节区、丘脑、脑室旁白质单发或多发性腔隙性梗死灶(图 2-4-24)。

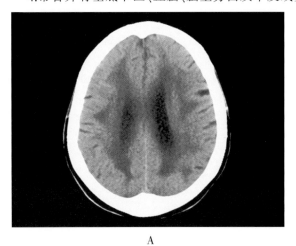 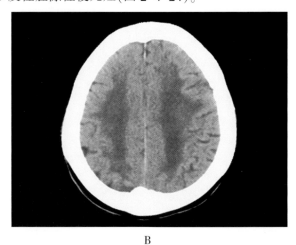

A   B

图 2-4-23 皮质下动脉硬化性脑病

A.B.CT 平扫示两侧侧脑室体部周围及半卵圆中心脑白质见对称性斑片状低密度区

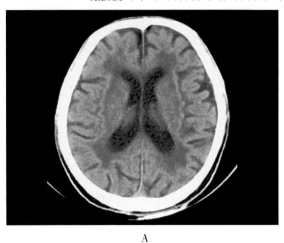 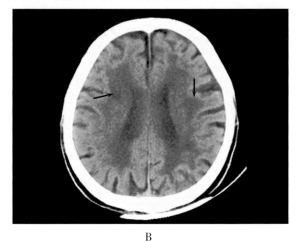

A   B

图 2-4-24 皮质下动脉硬化性脑病

A.B.CT 平扫示两侧侧脑室前角、后角周围脑白质对称分布较低密度区,并见两侧侧脑室旁白质多发腔隙性脑梗死(↑)

五、蛛网膜下隙出血

蛛网膜下隙出血(subarachnoid hemorrhage)是指颅内血管破裂后血液流入蛛网膜下隙。按病因分为外伤性和自发性两大类,前者有颅脑外伤病史;后者可因颅内动脉瘤、高血压、动脉硬化和颅内血管畸形等所致血管破裂而引起,其中颅内动脉瘤是引起蛛网膜下隙出血最常见的原因,约占 50%。本节主要叙述自发性蛛网膜下隙出血,发病率占急性脑血管疾病的 7%~15%。发病年龄不等,成人多见,以 30~40 岁年龄组发病率最高,男性稍多于女性。

【诊断要点】

1.发病急,往往都是突然起病,之前常有过度劳累、情绪激动、咳嗽、用力排便等明显诱发因素。

2.临床主要表现:突发性剧烈头痛、呕吐、意识障碍、抽搐、偏瘫、脑膜刺激征阳性等。

3.腰椎穿刺:血性脑脊液为本病确诊依据。

4.脑血管造影:可以显示蛛网膜下隙出血所造成的脑血管痉挛等征象,可帮助明确蛛网膜下隙出血的原因。

5.MRI 检查:急性期 MRI 显示不如 CT,但对于亚急性或慢性期的诊断 MRI 则优于 CT。如出血 1 周后,在 CT 图像上的高密度影像已消失,而 MRI 图像上亚急性期可在蛛网膜下隙内出现局灶性短 T_1 信号;慢性期则在 T_2 像上出现低信号,较具特征性。

【CT 表现】

1.直接征象:表现为基底池、侧裂池及脑沟内较为广泛的高密度区,出血量大时呈铸型(图 2-4-25、图 2-4-26)。

2.蛛网膜下隙出血在 1 周内易显示,CT 的发现率可达 80%~100%。CT 扫描往往能确定出血部位和明确病因。

3.随着出血后时间的延长,血液密度逐渐减低,一般在出血 1 周后可与脑组织呈等密度,此时可依据基底池和脑沟消失来做出推测。

4.蛛网膜下隙出血后,往往伴有脑血管痉挛,常可并发脑缺血、脑梗死、脑水肿等。

5.常可并发脑积水。

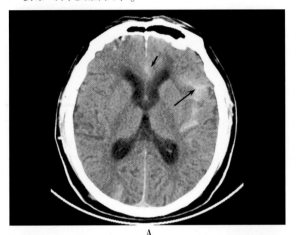 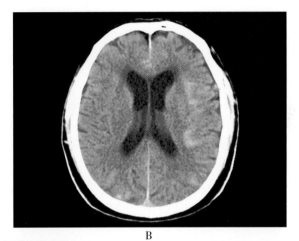

A   B

图 2-4-25　蛛网膜下隙出血

A.B.CT 平扫见左侧外侧裂、大脑纵裂前部(↑)及部分脑沟、裂内(长↑)高密度区

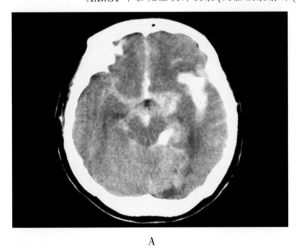 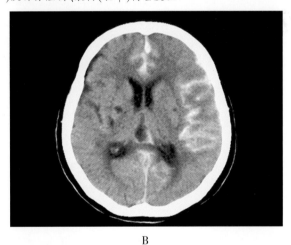

A   B

图 2-4-26　蛛网膜下隙出血

A.B.CT 平扫见鞍上池、环池、四叠体池、纵裂、左侧外侧裂、脑沟内广泛的高密度区,另见双侧基底节区多发低密度软化灶

六、颅内动脉瘤

详见《CT 诊断与临床——体部》(第三版)第二章心血管系统。

七、动静脉畸形

详见《CT 诊断与临床——体部》(第三版)第二章心血管系统。

八、Galen 静脉瘤

Galen 静脉瘤(aneurysm of the vein of galen),又称 Galen 静脉畸形(malformation of galen vein),本病占颅内血管畸形的 1%~5%,较多见于儿童,特别是婴幼儿,成人偶见。Galen 静脉瘤是由于动静脉短路,大量血液流入 Galen 静脉,造成局部压力过大,血管壁局部膨出呈瘤样扩张所致。典型的 Galen 静脉瘤包括明显扩张的 Galen 静脉和扩大、迂曲的引流静脉。因动静脉短路造成盗血现象,可引起相应区域脑缺血。

【诊断要点】

1.症状和体征:

1)儿童,特别是婴幼儿常可出现心力衰竭、心脏增大、呼吸困难、发绀、癫痫。

2)较大的儿童及青年除癫痫外,尚可引起蛛网膜下隙出血、头痛、智力发育迟缓、眩晕、视物障碍、肢体乏力等。

3)Galen 静脉瘤发生于 Galen 静脉区的特定部位,可引起局部脑缺血,出现相应部位局灶定位体征。

4)较大的 Galen 静脉瘤压迫中脑,导致中脑导水管闭塞,引发梗阻性脑积水。

2.脑血管造影:可直接显示扩张的瘤体,同时可见扩张的颈动脉或椎动脉分支直接与 Galen 静脉短路。

3.MRI 检查:

1)MRI 上 Galen 静脉瘤表现为大脑大静脉区边界清楚的圆形或三角形信号不均匀的病灶,呈血管流空影像。在 T_1WI 和 T_2WI 上供血动脉、Galen 静脉瘤及引流静脉均呈低信号。

2)增强扫描呈血管样明显强化。

3)血流淤滞表现为 T_1WI 呈等或低信号,T_2WI 呈稍高信号。

4)MRA 和 MRV 更能够直接显示和观察供血动脉和扩张的静脉窦。

【CT 表现】

1.平扫第三脑室后部四叠体池内大脑大静脉区见一边界清楚的等或稍高密度影,呈圆形、类圆形或三角形,密度均匀,其边缘常可出现点状、线状或弧形钙化。

2.较大的 Galen 静脉瘤可引起第三脑室及以上脑室系统扩大积水。

3.增强扫描呈均匀强化,有时还可以显示增粗的供血动脉和引流静脉及扩张的硬膜窦。

4.CTA 能直接显示球形扩张的瘤体,供血动脉、引流静脉及扩张的硬膜窦(图 2-4-27)。

5.该病影像学表现典型,鉴别诊断不难。

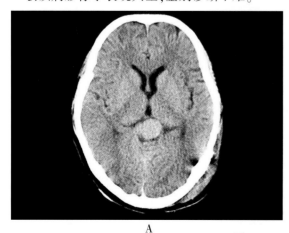

A   B

图 2-4-27　Galen 静脉瘤

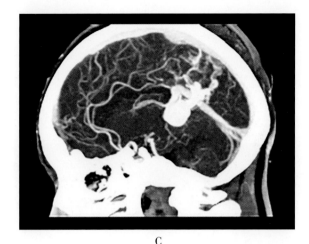
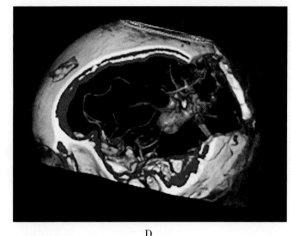

C   D

图 2-4-27   Galen 静脉瘤(续)

A.CT 平扫示第三脑室后部和大脑大静脉区见类圆形稍高密度灶,边界清楚;

B.增强扫描病灶呈明显均匀强化;

C.D.MIP 及 VR 像清晰显示球形扩张的瘤体,供血动脉、引流静脉及扩张的硬膜窦

九、脑内静脉畸形

脑内静脉畸形(cerebral venous malformation,CVM)为脑发育性静脉异常,又名脑静脉性血管瘤,是一种组织学上完全由静脉成分构成的脑血管畸形。任何年龄均可发生,多见于 35~40 岁,无明显性别差异。可发生在脑静脉系统的任何部位,但以额叶和小脑最为常见。CVM 患者可以同时伴有其他血管畸形,最常见者为海绵状血管瘤。

【诊断要点】

1.症状和体征:临床可无异常表现,也可表现为出血、癫痫、头痛和其他神经功能损害表现。

2.MRI 检查:

1)CVM 可因病灶大小及血流速度不同而在 MRI 上呈多种信号,T_1WI、T_2WI 多呈流空信号,少数由于血流缓慢也可呈略高信号,FLAIR 呈低信号。

2)增强扫描后引流静脉和髓静脉均明显强化,典型者可见"水母头征";引流静脉可走向脑表面而引流至硬膜窦,或走向脑室引流至室管膜静脉。

3)MRA 一般不能显示病变;MRV 可以显示导静脉及其引流情况,但一般不能显示髓静脉;SWI 对本病显示很敏感。

4)病灶周围常无脑水肿表现。

5)病灶内有时可见出血等改变。

【CT 表现】

1.病变常发生于额叶和小脑,以第四脑室周围多见。

2.CT 平扫常显示不清,多无周围脑水肿表现,有时可见出血等改变。

3.增强扫描,病灶区出现髓质静脉强化,呈点状或线条状强化影,中央静脉也可见增粗,病灶无占位效应。

4.CTA 表现为额叶或小脑许多细小髓静脉放射状汇入一条或几条引流静脉,最后汇入静脉窦,典型者呈"水母头征"(图 2-4-28)。

5.鉴别诊断:

1)脑动静脉畸形:

(1)由供血动脉、畸形血管团和粗大引流静脉构成,病灶内无正常脑组织,占位效应无或轻微。

(2)CT 平扫可见等密度或高密度的蛇形血管,增强扫描明显强化。

(3)20%~30%可见钙化。

(4)AVM 出血形态多不规则,也可以进入蛛网膜下隙。

2)海绵状血管瘤:多呈圆形、类圆形或分叶状,病灶内可见到不同时期反复出血的产物,除非近期出血,一般无水肿及占位效应。周围脑实质多正常或呈轻度萎缩改变。CT 平扫,病灶呈等或稍高密度,密度较均匀,边缘清晰,少见钙化,增强扫描轻度强化或无强化。

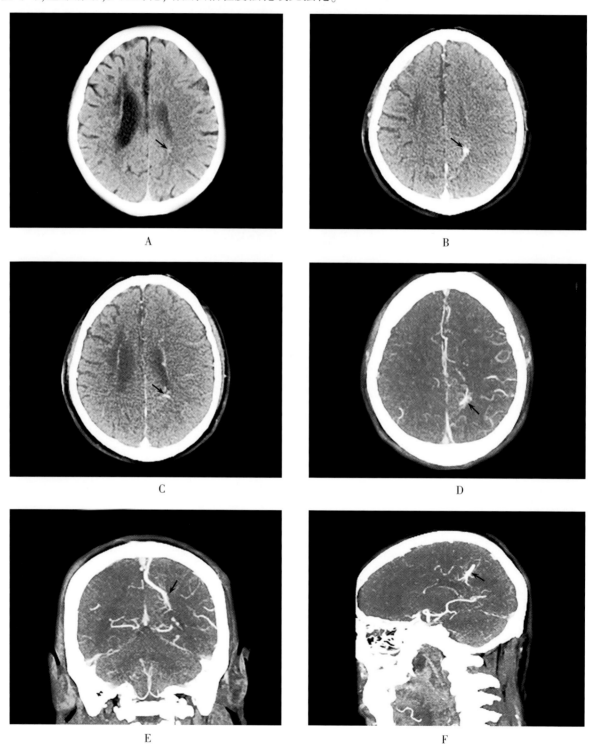

图 2-4-28　脑内静脉畸形

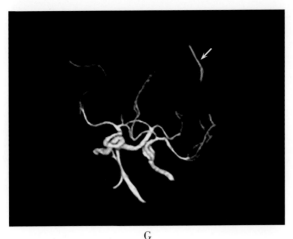
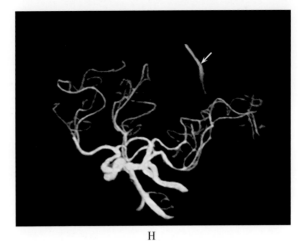

G   H

图 2-4-28 　脑内静脉畸形(续)

A.CT平扫左顶叶见点状稍高密度区(↑);

B.C.增强扫描左顶叶见点状及条状强化(↑);

D~H.CTA示左顶叶多支扩张髓静脉,汇入1支粗大引流静脉,呈"水母头征"(↑),引流入上矢状窦

十、海绵状血管瘤

详见《CT诊断与临床——体部》(第三版)第二章心血管系统。

十一、脑颜面血管瘤病

脑颜面血管瘤病(encephalotrigeminal angiomatosis),又称为脑三叉神经血管瘤、面部和软脑膜血管瘤病 Sturge-Weber 综合征。为先天性神经皮肤血管发育异常。此综合征少见,主要为一侧大脑半球顶枕区软脑膜血管瘤,以静脉性血管瘤为主。单侧多见,较少累及双侧。并有同侧颜面三叉神经分布区紫红色血管瘤,常伴有患侧大脑发育不良或皮质萎缩及钙化。

【诊断要点】

1.同侧颜面三叉神经分布区,特别是面上部、眼睑的紫红色血管瘤。

2.约90%患者出现癫痫发作,常有智力发育障碍和精神异常。

3.对侧肢体轻度偏瘫,感觉异常。少数患者可出现青光眼、眼球突出、隐睾及脊柱裂等。

4.X线平片:可见顶枕区双轨状弧形钙化。

5.脑血管造影:可显示皮质表面静脉减少或完全消失,大脑深部静脉可增粗。

6.MRI检查:在MRI图像上钙化呈低信号,软脑膜的异常血管亦呈扭曲的低信号,如有静脉血栓形成会使血流缓慢,有时也可呈团簇状高信号表现。增强扫描可发现软脑膜血管畸形。

【CT表现】

1.CT平扫于患侧顶枕区沿大脑表面显示弧线状或脑回状钙化(图2-4-29、图2-4-30)。钙化周围可见脑梗死灶,偶见脑出血。

2.伴有患侧大脑发育不良或皮质萎缩、脑沟及蛛网膜下隙增宽(图2-4-30A 至图2-4-30C)。

3.少数可有同侧颅腔缩小、颅板增厚等表现(图2-4-30D)。

4.增强扫描可见皮质表面软脑膜异常血管呈脑回状或扭曲状强化,并有向深部引流的扭曲静脉。

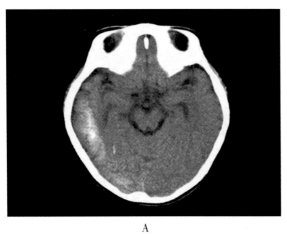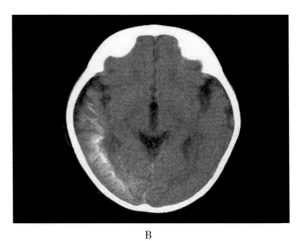

图 2-4-29 脑颜面血管瘤病

A.B.CT 平扫见右颞枕区大脑表面脑回状钙化,局部皮质萎缩,脑沟
及蛛网膜下隙明显增宽,另查体发现患儿同侧面部血管瘤

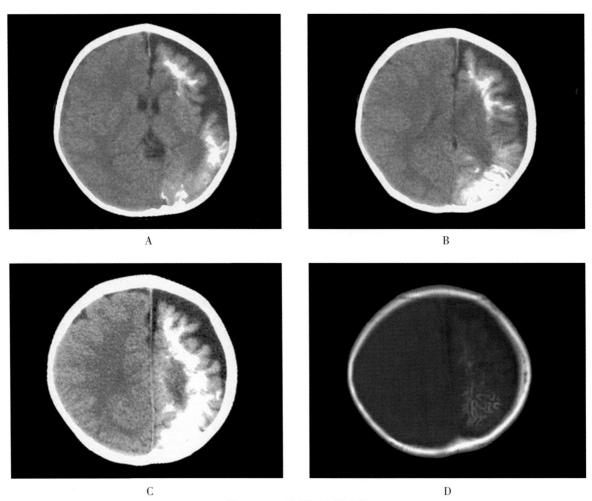

图 2-4-30 脑颜面血管瘤病

A~C.CT 平扫见左侧大脑半球沿皮质表面呈脑回状钙化,患侧大脑发育不良,皮质萎缩,蛛网膜下隙明显增宽;
D.骨窗像患侧颅腔缩小,颅板增厚,另查体发现患儿左额发际至鼻尖部片状红色血管瘤

十二、烟　雾　病

详见《CT诊断与临床——体部》(第三版)第二章心血管系统。

十三、颈动脉海绵窦瘘

详见《CT诊断与临床——体部》(第三版)第二章心血管系统。

十四、静脉窦和脑静脉闭塞

详见《CT诊断与临床——体部》(第三版)第二章心血管系统。

十五、上矢状窦血栓

上矢状窦血栓(superior sagittal sinus thrombosis)在脑静脉及静脉窦血栓中最常见,血栓常沿着血流方向延伸,可表现为连续性分布,累及多个静脉窦,或在单支静脉窦内呈空间连续性分布。多认为与妊娠、产褥期、外科手术及恶性肿瘤等有关系,临床以女性多见,多与血液高凝状态有关。

【诊断要点】

1.临床表现:无特异性,可表现为剧烈头痛、呕吐及视乳头水肿等。

2.MRI检查:早期可见血栓形成,流空效应消失,因血栓形成时期不同而表现不同,MRV表现为受累静脉狭窄、闭塞及充盈缺损。

3.DSA检查:当静脉窦完全阻塞时可见"空窦现象"。

【CT表现】

1.平扫时可见"束带征"和高密度"三角征"。

2.增强时可见"空三角征"(emptyriangle),又称Delta,即在CT增强扫描时,在上矢状窦处有三角形环状增强,在三角形中央可见等密度或低密度影(图2-4-31、图2-4-32)。

3.间接征象:可伴有颅内散在出血灶、颅内水肿、局部脑组织白质密度降低、脑膜强化、脑室扩大等。

4.CTV可提供快速可靠的征象,尤其对亚急性及慢性期更有诊断价值。

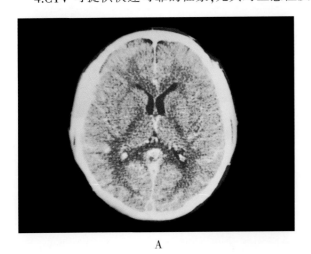
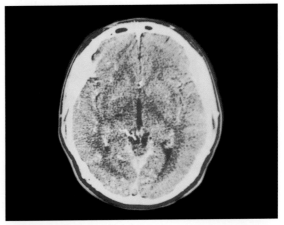

A   B

图2-4-31　上矢状窦血栓

A.B.增强扫描可见上矢状窦窦壁强化,窦中心不强化,呈"空三角征"

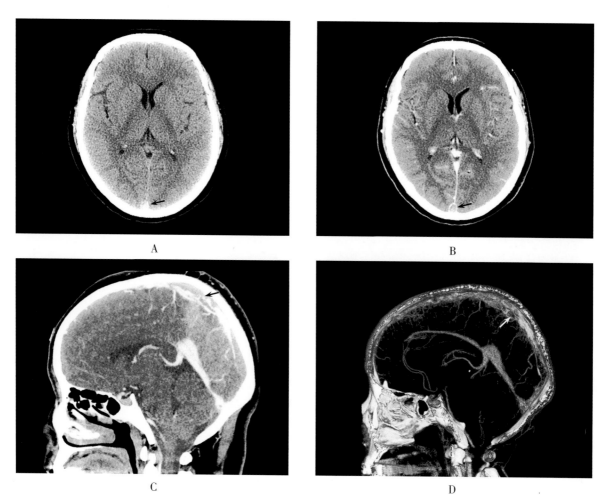

图 2-4-32 上矢状窦血栓

A.CT 平扫见上矢状窦"高密度三角征"(↑);

B.增强扫描示上矢状窦处有三角形环状增强,三角形中央可见低密度影,即"空三角征"(↑);

C.D.矢状位增强及 VR 像示上矢状窦内见有充盈缺损(↑)

十六、可逆性脑血管收缩病

可逆性脑血管收缩病(reversible cerebral vasoconstriction syndrome,RCVS)是一组少见的以反复发作的剧烈头痛(典型者为突发雷击样头痛)和多发性脑动脉可逆性收缩为特征的综合征,同时伴或不伴有立即或迟发局灶性神经功能缺损及癫痫发作。于 1988 年由 Call GK 及 Fleming CM 提出,又称 Call-Fleming 综合征。RCVS 好发于 20~50 岁,女性多于男性,男女之比约 1:2.4,男性患者平均发病年龄比女性大 10 岁。本病女性好发,提示女性激素水平波动与 RCVS 发病强烈相关,妊娠、分娩是常见诱发因素,在正常妊娠的后期和产后,性激素的高浓度及快速波动可导致与 CO_2、NO 相关的脑血管张力的波动及血脑屏障的破坏,出现血管张力的改变,导致 RCVS。

【诊断要点】

1.临床表现:反复急骤发作的高强度、剧烈头痛,即所谓雷击样头痛,在静息或活动中突然发作,通常在 60 s 内达到高峰,多持续数分钟至数十小时,可伴有恶心、呕吐、血压升高及畏光等症状。当脑动脉持续收缩时间长可导致短暂性脑缺血发作或脑梗死,出现相应部位功能缺损及癫痫发作的症状,如偏瘫、失语、偏身感觉障碍、癫痫发作及视野缺损等。

2.本病通常属自限性,通常于发病后 1~3 个月内自行恢复正常,且复发率较低,血管收缩缓解后,即使出现相应的临床症状或体征,也多可完全恢复,可能与缺血的程度不重或病灶仅局限于脑皮质有关。

3.并发症主要包括可逆性后部脑病综合征、缺血性脑梗死、脑出血、脑水肿、蛛网膜下隙出血或颈动脉夹层甚至死亡。

4.脑脊液检查、血清学检查及脑组织活检无异常。

5.血管造影检查：DSA检查为诊断的金标准,血管造影表现为颅内外大动脉呈非动脉硬化性、非炎症性、多发节段性狭窄,典型者呈"串珠样"改变,前、后循环均可受累,多出现在头痛发作1~2周后,这种改变必须在4~12周内完全或几乎完全恢复正常才支持RCVS诊断。

6.MRI检查：

1)MRI平扫能清楚显示RCVS引起的脑实质病变情况,如分水岭脑梗死、脑出血、SAH及PRES。分水岭脑梗死多呈对称性改变。

2)与经典的缺血性脑梗死的细胞毒性水肿不同,RCVS的病理改变是血管源性水肿,当血管恢复正常后,MRI上的异常表现即可消失或明显缩小,恢复程度取决于病变的程度、持续时间及脑损害形式。

3)约1/3的患者在早期(10 d内)的MRA上血管表现为正常,T_2 FLAIR上血管高信号征有助于早期诊断。血管高信号征表现为脑沟或脑表面的斑点状、条片状或线状软脑膜高信号。该征象的出现预示着缺血性中风和/或PRES的发生。

4)MRA能清楚显示颅内外动脉的解剖情况,诊断及评估动脉收缩的演变情况。

【CT表现】

1.CT平扫可见颅脑并发出血或梗死,RCVS患者的蛛网膜下隙出血一般是小到中等量,通常位于大脑皮质凸面沟回的一侧或双侧。

2.CTA检查：发病时可能为阴性,发病1~2周后可显示脑动脉异常,表现为颅内大中动脉,尤其在大脑Willis环附近的血管近端,表现为多支动脉呈多节段性的收缩、狭窄,典型者呈"串珠样"改变。1~3个月内随访血管狭窄可逆(图2-4-33)。

3.鉴别诊断：

1)蛛网膜下隙出血：也可表现为雷击样头痛,CT及CTA检查可明确病因。

2)其他表现为雷击样头痛的疾病：CT、MRI及血管造影可明确诊断。

3)原发性中枢神经系统血管炎：发病较隐匿,主要表现为全头持续性闷痛或缓慢进展头痛,亚急性起病,逐渐进展,最终导致多发性脑梗死。

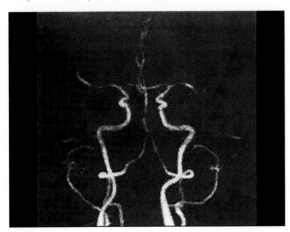
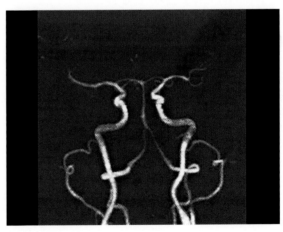

A   B

图2-4-33 可逆性脑血管收缩病

A.CTA示大脑前中动脉及椎基底动脉多发节段性狭窄;

B.治疗后复查CTA,原狭窄血管恢复正常

(奚美芳 孟庆涛 赵 茹 单艳棋 李 欢)

第五节　颅　脑　外　伤

一、颅　骨　损　伤

颅骨损伤(skull injury)包括骨折和颅缝分离。颅骨骨折的分类按部位可分为颅盖骨骨折及颅底骨折;根据骨折处是否与外界相通,分为闭合性骨折及开放性骨折;按骨折的形态不同,又可以分为线形骨折、凹陷骨折、粉碎骨折等。颅缝分离是颅骨损伤的另一种形式,较为少见,常发生于儿童和青年,且常与线形骨折合并发生。

【诊断要点】

1.有明确外伤史。

2.颅盖骨骨折主要有三种形态,即线形骨折、凹陷骨折和粉碎骨折,其发生率以顶、额骨为多,其次为枕骨和颞骨。

3.颅底骨折常合并于颅盖骨骨折,多以线形骨折为主,可以仅限于某一颅窝,亦可横行穿过两侧颅底或纵行贯穿前、中、后颅窝,并常累及鼻窦或乳突气房,可引起以下临床表现:

1)前颅窝骨折:常可引起脑脊液鼻漏或气颅,眼眶周围呈紫色淤斑(俗称"熊猫眼"),有的还可引起嗅觉障碍、眼球突出、不同程度视力障碍。

2)中颅窝骨折:往往可以造成脑脊液耳漏、听力障碍和面神经周围瘫痪、耳后迟发性淤斑,若骨折伤及海绵窦可出现伴随脑神经损伤征象,有的可引起颈内动脉假性动脉瘤或海绵窦动静脉瘘。

3)后颅窝骨折:可以表现为颈部肌肉肿胀,乳突区皮下迟发性淤斑及咽后壁黏膜淤血、水肿等征象。

4.明确有无颅骨骨折可依靠 X 线头颅摄片检查,X 线片还能显示枕骨骨折或者颅颈交界处脱位、骨折。

5.对凹陷性骨折、粉碎性骨折的观察及发现并发的颅内外血肿,CT 优于平片。CT、MRI 检查对后颅窝骨折,尤其是颅颈交界处损伤有重要意义。

【CT 表现】

1.直接征象:

1)CT 在骨窗像上能清晰显示较深的凹陷性骨折、粉碎性骨折及穿透性骨折,可以了解碎骨片部位、范围、数目、大小,测量出凹陷性骨折的深度(图 2-5-1、图 2-5-2)。但是对于无分离的线形骨折或较轻的凹陷性骨折,CT 观察有时有一定的难度,要特别注意和血管沟、颅缝及神经血管孔等结构区别(图 2-5-3)。

2)可以发现并发的颅内外血肿。

3)CT 检查易发现颅底骨折。

4)观察颅缝分离往往需要双侧对比,一般标准为双侧颅缝相差 1 mm 以上,单侧缝间距成人>1.5 mm、儿童>2 mm 即可诊断(图 2-5-4)。颅缝分离可发生于各缝,以人字缝为多,常合并线形骨折。

2.间接征象:

1)外伤后颅内积气是骨折的一个间接征象,特别是颅底部位的骨折(图 2-5-5、图 2-5-6)。

2)外伤后鼻窦或者乳突气房内可见气-液平面或充满液体,这也是颅底骨折的一个间接征象,并常可根据积液部位推测骨折部位(图 2-5-7)。额窦、筛窦积液常见于前颅窝骨折,蝶窦积液可能为中颅窝骨折,乳突气房积液则可能为后颅窝骨折。

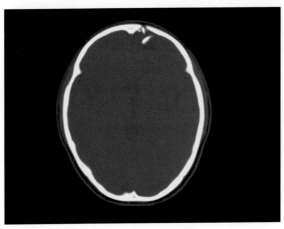

图 2-5-1 颅骨骨折

骨窗像见左额骨粉碎性骨折,有多个碎骨片,其中较大骨片突向脑组织内

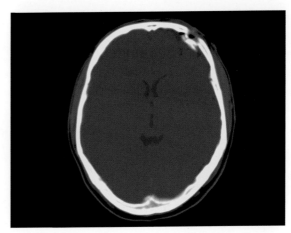

图 2-5-2 颅骨骨折

骨窗像见左额骨凹陷性骨折,凹陷深度约 8 mm

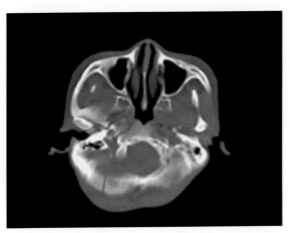

图 2-5-3 颅骨骨折

骨窗像见右枕部线形骨折

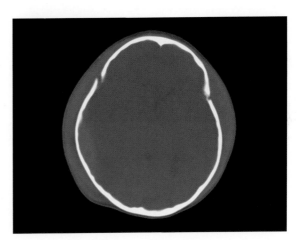

图 2-5-4 颅缝分离

骨窗像见患儿两侧冠状缝显示增宽,以右侧增宽为明显

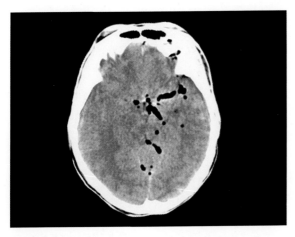

图 2-5-5 颅内积气

鞍上池、左外侧裂、环池及小脑上池处有积气

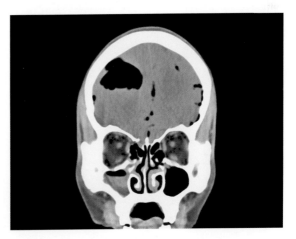

图 2-5-6 颅内积气

CT 平扫冠位面见脑内、纵裂及颅板下方多发积气

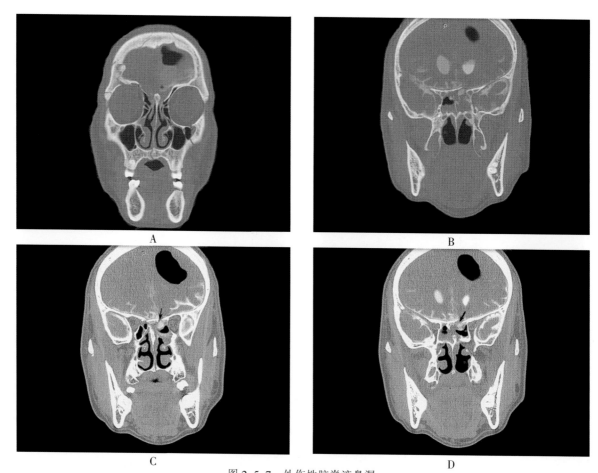

图 2-5-7　外伤性脑脊液鼻漏

A.B.HRCT 脑池造影冠状位见额骨、上颌骨多发骨折和颅内积气、蝶窦积液；

C.D.中颅窝底骨折,对比剂由骨折处进入蝶窦(↑),蝶窦内见积气和积液

二、骨膜下血肿

　　颅骨骨膜下血肿(subperiosteal hematoma)少见,是指发生于颅骨外板与骨外膜之间的潜在腔隙的局限性积血。多见于婴儿产伤,偶可见于儿童及成人外伤。以顶骨最常见,其次为枕骨,多可自行吸收,不超过颅缝是其特点。

　　【诊断要点】

　　1.临床表现:婴儿多有头皮外伤和产伤。

　　2.X 线平片:局部头皮软组织肿胀增厚,密度增高,脂肪间隙不清。慢性机化与骨化期较容易显示。

　　【CT 表现】

　　1.急性期表现为附于颅骨外板的扁平新月形包块,密度高于软组织,边缘清楚,不跨越颅缝,随时间延长血肿密度逐渐减低。

　　2.邻近颅骨存在骨膜下血肿时,两者互不相通,表现为"3"字形或反"3"字形改变。

　　3.颅骨外板可因血供减少出现坏死,表现为骨质吸收变薄,侵及板障,呈不规则骨质密度减低区。

　　4.后期未吸收者可由包膜开始出现钙化,表现血肿表面不连续弧线形高密度影。

　　5.血肿骨化时,可出现"双层"结构,可伴颅骨增厚,后期亦可形成致密骨块附于颅骨外板上(图 2-5-8)。

　　6.鉴别诊断:

　　1)骨纤维异常增殖症:颅骨内外板增厚但完整,板障消失,密度增高呈毛玻璃样,常同时累及颅底。

　　2)板障内假性脑膨出:颅内板局限性缺损,脑组织通过缺损的内板疝入板障。

　　3)颅骨生长骨折:骨折线逐渐增宽,板障增宽,颅内结构通过增宽的骨折疝入板障内,可为脑组织和

脑脊液。

4)帽状腱膜下血肿:血肿范围大,跨颅缝,可表现为从额至枕部与颅外板不紧密相连的高密度或低密度软组织影。

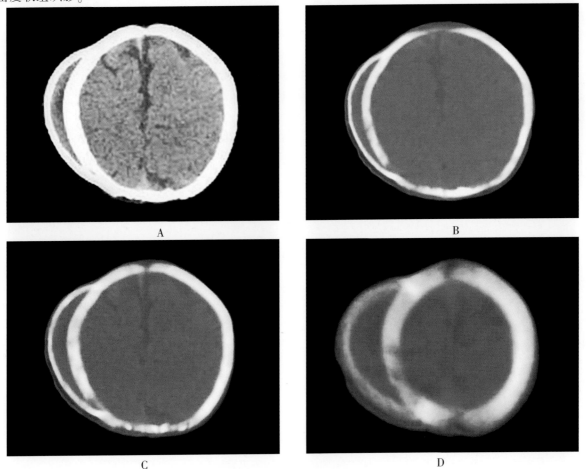

A | B

C | D

图2-5-8 骨膜下血肿

A.CT平扫右顶部颅板外可见新月形高低相间异常密度影,未跨越颅缝,边界清楚光整;
B~D.骨窗显示病灶周边呈条状高致密影,内侧为略低密度,邻近颅骨未见明显骨质破坏征象

三、硬膜外血肿

硬膜外血肿(epidural hematoma)是指外伤后积聚在硬膜外腔的血肿。硬膜外血肿占全部颅脑损伤的2%~3%,占全部颅内血肿的30%,成人多见,小儿较少发生。绝大多数是由于颅骨骨折引起脑膜中动脉撕裂,形成急性硬膜外血肿;少数为静脉源性,血肿形成晚,可呈亚急性或慢性病程。硬膜外血肿大多位于颞部,其次是额部、顶部。由于颅板与硬脑膜紧密相贴,故血肿范围较局限。

【诊断要点】

1.硬膜外血肿多发生于头颅直接损伤部位,常为加速性头颅外伤所致。

2.硬膜外血肿可继发于各种类型的颅脑损伤,由于原发性脑损伤程度不一,血肿部位又有不同,意识变化也有以下不同表现:

1)伤后出现昏迷→中间意识清醒(好转)→继发再昏迷,为硬膜外血肿典型的意识表现。

2)伤后无昏迷,至颅内血肿形成后,逐渐出现颅内压增高及意识障碍。

3)伤后持续昏迷,且进行性加深。

3.出现头痛、呕吐、躁动不安等颅内压增高表现,并可以出现血压升高、呼吸和心率减慢、体温上升的典型变化。

4.单纯的硬膜外血肿,早期较少出现神经系统体征;当血肿增大压迫脑功能区时,可表现出相应的阳性体征;当血肿继续增大出现瞳孔散大、偏瘫等征象,往往提示有脑疝形成。

5.X 线平片:可见骨折线通过脑血管沟或静脉窦。

6.MRI 检查:硬膜外血肿于颅骨内板下呈梭形,边界锐利,血肿信号特点及变化与脑出血相似。在急性期,T_1WI 图像上血肿呈等信号,血肿内缘可见一个低信号的硬膜,T_2WI 血肿则呈低信号;在亚急性期和慢性期,T_1WI 和 T_2WI 图像上血肿均呈高信号。

【CT 表现】

1.急性硬膜外血肿典型 CT 表现为颅骨内板下梭形高密度区,边缘光滑锐利,密度多较均匀,CT 值为 50~90 HU(图 2-5-9A、图 2-5-10)。

2.约 85%的急性硬膜外血肿伴有颅骨骨折,有时可见硬膜外积气(图 2-5-9B)。

3.血肿范围较局限,一般不超过颅缝(图 2-5-9、图 2-5-10)。如骨折跨越颅缝,硬膜外血肿也可超越颅缝。

4.中线结构移位较轻。

5.局部脑组织受压比较明显,血肿压迫邻近血管可出现脑水肿或脑梗死,表现为脑实质局限性低密度区。

6.亚急性期或慢性期硬膜外血肿,可呈稍高、相等或混杂密度,最后变为低密度。血肿包膜的钙化较常见(图 2-5-11)。增强扫描可显示血肿内缘的包膜强化。

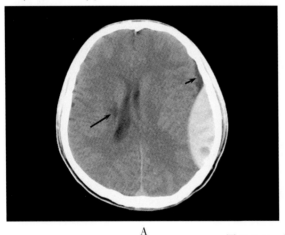 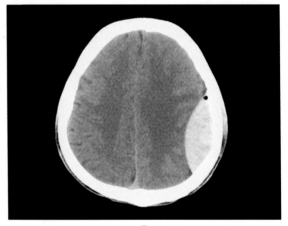

A   图 2-5-9 急性硬膜外血肿   B

A.CT 平扫示左顶部颅骨内板下方梭形高密度区,边缘光滑,其前方见有少量硬膜下积液(↑),
左侧脑室受压,右侧脑室体部外方见一小梗死灶(长↑);

B.血肿前缘有一圆形积气影

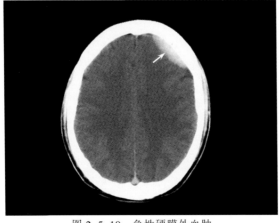 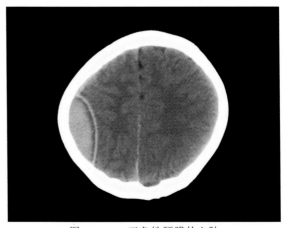

图 2-5-10 急性硬膜外血肿   图 2-5-11 亚急性硬膜外血肿

CT 平扫示左额部颅骨内板下方梭形高密度区,因血肿   CT 平扫示右顶部颅骨内板下方梭形稍高密度
较小,占位效应不明显,需增加窗宽使血肿显示清楚(↑)   区,并见血肿包膜钙化

四、硬膜下血肿

硬膜下血肿(subdural hematoma)是发生在硬脑膜与蛛网膜之间的血肿,是颅脑损伤常见的继发损害,占颅脑损伤的 5%~6%,占全部颅内血肿的 50%~60%。根据血肿形成时间和临床表现可分为急性、亚急性和慢性三型。①急性硬膜下血肿:指发生于 3 天以内者,最为常见。其中复合型常为脑挫裂伤直接造成皮质血管破裂引起出血,发展迅速,预后较差;单纯型常为脑底静脉窦破裂,而脑原发损伤不明显,此型虽然出血量较大,常为双侧,但手术治疗预后较好。②亚急性硬膜下血肿:形成于伤后 4 天至 3 周,原发脑损伤常较轻,常为皮质小血管撕裂,出血较缓慢。③慢性硬膜下血肿:形成于伤后 3 周以上者,多见于中老年人。常为桥静脉断裂出血,一般不伴有脑挫裂伤,出血量少而慢,缓慢扩散。硬膜下血肿好发于额颞部,由于蛛网膜几乎无张力,所以血肿范围较广。

【诊断要点】

1.硬膜下血肿:一般无颅骨骨折或骨折仅位于暴力部位,常为减速性颅脑损伤所致。

2.急性硬膜下血肿:病情大多较重,且发展迅速,常表现为持续性昏迷,并呈进行性恶化,较少出现中间清醒期,生命体征变化明显,常缺乏局部定位症状,较早出现颅内压增高、脑受压和脑疝症状。

3.亚急性硬膜下血肿:往往表现为头痛、呕吐加剧、躁动不安及意识进行性恶化。常有中间清醒期,至脑疝形成即转入昏迷。

4.慢性硬膜下血肿:患者年龄常较大,只有轻微的外伤史,主要表现为慢性颅内压增高、神经功能障碍及精神症状。

5.MRI 检查:血肿呈新月状凹面向颅腔,信号变化随时间而异,与硬膜外血肿相仿。

【CT 表现】

1.急性硬膜下血肿:

1)颅骨内板下方新月形高密度区,CT 值为 50~70 HU(图 2-5-12)。少数患者可因蛛网膜破裂,脑脊液进入血肿而呈等密度或低密度。

2)血肿范围常较广(图 2-5-12),可超越颅缝,甚至覆盖整个大脑半球。

3)复合型急性硬膜下血肿常伴有脑挫裂伤,占位效应明显,中线结构移位。

4)额底和颞底的硬膜下血肿冠状面扫描或冠状、矢状面重建有助于诊断。

2.亚急性硬膜下血肿:

1)CT 上形态和密度均呈多样表现,形态可为新月形、半月形或过渡形(即血肿的内缘部分凹陷、部分平直或突出),血肿的密度可呈高密度、等密度、上部为低密度下部为高密度或等密度的混杂密度(图 2-5-13),少数为低密度。

2)亚急性硬膜下血肿在伤后 1~2 周约 70%可变为等密度,由于等密度血肿的密度与脑组织相似,CT 上不易显示,主要表现有以下占位征象:

(1)患侧脑白质"推挤征"(脑白质的内移及被推挤)(图 2-5-14)。

(2)患侧脑沟、脑裂变窄,甚至消失,侧脑室变形(图 2-5-14)。

(3)中线结构向对侧移位(图 2-5-14)。

(4)脑灰白质界面远离颅骨内板。

(5)增强扫描由于脑表面血管增强或血肿包膜强化,将等密度血肿衬托得更为清楚。

(6)双侧等密度血肿不仅与脑实质的密度相似,且中线结构移位不明显,更需注意观察。

以下征象可以提示有双侧等密度血肿的存在:①两侧颅骨内板下方见无脑沟、脑回结构的新月形或半月形等密度区(图 2-5-15)。②两侧脑沟、脑回受压向内移位(图 2-5-15)。③两侧脑室前角内聚,夹角变小,呈"兔耳征"。④两侧脑室对称性变小,其体部呈长条状(图 2-5-16)。⑤脑白质变窄塌陷(图 2-5-15)。

3.慢性硬膜下血肿：

1)血肿形状多呈梭形,也可为新月形或"3"字形(图 2-5-16)。

2)血肿的密度可因时间变化而改变,由等密度、混杂密度逐渐到低密度(图 2-5-17),但也可因再次出血或脑脊液渗入而发生变化。

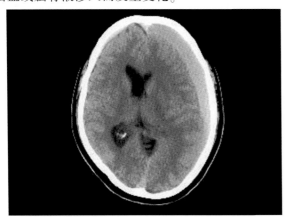

图 2-5-12　急性硬膜下血肿

CT 平扫示左额颞部颅骨内板下方新月形高密度区,血肿范围较广,左侧脑室受压变形,中线结构向右侧移位

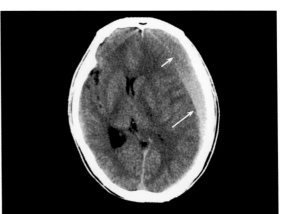

图 2-5-13　亚急性硬膜下血肿

CT 平扫示左额颞部颅骨内板下方呈上部为低密度(↑)、下部为高密度(长↑)的混杂密度病灶,占位效应显著

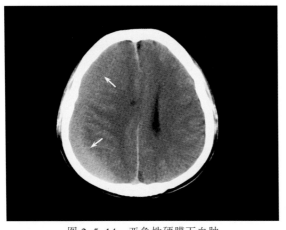

图 2-5-14　亚急性硬膜下血肿

CT 平扫示右额顶部等密度硬膜下血肿,脑白质被推挤内移(↑),右侧脑室体部受压显示不清,同侧脑沟消失,中线结构向对侧移位

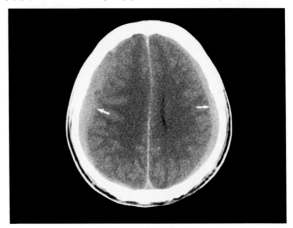

图 2-5-15　亚急性硬膜下血肿

CT 平扫示两侧额顶部颅骨内板下方无脑沟、脑回结构的新月形等密度区(↑),脑白质变窄塌陷

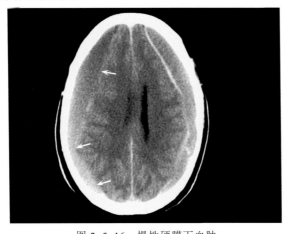

图 2-5-16　慢性硬膜下血肿

CT 平扫示两侧额顶部慢性硬膜下血肿, 右侧血肿形状呈"3"字形(↑),左侧血肿内缘不规则,并见有包膜钙化,两侧侧脑室体部受压呈长条状

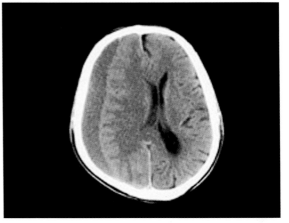

图2-5-17　慢性硬膜下血肿

CT 平扫示右额顶部颅骨内板下方新月形低密度区,右侧脑室受压变小,中线结构向左侧移位

五、硬膜下积液

硬膜下积液(subdural fluid accumulation)又称硬膜下水瘤,是外伤后硬膜下腔出现的脑脊液积聚,占颅脑外伤的 0.5%~1%,常发生于一侧或两侧额部、颞部,以双侧额部为多见。硬膜下积液系颅脑外伤引起蛛网膜撕裂,形成单向活瓣,脑脊液只能进入硬膜下腔而不能回流,或液体进入硬膜下腔后,蛛网膜破裂处被血块或水肿阻塞,使脑脊液积聚在硬膜下腔。硬膜下积液可以分为急性和慢性,一般急性少见,可在数小时内形成,慢性者可有包膜。

【诊断要点】

1.原发性脑损伤一般较轻。

2.可引起局部脑受压和进行性颅内压增高的表现。伤后有逐渐加重的头痛、呕吐和视神经乳头水肿等表现。临床表现类似于硬膜下血肿。

3.MRI 检查:可以确诊,于颅骨内板下方见新月形长 T_1、长 T_2 信号。

【CT 表现】

1.颅骨内板下方新月形低密度区,发生于双侧额部多见,常深入到纵裂前部,近于脑脊液密度,密度均匀(图 2-5-18 至图 2-5-20)。

2.无或只有轻微占位效应,周围无脑水肿(图 2-5-18 至图 2-5-20)。

3.硬膜下积液有时可因并发出血而发展成为硬膜下血肿,复查时密度有所增高。

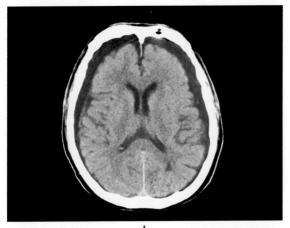

A   B

图 2-5-18　硬膜下积液

A.B.CT 平扫示两侧大脑半球颅骨内板下方新月形脑脊液样密度区,中线结构无移位

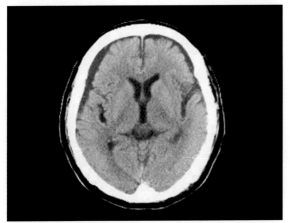

图 2-5-19　硬膜下积液

CT平扫示两侧额颞部颅骨内板下方新月形脑脊液样密度区,以右侧为显著

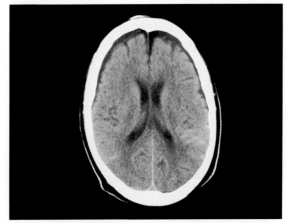

图 2-5-20　硬膜下积液

CT平扫示两侧额顶部颅骨内板下方新月形脑脊液样密度区,并向纵裂前部延伸

六、脑 内 损 伤

(一)外伤性脑内血肿

外伤性脑内血肿(traumatic intracerebral hematoma)是指脑实质内出血形成的血肿,多数为对冲性脑挫裂伤出血所致,也可为着力部位直接受到冲击伤所致,好发于额叶、颞叶,其次是顶叶、枕叶。血肿多较表浅,少数于脑深部、脑干及小脑等处。血肿位于深部或靠近脑室者可破入脑室,形成脑室内积血。外伤性脑内血肿大多属于急性,少数患者血肿形成较晚,在伤后24~72小时发生迟发性血肿。

【诊断要点】

1.外伤性脑内血肿常为多发性,且大多伴有脑挫裂伤、硬膜下血肿和蛛网膜下隙出血,伤后随即可出现进行性颅内压增高及血肿附近脑组织受压征象,严重的可引起脑疝。

2.根据血肿部位、脑挫裂伤程度、出血量多少的不同,可表现出不同程度的意识障碍和神经系统的定位体征。

3.颅脑外伤患者CT检查阴性,如果病情进行性加重或突然变化,应密切随访,以尽早发现迟发血肿。

4.MRI检查:能明确外伤性脑内单发或多发血肿,信号强度改变规律与高血压性脑出血基本一致,MRI显示血肿的吸收情况较CT为好。

【CT表现】

1.外伤性脑内血肿表现为圆形或不规则形均匀高密度区,一侧或双侧,常为多发,CT值在50~80 HU,周围可有低密度水肿带环绕,伴有占位效应(图2-5-21、图2-5-22),占位效应的轻重与血肿大小及血肿发生部位有关。

2.血肿吸收一般自外周向中心逐渐变小,通常在伤后2~4周血肿变为等密度,4周以上则变为低密度。血肿吸收的速度以小血肿较大血肿吸收为快,深部血肿较周边血肿吸收为快,小儿较成人吸收为快。

3.CT可显示伴发脑挫裂伤、蛛网膜下隙出血及硬膜下血肿(图2-5-21)等。

4.外伤性脑内血肿如破入脑室,可见脑室内密度增高的液-血平面;如出血充满脑室,则可见脑室铸型。靠近脑表面的血肿亦可破入蛛网膜下隙,造成脑裂、脑池、脑沟的填塞或密度增高。

5.有的外伤性脑内血肿可在48小时后延迟出现,应注意CT随访复查。

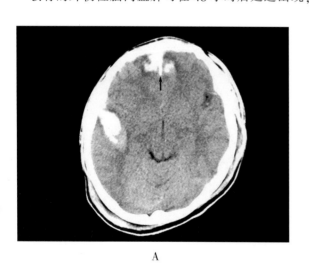
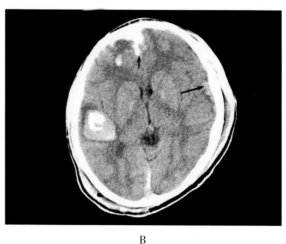

A   B

图2-5-21 外伤性脑内血肿

A.B.CT平扫示右额颞叶、左额叶多发高密度血肿,另见纵裂积血(↑)及左颞部硬膜下血肿(长↑)

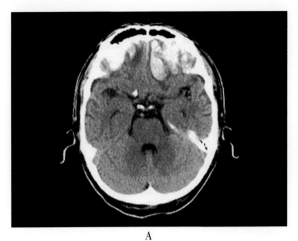 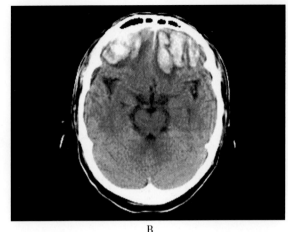

A
B

图 2-5-22　外伤性脑内血肿

A.B.CT 平扫示两侧额叶多发不规则形血肿,周围有低密度水肿带环绕

(二)脑挫裂伤

脑挫裂伤(contusion and laceration of brain)为脑挫伤和脑裂伤的统称,是指颅脑外伤所致的脑组织器质性损伤。常发生于暴力打击的部位和对冲部位,尤其是后者。脑挫伤可引起脑组织静脉淤血、脑水肿、脑肿胀、液化、坏死及散在小出血灶;脑裂伤有脑组织、软脑膜和血管撕裂,造成散在多发小出血灶。两者常同时合并存在,脑挫裂伤如出血较多,可发展成为脑内血肿。脑挫裂伤多见于额极、颞极和颞叶底部,常伴发不同程度蛛网膜下隙出血,是最常见的颅脑损伤之一。

【诊断要点】

1.常有头痛、恶心、呕吐,产生颅内压增高征象,临床表现与致伤因素、受伤部位、损伤范围和程度有关。

2.轻者可无原发性意识障碍,重者可昏迷。伤情不同,昏迷程度、时间长短各异。

3.一般都有生命体征改变。早期都有呼吸、脉搏浅弱,节律紊乱,血压下降,常于伤后不久逐渐恢复。若持续低血压或已恢复正常随后又发生变化者,要注意有无复合损伤、颅内血肿(包括脑内血肿和脑外血肿)等继发改变。

4.脑皮质功能受损时,可出现相应的定位体征,如瘫痪、感觉障碍、局灶性癫痫等征象。

5.如合并有蛛网膜下隙出血,常有脑膜刺激征象。

6.MRI 检查:急性脑挫裂伤后引起脑水肿,T_1WI 呈等或稍低信号,T_2WI 呈高信号。脑挫裂伤的出血部分,CT 显示较 MRI 为佳;对于亚急性和慢性脑挫裂伤的显示,MRI 优于 CT。

【CT 表现】

1.急性脑挫裂伤的典型 CT 表现:低密度脑水肿区中呈现多发、散在点状高密度出血灶,有些可融合为较大血肿。低密度水肿区的范围可从数厘米至整个大脑半球或小脑半球,白质和灰质常都可累及,形态不一、边缘模糊,以白质区明显(图 2-5-23 至图 2-5-26)。

2.占位效应:挫伤范围越大,占位效应越明显,病变部位脑池、脑沟变小、消失。如病变范围广泛,病侧脑室受压变小、闭塞,并向对侧移位(图 2-5-25、图 2-5-26)。重者出现脑疝征象。

3.病程变化:随着时间变化,轻度脑挫裂伤上述 CT 表现可逐渐消失。重者后期出现局限性或广泛性脑萎缩征象;病灶坏死液化形成囊肿时,边界光滑清楚,CT 值近似脑脊液密度。

4.蛛网膜下隙出血:较重的脑挫裂伤常合并有蛛网膜下隙出血,表现为纵裂(图 2-5-27)及脑池、脑沟密度增高。

5.合并其他征象:如脑内血肿、脑外血肿、颅骨骨折、颅内积气等。

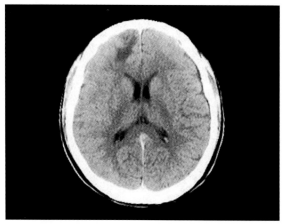

图 2-5-23 脑挫伤

CT平扫示右额叶小片状低密度区

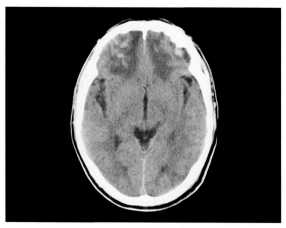

图 2-5-24 脑挫裂伤

CT平扫两侧额叶低密度区中有多发散在小灶性高密度出血灶

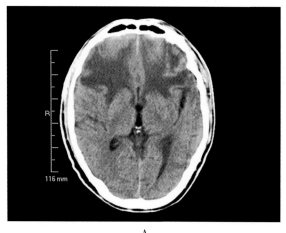

A

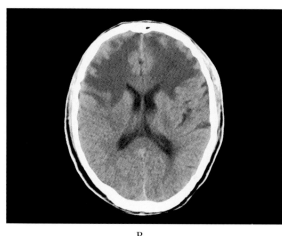

B

图 2-5-25 脑挫伤

A.B.CT平扫示两侧额叶大片状低密度区,两侧脑室前角受压变小

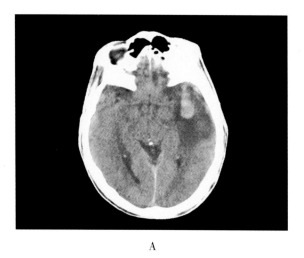

A

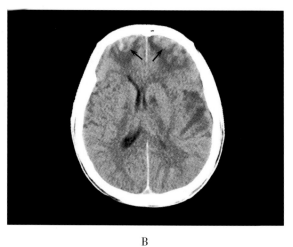

B

图 2-5-26 脑挫裂伤

A.B.CT平扫示两侧额叶、左颞叶广泛低密度区,两侧额叶见多发小出血灶(↑),左颞叶见血肿形成。另见左基底节区小梗死灶,左侧脑室受压变窄,局部脑沟消失,中线结构向右侧移位

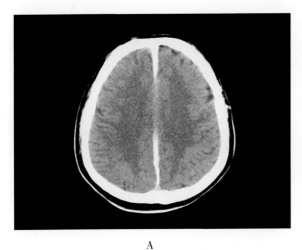
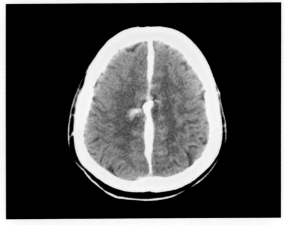

A　　　　　　　　　　　　　B

图 2-5-27　脑挫裂伤

A.B.CT 平扫示右顶叶高密度小血肿,纵裂明显增宽积血

(三)脑水肿、脑肿胀与白质损伤

脑水肿(brain edema)为细胞外水肿,脑肿胀(brain swelling)为细胞内水肿。外伤后引起的脑水肿、脑肿胀是颅脑损伤时最常见的继发性脑损害,常可合并发生,两者在 CT 检查时无法区别。

弥漫性脑损伤 (diffuse injury of brain) 包括弥漫性脑水肿、弥漫性脑肿胀和弥漫性脑白质损伤(diffuse injury of white mater)。弥漫性脑白质损伤是由于颅脑外伤时受到旋转力的作用,导致脑白质、脑灰白质交界处和中心结构等部位的撕裂,造成神经轴突的剪切伤,常并发小灶性出血。

【诊断要点】

1.轻微脑水肿和脑肿胀多数只表现头痛、头晕、恶心、呕吐等症状,临床上可诊断为脑震荡。

2.严重脑组织损伤造成的弥漫性脑水肿、脑肿胀可引起进行性颅高压征象,易导致脑疝形成。

3.弥漫性脑白质损伤临床表现危重,伤后即刻意识丧失,部分患者立即死亡,有的患者可长期昏迷,甚至呈植物人状态。即使存活,也常有严重后遗症。

4.弥漫性脑白质损伤 MRI 检查明显优于 CT,而 T_2WI 又优于 T_1WI。典型的 T_2WI 呈脑灰质与白质交界处和胼胝体散在、分布不对称的圆形或椭圆形异常高信号,以颞叶、额叶最为常见,在 T_1WI 图像上呈低信号或等信号。急性期小灶性出血在 T_2WI 呈低信号,周围见高信号水肿,在 T_1WI 呈等信号,常无占位效应;亚急性期和慢性期,小灶性出血在 T_1WI 呈高信号。

【CT 表现】

1.脑实质密度变化:

1)脑水肿与脑肿胀 CT 表现相同,均显示为片状低密度区,CT 值可低于 20 HU,可呈局限性或弥漫性、单侧或双侧(图 2-5-28 至图 2-5-30)。

2)双侧性弥漫性脑水肿,表现为大脑半球广泛密度减低,灰白质分界不清,测 CT 值可确定脑组织密度下降(图 2-5-29、图 2-5-30)。

3)部分儿童弥漫性脑肿胀,脑实质密度反而可轻度增高。

2.占位效应:

1)局限性脑水肿有局部占位效应,脑沟变浅。

2)一侧性脑水肿,表现为一侧脑沟、脑池、脑室变小,中线结构移位(图 2-5-28)。

3)两侧严重的弥漫性脑水肿可见两侧脑室普遍受压、变小,甚至脑沟、脑裂、脑池、脑室闭塞(图 2-5-30)。

3.弥漫性脑白质损伤:CT 表现甚少,在伤后 24 小时内患者病情与 CT 所见不成比例。CT 上常表现为弥漫性脑肿胀而使脑室、脑池受压变小,有时在脑灰白质交界处、胼胝体、大脑脚处见散在、多发、少量高密度小出血灶,无局部占位效应。

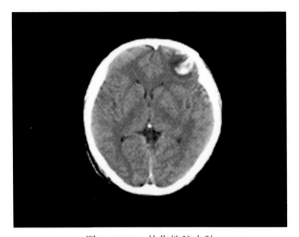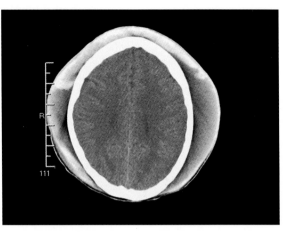

图 2-5-28　外伤性脑水肿

CT 平扫示左额颞叶有多发低密度区,其内有多个大小
不等高密度出血灶,同侧脑沟消失,中线结构向右侧移位

图 2-5-29　外伤性脑水肿

CT 平扫示脑实质密度普遍降低,脑沟变浅,并见
帽状腱膜下血肿

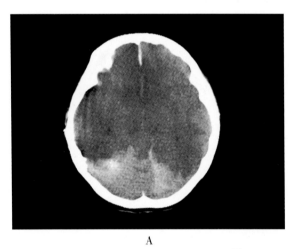

A　　　　　　　　　　　　　　　　　　　B

图 2-5-30　外伤性脑水肿

A.B.CT 平扫示两侧大脑半球广泛密度降低,灰白质分界不清,脑室明显变窄,脑沟消失,并见天幕及纵裂积血

(四)脑疝

脑疝(cerebral hernia)是在颅内压增高的情况下,脑组织通过某些孔隙向压力相对较低的部位移位的结果。这种移位对颅腔提供了一定的空间代偿。根据脑疝发生的部位与疝出组织的不同,可分为小脑幕切迹或天幕疝(额叶疝)、枕骨大孔疝(小脑扁桃体疝)、小脑幕切迹上疝或倒疝(小脑蚓部疝)、大脑镰疝或胼胝体疝(扣带回疝)、蝶骨嵴疝或侧裂池疝。此外,脑干沿纵轴向下移位,称为脑干轴性移位。这些脑疝的共同特点是裂孔不大,而在裂孔中通过的结构是有关生命的极为重要的脑干或脑组织,一旦发生脑疝,裂孔中的组织很容易被挤压而受伤。其中危害最严重的是小脑幕切迹疝与枕骨大孔疝,这主要是由于脑干受压、扭曲与供血受到影响,加之脑脊液的循环通路亦受到阻碍,使颅内压进一步增高,颅内压增高又使脑疝加重,形成恶性循环,病情急剧恶化,从而发生颅内压增高危象。在同一患者,两三种不同类型的脑疝可同时存在。

【诊断要点】

1.症状与体征:不同类型的脑疝,临床表现不同。主要有颅内压增高引起剧烈头痛,进行性加重,伴躁动不安,频繁呕吐;进行性意识障碍;瞳孔改变;运动障碍;颈项强直;生命体征紊乱等。

2.MRI 检查:MRI 可显示各种不同类型的脑疝,并确定脑疝程度。

1)大脑镰疝:压力高的一侧额叶被挤至蝶骨大翼后方,侧裂池、大脑中动脉水平段及颞叶向后移位。压力低的一侧可见侧裂池、大脑中动脉水平段及颞叶向前移位,超过蝶骨嵴。侧脑室前角及体部超越中线,向对侧移位。

2)天幕裂孔下疝:矢状面图像可见中脑向下移位,冠状面图像可见海马回及钩回天幕裂孔下疝。严重的天幕裂孔疝患者,其脉络膜前动脉、后交通动脉及大脑后动脉向下移位,天幕压迫大脑后动脉。可并发枕叶缺血、梗死。

3)天幕裂孔上疝:矢状面图像可见小脑蚓部及部分小脑自天幕裂孔向上移位,同时四脑室向前移位,小脑上池模糊,四叠体池变形,中脑向前移位。严重时可导致阻塞性脑积水。

4)枕骨大孔疝:矢状面图像上可清晰显示小脑扁桃体疝出枕骨大孔水平。

【CT表现】

1.不同脑疝CT表现不同:

1)大脑镰疝:是一侧扣带回从大脑镰下疝至对侧,并从上方隔着胼胝体压迫向对侧移位至侧脑室的前角和体部。CT可见侧脑室前角及体越过中线向对侧移位,顶缘低于对侧,轮廓平直或轻微凹陷,侧脑室三角区内侧部分移向对侧,在中线大脑镰下出现明显压迹,侧脑室后角移位不明显,中线结构明显移位(图2-5-31A)。

2)天幕裂孔下疝:是钩回、海马回下疝使中脑受压移位,引起脑干变形,中脑导水管、第四脑室和第三脑室亦发生相应改变。CT可见双侧钩回海马回疝,可见中脑受压变窄,环池内可见下疝的钩回及海马回,单侧钩回海马回疝时,脑干向对侧移位。由于对侧大脑脚受到天幕裂孔缘的抵挡,使脑干呈不对称变形。第三、四脑室受压可变扁,环池翼部和四叠体池均可移向后下方。

3)天幕裂孔上疝:是小脑蚓部及脑干上疝,CT可见脑干上升,可在胼胝体压部层面见到小脑蚓部,第三脑室及侧脑室上升并可见轻度扩大。

4)枕骨大孔疝:是小脑及小脑蚓部下疝。CT可见小脑延髓池均匀缩小,池前缘之切凹变浅消失或池完全闭塞,枕骨大孔下出现圆形或扁长舌状软组织影(图2-5-31B)。

2.鉴别诊断:脑疝影像及临床表现典型,一般可做出诊断。

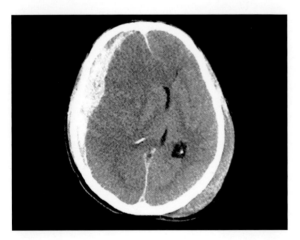
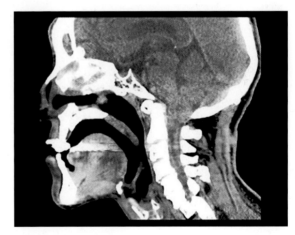

A   B

图2-5-31 脑疝

A.大脑镰疝:CT平扫示右额颞部硬膜下血肿、SAH,右侧脑室前角及体部越过中线向对侧移位,中线结构明显移位,左顶枕部头皮下软组织肿胀;

B.枕骨大孔疝(小脑扁桃体疝):CT矢状位示小脑延髓池缩小,小脑扁桃体疝至枕骨大孔水平

(五)创伤性脑梗死

创伤性脑梗死(traumatic cerebral infarction)是颅脑损伤较为常见的并发症。外伤后由于脑血管本身

遭受机械性损伤或血管受压、血管痉挛加上因脑外伤引起的血流动力学改变等因素,导致血栓形成、脑血管闭塞,从而使其供血部位的脑组织发生梗死。

【诊断要点】

1.临床表现:大都在伤后 10~24 小时出现,少数患者可延至数日或数周。

2.轻型脑损伤,如果在伤后 1~2 天病情突然加重,临床表现与脑损伤不符,可疑及此症。

3.重型脑损伤伴有梗死的患者若明确诊断有困难时,需要密切观察,及时采用影像学检查。

4.MRI 检查:弥散成像和灌注成像在脑缺血后数小时就可发现信号变化,1 天后在 T_1WI 上呈低信号,在 T_2WI 上呈高信号。

【CT 表现】

1.24 小时后可见边界不清的低密度区, 其部位和范围与闭塞的动脉分布一致,CT 表现及其演变过程与一般缺血性脑梗死相仿。

2.1~2 周病灶密度更低,且有不同程度的水肿和占位效应。

3.2~3 周病灶密度相对增高,边缘反而模糊。

4.4~8 周病灶密度又进一步减低,与脑脊液相似。

5.增强扫描在发病后的 3~7 天可出现强化,2~3 周可见明显线状、脑回状强化灶。

(六)乙状窦破裂

颅底血管损伤中,乙状窦破裂较少见,由于静脉窦无静脉瓣而无收缩性,因而破裂时并不回缩塌陷,自行止血困难;又因其位置深,在术中显露及止血较困难,往往产生致命性大出血,并有产生空气栓塞的风险。

【诊断要点】

1.临床表现:不典型,主要表现为头痛、恶心、呕吐,晚期可见意识改变及锥体束征、小脑共济失调及呼吸改变等。

2.可见枕部局部皮肤肿胀,若发现中后颅窝骨折、积气时,颅压下降后有来自颅底的静脉性出血汹涌者,需要考虑乙状窦破裂的可能。

【CT 表现】

1.枕部软组织肿胀,骨窗多可发现中、后颅底骨折,尤其是岩骨及乳突骨折,部分可于乙状窦区见游离碎骨片影,部分可见颅底积气。

2.后颅窝区硬膜外血肿,血肿大者可压迫脑干(图 2-5-32)。

3.部分血肿可增大缓慢,但当伴有恶心、呕吐等时,可加剧静脉性出血而导致血肿快速增大。

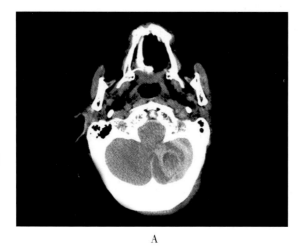 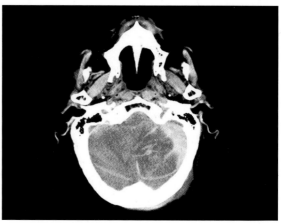

A   B

图 2-5-32 乙状窦破裂

A.B.CT 平扫示左侧乙状窦增大变形,乙状窦区见斑片状及弧形高密度区

(七)弥漫性轴索损伤

弥漫性轴索损伤(diffuse axonal injury,DAI)又称剪切伤,是由于头颅受到突然加速/减速力、旋转力的作用时,引起皮质、髓质相对运动,脑白质、脑灰质、灰白质交界处及中线结构等部位被撕裂,神经轴索肿胀、断裂,并伴随小血管的破裂。弥漫性轴索损伤是闭合性脑外伤中最严重的一种原发性脑损伤,它是导致颅脑损伤患者重残的最常见原因。在重型颅脑损伤中 DAI 占 28%~42%,病死率高达 42%~62%,部分患者长时间处于植物人状态,预后差。DAI 往往较弥漫,呈双侧性。典型的弥漫性轴索损伤发生在四个部位,即胼胝体、皮髓交界区、脑干上部和基底节。病理上肉眼仅可见弥漫性点状出血灶及蛛网膜下隙出血。显微镜下可见轴索损伤,退缩呈球状。

【诊断要点】

1.症状和体征:患者在外伤后常发生昏迷,多数患者很快死亡,部分患者长时间处于植物人状态,预后不好。

1)DAI 的意识障碍为原发性昏迷。患者伤后立即昏迷,昏迷时间长,恢复慢或恢复不完全,神经系统检测无明确定位体征是其主要特点。昏迷主要原因是大脑广泛性轴索损害,使皮质与皮质下中枢失去联系。

2)瞳孔改变:34%~51%的 DAI 患者入院时有瞳孔改变。表现为一侧或双侧瞳孔散大,伴或不伴有光反应消失。DAI 患者中这一体征早期、持续出现可能与脑干受累有关,而与脑疝关系不大。

2.MRI 检查:

1)病灶在 T_1WI 上呈低信号,在 T_2WI 上表现为高信号,其内出血在 T_1WI 上呈高信号。

2)梯度回波序列 T_2WI 或 SWI 可以更容易显示病灶内的出血灶,呈斑点状、小片状低信号。

【CT 表现】

1.早期 CT 表现可以为阴性,也可以显示不同程度的脑肿胀和小灶性出血或者更广泛的损伤。轴索损伤也可以累及整个白质,无出血处也可能有轴索损伤存在,CT 扫描仅能够显示出血和伴随的脑肿胀。

2.典型 CT 表现:

1)广泛多发灰白质界限不清的低密度区,伴有斑点和小片状高密度出血灶,多脑叶同时受累,可包括内囊、穹窿柱、前后联合结构不清(图 2-5-33)。严重者脑干、胼胝体亦呈低密度,薄层 CT 扫描及重建技术对诊断有帮助。

2)脑室、脑池、脑沟及蛛网膜下隙变窄、消失,无中线结构移位。

3)可合并蛛网膜下隙出血,部分患者合并硬膜下或硬膜外小血肿或颅骨骨折。

3.鉴别诊断:根据外伤后脑实质内出现多发灶性出血,弥漫性轴索损伤通常不难诊断。个别患者有严重的颅脑外伤,临床发生昏迷,而 CT 和 MRI 检查未发现颅内出血,也应考虑弥漫性轴索损伤的诊断。

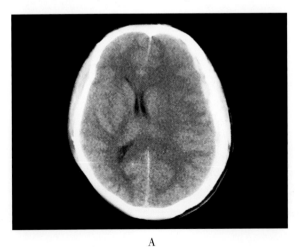
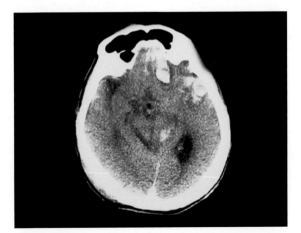

A   B

图 2-5-33 弥漫性轴索损伤

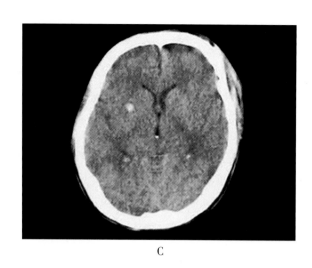
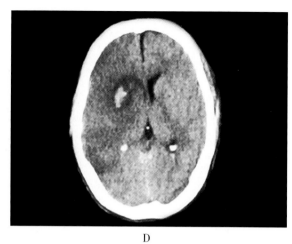

C   D

图 2-5-33　弥漫性轴索损伤(续)

A.CT 平扫示左侧大脑半球弥漫性肿胀,同侧硬膜下血肿及蛛网膜下隙出血,中线结构右移;

B.大脑半球、脑干多发出血灶,局部无明显占位效应;

C.右侧基底节区单发椭圆形出血灶,无明显占位效应;

D.4 d 后复查,血肿增大、周围水肿加重,出现占位效应

(八)颅脑外伤后遗症

颅脑外伤常可以遗留各种后遗症,CT 可以显示一部分残留有器质性改变的后遗症,常见的有脑萎缩、脑软化、脑穿通畸形、脑积水等。

【诊断要点】

1.脑萎缩:

1)严重的脑外伤后,约 30%发生脑萎缩。这是由于脑挫裂伤、轴突损伤、缺氧和坏死所致。

2)脑萎缩分为局限性和弥漫性,以双侧额叶皮质萎缩最为明显,单纯脑髓质萎缩少见。

3)患者可有头痛、头晕、记忆力下降等症状,少数患者可有精神症状,幼儿期脑外伤可使脑发育停滞。

2.脑软化:常见于脑内血肿、脑挫裂伤及创伤性脑梗死后,可有局部神经功能受损、癫痫发作、偏瘫等症状。

3.脑穿通畸形囊肿:由于脑内血肿、脑挫裂伤后,脑组织坏死液化吸收而形成软化灶,并与扩大的脑室或蛛网膜下隙相通,一般以与侧脑室相通为多。临床出现相应部位的症状和体征。

4.脑积水:颅脑外伤后引起脑积水,有急性和慢性两种。

1)急性脑积水:发生于伤后 2 周内,多因血块阻塞脑脊液通路所致,为阻塞性脑积水。这种改变较多见,临床表现以颅内压增高为主,脑脊液蛋白含量增加。

2)慢性脑积水:发生于伤后 3 周至半年,常以脑脊液吸收障碍为主,为交通性脑积水。颅内压大多正常,患者逐渐出现痴呆、步态不稳、反应迟钝、行为异常,病情发展缓慢。

【CT 表现】

1.脑萎缩:

1)弥漫性脑萎缩表现为两侧脑室扩大,脑沟和脑池增宽。

2)一侧性脑萎缩表现为病侧脑室扩大和脑沟增宽,中线结构向患侧移位。

3)局限性的脑萎缩可见相应部位脑室扩大和局部脑沟及蛛网膜下隙增宽。

2.脑软化:脑实质内显示边缘较清楚的近似水样低密度区,CT 值稍高于脑脊液,邻近脑室扩大、脑沟和蛛网膜下隙增宽(图 2-5-34)。

3.脑穿通畸形囊肿:脑内边界清楚,脑脊液样的低密度区与脑室相通,与其相连通的相应脑室常明显扩大,多无占位效应(图2-5-35)。

4.脑积水:脑室对称性扩大,尤以侧脑室前角为著,侧脑室周围特别是前角部有明显的间质性水肿带,但不伴有脑沟增宽、加深。如是阻塞性脑积水,则显示阻塞部位以上的脑室扩大,阻塞部位以下的脑室正常。

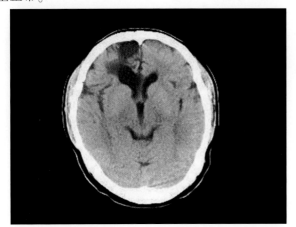

图2-5-34 外伤性脑软化

CT平扫示右额叶脑脊液样低密度区,边缘清楚,右侧脑室前角明显扩大

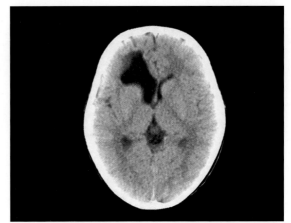

图2-5-35 外伤性脑穿通畸形囊肿

CT平扫示右额叶脑脊液低密度区,边界清楚,并与扩大的右侧脑室前角相通

(奚美芳 潘景润 徐海燕 鄢 龙 宫希军)

第六节 颅内感染和炎性病变

一、化脓性感染

颅内化脓性感染(pyogenic infection)是化脓性细菌所致的一种疾病。本病常见于儿童、青少年,男性多于女性。病理改变:致病菌通过血液循环或其他途径播散到中枢神经系统,引起感染性血管炎,表现为急性脑梗死或脑出血,进而导致感染性脑炎或脑脓肿,最后形成包膜将致病菌局限于脓腔内。其累及范围包括脑膜、室管膜及脑实质。

脑化脓性感染可分为早期脑炎期、晚期脑炎期、脓肿形成早期和脓肿形成期。引起脑脓肿的病原体主要为化脓性细菌。感染源来源可为耳源性、鼻源性、损伤性和血源性等。脑脓肿多数位于幕上,常为单发,少数也可有多发小脓肿。脑脓肿多发生在皮质与髓质交界处。

【诊断要点】

1.急性感染全身中毒症状和体征:发热、寒战、全身乏力、肌肉酸痛、纳差、头痛、嗜睡等;脑膜刺激征:如颈部抵抗、克氏征和布氏征阳性。

2.常伴有其他部位化脓性感染病灶。

3.颅高压表现:头痛、呕吐、视神经乳头水肿及精神意识障碍。

4.局灶定位体征:感觉障碍、运动障碍、共济失调等,还可出现癫痫发作。

5.实验室检查:血白细胞计数增高,以中性粒细胞为主。

6.腰椎穿刺:脑脊液(CSF)压力可增高,白细胞数增高明显,以中性粒细胞为主;脓肿形成后白细胞数仅轻度增高,以淋巴、单核细胞为主;蛋白常增高,糖、氯化物多无明显改变。

7.MRI检查:

1)早期为急性脑炎表现,呈不规则边缘模糊的长 T_1、长 T_2 信号;

2)脓肿形成期,中央呈囊状长 T_1、长 T_2 信号,周边为环状等 T_1、稍短 T_2 信号,病灶周围见脑水肿,DWI 上呈高信号;

3)增强扫描可见脑膜有不同程度的强化,脓肿的壁厚薄均匀环形强化等改变。

【CT 表现】

1.化脓性脑膜炎:早期 CT 平扫表现正常,增强后可见脑膜异常强化,可有程度不一的脑水肿;晚期由于脑膜粘连可导致交通性脑积水改变和脑软化及脑萎缩(图 2-6-1、图 2-6-2)。

2.硬膜下或硬膜外积脓:CT 可见脑凸面或大脑镰旁的新月形或梭形的低密度阴影,增强后脑膜呈均匀一致的明显强化,有占位效应(图 2-6-3)。

3.脑脓肿:

1)早期为急性脑炎表现,发病 4 d 以内表现为片状、边缘模糊的低密度阴影,占位不明显,增强后呈斑片状或脑回状强化。

2)4~10 d 病灶仍呈低密度,可见占位效应,延迟扫描病灶中心有强化。

3)10~14 d 可见大片状低密度区内夹杂着等密度的环状阴影,可见完整的壁,增强扫描呈明显环状强化。

4)14 d 后可见脓肿形成,周围脑水肿明显,有程度不一的占位效应,增强后脓肿壁明显强化,其厚薄均匀是其特征(图 2-6-4)。

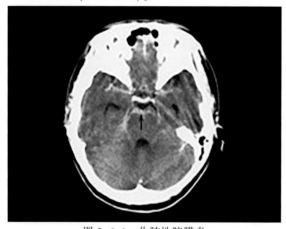

图 2-6-1 化脓性脑膜炎

增强扫描见鞍上池脑膜异常增厚并强化(↑),脑池缩小,两侧侧脑室颞角异示扩大

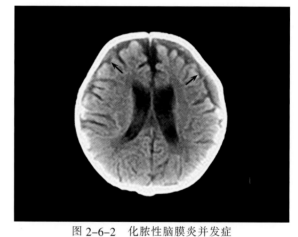

图 2-6-2 化脓性脑膜炎并发症

CT 平扫见两侧额顶部颅板下方新月形硬膜下积脓(↑),并见脑沟及前纵裂增宽,侧脑室增大

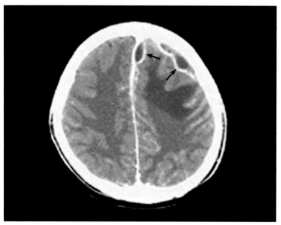

图 2-6-3 硬膜下积脓

增强扫描见左额叶凸面及半球间裂内有梭形的低密度阴影,脓肿壁呈均匀一致的明显强化(↑),左额叶明显脑水肿,有占位效应

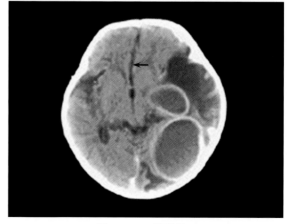

图 2-6-4 脑脓肿

增强扫描见左侧基底节和颞枕叶有多发类圆形低密度囊性病灶,边缘光滑,壁厚薄均匀,有强化,周围可见明显低密度水肿改变,脑室受压,中线结构移位(↑)

5）小脓肿常呈结节状或小环形强化(图2-6-5)。

6）产气杆菌感染所致的脑脓肿,脓腔内可见气泡或气-液平面。少数患者可形成多房脓肿,CT表现为多环相连,较具特征性。

7）鉴别诊断:有时需与肿瘤囊变鉴别,通常脓肿壁厚薄均匀,发生肿瘤囊变时其壁厚薄不均。

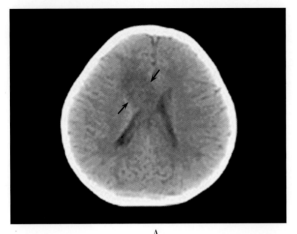
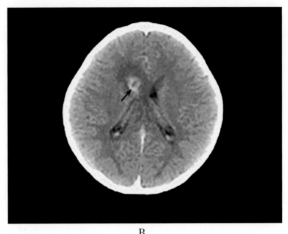

A   B

图2-6-5　脑小脓肿

A.CT平扫见右额叶侧脑室旁有一片状低密度区,边缘模糊(↑),脑室受压;

B.增强扫描见病灶周边有环形强化(↑),壁欠光滑均匀,周围有低密度水肿区

二、颅内结核性感染

颅内结核性感染(tuberculous infection)为继发性结核感染。多见于儿童和青年,可导致结核性脑膜炎和脑结核瘤形成。结核性脑膜炎常发生于脑基底池并引起脑膜增厚或粘连。

【诊断要点】

1.急性或亚急性起病。结核中毒症状表现为发热、盗汗、纳差、消瘦、乏力等。

2.部分患者可有颅高压表现,如头痛、呕吐等。有的患者有精神障碍,癫痫发作,瘫痪,失语,外展和动眼神经麻痹。

3.主要的病征是脑膜刺激征,颈项强直、克氏征和布氏征阳性。

4.患者可同时伴有其他部位结核,如肺、肾、脊柱、盆腔及腹膜等部位。

5.实验室检查:

1）血沉加快。

2）脑脊液压力多数增高;白细胞数多增高,以淋巴和单核细胞为主;生化检查典型者糖、氯化物降低,以氯化物降低更为明显;蛋白含量绝大多数升高;脑脊液涂片镜检如发现结核菌可确诊;免疫学检测脑脊液结核抗体阳性率和特异性均较高,对该病诊断有非常重要的临床价值。

6.MRI检查:表现为不同程度的脑积水和脑膜强化,有时伴有钙化。脑实质内可见结节样或环形强化病灶。

【CT表现】

1.结核性脑膜炎:

1）鞍上池、大脑外侧裂密度增高,增强后可见鞍上池强化,大脑半球凸面的脑膜部分亦可见异常强化(图2-6-6,图2-6-7)。

2）脑实质内弥漫分布的粟粒样结核灶可呈高密度,增强后明显强化,灶周可见水肿。

3）脑膜和脑内结核病灶可以出现斑点状和结节样钙化,部分患者可以出现脑梗死灶,以腔隙性脑梗死为主,最常见于大脑中动脉分布区和基底节区,主要为感染性动脉炎所致(图2-6-6)。

4)晚期由于脑膜粘连,CT 检查呈脑积水表现。

5)MRI 对上述的脑膜改变的显示明显优于 CT,但对钙化的显示较 CT 差。

6)鉴别诊断:本病 CT 表现与其他病菌引起的脑膜炎相似,需要密切结合临床才能做出诊断;出现散在的钙化有助于定性诊断。

2.脑结核瘤:

1)平扫呈等密度或混杂密度的圆形或不规则形的病灶,可见钙化,病灶周围有程度不一的脑水肿

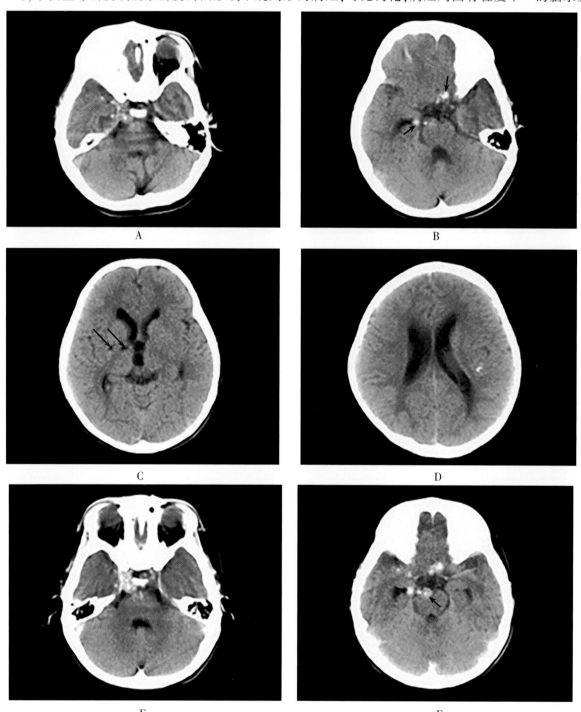

图 2-6-6 结核性脑膜炎

A~D.CT 平扫见鞍上池、外侧裂处高密度结节及钙化点(↑),右侧基底节区可见低密度梗死灶(长↑),左侧脑室旁有钙化灶;

E.F.增强扫描见结节灶强化(↑)

（图2-6-8、图2-6-9）。

　　2）增强扫描病灶呈小结节状强化，少数呈环形强化或多环样强化表现（图2-6-8、图2-6-9）。

　　3）鉴别诊断：结核瘤的CT表现与脑肿瘤及脑内其他感染较难鉴别，通常需要结合临床及实验室检查加以鉴别。

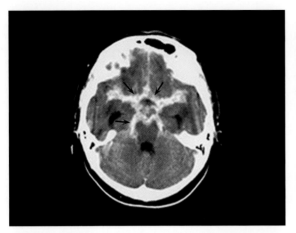

图2-6-7　结核性脑膜炎

增强扫描见鞍上池、外侧裂和环池脑膜增厚粘连，强化明显（↑），脑室扩大积水

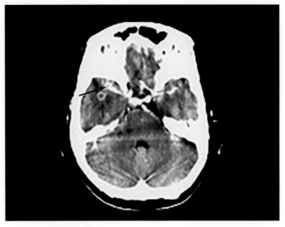

图2-6-8　结核性脑膜炎伴结核瘤

增强扫描见右颞叶一小环形强化病灶（↑），周围有低密度脑水肿，两侧外侧裂见脑膜增厚强化（长↑）

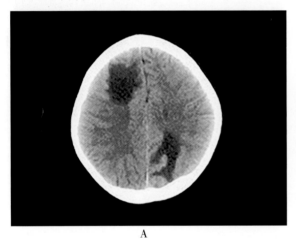

A

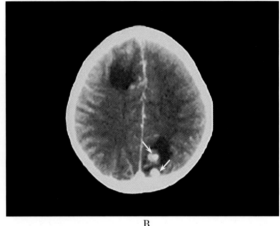

B

图2-6-9　脑结核

A.CT平扫见右额叶和左顶叶多发等密度小结节，周围脑水肿明显；

B.增强扫描病灶明显强化（↑）

三、颅内真菌性感染

　　颅内真菌性感染（fungal infection）是致病真菌所致的一种疾病。常见致病真菌包括两类：一类感染有免疫缺陷患者，包括曲霉菌、念珠菌和毛霉菌；另一类可感染正常人群，包括隐球菌、孢子菌、组织胞浆菌和芽生菌。中枢神经系统原发真菌感染较少见，继发性感染由肺、内脏、皮肤黏膜的原发真菌病变经血播散至颅内，也可由鼻咽、眼部及颅底骨等邻近组织器官病变直接蔓延至颅内。由于广谱抗生素、免疫抑制剂、激素的广泛应用，器官移植、导管置入、获得性免疫缺陷综合征等原因导致真菌感染发生率呈上升趋势。当机体抵抗力下降时，致病真菌进入颅内导致感染。

　　【诊断要点】

　　1.多呈慢性或亚急性发病，发病隐匿。

2.早期全身反应不明显,可出现发热、头痛及喷射性呕吐、视乳头水肿等颅内高压症状,并进行性加重,晚期可出现脑神经损害、脑梗死、脑出血、肉芽肿或脑脓肿、脑积水等相应症状和体征。

3.实验室检查:

1)外周血淋巴细胞明显升高。

2)脑脊液检查:颅内压增高;脑脊液内白细胞数轻中度增高,以淋巴细胞为主;生化检查脑脊液内蛋白质轻度增高,糖含量显著降低;脑脊液涂片查找真菌和真菌培养为特异性检查。

4.MRI 检查:T_1WI、T_2WI 脑池、脑沟内有等信号出现;增强后脑池、脑沟明显强化,或脑膜有小结节状强化;可出现脑脓肿、脑水肿、出血性脑梗死。

【CT 表现】

1.真菌性脑膜炎:

1)早期 CT 表现可无异常,也可出现鞍上池、外侧裂密度增高,增强后明显强化。

2)脑血管受累时可见脑梗死表现。

3)晚期由于脑膜粘连,可出现交通性或梗阻性脑积水表现,脑室普遍或局限性扩大。

4)鉴别诊断:本病 CT 表现与其他病菌引起的脑膜炎相似,需要结合临床和实验室检查。与结核性脑膜炎略不同之处为基底池受累倾向于一侧即不对称性。

2.真菌性肉芽肿或脓肿:

1)平扫病灶呈等、低或稍高密度,以低密度为主,钙化少见,无颅骨破坏。

2)"开环征":单发病灶增强后呈不规则、不连续性厚壁环状强化,内外壁均不光滑,有不同程度的灶周水肿。

3)多发病灶脓肿体积可较小,位置较深,周围可见"晕征",呈小结节状、环状强化(图 2-6-10、图 2-6-11)。

4)鉴别诊断:

(1)细菌性脑脓肿:壁薄而均匀,为连续环形强化;CT 发现病灶有钙化有助于结核性肉芽肿的诊断。

(2)转移瘤:大小不一,强化形式多样,有原发肿瘤病史;同时结合血常规及脑脊液检查有助于鉴别。

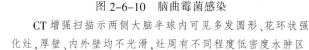

图 2-6-10　脑曲霉菌感染

CT 增强扫描示两侧大脑半球内可见多发圆形、花环状强化灶,厚壁、内外壁均不光滑,灶周有不同程度低密度水肿区

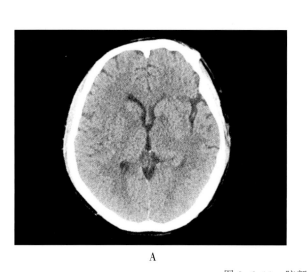

A

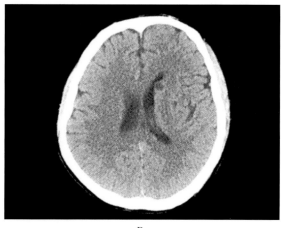

B

图 2-6-11　脑新型隐球菌感染

A.B.CT 平扫示左侧基底节区及侧脑室旁多发小片状低密度灶,脑沟裂、池显示增宽

四、急性病毒性脑炎

急性病毒性脑炎(acute viral encephalitis)为各种病毒侵犯神经系统而引起的脑部急性炎症性病变,包括单纯疱疹性脑炎、腺病毒性脑炎、带状疱疹病毒性脑炎等,可发生于任何年龄。在中枢神经系统病毒感染中,除了带状疱疹病毒感染引起的脑炎较为局限以外,其他类型的病毒性脑炎均可弥漫性、对称性,累及两侧的脑实质,而不是引起局灶性的脑组织病变和脑膜病变。

【诊断要点】

1.病毒感染症状:如发热、头痛、全身不适、咽喉痛、肌痛等。

2.脑实质受损病征:精神异常、意识障碍、抽搐、瘫痪、脑神经麻痹、共济失调、颅高压和脑膜刺激征等。

3.脑电图检查:多呈弥漫性异常改变,与病变严重程度平行一致。

4.免疫学检查:血清和脑脊液各种特异性抗体滴度明显增高。

5.腰椎穿刺:脑脊液有或无炎症改变,但均查不到细菌感染的证据。

6.MRI 检查:病灶常表现为长 T_1 和长 T_2 信号,增强扫描可有不同程度的强化。

【CT 表现】

1.累及单侧或两侧大脑半球。

2.CT 平扫为低密度区,边缘模糊,增强扫描可出现病变边缘线样或环形强化,可伴有占位征象(图2-6-12、图 2-6-13)。

3.部分患者可表现为脑皮质呈脑回样高密度,为皮质出血所致;有的呈脑弥漫性损害,造成广泛脑软化、脑萎缩及皮质钙化。

4.鉴别诊断:根据 CT 表现鉴别较难,需要依据临床和实验室检查。

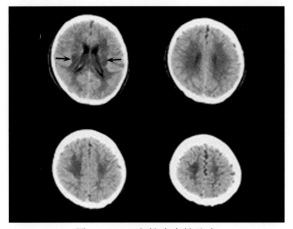

图 2-6-12　急性病毒性脑炎

增强扫描见两侧顶叶和脑室旁白质对称性低密度区,边缘模糊,占位征象不明显(↑)

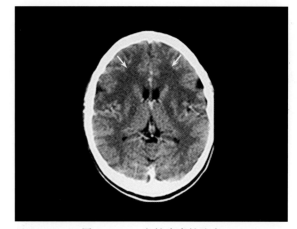

图 2-6-13　急性病毒性脑炎

增强扫描见两侧额颞叶和基底节区呈对称性低密度改变,边缘不清,未见明确强化(↑),中线结构居中

五、急性播散性脑脊髓炎

急性播散性脑脊髓炎(acute disseminated encephalomyelitis, ADEM)是一种广泛累及中枢神经系统白质的急性炎症性脱髓鞘病。发病率为(0.2~0.8)/10 万,80%的患者是 10 岁以下的儿童,成人发病罕见。男女发病率无明显差异。多发生于麻疹、风疹、水痘等感染后或疫苗(如牛痘疫苗、狂犬病疫苗等)接种后。

【诊断要点】

1.好发于儿童和青少年,散发,感染后或疫苗接种后 1~2 周急性起病。

2.临床表现:发热、呕吐、头痛、嗜睡和昏迷。有脑实质损害的症状和体征,常伴有不同程度的精神症状和意识障碍。

3.实验室检查:外周血白细胞增多,血沉增快,脑脊液压力增高或正常,细胞数正常或轻度增加。

4.脑电图检查:多为广泛性中度以上异常,常见 θ 和 δ 波,亦可见棘波和棘慢复合波。

5.MRI 检查:脑内多发病灶,多位于皮质下脑白质,T_1WI 呈低信号,T_2WI 呈高信号,水肿轻微,增强后轻度强化(图 2-6-14C 至图 2-6-14H)。

【CT 表现】

1.CT 平扫见脑及脊髓内弥散性、多灶性大片状或斑片状低密度区,以白质受累为主,灰质亦可受累,边界不清,一般无占位效应(图 2-6-14A、图 2-6-14B、图 2-6-15A)。

2.急性期病灶增强可见环状、斑点状强化,周围见水肿带。

3.鉴别诊断:

1)多发性硬化(multiple sclerosis,MS):脑室旁小病灶多见于 MS,而大范围、双侧对称性累及皮质下白质、脑干及深部灰质则倾向于 ADEM;灰质核团特别是丘脑是否受累可作为两者鉴别的依据。

2)病毒性脑炎灰白质均受累,ADEM 以白质病变为主;同时结合临床病史、血清学、病毒学、免疫学检查有助于鉴别。对于临床表现多样者,一般治疗效果不好;病程长或中枢神经系统病毒感染好转后病情有反复者,应考虑到 ADEM 的可能。

3)ADEM 脊髓型须与横贯性脊髓炎鉴别,前者表现为非横贯性损伤,不同时具备横贯性脊髓炎的三大表现即运动障碍、感觉缺失、自主神经功能障碍。

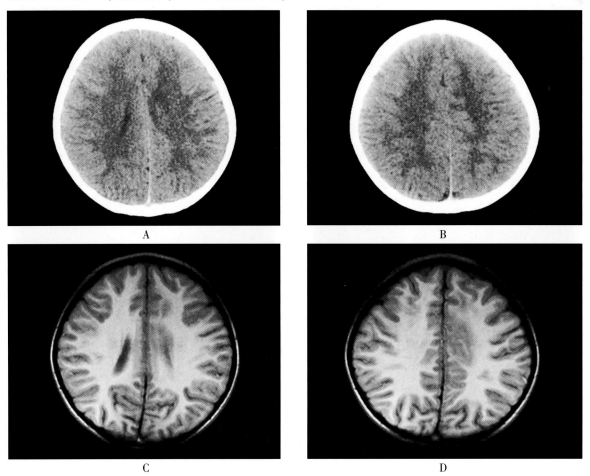

图 2-6-14　急性播散性脑脊髓炎

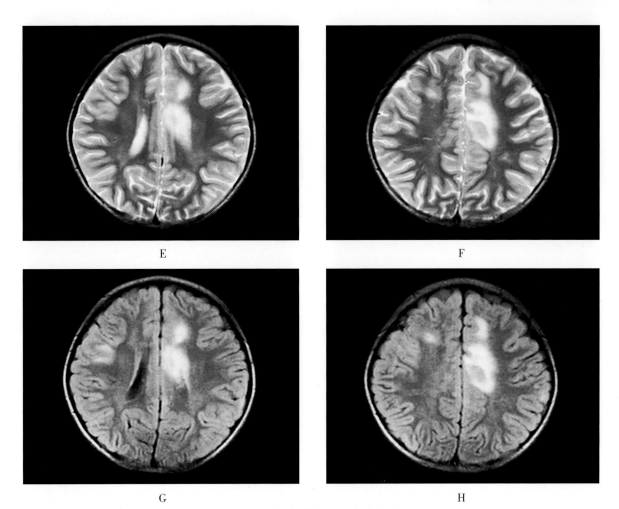

E

F

G

H

图 2-6-14　急性播散性脑脊髓炎(续)
A.B.CT 平扫示左额叶白质内片状低密度区,界限不清,无占位效应;
C.D.MRI T_1WI 示两侧额叶白质片状低信号,左侧明显,右侧显示不清;
E.F.MRI T_2WI 示两侧额叶白质片状高信号,左侧明显;
G.H.FLAIR 示两侧额叶白质多发片状高信号

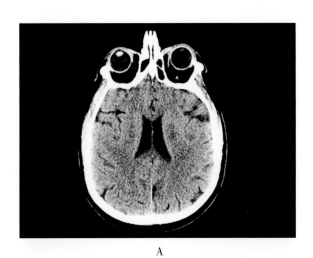

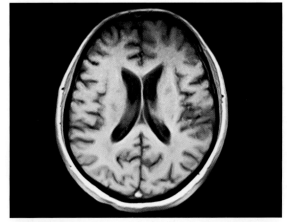

A

B

图 2-6-15　急性播散性脑脊髓炎

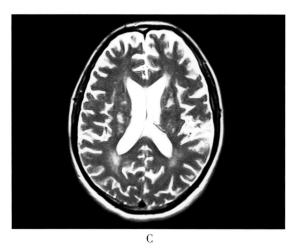
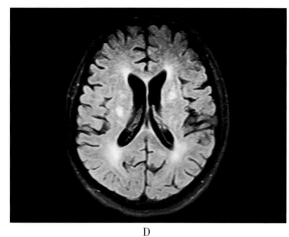

C   D

图 2-6-15　急性播散性脑脊髓炎(续)

A.CT 平扫示两侧脑室旁多发斑片状低密度灶;

B~D.MRI 平扫示两侧放射冠脑白质区、侧脑室旁、基底节区、背侧丘脑可见多发散在对称性稍长 T_1、稍长 T_2 信号,FLAIR 序列呈高信号

六、假瘤型病毒性脑炎

假瘤型病毒性脑炎(pseudotumoral viral encephalitis)是病毒性脑炎(viral encephalitis)中极为少见的一种类型。由病毒直接侵入中枢神经系统所致,也可以是病毒感染诱发机体免疫功能异常引起变态反应的结果。常见病原包括单纯疱疹病毒、虫媒病毒、肠道病毒等。当病毒性脑炎表现为感染后局灶性脑炎,多个散发病灶融合,局部脑组织坏死、水肿,出现占位效应时,称假瘤型病毒性脑炎,主要病理改变为局部毛细血管增生修复和变态反应性血管炎。

【诊断要点】

1.前驱感染症状缺乏或不明显,临床表现以颅内压增高、癫痫发作、局灶性脑损害为主。

2.确诊有赖于脑组织活检病毒分离或血清病毒抗体测定。

3.MRI 检查:皮质或皮质下局灶性长 T_1、长 T_2 信号,增强后多呈结节状或环状强化,灶周见轻度水肿带(图 2-6-16、图 2-6-17)。

【CT 表现】

1.CT 平扫示皮质或皮质下局灶性低密度改变,为脑组织坏死、水肿所致。

2.增强扫描呈环状或结节状强化,有占位效应。

3.鉴别诊断:

1)胶质瘤:假瘤型病毒性脑炎在抗感染治疗后脑电图异常可好转或消失,胶质瘤的脑电图异常经治

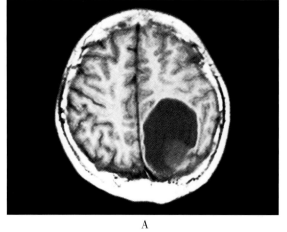
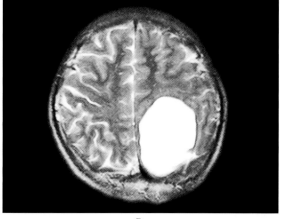

A   B

图 2-6-16　假瘤型病毒性脑炎

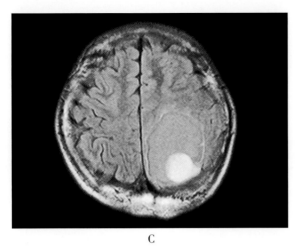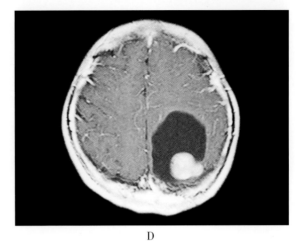

C   D

图 2-6-16 假瘤型病毒性脑炎(续)

A.B.MRI 平扫示左顶枕叶类圆形长 T_1、长 T_2 病灶,其内见一结节,呈等 T_1、长 T_2 信号灶,周围未见水肿;
C.FLAIR 示病灶呈等信号,其内结节呈高信号;
D.MRI 增强扫描示病灶边缘呈轻度强化,结节灶强化明显

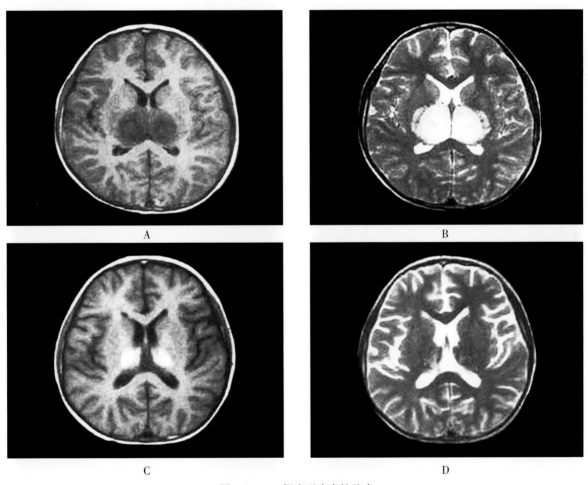

A   B

C   D

图 2-6-17 假瘤型病毒性脑炎

A.B.MRI 平扫示双侧丘脑对称性明显肿胀,呈长 T_1、长 T_2 信号,占位效应较明显;
C.D.治疗后复查,病变明显缩小,呈短 T_1、稍长 T_2 信号,占位效应明显减轻

疗后无改变;确诊需依据病理学检查。青壮年以癫痫发作起病,CT 为低密度灶、结节状或不规则强化,占位效应明显而精神状况及一般情况良好者,应考虑到假瘤型病毒性脑炎的可能。

2)转移瘤:多发,病灶周围脑水肿明显,有原发肿瘤病史。

七、脑囊虫病

脑囊虫病(cerebral cysticercosis)占囊虫病的80%以上,是由于口服了猪肉绦虫虫卵,虫卵发育成囊尾蚴,经消化道穿出肠壁进入肠系膜小静脉,再经体循环而到达脑膜、脑实质或脑室内所致。脑囊虫病可分为脑实质型、脑室型、脑膜型及混合型。

【诊断要点】

1.癫痫发作:为常见症状。

2.颅内高压表现:头痛、呕吐等。

3.补体结合试验:血清及脑脊液补体结合试验阳性。

4.X线平片:可见多发小钙化点。

5.MRI检查:可以显示不同时期的囊虫病灶,脑实质内脑囊虫可表现为结节形、环形或囊形,有时可显示头节,增强扫描可强化,有不同程度的脑水肿。脑室内活囊虫 T_1 加权像上囊虫呈低信号,比脑脊液信号略高,其囊壁呈高信号,头节也呈高信号。MRI对钙化的显示不如CT。

【CT表现】

1.活动期:

1)脑实质内脑囊虫大多呈圆形囊性病变,其内头节呈偏心的小点状,附在囊壁上,周围无水肿或轻度水肿,增强扫描囊壁和囊内头节可轻度强化或不强化(图2-6-18)。

2)脑室内活囊虫以第四脑室多见,呈囊状,表现为脑室扩大积水,其内可见小结节样等密度或高密度头节,CT脑池造影显示脑室内充盈缺损(图2-6-19)。

3)脑沟、脑池、脑裂活囊虫及头节表现与脑实质内活囊虫相似。

2.蜕变死亡期:

1)脑实质内囊虫死亡,头节消失,虫体肿大变形。由于虫体死亡释放大量异体蛋白,在脑实质内引起广泛的低密度脑水肿,有占位效应。增强扫描囊壁明显强化,可呈环状强化(图2-6-20)或结节状强化,强化环的厚度较囊虫活动期明显增高。囊内低密度代表囊虫向机化过渡。

2)脑室系统内囊虫死亡后,除头节消失、虫体胀大外,囊体增大可引起占位效应。

3)囊腔破裂引起反应性脑膜炎、蛛网膜炎及脑积水。

3.非活动期:囊虫死亡后发生钙化,CT呈点状高密度钙化灶(图2-6-21)。位于蛛网膜下隙者引起蛛网膜肥厚、粘连,可伴有脑积水。

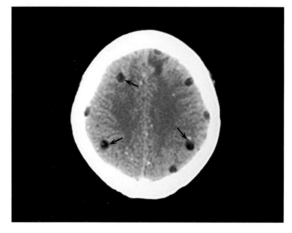

图 2-6-18　脑囊虫病

CT平扫见两侧额顶叶多发圆形囊性病变 (↑),其内有软组织头节影,呈偏心的小点状附在囊壁上,部分病灶周围有轻度水肿。脑实质内并见有多发小钙化点

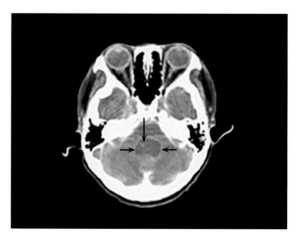

图 2-6-19　脑囊虫病

CT脑池造影见第四脑室呈囊状扩张(↑),其右前部可见一高密度结节为头节(长↑),对比剂充盈蛛网膜下隙,但脑室系统对比剂未能很好充盈

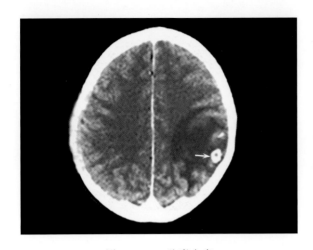

图 2-6-20　脑囊虫病

CT 增强扫描见左顶叶皮质区有一类圆形强化病灶,边缘清楚(↑),周围脑水肿明显

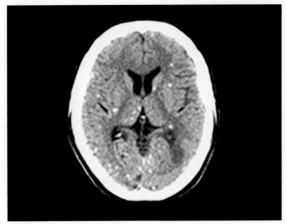

图 2-6-21　脑囊虫病

CT 平扫见两侧大脑半球内多发斑点状钙化影,钙化周围未见明显脑水肿

4.混杂期:活动期、蜕变死亡期、非活动期的囊虫混杂存在。

八、脑血吸虫病

脑血吸虫病(cerebral schistosomiasis)是血吸虫卵在脑组织中沉积所引起的虫卵性肉芽肿和炎性反应,占血吸虫患者的 2%~4%。一般认为主要来源于肺部病灶。虫卵沉积的脑组织发生脑软化、肉芽肿形成和周围脑水肿。常见于顶叶与枕叶,多在皮质与皮质下区形成脓肿、嗜酸性肉芽肿。病灶可多发、散在或密集。虫卵死亡后可钙化,可导致硬膜、蛛网膜肥厚、粘连。脑血吸虫病分急性和慢性两型。

【诊断要点】

1.患者有血吸虫接触史或血吸虫病史。

2.急性期:呈脑炎和脑脊髓炎表现,如头痛、头晕、抽搐、呕吐等。

3.慢性期:表现为颅高压症状及局灶性癫痫发作。

4.可出现感觉障碍、运动障碍等改变。

5.免疫学检查:血吸虫的免疫学检查阳性,若行抗血吸虫治疗有效,则诊断进一步明确。

6.MRI 检查:表现为结节形或环形长 T_1 和长 T_2 信号的病灶,周围有水肿。

【CT 表现】

1.急性脑炎型:CT 平扫为片状低密度水肿,增强扫描多不强化。

2.慢性肉芽肿型:呈形状、大小、数目不一的圆形等密度或高密度结节,增强后呈明显强化(图 2-6-22、图 2-6-23)。

3.病灶多位于大脑半球顶叶的皮质及皮质下区,形态多种多样,以小结节样病灶占多数,增强扫描病灶可强化,脑水肿明显。

4.经抗血吸虫治疗后复查,病灶明显好转或完全消失。

5.鉴别诊断:本病 CT 表现特征性不强,应注意与脑小脓肿、脑结核性肉芽肿鉴别。血吸虫的免疫学检查阳性有助于鉴别。

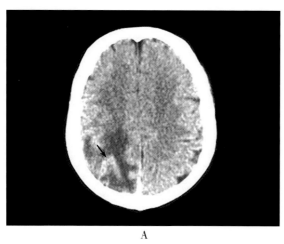 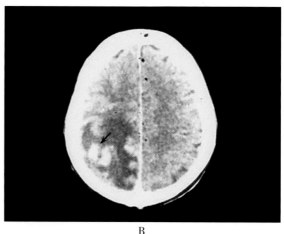

A B

图 2-6-22　脑血吸虫病

A.CT 平扫见右顶枕叶的皮质及皮质下区有一不规则软组织密度结节(↑);

B.增强扫描见病灶明显呈结节样强化(↑),周围脑水肿明显

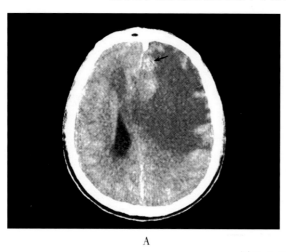 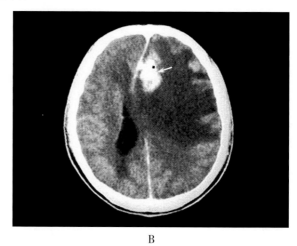

A B

图 2-6-23　脑血吸虫病

A.CT 平扫见左额顶叶大片状低密度水肿区,其内侧可见等密度结节(↑),脑室受压移位,中线结构偏右;

B.增强扫描见病灶明显强化,呈结节样(↑)

九、TORCH 综合征

　　TORCH 综合征(TORCH syndrome)是一组以胎儿中枢神经系统受损为主,多器官受累的症候群。T指弓形虫,R 指风疹病毒,C 指巨细胞病毒,H 指单纯疱疹病毒,O 指其他微生物(如梅毒螺旋体、带状疱疹病毒、细小病毒 B19、柯萨奇病毒等)。先天性 TORCH 感染是围产期严重威胁母婴健康的重要疾病之一,也是导致出生缺陷的重要因素之一。TORCH 感染导致毛细血管内皮损伤,继发于血管炎性改变的脑实质受到缺血缺氧性损伤,而室管膜下组织对缺氧最敏感,出现室管膜下的坏死、囊变及神经胶质增生和室管膜下钙化。

【诊断要点】

　　1.孕期有接触猫、狗或食用未熟肉与蛋及不干净的蔬菜、水果史。

　　2.孕妇围产期感染发生的时间越早对胎儿影响越大,胎龄越小脑损伤越严重。妊娠中期感染一般会导致先天性畸形,妊娠后期感染则会引起脑破坏性病变和脑积水、脑室扩大。

　　3.临床表现为脑性瘫痪、智力低下、癫痫发作、视力障碍和不同程度发育迟缓。

　　4.实验室检查:产前诊断主要依据是测定胎血中的病原体特异性抗体和有关基因,从胎儿附属物

(如羊水、胎尿等)中分离病原体。

5.MRI 检查:多表现为脑发育不良、脑室扩张、脑软化、小头畸形、脑穿通畸形、异常脑裂畸形、巨脑回畸形和多小脑回畸形;对钙化的显示较 CT 差。

【CT 表现】

1.室管膜下条状、点状钙化灶。

2.侧脑室周围白质密度减低,严重者脑软化、脑室扩张(图 2-6-24)。

3.脑发育不良。

4.常合并小头畸形、脑穿通畸形、异常脑裂畸形、巨脑回畸形(图 2-6-25)、多小脑回畸形等。

5.鉴别诊断:

1)新生儿缺血缺氧性脑病:也可造成脑发育不良,但室管膜下很少发生钙化。

2)结节性硬化:室管膜下钙化斑常向脑室腔内突出,一般无脑室周围白质密度减低,也不伴有脑发育不良和脑室系统扩大,临床常有皮肤色素脱失斑、咖啡奶油斑和面部皮脂腺瘤。

3)脑动静脉畸形:钙化呈环状、弓形。

4)先天性代谢、遗传性疾病也可引起脑内钙化,但 TORCH 钙化常位于基底节区,多呈对称性分布,以沙粒状多见。

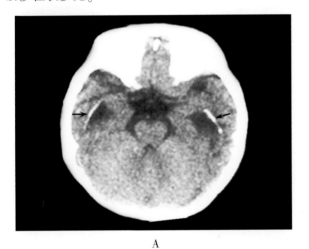
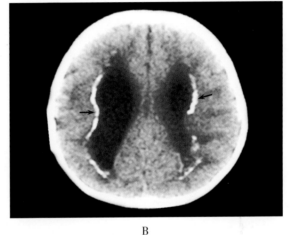

A　　　　　　　　　　　　　　　　B

图 2-6-24　TORCH 综合征

A.B.CT 平扫示室管膜下条状、点状钙化(↑),侧脑室周围白质密度减低,脑发育不良、脑室扩张

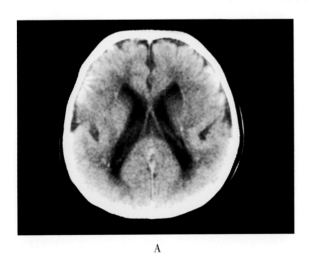
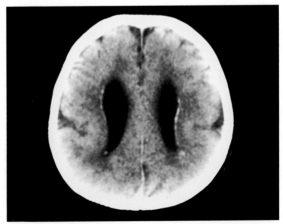

A　　　　　　　　　　　　　　　　B

图 2-6-25　TORCH 综合征

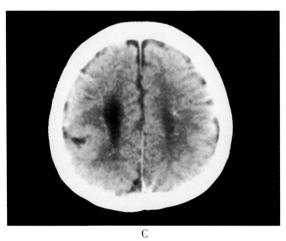

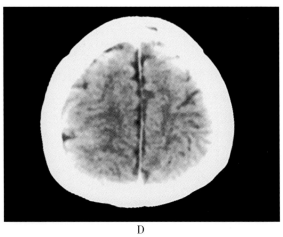

C   D

图 2-6-25 TORCH 综合征(续)

A~D.CT 平扫示室管膜下条状、点状钙化,侧脑室周围白质密度减低,脑室扩张,两侧岛盖发育不良,伴巨脑回改变

十、脑 包 虫 病

  脑包虫病(cerebral hydatid disease/echinococcosis)是由于人感染棘球绦虫的幼虫,幼虫随血流进入颅内所致,较少见,占全身包虫病的 1%~2%,儿童比成人多见,男性比女性多见。分为两种类型,一种是细粒棘球绦虫感染引起的单房型棘球蚴病,另一种是多房棘球绦虫感染所致的泡型棘球蚴病,以前者常见。

【诊断要点】

  1.有疫区、疫畜及感染宠物接触史。

  2.神经系统局部定位征:偏瘫、偏身感觉运动障碍、失语、癫痫。

  3.颅内高压症状:头痛、恶心、呕吐、视力减退、视乳头水肿。

  4.MRI 检查:囊型包虫病表现为脑内单发或多发长 T_1、长 T_2 信号,圆形或椭圆形,边界清楚。少数为泡型包虫病,T_1WI 表现为脑内多发等或低信号,T_2WI 多呈高信号,其内信号欠均匀。少部分病灶周边见水肿改变。增强扫描部分病灶可以出现完整或不完整的环形强化。

【CT 表现】

  1.单纯型包虫囊肿:表现为脑实质内圆形或类圆形单房性病灶,密度同脑脊液密度,边缘光滑锐利。病灶周围水肿少见,少数病灶呈边缘强化(图 2-6-26)。

  2.多子囊型包虫囊肿:囊内可见数量不等、大小不一的子囊,子囊密度低于母囊。子囊沿母囊内缘排

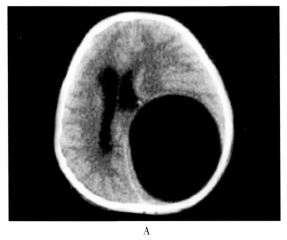

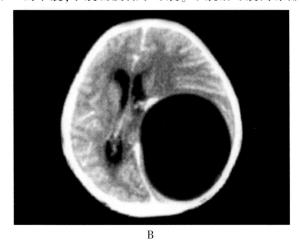

A   B

图 2-6-26 脑包虫病

A.CT 平扫示左顶叶低密度大囊,具有明显占位效应,无灶周低密度水肿区;

B.增强扫描囊壁不强化

列或漂浮于母囊液中。

3.蜕变型包虫囊肿:包虫囊肿可见弧形、壳状或环形钙化,囊内容物密度增高,脱落的内囊膜、子囊及头节均可钙化,但钙化多不均匀(图2-6-27)。

4.内囊分离型包虫囊肿:包虫内囊破裂,内囊膜部分剥离,可形成"双壁征"。内囊膜剥脱,则折叠、卷曲悬浮于囊液中,形成"活动性内膜征",形似飘带样(图2-6-28)。

5.播散型包虫囊肿:可为血源性或医源性播散。表现为脑内多发性病灶,多为单房囊肿,也可呈簇状分布,可位于幕上和幕下、脑实质内及脑室内。

6.泡型棘球蚴病:表现为类圆形或不规则状实质性肿块,外周密度可高于中央。外缘可见多个小囊泡,具有特征性,病灶外周及中央可见钙化,多有周边强化,灶周可有水肿。

7.鉴别诊断:囊型包虫病需与脑内其他囊性病变相鉴别,如表皮样囊肿、皮样囊肿、脑脓肿、蛛网膜囊肿、脑穿通畸形囊肿等;泡型包虫病需与胶质瘤、转移瘤等脑肿瘤相鉴别。须密切结合流行病学史及包虫免疫实验结果等。

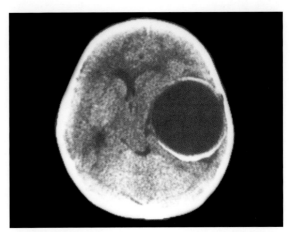

图 2-6-27　脑包虫病

CT平扫示左额顶叶低密度大囊,明显占位效应,无灶周水肿,囊壁不完全钙化

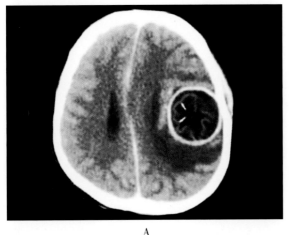

A

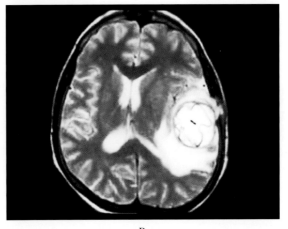

B

图 2-6-28　脑包虫病

A.CT平扫示左额顶叶低密度大囊,明显占位效应,灶周见低密度水肿区,囊壁较厚、均匀,其内可见花环状稍高密度灶;
B.MRI T_2WI 囊性占位内见"飘带"状稍低信号区,囊壁呈低信号,周围水肿明显

十一、脑裂头蚴病

脑裂头蚴病(cerebral sparganosis)是由曼氏迭宫绦虫的幼虫裂头蚴寄生于人体脑组织内引起的一种中枢神经系统寄生虫病,约占人体裂头蚴病的2.3%,多见于青壮年。影像学表现的病理基础是裂头蚴虫体本身特点、虫体所致脑组织的机械损伤及继发的急慢性炎症。

【诊断要点】

1.生蛙肉或蛇肉敷贴伤口史,食用生或未熟的蛇肉、蛙肉、鸡或猪肉等,饮用生水或湖塘水。

2.临床表现无特征性,取决于脑受累的部位,癫痫发作最多见,其次为轻偏瘫、进行性头痛、偏身感觉障碍等。

3.裂头蚴抗体血清免疫学检查具有高度的特异性和敏感性,是诊断脑裂头蚴病的可靠方法。

4.MRI 检查:

1)病灶呈片状不规则长 T_1、长 T_2 信号,边界模糊,周围水肿区与病灶分界不清,占位效应不明显。

2)增强后病灶内可见结节状、环状、串珠状或扭曲索条状强化。

3)可出现局部脑萎缩,邻近脑室系统扩张。

【CT 表现】

1.活动期:

1)虫体周围有明显的急性炎症反应,表现为脑实质内不规则斑片样低密度灶,边界不清,病灶周围常伴有水肿,但占位效应多不明显(图 2-6-29)。

2)增强后病灶内可见不规则结节状或条带状强化。

3)随访时发现病灶的部位和形态常有变化,提示虫体存活,称为"迁徙征"。

2.迁延期:

1)周围见慢性炎症,有较多纤维组织及胶质细胞增生,可形成慢性小脓肿或肉芽肿。

2)增强后可见病灶呈不规则环形强化,壁厚薄不均,直径一般小于 2 cm,随访检查无增大趋势。

3)当肉芽组织逐渐由外围向中心生长填充脓腔时,可见病灶呈不规则条片状或小结节样强化;而病灶周围脑实质水肿减轻,范围缩小(图 2-6-30)。

3.退变期:周围脑组织不同程度萎缩,邻近脑室、脑沟增宽,形成负占位效应,是脑裂头蚴病的慢性

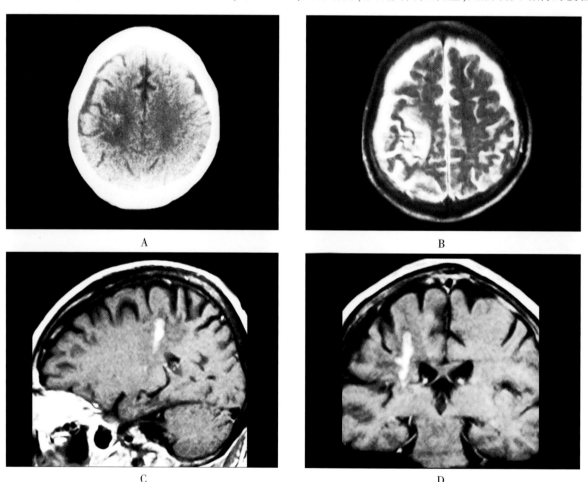

A

B

C

D

图 2-6-29　脑裂头蚴病

A.CT 平扫见右顶叶白质内斑片样低密度灶,其内可见点状钙化;

B.T_2WI 示病灶呈斑片状长 T_2 信号,局部区域脑萎缩改变;

C.D.T_1WI 增强扫描矢状位及冠状位见右顶叶病灶呈隧道样强化

后遗改变,也是其与脑肿瘤鉴别的重要依据。

4.CT 平扫可见到多发细小钙化,与死亡变性虫体钙盐沉积及裂头蚴体内散在分布的圆形或椭圆形石灰小体有关(图 2-6-29、图 2-6-30)。

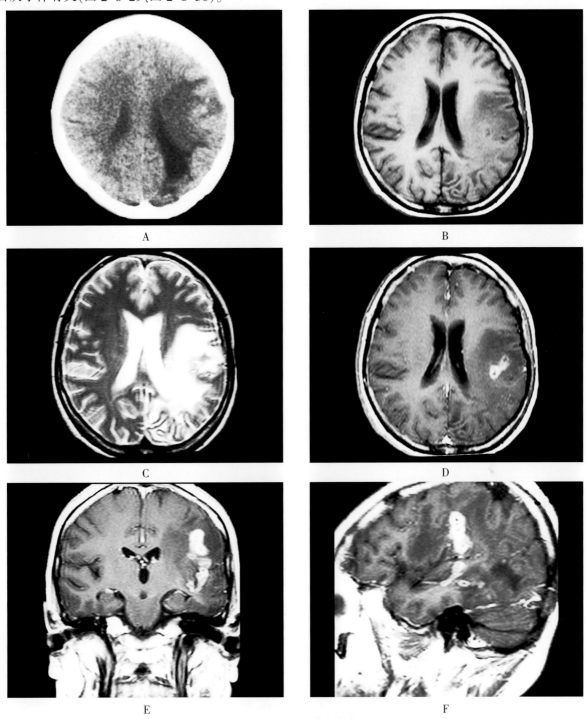

A

B

C

D

E

F

201

图 2-6-30　脑裂头蚴病

A.CT 平扫见左顶叶白质内广泛低密度区,同侧侧脑室扩大,并见小点状钙化;

B.C.MRI 平扫病灶 T_1WI 呈混杂低信号,T_2WI 呈混杂高信号;

D~F.MRI 增强扫描左颞顶叶病灶呈隧道样强化

5.鉴别诊断:

1)脑血吸虫病:无虫体迁徙征象,也无环形或轨道状强化。

2)脑囊虫病:非活动期钙化灶大小基本一致,很少见小如针尖样钙化。

3)脑弓形虫病:多见于艾滋病患者,以小灶性坏死及灶周炎症反应为特征。

4)颅内结核灶:多呈结节或环形强化,扭曲条索状强化少见。

5)隐球菌肉芽肿:多为单个散在结节,不呈簇状分布,复查无移行性。

十二、脑 艾 滋 病

艾滋病即获得性免疫缺陷综合征(acquired immune deficiency syndrome,AIDS)。自 1981 年首次报道以来,发病率逐年上升。男女发病之比为 14:1。本病神经系统受累高达 30%~50%,尸检发现 80%以上患者有神经系统病理改变。AIDS 病原体为人类免疫缺陷病毒(human immunodefiency virus,HIV)。此种病毒选择性地破坏宿主的 T 辅助淋巴细胞,从而引起严重的细胞免疫缺陷。AIDS 患者机体免疫力低下,易发生许多机会性感染和并发其他疾病。本病的主要传播方式为性接触、输注血浆制品及母婴垂直传播。

脑艾滋病病理上主要改变为脑萎缩,脑灰质内可见小胶质细胞结节,脑白质内小胶质细胞在血管周围浸润,局限性空泡变性和多发局灶性白质脱髓鞘。

【诊断要点】

1.脑膜脑炎表现:发热、乏力、头痛、急性精神症状、意识障碍、癫痫发作;亚急性或慢性脑炎期表现为进行性痴呆,少数可伴有肢体无力、震颤、共济失调等;脑膜刺激征阳性;可伴有脑神经损害。

2.继发脑部感染:脑弓形虫病、真菌感染、病毒感染。

3.继发性肿瘤:以淋巴瘤和 Kaposi 肉瘤较为多见。

4.脑电图检查:显示弥漫性异常,脑脊液呈非特异性炎症改变。

5.实验室检查:HIV 培养或 HIV 抗体阳性。

【CT 表现】

1.脑实质内表现为进行性、多灶性脑白质脱髓鞘,CT 表现为脑白质内多发非对称低密度改变,以顶枕叶为主,无占位效应,无强化。

2.可伴发脑弓形虫病和继发性淋巴瘤,前者病灶位于灰质与白质之间,后者病灶位于脑组织深部和脑室周围,多数有均质性或环状强化,伴周围水肿及占位效应。

3.可有不同程度的脑萎缩改变,表现为脑沟、脑池增宽,脑室扩大。

4.软脑膜及室管膜可增厚和强化,主要是因为隐球菌性脑膜炎、其他 AIDS 引起的脑膜炎及淋巴瘤脑膜转移所致。

十三、放射性脑病

中枢神经系统受放射线照射后所产生的脑局限性损害称为放射性脑病(radiation encephalopathy)。主要损害发生在照射部位,多为颅颈部位恶性肿瘤放射治疗时的并发症。发病机制尚未完全明了。其病理改变以脑实质变性、坏死和脱髓鞘为主,白质变化最为严重,软脑膜、脉络膜和脑神经纤维以炎症细胞浸润为主。

【诊断要点】

1.脑损害症状:大多数在放疗后(潜伏期)0.5~5 年出现,起病隐匿,临床症状多种多样。

2.神经衰弱等综合征:头晕、失眠、头痛、记忆力减退。

3.神经系统局限性定位体征:偏瘫、失语、偏盲等。

4.颅高压症状:头痛、呕吐、意识改变等。

5.脑干损害症状:有旋转性眼球震颤、球麻痹征、偏瘫及共济失调。

6.MRI 检查:是发现放射性脑病最敏感的检查方法,表现为长 T_1、长 T_2 信号。

【CT表现】

1.CT平扫为局限性脑实质低密度改变,为脑组织的水肿、脱髓鞘和坏死所致(图2-6-31)。

2.增强扫描多不强化,但是少部分病例可以出现不规则或环形强化。

3.本病以脑恶性肿瘤,特别是胶质瘤及鼻咽癌放疗后多见。

4.本病的发生部位与放射线治疗野一致,如鼻咽癌的病变多在两侧颞极。

5.鉴别诊断:需与脑内炎症、恶性肿瘤相鉴别,通常患者有明确的肿瘤和放疗病史,所以结合病史常不难诊断。

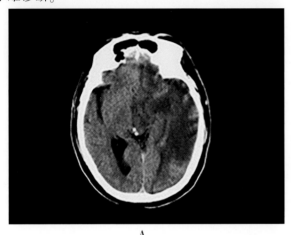
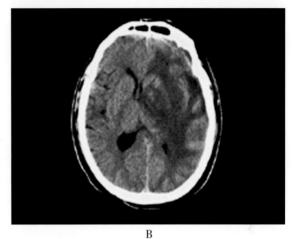

A   B

图2-6-31 放射性脑病

A.B.鼻咽癌患者,放射治疗后CT平扫见左颞叶大片状低密度改变,边缘不清,脑室受压,中线结构偏移

十四、红斑狼疮性脑炎

系统性红斑狼疮(systemic lupus erythematosus,SLE)是一种较常见的自身免疫性疾病。50%~75%合并中枢神经系统受累,特别是导致脑组织的损害。发病高峰年龄在20~40岁,本病女性多见,男女之比为1:9~1:7。主要病理改变为纤维蛋白样变性坏死。临床表现多种多样,预后差别较大,目前的诊断主要靠实验室检查。

【诊断要点】

1.精神神经性红斑狼疮的诊断标准:为SLE患者神经或精神异常,并附加以下任何一项即可诊断。

1)脑电图异常。

2)脑脊液异常。

3)排除精神病、高血压、尿毒症性脑病、颅内感染及激素等药物治疗过程中出现的精神神经异常等原因。

2.发病高峰年龄在20~40岁,女性多见,男女之比为1:9~1:7。

3.临床表现:头痛、昏迷、癫痫样大发作及偏瘫等,病情严重者可导致死亡。有时可出现颅内压增高、脑膜炎、脑血管意外。

4.面部和皮肤可见红斑等皮肤损害。

5.实验室检查:多种抗体水平增高,如抗神经元抗体、抗核糖体P抗体等。

6.MRI检查:可表现为多发斑片状异常信号区,T_1WI呈低或等信号,T_2WI呈高信号。

【CT表现】

1.脑实质内见不同部位的低密度病灶,病灶大小不等,呈斑点状、片状,部分多发而呈对称性,周围无水肿及占位效应。增强扫描未见明显强化(图2-6-32)。

2.脑萎缩:脑池、脑室系统轻度扩大。

3.脑积水:表现为两侧脑室及第三脑室扩大。

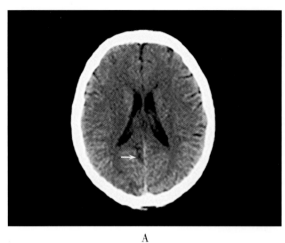 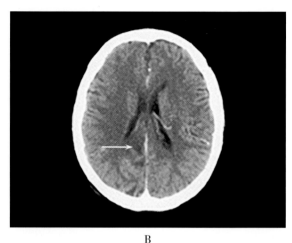

A   B

图 2-6-32   红斑狼疮性脑炎

A.B.CT 平扫见右枕叶内侧面脑实质内片状低密度区(↑),边缘模糊,占位效应不明显。增强扫描病灶未见明显强化(长↑)

十五、神 经 梅 毒

梅毒(syphilis)是梅毒螺旋体感染引起的全身性疾病,分为先天性和后天性两种。早期主要侵犯皮肤和黏膜,晚期则侵犯内脏,特别是心血管系统和中枢神经系统。

中枢神经系统的梅毒感染称为神经梅毒(neurosyphilis)。一般于梅毒感染数周或数月即可发生,但症状很轻或无症状,属于二期梅毒;多数人 3 年后才出现神经受损症状,属晚期梅毒或三期梅毒,发生率约 10%,主要类型有无症状型神经梅毒、脑脊膜型梅毒、脑膜血管型梅毒、脑实质型神经梅毒及树胶样肿型神经梅毒等。病理改变主要包括广泛的脑膜增厚、血管周围间隙的淋巴细胞浸润、脑水肿以及血管炎,到晚期可出现脑积水和脑软化等改变。树胶样肿型神经梅毒又称梅毒瘤。镜下类似于结核结节,中央为凝固性坏死,坏死灶周围为肉芽组织,见于三期梅毒。

【诊断要点】

1.有性传播或母婴胎盘传播的病史,可有神经梅毒以外的其他系统梅毒表现。

2.具有下述神经梅毒脑病变的临床表现:

1)无症状型神经梅毒:是指实验室检查发现脑脊液异常,但无任何神经系统阳性症状和体征。

2)脑脊膜型梅毒:可表现为头痛、恶心、呕吐、精神异常,脑膜刺激征阳性,脑神经受损等。

3)脑膜血管型梅毒:典型表现为弥漫性脑炎合并局灶性神经系统损害,可有人格改变、情绪异常、意识改变等。

4)脑实质型神经梅毒:男性多见,包括麻痹性痴呆与脊髓痨。麻痹性痴呆为大脑皮质的弥漫性实质性损害而出现精神和神经病变;脊髓痨为脊神经后根及脊髓后柱变性、萎缩,可引起下肢的疼痛、感觉异常、反射消失及共济失调等。

5)树胶样肿型神经梅毒:包括脑树胶样肿和脊髓树胶样肿。脑树胶样肿的表现类似于脑肿瘤、脑脓肿或脑结核病变,而脊髓树胶样肿实际上就是脊膜肉芽肿。

3.脑脊液检查:用于诊断神经梅毒,包括白细胞计数、蛋白量、VDRL 试验、PCR 检测、胶体金试验等。脑脊液 VDRL 试验是诊断梅毒的可靠依据。

4.MRI 检查:表现为脑沟增宽、脑室扩大、脑积水,脑膜增厚强化,有时伴脑梗死的长 T_1 和长 T_2 信号(图 2-6-34)。

【CT 表现】

1.脑萎缩表现为不同程度的脑沟增宽、脑室扩大(图 2-6-33)。

2.由于脑膜增厚粘连所致的脑脊液循环障碍,可引起脑积水。

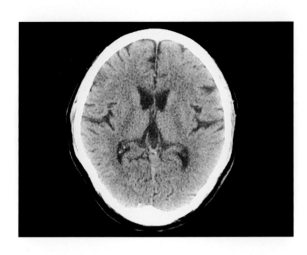

图 2-6-33　神经梅毒(脑实质型)

　　CT 平扫示两侧额颞叶脑沟裂增宽、加深,两侧侧脑室前角轻度扩大

　　3.脑实质内多发性脑梗死灶,CT 平扫表现为边缘清晰或不清晰的低密度区,多不强化,部分病灶可强化。

　　4.树胶样肿型神经梅毒可发生于脑组织的任何部位,多见于大脑皮质及皮质下,单发或多发,类圆

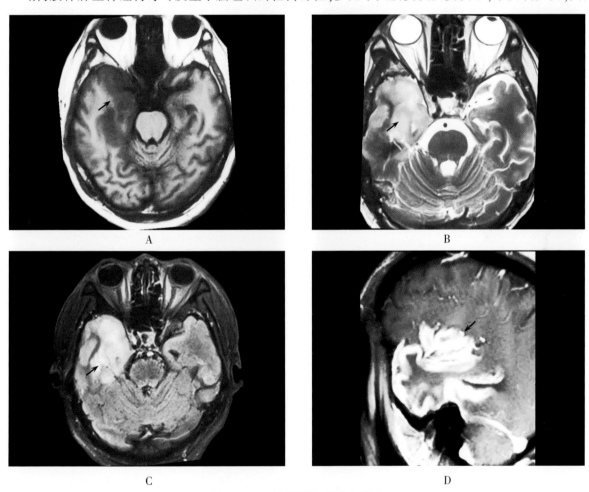

图 2-6-34　神经梅毒(脑膜血管型)

A.MRI T₁WI 示右颞叶多发斑片状低信号病灶(↑);

B.T₂WI 病灶呈高信号(↑);

C.FLAIR 右颞叶病灶呈高信号(↑);

D.MRI 矢状面增强扫描示右颞叶病灶脑回状明显强化,矢状窦、小脑幕、侧裂池脑膜增厚且明显强化(↑)

形病灶,密度不均匀,周围脑水肿,有占位改变,增强扫描多呈不规则环形强化(图 2-6-35),累及脑膜时可出现脑膜的强化。

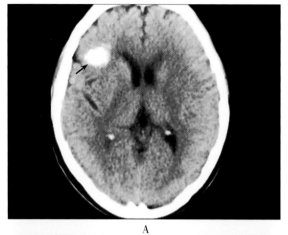

A

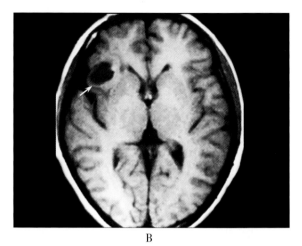

B

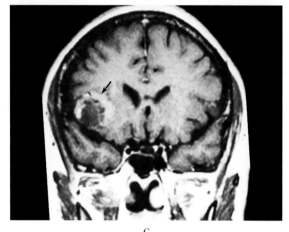

C

图 2-6-35 神经梅毒(树胶样肿型)
A.CT 平扫示右颞叶结节状高密度灶,边界尚清(↑);
B.MRI T₁WI 病灶呈低信号(↑);
C.MRI 冠状面增强扫描示病灶不规则环状强化(↑)

十六、Alzheimer 病

Alzheimer 病(alzheimer disease)又称老年性痴呆或 Alzheimer 型老年性痴呆,是由于大脑器质性或代谢性病变造成的进行性智能衰退。在老年期各种类型痴呆中,可占 48%~65%。年龄是本病重要的危险因素,发病年龄多在 65 岁以上,女性多见,男女之比为 1:5~1:3。可能与遗传、病毒感染、免疫因素和铅中毒有关。病理变化呈弥漫性脑萎缩,脑灰质、白质同时萎缩,脑沟增宽,脑室扩大,镜下可见神经细胞脱失、大量老年斑与神经纤维缠结。

【诊断要点】

1.痴呆症状:多在 65 岁以后发病,起病隐匿,早期表现为思维的敏捷性和创造性衰退。随着病情进展,痴呆症状逐渐明显。

2.记忆力障碍:近事遗忘,经常遗失东西,学习新事物的能力下降。当记忆障碍显著时,可造成定向、计算力和语言功能障碍。

3.思维和判断障碍:不能掌握技术上或一般学识上新的发展要点,继而对原有的认识也模糊不清,对抽象名词模糊,后期部分患者有妄想、错觉或幻觉。

4.性格和情感改变:原有的性格特点向病态演变,由开朗趋向浮夸,勤俭者变得吝啬,兴趣和社会活动减少。多数患者表现为忧郁、呆滞、行为退缩,少数患者情绪高涨、易激惹,可有冲动行为。

5.神经系统检查:早期无明显阳性体征,后期可出现强握反射、吸吮反射,括约肌控制能力差,共济失调和锥体束征。临床应排除非血管性痴呆和 Pick 病。

6.脑电图检查:呈弥漫性慢波为主要特征。

7.MRI 检查:表现为非特异性的脑沟增宽、脑室扩大等脑萎缩改变,其中以颞叶改变较明显。MRI 线性测量海马萎缩可作为早期诊断本病的可靠指标之一。

【CT 表现】

1.最常见表现为弥漫性大、小脑的灰质同时出现萎缩,脑沟增宽,脑室扩大,侧裂池、环池扩大,脑容积缩小(图 2-6-36)。脑萎缩和脑灰质、白质界线模糊较明显。

2.脑萎缩改变以颞叶及海马较重,主要表现为颞角扩大、颞叶皮质萎缩及海马密度减低即海马透明区。

3.上述颞叶的改变在本病的出现率达 95%,而正常老年人脑中出现率仅为 30%。

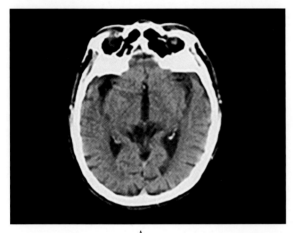 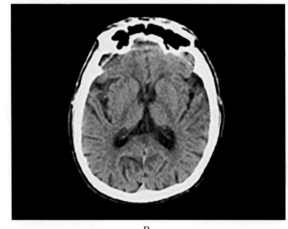

A   B

图 2-6-36 Alzheimer 病

A.B.CT 平扫见两侧颞枕部脑沟和外侧裂增宽,脑室扩大,脑萎缩以颞叶为明显,中线结构无偏移

(刘　斌　王万勤　王龙胜　赵　茹　朱友志)

第七节　脑白质病

一、多发性硬化

多发性硬化(multiple sclerosis,MS)是以病灶多发、病程以缓解与复发为特征的中枢神经系统最常见的脱髓鞘疾病之一。多见于中年女性。起病年龄为 10~50 岁。45%~50%的 MS 患者同时累及脊髓。一般认为,本病是一种自身免疫性疾病。病理上以白质脱髓鞘改变为主,呈典型的硬化斑和白质软化坏死。常见受累部位有大脑半球、脑干、脊髓及视神经。

【诊断要点】

1.常见于中年女性。起病年龄多在 10~50 岁。

2.临床上起病急、病程短、症状重,反复加重与缓解交替进行为其特征。

3.常有癫痫、感觉或运动障碍以及精神症状等,视神经损害是早期症状之一。本病肾上腺皮质激素治疗有效。

4.脑脊液检查:脑脊液化验免疫球蛋白 G(IgG)的增高是病变活动的生化指标。

5.脑电图检查:诱发电位的测定有利于诊断。体感诱发电位及视觉诱发电位均明显延迟。

6.MRI 检查:

1)表现为侧脑室周围多发长 T_1 和长 T_2 病灶,边缘模糊。

2)增强扫描病灶明显强化,缓解期病灶可以不强化(图2-7-1B至图2-7-1D)。

【CT表现】

1.病变主要位于大脑半球、脑干及脊髓,也可见于小脑半球。在大脑半球主要分布在侧脑室周围及深部脑白质,在脑干多见于中脑。

2.在上述白质区域可见局限性等或低密度病灶,病灶大小不一;病灶在横轴位呈圆形或类圆形,在冠状位呈条状,均垂直于侧脑室,是多发性硬化的特征性表现(图2-7-1A)。

3.病灶多无明显占位效应,少数低密度灶周围有水肿,可呈轻度占位。

4.增强后相对静止期病灶可无强化,活动期病灶可呈中等度至明显的均匀或环形强化;延迟扫描可提高多发性硬化斑的检出率。

5.同一患者可以新旧病灶同时存在,为本病又一特征。晚期的患者可伴有脑萎缩。

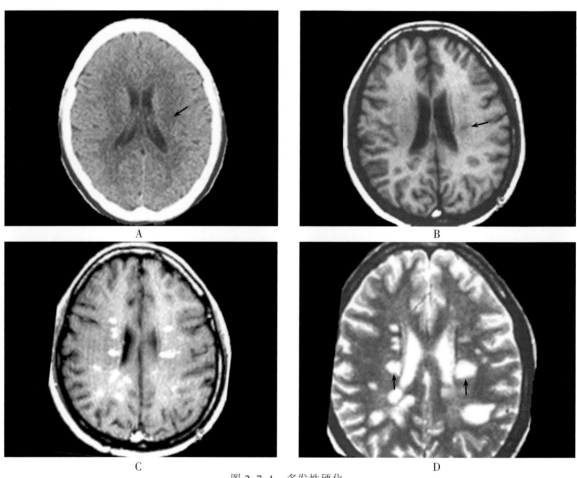

图 2-7-1 多发性硬化

A.CT平扫隐约可见侧脑室旁白质内卵圆形低密度影,边缘不清(↑);
B.MRI扫描T₁WI上侧脑室旁可见多发卵圆形低信号区,边缘显示不清(↑);
C.T₁WI上增强扫描见病灶明显强化;
D.T₂WI上侧脑室旁可见多发卵圆形高信号区,病灶的长轴与侧脑室垂直(↑)

二、同心圆性硬化

同心圆性硬化(concentric sclerosis)又称Balo病,是罕见的大脑白质脱髓鞘性疾病,现在多数学者认为其可能是弥漫性硬化的一个变异型。发病年龄一般在20~50岁,以青壮年女性为多。本病特征性的病理改变是在大脑半球白质病变区内常见多个同心圆形改变,即脱髓鞘区和髓鞘保存区交替呈同心圆形排列,距中心区越远,髓鞘脱失区越宽。

【诊断要点】

1.发病年龄一般在20~50岁,以青壮年女性为多见。

2.多数发病急,个别呈亚急性起病。

3.临床上可有精神症状,表现为木僵、缄默、性格和行为异常,可有锥体束征阳性。

4.随后出现大脑多病灶性征象,包括失语、斜视、眼球浮动、掌颏反射或吮吸反射阳性等。可以合并感染而发热。

5.肾上腺皮质激素治疗有效。

6.MRI检查:表现较有特征性,表现为黑白相间的同心圆形结构。增强扫描可有强化(图2-7-2A)。

【CT表现】

1.两侧大脑半球深部白质是好发部位。单发或多发病灶。

2.CT平扫病灶呈斑片状、圆形或类圆形低密度区,其内可见同心圆性改变,黑白相间,低密度带为脱髓鞘区,等密度带为相对髓鞘正常的区域。

3.增强扫描病灶可强化,其同心圆性结构显示更清(图2-7-2B)。

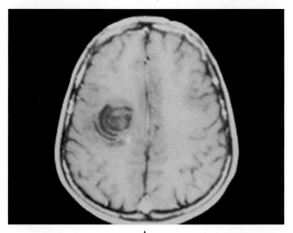
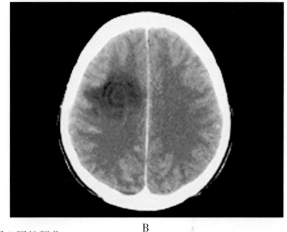

A   B

图2-7-2 同心圆性硬化

A.MRI扫描在T_1WI上病灶的同心圆形结构显示较CT清楚,边缘显示不清;

B.CT增强扫描见右额顶叶类圆形低密度区,边缘稍模糊,其内可见同心圆形排列的等密度影,黑白相间

三、肾上腺脑白质营养不良

肾上腺脑白质营养不良(adrenoleukodystrophy)是一种罕见的隐性遗传性疾病。本病使脑白质脱髓鞘,肾上腺皮质功能低下。多发于3~12岁男孩,成人偶见。病理上大脑皮质厚度正常或萎缩,顶、枕、颞后脑白质出现对称性的脱髓鞘改变,可侵及胼胝体,额叶脱髓鞘多呈不对称性改变。临床上将肾上腺脑白质营养不良分为三种类型:新生儿型、儿童型、成人型。

【诊断要点】

1.本病多发于3~12岁男孩,成人偶见。

2.临床表现为进行性的智力减退、行为异常及皮肤色素异常沉着症,患者在几年内死亡。

3.成人型病程长,可表现为肾上腺功能不全、性功能减退、小脑性共济失调以及智力减退等。新生儿型在出生后4个月内出现症状,常见面部畸形、肌张力减退、精神发育迟缓等,2岁前死亡。

4.肾上腺皮质功能低下。

5.MRI检查:病灶多表现为长T_1和长T_2改变,静脉注射对比剂可使部分病灶强化。典型表现为病灶最先见于两侧枕顶区,呈对称性分布,继而向前、向下发展,呈蝶翼状(图2-7-4B至图2-7-4D)。

【CT表现】

1.CT平扫为两侧顶枕叶侧脑室后角周围白质区对称性低密度病灶,通过胼胝体压部,使两侧病灶呈蝶翼状,边缘欠清楚。向前可累及颞叶及额叶,向下累及脑干(图 2-7-3、图 2-7-4A)。

2.增强扫描病灶边缘活动性脱髓鞘区可以呈花边样强化。

3.在顶枕叶脱髓鞘区有时可见沙粒样钙化表现(图 2-7-3、图 2-7-4A)。

4.晚期丘脑、豆状核受累,可见脑萎缩,以顶枕叶最明显。

5.儿童期 CT 表现具有以上特征,成人及新生儿表现无特征性。

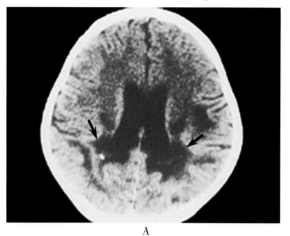
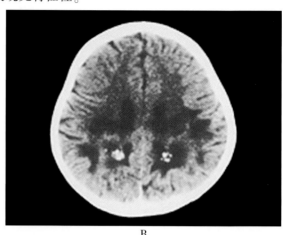

A   B

图 2-7-3　肾上腺脑白质营养不良

A.B.CT平扫见两侧顶枕叶侧脑室后角周围白质区对称性低密度病灶(↑),通过胼胝体压部,使两侧病灶呈蝶翼状,边缘欠清楚,其内可见沙粒样钙化。侧脑室扩大,脑沟增宽

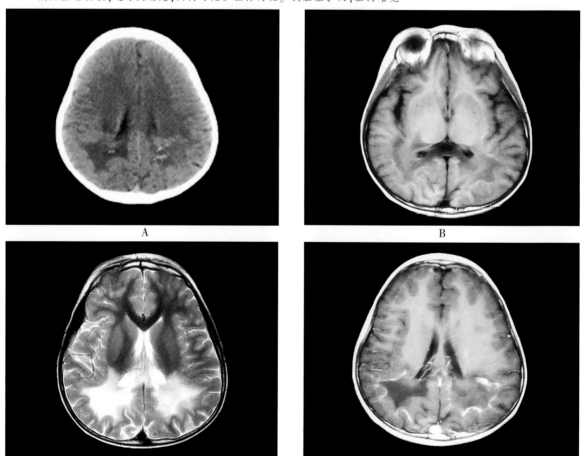

图 2-7-4　肾上腺脑白质营养不良

A.CT平扫见两侧顶枕叶侧脑室后角周围白质区对称性低密度病灶,呈蝶翼状,边缘欠清楚;在双侧顶枕叶脱髓鞘区可见沙粒样钙化;

B~D.MRI扫描病灶呈长T_1和长T_2信号,增强扫描病灶边缘强化,呈蝶翼状

四、异染性脑白质营养不良

异染性脑白质营养不良(metachromatic leukodystrophy,MLD)是脑白质营养不良中的较常见类型,是一种严重的神经退化性代谢病,为常染色体隐性遗传性疾病,是最常见的溶酶体病。发病率为(0.8~2.5)/10万,任何年龄均可发病。根据发病年龄分为晚婴型(1~2岁)、少年型(4~12岁)和成人型(青春期以后),其中80%为晚婴型,男性多于女性。最终导致神经系统脱髓鞘而形成进展性退化性神经系统疾病。

【诊断要点】

1.任何年龄均可发病,以1~4岁婴幼儿多见,男性多于女性,少年少见,成人偶见。

2.临床表现:主要表现为进行性运动障碍、视力减退、智力减退和精神障碍。晚婴型常表现为步态不稳、共济失调、四肢瘫痪、语言障碍及进行性智力减退,少年型及成人型常以精神障碍为首发症状。

3.实验室检查:尿液芳基硫酸酯酶A明显缺乏、活性消失,脑硫脂阳性。外周血白细胞及皮肤成纤维细胞缺乏ARSA。脑脊液蛋白升高。

4.特殊检查:周围神经传导速度减慢,脑干诱发电位潜伏期延长,脑电图示弥漫性慢波。周围神经活检可发现特异性组织学改变,发现脑硫脂包涵体,有诊断意义。

5.MRI检查:

1)脑室周围及皮质下白质对称性病变,T_1WI呈低信号,T_2WI呈高信号,半卵圆中心病变呈不均匀高信号,其内散在片状或点状低信号,称"豹纹征",此征象较具特征性。

2)MLD可早期累及胼胝体,尤其是胼胝体膝部和压部同时受累。胼胝体受累是MLD另一个重要征象(图2-7-5B至图2-7-5E)。

3)MLD白质病变常自额部向后发展。

4)增强扫描病灶不强化。

【CT表现】

1.早期,脑室旁见对称的不规则低密度区,无占位效应。

2.病变进展,低密度区域扩展至顶叶和枕叶(图2-7-5A)。

3.成人型往往额叶受累最显著。

4.往往伴随脑萎缩、侧脑室扩大和轻微的蛛网膜下隙增宽,脑萎缩在成人型中更突出。

5.增强扫描病灶不强化。

6.鉴别诊断:应与肾上腺脑白质营养不良、佩梅病、亚历山大病、Canavan病、球形细胞脑白质营养不良、儿童型戈谢病(gaucher disease)等鉴别。CT上鉴别较为困难,MRI上MLD较具特征性的"豹纹征""虎斑征"可资鉴别。鉴别诊断的金标准是发现细胞特异的酶缺陷。

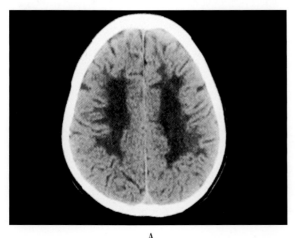
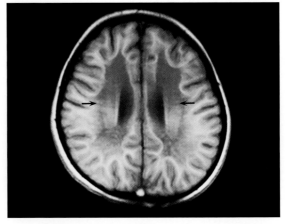

A   B

图2-7-5 异染性脑白质营养不良

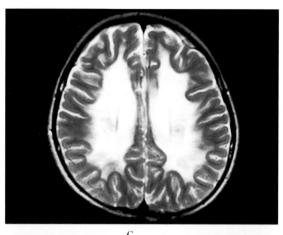

C

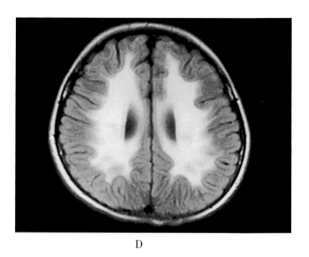

D

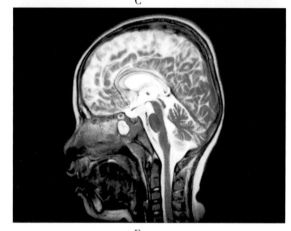

E

图 2-7-5　异染性脑白质营养不良(续)

A.CT 平扫示两侧额顶叶白质弥漫性低密度灶,无明显占位效应;

B.C.MRI 平扫双侧侧脑室周围白质见弥漫性长 T_1、长 T_2 信号,其内可见条纹状低信号"虎斑征"(↑);

D.FLAIR 序列上病灶呈弥漫性高信号;

E.MRI 矢状面 T_2WI 见胼胝体受累呈高信号

五、脱髓鞘性假瘤

脱髓鞘性假瘤(demyelinating pseudotumor),又称为肿胀性脱髓鞘性病变、炎性脱髓鞘性假瘤、假瘤型脱髓鞘病、假瘤型炎性脱髓鞘病,是介于多发性硬化和急性播散性脑脊髓炎之间的一类特殊类型的中枢神经系统脱髓鞘性疾病,临床少见,常被误诊为脑肿瘤。发病率约为 0.3 /10 万,可发生于任何年龄段,多见于中青年,女性多于男性。病理上病变部位见髓鞘坏死、脱失,而轴索相对完好。

【诊断要点】

1.急性、亚急性或慢性起病,以急性起病多见,呈现周期性缓解—再发加重的病程。

2.临床表现:多样且缺乏特异性,常表现有颅内高压症状、肢体无力或抽搐、意识或语言障碍、感觉异常等,部分可出现神经病理体征。慢性起病者多以癫痫发作为首发症状。

3.对激素治疗敏感,且病程多呈单时相性,即治疗后不易复发,预后较好。

4.实验室检查:血常规及脑脊液检查大多正常。少数低热患者可有白细胞升高和脑脊液蛋白含量升高。

5.MRI 检查:

1)单发或多发的圆形、类圆形肿块样结构,可发生于中枢神经系统任何部位,以侧脑室周围白质多见。

2)T_1WI 呈低信号,T_2WI 呈高信号,病灶周围多有轻微水肿及占位效应。

3)增强扫描病灶可呈环形或半环形、斑片状或结节状强化,其中"开环征"(非闭合性的环形强化)与"垂直征"(类似于多发性硬化的直角脱髓鞘征)具有特征性(图 2-7-6B 至图 2-7-6F)。

【CT 表现】

1.脑内单发或多发肿块样病变,圆形或不规则形,多见于侧脑室周围白质、胼胝体、脑干和小脑中脚。

2.多表现为低密度,少数呈等密度或高密度,密度均匀或不均(图2-7-6A)。

3.病灶周围轻微水肿,占位效应与病灶大小不匹配。

4.增强扫描病变多呈弥漫性强化、非闭合性环形强化和环形强化,少数不强化,典型者可见"开环征"和"垂直征"。

5.鉴别诊断:

1)单发脱髓鞘性假瘤主要与胶质瘤、淋巴瘤及脑脓肿鉴别,低级别胶质瘤增强扫描通常无强化或仅

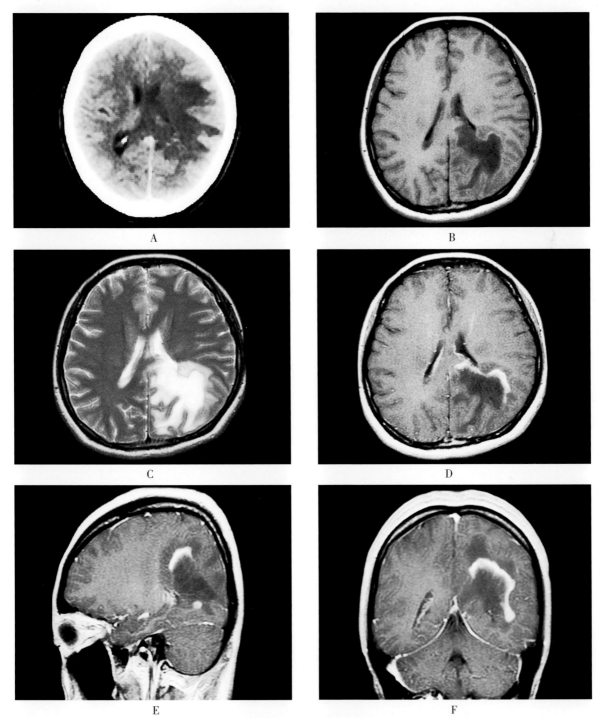

图2-7-6 脱髓鞘性假瘤

A.CT平扫示左侧脑室后角旁斑片状低密度区,界限不清,周围见轻度低密度水肿区;

B.C.MRI平扫病灶呈斑片状长T_1、长T_2信号;

D~F.MRI增强扫描病灶呈弧形和半环形强化

为轻度强化,而脱髓鞘性假瘤强化明显;高级别胶质瘤表现为明显不规则环形强化。两者鉴别困难时可借助于 MRI 灌注成像加以鉴别。淋巴瘤多发生在脑深部,典型者可见"握拳征"。脑脓肿一般有明显感染史,脓肿壁呈薄而均匀的环形强化,有张力感,DWI 上病变中心呈明显的弥散受限的高信号。

2)多发者主要与多发性硬化及颅内多发转移瘤鉴别。多发性硬化具有时间和空间多发性,多位于侧脑室周围及皮质下白质内,呈对称分布,病灶长轴垂直于侧脑室。转移瘤一般为多发,多位于灰质、白质交界区,有原发肿瘤病史,病灶周围水肿较重,有"小瘤灶大水肿"的特点。

六、急性出血性白质脑炎

急性出血性白质脑炎(acute hemorrhagic leukoencephalitis,AHLE)又称急性坏死性出血性脑炎或脑病,1941 年 Hurst 首先比较完整地报道此病,因此也称为 Hurst 病或称为 Weston Hurst 出血性白质脑炎。好发于青壮年,也可累及儿童,被认为是急性播散性脑脊髓炎的暴发型,男性稍多于女性。病因不明,常发生于上呼吸道感染后,也有发生于细菌或病毒的疫苗注射后或接触某些药物后。病理上病变脑组织肿胀、点状或环形出血,静脉周围脱髓鞘明显。

【诊断要点】

1.发病前常有感染史;起病急骤,病情发展迅速。

2.临床表现:为发热、头痛、呕吐,进行性意识障碍,偶有癫痫发作,2~3 天内进展为嗜睡、昏迷,常在数日内死亡。

3.实验室检查:血白细胞增多。脑脊液检查压力增高,白细胞增多,可混有红细胞。

4.脑电图检查:可出现不同程度弥漫性或局限性慢波。

5.MRI 检查:脑白质多发不对称病灶,T_1WI 呈低信号,T_2WI 呈高信号,病灶内可见出血信号,病灶进展迅速,增强可看到均匀斑片状强化,也有表现为球状或环状强化(图 2-7-7B 至图 2-7-7D)。

【CT 表现】

1.广泛的脑组织水肿。

2.脑白质内多发低密度灶,内有点状出血(图 2-7-7A)。

3.CT 增强时往往出现均匀斑片状强化,也有表现为球状或环状强化。

4.鉴别诊断:

1)单纯疱疹性脑炎常可发现颞叶内侧面的长 T_2 病灶,而急性出血性白质脑炎颞叶白质往往不受累及。

2)脑脊液检查及 MRI 增强检查有助于与化脓性脑膜炎、脑脓肿相鉴别。

3)脑血管 CTA、MRA 或 DSA 检查可帮助鉴别脑卒中、静脉窦血栓。

4)与 ADEM 的鉴别有一定的困难。急性出血性白质脑炎往往紧接上呼吸道感染的症状发生,无明

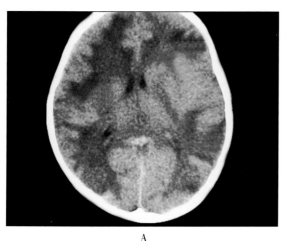
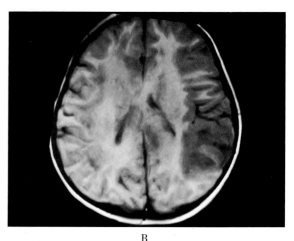

A   B

图 2-7-7　急性出血性白质脑炎

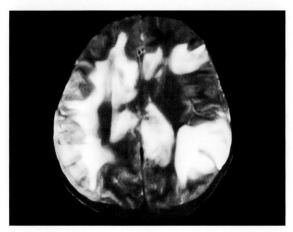
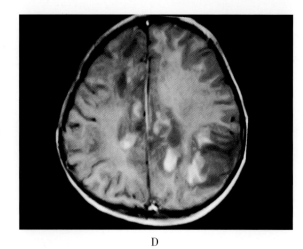

C　　　　　　　　　　　　　　　　　　　D

图 2-7-7　急性出血性白质脑炎(续)

A.CT 平扫示脑白质内广泛低密度区,部分病灶内可见片状稍高密度出血灶;

B.C.MRI 平扫示脑白质内多发片状长 T_1、长 T_2 信号,信号不均,界限不清;右顶叶皮质可见线状短 T_2 信号出血灶;

D.MRI 增强扫描示病灶呈片状明显强化,部分病灶不强化

显潜伏期。ADEM 的血常规中白细胞升高没有急性出血性白质脑炎显著,CSF 中的白细胞往往是淋巴胞占优势,而急性出血性白质脑炎 CSF 中的白细胞常常是多核白细胞占优势。

七、可逆性后部脑病综合征

可逆性后部脑病综合征(posterior reversible encephalopathy syndrome,PRES)又称为可逆性后部白质脑病综合征(reversible posterior leukoencephalopathy syndrome,RPLS),是由多种因素导致的一种临床-影像综合征。主要以大脑实质水肿,无实质破坏,去除病因后短期内症状及相应影像学表现消失,主要累及大脑后循环区域的一类综合征。儿童及成年人均可发病,孕妇发病率高。主要病理改变为血管源性脑水肿。

【诊断要点】

1.临床症状多无特异性,主要与脑组织受损部位及颅内压升高有关,临床多以头痛、癫痫发作、意识障碍、精神异常或视觉障碍等为主要症状。一般无局灶性神经功能缺损表现。

2.已知的 PRES 危险因素如高血压、子痫或先兆子痫、免疫抑制剂和细胞毒性药物的应用史、自身免疫性疾病等。

3.影像学具有颅内多灶性、对称性,主要累及后循环区域的特点。

4.经过及时正确的治疗后,影像学改变大致恢复至发病前的状态,临床症状大多有改善或消失。

5.DSA 检查:可发现脑血管痉挛,但无特异性。

6.单光子发射 CT(sigle photon emission CT,SPECT)检查:多数为病变区灌注增加,但少数病例表现为低灌注。

7.MRI 检查:病灶主要位于大脑后循环区,最常见的病变为双侧顶叶、枕叶的白质及皮质的弥漫性水肿。在 T_1WI 上呈等或稍低信号,在 T_2WI、FLAIR 上呈高信号,FLAIR 对病灶的显示要优于 T_2WI,微小的病灶也可早期发现。DWI 主要呈等或稍低信号,ADC 图呈高信号,提示病变为血管源性水肿,DWI 呈高信号,ADC 图呈低信号,提示病变进入细胞毒性水肿阶段(图 2-7-8B 至图 2-7-8F)。

【CT 表现】

1.CT 平扫主要表现为顶枕叶脑白质呈对称性低密度改变,分布较广泛,可以累及皮质(图 2-7-8A)。

2.增强扫描多无明显强化。

3.CT 表现无特异性,需结合相应临床症状及经过适当及时治疗后短期复查病灶缩小或消失的特点进行诊断,MRI 检查敏感性高于 CT。

4.鉴别诊断:

1)基底动脉尖综合征多累及距状裂和枕叶中线旁结构,常伴有丘脑或中脑梗死,病灶以细胞毒性脑水肿为主,在 DWI 上呈高信号,ADC 图呈低信号。

2)脑静脉或脑静脉窦血栓形成多表现为双侧顶叶、枕叶、基底节、丘脑后部受累,CT 及 MRI 检查可

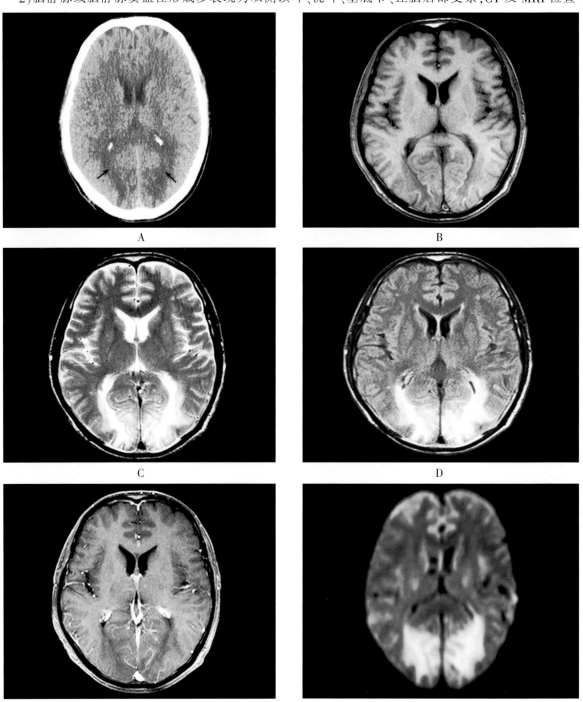

A

B

C

D

E

F

图 2-7-8　可逆性后部脑病综合征

A.CT 平扫示两侧枕叶对称性低密度灶,主要位于脑白质区(↑);

B.C.MRI 平扫示两侧枕叶对称性长 T_1、长 T_2 信号;

D.FLAIR 上病灶呈高信号;

E.MRI 增强扫描病变未见明显强化;

F.DWI 上病灶呈高信号

发现脑静脉或静脉窦内有血栓征象。

3)脱髓鞘性疾病,如肾上腺白质营养不良,常累及顶枕部脑白质,平扫不易与 PRES 相鉴别,增强后病灶有"蝴蝶翼"样强化则易与 PRES 相鉴别。

4)进行性多灶性白质脑病、急性播散性脑脊髓炎等显示为弥漫性、对称性、类圆形斑片状异常信号,但病程呈进行性发展,且多不累及顶枕部脑白质。

八、进行性多灶性脑白质脑病

进行性多灶性脑白质脑病(progressive multifocal leukoencephalopathy,PML)是以侵犯脑白质为特征的进行性脱髓鞘疾病,多认为由乳多空病毒科的 JC 病毒和 SV-40 病毒感染所致。多为白血病、淋巴瘤、结核、SLE、艾滋病、肾移植后、巨球蛋白血症、结节病及免疫抑制治疗患者的并发症。发病年龄多在 50~70 岁,30 岁以下很少发病,男性多于女性。

【诊断要点】

1.临床表现:

1)本病起病缓慢,常呈进行性、多灶性、不对称性的损害,大部分患者起病后 3~6 个月内死亡。

2)大脑半球损害可有意识障碍、偏瘫、偏身感觉障碍、失语及痴呆。

3)眼部症状为视力障碍及视野缺损。

4)脑干及小脑损害还可有共济失调、眩晕及延髓麻痹。

2.实验室检查:乳多空病毒抗体滴度增高;脑脊液常规及生化多正常,少数细胞数及蛋白定量轻度增高。

3.脑电图检查:弥漫性或局灶性异常。

4.MRI 检查:

1)白质内多发病灶,多位于侧脑室旁及皮质下,不对称(图 2-7-11)。

2)病变在 T_1WI 呈低信号,T_2WI 呈均匀高信号,边界清楚,一般无占位效应。

3)增强扫描一般无强化,少数边缘可有轻度强化。

【CT 表现】

1.CT 平扫显示病灶主要位于白质内,好发于顶枕部,小脑、脑干也常受累,多发,分布不均。

2.早期病灶呈圆形或卵圆形,随访病灶逐渐融合、扩大。

3.呈低密度改变,边界欠清晰,无占位效应(图 2-7-9、图 2-7-10),病程晚期可出现脑萎缩改变。

4.增强扫描多数病灶不强化,少数边缘可有轻度强化。

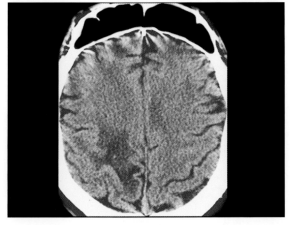

图 2-7-9　进行性多灶性脑白质脑病

CT 平扫右顶叶可见斑片状低密度区,边界欠清,无占位效应

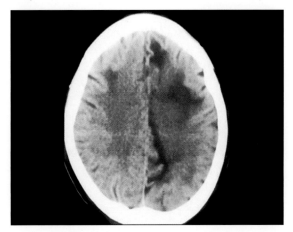

图 2-7-10　进行性多灶性脑白质脑病

CT 平扫示两侧额叶及左侧顶叶皮质下低密度区,脑沟裂增宽呈脑萎缩改变

5.鉴别诊断

1)HIV 相关性脑白质病变:病变更为弥散,大多对称性分布于脑室旁;进行性多灶性脑白质脑病主要表现为多灶性,不对称分布,多位于大脑皮质下。

2)多发性硬化:前者多分布于侧脑室周围及深部脑白质,低密度和等密度并存。增强扫描急性期呈

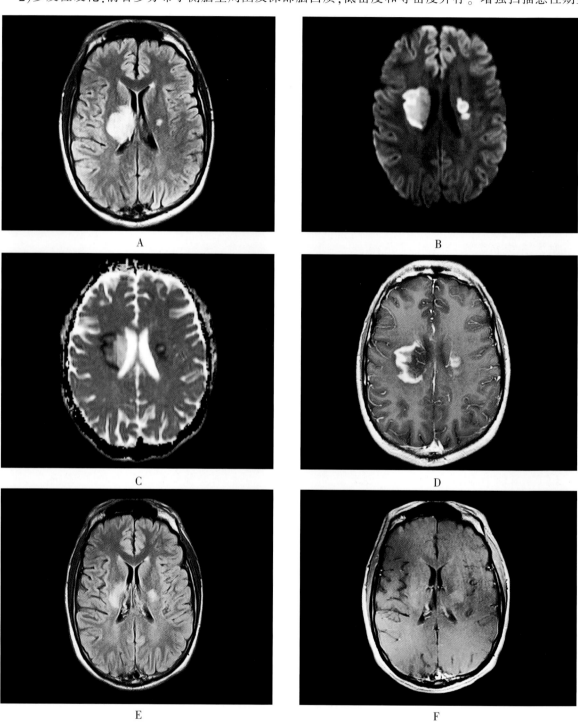

图 2-7-11 进行性多灶性脑白质脑病

A.MRI FLAIR 见右侧脑室旁白质区片状高信号,左侧脑室旁白质见斑点状高信号;

B.C.DWI 和 ADC 病灶分别呈高信号和低信号;

D.MRI 增强扫描病灶周边可见明显强化;

E.治疗后 5 个月,FLAIR 显示右侧脑室旁白质区病灶明显缩小,信号稍减低;

F.MRI 增强扫描病灶未见强化

环形或结节状强化。而PML则以皮质下分布为主,增强扫描多不强化。

3)皮质下动脉硬化性脑病:主要位于双侧半卵圆中心及侧脑室旁深部脑白质内,不对称性分布,病灶大小不一,形状不规则,边界不清。

九、脑桥中央和脑桥外髓鞘溶解症

中枢髓鞘溶解症是一种发生于中枢的特殊脱髓鞘病变。根据部位不同,分为脑桥中央髓鞘溶解症(central pontine myelinolysis,CPM)和脑桥外髓鞘溶解症(extrapontine myelinolysis,EPM)。本病各年龄人群均可发生,青壮年多见,多见于嗜酒者及过快纠正低钠和高渗状态的患者,另外还可见于肝功能衰竭、肝移植后、败血症、脱水、糖尿病酮症及肾衰行透析者等。主要病理改变为髓鞘脱失及轴索稀少,血管未受累,不伴有炎症,慢性病变可有胶质增生。CPM发病部位主要位于脑桥内,EPM主要见于基底节、丘脑、小脑白质及大脑皮质下白质等。

【诊断要点】

1.临床症状:CPM多表现为皮质脊髓综合征及皮质延髓综合征,引起四肢无力、瘫痪、神经反射亢进,严重者甚至会出现闭锁综合征,无昏迷,四肢瘫痪,不会说话,仅见眼球活动;EPM主要表现为椎体外系症状,如共济失调、肌张力障碍等。

2.实验室检查:脑脊液检查蛋白及髓鞘碱性蛋白可增高。

3.脑电图检查:可见弥漫性低波幅慢波。

4.MRI检查:

1)脑桥中央三叉形或三角形病灶,对称性,呈蝙蝠翅样,较具特征性;被盖不受累及,T_1WI呈低信号,T_2WI呈高信号(图2-7-13B至图2-7-13F)。

2)增强急性期有边缘强化,多数无强化,无明显占位效应,可向上累及中脑,但不会向下发展。

3)病灶常呈延迟显示,即临床情况的好转早于MRI表现的减轻。

4)EPM者,病灶可位于基底节、小脑白质及大脑皮质下白质等,病灶T_1WI呈低信号,T_2WI呈高信号,呈对称性(图2-7-13G至图2-7-13I)。

【CT表现】

1.CPM发病早期CT平扫可无异常表现,数日后可出现脑桥基底部低密度区,呈对称性,但由于颅底骨伪影,常显示欠清楚(图2-7-12)。

2.EPM表现为基底节、小脑白质及大脑皮质下白质等对称性低密度灶(图2-7-13A)。

3.增强扫描病灶多无强化,少数可有边缘强化。

4.鉴别诊断

1)脑桥肿瘤:多有占位效应,引起第四脑室及桥前池受压变形,且增强扫描多有强化。

2)脑干梗死:多位于脑干一侧,符合血管分布区域;而CPM或EPM病灶多位于脑桥中央或对称性分布。

3)肝豆状核变性:多见于儿童和青少年,实验室检查可见血清铜蓝蛋白和尿铜异常,CT多表现为双侧尾状核、豆状核、丘脑、脑干及小脑对称性低密度影,MRI表现为对称性T_1WI低信号、T_2WI高信号病灶。而CPM的脑桥病变形态呈蝙蝠翅样,较具特征性。EPM与肝豆状核变性影像学表现类似,但后者往往有不同程度脑萎缩改变,而EPM多无此表现,影像鉴别困难时需结合病史和实验室检查。

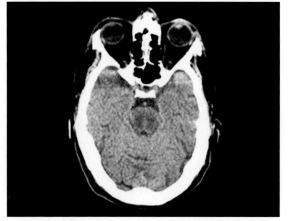

图2-7-12 脑桥中央髓鞘溶解症
CT平扫示脑桥中央对称性低密度区,边界不清

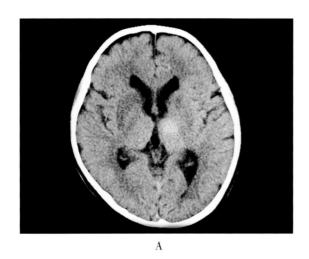

A

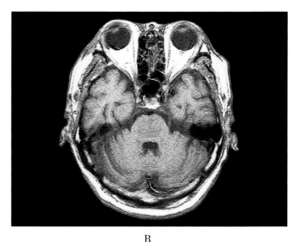

B

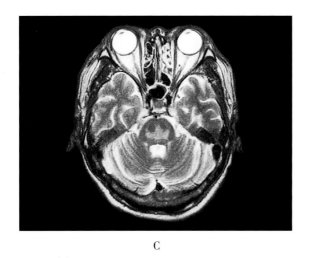

C

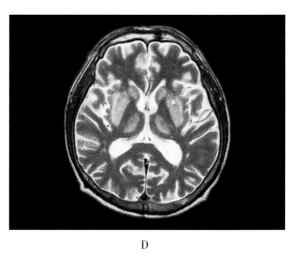

D

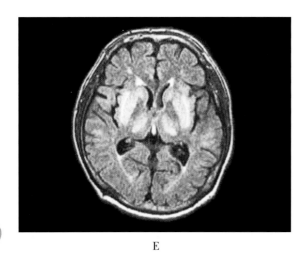

E

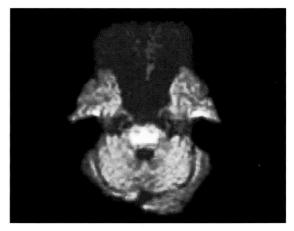

F

图 2-7-13 脑桥外髓鞘溶解症

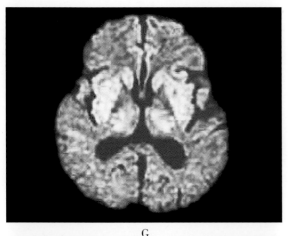

G

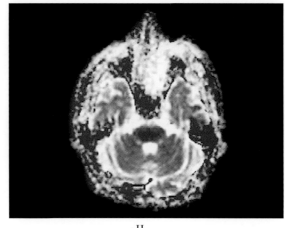

H

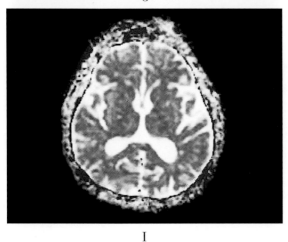

I

图2-7-13　脑桥外髓鞘溶解症(续)

　　A.CT平扫示两侧豆状核区对称低密度灶，边缘模糊,脑沟、裂亦见增宽;

　　B~I.MRI平扫示脑桥中央、两侧豆状核、尾状核、丘脑见斑片状稍长 T_1、长 T_2 信号区，边界不清;DWI图像显示脑桥中央病灶呈高信号,ADC图像显示脑桥中央病灶呈低信号

（徐春生　曹　博　李传富　刘　斌　陈海桃）

第八节　先天性颅脑畸形及其他

一、脑膜膨出及脑膜脑膨出

　　脑膜膨出及脑膜脑膨出(meningocele and meningoencephalocele)是儿童中枢神经系统较为常见的一种先天性畸形,是颅内结构经过颅骨缺损处疝出颅外的一种先天性异常。新生儿好发,发病率约1/1 000,原因不明,可能与胚胎时期神经管发育不良,中胚叶发育停滞,使颅骨、脑膜形成缺陷有关。脑膨出的好发部位依次为枕部(占70%)、顶部(占10%)、额上部(占10%)、颅底部(占10%)。脑膜膨出:膨出囊由软脑膜及蛛网膜组成,硬脑膜常阙如,囊内充满脑脊液,不含脑组织。脑膜脑膨出:膨出囊含有脑组织、软脑膜和蛛网膜,局部脑组织受压变薄;膨出的包块呈圆形或椭圆形,皮肤覆盖,偶可见皮肤缺损、脑组织外露,通常发生在中线部位,少数偏于一侧;枕部多见,发生在颅底者可自鼻腔、鼻根、鼻咽腔或者眼眶等部位膨出,以鼻根部多见。

【诊断要点】

　　1.症状和体征:常见颅外软组织肿块,囊性肿物与头部相连,大多于出生时即可发现,也可于出生后几个月或者几年后发现,哭闹时或者咳嗽时肿物增大,张力增加,压迫肿物,前囟突出。局部可以扪及颅骨缺损的边缘。一般无明显神经系统的症状,也可表现为智力低下、抽搐及脑损伤。

　　2.超声检查:脑膜膨出为囊性包块,内呈无回声区,包块与头颅相连,被膜较光滑,局部颅骨光环中断;脑膜脑膨出,囊性无回声区内探及带状回声。

3.X 线检查:平片可见软组织肿物和头颅相连,基底宽或窄。在与软组织肿块相连的颅骨中,可见骨质缺损,呈圆形、卵圆形或椭圆形,常发生在颅骨的中线。

4.MRI 检查:颅骨阙如,有脑脊液样长 T_1、长 T_2 信号强度的囊性肿物向外膨出(图 2-8-3);如有脑组织膨出时,其内伴有脑组织、脑室受牵拉、变形并向病侧移位。

【CT 表现】

1.颅骨缺损多位于中线。

2.膨出的囊呈脑脊液样低密度。

3.膨出的脑组织呈软组织样密度,膨出的包块呈圆形或椭圆形;基底部可宽、可窄,脑室受牵拉、变形并向病侧移位(图 2-8-1、图 2-8-2)。

4.并发其他畸形时有相应的 CT 表现。

5.鉴别诊断:

1)鼻息肉:婴幼儿鼻息肉少见,鼻息肉根部多位于鼻腔外侧壁,且无颅骨缺损。

2)鼻根部纤维血管瘤:多见于男性青少年,CT 表现呈膨胀性生长的软组织肿块,边界清楚,一般无颅底骨质缺损,MRI 表现为长 T_1、长 T_2 信号,信号不均匀,增强扫描可见明显强化。MRI 对颅骨的缺损显示不如 CT,但对膨出的内容物具有较高的分辨率,对蛛网膜下隙、脑实质、脑室形态的观察均优于CT。

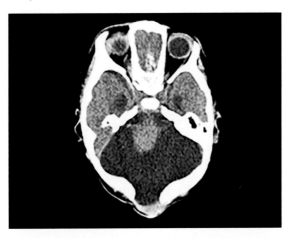

图 2-8-1 脑膜膨出
后颅窝中线枕部局部颅骨缺损,膨出的囊呈脑脊液样低密度

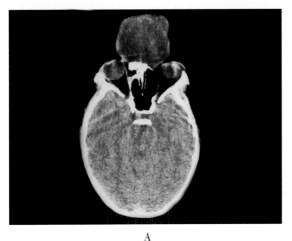

A

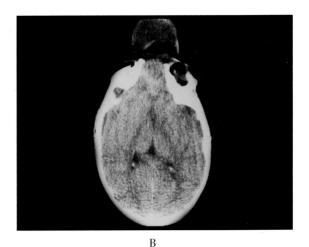

B

图 2-8-2 脑膜膨出
A.B.鼻根部局部颅骨缺损,通过颅骨缺损处可见囊性肿物膨出,密度均匀,呈脑脊液样密度

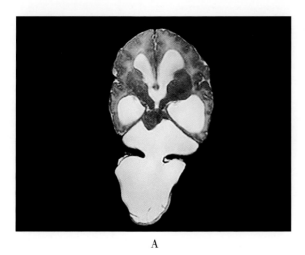
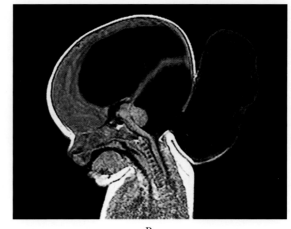

A　　　　　　　　　　　　　　　　　　　B

图 2-8-3　脑膜脑膨出

A.B.MRI 平扫 T_2WI 轴位及 T_1WI 矢状位清晰显示从枕部膨出的巨大囊性信号肿物

二、透明隔发育异常

透明隔是两侧侧脑室前角间的间隔,如在胚胎期融合不全,即产生一个潜在的间隙,即透明隔腔或称第五脑室。透明隔腔在 8 个半月以前的胎儿中全部存在,并存在于 82% 的新生儿中,15% 永存于成年,属正常变异。透明隔腔向后上扩展即形成 Vergae 腔,即第六脑室,Vergae 腔是胼胝体和穹隆之间海马联合的闭合不全。透明隔腔内如液体过多,具有张力,向外膨隆突出,称透明隔囊肿。此外,透明隔也可阙如。

【诊断要点】

1.通常透明隔发育异常时临床上无症状。

2.少数患者可出现非特异性症状,如锥体束征阳性。

3.有少数患者可能有癫痫发作等表现。

4.透明隔囊肿可表现为头痛、视乳头水肿、行为变化、自主神经功能紊乱、肢体感觉及运动障碍等。

5.透明隔阙如时可能有智力发育异常。

6.MRI 与 CT 诊断价值相同,均可清晰显示畸形的情况。

【CT 表现】

1.透明隔腔为位于两侧侧脑室前角之间的腔隙,内含脑脊液样密度,向后延伸达室间孔,双侧有一薄膜与前角分开,呈矩形(图 2-8-4)。

2.透明隔囊肿为透明隔间腔内液体增多,两侧透明隔薄壁向外膨隆突出所致(图 2-8-5)。

3.Vergae 腔紧接在透明隔间腔之后上,向后延伸终止于穹隆后支附近(图 2-8-6)。

4.透明隔阙如时于两侧侧脑室前角之间无透明隔影像,两侧脑室融合为单一脑室(图 2-8-7)。

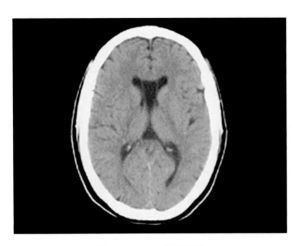

图 2-8-4　透明隔间腔

CT平扫见两层透明隔壁分离呈平行状,自侧脑室前角向后至室间孔,位于两侧侧脑室前角之间,呈脑脊液样密度

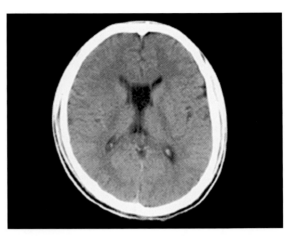

图2-8-5　透明隔囊肿

CT平扫见两侧透明隔壁分离向外膨隆突出,向后至侧脑室室间孔,位于两侧侧脑室前角之间,呈脑脊液样密度

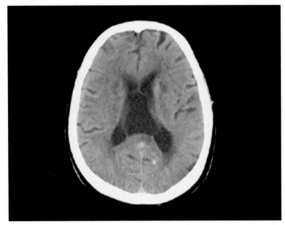

图 2-8-6　Vergae腔

CT平扫见两侧侧脑室体部之间有一低密度囊腔,周围脑室受压,两侧侧脑室旁可见多发低密度腔隙灶,脑沟增宽

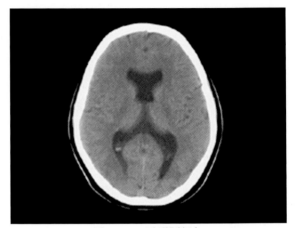

图2-8-7　透明隔阙如

CT平扫见于两侧侧脑室前角之间无透明隔影像,两侧侧脑室融合为单一脑室

三、胼胝体发育不良

胼胝体发育不良(dysplasia of the corpus callosum)是最常见的颅脑畸形,是胚胎期背部中线结构发育不良的一种形式,主要包括胼胝体阙如和部分阙如。胼胝体发育不良还可合并其他畸形,如胼胝体脂肪瘤、蛛网膜囊肿、脑膨出、Chiari 畸形、灰质异位症、脑回畸形等。

【诊断要点】

1.胼胝体发育不良者可无症状或仅有轻度的视觉障碍,或有交叉触觉定位障碍。

2.可有智力发育不全和癫痫。

3.可伴有脑积水改变。

4.婴儿患者常呈痉挛状态并有其他锥体束受累的体征。

5.MRI 检查:对诊断有重要价值。在矢状面上能够清晰显示胼胝体发育不良或阙如的详细情况及伴发的畸形。

【CT 表现】

1.CT 横断扫描可见两侧侧脑室明显分离,脑室后角扩张,形成典型的蝙蝠翼状侧脑室外形(图 2-8-8、图 2-8-9)。

2.第三脑室扩大并向上插入两侧脑室体部之间,严重者第三脑室可上移到两侧大脑半球纵裂的顶部。

3.CT 冠状位扫描显示更清楚。

4.胼胝体畸形常伴有脂肪瘤,可测到其特征性脂肪密度。部分脂肪瘤的边缘可出现线样钙化(图2-8-9)。

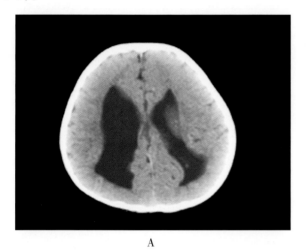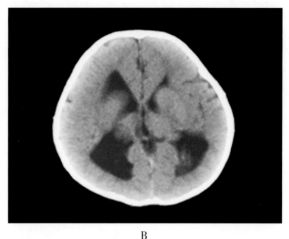

图 2-8-8　胼胝体阙如

A.B.CT平扫见两侧侧脑室扩大、分离,外形欠规则,其间未见胼胝体结构

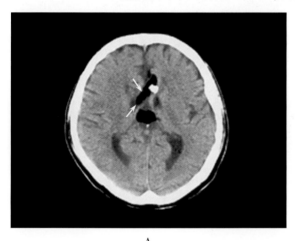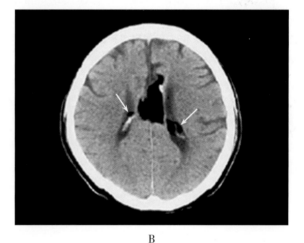

图2-8-9　胼胝体阙如

A.B.CT平扫见两侧侧脑室明显分离,脑室后角扩张,形成典型的蝙蝠翼状脑室外形。第三脑室扩大并向上插入两侧侧脑室体部之间,伴有胼胝体脂肪瘤(↑),其边缘见钙化灶。两侧侧脑室内也可见脂肪瘤(长↑)

四、全前脑畸形

全前脑畸形(holoprosencephaly,HPE)是一种神经系统和面部多发性的畸形,也称前脑无裂征,其发病率为1/8 000,女性发病率高于男性,86%的病例由产前超声检出,产后多由CT或病理检出。由于胎儿神经系统缺陷严重,大部分胎死宫内,即使出生也早期夭折。临床上根据前脑分裂的程度将其分为3型:无叶型、半叶型及叶型。无叶型是畸形程度最严重的一型,是指大脑半球完全融合,无分裂,仅存单一原始脑室、丘脑融合,大脑镰、胼胝体、视束及嗅球等中线结构阙如。半叶型全前脑畸形程度较轻,前脑后侧部分分裂,但仍只有单一脑室,丘脑融合或部分融合。叶型全前脑畸形是畸形程度最轻的一种,颅内结构基本正常,大脑镰和大脑半球间裂部分发育,第三脑室和丘脑接近正常,无透明隔和胼胝体。影像学仅表现为透明隔或胼胝体消失,侧脑室的前角部在正中融合或呈方形。

【诊断要点】

1.症状和体征:全前脑畸形无叶型临床罕见,常造成流产、死产或1岁以内死亡。半叶型较无叶型轻,头小,常出现精神呆滞和脑瘫。叶型可活至成年,常伴有脑发育迟缓,出现各种神经精神症状,如运动迟缓、智力低下等。其他有视力障碍、视盘发育不良、粗大眼球震颤及下丘脑垂体功能障碍导致尿崩、侏儒症等。各型均有不同程度面部中线结构畸形,如独眼、唇裂、胼胝体发育不良等。

2.超声检查:

1)无分叶和半叶型:①单一、镰刀样或马蹄样的脑室,共同脑室引流入背囊。②半球裂、胼胝体、透明隔阙如和中线回声阙如。③皮质缘薄。④单一、融合的丘脑。⑤小头畸形。⑥脑室扩大,脑积水。⑦相关颜面部畸形:眼距过短、独眼畸形、象鼻或异常鼻骨形成、中央面裂、唇裂、腭裂。

2)分叶型:表现为额叶脑室融合,侧脑室后角可见分离。

3.MRI检查:

1)无叶型:半球间裂与大脑镰完全阙如,单侧无脑叶常呈盾形,胼胝体阙如,鞍上单脑室马靴形,第三脑室阙如等,此型最严重(图2-8-10)。

2)半叶型:大脑后部半球间裂、大脑镰及有关硬膜已部分形成,胼胝体仅具雏形,第三脑室已初步形成。

3)叶型:此型与正常发育脑仅有一些很小的差别,如透明隔阙如或双侧额叶不完全分开。

【CT表现】

1.无叶型:无大脑半球,仅有一层菲薄的原始皮质围绕单一扩大的脑室,第三脑室位于单脑室下方,第四脑室正常。此型最严重。

2.半叶型:CT可见大脑后部半球间裂、大脑镰及有关硬膜已部分形成,胼胝体仅具雏形,或未发育。侧脑室颞角、枕角部分可辨,第三脑室已初步形成(图2-8-11)。

3.叶型:有明确的侧脑室,常扩张,额角顶部扁平或呈方形,丘脑被发育完好的第三脑室分开,透明隔一般阙如,但大脑镰与胼胝体已部分形成,半球间裂已形成,但残存的脑叶融合,常见于半球前部及扣带回处。

4.视隔发育不全:可见透明隔阙如,侧脑室和第三脑室中度扩大,双额角上方呈方形,视神经和视交叉小,第三脑室视隐窝扩大,视交叉位置异常。

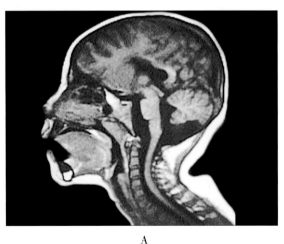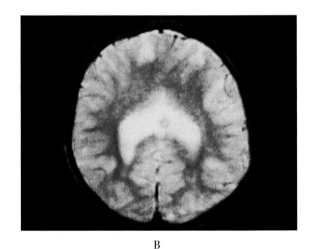

A　　　　　　　　　　　B

图2-8-10　全前脑畸形(无叶型)

A.B.MRI平扫示半球间裂与大脑镰完全阙如,无大脑半球,单脑室

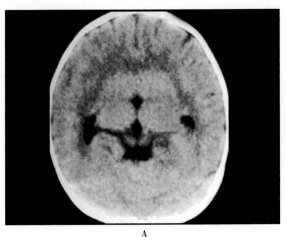 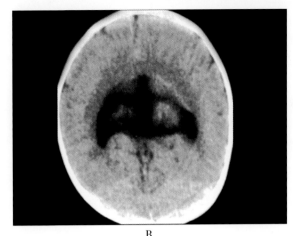

A　　　　　　　　　　　　　　　B

图 2-8-11　全前脑畸形(半叶型)

A.B.CT 平扫示后部大脑镰部分形成,侧脑室扩大,透明隔阙如,胼胝体未见发育

五、Dandy-Walker 综合征

Dandy-Walker 综合征又称先天性第四脑室中侧孔闭塞,是一组原因未明的菱脑畸形,儿童常见,偶见于成人,无性别差异,可能与遗传、感染等多种因素有关。它以第四脑室囊状扩大、小脑半球及小脑蚓部发育不全和脑积水为特征,约 25%的病例小脑蚓部阙如。常伴中枢神经系统其他畸形。

【诊断要点】

1.多数患儿 2 岁以前出现症状,头颅外形异常,可表现为运动迟缓或兴奋性增强。

2.颅高压症状:头痛、呕吐等症状。

3.可有外展神经麻痹、眼颤、共济失调等,严重者可出现痉挛状态,两侧病理征阳性。

4.MRI 检查:可以清晰显示小脑蚓部发育不全,第四脑室向后呈囊状扩张,第三脑室和侧脑室扩大,天幕、窦汇和横窦向上抬高移位的详细情况。

【CT 表现】

1.小脑蚓部体积变小或阙如,小脑半球体积明显缩小(图 2-8-12)。

2.第四脑室向后呈囊状扩张,形成巨大的呈脑脊液密度的囊肿(图 2-8-12)。

3.脑干明显推向前,桥小脑角池和第四脑室侧隐窝消失,枕骨变薄,第三脑室和侧脑室扩大,天幕、窦汇和横窦向上抬高移位。

4.脑池造影 CT 扫描可显示导水管狭窄,第三脑室、侧脑室扩大,天幕、窦汇和横窦向上抬高移位。

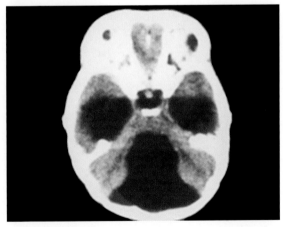

图 2-8-12　Dandy-Walker 综合征

CT平扫见小脑蚓部阙如,小脑半球体积明显缩小。第四脑室向后呈囊状扩张。脑干明显受压向前,两侧侧脑室颞角明显扩大

六、蛛网膜囊肿

蛛网膜囊肿(arachnoid cyst)是指脑脊液被包裹在蛛网膜所形成的囊袋结构内而构成的囊肿,可分为先天性和继发性两种。前者由于胚胎发育异常所致,较少见,多见于儿童。病理上,其囊腔与蛛网膜下隙完全隔开,形成一个真正闭合的囊肿,故又称真性蛛网膜囊肿。后者与炎症、外伤、出血和手术等因素有关。

第二章　中枢神经

【诊断要点】

1.可发生于任何年龄,先天性者多发生于儿童。

2.先天性者好发于侧裂池、大脑半球的凸面、鞍上池和枕大池,极少数情况下可发生在脑室内。

3.MRI 检查:蛛网膜囊肿呈类圆形或多边形病灶,T_1WI 低信号,T_2WI 高信号,与脑脊液信号相似,边缘光滑锐利,靠近颅骨时可见颅骨压迹。增强扫描时不强化。

【CT 表现】

1.CT 平扫为囊性低密度病灶,呈脑脊液密度,病灶呈圆形、类圆形或多边形等,边缘光滑锐利(图 2-8-13 至图 2-8-16)。

2.局部脑组织和颅板受压,颅板变薄并膨隆(图 2-8-13 至图 2-8-16)。

3.蛛网膜囊肿的囊壁较薄,CT 和 MRI 均不能显示其壁。

4.增强扫描囊肿不强化。

5.脑池造影 CT 扫描,即刻扫描脑池内充盈对比剂,但蛛网膜囊肿内通常无对比剂进入(图 2-8-16),延迟扫描可见对比剂逐渐进入囊肿内,可用此方法了解囊肿与蛛网膜下隙之间的通畅程度。

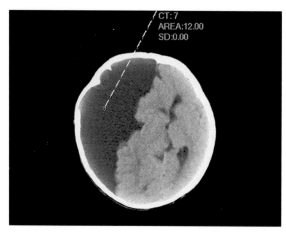

图 2-8-13 蛛网膜囊肿

CT 平扫见右侧颅腔内巨大低密度囊性病灶,呈水样密度,右侧大脑半球明显受压内移,中线结构左移,右侧颅腔增大,颅骨变薄

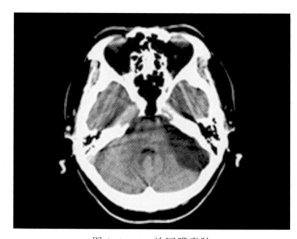

图 2-8-14 蛛网膜囊肿

CT 平扫见左侧小脑半球与岩锥间有一梭形水样密度病灶,小脑半球受压,中线结构稍偏移

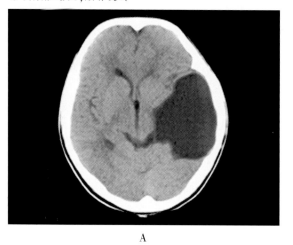
A

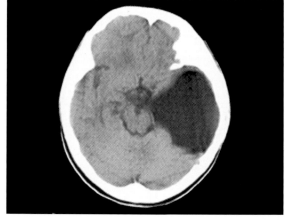
B

图 2-8-15 蛛网膜囊肿

A.B.CT 平扫见左外侧裂处有一多边形囊性低密度病灶,边缘光滑锐利,中线结构稍向右侧移位

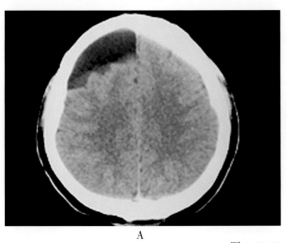
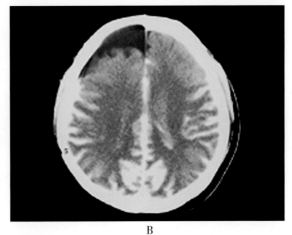

A   B

图 2-8-16　蛛网膜囊肿

A.CT平扫见右额部囊性低密度病灶,呈新月形,相应部位脑皮质受压内移,颅骨内板变薄,中线结构未见移位;

B.CT脑池造影见蛛网膜下隙内充盈对比剂,囊肿内未见对比剂充盈

七、室管膜囊肿

　　室管膜囊肿(ependymal cyst)是衬有室管膜的囊肿,位于侧脑室或颞顶区及额叶邻近脑室的部位。起源于胚胎形成期间发育的神经外胚层分离阶段,壁薄,其内充满了由室管膜细胞分泌的清亮的浆液。

　　【诊断要点】

　　1.室管膜囊肿主要临床表现因囊肿的部位不同而异:位于脑皮质常有癫痫发作;位于运动区常有对侧半身轻瘫;位于脑室内一般没有临床症状,但囊肿过大时可有颅内压增高症状。

　　2.本病被认为起源于胚胎发育时期神经上皮的异常分离,壁薄,内含清亮浆液,囊壁为有或无纤毛的柱状室管膜上皮。

　　3.室管膜囊肿和脉络丛囊肿同属神经上皮性囊肿,但两者在病理组织类型上有所不同。室管膜囊肿衬有无纤毛的柱状或立方形细胞,有一层星形胶质,没有基底膜和结缔组织;典型脉络丛囊肿由有完整基底膜的柱状上皮组成。

　　4.MRI 检查:囊肿呈长 T_1、长 T_2 信号,囊壁薄,FLAIR 序列及 DWI 为低信号,增强扫描无强化。

　　【CT 表现】

　　1.最多见于侧脑室,也见于近脑室的颞顶叶与额叶,偶见于蛛网膜下隙、脑干及小脑等处。

　　2.位于脑室内或脑室外边缘清楚的脑脊液样低密度囊性病灶(图 2-8-17)。

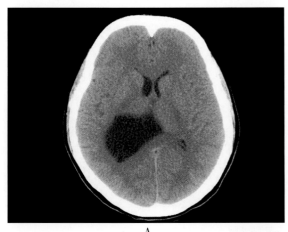
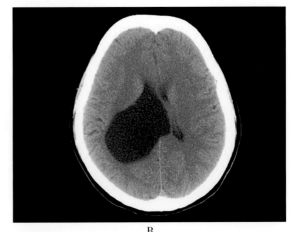

A   B

图 2-8-17　室管膜囊肿

A.B.CT平扫见右侧脑室后角内脑脊液样囊性低密度灶,边界清楚,脑室局部扩大

3.室管膜囊肿不与脑室系统及蛛网膜下隙相通(图 2-8-18)。

4.病变常超过 2 cm,脉络丛组织受压移位,脑室局部膨大,但周围无水肿。

5.增强扫描后无强化(图 2-8-19)。

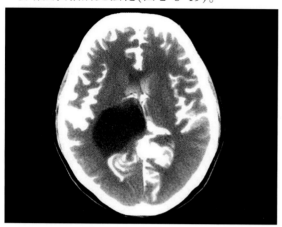

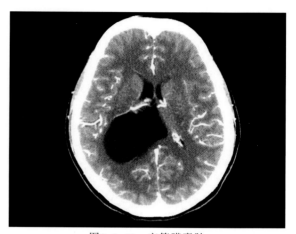

图2-8-18　室管膜囊肿

CT脑池造影显示囊肿不与脑室系统相通

图2-8-19　室管膜囊肿

增强扫描示囊性占位不强化

八、脉络膜裂囊肿

脉络膜裂是胚胎发育过程中脉络襞突入侧脑室构成脉络丛时形成的,是脉络丛附着处。在胎儿发育时期,沿脉络膜裂形成原始脉络膜丛时如果发生问题,就可能在脉络膜裂的任何一处形成脉络膜裂囊肿(choroid fissure cyst)。目前认为该囊肿属于神经上皮囊肿,具有原始室管膜和/或脉络膜丛的特征,其内衬有上皮组织,可以同时具有或缺乏基底膜。

【诊断要点】

1.很常见,文献报道尸检发现率为50%。脉络膜裂囊肿是一种发育障碍性结构,其体积一般较小,多不产生临床症状。

2.好发于颞叶内侧脉络膜裂内,位于海马与间脑之间,右侧较多见。

3.囊肿多呈圆形、椭圆形或纺锤形。

4.MRI 检查:信号与脑脊液信号一致。

【CT 表现】

1.CT 上表现为脉络膜裂处圆形、卵圆形或梭形脑脊液样低密度灶(图 2-8-20)。

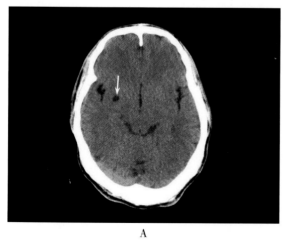

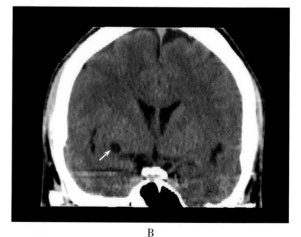

A

B

图 2-8-20　脉络膜裂囊肿

A.CT平扫见右侧脉络膜裂处圆形脑脊液样低密度灶(↑),无水肿,无占位效应;

B.冠状面重组更清楚显示囊肿的位置(↑)、形态、大小

2.边界清楚锐利,囊肿周围无水肿。

3.占位效应不明显,增强扫描病灶无强化。

九、结节性硬化

结节性硬化(tuberous sclerosis)是一种显性或隐性遗传性疾病。发病率为每2万~5万人中有1例。常见于儿童,男性发病率比女性高2~3倍。病理上主要为错构瘤病侵犯全身各脏器,脑部是最常累及的部位,有些室管膜下结节可以转化为巨细胞型星形细胞瘤。临床上可以表现为癫痫发作、智力低下及皮肤皮脂腺瘤三大特征。

【诊断要点】

1.癫痫发作:为本病的重要表现,80%~90%的患儿有此表现,时常为婴儿痉挛样或运动型发作,以后可能出现局限性或大发作,有时还会出现癫痫持续状态。

2.智力低下:患儿可以出现不同程度的智力低下,约1/3患儿智力可以保持正常。

3.皮肤皮脂腺瘤:80%的患者可以见到,青春期最明显,表现为肉红色或稍白的丘疹结节,在鼻旁、面颊和颌部最多,并且左右对称。

4.在躯干和四肢有时还可见色素脱失斑。伴颅内肿瘤时可以出现颅内高压等表现。部分患者还可以出现内分泌异常。伴有其他器官错构瘤时可有相应表现。

5.X线检查:平片可发现颅内钙化点。

6.MRI检查:显示病灶较CT敏感,钙化病灶呈低信号,未钙化病灶呈T_1WI低信号、T_2WI高信号表现,增强扫描可强化。

【CT表现】

1.CT平扫可见两侧室管膜下及脑室周围多发高密度结节影,部分有钙化(图2-8-21),灰质或白质内有时见多发小结节状钙化,其密度比脑室壁钙化低,边缘不清。

2.增强扫描非钙化的结节可以强化,无占位效应(图2-8-22)。

3.可出现脑沟增宽等脑萎缩表现。

4.伴颅内巨细胞型星形细胞瘤时可见侧脑室室间孔区软组织肿块,坏死部分表现为低密度,增强扫描肿瘤实性部分可强化。同时伴有梗阻性脑积水表现(图2-8-22)。

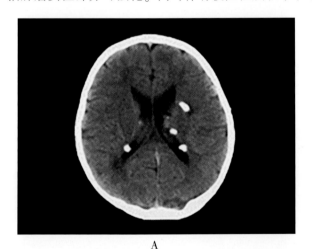
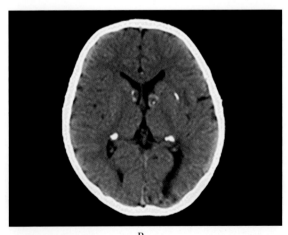

A   B

图2-8-21 结节性硬化

A.B.CT平扫见两侧室管膜下及脑室周围多发高密度结节影,大部分病灶有钙化

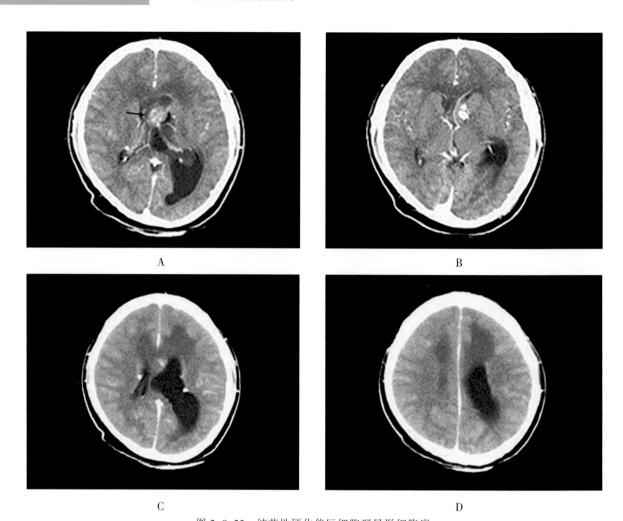

图 2-8-22 结节性硬化伴巨细胞型星形细胞瘤

A~D.增强扫描见两侧室管膜下多发高密度钙化,于侧脑室室间孔处可见一软组织密度肿块,强化不均匀,其内有低密度坏死区(↑)。左侧脑室扩张积水,两侧额叶水肿,中线结构稍偏右

十、脑裂畸形

脑裂畸形(schizencephaly)是最严重的神经元移行异常。病理上表现为衬有灰质的裂隙从脑室到蛛网膜下隙,贯穿大脑半球,可发生于大脑半球的任何部位,以位于中央前回和中央后回区多见。单侧性或两侧性病变,常分为两型。

Ⅰ型(融合型):也称闭唇型。不常见,多为单侧性病变。裂隙壁似"闭唇"状相互靠近,从大脑半球表面延伸至脑室,有异位灰质内衬,邻近脑组织呈多微脑回改变。

Ⅱ型(非融合型):也称开唇型。多见,多为两侧性病变,裂隙壁分开,未融合,两侧对称,内衬皮质,局部灰质发育异常。

【诊断要点】

1.临床上可以出现智力低下、癫痫发作、肢体瘫痪。

2.可以伴发其他发育异常或畸形,如 80%~90%的病例有透明隔阙如。

3.MRI 检查:可清晰显示脑裂畸形的表现及伴随其他畸形。MRI 检查对本病的显示优于 CT,不但能清晰显示Ⅰ型和Ⅱ型畸形的脑裂,还能显示伴发的多微脑回改变。

【CT 表现】

脑裂畸形以横跨大脑半球的脑裂为特征。

1.CT表现为大脑半球表面有两侧或单侧的裂隙,从脑表面延伸到侧脑室,并可见脑皮质沿裂隙内折,分布于裂隙两侧(图2-8-23、图2-8-24)。

2.侧脑室外侧壁常见一局限性峰状突起,与裂隙相连(图2-8-23)。

3.Ⅰ型(融合型)脑裂畸形CT可能显示不清楚(图2-8-24),Ⅱ型(非融合型)脑裂畸形CT可显示或部分显示(图2-8-23)。

4.可以发现同时伴发的其他畸形,如透明隔阙如等(图2-8-24)。

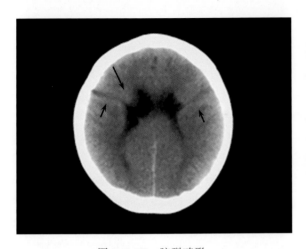

图2-8-23 脑裂畸形

CT平扫见有横贯两侧大脑半球的裂隙,于裂隙两侧有脑灰质(↑)。侧脑室外侧壁见局限性峰状突起,与裂隙相连(长↑)

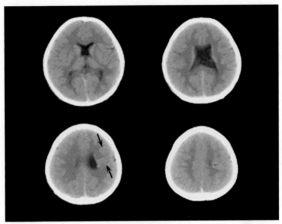

图2-8-24 脑裂畸形

CT平扫见有横贯左侧大脑半球的裂隙,于裂隙两侧有脑灰质(↑)。透明隔阙如

十一、小脑扁桃体下疝畸形

小脑扁桃体下疝畸形又称Chiari畸形(Chiari malformation),为小脑先天性发育异常。小脑扁桃体经枕骨大孔疝入上颈段椎管内,部分延髓和第四脑室同时向下延伸,常伴有脊髓空洞症、脊髓纵裂、脑积水和颅颈部畸形等。Chiari畸形的形成来源于胚胎时期中胚层发育缺陷,而并非神经组织发育不全。小脑幕、枕骨斜坡,特别是中胚叶轴旁的枕骨原节发育不良,导致后颅窝容积狭小,造成后颅窝结构过度拥挤,从而继发小脑幕上抬和后脑组织下疝。本病起病于儿童期,但在成年后才出现临床症状。一般认为小脑扁桃体下缘不低于枕骨大孔3 mm以内为正常,低于3~5 mm可疑异常,低于5 mm以上可诊断为小脑扁桃体下疝畸形。

【诊断要点】

1.症状和体征:临床主要表现为锥体束征、深感觉障碍以及共济失调,合并脑积水时有颅内压增高的症状。

2.Chiari畸形主要病理特征是小脑扁桃体疝入椎管内,分为4型。Ⅰ型:延髓伴小脑扁桃体及下叶呈锥状向椎管内疝入,常伴有脊髓空洞,通常无脑积水及脊柱裂。依据病理变化分为A型(并发脊髓空洞)及B型(单纯扁桃体疝)。Ⅱ型:小脑下蚓部移位,脑桥、第四脑室、延髓向椎管内延长,常伴有脊髓空洞,可伴有脑积水及脊膜膨出。Ⅲ型:颈或颈枕部脊膜膨出、小脑下疝。Ⅳ型:仅小脑发育不良,无向下膨出。

3.X线检查:平片可以显示颅颈部畸形,如寰枢椎骨化、颅底凹陷征、寰枢关节脱位、颈椎融合畸形等。

4.MRI检查:MRI T$_1$WI矢状位显示病变最清晰,小脑扁桃体呈舌状,位于枕骨大孔之下,延髓及第四脑室位置下移。T$_1$WI冠状位能清晰显示下疝扁桃体及颅颈移行区的其他先天畸形,如脊髓或脊膜膨出和合并的脊髓空洞。20%~25%合并有脊髓空洞,有时可合并幕上脑积水。MRI是目前诊断小脑扁桃体下疝畸形最为重要的方法。

【CT 表现】

1. Ⅰ型：

1)小脑扁桃体向下移位,程度不等地疝入椎管内,轴位像椎管上端脊髓背外侧两卵圆形软组织块影,向上与小脑相延续(图 2-8-25、图 2-8-26)。小脑扁桃体不低于枕骨大孔 3 mm 以内仍属正常范围,介于 3~5 mm 为界限性异常,5 mm 以上则为病理状态。

2)延髓与第四脑室位置正常,但第四脑室可延长。

3)可伴脑积水。

4)常合并脊髓空洞症等。

5)1/3~1/2 的患者有颅骨脊椎融合畸形。

2. Ⅱ型：CT 表现除有 Ⅰ 型的表现外,尚有颅骨、硬膜、脑室、脑池等改变。

3. Ⅲ型：CT 表现为延髓、脑桥、小脑蚓部及小脑半球均下疝进入上颈部椎管,第四脑室常受压,并伴有脑积水,均有明显的颅底凹陷,枕骨大孔扩大及枕下部脑膜脑膨出,常合并小头畸形。

4. 脊髓和脑池造影：CT 扫描并结合冠状扫描和矢状重组技术,能够更好地显示各种病理改变(图 2-8-27)。

5. 鉴别诊断：小脑扁桃体下疝畸形应与颅压增高所致的小脑扁桃体枕骨大孔疝相鉴别。前者扁桃体呈舌状,常合并其他多种畸形;后者扁桃体呈圆锥样下移,嵌入枕骨大孔,常合并颅内占位病变及颅高压症状。

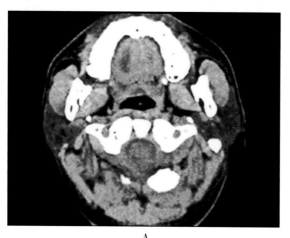
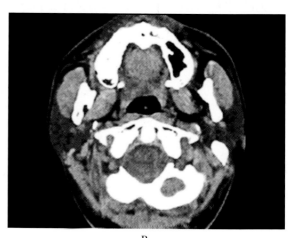

A   B

图 2-8-25　小脑扁桃体下疝畸形

A.B.小脑扁桃体下移,椎管上端脊髓背外侧可见卵圆形软组织肿块

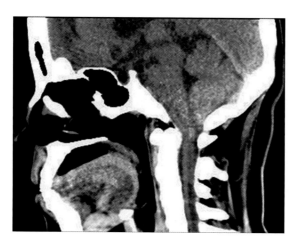

图 2-8-26　小脑扁桃体下疝畸形

CT、MPR 矢状面示小脑扁桃体下疝非常清楚,小脑扁桃体变尖、下移,紧贴延髓后方

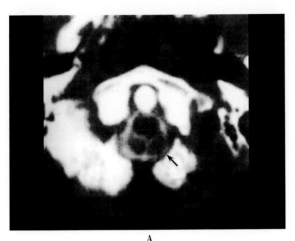
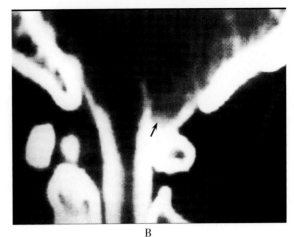

图 2-8-27 小脑扁桃体下疝畸形

A.B.CT 脑池造影脊髓背外侧有卵圆形软组织肿块;MPR 矢状面显示小脑扁桃体下疝更加清晰,小脑扁桃体变尖、下移(↑)

十二、无脑回畸形

无脑回畸形(lissencephaly)也是神经元移行异常的一种。表现为大脑皮质表面光滑无沟回,或脑回数目减少,常见脑白质减少,脑皮质增厚,皮质神经元排列紊乱,其内可见板层样坏死,脑室可增大。常伴灰质异位、厚脑回畸形和多微脑回,也称光滑脑。

【诊断要点】

1.临床上可以出现智力低下、癫痫发作、肢体运动障碍。

2.可以伴发其他发育异常或畸形。如胼胝体发育不全等。

3.MRI 检查:对病变的显示较优,可清晰显示宽阔、平坦、粗大的脑回,脑皮质增厚。

【CT 表现】

1.大脑半球表面光滑,脑沟阙如,表面为数个宽阔、平坦、粗大的脑回,脑皮质厚,白质薄,灰、白质分界面异常平滑(图 2-8-28)。

2.脑岛盖发育不良,部分或完全阙如。大脑外侧裂明显增宽、变浅,导致脑呈"8 字脑"或"沙钟脑"。

3.脑室常扩大,蛛网膜下隙明显增宽。

4.胼胝体可能发育不全,部分或全部阙如,可有不同程度的脑干、小脑萎缩。

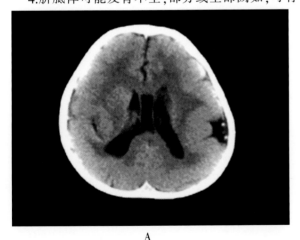
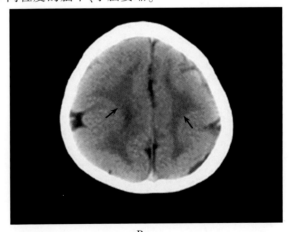

图 2-8-28 无脑回畸形

A.B.CT 平扫见大脑半球表面光滑,仅有数个宽阔、平坦、粗大的脑回,脑皮质厚,白质薄,灰白质分界面异常平滑(↑)。同时可见透明隔间腔

十三、灰质异位症

灰质异位症(heterotopia)也是神经元移行异常的一种,是增殖阶段晚期的结果。异位的灰质呈板层状或团块状位于皮质下区,多位于半卵圆中心的白质内。

【诊断要点】

1.临床上可有智力障碍、癫痫等表现。

2.可有运动发育迟缓、局灶性神经定位体征。

3.MRI 检查:对该病的诊断有确诊价值,异位的灰质信号与正常脑灰质一致。

【CT 表现】

1.在白质区内或皮质下区有软组织密度区,其密度与正常灰质相同,但存在部位及形态结构异常(图 2-8-29、图 2-8-30)。

2.增强扫描其强化程度与正常脑灰质一致。

3.多无占位效应,无水肿。

4.部分病例 CT 检查无阳性发现。

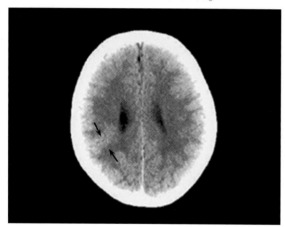

图 2-8-29 灰质异位症

增强扫描见右顶叶脑白质区内有软组织影,其密度与正常灰质相同,无脑水肿及占位效应,与皮质强化相同(↑)

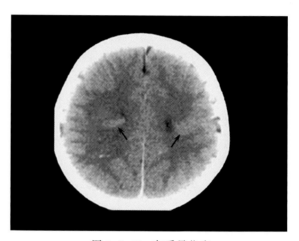

图 2-8-30 灰质异位症

增强扫描见两侧额顶叶脑白质区内有脑灰质样软组织密度影,无脑水肿及占位效应,与皮质强化相同(↑)

十四、脑穿通畸形

脑穿通畸形(porencephaly)有先天性和获得性之分。先天性者胚胎发育时大脑半球内部形成了异常空洞或囊肿,局部脑组织丧失,囊腔与脑室或蛛网膜下隙相通。获得性者是由于外伤、感染、缺氧、血管疾病引起正常脑组织坏死液化而形成囊肿所致。

【诊断要点】

1.生长和发育迟缓、癫痫发作和脑积水等。

2.可出现假性球麻痹,还可出现脑神经障碍及视觉障碍等。

3.累及基底节可出现肌张力减低、手足徐动和痉挛。

4.运动障碍表现为单瘫或严重偏瘫。

5.MRI 检查:可清楚显示脑实质内大小不一的畸形囊肿,同时累及灰质和白质,信号与脑脊液相同,边界清楚,与脑室系统或蛛网膜下隙相通,囊肿不强化。

【CT 表现】

1.CT 可清楚显示脑实质内大小不一的畸形囊肿,同时累及灰质和白质,密度与脑脊液相同,边界清楚,与脑室系统或蛛网膜下隙相通(图2-8-31、图2-8-32)。

2.可为单侧或两侧性,多位于额后、顶前。

3.同侧脑室一般亦相应扩大,呈负占位效应。

4.增强扫描囊肿不强化。

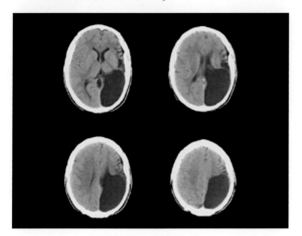

图2-8-31　脑穿通畸形

CT平扫见左枕叶内有一畸形囊肿,密度与脑脊液相同,边界清楚,与左侧脑室相通,同侧脑沟增宽,中线未见明显偏移

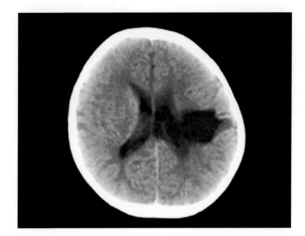

图2-8-32　脑穿通畸形

CT平扫见左顶叶内有一畸形囊肿,脑脊液样密度,边界清楚,与脑室相通

十五、脑 小 畸 形

脑小畸形(microencephaly)是一种先天性脑发育不良(真性脑小畸形),也称小头畸形,在成人脑重量<900 g,头围最大周径<47 cm。其发病率约为2.5/10万,在新生活婴中占1.6/10万。女性发病率要高于男性。目前普遍认为这是一种多基因隐性遗传的疾病。患者脑小,重量为正常人脑的1/4~1/3,额回小且融合,枕叶不能遮盖小脑,岛盖发育不全而致脑岛裸露。脑回结构简单,可见脑回肥厚、多小脑回等。

【诊断要点】

1.症状和体征:

1)出生时头小,头形特殊,前额狭而后倾,枕部扁平,颅盖小,且与发育正常的面骨不相称。

2)鼻梁低,耳大,头比正常同龄小儿小2个标准差以上,身高、体重也低于同龄儿。

3)常见中至重度智力低下、癫痫发作及肢体运动障碍等。

4)有XR遗传的患者表现为发育迟滞,平均IQ为30,少数合并抽搐、失明、白内障、糖尿病等(又称Renpenning综合征)。

2.超声检查:双顶径及头围均比实际孕周均值小3个标准差以上,股骨长度与实际孕周相符,双顶径与股骨长度比例明显失调。颅骨前后囟门消失及颅缝变窄。

3.X线检查:平片见小儿头颅小,颅盖骨彼此重叠。前额平而枕部突出,颅底与面骨发育正常,颅盖与颅底及面骨之比显著不对称,蝶鞍常较小。

4.MRI检查:MRI可以发现颅骨厚,脑室系统变大,脑皮质变薄,有时也可以发现颅内脑白质对称性分布的T_1WI低信号、T_2WI高信号。

【CT表现】

1.CT表现为头颅对称,颅骨厚,脑沟增宽,脑室扩大,脑皮质变薄,脑实质内软化灶,常伴发脑穿通畸形等其他先天性畸形(图2-8-33)。

2.病侧大脑半球体积缩小,脑沟宽;或病侧大脑半球大部缺失,为脑脊液样密度区,脑室扩大。

3.鉴别诊断:本病应与正常的小头相区别,后者头颅虽小,但形状正常,临床无症状,智力正常。

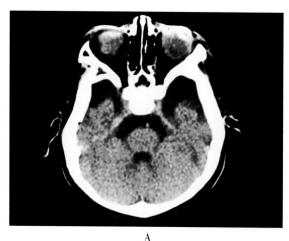

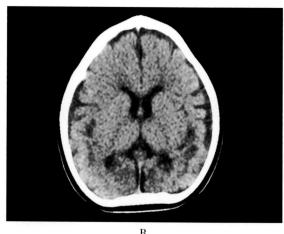

A   B

图2-8-33 脑小畸形

CT平扫颅骨对称性变厚,前额窄、枕部扁平,脑沟、脑池和两侧额颞部蛛网膜下隙明显增宽

十六、先天性导水管狭窄

先天性导水管狭窄(congenital aqueduct stenosis)为脑的发育畸形,一般狭窄多发生于导水管口以下3~4 mm处,其形态可呈线状、鸟嘴状、漏斗状和隔膜状等。先天性脑积水大多呈进行性发展,脑室逐渐扩大,脑实质受压变薄,颅缝未闭时可引起头颅异常增大。

【诊断要点】

1.临床表现为婴儿出生后头颅快速增大,颅缝变宽,颅骨变薄。

2.颅内压增高可致头痛、呕吐,少数患儿还可出现惊厥、呆滞、脑性瘫痪等症状。

3.X线检查:平片可显示颅腔增大、囟门增大、颅缝变宽、颅骨变薄、后颅窝狭小。

4.MRI检查:冠矢状位T_1像可显示导水管狭窄的部位和形态的改变,是目前最优的检查方式。

【CT表现】

1.两侧侧脑室和第三脑室明显扩大积水,但第四脑室完全正常或变小,脑组织受压变薄(图2-8-34)。

2.CT脑池造影可大致显示狭窄导水管的位置,特别是在矢状面重组图像上。

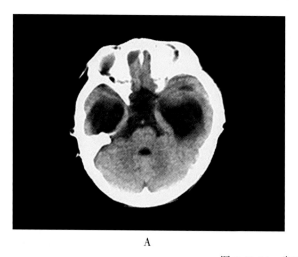

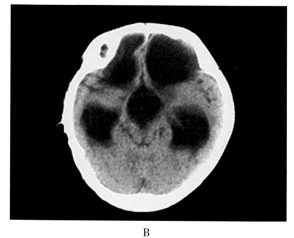

A   B

图2-8-34 先天性导水管狭窄

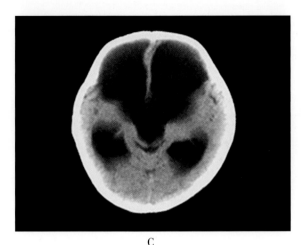
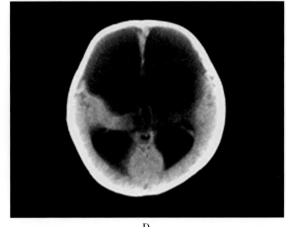

C   D

图 2-8-34 　先天性导水管狭窄(续)

A~D.CT平扫示两侧侧脑室和第三脑室明显扩大积水,脑组织受压变薄,第四脑室和小脑半球显示正常

十七、肝豆状核变性

肝豆状核变性(hepatolenticular degeneration,HLD)又称 Wilson 病,是一种常染色体隐性遗传性铜代谢障碍疾病,首发症状多出现在 10 岁以前,多发于少年或青年。主要病变为基底节变性、肝硬化及肾脏损害。临床表现为血清铜、铜蓝蛋白降低,尿排泄铜增多。肝、脑、肾及角膜等组织含铜量增加。

【诊断要点】

1.起病缓慢,首发症状出现在 10 岁以前,以肝损害多见。10 岁以后以神经系统损害多见,部分患者有家族史。

2.肝脏损害:表现为非特异性慢性肝损害症状,如食欲不振、肝区疼痛、肝肿大、脾功能亢进,病情加重则有黄疸、腹水、肝性脑病等。

3.神经系统损害:主要表现为锥体外系症状,可出现多种多样的不自主运动,如肢体震颤、舞蹈样动作及共济失调、构音不清等。

4.精神症状:主要表现为情感障碍和动作、行为异常,如表情冷漠或兴奋躁动,动作幼稚或攻击行为,少数可有幻觉妄想。

5.角膜检查:可见 K-F 环。K-F 环为角膜边缘部铜沉着形成的绿褐色环,一般在裂隙灯下能见到。

6.铜生化测定:血清铜降低,铜蓝蛋白显著降低(正常值为 150~600 mg/L),24 小时尿铜量显著增加。

7.MRI 检查:主要表现为基底节对称性异常信号,最常受累的核团是豆状核。呈 T_1WI 低信号,T_2WI 高信号。

【CT 表现】

1.CT 检查时典型病例表现为基底节对称性低密度改变,最常受累的核团是豆状核,两侧对称性是其特点(图 2-8-35 至图 2-8-37)。另外,本病还可累及壳核、大脑、中脑、脑桥、尾状核、丘脑、小脑齿状核等部位。

2.可见非特异的脑沟、脑裂增宽、脑室扩大等脑萎缩改变。

3.部分病例早期肝脏有脂肪沉积,后期可见肝硬化表现(图 2-8-35)。

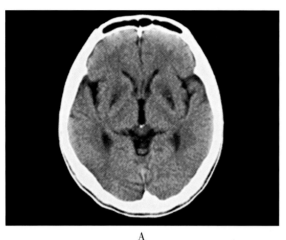
A

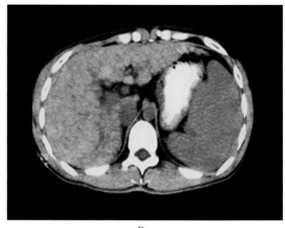
B

图 2-8-35　肝豆状核变性

A.CT平扫见两侧豆状核对称性低密度改变,外侧裂增宽,脑室稍扩大;

B.肝脏密度不均,其内见多发高密度结节,边缘呈波浪状,肝裂增宽,脾脏增大

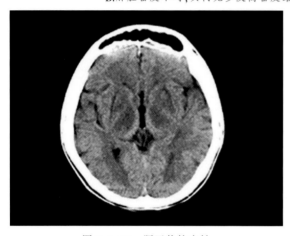

图 2-8-36　肝豆状核变性

CT平扫见两侧基底节及丘脑对称性低密度改变,
密度不均,边缘不清,脑沟、脑裂显示增宽

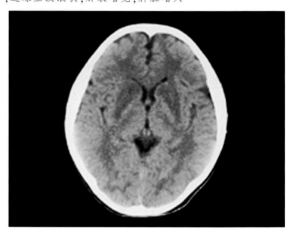

图2-8-37　肝豆状核变性

CT平扫见两侧基底节区对称性低密度改变

十八、橄榄体脑桥小脑萎缩

　　橄榄体脑桥小脑萎缩(olivopontocerebellar atrophy,OPCA),是一种以小脑共济失调和脑干损害为主要临床表现的中枢神经系统慢性变性疾病。本病于中年或老年前期(23~63 岁)起病,平均发病年龄(49.22±1.64)岁。男女之比为 1:1。隐袭起病,缓慢进展。

　　OPCA 患者具有家族遗传性的倾向,表现为常染色体显性或隐性遗传,归类在遗传性脊髓小脑共济失调中的 SCA-1 型,只有散发型患者才归为 MSA。OPCA 主要的病理改变位于延髓橄榄核、脑桥基底核、小脑半球、小脑中脚及部分下脚,特别是橄榄隆起变窄细。除此之外,脑干诸核、舌下神经核、面神经核、红核、黑质和基底核以及大脑皮质、脊髓前角、脊髓后索、脊髓小脑束等神经细胞均可受损,而小脑蚓部、齿状核、脑桥被盖部及皮质脊髓束等则较为完好无损。

　　【诊断要点】

　　1.症状和体征:

　　1)小脑共济失调:小脑功能障碍是本病最突出的症状,占73%,表现为进行性的小脑性共济失调。多早期出现,自主活动缓慢而不灵活、步态不稳、平衡障碍。逐步出现两上肢精细动作不能,动作笨拙与不稳。

　　2)眼球运动障碍:可表现为辐辏障碍及眼外肌运动障碍。慢眼球运动或称扫视运动减慢可能是OPCA特征性临床标志。

3)自主神经功能障碍:如直立性低血压、弛缓性膀胱、性功能障碍及出汗障碍等。

4)锥体束征:可发现腱反射亢进,或有伸性跖反射。

5)锥体外系统症状:部分患者晚期出现锥体外系疾病症状和体征,极少数病例还可伴发肌肉萎缩、脊柱侧凸、高弓足等畸形。

2.实验室检查:

1)一般脑脊液正常,个别报道脑脊液乙酰胆碱酯酶降低。

2)血液生化检查血浆去甲肾上腺素含量测定、24 h尿儿茶酚胺含量测定可明显降低。

3.脑干听觉诱发电位:第Ⅰ、Ⅱ、Ⅲ波潜伏期延长。

4.眼震电图:

1)出现水平凝视性眼震。

2)视动性眼震慢相速度降低。

3)眼跟踪实验呈阶梯状曲线。

4)冷温实验视抑制失败。

5.MRI检查:

1)脑干形态变细,尤以脑桥前后径变细更为明显,此征象以MRI矢状位显示最佳。

2)小脑体积对称变小,小脑沟裂增宽加深,半球小叶变细变直,呈枯树枝状。

3)脑池及脑室扩大,其中以桥前池增宽最明显,小脑及脑干萎缩明显者常有第四脑室扩大。

4)其他表现:少数可有大脑皮质萎缩(图2-8-39)。

【CT表现】

1.头颅CT表现为小脑、脑干萎缩(图2-8-38)。但CT阴性并不能排除此病的诊断。

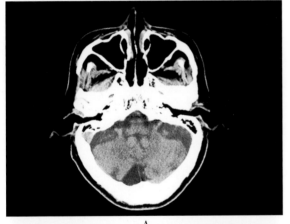
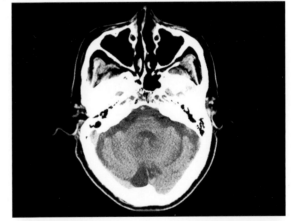

A

B

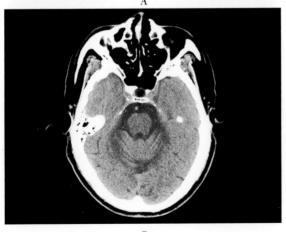
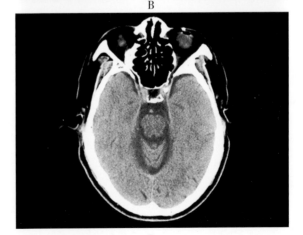

C

D

图2-8-38 橄榄体脑桥小脑萎缩

A~D.CT平扫示小脑、脑桥、延髓体积缩小,小脑沟增宽,桥前池扩大

2.CT 检查 OPCA 应包括以下 2 个以上征象：

(1)小脑沟增宽>1.0 mm。

(2)小脑脑桥池扩大>1.5 mm。

(3)第四脑室扩大>4 mm。

(4)小脑上池扩大。

(5)桥前池扩大与延髓前池扩大>3.5 mm。

3.鉴别诊断：

需要鉴别的疾病主要有 Shy-Drager 综合征(SDS)又称进行性自主神经功能衰竭、纹状体黑质变性(SND)、帕金森综合征及脊髓小脑性共济失调等。OPCA 除小脑、脑干萎缩外,常伴有黑质信号减低,而少有壳核信号减低,据此可将 OPCA 与 SDS、SND 相区别,后两者常有壳核,特别是壳核后外侧部信号减低。OPCA 形态学改变在 T_1WI 图像上显示最佳,尤其是正中矢状面图像,对脑干及小脑萎缩的显示十分清楚。

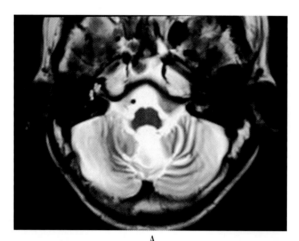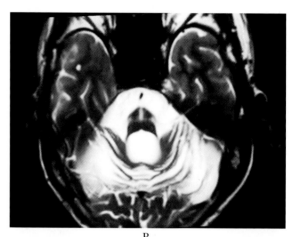

图 2-8-39　橄榄体脑桥小脑萎缩

A.B.MRI 平扫示小脑、脑桥、延髓体积缩小,小脑沟增宽,第四脑室和桥前池扩大

十九、线粒体脑病

线粒体脑病(mitochondrial encephalopathy)是一组与线粒体氧化功能异常相关的遗传代谢性疾病,目前多支持非缺血性神经细胞损害的发病机制。线粒体是细胞内提供能量的重要细胞器,线粒体受损将不能正常提供能量,常累及需求高的组织,特别是肌肉及脑组织受累,主要累及横纹肌的称为线粒体肌病(mitochondrial myopathy),伴有脑组织损伤的称为线粒体脑肌病(mitochondrial encephalomyopathy)或线粒体脑病。

线粒体脑病分为原发性和继发性,原发性是由于线粒体基因的缺陷,致线粒体代谢过程中所必需的原料不能进入线粒体,或不能被线粒体所利用,导致能量供应障碍。继发性是指各种原因如中毒、缺血、感染等因素使线粒体功能障碍而导致疾病。

线粒体脑病临床主要分为四个亚型：①线粒体脑肌病伴高乳酸血症和卒中样发作(mitochondrial encephalomyopathy with lactic acidosis and strokelike episodes,MELAS)。②伴破碎红纤维的肌阵挛癫痫综合征(myoclonus epilepsy with ragged red fiber,MERRF)。③Kearns-Sayre 综合征(KSS)。④Leigh 病,又称亚急性坏死性脑脊髓病(subacute necrotizing encephalomyelopathy)。

线粒体脑病的病理改变：脑组织病理改变主要有两大特征,一是以大脑皮质多灶性损害为主,以灶状坏死性改变为特征,病变主要累及双侧半球后部皮质,多位于脑回顶部,累及半球后部颞顶枕叶,以 MELAS 型多见;另一常见病理改变是铁质沉积,以基底节及苍白球多见,其次是丘脑、齿状核,也可出现脑组织海绵状改变,并累及大脑皮质及脊髓的后索及侧索。

【诊断要点】

1.症状和体征:临床表现多种多样,主要表现为头痛、呕吐、智力障碍、肌力异常、眼外肌麻痹、视力减退、听力下降、记忆减退、癫痫发作、身材矮小等。

2.实验室检查:

1)部分患者的血清 CPK 和/或 LDH 水平升高,血乳酸和丙酮酸含量高于正常,血乳酸/丙酮酸比值升高(比值<20 为正常),均有助于诊断。

2)血乳酸、丙酮酸最小运动量试验,即上楼梯运动 5 min 后测定血乳酸、丙酮酸含量,出现含量增高及比值异常的阳性率高,对诊断更为敏感。

3.其他辅助检查:

1)肌电图:针极肌电图多数呈肌原性损害特征。

2)骨骼肌活检:①可见异常线粒体堆积。②电镜下可见线粒体大小、形态、数量及内部结构异常。③骨骼肌呼吸链酶复合体活性测定可发现有异常。④外周血或骨骼肌组织 mtDNA 分析可发现基因缺陷。

4.MRI 检查:MELAS 常规 MRI 特征表现为大脑半球脑皮质层状异常信号、大脑半球皮质灶状坏死和基底节等脑内神经核团铁质沉积,病灶分布以颞顶叶、额叶及枕叶多见,双侧病变对称或不对称,多次 MRI 检查可发现病变区呈游走、多变的特点;病灶表现为 T_1WI 呈低信号,T_2WI 呈高信号,FLAIR 序列为高信号(图 2-8-41)。

【CT 表现】

1.CT 对线粒体脑病诊断价值有限,早期的颅内病变多表现为阴性。

2.随着病情的发展,CT 能够对显示皮质的灶状坏死呈现和血管分布不一致的低密度;

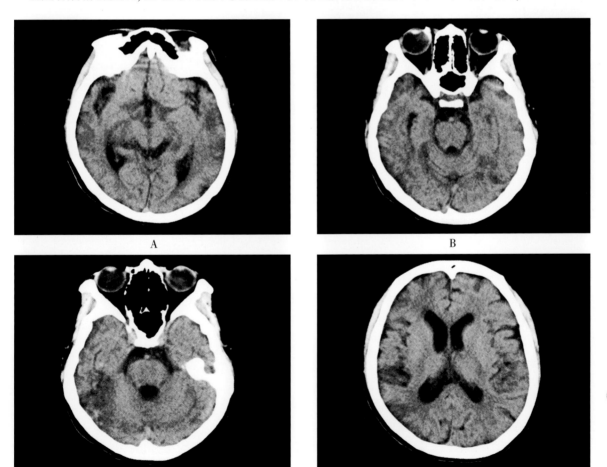

图 2-8-40　线粒体脑病

A~D.CT 平扫示脑实质内多发低密度灶,脑沟和脑池增宽,脑室扩大

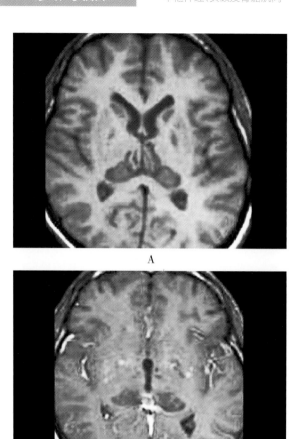

A

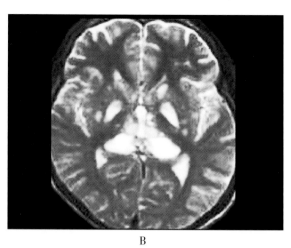

B

C

图 2-8-41　Leigh 病

A.B.MRI 平扫示两侧尾状核头、苍白球及丘脑呈长 T_1、长 T_2 信号；

C.增强扫描示双侧基底节区轻度强化

3.双侧基底节区钙化时呈现不规则高密度影。

4.脑萎缩时脑沟裂加深,脑室扩大(图 2-8-40)。

5.蛛网膜下隙增宽等间接征象。

6.鉴别诊断:线粒体脑肌病由于临床表现诸多,要做到几种类型的分类诊断难度比较大。一旦患者具备线粒体脑肌病的临床表现如卒中样发作、癫痫、眼外肌麻痹及肌肉萎缩无力等症状,生化检查、电生理及影像学检查发现相应阳性表现,就可以考虑诊断本病。线粒体脑病确诊需要肌肉活检及线粒体 DNA 分析。

二十、新生儿缺氧缺血性脑病

新生儿缺氧缺血性脑病(hypoxic ischemic encephalopathy, HIE)主要是围生期窒息引起的脑部缺氧缺血性损害。在存活的新生儿中,严重缺氧占 0.2%~1%,多见于足月窒息儿,常引起新生儿死亡和其后神经系统发育障碍,其中重度 HIE 死亡率可高达 35%,后遗症神经缺陷达 20%~30%。脑水肿、神经元坏死、脑血管梗死和白质软化为主要病理改变。中、重度 HIE 常伴颅内出血。

【诊断要点】

1.有明确围生期窒息缺氧史。

2.临床上主要有意识障碍、肌张力和原始反射的改变。

3.根据神经系统症状和体征,临床上将 HIE 分为三期(轻、中、重度)。

1)轻度:表现为过度兴奋、眼神改变,反射稍活跃,可出现 1~2 次小抽动,肌张力正常,病程短,症状可在 24 小时内消失。

2)中度:表现为嗜睡、肌张力减低、反射减弱、瞳孔缩小、前囟张力稍高,病程常持续 1 周。

3)重度:表现为昏迷、反射消失、持续惊厥、呼吸节律改变、瞳孔散大、前囟饱满等,多在 1 周内死亡或有后遗症发生。

4.临床分期与 CT 分度可不一致。

5.其他检查：

1)超声检查：为首选检查方法，准确率可达95%。主要表现为脑实质回声增强，能准确诊断室管膜下、脑室和脑实质出血，对硬膜下和蛛网膜下隙出血及颅内边缘部及幕下病变的敏感性不如 CT。

2)脑电图检查：脑电活动减弱及节律失调。

3)MRI 检查：

(1)MRI 对本病诊断更为有效和直接。对脑水肿能做出程度判断，表现脑白质在 T_1WI 上呈低信号，在 T_2WI 上为高信号，对皮质层状坏死和白质变性及基底节区损伤等显示率较高，在 T_1WI 上均表现为点、条状高信号。

(2)磁共振波谱(magnetic resonance spectroscopy，MRS)：通过代谢产物的测定对本病引起的细胞能量代谢障碍、细胞膜功能、细胞内酸中毒和神经元缺失等能提供有价值的信息。特别是缺氧早期，乳酸和肌酸的比值增高具有一定的特征性。乳酸含量增高可导致神经细胞不可逆性损伤，直接影响此病的预后。

【CT 表现】

CT 表现主要有脑实质低密度、基底节及丘脑区对称性密度增高和颅内出血等。通常出生后 3 天内以脑水肿为主，或有颅内出血。如 2 周后仍有低密度灶存在，则与预后有一定关系。

1.脑实质低密度：根据脑白质低密度的分布范围可分为轻度、中度和重度，CT 值均在 18 HU 以下。

1)轻度：脑实质有小片状低密度区，好发于额叶或顶叶，呈对称性或非对称性分布。分布范围在两个脑叶以下，边缘不规则(图 2-8-42)。

2)中度：脑实质散在低密度影分布超过两个脑叶，灰白质界限模糊(图 2-8-43)。

3)重度：脑实质为弥漫性低密度影，灰白质界限消失，脑室变窄，甚至消失，基底节区及小脑密度可正常(图 2-8-44、图 2-8-45)。

2.基底节及丘脑区密度增高：密度增高为相对性，提示存在基底节及丘脑区损伤，可能为重度 HIE 的某些少见征象(图 2-8-45)，多伴有广泛性脑水肿或颅内出血。

3.颅内出血：是中、重度 HIE 的常见并发症。

1)脑室出血和室管膜下出血：多见于早产儿。主要与早产儿存在的胚胎生发层基质有关。前者表现为脑室腔内均匀一致的高密度，大量出血可形成脑室铸型。后者表现为侧脑室前角旁点片状高密度灶(图 2-8-43、图 2-8-46)。

2)脑实质出血：发生率低。CT 表现为斑点状或片状高密度影(图 2-8-47、图 2-8-48)。

3)蛛网膜下隙出血(SAH)：最为常见(图 2-8-44)。直窦和纵裂后部为最好发部位，呈条状、线状高密度，"空△征"或"Y"形、"M"形高密度为 SAH 特征性表现。"空△征"为直窦和窦汇出血与静脉窦对比下形成所致(图 2-8-48、图 2-8-49)；直窦和窦汇出血呈"Y"形，天幕缘出血形成"M"形，CT 值>40 HU。

4)硬膜下出血：多见于足月产伤儿。常发生于天幕周围、中线后部和大脑表面，表现为幕上或后颅窝颅骨下方高密度影，呈新月形或半弧形。

4.脑梗死：可分为脑室周围、皮质下和半球的局限性或大片状低密度梗死(图 2-8-49)。

5."反转征"：可分急性和慢性两种，是新生儿重度缺氧缺血性脑损伤的一种少见 CT 征象。表现为弥漫性脑白质和灰质的密度减低，伴有灰白质界限不清或消失，或灰、白质密度反转，而基底节、丘脑、脑干和小脑密度相对增高，称为 CT"反转征"。"反转征"一旦出现，高度提示脑组织有不可逆性脑损伤存在。预后大多不良，即使存活也会发生脑瘫或智力障碍等后遗症(图 2-8-50 至图 2-8-52)。

6.并发症：中度至重度 HIE 合并颅内出血者常有并发症存在，预后较差，如脑室扩张、脑室积水、脑皮质软化、脑穿通畸形和脑萎缩等，并出现相应的 CT 表现(图 2-8-53、图 2-8-54)。

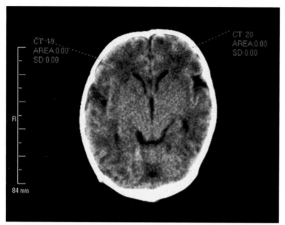

图 2-8-42　轻度 HIE

CT平扫示两侧额叶对称性不规则片状低密度区

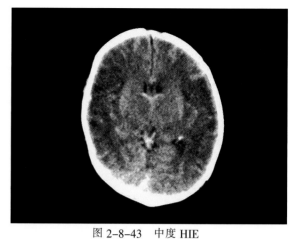

图 2-8-43　中度 HIE

出生后4 d,重度窒息,CT平扫示两侧额、颞叶片状低密度区,脑灰质与脑白质界限模糊,脑室轻度受压,侧脑室前角旁及天幕蛛网膜下隙有出血

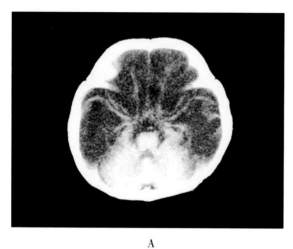

A

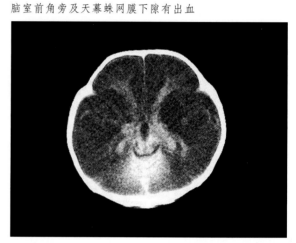

B

图2-8-44　重度HIE

A.B.患儿重度窒息,CT平扫示两侧额、颞、顶、枕叶广泛低密度区,灰质与白质界限消失,脑室受压变窄、消失,伴两侧侧裂池及天幕蛛网膜下隙出血

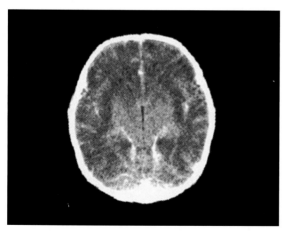

A

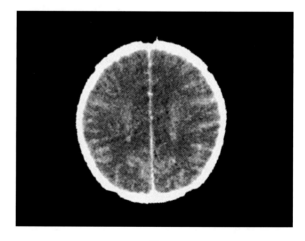

B

图 2-8-45　重度 HIE

A.B.出生后5 d,重度窒息,CT平扫示两侧脑组织广泛性脑水肿,基底节、丘脑及小脑密度相对增高,侧脑室受压消失

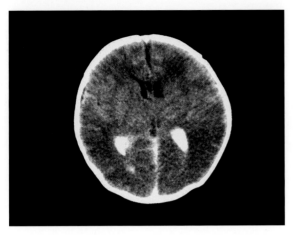

图 2-8-46　HIE 伴脑室出血

出生后 2 d,CT 平扫见两侧侧脑室后角大量出血,形成脑室铸型,并见纵裂后部积血

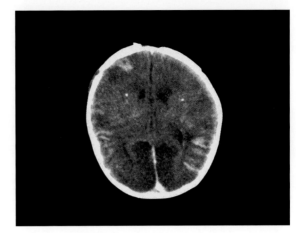

图 2-8-47　HIE 伴脑实质出血

出生后 2 d,CT 平扫见右额叶片状高密度出血灶伴两侧脑沟及纵裂后部积血,双侧枕叶对称性大片低密度区梗死

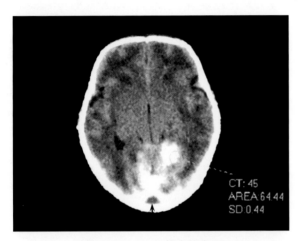

图 2-8-48　HIE 伴小脑出血

36 周早产儿,CT 平扫见小脑广泛斑片状高密度出血灶及天幕积血,直窦和窦汇蛛网膜下隙出血呈"空△征"(↑)

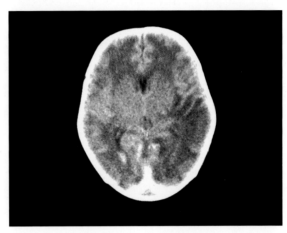

图 2-8-49　HIE 伴脑梗死

出生后 10 d,双胞胎中的小双,CT 平扫见左颞、枕叶大片低密度区,并见"空△征"

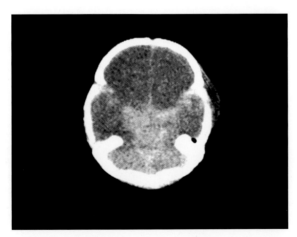

图 2-8-50　HIE 伴"反转征"

急性"反转征",出生后 4 d,重度窒息,CT 平扫见脑干和小脑呈高密度,两侧额、颞叶广泛性脑水肿

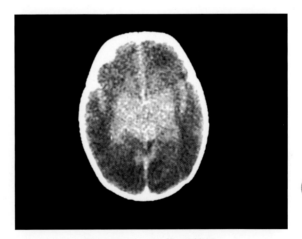

图 2-8-51　HIE 伴"反转征"

急性"反转征",出生后 6 d,重度窒息,CT 平扫大脑灰白质密度弥漫性降低,灰白质界限消失,两侧基底节及丘脑密度相对增高,侧脑室受压消失

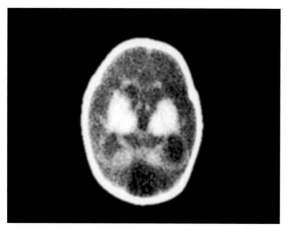

图 2-8-52　HIE 伴"反转征"

慢性"反转征",出生后57 d,重度窒息,CT平扫大脑实质广泛性低密度,以左颞、枕叶为著,CT值 3~4 HU。双侧基底节及丘脑高密度,CT值22~23 HU。两侧侧脑室明显扩大,伴室管膜显著增厚且呈高密度

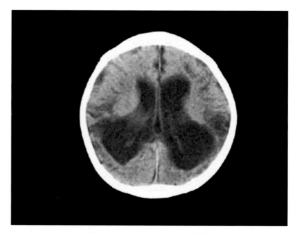

图 2-8-53　HIE 并发症

重度HIE,CT平扫见两侧顶叶局限性脑软化及双侧侧脑室明显扩大

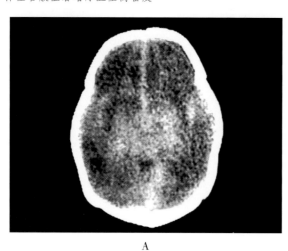

A

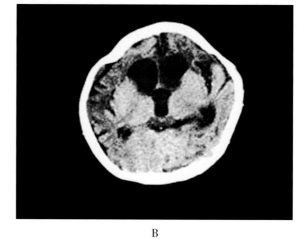

B

图 2-8-54　HIE 并发症

A.重度HIE,出生后5 d,CT平扫见两侧额、颞、枕叶广泛性密度减低;
B.5岁后,表现为两侧额、颞叶广泛性脑软化,脑沟、裂增宽,脑室扩大及小头畸形

二十一、婴儿晚发性维生素 K 缺乏症

婴儿晚发性维生素 K 缺乏症(delay vitamin K deficiency in infant)发病急,易并发颅内出血,是婴儿出血性疾病死亡的主要原因。当维生素 K 缺乏时,影响某些凝血因子的合成,导致凝血功能障碍性出血。维生素 K 缺乏多因肝脏病变或维生素 K 来源不足及吸收障碍所致。多为纯母乳喂养儿,发病日龄为出生后 15 天至 3 个月,90%发病在出生后 1~2 个月,延误治疗者预后不良,甚至死亡。

【诊断要点】

1.临床发病突然,出现嗜睡、抽搐及脑膜刺激等颅高压症状。

2.常发生鼻出血、便血、黏膜淤点、皮下淤斑及针刺部位出血不止等。

3.患儿可能患有肝胆疾患或有长期呕吐、腹泻史。

4.实验室检查:凝血时间(正常值试管法 4~12 min)及凝血酶原时间(正常值 12~15 s)明显延长。

5.腰椎穿刺:脑脊液为血性有助于诊断。

【CT表现】

1.颅内出血:常见为脑实质、蛛网膜下隙、硬膜下出血,多数为混合性出血。脑血肿一般较大,呈块状高密度区(图2-8-55)。有时硬膜下出血量大、范围广,具有一定的特征性(图2-8-56A)。蛛网膜下隙出血多见于纵裂池。

2.脑水肿:多为弥漫性。脑水肿程度和范围与颅内血肿部位、数量及大小有关。患侧脑室受压狭窄或消失(图2-8-56)。

3.脑疝:易发于大脑镰下疝,患侧脑室受压变小或消失,鞍上池、环池变窄,中线结构移位(图2-8-57)。

4.脑梗死:因大量出血压迫脑血管或血管痉挛、狭窄所致,表现为患侧脑实质大片均匀性低密度区(图2-8-56A、图2-8-57A、图2-8-57B)。

5.并发症:脑梗死和脑疝者预后大多较差,幸存者常发生脑软化、脑萎缩等,并出现相应的CT征象(图2-8-57C、图2-8-57D)。

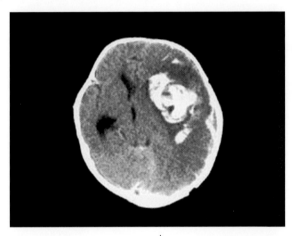
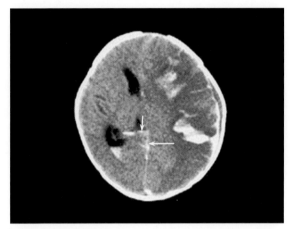

A   B

图2-8-55 婴儿晚发性维生素K缺乏症

A.B.出生后60 d,CT平扫见左颞叶大块状及片状高密度血肿和广泛性脑水肿,左颞部脑沟及硬膜下出血,同侧侧脑室前角、后角明显受压消失,中线结构明显右移,并见右侧脑室后角、大脑大静脉池(↑)及纵裂后部有积血(长↑)

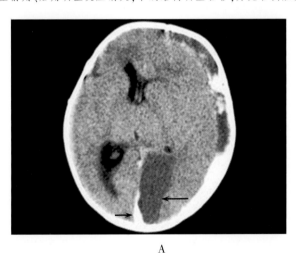
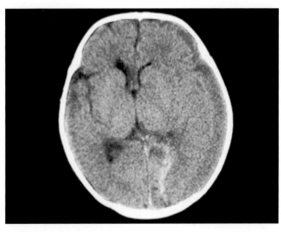

A   B

图2-8-56 婴儿晚发性维生素K缺乏症

A.CT平扫见左额、颞、枕部颅骨内板下方新月形混杂密度血肿,纵裂后部条状高密度出血(↑),枕叶近中线处见大片状低密度梗死灶(长↑),同侧侧脑室前角、后角受压消失,中线右移;

B.左额、颞、枕部硬膜下血肿吸收期,左枕叶见一长条状稍高密度出血灶,右颞、枕部见少量高密度硬膜下血肿

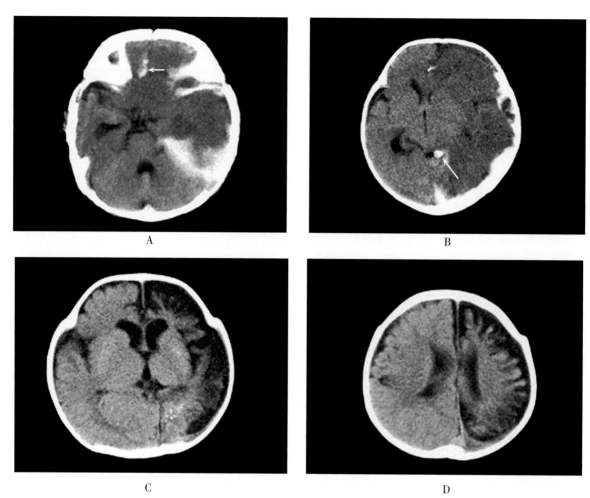

图 2-8-57　婴儿晚发性维生素 K 缺乏症

A.B.出生后 40 d,CT 平扫见左颞叶后部血肿及颞部硬膜下血肿,大脑纵裂前部(↑)及四叠体池亦见出血(长↑),左额、颞、枕叶低密度梗死及水肿区,左侧脑室受压变窄,中线结构明显右移;

C.D.治疗后 75 d 复查,左额、颞叶广泛性软化灶,局部脑沟及蛛网膜下隙明显增宽伴脑室系统扩大

二十二、维生素 B_1 缺乏性脑病

维生素 B_1 缺乏性脑病(encephalopathy of vitamin B_1 deficiency)是一种以累及神经系统为主的营养缺乏性疾病。主要发生于盛产稻米、母亲吃精白米的地区。好发于以母乳喂养的 1 岁以内婴儿,6~8 个月为多见。其神经系统病理改变主要为脑及脊髓充血、水肿变性,呈可逆性改变,主要引起双侧基底节及丘脑出现对称性低密度区。

【诊断要点】

1.急性突然发病,表现为精神萎靡、目光呆滞、抽搐、呕吐、声哑或失声等。

2.心功能不全者易突发心力衰竭。

3.体检:无脑膜刺激征,角膜色素环检查阴性。

4.临床上给予维生素 B_1 试验性治疗有效。

5.实验室检查:

1)硫胺素测定:血液、脑脊液和尿硫胺素含量降低。

2)丙酮酸和乳酸测定:血液中丙酮酸和乳酸含量增高。

3)脑脊液检查:常规及生化检查均正常。

【CT表现】

1.双侧基底节及丘脑对称性低密度区,其中豆状核受累最多,呈圆形、卵圆形、扇形或"八"字形(图 2-8-58、图 2-8-59)。

2.内囊、外囊和脑室旁白质区均可累及,也呈对称性低密度改变。

3.常伴脑室扩大、脑沟增宽(图 2-8-60)。

4.鉴别诊断:结合临床病史、体检及化验检查与 Leigh 病、Wilson 病、Parkinson 病、双侧基底节脑梗死、食用霉变甘蔗中毒以及黑质纹状体脑萎缩等疾病相鉴别。特别是血液及脑脊液的硫胺素含量测定是明确诊断的可靠依据,维生素 B₁ 试验性治疗有效则可以明确诊断。

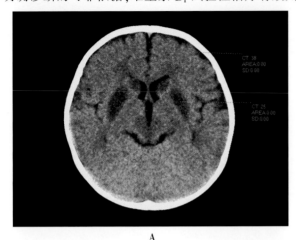
A

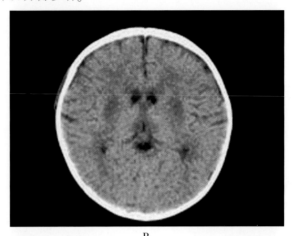
B

图 2-8-58　维生素 B₁ 缺乏性脑病

A.B.出生后9个月,CT平扫示双侧尾状核头部、豆状核及丘脑呈对称性低密度区,脑沟及蛛网膜下隙增宽

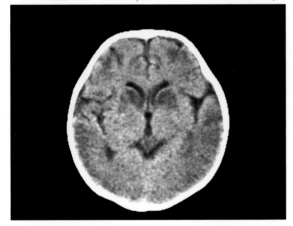

图 2-8-59　维生素 B₁ 缺乏性脑病

CT平扫示双侧尾状核头部、豆状核呈对称性低密度区,脑沟及外侧裂增宽

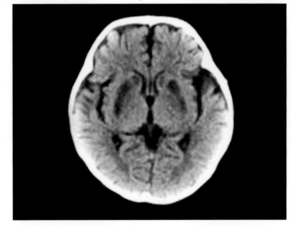

图 2-8-60　维生素 B₁ 缺乏性脑病

CT平扫示双侧尾状核头部、豆状核呈对称性低密度区,后者呈"八"字形,两侧外侧裂、纵裂前部及额、颞部蛛网膜下隙、脑沟增宽

二十三、急性中毒性脑病

急性中毒性脑病(acute toxic encephalopathy,ATE)是指机体内外各种中毒因素作用于中枢神经系统,导致脑功能不同程度障碍而出现的一系列症状。脑病理变化有弥漫性充血、水肿、点状出血、神经细胞变性、坏死及神经纤维脱髓鞘。其病因繁多,临床根据中毒原因不同将其分为:①感染中毒性脑病。②毒物中毒性脑病。毒物中毒性脑病是由于进入体内的毒素作用使脑血管通透性增加,产生急性弥漫性脑水肿。

【诊断要点】

1.症状和体征:

1)有感染性毒物接触史:患者在短时间内可接触大量毒物。

2)发病一般急骤,部分毒物中毒后也可有一定潜伏期,潜伏期为数小时至数天,有的甚至 2~3 周以后才出现全脑症状。

3)早期症状有头痛、头晕、嗜睡、恶心、呕吐等,然后有幻觉、意识障碍及颅内压增高征象,严重患者可以出现脑疝。

4)临床有不同程度的昏迷、抽搐、惊厥、意识障碍或大小便失禁等神经系统症状。

2.实验室检查:

1)脑脊液压力增高,偶见蛋白轻度增高。

2)急性有机磷农药中毒时,血胆碱酯酶活性降低。

3)急性一氧化碳中毒时,血中碳氧血红蛋白增加。

3.脑电图检查:常显示弥漫性病变:α 波减少,代之以 θ 波或 δ 波等慢波。

4.MRI 检查:大脑灰白质区多发斑片状长 T_1、长 T_2 信号影,DWI 呈高信号改变。病情较重时脑实质出现弥漫性水肿,灰白质均受累,脑沟裂及脑池变窄。

【CT 表现】

1.神经组织及血管周围急性弥漫性水肿,在 CT 图像上表现为脑实质密度减低,灰白质分界不清,脑室系统受压变小,脑沟及脑池消失,严重时全脑密度呈均一性减低(图 2-8-61 至图 2-8-63)。

2.局灶性脑水肿,表现为局部脑组织密度减低,边缘不清(图 2-8-64)。

3.部分病例合并蛛网膜下隙出血。

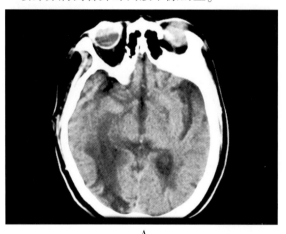

A   B

图 2-8-61 一氧化碳中毒性脑病

A.B.CT 平扫示两侧脑室旁脑白质密度弥漫性减低,灰白质分界不清,右侧枕叶局部脑灰质见低密度灶

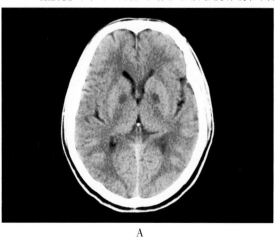
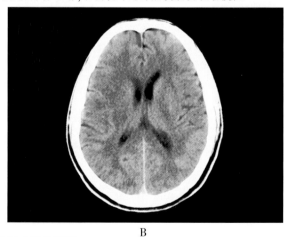

A   B

图 2-8-62 一氧化碳中毒性脑病

A.B.CT 平扫示两侧基底节区见对称性斑片样低密度灶

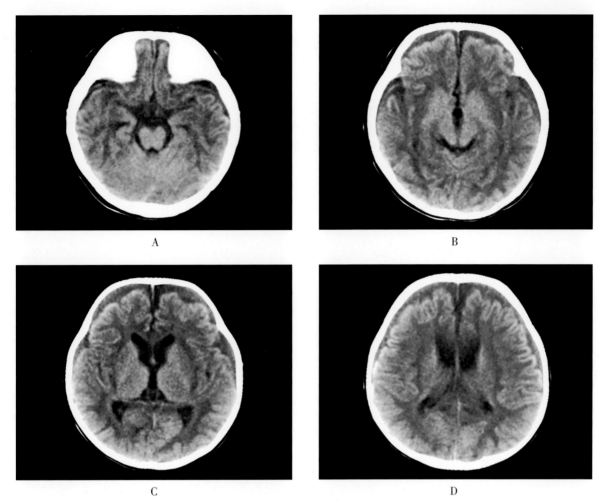

A　　　　　　　　　　　　　　　　　　B

C　　　　　　　　　　　　　　　　　　D

图 2-8-63　感染性中毒性脑病

A~D.CT平扫示两侧内囊见对称性低密度灶,灰白质均受累,两侧额颞顶部颅板下方见新月形液性低密度区,白质密度减低,灰白质分界不清

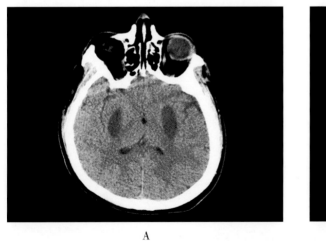

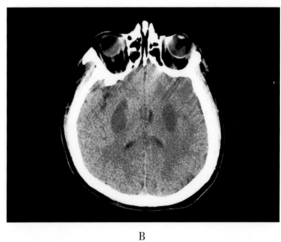

A　　　　　　　　　　　　　　　　　　B

图 2-8-64　霉变甘蔗中毒性脑病

A.B.CT平扫两侧基底节区见大片状低密度区,呈"八"字形,两侧对称

二十四、血管周围间隙

血管周围间隙(perivascular space,PVS)又称V-R间隙(Virchow-Robin space)。血管周围间隙指的是脑穿支血管由蛛网膜下隙进入脑实质时,邻近的软脑膜内陷在小血管周围(不包括毛细血管)形成的介于两层软脑膜之间的间隙;静脉周围的软脑膜薄,而且结构不完整,周围也有静脉周围间隙。直径<2 mm的V-R间隙可见于任何年龄,随着年龄的增长,V-R间隙增多、增大。血管周围间隙扩大是一种病理情况,扩大明显时直径>2 mm,但通常<5 mm。各年龄组之间发病率无明显差异,其发病机制至今不完全明确,可能与先天发育异常、血管退化异常、感染、血管炎症、脱髓鞘等因素有关。血管周围间隙好发生于前联合两侧、近大脑凸面半卵圆中心、脑干大脑脚及外囊,呈条形或线形、圆形或卵圆形,绝大多数无占位效应。血管周围间隙扩大常见于动脉硬化和高血压患者,常同时有脑萎缩的表现。

【诊断要点】

1.症状和体征:临床一般无症状,多为偶然发现,扩大的V-R间隙可以压迫周围脑组织,产生相应的临床症状。

2.根据大小将血管周围间隙分为3级,Ⅰ级:直径在2 mm以下;Ⅱ级:直径在2~3 mm之间;Ⅲ级:直径超过3 mm。按照血管间隙所在部位将V-R间隙分为三型,Ⅰ型:基底节型,随豆纹动脉经前穿支进入基底节前联合附近;Ⅱ型:大脑半球型,随髓质动脉进入大脑半球灰质,延伸至白质;Ⅲ型:中脑型,随来自大脑后动脉的穿支进入中脑。

3.MRI检查:MRI不同序列显示血管间隙信号与脑脊液信号完全一致,即T_1WI及FLAIR像呈低信号,T_2WI表现为高信号,DWI随b值的升高信号减低,而ADC图像显示为高信号,增强扫描无强化(图2-8-65B至图2-8-65D)。

【CT表现】

1.CT平扫仅能显示大血管周围间隙,圆形、类圆形,呈水样低密度,边缘清楚,增强扫描无强化(图2-8-65A)。

2.部位:位于前联合基底节水平(基底节下1/3)最多见,与穿支血管走行一致,可单侧发生,也可双侧发生,双侧基本对称。

3.形态:三角形、逗点状、裂隙状及类圆形,一般病灶的最长径与脑中线成50°~70°夹角。

4.边缘:边缘光滑、边界清楚。

5.大小及密度:Ⅰ级V-R间隙呈点状改变,在CT下常忽略,一般为脑脊液密度。

6.其他:无占位及负占位效应,增强扫描无强化。

7.鉴别诊断:根据好发位置、形态、边界、无占位效应及MRI信号变化与脑脊液一致等征象,诊断血管周围间隙并不困难。需要鉴别诊断的疾病主要是软化灶、寄生虫(囊虫、包虫)、脑室憩室等。

1)腔隙性脑梗死:是位于大脑皮质下深部或脑干的小梗死灶,就形态而言两者难以区分。楔形的空腔更倾向于腔隙性脑梗死,信号强度有助于鉴别,急性腔隙性脑梗死(12 h至7 d)在FLAIR和T_2WI表现为小的高信号灶,在T_1WI上呈低信号,在DWI上呈高信号,在ADC图像呈低信号。慢性腔隙性脑梗死T_2WI呈高信号,T_1WI呈低信号,FLAIR成像呈高信号或中央低信号、边缘因神经胶质增生而呈高信号。

2)脑软化灶:边界不如血管周围间隙清楚锐利,在FLAIR、DWI序列有时与脑脊液信号不完全一致。

3)脑室憩室:与脑室关系密切,单纯的囊肿亦常有占位效应,且多不伴穿支血管发生。

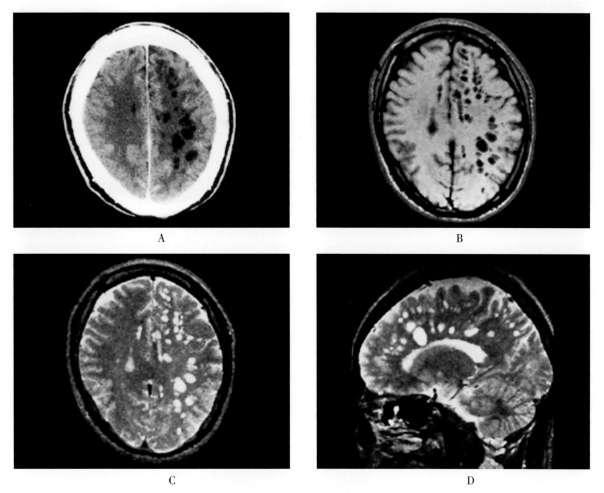

图 2-8-65 血管周围间隙扩大

A.CT 平扫两侧半卵圆中心见多发小圆形低密度灶,边缘清楚、光滑,左侧显著,呈簇状分布;

B~D.MRI 平扫 T_1WI 轴位像和 T_2WI 轴位像及矢状位像显示两侧半卵圆中心多个类圆形病灶,左侧显著,T_1WI 呈低信号,T_2WI 呈高信号

二十五、脑 积 水

脑积水(Hydrocephalus)是脑脊液生成或循环吸收过程发生障碍而致脑脊液量过多,压力增高,扩大了正常脑脊液所占有的空间,从而继发颅压增高、脑室扩大的总称。多发生在 2 岁之内的婴儿,可分为交通性和非交通性(梗阻性)脑积水两类。交通性是指脑脊液在脑表面的吸收受阻,非交通性是指脑室系统内的脑脊液循环阻塞。脑积水病因很多,常见原因:①先天畸形如中脑导水管狭窄,膈膜形成或闭锁等。②感染:胎儿宫内感染,如各种病毒、原虫和梅毒螺旋体感染性脑膜炎等。③出血:颅内出血后引起的纤维增生,产伤颅内出血吸收不良等。④肿瘤:可阻塞脑脊液循环的任何一部分,较多见于第四脑室附近,如脉络丛乳头状瘤。脑积水的病理改变为脑室系统逐渐扩大,脑实质变薄,以额叶处最明显,甚至穿破侧脑室与蛛网膜下隙相通。胼胝体、锥体束、基底节、四叠体、脉络丛及脑干等处均可因长期受压而萎缩。白质脱髓鞘变,神经轴受压变形,胶质增生及神经细胞退行性变等。

【诊断要点】

1.症状和体征:

1)临床症状并不一致,与病情变化出现的年龄、病理表现的轻重、病程的长短有关。

2)小儿多见头颅增大、囟门扩大、紧张饱满、颅缝增宽、落日目、呕吐、抽搐、语言及运动障碍、智力低下。

3）成人多见间断性头痛、头胀、头沉、头晕、耳鸣耳堵、视力下降、四肢无力等。

2.超声检查：头颅二维超声检查可见脑中线波无移位，而脑室系统扩大。

3.X 线检查：颅骨 X 线片可见颅腔扩大，颅骨变薄及颅缝分离。

4.MRI 检查：①脑室系统明显扩大，有时能查出脑积水原因；②扩大的侧脑室旁脑白质内常可见到间质性水肿，在 MRI 上较为明显，表现为 T_1WI 呈低或等信号，T_2WI 呈高信号，以 T_2WI 显示最清楚。

【CT 表现】

1.病变部位以上的脑室扩张。

2.扩大的侧脑室旁脑白质内有时可见到间质性水肿，表现为不规则的低密度。

3.脑积水的脑室扩张以侧脑室的角部和第三脑室较为明显和典型，尤其是侧脑室的颞角和额角，在扩大的同时变钝、变圆，犹如一充气的气球，其扩张力由内向外。第三脑室的扩大，首先映及视隐窝和漏斗隐窝。侧脑室的枕角扩大出现较晚，但对脑积水的诊断意义较大(图 2-8-66)。

4.鉴别诊断：脑积水有时需与因脑萎缩导致的相对脑室系统扩大相鉴别，脑萎缩者脑室系统扩大，脑沟增宽，没有脑室周围水肿征象。

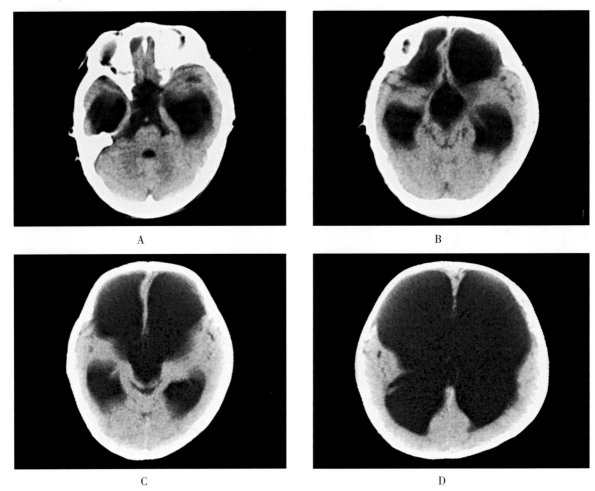

A

B

C

D

图 2-8-66 中脑导水管狭窄伴脑积水

A~D.CT 平扫示两侧侧脑室及第三脑室明显扩张、积水，第四脑室未见扩大。中线结构居中，未见明显移位

二十六、积水型无脑畸形

积水型无脑畸形(hydranencephaly)又称水脑畸形，是一种先天性前脑发育畸形。多见于婴幼儿，其发生率在新生儿中占 0.2%。本病病因不明，多数学者认为与脑血管供血障碍有关，推测系胚胎发育期颈

内动脉发育不全或闭塞致使大脑半球不发育。病理改变主要为额、颞、顶叶脑组织完全或大部分阙如,由充以脑脊液的囊性区域取代。

【诊断要点】

1.发生于婴幼儿。

2.症状和体征:

1)出生后头颅逐渐增大,常伴颅缝裂增宽,前囟饱满、扩大。

2)表情呆滞。肢体功能障碍、抽搐及自主神经功能紊乱。

3)吸吮困难及吞咽困难。常于3个月内死亡。

3.MRI检查:双侧或单侧额、颞、顶叶脑皮质灰质部分或几乎完全不存在或仅呈一层薄膜状,余均由脑脊液取代,大脑镰及部分枕叶存在,丘脑和基底核一般完整,小脑和脑干常发育正常或萎缩。

【CT表现】

1.两侧额、颞、顶叶脑实质几乎完全阙如,呈脑脊液密度区,巨大囊性病灶表面脑实质呈薄膜状,紧贴颅骨内板(图2-8-67至图2-8-69)。

2.双侧侧脑室、第三脑室消失,丘脑、基底节较为完整。小脑、脑干可发育正常。

3.中线可见完整的大脑镰和透明隔,第四脑室形态、大小、位置一般正常。

4.鉴别诊断:

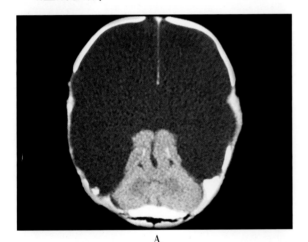
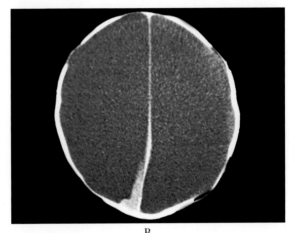

A   B

图 2-8-67　积水型无脑畸形

A.B.CT 平扫示两侧大脑半球呈巨大囊状低密度,双侧枕叶、右侧顶叶部分存在,双侧小脑半球存在

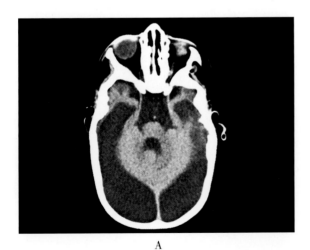
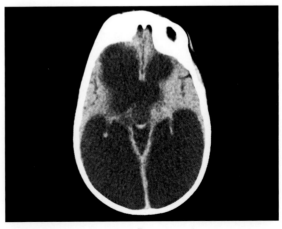

A   B

图 2-8-68　积水型无脑畸形

A.B.CT 平扫示两侧大脑半球呈液性密度,两额颞叶、海马部分存在,脑干及小脑发育正常

1)前脑无裂畸形(无脑叶型):常有端脑和间脑的严重发育不良,典型表现为无大脑间裂,单腔脑室,无纵裂、大脑镰、透明隔、胼胝体,仅在额区或枕区见到脑实质,后颅窝、第四脑室正常。

2)重度幕上脑积水:两侧侧脑室和第三脑室明显扩大,第四脑室一般正常,侧脑室周围见低密度影。

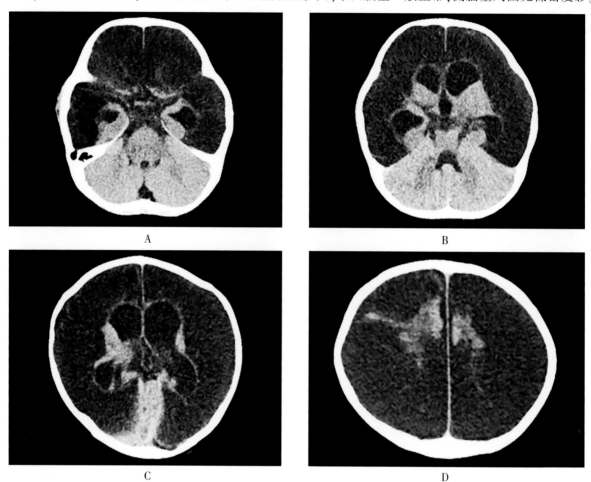

图 2-8-69 积水型无脑畸形

A~D.CT 平扫示两侧大脑半球呈液性密度,两额叶部分存在,脑干、基底节、小脑发育正常,大脑镰存在

二十七、多囊性脑软化

多囊性脑软化(polycystic encephalomalacia)是妊娠晚期、分娩过程中或出生后脑受到弥漫性损害而造成的,病变后期脑实质广泛性脑软化,其内有胶质间隔分隔开的大小不等的囊腔,而小脑半球、脑室周围的脑实质常保持正常,脑室结构尚存在。

【诊断要点】

1.多发生于新生儿。

2.有新生儿窒息史,有不同程度的神经缺陷。

3.MRI 检查:脑实质内见多发的大小不等的囊状长 T_1、长 T_2 病灶,其间有条状稍高信号的胶质增生相互隔开,T_1WI 显示更清晰;脑室结构完整。

【CT 表现】

1.脑实质内见大小不等的低密度软化灶(图 2-8-70),有时可见钙化。

2.脑室扩张,脑沟增宽,脑室结构完整。中线结构一般居中。

3.CT 增强扫描不强化。

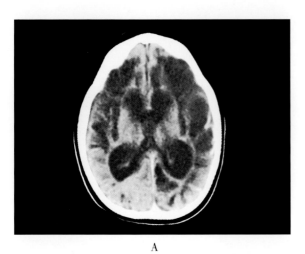 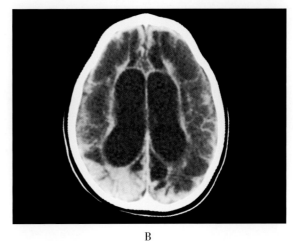

图 2-8-70　多囊性脑软化

A.B.CT 平扫两侧大脑半球内见大小不等的低密度软化灶,脑室扩张,脑沟增宽

二十八、脑　萎　缩

脑萎缩(brain atrophy)是指由各种原因导致脑组织发生器质性病变而产生萎缩的一种现象。本病多发生于 50 岁以上,病程可达数年至数十年,男性多于女性,可分为弥漫性脑萎缩(包括皮质萎缩、小脑萎缩及皮质、小脑、脑干萎缩)及局限性脑萎缩(多见于局限性脑器质性病变后如外伤、血管病、颅内局限性感染等)。病理上表现为脑组织体积缩小,细胞数目减少,脑室和蛛网膜下隙扩大。

【诊断要点】

1.多发生于老年人。

2.临床表现:弥漫性大脑皮质萎缩,以痴呆、智能减退、记忆障碍、性格改变、行为障碍为主。有的伴有偏瘫和癫痫发作。局灶性脑萎缩以性格、行为改变为主,小脑萎缩以语言障碍、肢体共济失调和意向性震颤为主。

3.MRI 检查:脑组织减少,体积缩小,致脑沟和脑裂增宽、深陷,脑室和蛛网膜下隙扩大。

【CT 表现】

1.脑组织体积缩小、脑室扩大。

2.大脑萎缩可见脑皮质与颅骨间隙增大,脑沟、裂增宽加深,脑回变平、缩小,侧脑室及第三脑室扩大,侧脑室前后角周围密度减低(图 2-8-71)。

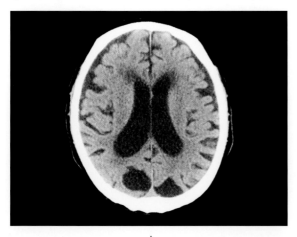 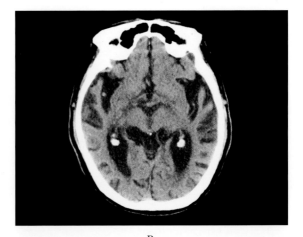

图 2-8-71　脑萎缩

A.B.CT 平扫示脑沟裂增宽,外侧裂池扩大,两侧侧脑室扩大

3.小脑萎缩时可显示小脑脑沟增宽加深,体积缩小(图2-8-72),小脑周围腔隙增大,第四脑室扩大。

4.如果有橄榄体桥脑小脑萎缩,在神经影像上可见脑干变细狭窄,周围腔隙增大、橄榄体变扁平或缩小伴小脑萎缩。

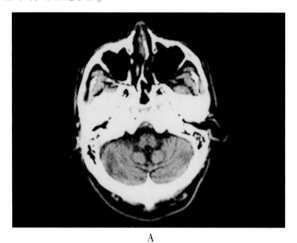 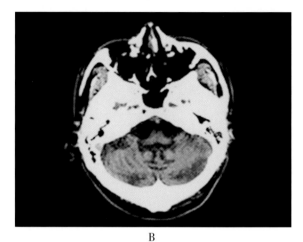

A   B

图2-8-72 小脑萎缩

A.B.CT平扫示小脑脑沟裂增宽,蛛网膜下隙扩大,桥前池扩大

二十九、新生儿低血糖脑病

新生儿低血糖是新生儿期最常见的代谢紊乱之一。低血糖严重且持续或反复发生,易引起低血糖脑病(hypoglycemic encephalopathy,HE),造成神经系统损伤,进一步导致患儿认知障碍、视觉障碍、枕叶癫痫、脑性瘫痪等后遗症。病因可以有糖原和脂肪贮存不足,耗糖过多,以及内分泌和遗传代谢性疾病等。

【诊断要点】

1.病史:母亲糖尿病、妊娠高血压病史,患儿有红细胞增多症、新生儿溶血病、窒息、感染、硬肿症等病史,尤其是早产儿、小于胎龄儿及开奶晚、摄入量不足的新生儿等。

2.新生儿临床表现:面色苍白、反应低下、抽搐、昏迷等,部分患儿可无明显症状。

3.实验室检查:全血血糖<2.2 mmol/L。

4.MRI检查:典型表现为双侧对称性顶枕叶皮质或皮质下T_1WI低信号、T_2WI高信号,DWI高信号。

【CT表现】

1.急性期表现为皮质和皮质下白质的脑水肿,脑水肿的低密度区在顶枕部最为严重(图2-8-73)。

2.慢性期表现双侧顶枕叶软化,皮质和皮质下白质萎缩。

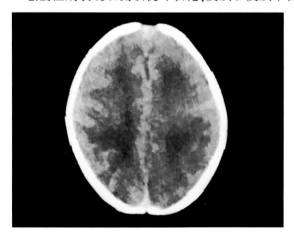

图2-8-73 新生儿低血糖脑病

CT平扫示两侧顶枕叶斑片状低密度改变

三十、低颅压综合征

低颅压综合征(intracranial hypotension syndrome,IHS)是由各种原因引起的侧卧位腰部蛛网膜下隙的脑脊液压力在 0.59 kPa(60 mmH$_2$O)以下,以体位性头痛为特征的临床综合征。低颅压综合征一般是由于脑体积的减少、脑脊液的减少或脑内血液量的减少形成颅内总的体积缩小而使颅压下降,及由此造成的一系列的临床表现。临床上常分为症状性低颅压和自发性低颅压。自发性低颅压综合征是指病因不明(无颅脑外伤、手术、脊髓穿刺等)、脑脊液压力减低而发生的综合征。

【诊断要点】

1.症状和体征:随体位变化的头痛,即坐立时头痛加剧,平卧时减轻,头痛常局限于顶枕部,多伴有恶心、呕吐和眩晕等症状。

2.腰椎穿刺:

1)脑外伤手术感染、中毒、失水、低血压脊膜膨出伴脑脊液漏等原因造成颅内低压,则诊为症状性颅内低压;无原因则为自发性颅内低压。

2)在正常呼吸下,侧卧位腰椎穿刺脑脊液压力低于 0.59 kPa(60 mmH$_2$O),腰椎穿刺后症状加重。

3.MRI 检查:是目前诊断本病首选的无创性检查,特征性影像学表现主要有硬脑膜弥漫性增厚、硬膜下积液或出血、垂体增大、静脉窦扩张、脑下垂等(图 2-8-74A、图 2-8-74B)。

【CT 表现】

1.平扫表现为脑组织肿胀,脑灰、白质分界清,脑池及脑室变窄,部分病例表现为双侧对称性硬膜下积液或硬膜下血肿。

2.增强扫描可见硬脑膜线样强化。

3.脊髓造影:常用于脑脊液漏定位诊断,MPR 可以多方位显示造影剂沿神经根越过椎间孔延伸到椎旁软组织内,呈条状、不规则片状的高密度造影剂积聚,硬膜腔外条片状造影剂积聚等。脊膜脑脊液漏主要分布在颈段和胸段,腰段少见(图 2-8-74C、图 2-8-74D)。

4.鉴别诊断:

1)高颅压综合征:可导致头痛、呕吐,多在活动站立后减轻,久卧后加重。常有眼底视神经乳头水肿、腰穿脑脊液压力高于正常。有时头颅 X 线或 CT 可见颅内高压的特殊改变。

2)蛛网膜下隙出血:发病更为突然,发病前常有诱因,头痛与体位关系多不明显且常伴有意识障碍,有时伴有脑神经麻痹特别是动眼神经麻痹,眼底检查有时有玻璃体下出血,脑脊液压力高,为均匀一致血性脑脊液。

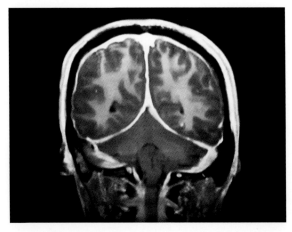
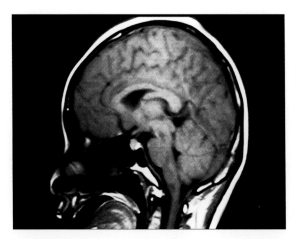

A   B

图 2-8-74　低颅压综合征

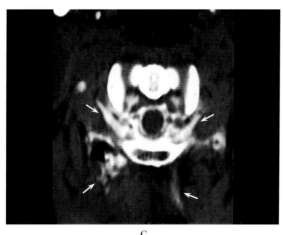

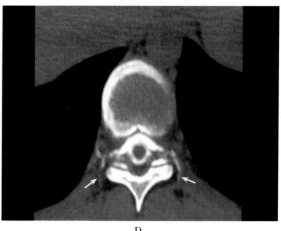

C   D

图 2-8-74　低颅压综合征(续)

A.B.MRI 增强示硬脑膜、脊膜弥漫性增厚,明显强化,垂体增大;

C.D.CT 脊髓造影示对比剂沿两侧神经根向外延伸,并在椎旁软组织内扩散(↑)

三十一、肝 性 脑 病

　　肝性脑病(hepatic encephalopathy,HE)是严重肝病引起的、以代谢紊乱为基础的中枢神经系统功能失调的综合征。主要临床表现为轻微的认知功能障碍,精神错乱和行为异常,睡眠障碍,扑翼样震颤,腱反射亢进,肌张力增高,锥体束征阳性,昏睡甚至昏迷。引起肝性脑病的原发病有重症病毒性肝炎、重症中毒性肝炎、药物性肝病、妊娠期急性脂肪肝、各型肝硬化、门-体静脉分流术后、原发性肝癌及其终末期,而以肝硬化患者发生肝性脑病最多见,约占 70%。诱发肝性脑病的因素很多,如上消化道出血、高蛋白质饮食、大量放腹水、药物、感染或手术创伤等。

【诊断要点】

　　1.病史:有严重的肝病和/或广泛的门-体分流(门静脉高压症或门体分流术后)的病史。

　　2.症状和体征:出现一系列精神错乱和行为异常、睡眠障碍、扑翼样震颤等神经、精神症状。

　　3.实验室检查:慢性肝性脑病多伴有血氨升高。

　　4.MRI 检查:急性期表现为双侧脑白质大片状 T_1WI 等或低信号,T_2WI 高信号,FLAIR 高信号。慢性期表现为双侧基底节区,尤其是双侧苍白球对称的 T_1WI 高信号。

【CT 表现】

　　1.急性期主要为脑水肿表现,脑内多发对称性较低密度影,后期呈低密度(图 2-8-75)。

　　2.慢性期表现为不同程度脑萎缩。

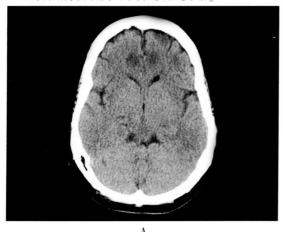

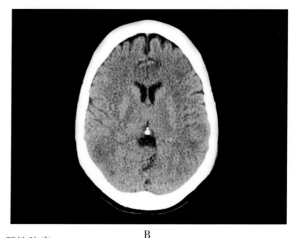

A   B

图 2-8-75　肝性脑病

A.B.CT 平扫示脑内多发低密度区,边缘不清,包括两侧额叶和颞叶后部

三十二、胆红素脑病

胆红素脑病(bilirubin encephalophathy)又称核黄疸,是由于新生儿时期有严重的高胆红素血症而致。胆红素通过血脑屏障进入大脑,引起中枢神经系统某些核团如基底神经节、脑干神经核的脑损害。本病预后差,死亡率较高,幸存者多伴有后遗症,如舞蹈手足徐动症、神经性耳聋、智力障碍等,且是不可逆转的。最典型的表现是对称性苍白球受累。

【诊断要点】

1.症状和体征:新生儿主要表现为疲倦、嗜睡、不肯吃奶、易激惹、尖叫、烦躁,甚至出现抽搐等症状,严重者可引起死亡。

2.实验室检查:血游离胆红素>342.0 μmol/L。

3.MRI 检查:

1)急性期典型表现为双侧苍白球对称性 T_1WI 高信号,部分可伴有丘脑腹外侧对称高信号,T_2WI 大部分无明显异常,少数为稍高信号。

2)慢性期主要表现为双侧苍白球 T_2WI 高信号,T_1WI 双侧苍白球多呈等信号(图 2-8-76)。

【CT 表现】

1.CT 扫描常无明显阳性发现。

2.诊断主要依靠 MRI 检查。

3.鉴别诊断:新生儿缺血缺氧性脑病(HIE)的患儿 MRI 表现为苍白球、壳核或背侧丘脑出现 T_1WI 高信号,以壳核或背侧丘脑为主。胆红素脑病多表现为双侧苍白球对称性 T_1WI 高信号。

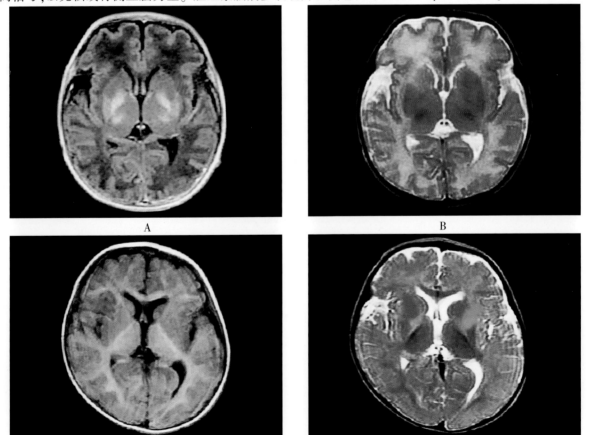

图 2-8-76 胆红素脑病

A.B.两侧苍白球 T_1WI 呈明显高信号,边缘清楚,T_2WI 呈稍高信号;

C.D.4 个月后复查,T_1WI 两侧苍白球未见明显异常信号,T_2WI 两侧苍白球呈高信号

三十三、甲状旁腺功能减退症和假性或假假性甲状旁腺功能低下

甲状旁腺功能减退症(hypoparathyroidism),简称甲旁减,系指各种原因引起的甲状旁腺激素(PTH)减少或结构异常或靶器官对其不反应的疾病,分为特发性甲旁减、手术后甲旁减、假性甲旁减,其共同表现均为低钙血症。此外,假假性甲旁减为一种具有假性甲旁减临床表现和基因异常的疾病,其血中 PTH 及血钙、血磷正常,有学者认为它是假性甲旁减的特殊类型。特发性甲旁减多与自身免疫异常及遗传缺陷有关,继发性甲旁减一般为手术损伤甲状旁腺或其血液供应所致,假性甲旁减为一种罕见的基因缺陷性疾病。本病可发生于任何年龄,有家族聚集倾向,男女比例无差异。

【诊断要点】

1.症状和体征:手足抽搐、癫痫发作、精神症状等。假性甲旁减具有典型的 AHO 畸形(表现为身材矮小、圆脸、第四掌骨短、肥胖及皮下钙化)、短指(趾)畸形及多发异位钙化。

2.实验室检查:血钙降低、血磷升高,除假性甲旁减外,其他甲旁减血 PTH 降低、尿钙降低;假假性甲旁减实验室检查多正常。

3.MRI 检查:双侧基底节区及脑室旁对称性异常信号,T_1WI 呈稍高或高信号,T_2WI 呈等或稍高信号,FLAIR 序列呈稍高或等信号,病灶周围无明确水肿及占位征象。

【CT 表现】

1.最常见尾状核、豆状核呈对称性分布的斑点、斑片状高密度影,在尾状核区呈倒“八”字征。

2.内囊区无钙化,呈“内囊空白征”。

3.双侧额、颞、顶、枕叶皮质下及皮髓质交界区和小脑齿状核可见钙化灶(图 2-8-77)。

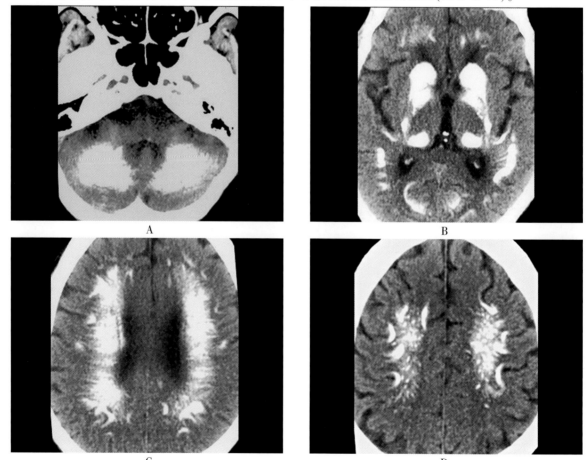

A   B

C   D

图 2-8-77　甲状旁腺功能减退症

A~D.CT 平扫示两侧小脑齿状核、基底节区、丘脑、皮质下白质区对称性高密度钙化灶,内囊区无钙化,呈“内囊空白征”

4.鉴别诊断:甲旁减亚型之间彼此需要鉴别。此外,尚需与 Fahr 病鉴别,后者临床可表现为智力低下、癫痫发作、手足抽搐,头颅 CT 亦见基底节区、丘脑、皮质下对称性钙化,但血 PTH、血钙、血磷正常,且无 AHO 畸形和手足畸形。

三十四、Fahr 病

Fahr 病(fahr's disease)又称特发性家族性脑血管亚铁钙沉着症或称家族性基底节钙化,它是以双侧基底节区、丘脑、小脑齿状核及皮质下中枢基本对称性钙质沉着为主要病理学特征的疾病。本病有家族发病倾向,多为常染色体显性或隐性遗传,亦可散发。可发生于任何年龄,无性别差异,以青春期或成人多见。

【诊断要点】

1.症状和体征:以神经及精神病学紊乱为主,主要表现有运动障碍、精神障碍、痴呆和认知损害、癫痫发作。症状常与脑内钙化严重程度呈正相关。如合并囊变时,可导致颅内压增高或局部压迫出现头痛、呕吐,如发生脑出血,则出现相应的神经系统症状。

2.实验室检查:血清、钙、磷和甲状旁腺激素指标均正常。肾小管对甲状旁腺激素反应功能正常。

3.X 线检查:偶见颅内对称性钙化灶。

4.MRI 检查:多数钙化灶 T_1WI、T_2WI 上均为低信号,少数 T_2WI 呈高信号,可能与胶质增生或结合水的含量有关。利用磁敏感加权成像技术(SWI)对钙化灶的检出率几乎与 CT 一致,同时 SWI 可以用来鉴别颅内钙化和铁沉积。

【CT 表现】

1.基底节钙化:主要累及苍白球、壳核、尾状核头及体部,呈"八"字形,为两侧对称性分布(图 2-8-78、图 2-8-79)。双侧大脑半球基本对称性钙化灶是本病最显著的表现。

2.丘脑钙化:呈对称三角形。

3.小脑齿状核钙化:呈括号形或不对称形片状钙化。

4.额、顶、颞、枕叶皮髓交界区呈对称性点状、片状或条带状钙化。

5.侧脑室体部旁"火焰"状、"骨针"状钙化。少数病例合并出血时呈高密度,CT 值测量在 50~94 HU 之间,出现囊变坏死则为水样密度。

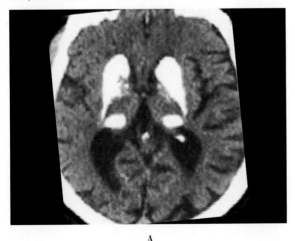
A

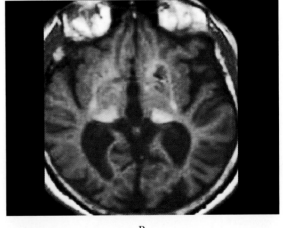
B

图 2-8-78　Fahr 病

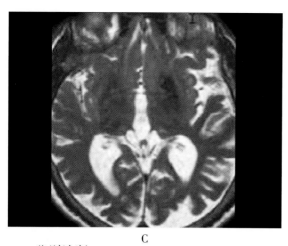

C

第二章 中枢神经

图 2-8-78 Fahr 病(续)

A.CT 平扫示两侧基底节区及丘脑对称性高密度钙化灶,脑沟裂增宽,脑室扩大;

B.C.MRI 平扫示对应 CT 钙化灶多呈长 T_1、短 T_2 信号,丘脑后结节呈短 T_1、短 T_2 信号

6.鉴别诊断

1)甲状旁腺功能减退症:影像上可表现为基底节区、丘脑、小脑齿状核和大脑皮髓质交界区钙化,但临床常有低钙性手足抽搐。实验室血生化检查为低血钙和高血磷,甲状旁腺激素减低。

2)假性甲状旁腺功能减退症:又称 Seabrignt-Bantams 综合征,为一种少见的显性遗传疾病,临床表现及影像表现与甲状旁腺功能减退相似,但血中 PTH 浓度正常或增高,且常伴矮小、智力障碍、圆脸、第四或第五掌骨短等。

3)结节性硬化:多表现为室管膜下多发的胶质结节或结节钙化,钙化斑的特征为沿侧脑室外侧分布,多突向侧脑室内,直径一般在 10 mm 以下,有的可因胶质纤维化的牵拉使侧脑室扩大,临床多有面部皮脂腺瘤及智力低下。

4)双侧基底节区生理性钙化:一般发生于中老年人,无明显临床症状,多为检查时偶然发现。

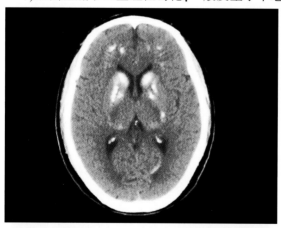

A

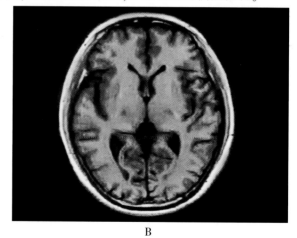

B

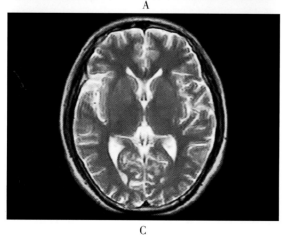

C

图 2-8-79 特发性家族性脑血管亚铁钙沉着症

A.CT 平扫示两侧基底节区、丘脑及皮质下区对称性高密度钙化灶,脑沟裂增宽,脑室扩大;

B.C.MRI T_1WI 和 T_2WI 对应 CT 显示的钙化灶多呈不均匀低信号

(刘　斌　鲍家启　赵小英　刘文冬　李红文)

第九节　椎管内病变

一、正常CT影像

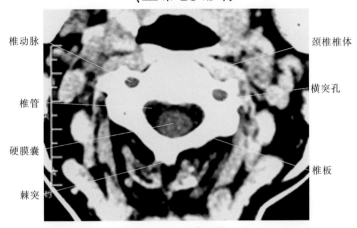

椎动脉　　　　　　　　　　　颈椎椎体
椎管　　　　　　　　　　　　横突孔
硬膜囊
棘突　　　　　　　　　　　　椎板

图 2-9-1　正常颈椎

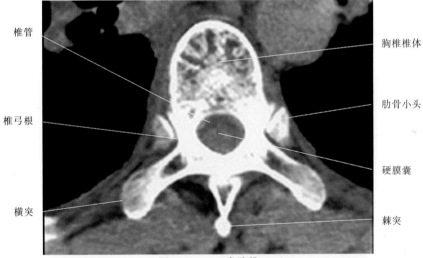

椎管　　　　　　　　　　　　胸椎椎体
椎弓根　　　　　　　　　　　肋骨小头
横突　　　　　　　　　　　　硬膜囊
　　　　　　　　　　　　　　棘突

图 2-9-2　正常胸椎

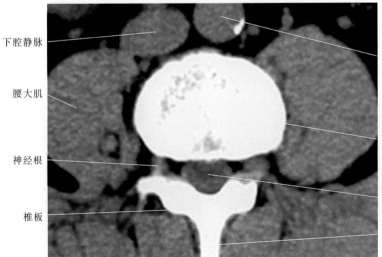

下腔静脉　　　　　　　　　　腹主动脉
腰大肌
神经根　　　　　　　　　　　腰椎椎体
椎板　　　　　　　　　　　　硬膜囊
　　　　　　　　　　　　　　棘突

图 2-9-3　正常腰椎

二、脊髓内占位性病变

椎管内肿瘤约占中枢神经系统肿瘤的 15%,按生长部位可分为脊髓内、脊髓外硬膜下和硬膜外肿瘤三种,其中以脊髓外硬膜下肿瘤为常见,占 60%~75%,其他两类各占 15%。临床上较多见的脊髓内肿瘤有胶质瘤和血管母细胞瘤。胶质瘤是指来源于神经胶质细胞的肿瘤,即肿瘤起源于星形细胞、少突神经胶质细胞和室管膜细胞。临床上以室管膜瘤最常见,其次为星形细胞瘤。室管膜瘤以膨胀性生长为主,肿瘤与邻近脊髓组织分界清楚。星形细胞瘤和少突神经胶质瘤以浸润性生长为主,病变与正常组织分界不清。MRI 是检查椎管内肿瘤最为理想的方法,对相邻组织的侵害程度显示更直观。

(一)室管膜瘤

脊髓内室管膜瘤(ependymoma)好发于中央管以及终丝的室管膜细胞,以位于脊髓后部为多。占脊髓内肿瘤的 60%,发病年龄为 20~60 岁,男性多见。绝大多数为良性,少数可恶变,好发部位为腰骶段,呈膨胀性生长。肿瘤可发生种植转移和脊髓空洞改变。

【诊断要点】

1.见于 20~60 岁成年人,男性居多。

2.脊髓内室管膜瘤生长缓慢,早期可无症状。

3.肢体出现渐进性麻痹、疼痛,压迫脊髓和神经根时可出现神经根痛,可出现不完全或完全性运动障碍症状和大小便障碍。

4.脑脊液检查:脑脊液动力学测定即奎肯试验呈阳性者达 97%。脑脊液蛋白明显增高者达 88%。

5.X 线检查:

1)脊柱平片:直接征象为肿瘤钙化,在胶质瘤中很少见。间接征象是椎管扩大、椎弓根间距加宽等。

2)X 线脊髓造影:脊髓增粗,但无移位。蛛网膜下隙部分梗阻时,对比剂呈对称性分流,完全梗阻时呈大杯口状梗阻,两侧蛛网膜下隙均匀变狭窄或完全闭塞。

6.MRI 检查:对脊髓内病变的显示明显优于 CT 扫描,可较 CT 更加清晰地显示肿瘤的大小、形态和位置,对诊断和治疗都有着非常重要的价值(图 2-9-4A)。

【CT 表现】

1.室管膜瘤位于脊髓内,呈梭形,长轴与脊髓平行,也可呈跳跃式多发病灶。肿瘤可呈实性或囊实性。

2.脊髓呈梭形肿大,周围蛛网膜下隙呈对称性狭窄。增强扫描示瘤体强化,均匀或不均匀。囊性部分为肿瘤坏死液化区或邻近组织发生空洞,不强化(图 2-9-4B)。

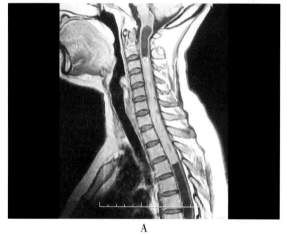
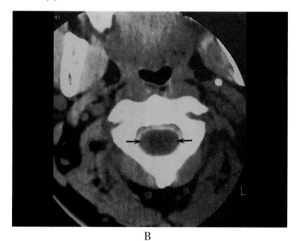

A   B

图 2-9-4 脊髓室管膜瘤

A.MRI扫描矢状位清晰地显示肿瘤大小、形态和位置;

B.CT脊髓造影显示C_2水平脊髓明显增粗(↑),周围蛛网膜下隙狭窄,脊髓密度尚均匀

3.矢状面重组可进一步显示肿瘤的大小、形态等。

4.伴发脊髓空洞症时,CT平扫示低密度改变,CT脊髓造影延迟扫描可见脊髓空洞的延迟充盈。椎管可扩大。

(二)星形细胞瘤

脊髓内星形细胞瘤(astrocytoma)多为纤维性星形细胞瘤,以浸润性生长为主,病变与正常脊髓分界不清,可同时累及多个脊髓节段,肿瘤可发生坏死囊变;可伴发脊髓空洞形成。

【诊断要点】

1.好发于30~60岁,男女比例为1.5:1,病情发展快,病程短。

2.好发部位在颈胸髓交界处。

3.可出现肢体渐进性麻痹、疼痛、神经根痛或不完全性/完全性运动障碍以及大小便障碍。

4.X线和脑脊液检查:参见室管膜瘤。

5.MRI检查:在T_1WI呈等或略低信号,囊变及坏死区呈低信号;在T_2WI呈高信号,增强扫描明显强化。

【CT表现】

1.脊髓内星形细胞瘤可多灶性发生,但大多相互连续累及多节段。

2.CT轴位扫描病变脊髓呈梭状不规则增粗,增粗段与正常段之间分界不清(图2-9-5、图2-9-6)。

3.瘤体可为实性及囊实性,因其呈浸润性生长,边界不清。

4.增强扫描肿瘤可不均匀强化。CT不能区分肿瘤的良恶性。

5.CTM对上述改变显示较平扫更加清楚(图2-9-5、图2-9-6),伴发脊髓空洞时可见空洞延迟充盈对比剂。

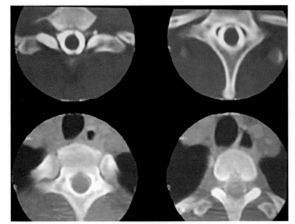

图2-9-5 脊髓星形细胞瘤

CT脊髓造影显示上胸段脊髓增粗,累及数个节段,相应水平蛛网膜下隙对称性狭窄。椎体骨质结构无破坏

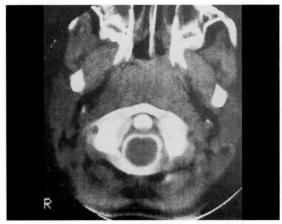

图2-9-6 脊髓星形细胞瘤

CT脊髓造影C_2水平脊髓明显增粗,密度均匀,周围蛛网膜下隙明显狭窄

(三)血管母细胞瘤

血管母细胞瘤(hemangioblastoma)又称血管网状细胞瘤(angioreticuloma),是一种有遗传倾向的良性肿瘤,占椎管内肿瘤的1%~7%,1/3的患者为Von Hipple-Lindau综合征患者。发病年龄一般小于40岁,无性别差异。血管母细胞瘤多位于髓内,也可位于硬膜下或硬膜外。病理上血管母细胞瘤多为囊性,有附壁结节,肿瘤血管丰富,有较粗的引流静脉,有时可见囊壁钙化。

【诊断要点】

1.症状和体征:有感觉、运动障碍和疼痛,病史较长,多为数年。

2.实验室检查:脑脊液动力学检查多为阳性。

3.X线检查:脊髓造影显示脊髓局部膨大呈梭形,可见杯口状充盈缺损,硬膜囊呈对称性狭窄。

4.MRI 检查:肿瘤多位于脊髓背侧,典型者呈"大囊小结节"表现。肿瘤实性部分 T_1WI 呈等或低信号,T_2WI 呈高信号,增强明显强化。肿瘤内及附近有匍匐性流空血管信号,可伴有范围较大的脊髓空洞。

【CT 表现】

1.脊髓增粗,肿瘤处呈低密度,边界不清。

2.增强扫描可见实性结节明显、均匀强化,邻近可伴有迂曲扩张的血管影(图 2-9-7 至图 2-9-9)。

3.典型者呈"大囊小结节"改变,结节位于脊髓背侧。

4.鉴别诊断:

1)室管膜瘤:20~40 岁男性多见,好发于腰骶部、脊髓圆锥和终丝。CT 平扫与血管母细胞瘤表现相似,脊髓增粗更加明显,部分病例在肿瘤上下极可见出血的高密度影,增强扫描可见肿瘤均匀或不均匀强化。

2)星形细胞瘤:儿童常见,好发于颈胸交界处。肿瘤范围较广,平扫呈边界不清的低密度,增强扫描不均匀轻度强化。

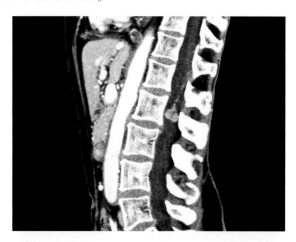

图 2-9-7　血管母细胞瘤

腰段水平椎管内可见结节状明显强化灶,

上方可见条状高密度血管影

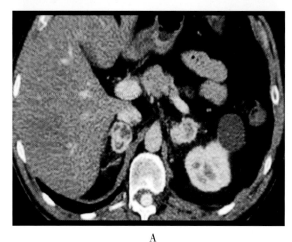

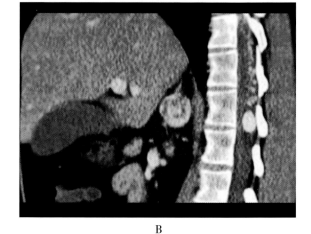

A　　　　　　　　　　　　　　　B

图 2-9-8　血管母细胞瘤

A.B.CT 增强扫描示椎管内高密度强化结节,相应部位上部可见迂曲的引流血管;两侧肾

上腺见不均匀强化结节,为嗜铬细胞瘤

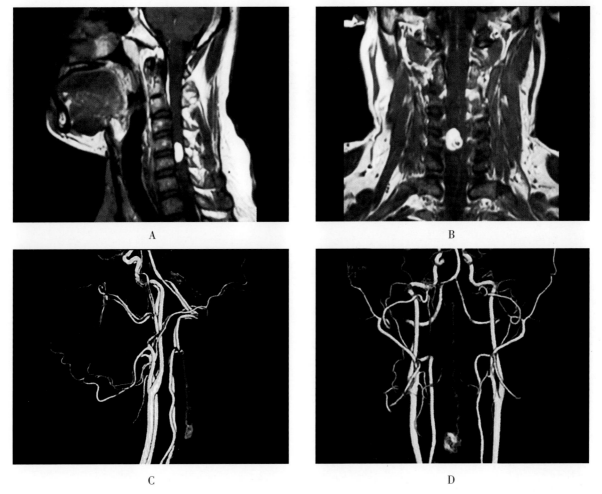

图 2-9-9　血管母细胞瘤

A.B.MRI 增强扫描示病灶位于 $C_5 \sim C_6$ 水平脊髓腹侧偏右,明显强化;

C.D.CTA 显示脊髓内异常血管染色,病灶由右侧椎动脉发出的脊髓支供血

三、脊髓外硬膜下占位性病变

(一)神经鞘瘤

神经鞘瘤(neurinoma)起源于神经鞘膜的施万细胞,是椎管内最常见的肿瘤,属良性肿瘤,占所有椎管内肿瘤的 29%。大多单发,也可多发,生长于髓外硬膜下的脊神经根及脊膜,呈哑铃状骑跨在脊膜内外,可发生于椎管内任何节段,以中上颈段和上胸段多见。肿瘤多为实质性,呈圆形或椭圆形,有分叶,有完整包膜,边缘清楚,较大时可发生囊变、出血。

【诊断要点】

1.好发于 20~50 岁,病程进展较缓慢,女性略多。

2.大多数患者早期有神经根痛,以后逐渐出现感觉异常。

3.可出现四肢无力、运动障碍表现,晚期有括约肌功能紊乱症状。

4.腰椎穿刺:脑脊液蛋白含量明显增高,动力学检查有梗阻表现,且都早于临床症状的出现。

5.X 线检查:

1)脊柱平片:

(1)直接征象主要是神经鞘瘤钙化斑阴影,很少见。

271

(2)间接征象是指肿瘤压迫椎管及邻近骨结构而产生的相应改变,包括椎弓破坏、椎弓根间距加宽、椎间孔扩大等。椎间孔扩大虽在脊膜瘤也可以见到,但如扩大明显者或发现有2~3个椎体改变,常提示本病的可能性大。

2)X线脊髓造影:脊髓外硬膜下肿瘤可见肿瘤侧蛛网膜下隙增宽,对侧变狭,阻塞端呈杯口状。

6.MRI 检查:具有诊断价值。肿瘤多呈T_1WI低信号、T_2WI高信号,增强扫描有强化。

【CT 表现】

1.CT 平扫肿瘤呈圆形实质性肿块,肿瘤密度与脊髓相比呈稍高密度,分界多不清,脊髓受压移位。

2.肿瘤易向椎间孔方向生长,导致肿块呈哑铃状生长于椎管内外,受肿瘤压迫,可见局部椎管及椎间孔扩大,椎体骨质吸收破坏等(图2-9-10)。

3.增强扫描静脉期肿瘤可出现不同程度的强化,均匀度不及脊膜瘤,囊变区不强化。

4.CT 脊髓造影可以显示肿瘤压迫脊髓的情况,肿瘤水平周围蛛网膜下隙狭窄,肿瘤侧上下节段蛛网膜下隙增宽,矢状面或冠状面重组可以显示软组织密度肿块及脊髓受压移位的程度(图2-9-10)。

5.鉴别诊断:脊膜瘤易出现钙化,向椎间孔侵犯者较少,很少出现哑铃状改变。

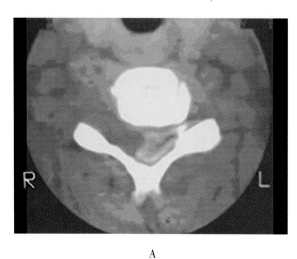 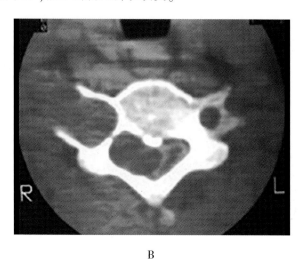

A   B

图 2-9-10　神经鞘瘤

A.B.CTM显示肿瘤呈哑铃状软组织肿块,密度均匀,脊髓受压变形移位,相应水平周围
蛛网膜下隙狭窄,局部椎管及椎间孔扩大,椎体骨质吸收破坏等

(二)神经纤维瘤

椎管内神经纤维瘤(neurofibroma)的起源、生长部位及形态与神经鞘瘤相似。可单发或多发。多发性神经纤维瘤称为神经纤维瘤病,可于头颈部及全身出现多发性结节状肿块,皮肤有咖啡色素斑沉着。生长于椎管内的神经纤维瘤,其临床表现及症状与神经鞘瘤相同。

【CT 表现】

CT 平扫和 CTM 检查,其表现与神经鞘瘤相似,两者难以区分,但其增强扫描强化不明显(图2-9-11、图2-9-12)。但在椎管内神经纤维瘤仅占两者总数的1%,在椎管外两者发生率相似,神经鞘瘤略多。

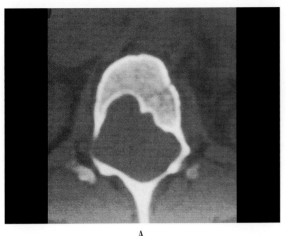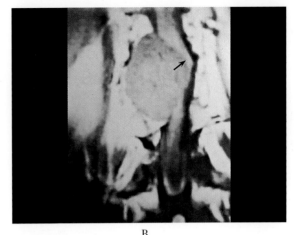

A　　　　　　　　　　　　　　　　B

图 2-9-11　神经纤维瘤

A.CT平扫见椎管明显扩大,其内呈软组织密度,密度均匀;
B.MRI冠状位扫描显示肿瘤明显压迫并推移脊髓(↑),椎管扩大

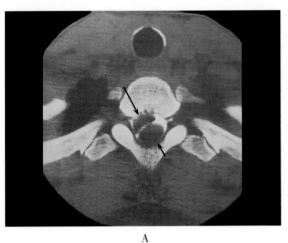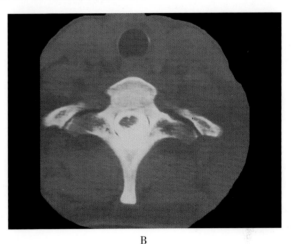

A　　　　　　　　　　　　　　　　B

图 2-9-12　神经纤维瘤

A.B.CTM显示于硬膜囊内可见肿瘤呈卵圆形充盈缺损(↑),脊髓明显受压变
形,向右前移位(长↑)。肿瘤上方同侧蛛网膜下隙增宽

(三)脊膜瘤

　　脊膜瘤(spinal meningioma)约占所有椎管内肿瘤的25%。2/3 以上发生于中年,发病年龄高峰在 30~50 岁,女性略多。多源于脊膜蛛网膜杯状细胞,少数生长在神经根。主要位于胸段(70%),其次为颈段(20%),腰段少见。肿瘤常单发,较小,呈圆形,可钙化。肿瘤位于髓外硬膜内,生长缓慢。约5%的肿瘤呈哑铃状跨硬膜生长。

【诊断要点】

1.发病年龄高峰为 30~50 岁。肿瘤生长缓慢,病程长,女性略多见。

2.肿瘤增大压迫神经根出现局部疼痛,有定位意义。感觉障碍为下肢远端感觉改变,继而向上发展。

3.有运动障碍,锥体束损害出现早而显著;括约肌障碍出现晚。

4.X 线和脑脊液检查:参见第二章第九节中有关神经鞘瘤的内容。

5.MRI 检查:能清晰地显示肿瘤与周围结构及硬膜的关系,肿瘤表现为 T_1WI 低或等信号,T_2WI 高信号。

【CT 表现】

1.CT 平扫示脊髓外硬膜内软组织肿块,呈等密度或稍高密度表现,有时可见不规则钙化灶。

2.病灶水平蛛网膜下隙狭窄,其上下方的蛛网膜下隙增宽,脊髓不同程度地受压(图2-9-13)。少数肿瘤也可跨硬膜呈哑铃状生长,椎管和椎间孔可扩大。

3.增强扫描病灶呈中度强化。

4.CT脊髓造影较平扫更好地显示肿瘤与脊髓和周围组织的关系。

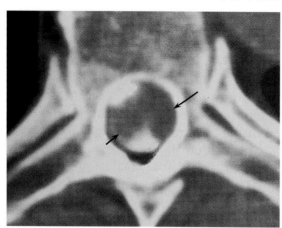

图 2-9-13　脊膜瘤

CTM见硬膜囊内肿瘤致充盈缺损(↑),脊髓受压明显移位(长↑)

四、脊髓外硬膜外占位性病变

(一)转移瘤

椎管内硬膜外肿瘤绝大多数为恶性肿瘤,多位于硬膜外腔的后方和外后方。肿瘤常偏一侧生长,表现为硬膜外腔的软组织肿块,可有椎管梗阻、脑脊液循环障碍的表现。有时还可出现相应椎体骨质的改变。转移瘤(metastatic tumors)是椎管内硬膜外腔的常见恶性肿瘤,其转移途径为:经动脉播散,经椎静脉播散,经淋巴系统播散,邻近肿瘤直接累及,经蛛网膜下隙播散。

【诊断要点】

1.多见于老年人,病程进展较快,有原发病灶的病史。多来自肺癌、肾癌和乳腺癌等。

2.椎管内转移瘤绝大多数发生在硬膜外(95%)。多发生于胸段,腰段次之,颈段最少。

3.最常见的症状是疼痛,多在局部;可以出现程度不一的脊髓压迫症状和体征。

4.脑脊液检查:绝大多数患者有不同程度的梗阻,蛋白含量常有增高,细胞数大多正常。

5.X线检查:

1)脊柱平片:可见程度不一的椎体和附件的骨质破坏。

2)X线脊髓造影:硬膜外肿瘤,对比剂在患处变细,并与硬脊膜一起移向肿瘤对侧,蛛网膜下隙两侧均变窄,阻塞端呈横截状或梳齿状。

6.MRI检查:可进一步了解病变的范围、性质等。

【CT表现】

1.CT可以清晰地显示椎体和附件的骨质破坏改变,同时可以显示椎管内硬膜外软组织肿块,密度均匀或不均匀。

2.肿瘤多位于硬膜囊的后方或后外侧方,硬膜囊受压并向对侧移位,蛛网膜下隙狭窄(图2-9-14)。

3.增强扫描肿瘤可有不同程度的强化。

4.CT造影对硬膜囊和脊髓的受压移位显示优于平扫(图2-9-14)。矢状面重组图像对肿瘤的上下范围的显示较好。

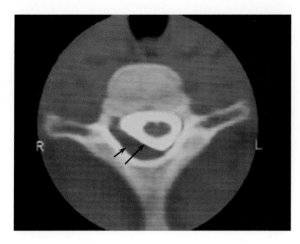

图 2-9-14　硬膜外转移瘤

　　CTM见椎管右后方硬膜外间隙增宽,其内可见软组织肿块(↑),硬膜囊和脊髓明显受压并向对侧移位(长↑),蛛网膜下隙宽窄不一。相应水平椎体骨质结构未见破坏

(二)椎管内淋巴瘤

　　椎管内淋巴瘤(lymphoma)多位于硬膜外,包括原发性椎管内淋巴瘤和全身淋巴瘤侵入的继发性椎管内淋巴瘤两类,多见于成人,平均发病年龄约 40 岁,男女无明显差异。原发性椎管内淋巴瘤少见。

　　【诊断要点】

　　1.症状和体征:首发症状为背痛,可出现程度不一的脊髓和神经根压迫症状。

　　2.实验室检查:大部分患者有不同程度的椎管梗阻,脑脊液蛋白含量增高,细胞数正常。

　　3.X 线脊髓造影:梗阻面呈梳齿状,病侧蛛网膜腔内移,其外缘与椎弓根内间距增宽。

　　4.MRI 检查:常包绕硬膜囊纵向浸润性生长,T_1WI 呈等或稍低信号,T_2WI 呈稍高信号,增强扫描呈轻至中度均匀性强化。

　　【CT 表现】

　　1.CT 平扫可显示椎管内硬膜外的软组织肿块,密度均匀,边界较清晰。

　　2.增强扫描呈中等程度均匀强化。

　　3.病灶可包绕硬膜囊呈纵向浸润性生长。

　　4.鉴别诊断:转移瘤:椎管内硬膜外的最常见肿瘤,可单发或多发,密度均匀或不均匀,增强扫描可有不同程度的强化,强化多不均匀,相邻骨质结构可有破坏。

五、急性脊髓炎

　　急性脊髓炎(acute myelitis)大多为病毒感染引起的自身免疫性疾病,或为因中毒、过敏等原因所致的脊髓炎症。主要由流感病毒、带状疱疹病毒、狂犬病毒等感染所致,发病前常有发热、全身不适或上呼吸道感染症状等。急性起病,可发病于任何年龄,青壮年常见,无性别差异。以胸段脊髓最常见。

　　【诊断要点】

　　1.症状和体征:发病前数日常有发热、全身不适或上呼吸道感染的症状,急性期发病表现为双下肢麻木、无力,病变节段束带感或神经痛,进而发展为脊髓完全性横贯性损害。

　　2.实验室检查:外周血白细胞计数正常或轻度升高。脑脊液检查压力不高,脑脊液可见白细胞,蛋白含量正常或轻度升高,糖和氯化物含量正常。

　　3.X 线脊髓造影:无明显阳性表现。

　　4.MRI 检查:病变段脊髓内见斑片状长 T_1、长 T_2 信号,边界不清,增强扫描无强化或有斑片状轻度强化。

　　【CT 表现】

　　1.病变多位于胸段或颈段脊髓,范围较大,通常累及多个椎体节段。

2.病变段脊髓有不同程度增粗,轮廓光整,与正常脊髓呈逐渐过渡。

3.病变脊髓内见斑片状稍低密度影,边界不清,增强扫描无强化或有斑片状轻度强化。

4.鉴别诊断:主要与脊髓内肿瘤相鉴别。

脊髓内肿瘤:脊髓增粗不如前者明显,肿瘤边界较清楚,强化程度比脊髓炎明显。常见的室管膜瘤可在肿瘤上下缘见"帽征"。

六、脊髓空洞症

脊髓空洞症(syringomyelia)为脑脊液通过室管膜的裂损聚积于中央管旁,周边无室管膜壁。好发于25~40岁,男性较女性略多见。其形成原因可分为先天性、退行性、外伤后和肿瘤性四种。

【诊断要点】

1.脊髓空洞症最常见于颈段与胸段脊髓。外伤性脊髓空洞部位常与损伤部位相关。

2.典型的临床症状为感觉分离,痛、温觉消失,触觉存在;四肢肌力弱或肌肉萎缩,上肢深反射减弱甚至痉挛性瘫痪,约80%的患者主诉下肢肌力弱或僵硬,近50%的患者主诉相应部位疼痛。

3.部分患者可合并其他畸形。

4.可继发于蛛网膜下隙出血、脑膜炎、脑膜种植性转移癌、髓内肿瘤及髓外占位性压迫等。

5.MRI 检查:能清楚准确地诊断本病,表现为长 T_1、长 T_2 信号的空洞,是目前最好的一种检查方法。

【CT 表现】

1.CT 扫描:可见病变的脊髓呈对称性增粗,脊髓内可见边界清楚的低密度囊腔,CT 值同脑脊液。病史长的患者可见脊髓萎缩。

2.CTM:椎管内注射对比剂后即刻扫描,可见病变脊髓呈圆形低密度充盈缺损,延迟1~6小时可见对比剂进入空洞内,病变脊髓呈不均匀环形低密度充盈缺损,内外边缘光滑。部分脊髓空洞需在脊髓造影后 8 小时以上对比剂才能进入并使之显影(图 2-9-15、图 2-9-16)。

3.CT 脊髓造影:冠状与矢状重组图像可更清晰地显示病变范围,还可同时显示相关畸形(图 2-9-15B)。

4.伴发脊髓内肿瘤时,脊髓不规则膨大,密度不均,空洞壁可较厚。外伤后脊髓空洞症常呈偏心性,其内可见分隔。

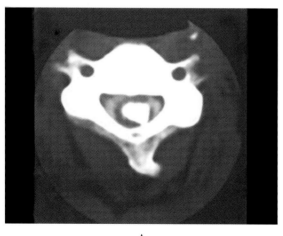 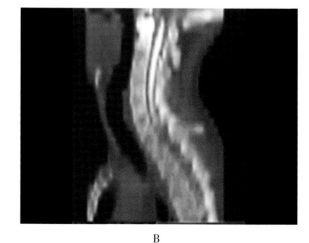

A   B

图 2-9-15 脊髓空洞症

A.B.CTM轴位可见脊髓增粗,周围蛛网膜下隙对称性狭窄,延迟扫描见对比剂进入脊髓中央空洞内;
B.重组矢状位可以清晰显示空洞的上下范围

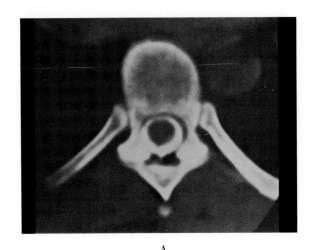
A

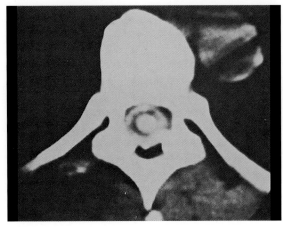
B

图2-9-16　脊髓空洞症

A.B.CTM轴位可见脊髓增粗,周围蛛网膜下隙对称性狭窄,延迟扫描见对比剂进入脊髓中央空洞内

七、脊柱脊髓先天性畸形

(一)脊柱裂

脊柱裂(spina bifida)是由于胚胎背侧的骨和神经组织不能在中线闭合所致。根据有无内容物突出,分为显性脊柱裂和隐性脊柱裂。显性脊柱裂包括脊髓膨出、脊髓脊膜膨出、脂肪脊髓膨出、脂肪脊髓脊膜膨出等多种类型;隐性脊柱裂指仅有椎骨后部附件融合失败,而无椎管内容物的膨出,可伴有表面皮肤异常、脊髓栓系、椎管内脂肪瘤、背部皮毛窦、脊髓纵裂等。

【诊断要点】

1.症状和体征:主要表现为背部软组织肿块或皮肤异常,可出现不同程度的下肢迟缓性瘫痪,膀胱、直肠功能障碍和脊柱侧弯等。

2.实验室检查:无特殊异常表现。

3.超声检查:能够评价泌尿系受累程度。

4.X线检查:平片可显示脊柱缺损。

5.MRI检查:是诊断神经管闭合不全、脊柱裂、脊髓栓系、椎管内脂肪瘤、背部皮毛窦等的主要方法。

【CT表现】

1.清晰地显示脊柱缺损的部位和范围(图2-9-17)。

2. 显性脊柱裂可见椎管内结构自骨质缺损处向外囊状膨出,囊内可含脑脊液、脊髓、马尾等,可合并皮下脂肪瘤(图2-9-18)。

3.脊髓栓系时,圆锥位于 L_2 水平以下,并固定于椎管后部,无明显腰骶膨大。

4.背部皮毛窦表现为脊髓管状结构连于椎管和皮下。

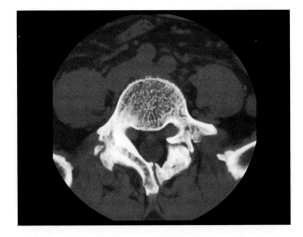

图 2-9-17　隐性脊柱裂

CT平扫骨窗示 L_5 椎板裂和左侧峡部裂

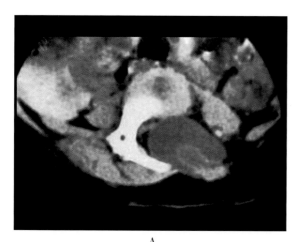
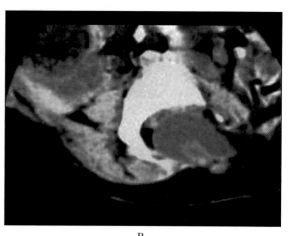

A   B

图 2-9-18　脊柱裂

A.B.CT 平扫示 L$_2$ 椎体左侧椎板阙如,L$_2$~L$_3$ 水平左侧椎管内脂肪瘤

(二)脊髓纵裂

在胚胎时期,由于神经管闭合障碍,脊髓或者椎管发育畸形,使脊髓分裂为左右两部分,称为脊髓纵裂(diastematomyelia)。多见于婴幼儿和少年,偶见于成年人,发生率很低。可伴有椎体畸形、脊柱侧弯等畸形。

【诊断要点】

1.症状和体征:脊髓纵裂临床上可无明显症状,但部分患者有脊髓栓系综合征,包括下肢感觉、运动障碍及疼痛,严重者可出现下肢瘫痪和大小便功能障碍。

2.实验室检查:无特殊异常表现。

3.X 线检查:X 线平片可见到局部椎管扩大或椎体畸形。

4.MRI 检查:MRI 扫描可明确显示脊髓纵裂的部位、范围,硬膜囊缺损,脊髓最低位置等,可显示其间的骨嵴和脊髓纵裂的关系。

【CT 表现】

1.CT 扫描显示椎管形态的异常扩大,完全性分裂者形成两个硬膜囊,之间有纤维软骨分隔或骨性分隔;不完全分裂者两个半脊髓位于同一个硬膜囊之内(图 2-9-19 至图 2-9-21)。

2.多伴有显著的脊柱畸形,如半椎体、蝴蝶椎、大块融合椎等。

3.一般并发脊柱裂。

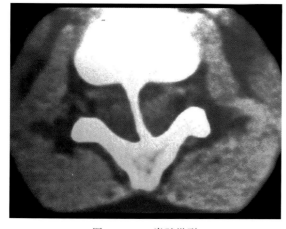
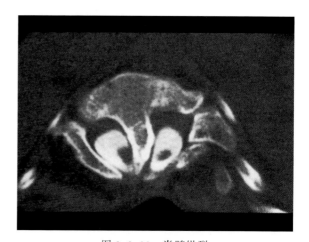

图 2-9-19　脊髓纵裂　　　　　　　　　　　　　图 2-9-20　脊髓纵裂

CT 平扫显示椎管形态异常,完全性分裂,形成两个　　CTM 检查显示椎管形态异常扩大,完全性分裂,形
硬膜囊,中间有骨性分隔　　　　　　　　　　　　成两个硬膜囊,中间有骨性分隔

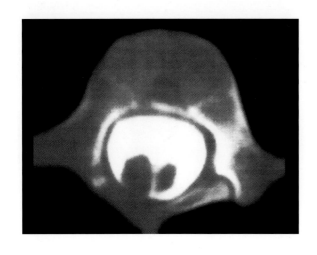

图 2-9-21　脊髓纵裂

CTM 检查显示椎管形态异常扩大,两个半脊髓位于同一个硬膜囊之内

(三)脊髓低位栓系

脊髓低位栓系(low-lying tethered spinal cord)是由于各种先天和后天原因引起的脊髓或圆锥受到牵拉,产生一系列神经功能障碍和畸形的综合征。由于脊髓受牵拉多发生在腰骶髓,常引起圆锥异常低位,故又称低位脊髓。脊髓和脊柱末端的各种先天性发育异常均可导致脊髓栓系,如隐性脊柱裂、脊膜膨出、脊髓脊膜膨出、脊髓终丝紧张、腰骶椎管内脂肪瘤、先天性囊肿等。除了前述各种先天性因素外,腰骶部脊膜膨出术后粘连亦可导致脊髓再栓系。

【诊断要点】

1.症状和体征:腰骶部皮肤隆突或凹陷,可能伴有分泌物或感染;多毛发;多伴有隐性脊柱裂、皮毛窦、脊膜膨出和皮下脂肪瘤等。脊髓栓系使脊髓末端发生血液循环障碍,从而导致相应的神经症状,如行走异常,下肢力弱,踝变形(马蹄内翻足),下肢、会阴部和腰背部的感觉异常及疼痛,尿潴留。

2.实验室检查:无特殊异常表现。

3.超声检查:能够评价泌尿系受累程度。

4.X 线检查:可确定有无脊柱裂。

5.MRI 检查:MRI 是诊断脊髓栓系的主要方法,诊断标准为脊髓末端(圆锥)位置低于 L_2 水平,终丝增粗。

【CT 表现】

1.CT 脊髓造影能够发现脊髓圆锥位置异常和/或终丝增粗。

2.CT 平扫能够筛查有无脊柱裂、皮毛窦、脊膜膨出、皮下脂肪瘤等(图 2-9-22、图 2-9-23)。

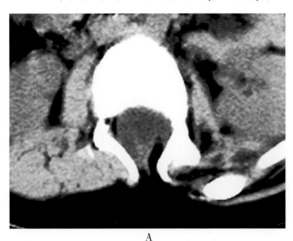

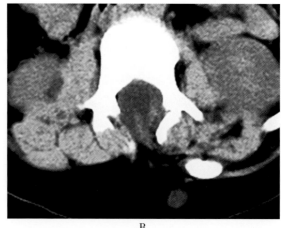

A　　　　　　　　　　　　　　　　　B

图 2-9-22　脊柱裂伴脊髓栓系

第二章　中枢神经

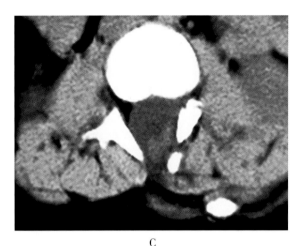 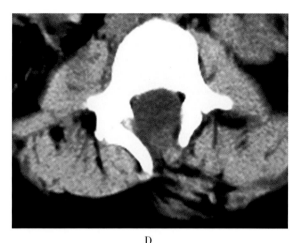

C   D

图 2-9-22　脊柱裂伴脊髓栓系(续)

A~D.CT 平扫示脊髓圆锥低位,马尾神经短,呈聚拢状进入神经根袖

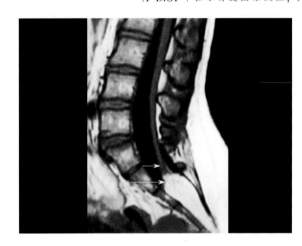

图 2-9-23　隐性脊柱裂伴脊髓栓系及脂肪瘤

MRI 平扫 T_1WI 矢状位示脊髓低位(↑),并可见与脊髓末端粘连的高信号脂肪(长↑)

(刘　斌　赵小英　刘文冬　李红文　朱友志)

第三章 五官与颈部

第一节 检 查 方 法

一、轴 位 扫 描

患者取仰卧位,眼部扫描多以听眶下线(约与听眦线呈−10°交角)为基线向头侧扫描,一般扫描层厚为 3 mm,显示眶内细微结构需用<2 mm 的层厚做薄层扫描;鼻咽部扫描以听眶下线为基线向足侧以 5 mm 层厚扫描;耳部以外耳道下缘向头侧以 2 mm 层厚扫描;喉和颈部扫描常用 5 mm 层厚扫描;涎腺扫描平面与听眦线平行,层厚 5 mm,上缘至外耳道上缘,下缘至下颌角水平。若采用多层螺旋 CT 扫描,层厚应更薄。

二、冠 状 位 扫 描

患者可取仰卧或俯卧位,头过伸或过仰,扫描基线与听眶下线垂直,根据需要选择层厚 3~5 mm,必要时选层厚 1.5~2 mm 做薄层扫描。多层螺旋 CT 颌面部容积扫描,薄层重组后行冠状位 MPR 可获得体位标准的清晰图像,既易于患者摆放体位,又使患者无头过伸或过仰的不适。

三、增 强 扫 描

主要用于平扫后诊断不明确的软组织病变或血管性病变,或使平扫发现的病变显示得更加清楚。

(高 斌 李劲松)

第二节 眼 和 眼 眶

一、正常眼部解剖和CT影像

1.眼眶:骨性眼眶由额骨、上颌骨等 7 块颅面骨组成,形似四边椎体,由 4 个壁、2 个裂和 1 个视神经管组成。内壁由上颌骨额突、泪骨、筛骨板和蝶骨体组成,骨质菲薄,易发生爆裂性骨折,同时也是感染和肿瘤易累及的部位。外壁由额骨、颧骨和蝶骨大翼组成。上壁由额骨水平板、蝶骨小翼构成。下壁由颧骨和上颌骨的眶面和腭骨眶突组成。2 个裂为眶上裂和眶下裂。视神经管由蝶骨体和蝶骨小翼围成,是视神经和眼动脉通过的骨性管道(图 3-2-1)。

2.眼球:位于眼眶前部,由眼球壁和球内容物组成。眼球壁为厚度均匀的环形结构,称为眼环,共有三层结构,由内层向外层依次为视网膜(内膜)、色素膜(中膜)和纤维膜(外膜)。眼球内容物包括晶状体、玻璃体和房水。CT 上眼环和晶状体分别表现为环状和梭形高密度影,而玻璃体和房水表现为低密度。

　　3.眼的附属结构:由眼外肌、视神经、泪器以及眶内的脂肪、血管、神经和淋巴等组成(图 3-2-2)。眼外肌包括 4 条直肌和 2 条斜肌。眼肌在 CT 横断位和冠状位上可清晰显示(图 3-2-3 至图 3-2-8)。视神经在 CT 上呈带状软组织影,宽 3~4 mm,全长 35~50 mm,从球后的视乳头至视交叉,分为眶内、神经管和颅内三段。眶内脂肪由肌锥分为锥内和锥外两个部分,CT 上为均匀的低密度区,CT 值在 -80~-20 HU,可使眶内产生良好的自然对比。泪器包括泪腺和鼻泪管,泪腺位于眼眶外上方的泪腺窝内,CT 上为均匀的软组织密度,鼻泪管位于泪腺下方,沿上颌骨的骨性管道开口于下鼻道。

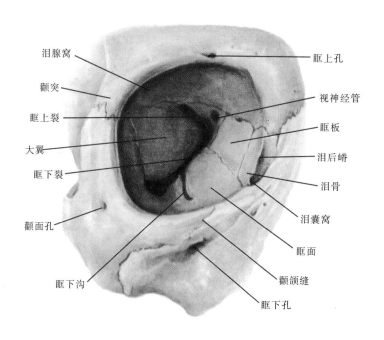

图 3-2-1　眼眶(前面)

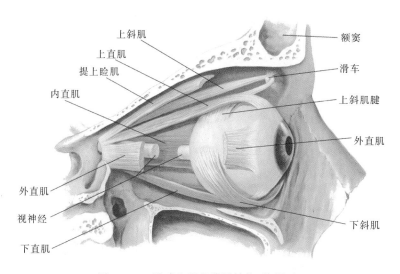

图 3-2-2　眼球和眼的附属结构(外侧面)

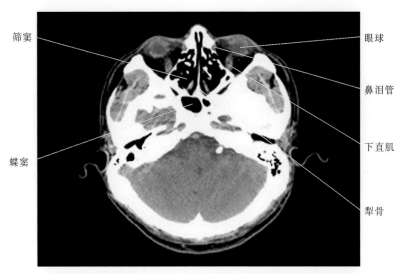

筛窦

蝶窦

眼球

鼻泪管

下直肌

犁骨

图 3-2-3　CT 轴位眼眶下部层面

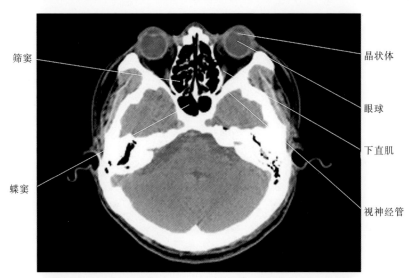

筛窦

蝶窦

晶状体

眼球

下直肌

视神经管

图 3-2-4　CT 轴位第二层面

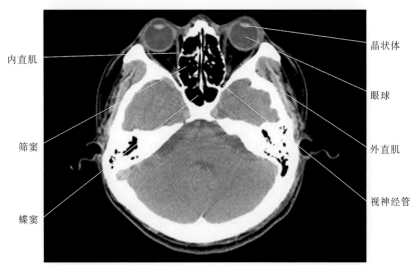

内直肌

筛窦

蝶窦

晶状体

眼球

外直肌

视神经管

图 3-2-5　CT 轴位第三层面

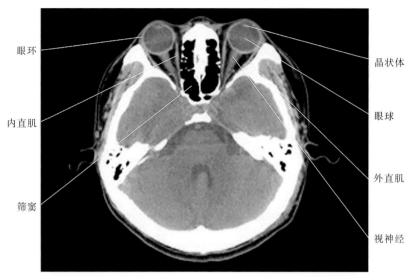

图 3-2-6　CT 轴位第四层面

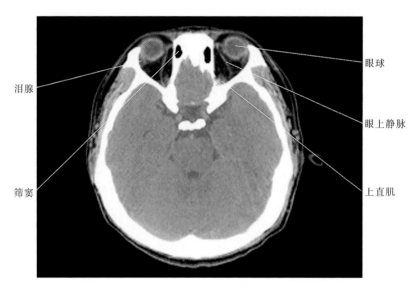

图 3-2-7　CT 轴位第五层面

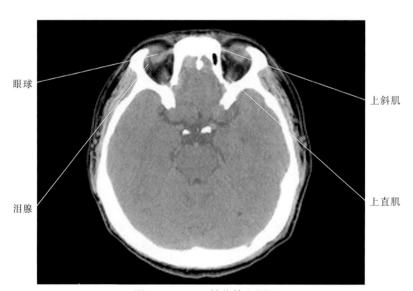

图 3-2-8　CT 轴位第六层面

二、肿瘤性病变

（一）泪腺癌

泪腺癌（lacrimal gland carcinoma）是泪腺最常见的恶性上皮源性肿瘤，肿瘤起源于泪腺腺泡的分泌细胞或导管肌上皮，以40岁以上的中老年人多见。起病迅速，为高度恶性，肿瘤向周围呈浸润性生长。病理上泪腺恶性上皮样肿瘤分为恶性混合瘤、腺样囊性癌、腺癌、黏液表皮样癌和多形性低度恶性腺癌，其中以腺样囊性癌最多见，占泪腺原发上皮源性肿瘤的8.1%~15.4%。

【诊断要点】

1.泪腺窝内触及迅速增大的肿块，肿瘤沿眼眶外侧壁生长，较易引起眼眶的骨质破坏。

2.眼睑肿胀、突眼并伴有疼痛。

3.肿瘤可侵犯视神经，引起视力下降，并可通过眶壁向颅内蔓延。

4.X线平片：泪腺窝扩大，密度增高，有时周围可见骨质破坏。

5.MRI检查：T_1WI呈不均匀等低混杂信号；T_2WI呈高信号，增强扫描病灶呈不均匀强化。

【CT表现】

1.CT扫描可见泪腺区形态不规则、边界不清楚、密度不均匀的软组织肿块，有时可见不规则钙化（图3-2-9）。

2.肿瘤位于眼眶的外上方，故压迫眼球向内向下移位。

3.增强扫描示病灶不均匀强化，强化程度较显著，非强化部分多为液化坏死区。

4.眶壁骨质破坏，有时肿瘤可侵犯颅内，形成眶颅交通。

5.鉴别诊断：泪腺良性混合瘤为泪腺区圆形或卵圆形肿块，密度均匀，边界清晰，增强后表现为轻至中度强化，眼眶骨质可发生受压性改变，但无骨质破坏。

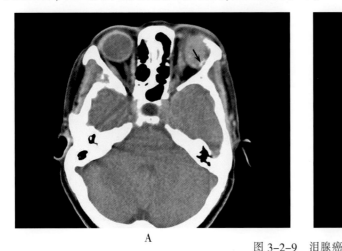
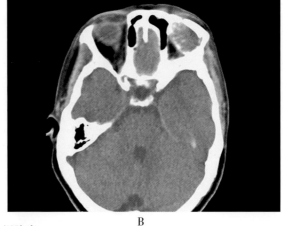

A　　　　　　　　　　　　B

图3-2-9　泪腺癌

A.B.CT平扫见左侧泪腺区软组织肿块，其内见多发钙化（↑）眼球受压下移，左侧泪腺窝扩大

（二）视网膜母细胞瘤

视网膜母细胞瘤（retinoblastoma）是婴幼儿最常见的眼球内原发恶性肿瘤，98%的患儿为5岁以下儿童，95%的患儿为3岁以下儿童，偶见于成人。单侧发病多见，双侧发病约占1/3，后者与遗传因素有关，6%为常染色体显性遗传。肿瘤起源于视网膜内颗粒层，特点是多中心起源，每只眼内可有3~5个小肿瘤生长，可在眼内扩张、种植。瘤组织内常有广泛的坏死及钙盐沉着。临床主要表现为"白瞳症"。特征性病理改变为瘤细胞菊形团的形成。病理以混合生长型最常见。

【诊断要点】

1.症状和体征：

1)出现瞳孔黄光反射，表现为"白瞳症"的特点，这是由于白色肿块在晶状体后部发生光反射的结果。

2)可出现斜视，视力逐渐减退，甚至丧失。

3)继发性青光眼：由于玻璃体受肿块挤压、晶状体-虹膜隔前移、房水流出受阻等因素引起眼压升高所致。此外，虹膜新生血管也可引起闭角型青光眼。

4)晚期可向颅内蔓延，也可发生骨髓、肝脏和淋巴结等远处转移。

5)视网膜母细胞瘤属偶可自愈的少数恶性肿瘤之一，其表现为肿瘤坏死、机化、缩小，并可见钙化灶。

2.X 线平片：眼眶内可见沙粒状或斑片状钙化，并可见视神经孔扩大。

3.超声检查：显示玻璃体边缘或腔内圆形、类圆形或不规则形光团，其内回声强弱不等、大小不一，有钙化处可出现强回声光团并伴有声影。彩色多普勒血流频谱成像 (color doppler blood flow spectrum imaging,CDFI)可见瘤体丰富的红色血流，主要来自视网膜中央动脉，有搏动性。

4.MRI 检查：T_1WI 为中低信号，高于正常玻璃体信号；T_2WI 为中等信号，低于正常玻璃体信号。

【CT 表现】

1.CT 平扫：常见眼球内有多个圆形或不规则形、边界清楚的高密度肿块(图 3-2-10)。

2.钙化是本病的特征性表现，瘤体内常有团块状、片状或斑点状不规则钙化，CT 显示钙化率为90%～95%(图 3-2-11、图 3-2-12、图 3-2-13)。

3.增强扫描：病灶未钙化部分有强化，边缘较平扫更显清楚。

4.肿瘤增大可引起眼球突出、视神经增粗、视神经管扩大，并可沿视神经累及肌锥和颅内(图 3-2-12)。

5.鉴别诊断：

1)渗出性视网膜炎(Coat's 病)：约 80%发生于 6~8 岁儿童，单侧发病，无钙化，不强化。

2)早产儿视网膜病变：发生于体重不足的早产儿，常有吸氧史，双侧发病，可不对称。CT 平扫可见玻璃体密度增高，增强可见不规则或沿眼环的弧形强化带。

3)永存原始玻璃体增殖症：胎儿期的玻璃体动脉未消失，单眼发病，眼内无钙化。CT 表现为玻璃体密度增高，晶状体小而不规则，晶状体后与视网膜之间可见管状或圆锥状软组织影。

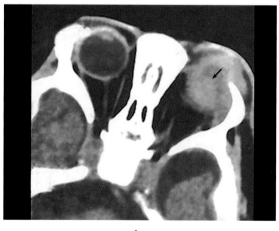 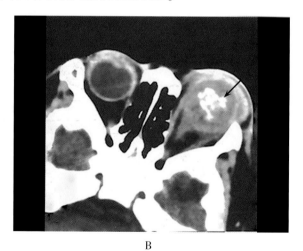

|A|B|

图 3-2-10 视网膜母细胞瘤

A.B.CT 平扫见左眼球内多发高密度肿块(↑)，眼环不均匀增厚及多个结节状钙化(长↑)

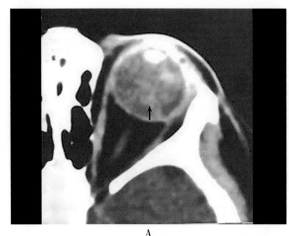
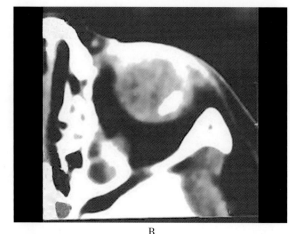

图 3-2-11　视网膜母细胞瘤

A.CT 平扫见左眼球内圆形高密度肿块近乎充满整个眼球(↑);

B.肿块内见一大块状钙化

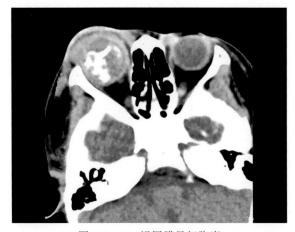

图 3-2-12　视网膜母细胞瘤

CT 平扫见右眼球内高密度肿块,内有不规则钙化,右眼球增大向前突出,眼环不均匀增厚

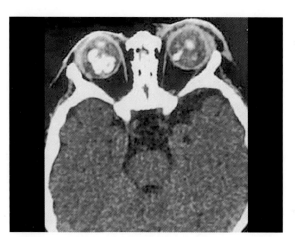

图 3-2-13　视网膜母细胞瘤

CT 平扫见两侧眼球内不均匀的高密度影,并见团块状及斑点状钙化,左眼球突出

(三)脉络膜黑色素瘤

脉络膜黑色素瘤(choroidal melanoma)是成人最常见的眼球内恶性肿瘤。发病率仅次于儿童的视网膜母细胞瘤,约占黑色素瘤中的 85%,平均发病年龄在 45 岁左右,很少发生于儿童或 70 岁以上老年人。男女发病比例相近,主要发生于眼球后极部,单侧发病多见。典型者呈蘑菇状,少数呈扁平生长。

【诊断要点】

1.肿瘤位于球后部,早期出现视力减退和视野缺损等症状,后期可出现视网膜脱离甚至失明。位于黄斑处或视乳头附近者,早期即出现视力障碍。

2.肿瘤增大或因新生血管破裂而致瘤体内或周围出血,可出现眼压增高而引起眼痛、头痛等症状。

3.眼底照相与眼底荧光血管造影:对判断肿瘤是否增大具有重要价值,可显示瘤体内脉络膜粗大的血管影,且晚期荧光不消退。

4.超声检查:可显示眼球内肿块,可见到脉络膜"挖空现象"与"凹陷征",还可显示伴发的视网膜脱离及球外扩展情况。彩色多普勒血流频谱可显示瘤体与动脉血流相同的波形。

5.MRI 检查:具有特征性表现,在 T_1WI 呈高信号,在 T_2WI 呈低信号。这是由于瘤内含有顺磁性的黑色素物质,具有缩短 T_1、T_2 弛豫时间的作用。

【CT 表现】

1.早期肿瘤较小时,多在眼球后极可见眼环局限性增厚,呈扁盘状。CT 可发现厚度超过 3 mm 的肿瘤。(图 3-2-14、图 3-2-15)。

2.当肿瘤继续生长侵入玻璃体时,侵入部分生长迅速,而颈部仍受裂口影响而形成头圆、底大、颈部狭窄的蘑菇云状(图 3-2-16);晚期可以穿破眼环向眶内生长。

3.CT 平扫:呈高密度(图 3-2-14、图 3-2-15、图 3-2-16A),常合并有视网膜下积液。

4.增强扫描:瘤体呈中度强化(图 3-2-16B)。

5.鉴别诊断:

1)脉络膜转移癌:形态多为扁平状,常见双眼受累或单眼多发病灶,全身检查可见原发灶。

2)脉络膜骨瘤:CT 表现为轻度突向玻璃体的高密度影,呈梭形或新月形,CT 值 200 HU 以上。

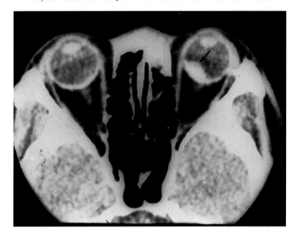

图 3-2-14 脉络膜黑色素瘤
CT 平扫见左眼球后极偏右处宽基底扁平状高密度肿块(↑)

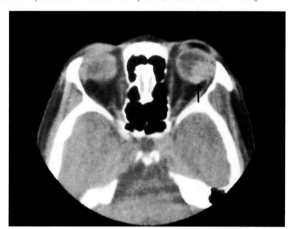

图 3-2-15 脉络膜黑色素瘤
CT 平扫见左眼球外后壁基底较宽的软组织肿块,邻近眼球壁增厚(↑)

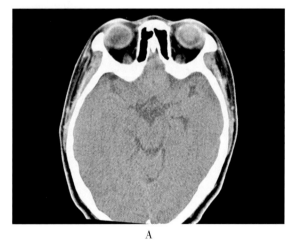

A

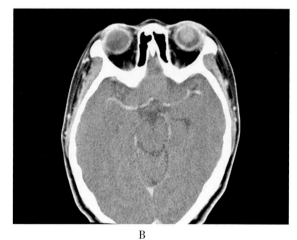

B

图 3-2-16 脉络膜黑色素瘤
A.CT 平扫见左眼球内蘑菇云状软组织肿块,基底位于眼球前壁,密度欠均匀;
B.增强扫描见瘤体中度强化,边界清楚

(四)脉络膜血管瘤

脉络膜血管瘤(choroidal hemangioma)是一种先天性良性肿瘤,属于良性血管错构瘤性病变,由多层扩张的静脉血管或毛细血管组成,大多数为海绵状血管瘤。临床病理上,脉络膜血管瘤分为孤立性和弥漫性两类。对于屈光介质清晰的患者,荧光素眼底血管造影是确诊的主要手段,但对合并有白内障、玻璃体混浊等患者而言,CT及MRI检查具有其独特的优势,并有助于与其他眼底肿瘤相鉴别。

【诊断要点】

1.孤立性脉络膜血管瘤早期一般无临床症状,好发于20~50岁,常伴发视网膜脱离。

2.弥漫性脉络膜血管瘤比较少见,多见于10岁以下儿童,易引起广泛的视网膜脱离,也可以导致青光眼,此型通常伴有颜面部血管瘤病(Sturge-Weber综合征)。

3.目前对于脉络膜血管瘤的治疗主要是通过光凝术、放射治疗、经瞳孔温热疗法、光动力学疗法等。

4.本病影像学诊断首选超声和MRI。MRI结合眼底检查、超声、CT、荧光素眼底血管造影将有效提高脉络膜血管瘤诊断的特异性和灵敏度,并更好地与其他眼内占位病变进行鉴别诊断。

【CT表现】

1.CT平扫:眼球后壁视神经附近见局限性或弥漫性眼环增厚,较大肿瘤表现为局限性扁平隆起肿块,边界清晰,CT值约40 HU,视神经及眼眶壁未见浸润及骨质破坏。

2.增强扫描:瘤体强化明显,动态延迟扫描病变呈延迟强化(图3-2-17)。

3.鉴别诊断:

1)脉络膜黑色素瘤:①CT平扫多在眼球后极见眼环局限性增厚,呈扁平状。②肿瘤生长进入玻璃体时,形成头圆、底大、颈部狭窄的蘑菇状高密度肿块。③增强扫描瘤体呈中度强化。④MRI上具有特征性表现,T_1WI呈高信号,T_2WI呈低信号。

2)脉络膜转移癌:转移癌好发于眼球后极部。转移癌易发生出血和囊变,瘤体密度不均匀,脉络膜血管瘤动态增强扫描呈延迟强化。

3)视网膜母细胞瘤:常见于5岁以下儿童,病变初期表现为眼环局限性增厚,后期呈肿块样改变,密度不均,病灶内90%以上可见密集的点状或斑块状钙化。

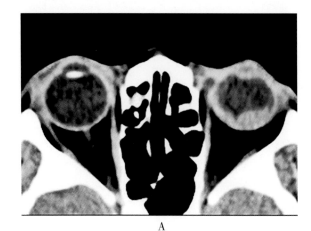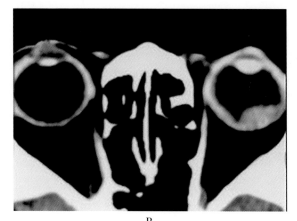

A   B

图3-2-17 脉络膜血管瘤

A.CT平扫左侧眼球后壁见弥漫性脉络膜增厚,边界清晰;
B.增强扫描瘤体明显强化

(五)视神经胶质瘤

视神经胶质瘤(optic nerve glioma)是发生于视神经胶质细胞的生长缓慢的偏良性的肿瘤。占眶内肿瘤的1%~6%,为儿童常见肿瘤,约75%发生于10岁以下的儿童,约50%的患儿发病年龄小于5岁,偶见于成年人。成人视神经胶质瘤与儿童相比,恶性程度较高。由于受硬脑膜的限制,其生长特征为沿着视神经纵轴生长,一般视神经呈梭形或梨形粗大。

【诊断要点】

1.视力减退和斜视:由于肿瘤压迫视神经纤维所致,长期的视力下降会引起斜视。

2.眼球突出:随着肿瘤的长大,瘤体压迫眼球引起眼球突出。发生于视神经眶内段的肿瘤,眼球突出多为轴性。

3.眼底检查:可见视乳头水肿和视神经萎缩。

4.X 线平片:53°后前斜位片可见视神经孔均匀扩大,边缘整齐,无骨质破坏。

【CT 表现】

1.本病重要的 CT 征象是肿瘤与视神经不可区分。

2.CT 平扫:视神经呈局限性梭形或梨形增粗,也可表现为整条视神经增粗或结节状隆起,密度均匀,边界清楚(图 3-2-18A、图 3-2-19),少数可见囊变,钙化非常罕见。

3.增强扫描:瘤体呈均匀或不均匀轻或中度强化(图 3-2-18B、图 3-2-20)。

4.肿瘤可沿视神经管向颅内生长,利用薄层扫描(层厚<2 mm),扫描基线与听眦线呈-15°角。部分患者可见视神经管扩大(图 3-2-20),若肿瘤向前生长可蔓延至眼球。

5.鉴别诊断:

1)视神经脑膜瘤:增强扫描可见视神经两侧强化的瘤体与不强化的视神经形成典型的"双轨征",并出现视神经"包埋现象"。

2)眼球后恶性肿瘤:眼球后软组织肿块,边缘不清伴有眼眶壁骨质破坏。视神经胶质瘤的病灶边缘清楚,可引起视神经管扩大而无骨质破坏。

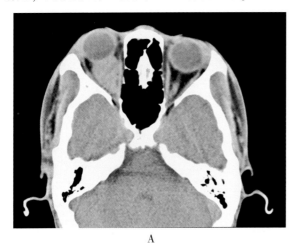
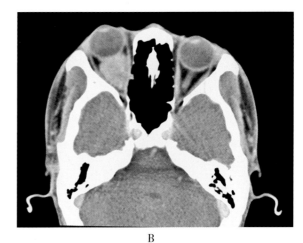

A   B

图 3-2-18 视神经胶质瘤

A.CT 平扫见右眼眶内沿视神经走行的梭形软组织肿块,密度均匀,边界清楚,右眼球突出;
B.增强扫描见瘤体均匀性中度强化

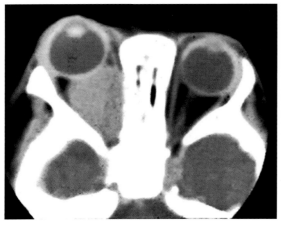
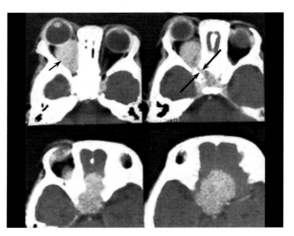

图 3-2-19 视神经胶质瘤

CT 平扫见右眶内球后梨形软组织肿块致眼球前突,眶内壁骨质显示毛糙

图 3-2-20 视神经胶质瘤

增强扫描见右侧视神经处梨形肿块(↑),均匀强化,眼球前突,肿瘤沿扩大的视神经管(长↑)向颅内生长

（六）视神经脑膜瘤

视神经脑膜瘤(meningioma of optic nerve)是起源于视神经鞘蛛网膜纤维母细胞或硬脑膜内皮细胞的良性肿瘤。占眶内肿瘤的 4%~8%、眶内脑膜瘤的 75% 和视神经原发肿瘤的 33%。多发生于中年女性，平均发病年龄 41 岁，男女比例为 1:2~2:3,也可见于儿童。发病年龄越小，肿瘤的浸润性越强，预后越差。双侧视神经脑膜瘤占眶内脑膜瘤的 4%,常伴有神经纤维瘤病。肿瘤沿视神经向眼球和颅内两个方向蔓延，外形呈管状增粗，也可呈梭形或块状。

【诊断要点】

1.眼球突出：最常见和较早出现的体征。

2.视力下降：早期可出现一过性黑矇，多数视力下降明显，50% 的初诊患者视力在 0.1 以下。部分患者视功能正常，但常有视野缺损。发生于视神经管内的，视力减退和视野缺失可能是其早期的唯一症状。

3.眼底检查：早期见视乳头水肿，长期可发生继发性视神经萎缩。30% 的患者视乳头表面可见视神经睫状静脉。

4.X 线平片：眼眶扩大，眶区密度增高，部分患者见视神经孔扩大，管壁骨质硬化。

【CT 表现】

1.CT 平扫：脑膜瘤包绕视神经呈管状或梭形增粗(图 3-2-21A),也可偏心性生长，视神经受压偏于

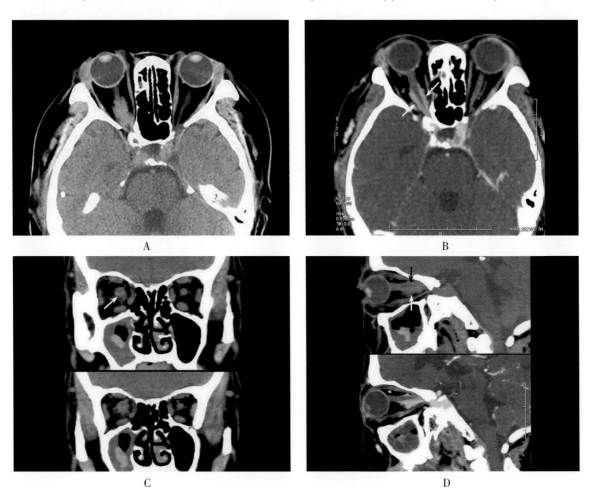

图 3-2-21　视神经脑膜瘤

A.CT 平扫见右侧视神经管状增粗，病灶密度均匀，边界清楚；

B.增强扫描见肿瘤明显均匀强化，平行位于视神经两侧，呈"双轨征"(↑);

C.CT 平扫冠状位见肿瘤包绕视神经偏心性生长，密度略高于视神经，呈"袖管征"(↑);

D.斜矢状位(上为平扫，下为增强)见肿瘤偏心性生长，增强明显均匀强化，可见"双轨征"(↑)

一侧(图 3-2-21D)。肿瘤呈等密度或略高密度,部分瘤内有斑片状或线条状钙化,冠状面扫描或重组可显示稍高密度的瘤体或环形钙化包绕视神经,称为"袖管征"(图 3-2-21C)。

2.增强扫描:肿瘤明显较均匀强化,而包埋于其内的视神经不强化,轴位像或斜矢状位重组像见视神经周围两条平行的线状高密度影,称为"双轨征"(图 3-2-21B、图 3-2-21D、图 3-2-22B)。

3.发生于视神经管内的脑膜瘤常导致视神经管扩大、骨质增生或破坏。累及视交叉或颅内的脑膜瘤表现为视交叉增粗及颅内肿块(图 3-2-22B)。

4.鉴别诊断:

1)主要与视神经胶质瘤鉴别,详见《CT 诊断与临床——中枢神经、头颈及骨骼肌肉》(第三版)第三章五官与颈部第二节眼和眼眶。

2)"双轨征"是视神经脑膜瘤的特征性表现,但并非特异性征象。视神经炎和视神经转移瘤也可见此征象,鉴别诊断必须结合临床。

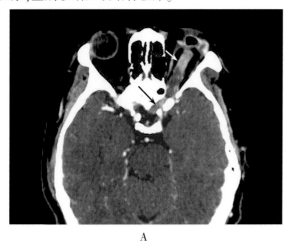
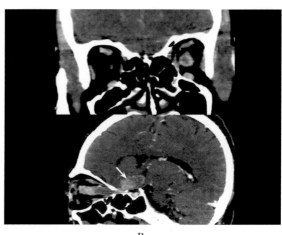

A   B

图 3-2-22 视神经脑膜瘤

A.增强扫描见左侧视神经管状增粗、明显强化(↑),且蔓延至颅内(长↑);

B.增强扫描冠状位及斜矢状位见肿瘤包绕视神经生长,呈"袖管征"及"双轨征",且斜矢状位见肿瘤经视神经管向颅内延伸,并可见鞍上强化肿块(↑)

(七)神经鞘瘤

神经鞘瘤(neurinoma)是神经鞘 schwann 细胞增殖形成的一种良性肿瘤,也称施万细胞瘤(schwannoma)。占眶内肿瘤的 1%~3%,可发生于各种年龄,但以 20~70 岁成年人居多,男女发病率相似。多为单发,极少数表现为一眶多瘤,10%~15%合并神经纤维瘤病。肿瘤多来源于感觉神经末梢,好发于眼眶上方和内侧。

【诊断要点】

1.单侧渐进性眼球突出,晚期视力减退,视神经萎缩,偶有自发性疼痛。

2.位于眼眶位置表浅的肿瘤或晚期就诊的患者眶缘可扪及光滑的活动肿块,中等硬度。

3.部分肿瘤可经眶上裂向颅内蔓延。

4.X 线平片:较大的肿瘤可压迫眶壁,致骨质吸收,眶腔扩大,部分病例可见眶上裂扩大。

【CT 表现】

1.神经鞘瘤多发生于眶上部和内侧、肌锥内或肌锥外,形状多为类圆形或椭圆形,也可为哑铃状或串珠状,长径一般与眼眶长轴一致,边界清楚(图 3-2-23A)。

2.CT 平扫:肿瘤密度与视神经和眼外肌接近,CT 值多在 35~50 HU,其内可见低密度囊变区(图 3-2-23A),少数肿瘤内见钙化灶。

3.增强扫描:肿瘤实性部分呈中度或明显强化,较均匀,囊变区不强化(图 3-2-23B)。

4.肿瘤缓慢膨胀性生长,可压迫并导致视神经、眼外肌移位,致眶内壁筛骨纸板内移,同侧筛窦变窄。眶上裂扩大和外缘后翘提示肿瘤向颅内蔓延。

5.鉴别诊断:该肿瘤与眶内其他良性肿瘤有共同之处,缺乏特异性。实性者需与海绵状血管瘤、神经纤维瘤、泪腺混合瘤鉴别,囊性者需与黏液囊肿、皮样囊肿和寄生虫囊肿相鉴别。

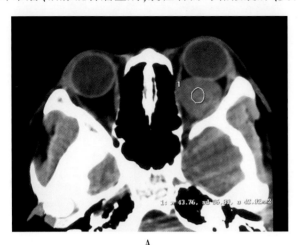
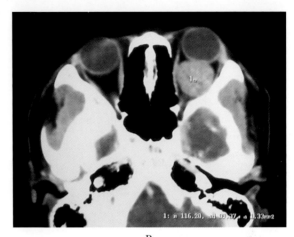

图3-2-23　神经鞘瘤

A.CT平扫见左眶肌锥内类圆形软组织肿块,边界清楚;

B.增强扫描病变呈中等度强化

(八)眼眶恶性淋巴瘤

恶性淋巴瘤(malignant lymphoma)是一种发生于全身淋巴系统的病变,仅少部分发生在眼部。病理上分为非霍奇金淋巴瘤(non-Hodgkin's lymphoma)和霍奇金淋巴瘤(Hodgkin lymphoma)。眼眶淋巴瘤多为非霍奇金淋巴瘤,其发病率国外报道为8.1%~11%,国内报道其约占眼眶肿瘤的1.7%。非霍奇金淋巴瘤多发生于45~70岁男性,男女比例约为2.1:1。由于正常眶隔后肌锥内不含淋巴管及其他淋巴组织,眶内淋巴组织主要分布在眶隔前的眼睑、结膜、泪腺等部位,因此眼眶淋巴瘤一般先发生于上述部位,而后再向眶内侵犯。根据临床发病过程,分为原发性和继发性两种,以原发性多见,但两者各种临床类型眼部表现大致相同。

【诊断要点】

1.单侧或双侧无痛性眼球突出、移位,眼睑及球结膜水肿。眶前部可触及无痛性肿块,尤以泪腺区肿块多见。

2.早期视力和眼球运动大多正常或仅有轻微损害,晚期可致视力丧失和眼球固定。

3.临床以老年人多见,也可见于年轻患者或儿童。

4.X线平片:眶区密度增高,眼球前突,病程较长者可致患侧眶容增大,很少伴骨质破坏。

【CT表现】

1.CT平扫:眶内不规则高密度肿块影,边界清楚,密度均匀,常沿眼球或邻近眶骨塑形生长,绝大多数位于眶脂肪内,骨破坏少见(图3-2-24A)。但位于眶周围间隙、泪腺窝或继发性的病变,可见骨侵蚀。

2.增强扫描:注射对比剂后病变呈轻中度强化,强化均匀(图3-2-24B)。

3.鉴别诊断:

1)泪腺多形性腺瘤:多为泪腺区类圆形高密度块影,邻近骨壁可有压蚀性改变。

2)泪腺腺样囊性癌:沿眶外壁向眶尖部生长,邻近骨壁可有侵蚀破坏。

3)泪腺区炎性假瘤:影像学有时很难与非霍奇金淋巴瘤相鉴别,确诊须结合病理结果。

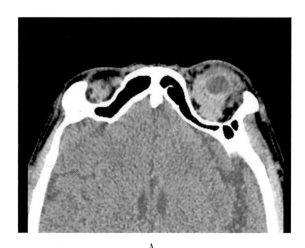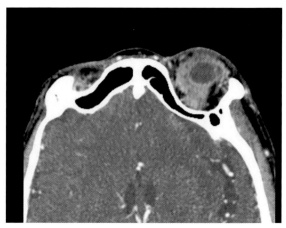

A   B

图 3-2-24 眼眶恶性淋巴瘤

A.CT 平扫见左侧眶内不规则高密度肿块,边界清楚,密度均匀,沿眼球塑形生长;
B.增强扫描病变呈轻度均匀强化

(九)眼眶淋巴管瘤

眼眶淋巴管瘤(orbital lymphangioma)是由衬以单层内皮细胞的淋巴管构成的错构瘤,是引起突眼的常见原因之一,常见于儿童和青年。淋巴管瘤由口径大小不等的淋巴管组成,管腔内有清亮的淋巴液,因此常被称为"囊性水瘤"。眶内淋巴管瘤出生时即已存在,随着年龄增长逐渐增大,根据肿瘤的形态可分为局限性和弥漫性两种表现。局限性淋巴管瘤多位于肌锥外间隙,表现为类圆形肿块,形态不规则,边界清晰,无包膜,可自发出血形成巧克力囊肿;弥漫性淋巴管瘤表现为弥漫不规则肿块,无包膜,广泛累及肌锥内外间隙及眼睑软组织,边界不清。根据肿瘤内淋巴管的大小,病理上分为三型:单纯性(毛细管性)、海绵状和囊性,其中囊性淋巴管瘤最为多见,单纯性淋巴管瘤比较少见。

【诊断要点】

1.儿童或青年患者,眼睑肿胀,眼球轻度突出,或有眼球运动障碍及视力减退。皮下或眶缘扪及柔软无痛性肿物。

2.瘤内自发性出血形成含血囊肿,可使肿瘤短期内迅速增大致突眼加重。

3.静脉性血管瘤常伴淋巴管的瘤样扩张,称血管淋巴管瘤,更易出血,出现结膜下或眼睑皮下淤血斑。

4.肿瘤缺乏包膜,手术常难以彻底切除,易复发。

5.X 线平片:多数病例不能发现病变,少数见眶容积扩大及眶壁凹陷。

【CT 表现】

1.CT 平扫:眼眶内分叶状、多房状等密度或低密度肿块(图 3-2-25A),瘤内出血呈高密度,偶见钙化;常同时累及肌锥内外,亦可环绕视神经不对称分布,肿块较大者边缘模糊,可使邻近骨壁压迫移位。

2.增强扫描:肿块边缘和分隔呈中度或明显强化(图 3-2-25B)。

3.鉴别诊断:

1)炎性假瘤:为眶内实性肿块,常伴眼环增厚和眼外肌增粗肥厚。还应与眶内皮样囊肿和表皮样囊肿相鉴别。

2)海绵状血管瘤:常发生于中年女性,多位于肌锥内,密度均匀,呈中等密度。增强扫描有"渐进性明显强化"的特征性表现。

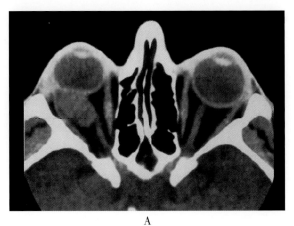
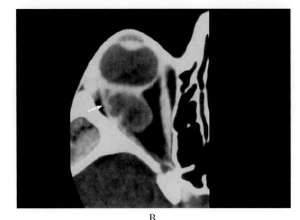

图 3-2-25　眼眶淋巴管瘤

A.CT 平扫见右眼球后方椭圆形软组织肿块,边界清楚,密度欠均匀,眼球受压变形;
B.增强扫描见肿块边缘和分隔明显强化(↑),中间囊腔不强化

(十)脉络膜骨瘤

脉络膜骨瘤(choroidal osteoma)是成熟骨组织构成的一种良性肿瘤,20~30 岁女性好发。一般为扁平或双凸透镜状,高度为 0.5~2.5 mm,多数发生于眼球后极部视乳头旁,也可累及黄斑部。单侧发病多见,也可累及双侧。肿瘤生长缓慢,边缘呈波浪状或伪足样,可有色素上皮萎缩或增生,常合并视网膜脱离,严重者出现视力明显下降。

【诊断要点】

1.年轻女性,单眼或双眼发病,早期无自觉症状,晚期视网膜萎缩,视力可丧失。

2.肿瘤位于视乳头周围,呈圆形、肾形或地图形。

【CT 表现】

1.CT 是诊断脉络膜骨瘤的最佳方法。

2.典型表现为眼球后极部棒状、新月形或扁平盘状骨样密度影,边界清楚(图 3-2-26)。

3.鉴别诊断:眼球萎缩钙化均有眼病史及相应的临床症状,且钙化位置和形状均不同于脉络膜骨瘤。

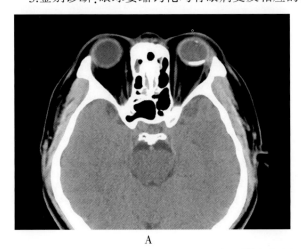
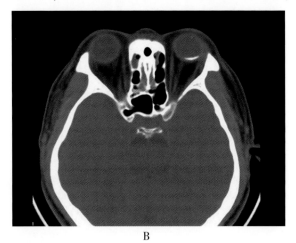

图 3-2-26　脉络膜骨瘤

A.B.A 为软组织窗,B 为骨窗,CT 扫描见左眼球后极部扁平盘状骨样密度影,边界清楚

(十一)泪腺多形性腺瘤

泪腺多形性腺瘤(pleomorphic adenoma of lacrimal gland)是泪腺上皮性肿瘤中最常见的一种,由上皮细胞和结缔组织构成,又称泪腺混合瘤,占眶内肿瘤的 3%~5%,占泪腺肿瘤的 25%,占泪腺上皮性肿

瘤的 50%左右。良性者占 80%,恶性者占 20%。临床多见于 35~50 岁中年患者,平均发病年龄约 41 岁,无明显性别差异。良性混合瘤术后复发率为 5.5%~32.8%,复发后极易引起恶变。病理分为上皮细胞为主型、间质丰富型以及中间型,其中间质丰富型最容易复发。

【诊断要点】

1.病程较长,多在 3 年以上。病程越长,恶变的可能性越大。

2.中年患者单眼进行性眼球突出及下移,眶外上方扪及质硬肿物,无触痛,不能推动。

3.部分患者有眼睑肿胀、上睑下垂及眼球运动障碍。

4.肿瘤压迫眼球,致散光、视力减退,眼底正常。

5.良性多形性腺瘤易复发,复发后病变生物学行为多具恶性特征。

6.X 线平片:泪腺窝向外上方扩大。

【CT 表现】

1.CT 平扫:为眼眶外上象限的椭圆形或圆形肿块,边界清楚,多数密度均匀,与眼外肌等密度。较大的病灶内常有低密度囊变或坏死,少数肿瘤内有钙化(图 3-2-27A)。

2.增强扫描:病灶实性部分中度强化(图 3-2-27B)。

3.泪腺窝骨壁可有压迫性改变及泪腺窝扩大,很少有明显侵蚀性骨破坏。

4.肿瘤前界一般不超出眶缘,复发性泪腺良性多形性腺瘤可侵及眶周软组织及骨骼。

5.鉴别诊断:

1)泪腺腺样囊性癌:肿瘤有触痛,肿瘤多为扁平形,沿眶外壁生长,邻近骨改变多为破坏性侵蚀,边缘不整。

2)泪腺恶性上皮性肿瘤:肿瘤边缘多不规则,并常有眶骨破坏性改变。

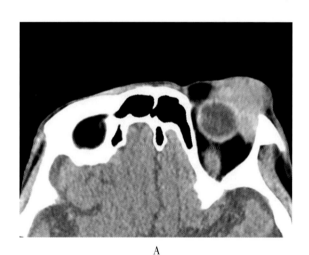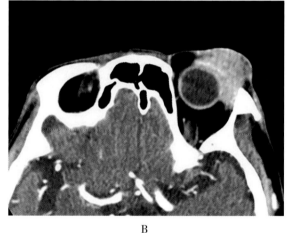

A   B

图 3-2-27 泪腺多形性腺瘤

A.CT 平扫见左眶外上方泪腺区不规则稍高密度肿块,膨胀性生长,边界清楚光滑,其内密度较均匀;

B.增强扫描病灶较均匀强化

(十二)眼眶转移瘤

眼眶转移瘤(orbital metastatic tumors)是从身体的其他部位扩散到眼眶的肿瘤,其发病率国外报道为 2%~13%,国内报道为 2%~3%。因眼眶内缺乏淋巴管,故眶内软组织转移瘤均经血液播散而来。几乎所有部位的恶性肿瘤均有转移至眼眶的可能,但成人眶内转移瘤多数继发于肺癌、乳腺癌;儿童多继发于神经母细胞瘤、尤文肉瘤和肾母细胞瘤。发病高峰年龄为 70 岁左右,60%转移瘤发生于肌锥外,20%位于肌锥内,20%肌锥内外均受累,50%伴眶骨侵犯。多为单侧,约 30%为双侧发病。患者可有原发肿瘤病史,但 30%~60%的患者眼部症状先于原发肿瘤出现。

【诊断要点】

1.突然出现复视、眼球突出,伴有疼痛、眼睑下垂、结膜水肿、视力下降或丧失等,眶周可扪及肿块。

2.病程短,病变发展快。若双眼眶同时发病更应警惕转移瘤可能。

3.女性以乳腺癌转移多见。乳腺硬癌转移至眼眶时,因眶内软组织弥漫受侵而包绕眼球,且收缩牵拉眶内容物,所以临床症状未表现为眼球突出而表现为内陷。

4.男性以肺癌和前列腺癌转移多见。

5.肝功能异常或慢性肝病患者应排除肝癌转移可能。

6.X线平片:可无异常发现,少数见眼眶骨壁溶骨性破坏。

【CT表现】

1.眶内软组织肿块合并骨破坏是眼眶转移瘤的基本特征,多发生于眼眶外侧壁。

2.CT平扫:

1)肿块呈中等密度或中低混杂密度,多呈浸润性生长,眼外肌受累以外直肌常见,表现为眼外肌局限性或弥漫性增粗,外形不规则,边缘毛糙。

2)肌锥内转移表现为弥漫性浸润性肿块,或为结节状,边界不清。

3)眶壁受侵,骨破坏区边缘不整,肿瘤可穿过眶上壁侵犯前颅凹(图3-2-28A)。

3.增强扫描:病灶均匀或不均匀强化(图3-2-28B)。

4.鉴别诊断:肌锥内肿块应与炎性假瘤、眼眶肉瘤等相鉴别;肌锥外肿块应与泪腺肿瘤、慢性泪腺炎鉴别。诊断需结合病史及眶内其他影像表现。

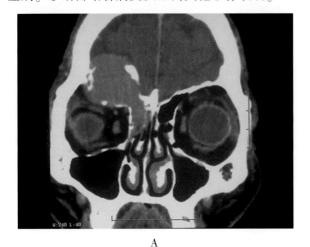
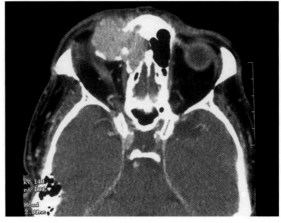

A　　　　　　　　　　　　　　　　　B

图3-2-28　眼眶转移瘤

A.CT平扫眼眶冠状位,右眶内上壁肌锥外软组织肿块,伴眶壁广泛骨质破坏;

B.轴位增强扫描,病灶呈中等度不均匀强化

(十三)眼眶表皮样囊肿

眼眶表皮样囊肿(orbital epidermoid cyst)是一种先天性眼眶囊肿,为眼眶较为常见的良性占位性病变。发生率约为8%,在眼眶良性肿瘤中居第4位。它是由于在胚胎发育过程中,表皮组织陷落到眶内组织或发育的眶骨缝中,并持续生长而形成;因此主要位于眶额区的眉弓外1/3或眶上缘,眶内则以外上象限和泪腺窝居多;多以单个发病,位于皮下,且生长缓慢。

【诊断要点】

1.多为无痛性肿物,呈渐进性增大。

2.生长缓慢,病程较长。

3.可发病于任何年龄,以高年龄组常见。

4.以眼眶外侧发病多见。

【CT 表现】

1.CT 平扫:眶周内上或外上象限区皮下的囊性低密度影,密度欠均匀,边界清晰;因表皮样囊肿中多含有角蛋白及胆固醇结晶,其含量不一,CT 值可出现差异,一般近似于水;且因囊壁仅含表皮结构,故壁多较薄而均匀。

2.邻近眼眶骨质可见受累(图 3-2-29)。

3.增强扫描后,病灶内部无强化,囊壁可见强化。

4.鉴别诊断:

1)皮样囊肿:皮样囊肿壁多含皮肤附件,如皮脂腺、毛发等,故囊壁多数较厚,且囊内 CT 值均较低,多低于脑脊液呈负值。

2)泪腺囊肿:临床上常有溢泪史,且囊肿多位于泪囊窝区,其内为水样密度。

3)脂肪瘤:发生于眼眶内少见,病灶内为脂肪样密度,边界清晰,密度均匀,偶可见曲线状及斑片状钙化。

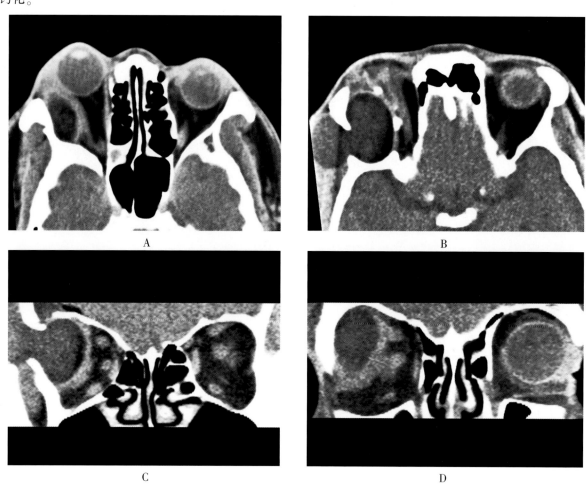

A

B

C

D

图 3-2-29　眼眶表皮样囊肿

A.B.CT 横断面可见右侧眼眶外上方不规则片状低密度影,密度与眶内脂肪密度相仿,眶周骨质可见破坏;
C.D.冠状位显示右侧眶额区不规则低密度占位,边界清楚,眼外肌受压移位

三、血管样病变

(一)血管瘤

血管瘤(angioma)是眼眶最常见的原发良性肿瘤,多为先天性发育异常,病程进展缓慢,一般分为海

绵状血管瘤、毛细血管瘤、淋巴血管瘤和纤维血管瘤四型。其中以海绵状血管瘤最常见,好发于20~40岁的青壮年,女性患者多见。肿瘤起源于内皮细胞,常有包膜,瘤体内以血管成分为主。毛细血管瘤多见于3个月以内婴儿,瘤体内以细胞成分为主。

【诊断要点】

1.海绵状血管瘤:

1)早期无明显症状,随着瘤体的缓慢增大可出现眼球缓慢渐进性突出和眼球运动困难,晚期出现视力障碍。

2)超声检查:具有特征性诊断价值。病变呈圆形或椭圆形,边界清楚,肿瘤内回声多而强且分布均匀,这是由于肿瘤内有大小不等的血窦所致。由于瘤体内血流缓慢,因此彩色多普勒血流频谱显示肿瘤内缺乏彩色血流。

3)MRI 检查:T_1WI 肿瘤呈低或等信号,T_2WI 呈高信号。

2.毛细血管瘤:

1)儿童最常见的血管性肿瘤,最常发生于眼眶内上 1/4 象限。

2)多在出生后 6 个月内生长,2 岁时达到高峰,6~7 岁肿瘤可消散。

3)主要症状为突眼、眼睑和结膜水肿,小儿尤以哭闹时突眼加剧。

4)可合并皮肤病变,出现草莓样血管痣。

5)超声检查:病变形态不规则,边界不清楚,其内可见强弱不均的回声。彩色多普勒血流频谱可显示丰富的彩色血流。

【CT 表现】

1.CT 平扫:

1)海绵状血管瘤:①眼眶内见圆形或卵圆形边界清楚的稍高密度肿块(图 3-2-30)。②密度多均匀,少数瘤体内可见静脉石(图 3-2-31A)或钙化。③肿瘤多发生于眼肌圆锥内,但也可累及锥外。④当血管瘤与眼球相邻时,常不会使眼球发生变形,这个特征有助于与其他肿瘤鉴别(见图 3-2-30)。⑤部分肿瘤有分叶,边界清楚。

2)毛细血管瘤:①表现为边缘不甚清楚的等密度肿块。②肿瘤密度均匀,很少有钙化。③若肿瘤边缘不规则,生长迅速,常提示恶变。④肿块最常见于眼眶内上 1/4 象限。

2.增强扫描:肿瘤强化的程度取决于肿瘤内

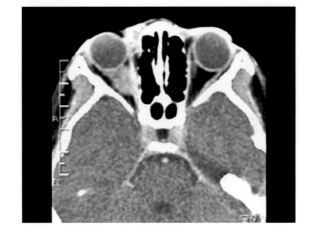

图 3-2-30 眶内海绵状血管瘤

CT 平扫见右眼球后方肌锥内类圆形软组织肿块,密度均匀,边界清楚

血管成分的多少,如海绵状血管瘤因血管成分丰富,故强化显著(图 3-2-31B),毛细血管瘤也明显强化(图 3-2-32)。

3.动态扫描:由于瘤体内血供不同,因此瘤体强化的时间有差异。一般海绵状血管瘤的延迟时间较长,延迟扫描时肿瘤持续强化,甚至密度会更高,而毛细血管瘤的延迟时间较短。

4.海绵状血管瘤眼眶骨质可呈膨胀性改变,一般无骨质破坏,如发现骨质破坏,多提示肿瘤恶变(图3-2-31)。

5.鉴别诊断:

1)视神经胶质瘤:好发于儿童,发生在视神经上,肿瘤与视神经不可区分,肿瘤可致视神经管扩大。

2)肌锥内神经鞘瘤:病灶多呈均匀等密度,可有囊变,大的肿瘤可见眼球或眶尖部眼肌受压推移,有时还可见眶尖部压迫性骨质吸收。

3)淋巴管瘤:因囊内合并出血而密度增高,并出现液-液平面,增强扫描仅见囊壁强化。

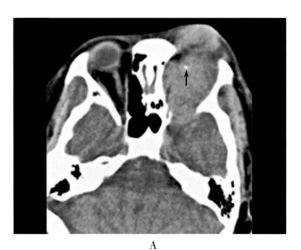 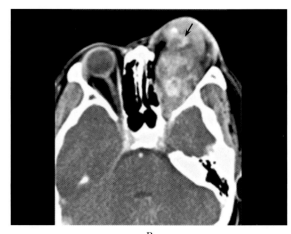

A   B

图 3-2-31 眶内海绵状血管瘤

A.CT 平扫见左眶内稍高密度肿块,其内见高密度静脉石(↑),肿瘤侵犯颅内形成眶颅交通,眶内侧壁膨胀性受压变形;
B.增强扫描见肿块不均匀强化,其内见增粗扭曲血管(↑)

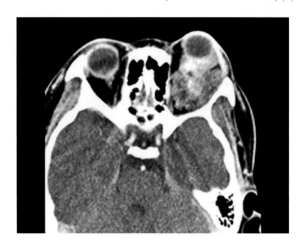

图 3-2-32 眶内毛细血管瘤

增强扫描见左眼球突出,球后方不均匀强化肿块

(二)眼眶静脉血管曲张

眼眶静脉血管曲张(obital varix)通常指原发性静脉曲张,是一种常见的眶内先天性静脉血管畸形。本病散发,为非遗传性,偶有家族性。出生时这些畸形静脉管道已经存在,但缺乏临床症状。在生长过程中,由于某种原因,这些潜在静脉床与体循环沟通,灌注增多、压力增高而产生临床症状。病理上,镜下可见高度扩张、迂曲的静脉管道,管壁缺乏内弹力层及弹力纤维组织,管腔内常伴有较多的血栓形成。

【诊断要点】

1.常在青少年时期出现症状,多累及一侧眼眶,以左眼多见,可能因左侧颈静脉孔较窄的解剖因素。

2.典型表现为体位性眼球突出,在低头、弯腰、咳嗽或憋气(Valsalva 法)时,因颈内静脉压力增高,引起患侧眼球突出。

3.病灶导入血管粗大者,当颈内静脉压力增高时,可在短时间内引起明显眼球突出,当颈内静脉压力降低时眼球突出立即消失。导入血管较细者,随颈内静脉压力变化,眼球突出和消失均较慢。

4.眼球突出后可伴有眶区胀痛、视力减退、复视、眼球运动障碍等症状,在眼球突出消失后这些症状也随之消失。

5.可有眼球内陷、眼球搏动、反复眶内出血等表现。

【CT 表现】

1.CT 平扫:眶内不规则软组织肿块,边缘较清楚,密度不均匀,部分病例可见静脉石。少数静脉曲张可引起眼外肌增粗。

2.增强扫描:病变明显强化,可有延迟强化,伴有血栓形成时,强化不均匀(图3-2-33)。

3.在颈内静脉压力正常的情况下,病变较小,甚至不能显示;当采用头过伸仰卧位冠状面扫描或采用血压表臂带加压颈内静脉等使颈内静脉压力增高时,病变明显增大,边界清楚,此征象为其特征性表现,但不具有特异性。

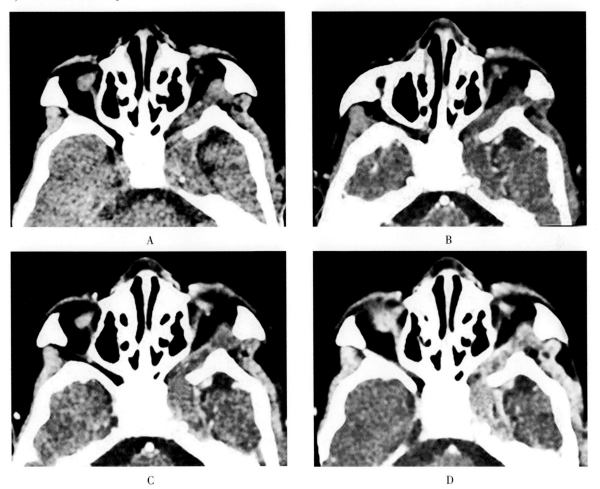

图3-2-33 眶静脉血管曲张

A.CT 平扫示左侧眼眶外下壁条状软组织影,经眶上裂向后方颈静脉窦延伸,左侧眶上裂及左侧静脉窦增宽;
B~D.增强扫描示动脉期、静脉期病变强化逐渐增加,延迟期(3 min)病变明显强化

(三)颈内动脉海绵窦瘘

详见《CT 诊断与临床——体部》(第三版)第二章心血管系统。

四、感染性病变

(一)眼眶感染性急性炎症

眼眶感染性急性炎症(orbital infections and acute inflammation)是指细菌、真菌或寄生虫等病原体侵犯眼眶组织所引起的急性感染性炎症,其中以细菌性感染最为常见,真菌感染少见。最常见的细菌感染为眼眶蜂窝织炎(obital cellulitis)及眼眶脓肿(orbital abscess),多因溶血性链球菌和金黄色葡萄球菌感染所致,是发生于眶内软组织或骨膜下的急性化脓性炎症,可引起永久性视力丧失及颅内蔓延,常被视为危症。感染可通过 3 种途径进入眶内:①邻近组织感染的直接扩散;②细菌通过血液循环进入眶内;

③外伤或手术将细菌带入眶内。

【诊断要点】

1.眼睑红肿,有明显压痛,结膜水肿和充血。

2.眼球突出、眼运动受限和视力下降,多由于眼外肌麻痹引起。

3.眼底改变:视乳头水肿、视网膜充血、静脉扩张等。

4.病变若蔓延至眶尖或海绵窦,可引起眶尖综合征或海绵窦血栓,有发热、全身不适、食欲不振等症状。

5.超声检查:眶脂肪回声区增宽,其内呈海绵状或斑驳状;眼眶脓肿形成时,可见边界清楚的低回声区或无回声区。

【CT 表现】

1.蜂窝织炎使视神经、眶内脂肪和眼外肌之间的界面消失。脂肪的炎性水肿和炎症细胞浸润区密度增高,边界不清楚,增强扫描病变中度或明显强化,且强化不均匀(图3-2-34)。

2.眼睑与眼环增厚,眼外肌肥大(图3-2-35)。

3.脓肿形成表现为圆形或不规则的局限性低密度区,如位于骨膜下则显示为梭形病变(图3-2-36),眼外肌移位;增强扫描可见脓肿壁强化;骨膜下间隙感染,表现为强化的骨膜移位,远离眶壁。

4.眶周结构改变:如眶周骨质破坏、鼻窦炎等。

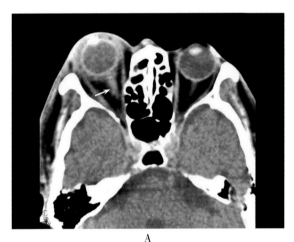
A

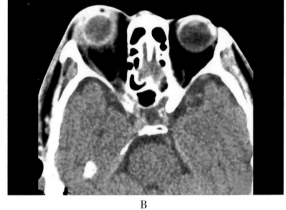
B

图 3-2-34 眼眶蜂窝织炎

A.CT 平扫见右眼球周围渗出性病变,视神经明显增粗(↑),眼球突出,眼睑肿胀,外直肌轻度肿胀;

B.宽窗显示球后肌锥内脂肪见边界不清条索状密度增高影

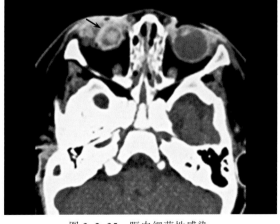

图 3-2-35 眶内细菌性感染

CT 平扫见右眼球萎陷,外形失常,眼环不均匀增厚(↑),球内密度增高,眼球与肿胀眼睑之间见不规则软组织肿块

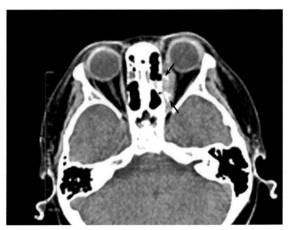

图 3-2-36 眼眶骨膜下脓肿

CT 平扫见左眼眶内壁骨膜下梭形软组织密度病变,其内见多个斑点状钙化(↑)

5.鉴别诊断：

1)骨膜下脓肿：临床表现多较典型，CT上表现为低密度，增强扫描后周围壁强化而中央不强化。

2)骨髓炎：骨质破坏与增生同时存在。而转移瘤通常只是骨质破坏，偶可表现为成骨性改变。对于鉴别有困难者，可行活检确诊。

（二）眼眶炎性假瘤

眼眶炎性假瘤(inflammatory pseudotumor of the orbit)又称为原发性眼眶炎症，是一种原因不明的非特异性炎症，常为单侧发病，是单侧眼球突出的最常见的原因之一。多见于40~50岁的中年人，无性别差异，可发生于眼眶的任何部位。其病理改变为眶内组织肿胀和成熟淋巴细胞浸润，常伴有纤维结缔组织及血管增生。病变可累及包括眼外肌、泪腺、视神经及眶内脂肪等眼眶内所有组织。根据病变累及范围可分为肿块型、泪腺型、眼外肌型及弥漫型。

【诊断要点】

1.发病早期出现眼痛、眼球突出和结膜水肿。

2.后期症状加重，出现眼球运动障碍，视力下降，有时眼眶内可触及包块，常伴有全身不适。

3.经激素治疗有明显效果，但易复发，此可与肿瘤鉴别。

4.实验室检查：可出现血沉加快。

5.超声检查：B超显示弥漫型为眼眶脂肪内有斑点状中等或低回声区，肌外肌型可见眼外肌肥厚。CDFI可见病变内有丰富的血流。

6.X线平片：眼眶扩大，但无骨质破坏。

【CT表现】

1.弥漫型：可为双侧性，病变范围广，可出现眼外肌增粗、泪腺增大和视神经受累，眶内脂肪密度增高、模糊，如被硬纤维组织代替，形成所谓"冰冻眼眶"(图3-2-37)。

2.肿块型：除上述弥漫型表现外，还可见到密度均匀的软组织肿块，增强扫描肿块呈轻至中度强化(图3-2-38、图3-2-39)。

3.泪腺型：表现为泪腺增大，与泪腺肿瘤相似，可超出眼眶之外，眼球向内下轻度移位(图3-2-40)。

4.眼外肌型：表现为眼外肌增粗，一条或数条眼外肌弥漫性肥大，眼外肌受累频率以内、外、上、下之顺序排列。本病肌腱与肌腹都肿大，眼肌附着处眼环增厚、模糊并有强化，这些都是假瘤的特征性表现。

5.鉴别诊断：眼外肌型炎性假瘤需与Craves眼病相鉴别。Craves眼病典型的表现为眼外肌肌腹增粗，而其肌腱不增粗，影像呈"尖削"状，其中下直肌最易受累，其次为内直肌。

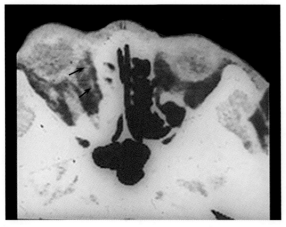

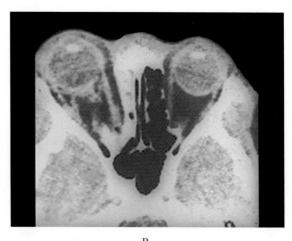

A   B

图3-2-37　眼眶炎性假瘤(弥漫型)

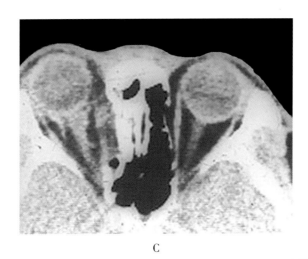
C

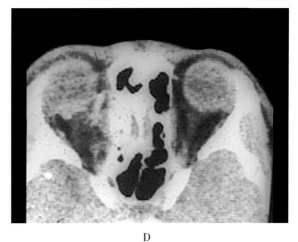
D

图 3-2-37　眼眶炎性假瘤(弥漫型)(续)

A~D.CT 平扫见右侧视神经和眼外肌增粗,外形欠规则,眶内脂肪密度增高并见纤维条索影(↑),形成"冰冻眼眶"

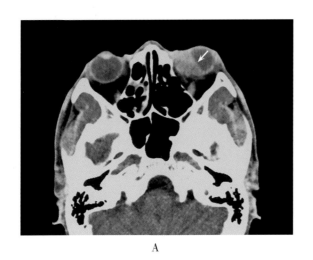
A

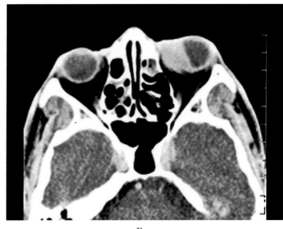
B

图 3-2-38　眼眶炎性假瘤(肿块型)

A.CT 平扫见左眼球内侧不规则的软组织肿块(↑),左眼球受压变形;

B.增强扫描见肿块均匀性强化

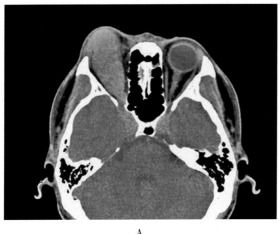
A

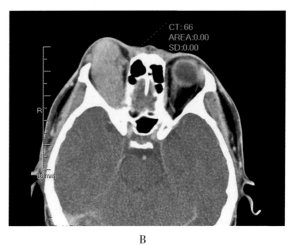
B

图 3-2-39　眼眶炎性假瘤(肿块型)

A.B.CT 平扫见右眼眶内梭形软组织肿块,密度均匀,边界清楚

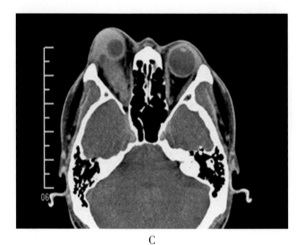

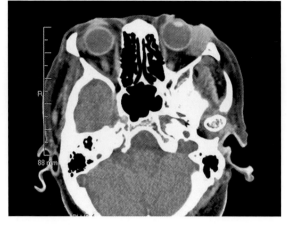

C

图 3-2-39　眼眶炎性假瘤(肿块型)(续)　　　　图 3-2-40　眼眶炎性假瘤(泪腺型)

C.增强扫描见肿块均匀性明显强化　　　D.CT 平扫见左侧泪腺区软组织肿块,左眼球向内下方移位

(三)渗出性视网膜炎(外层渗出性视网膜病变)

渗出性视网膜炎(exudative retinitis)又称 Coats 病(Coats' disease)。本病是由于视网膜血管异常,血管内皮细胞屏障作用丧失,以致血浆大量渗出于视网膜神经上皮层下,导致视网膜广泛脱离的视网膜病变,但视网膜血管异常成因不明。视网膜动静脉均有明显损害,表现为一、二级分支充盈扩张,二或三级以后小分支管径变细,周围有白鞘,管腔呈梭形或球形扩张,或作纽结状,并可有新生血管和血管相互间吻合等,血管异常是视网膜下大量渗出及出血等的基础。本病多见于青少年,发病年龄在 8~16 岁,男性多见,亦可发生于成年人及高龄人。通常侵犯单眼,偶为双侧。其病程缓慢,呈进行性。早期不易察觉,当出现白瞳症或视力减退致失用性外斜视时才被注意。

【诊断要点】

1.临床主要表现为白瞳症、斜视和痛性青光眼。

2.早期病变在黄斑部未受损害之前,视力不受影响;进展期视网膜大片渗出斑块多见于眼底后极部,亦可发生于任何其他部位,可发展致整个视网膜脱离。

3.视网膜下可大量出血,出血进入玻璃体,机化后形成增殖性玻璃体视网膜病变。

4.荧光素眼底血管造影:典型表现为血管改变,病变区小动脉和小静脉扩张迂曲,尤以小动脉为重,管壁呈现囊样扩张或呈串珠状动脉瘤,表现为圆点状强荧光。

5.MRI 表现:病变位于视网膜区,呈线样 T_2WI 低信号,同视网膜紧密相连,外观亦可呈扁平状"V"形贴于视网膜区。眼球玻璃体内见异常信号,可呈大片状,充满玻璃体,前与晶状体、后与视网膜区相连。视神经、肌锥内外间隙、眶周软组织均无明显异常信号。

6.超声检查:①玻璃体内点状低回声;②球壁隆起;③球壁回声明显增强,提示球壁骨化;④视网膜脱离;⑤视网膜层间渗出;⑥视网膜下机化增殖;⑦视网膜囊肿。

【CT 表现】

1.早期渗出局限在视网膜内,仅表现眼环增厚。

2.病变进展渗出物较多时,形成视网膜下线样或新月形积液,当渗出物中蛋白、细胞含量较多时呈高密度。

3.玻璃体内密度增高,密度较均匀,边界清晰。部分病例玻璃体、晶状体内多发点状钙化灶(图 3-2-41)。

4.前房深度可变浅,晶状体增厚可脱离正常位置。

5.患侧眼球体积增大或缩小,病变无眶外侵犯。

6.鉴别诊断:

1)视网膜母细胞瘤:好发生于儿童,眼球内可见多发的团块状、片状或斑点状不规则钙化,CT 显示钙化率为 90%~95%,增强扫描见病灶未钙化部分可强化。视网膜母细胞瘤可侵犯颅内、眶外组织。

2)永存原始玻璃体增殖症:①多为单眼发病。②在 CT 和 MRI 上表现为患侧眼球体积缩小,晶状体缩小变形、前房深度变浅。③玻璃体内密度或信号增高,其内可见边界清楚的管条状软组织影,前连晶状体后缘、后与视网膜视盘前相接。

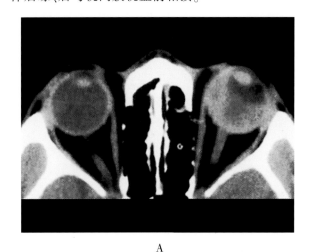
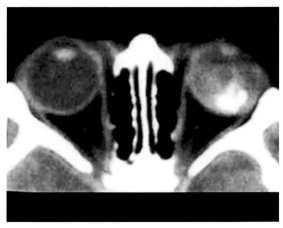

A   B

图 3-2-41　渗出性视网膜炎

A.B.CT 平扫示玻璃体内密度增高影,密度较均匀,边界清楚,内可见片状钙化影,眼球体积缩小

五、格 氏 眼 病

格氏眼病(Graves's ophthalmopathy)又称眼型格氏病(Grave 氏病)、甲状腺眼病,发病率在眼眶疾病中居首位,多为双侧发病。本病以中年女性多见,男女比例为 1:3。主要病理变化为眼外肌肥厚和眶内脂肪成分增多。发病缓慢,有甲状腺疾病病史。临床可表现为甲状腺功能亢进、正常或低下。

【诊断要点】

1.双侧无痛性眼球突出、眼睑萎缩、眼肌麻痹。

2.视神经功能障碍:包括视力减退、复视、瞳孔反射及视野的异常。

3.实验室检查:

1)三碘甲状腺原氨酸(T_3)、甲状腺素(T_4)和促甲状腺激素(TSH)测定:大多数甲亢患者血清 T_3 高于正常水平 4 倍左右,具有较高的敏感性;而 T_4 约为正常水平的 2.5 倍,TSH 正常或降低。甲状腺功能减退时则相反。

2)甲状腺自身抗体(TSAb)测定:阳性率为 78.6%~96.4%。

3)促甲状腺激素释放激素(TRH)兴奋试验和 T_3 抑制实验:甲亢患者 TSH 对外来的 TRH 不反应,因此 TSH 不升高,T_3 抑制试验异常(即不能被抑制);甲状腺功能减退患者,TSH 对外来的 TRH 反应强烈,TSH 明显升高。

4.MRI 检查:可多角度成像显示眼外肌受累情况。

【CT 表现】

1.两侧多条眼外肌增粗,以下直肌和内直肌最多见(图 3-2-42、图 3-2-43)。

2.其特征为肌腹部呈梭形肥大,而肌腱处正常。

3.单独下直肌肥大的患者,CT 横轴位扫描显示肌锥内软组织肿块影,易误诊为眶尖肿瘤,结合冠状位扫描有助于诊断。

4.眶内脂肪增多表现为球后间隙异常清晰,眶隔前移。

5.增强扫描见增粗的眼外肌有明显的强化。

6.鉴别诊断:炎性假瘤典型表现为眼外肌肌腹和肌腱同时增粗,上直肌和内直肌最易受累,眶壁骨膜与眼外肌之间的低密度脂肪间隙为炎性组织取代而消失。

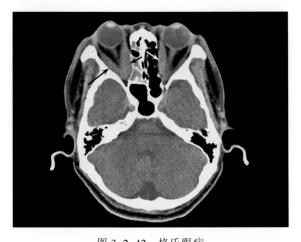

图 3-2-42 格氏眼病
CT平扫见两侧内直肌(↑)和右侧外直肌肌腹(长↑)
均呈梭形肥大,边界清楚,右侧筛窦黏膜肥厚

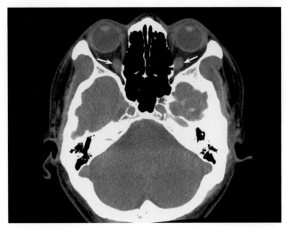

图 3-2-43 格氏眼病
双侧下直肌增粗(↑)

六、眼眶外伤与眶内异物

眼眶外伤(orbital trauma)包括穿通伤和挫裂伤两种,穿通伤多由穿透性物质所致,这些物质可滞留于眼眶内形成眶内异物,CT对于发现眶内异物及其并发症方面明显优于传统X线平片检查。眶内异物(intraorbital foreign body)可位于球外、球内或球后,球内异物常出现眼球破裂、晶状体断裂移位、玻璃体内出血及视网膜脱离等并发症。眼眶的挫裂伤多见于钝性力量的撞击,可出现眼眶骨折、眶内出血或晶状体移位,有时还可合并颌面部软组织损伤。眼眶骨折以内壁及上壁多见。

【诊断要点】

1.有明确的眼部外伤史。

2.眼部钝挫伤可引起眼睑肿胀、皮下气肿、结膜下出血、眼内容物破坏等。

3.眼球内异物眼球表面可见伤口,临床表现为眼压减低、前房变浅或出血,虹膜可见穿孔,瞳孔变形,晶状体混浊;严重时可见眼内容物脱出,视力下降。

4.眼球破裂伤好发于角膜缘,临床表现为结膜下出血及眼内容物脱出,可合并眼眶骨折,严重时合并脑挫裂伤和颅内血肿。

5.视神经损伤后患侧视力立即严重下降或丧失,瞳孔扩大,直接对光反射消失。

【CT表现】

1.眶内异物:CT可以发现小至 0.6 mm 的金属异物(图 3-2-44、图 3-2-45)。有些低密度异物因低于眶内组织的密度而容易被发现,但是部分低密度异物如碎木片等则很难发现,有时仅表现为周围肉芽肿样反应或气体密度(图 3-2-46)。

2.眼眶骨折:CT可见到骨折线、眶内积气、软组织肿胀、眼眶内或鼻窦内出血等征象(图 3-2-47)。

3.眼球破裂:表现为眼球变形,见不到完整的眼环,眼球内出血可见球内密度的不均匀性增高(图 3-2-48),有时可见球内积气(图 3-2-49)。

4.视神经损伤:多见于视神经孔附近的骨折、视神经直接损害或视神经周围出血,可出现视力障碍或失明。

5.眼球痨:因外伤、手术、反复视网膜出血、慢性眼内炎症、放射线照射等原因导致的眼球萎缩、钙化,眼球内的组织结构不能辨认,患侧视力丧失(图 3-2-50)。

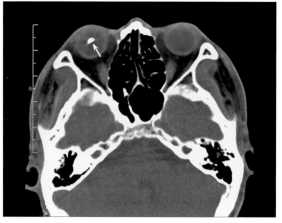

图 3-2-44　眼球内金属异物

CT 平扫示右眼球中央部位金属异物(↑)

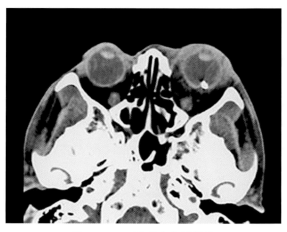

图 3-2-45　眼球内金属异物

CT 平扫示左眼球后壁处金属异物

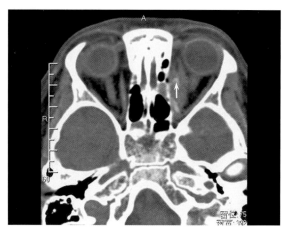

图 3-2-46　眶内非金属异物

CT 平扫示左眼眶内壁与内直肌之间见稍高密度异物(↑),且伴肉芽肿样病灶

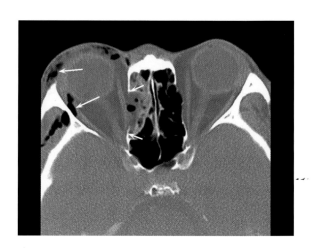

图 3-2-47　眼眶骨折

CT 平扫示右眼眶内壁筛骨纸板凹陷性骨折(↑),伴筛窦积血,眶内及右颞部皮下积气(长↑)

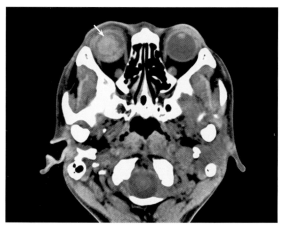

图 3-2-48　眼球内出血

CT 平扫示右眼球内玻璃体出血,眼球内密度不均匀性增高(↑)

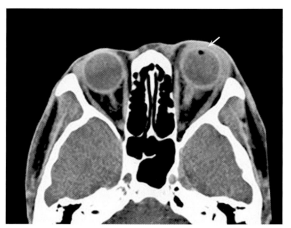

图 3-2-49　眼球破裂伴球内积气

CT 平扫示左眼球内小气泡影(↑)

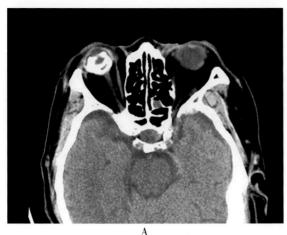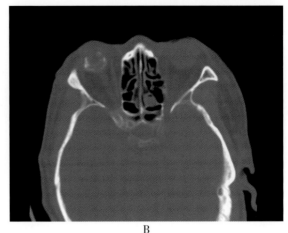

A   B

图 3-2-50　眼球痨

A.B.CT 平扫示右眼球萎缩,眼球内见不规则斑块状钙化灶

七、先天性病变

(一)Crouzon 综合征

Crouzon 综合征又名颅面骨发育不全(craniofacial dysostosis),是一种由于颅面骨缝过早愈合引起的先天畸形,由 Crouzon 首次报道,发病率为 1/25 000~1/31 000。

【诊断要点】

1.因遗传或家族等因素导致颅面骨缝过早愈合,临床表现为眶窝浅,双眼球突出,前额突出,两眼距离远,眶下缘缩小,上颌骨发育不良,鹦鹉鼻,反咬颌。

2.可因视神经管狭小导致视神经萎缩,或合并青光眼、白内障。

3.有时合并颅骨畸形、狭颅症、脑积水、听力低下、智力障碍、并指和先天性心脏病。

4.X 线平片:冠状缝和矢状缝融合,脑回压迹增多,上颌骨发育不良,头颅侧位片可见反咬颌(图 3-2-51C)。

【CT 表现】

1.双侧眼球突出,眶窝浅(图 3-2-51A),上颌骨发育不良。

2.颅缝早闭,脑回压迹增多(图 3-2-51B)。

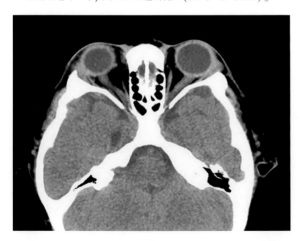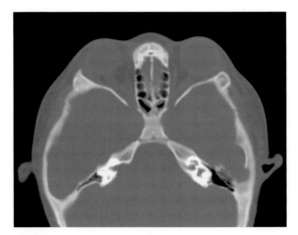

A   B

图 3-2-51　Crouzon 综合征

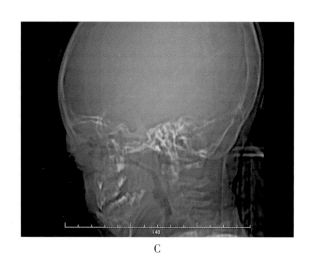

C

图 3-2-51　Crouzon 综合征(续)
A.CT 平扫示眶窝浅,双眼球突出;
B.骨窗示颅缝早闭,脑回压迹深;
C.定位片(头颅侧位)示反咬颌

(二)视神经乳头异常

视神经乳头在胚胎时期形成,由胚裂上端视杯的两层神经上皮组织与视蒂交界处衍化而来。当胚裂发育或闭合异常时即出现各种类型的视乳头先天异常。临床上较为常见的是"牵牛花综合征(morning glory syndrome)",是视茎远端的漏斗形异常扩张所致,为原发性胚胎期缺陷。本病多见于女性,单侧多见,视力有不同程度的下降,26%~38%发生浆液性视网膜脱离。因眼底镜下视乳头的外观像一朵盛开的牵牛花,故而得名。

【诊断要点】

1.女性患者,单侧视力异常。

2.眼底镜检查:

1)视乳头明显扩大,为正常视乳头的 4~6 倍,呈橘红色或粉红色。

2)在视乳头周围凹陷范围内有一宽的脉络膜色素紊乱环带,视乳头中央被成簇的白色神经胶质组织覆盖。

3)血管增多,发出于视乳头,呈弯曲状走行在视乳头周围高起的环状组织处,至周围视网膜时变直,一般难以区分动脉和静脉,血管细,无分支(图 3-2-52A)。

【CT 表现】

1.视神经与眼球连接部呈漏斗状扩大,连接处可大可小。大者与眼球直径类似,小者稍粗于视神经,凹陷处被低密度玻璃体液所填充,漏斗部边界与眼球壁相同,密度一致(图 3-2-52B)。

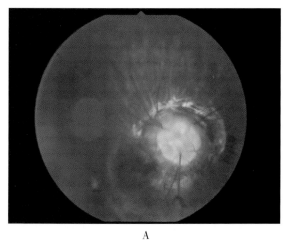

A

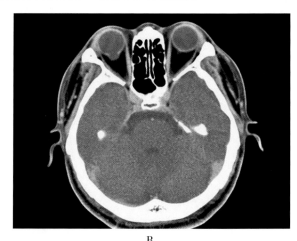

B

图 3-2-52　牵牛花综合征
A.典型眼底镜表现:视乳头明显扩大,橘红色,视乳头周围色素紊乱,视乳头周围血管增多;
B.CT 扫描见右侧视神经与眼球连接部漏斗状扩大,凹陷处被低密度玻璃体液填充

2.鉴别诊断:"牵牛花综合征"、视乳头缺损和视乳头周围葡萄肿均为累及视乳头的凹陷性异常,虽有各自独特的胚胎学起源,但影像学表现类似,鉴别仍需靠临床和眼底检查。

(三)永存原始玻璃体增生症

永存原始玻璃体增生症(persistent hyperplastic of the primary vitreous,PHPV)为胚胎期原始玻璃体未消失且继续增生所致的一种玻璃体先天性异常。儿童多见,易被误诊为视网膜母细胞瘤。典型表现为前部玻璃体中大块血管纤维性增生物,向前黏附于晶状体后囊,甚至穿破后囊进入晶状体之中,周围附着于睫状突上;向后常为残留玻璃体动脉伴周围纤维组织增生连于视乳头。玻璃体内增生的纤维血管结缔组织收缩,牵拉视网膜向前方脱离,形成晶状体后肿块结构。

【诊断要点】

1.儿童白瞳症、小眼球,视力障碍,多单眼发病。

2.超声检查:发现玻璃体内锥形肿块,向前连于睫状体及晶状体后部,向后与视乳头相连。

【CT表现】

1.CT平扫:

1)患侧眼球小,前房浅,晶状体小,晶状体后方见条状或不规则肿块。

2)玻璃体密度增加,但无钙化。

3)玻璃体内常可见层状或片状模糊高密度影,系出血所致。

4)病侧视神经正常或略变细(图3-2-53)。

2.增强扫描:晶状体后部不规则肿块可出现强化。

3.鉴别诊断:视网膜母细胞瘤多见于3岁以下儿童,以眼球内肿块合并钙化为主要表现。

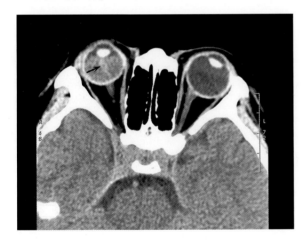

图3-2-53 永存原始玻璃体增生症

CT平扫示右侧眼球略小,玻璃体密度增高,并可见自晶状体至视神经方向的纵行条索影(↑)

(高　斌　尹传高　李劲松　王万勤　姚文君)

第三节　鼻、鼻窦、鼻咽和口咽

一、正常鼻、鼻窦及鼻咽部解剖和CT影像

1.外鼻及鼻腔:外鼻由鼻骨、鼻软骨和表面的皮肤、肌肉等组成,呈三棱锥形(图3-3-1)。CT常规以轴位扫描为主,鼻骨呈高密度向前突出于面部中央,皮肤、肌肉和软骨等为中等密度。鼻腔呈梨形,分为鼻前庭和固有鼻腔。鼻前庭位于鼻腔前段,较宽,位于前鼻孔和固有鼻腔之间;固有鼻腔为鼻腔的主要部分,由鼻中隔一分为二,前方与鼻前庭相连续,后方为鼻咽腔,顶达筛板,底壁为硬腭,侧壁有

鼻甲和鼻道(图 3-3-2、图 3-3-3、图 3-3-4、图 3-3-5)。鼻甲与鼻道的关系以 CT 冠状位扫描显示最为清楚(图 3-3-6)。

2.鼻窦:

1)上颌窦:位于鼻腔两侧的上颌骨内,呈三角锥形。顶壁为眶底壁,其后缘为眶上裂;内侧壁为鼻腔外侧壁,其上后方为窦腔开口通人中鼻道;前壁骨质较厚,其上方眶下缘下方有一小孔即眶下孔后壁较薄,与颞下窝和翼腭窝相邻;底壁为上颌骨的齿槽骨。

2)筛窦:位于眼眶内侧,气化良好,壁薄,由基板将气房分为前、后两组,分别开口于中、上鼻道。CT 横断位可显示筛小房同蝶窦的关系,薄层扫描可显示基板,而冠状位扫描能较好显示与上颌窦及鼻道的关系。

3)蝶窦与额窦:分别位于蝶骨和额骨内,发育程度差异很大,气化差者 CT 图像上可见不到气化。蝶窦由前上壁开口通蝶窦隐窝,前接后组筛窦,上方为鞍底,向前上方与视神经管相邻,底与鼻咽部相邻,后壁为枕骨斜坡,额窦前壁较厚,后壁较薄,其后方为前颅窝。

3.咽部:由鼻咽部、口咽部、喉咽部组成。起于颅底,向后下于第 6 颈椎水平。

1)鼻咽部:是鼻腔向后的延续,后方为椎前软组织,两侧壁前方为翼突内外板,中部突出的结节状软组织影为咽鼓管隆突,其前方为咽鼓管咽开口,后方为咽隐窝。

2)口咽部:经舌骨根横断扫描的层面可显示口咽腔,呈横置的椭圆形,前方为舌根、口底部肌肉及弓形下颌骨,两侧壁为肌组织,外方为透亮的咽旁间隙。

3)喉咽部:前方为倒"U"形甲状软骨,其后方为会厌壁,两侧均见类圆形空隙为梨状窝。

4)咽部间隙:

(1)咽旁间隙:位于腭帆肌外侧和翼内肌的内侧,为低密度脂肪间隙。

(2)咀嚼肌间隙:位于翼内、外肌之间。

(3)颈动脉间隙:在咽旁间隙后,其内由 CT 上不能显示的颈动脉鞘所包绕颈动脉、颈内静脉和神经、淋巴结的潜在筋膜间隙,此间隙内颈动脉和颈内静脉的移位方向对判断肿瘤来源和性质有重要意义。

(4)咽后间隙:在咽腔后方。

(5)椎前间隙:在咽后间隙后方,内有头长肌,两间隙的筋膜显示不清。

4.颞下窝:是上颌骨体和颧骨后方的不规则的凹窝。其上方为蝶骨大翼和岩骨尖,前方为上颌窦后外侧壁,后方为茎突与颈动脉鞘筋膜,外侧为下颌支,内侧为翼突外板。颞下窝内由多条咀嚼肌和脂肪组织组成,CT 轴位扫描可清晰显示。

5.翼腭窝:位于颞下窝的内侧,由蝶骨翼突、上颌骨体、腭骨及颞下窝围成的倒三角形间隙,位于翼上颌裂上部,内有蝶腭神经节、三叉神经上颌支。其前壁为上颌窦后壁,后壁为蝶骨翼突,上壁为蝶骨体、蝶骨大翼及翼突基底部,内壁为腭骨垂直板,外壁及下壁开放。翼腭窝有 8 个自然通道与颅中窝、眼眶、鼻腔、口腔、咽部、破裂孔及颞下窝相通,是感染和肿瘤扩散的重要通道。

6.海绵窦:海绵窦位于蝶鞍两侧,为双层硬脑膜结构,其前缘达眶上裂的内侧部,后至颞骨岩尖,为一对重要的硬脑膜静脉窦,长约 20 mm,宽约 10 mm。海绵窦内有许多结缔组织小梁,将窦腔分隔成许多小的腔隙,窦中血流缓慢,感染时易形成栓塞。窦的前端与眼静脉、翼丛、面静脉和鼻腔的静脉相通,面部的化脓性感染可借上述通道扩散至海绵窦,引起海绵窦炎与血栓形成。窦腔内有颈内动脉和外展神经通行,颈内动脉经破裂孔出颈动脉管,向上行于蝶鞍的后下,相当于后床突的外侧,转折向前进入海绵窦,在窦腔最内侧水平前行约 20 mm,达前床突内侧,再转向上穿出海绵窦。颈内动脉在海绵窦内呈"S"形弯曲,称颈内动脉虹吸部,在海绵窦内被纤维小梁固定于窦壁,故颅底骨折时易引起颈内动脉及分支的破裂,形成海绵窦动静脉瘘。海绵窦外侧壁有动眼神经、滑车神经、三叉神经眼支和上颌支通过。

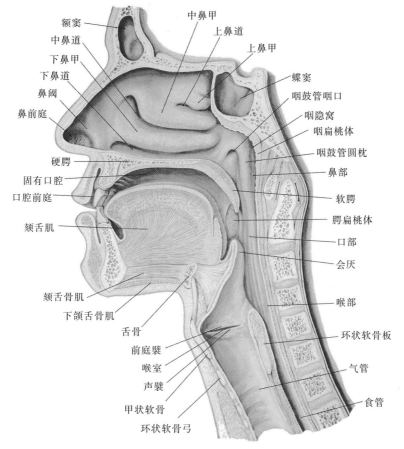

图 3-3-1　鼻腔、口腔、咽和喉的正中矢状面

额窦
中鼻道
下鼻甲
下鼻道
鼻阈
鼻前庭
硬腭
固有口腔
口腔前庭
颏舌肌
颏舌骨肌
下颌舌骨肌
舌骨
前庭襞
喉室
声襞
甲状软骨
环状软骨弓

中鼻甲
上鼻道
上鼻甲
蝶窦
咽鼓管咽口
咽隐窝
咽扁桃体
咽鼓管圆枕
鼻部
软腭
腭扁桃体
口部
会厌
喉部
环状软骨板
气管
食管

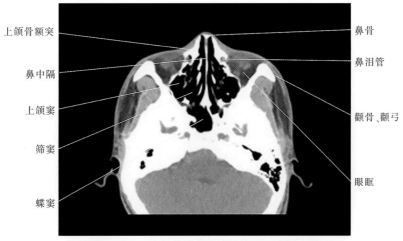

图 3-3-2　CT轴位鼻腔和鼻窦层面(蝶窦水平)

上颌骨额突
鼻中隔
上颌窦
筛窦
蝶窦

鼻骨
鼻泪管
颧骨、颧弓
眼眶

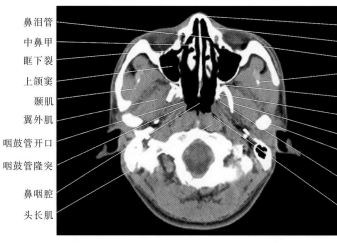

左侧标注（自上而下）：鼻泪管、中鼻甲、眶下裂、上颌窦、颞肌、翼外肌、咽鼓管开口、咽鼓管隆突、鼻咽腔、头长肌

右侧标注（自上而下）：鼻骨、上颌骨额突、颧骨、颧弓、喙突、翼腭窝、翼突内板、翼突外板、下颌骨头部、翼内肌、咽隐窝

图 3-3-3　CT 轴位鼻腔和鼻窦层面(中鼻甲水平)

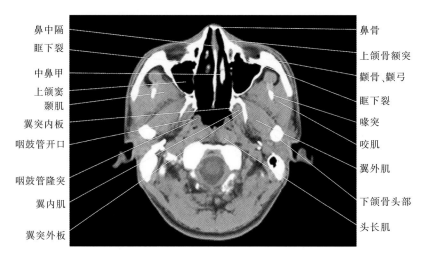

左侧标注（自上而下）：鼻中隔、眶下裂、中鼻甲、上颌窦、颞肌、翼突内板、咽鼓管开口、咽鼓管隆突、翼内肌、翼突外板

右侧标注（自上而下）：鼻骨、上颌骨额突、颧骨、颧弓、眶下裂、喙突、咬肌、翼外肌、下颌骨头部、头长肌

图 3-3-4　CT 轴位鼻腔和鼻窦层面(鼻咽水平)

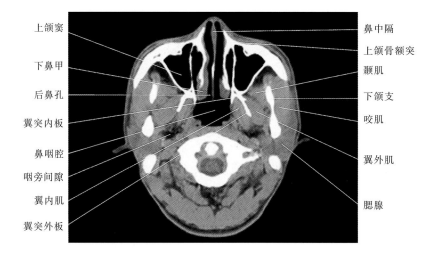

左侧标注（自上而下）：上颌窦、下鼻甲、后鼻孔、翼突内板、鼻咽腔、咽旁间隙、翼内肌、翼突外板

右侧标注（自上而下）：鼻中隔、上颌骨额突、颞肌、下颌支、咬肌、翼外肌、腮腺

图 3-3-5　CT 轴位鼻腔和鼻窦层面(下鼻甲水平)

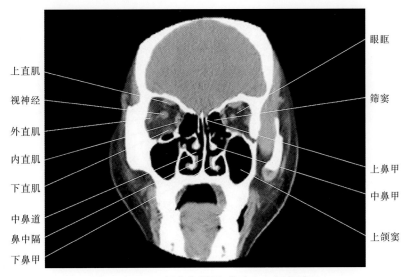

图 3-3-6　CT冠状位眼眶、鼻腔和上颌窦层面

（图中标注：上直肌、视神经、外直肌、内直肌、下直肌、中鼻道、鼻中隔、下鼻甲；眼眶、筛窦、上鼻甲、中鼻甲、上颌窦）

二、鼻　窦　炎

　　鼻窦炎（paranasal sinusitis）是鼻窦最常见的疾病，以上颌窦发病率最高，其次是筛窦。可单发于某一鼻窦，但多数为两个以上的鼻窦先后或同时出现炎症，少数患者可出现全鼻窦炎。按病程可分为急性鼻窦炎和慢性鼻窦炎。急性鼻窦炎以黏膜充血和炎性渗出为主；慢性鼻窦炎大多是急性鼻窦炎治疗不当或未彻底治愈所致，多表现为黏膜肥厚或息肉样变等。根据病因可分为细菌性、病毒性、真菌性、变态反应性等。临床治疗若不及时，可导致许多并发症的发生，严重影响患者的生存质量，甚至危及生命。不同部位、不同类型的炎症的影像学表现有一定特征，充分认识其影像学表现，对病变的定位、定性诊断和治疗方案的选择及预后评估有重要价值。

　　（一）化脓性鼻窦炎

【诊断要点】

　　1.全身症状：多为头晕、食欲不振、记忆力下降或畏寒、发热等症状。

　　2.局部症状：主要表现为鼻塞、脓涕、嗅觉障碍、头痛等局部症状。患侧鼻塞多因鼻甲或鼻腔内黏膜肿胀出血，或因鼻息肉形成之故。鼻涕多为脓性，炎性充血或鼻涕阻塞嗅裂可引起嗅觉障碍。

　　3.鼻镜检查：可发现鼻黏膜充血、肿胀，鼻甲红肿、肥大或鼻内息肉样变。

　　4.X线平片：

　　1）鼻腔黏膜增厚或息肉样变多见，少数患者也可出现黏膜菲薄。

　　2）窦腔内分泌物存在时，立位片可见气液平面，且窦腔混浊。

　　3）慢性期可出现骨壁增厚。

【CT表现】

　　1.鼻窦黏膜肥厚：在较大窦腔黏膜可呈环状增厚或呈息肉样结节影，窦内含气腔隙变小或消失（图3-3-7）。

　　2.窦内气液平面：分泌物潴留可出现气液平面，以上颌窦多见，液平面可随体位改变而移动（图3-3-8）。

　　3.窦壁骨质改变：窦周骨壁正常或增厚（图3-3-7），少数化脓性炎症可出现骨壁的吸收破坏，以上颌窦为多见，应与鼻窦恶性肿瘤鉴别。

　　4.窦壁外脂肪间隙消失：当感染向窦腔外蔓延时，脂肪间隙消失，软组织肿胀。

　　5.鼻甲肥大：以下鼻甲最为多见，做薄层扫描时可显示窦口有异常（图3-3-9）。

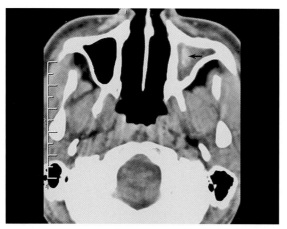 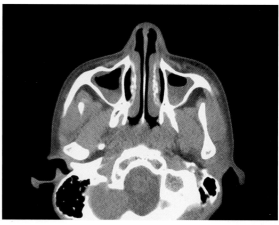

图 3-3-7　鼻窦炎

CT平扫见左侧上颌窦腔内含气腔隙消失，其内充满软组织密度影，并见较大钙化灶(↑)，窦周骨壁增厚

图 3-3-8　鼻窦炎

CT平扫见两侧上颌窦内黏膜呈环状增厚，并见两侧气液平面

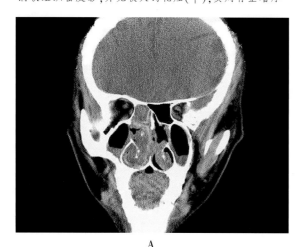 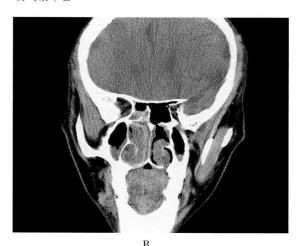

A B

图 3-3-9　鼻窦炎

A.B.CT 冠状位平扫见两侧鼻腔、上颌窦、右侧筛窦及蝶窦内密度增高影，两侧上颌窦内并见气液平面，两侧下鼻甲明显肥大

(二)真菌性鼻窦炎

【诊断要点】

1.根据真菌侵袭以及宿主的免疫状态,分为侵袭性和非侵袭性两类。前者包括慢性无痛性和急性暴发性两种,后者包括真菌球性和变应性两种。急性暴发性(acute fulminant)主要发生于免疫功能缺陷的患者,常伴有糖尿病、严重营养不良或恶性肿瘤等基础病变;慢性无痛性(chronic indolent)发生于免疫功能正常的患者;真菌球性(fungal ball)发生于有免疫能力的非特异性患者,单侧多见;变应性(allergic)发生于有免疫能力的特异性患者,以中青年为主,常伴有家族过敏史。

2.真菌性鼻窦炎(fungal sinusitis)的致病真菌种类以曲霉为主,尤以烟曲霉和黄曲霉常见,其次为毛霉,且多见于侵袭性真菌性鼻窦炎。

3.光镜下见黏膜组织中有较多的炎性渗出物、坏死组织、淋巴细胞和多形核白细胞浸润。

4.各型真菌性鼻窦炎共同的临床特点有鼻塞、涕多或涕中带血,可伴有头痛。侵袭性真菌性鼻窦炎常伴有邻近眼眶、颅内脑膜和脑组织受累症状,如眼球突出、眼球固定、视力下降、头痛等。变应性真菌性鼻窦炎鼻腔分泌物多伴有异味,实验室检查血清 IgE 升高。

【CT 表现】

1.真菌球性鼻窦炎以单侧上颌窦受累为多见,表现为上颌窦内气体消失,窦腔内被软组织密度影填充,局部见簇状分布的高密度钙化,窦腔扩大(图3-3-10、图3-3-11),钩突骨质吸收,上颌窦壁骨质增生肥厚。

2.变应性真菌性鼻窦炎以筛窦最常受累,常见窦腔扩大、窦腔散在磨玻璃样高密度影,窦壁变薄或重塑,眶纸板骨质吸收常见。

3.侵袭性真菌性鼻窦炎窦腔内软组织可不伴有钙化,窦壁骨质破坏明显,邻近眼眶及颅内结构受累明显,可伴有眶内软组织影,累及眼外肌、视神经等;颅内受累可表现为脑膜增厚、脑组织水肿等。

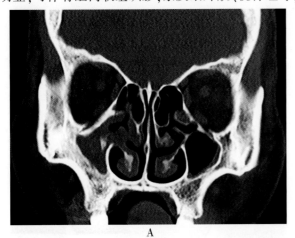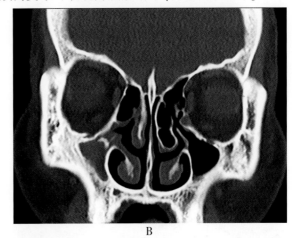

图3-3-10 真菌性鼻窦炎

A.B.CT冠状面右侧上颌窦内可见不规则软组织密度影,并可见高密度钙化影

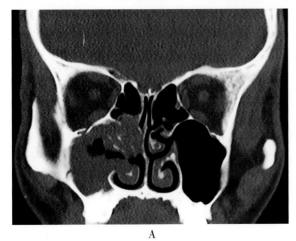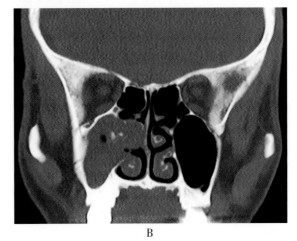

图3-3-11 真菌性鼻窦炎

A.B.CT冠状面右侧上颌窦及右侧鼻腔内可见不规则软组织密度影,并可见多发点状高密度钙化影,右侧上颌窦窦口扩大

三、鼻 息 肉

鼻息肉(nasal polyp)多由变态反应、慢性鼻炎和慢性鼻窦炎引起。长期的炎性刺激使鼻腔或鼻窦黏膜肥厚形成,好发于中年人,男性略高于女性。好发于鼻腔外侧壁及鼻顶部,其次为筛窦、上颌窦。单侧或双侧发病,双侧多见。根据病因及发病部位,一般分为三种类型:①炎症性息肉:单侧或单个息肉形成,多由局部感染引起,切除后不易复发。②过敏性息肉:常为双侧、多发,如不去除过敏原因,息肉切除后容易复发。③后鼻孔息肉:因息肉有一长蒂从鼻腔经后鼻孔伸入鼻咽部而得名。

【诊断要点】

1.多表现为鼻塞、嗅觉减退、闭塞性鼻音、打鼾、头痛、分泌物增多等症状。

2.若阻塞鼻窦可引起鼻窦炎;阻塞咽鼓管咽口,可引起耳鸣和听力下降。

3.X线平片:鼻腔或鼻窦内可见结节状软组织密度影,如继发感染,则显示为鼻窦炎的征象。

4.穿刺活检:可做出病理学诊断。

【CT 表现】

1.CT 平扫:见鼻腔或鼻窦内类圆形结节状软组织影,有时表现为软组织广泛充填于鼻腔或鼻窦。

2.位于鼻腔者多见于中鼻道,引起鼻中隔偏移及梨状孔膨大,鼻腔息肉多伴有鼻窦炎症(图 3-3-12、图 3-3-13)。

3.增强扫描:病灶无明显强化。

4.息肉内伴有出血坏死时表现为混杂密度。

5.窦壁可出现骨质吸收、变薄、塑形,无骨质破坏。

6.鉴别诊断:内翻乳头状瘤好发于中老年男性,起自中鼻道附近鼻腔外侧壁,向鼻腔生长,周围骨质压迫吸收,在 MRI 中 T_2WI 及增强 T_1WI 上病变呈卷曲脑回状外观。

第三章 五官与颈部

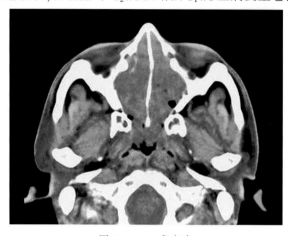

图 3-3-12 鼻息肉

CT 平扫见两侧鼻腔和上颌窦内填满软组织密度影,上颌窦内侧壁骨质吸收消失,肿块经后鼻孔向鼻咽腔突入

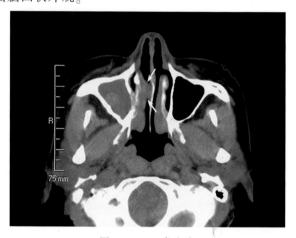

图 3-3-13 鼻息肉

CT 平扫见右侧鼻腔内结节状病灶(↑)并伴有右侧上颌窦炎症

四、鼻腔和鼻窦淋巴瘤

原发于鼻腔和鼻窦的淋巴瘤属于结外淋巴瘤,90%以上为非霍奇金淋巴瘤 (non-Hodgkin's lymphoma,NHL)。发病率居结外淋巴瘤的第三位,位于咽淋巴环和肠道淋巴瘤之后。本病从儿童到老年人均可发生,年龄 40~50 岁,男女发病比例 2:1~4:1。鼻腔和鼻窦的淋巴瘤包括 NK/T 细胞型、外周 T 细胞型和 B 细胞型,原发于鼻腔的淋巴瘤多为 NK/T 细胞型和外周 T 细胞型,原发于鼻窦的多为 B 细胞型。其中,NK/T 细胞淋巴瘤是鼻腔中最常见的淋巴瘤,好发于面部中线附近。

【诊断要点】

1.好发于 40 岁以上中老年人。

2.出现鼻塞、涕血、涕中排出小块坏死组织、鼻面部肿痛、头痛、低热。

3.好发于鼻翼、鼻前庭区、中下鼻道、下鼻甲周围、鼻中隔、鼻腔侧壁,或见于上颌窦和筛窦。

4.以弥漫性生长为主,边界模糊不清。

5.可有骨质吸收破坏,或鼻中隔、硬腭穿孔、鼻甲脱落。

6.易侵犯周围结构。

7.MRI 检查:T_1WI 呈稍低或等信号,T_2WI 呈等或稍高信号,信号较均匀。NK/T 细胞型易出现液化坏死,T_2WI 可见斑片状更高信号。增强后肿块呈轻到中等强化,强化程度低于鼻腔黏膜,部分肿块强化不均匀,可伴有斑片状低信号未强化区。

【CT 表现】

1.鼻腔淋巴瘤:

1)好发于一侧或双侧鼻腔前下部,包括鼻翼背部皮下、鼻前庭区、中下鼻道、下鼻甲周围、鼻中隔两侧面、鼻腔侧壁等,大多呈弥漫性生长,也可呈结节状或肿块样,形态不规则,边缘不清晰(图3-3-14A至图3-3-14C)。

2)CT平扫病灶与肌肉比较呈等密度,密度均匀或不均匀。

3)增强扫描大多数肿块呈轻至中度强化,少数强化明显。一般局限性肿块强化均匀,当累及范围广泛时,强化常不均匀,NK/T细胞淋巴瘤内可见低密度液化坏死区。

4)进展期肿块周围的骨质可出现虫蚀样或虚线样吸收,但骨质吸收破坏范围通常小于肿瘤侵犯范围(图3-3-14D)。

2.鼻窦淋巴瘤:

1)大多由鼻腔淋巴瘤侵犯而来,也可以原发于鼻窦,主要见于上颌窦和筛窦。

2)表现为窦腔内充满软组织密度影,或形态不规则软组织影突出,也可表现为弥漫性黏膜增厚样软组织影沿窦壁蔓延(图3-3-15A至图3-3-15C)。

3)平扫密度可均匀或不均匀,增强后可见轻至中度强化,少数明显强化。

4)窦壁骨质吸收破坏(图3-3-15D)。

3.鉴别诊断:

1)鼻息肉:位于鼻腔内,呈结节状低密度软组织影,密度均匀,边界较清楚,如有出血,可见斑片状高密度灶;增强后无明显强化,周围骨质无明显破坏,主要表现为压迫性吸收及增生硬化。

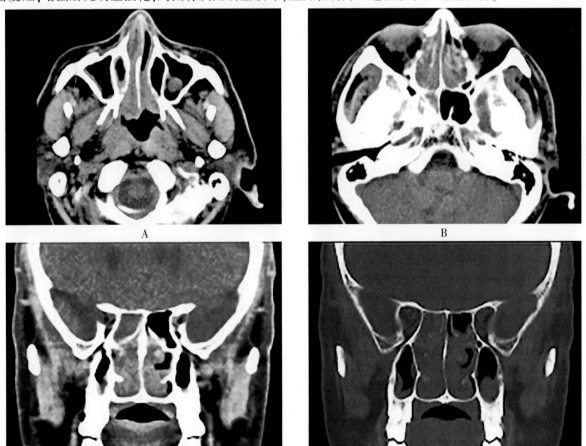

图3-3-14 鼻腔淋巴瘤

A.CT平扫可见右侧鼻腔内弥漫性生长软组织密度肿块,右侧咽隐窝消失;

B.双侧筛窦及右侧蝶窦内片状软组织密度填充;

C.冠状位重组示病灶弥漫于右侧鼻腔及筛窦,周围骨质吸收;

D.骨窗示双侧筛窦纸板及下鼻甲骨质吸收变薄

2）内翻性乳头状瘤:常位于中后鼻腔和后鼻孔,呈结节状软组织影,密度较均匀,边界清楚,增强后可呈"脑回"状强化,有一定特征,骨壁呈压迫性吸收。

3）上皮源性恶性肿瘤:表现为形态不规则、边界不清楚的软组织肿块,增强后不均匀强化,常有低密度不强化的液化坏死区,骨质破坏呈侵蚀性。

4）鼻咽癌侵犯鼻腔:肿块主体位于鼻咽部,主要侵犯后鼻孔和鼻腔后上部,常伴有中颅底骨质吸收破坏及同侧中耳乳突炎症。

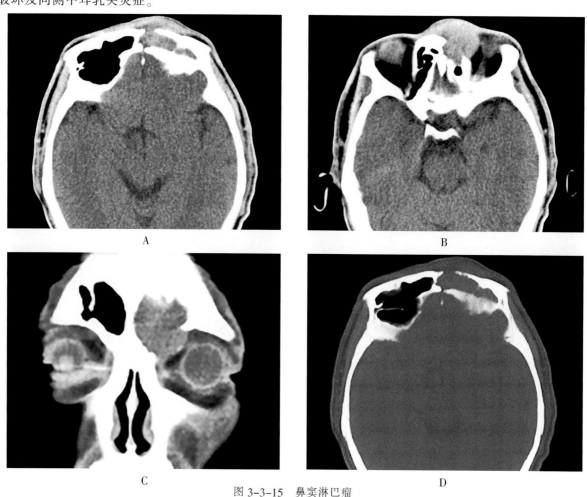

A
B
C
D

图 3-3-15 鼻窦淋巴瘤

A~C.CT 平扫及冠状位示左侧额窦稍扩大,窦腔内软组织密度肿块,局部突入左侧眼眶,邻近骨质破坏和皮下软组织肿胀;D.骨窗示左侧额窦窦壁吸收变薄

五、鼻窦黏液囊肿

鼻窦黏液囊肿(mucocele)是鼻窦最常见的囊肿。以中青年居多,男女比例约为 2.5:1。多因窦口阻塞后,分泌物在窦腔内大量潴留,或因黏膜分泌物中的蛋白含量过多而引起的一系列生化和免疫反应所致。本病多发生于筛窦和额窦,蝶窦和上颌窦少见,一般为单侧发病。

【诊断要点】

1.早期多无症状,随着病变的增大可引起头痛。因病变位置、扩展方向和程度不同,临床表现也各不相同。

1）发生于筛窦者:常侵入眼眶,出现复视、眼痛、流泪等眼部症状,眼球向外移位。

2）发生于额窦者:常出现额部隆起,眼球向外下方移位。

3）发生于蝶窦者:症状比较复杂,若向前发展可致眼球突出,压迫眶尖出现眶尖综合征;向两侧压迫颈动脉或海绵窦,可致血栓形成;向上可压迫垂体,引起相关内分泌失调症状。

2.脓囊肿(pyocele):由继发化脓性感染而形成,易引起窦壁骨质的吸收破坏,并可向颅内扩展,并发颅内感染。

3.X线平片:可见鼻窦内圆形阴影,密度均匀,边缘光滑,周围骨壁吸收变薄或隆起。

4.MRI检查:T_1WI呈低、等或高信号,主要取决于囊肿内黏蛋白的含量和水的含量。若黏蛋白含量高,T_1WI呈相对高信号;若水相对含量高,则T_1WI呈相对低信号,T_2WI呈高信号。

【CT表现】

1.CT平扫:窦腔膨大,窦腔内呈均匀一致的低密度(图3-3-16),囊内如有上皮屑或血块,密度可以不均匀,病灶轮廓规则锐利。

2.增强扫描:病灶无强化,若为脓囊肿,可见囊壁呈环状强化。

3.窦壁骨质改变:囊腔扩大,窦壁均匀变薄,呈气球样改变是其典型的CT表现。较大的囊肿可侵占多个窦腔,并压迫邻近组织器官,如向眼眶扩展可引起眼外肌和眼球移位等征象(图3-3-17)。

4.鉴别诊断:

1)鼻窦黏膜下囊肿:多见于上颌窦,沿着窦壁单一半圆形或类圆形液性肿块,一般不引起窦腔扩大。

2)鼻窦实质性肿瘤:鼻窦区呈不均匀或均匀强化的实性肿块。

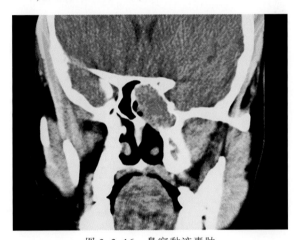

图3-3-16 鼻窦黏液囊肿
CT冠状位平扫见左侧筛窦内被稍低于软组织密度影充填,窦腔呈膨胀性改变,窦壁骨质变薄

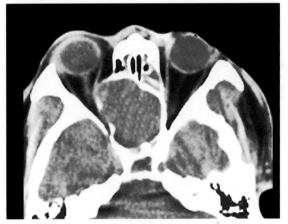

图3-3-17 鼻窦黏液囊肿
CT平扫见两侧筛窦内较大囊肿,窦壁变薄、部分消失且向右侧眼眶突入

六、鼻窦黏膜下囊肿

鼻窦黏膜下囊肿(submucous cyst)是由于窦壁黏膜下的黏液腺受到炎性刺激或变态反应导致黏液腺腺体导管开口受阻,引起浆液性或黏液性分泌物潴留于黏膜下,形成囊性膨出,无真正包膜,以上颌窦内最为常见。

【诊断要点】

1.以单侧多见,偶见双侧上颌窦受累。

2.临床多无症状,偶因囊肿破裂,鼻腔内流黄色液体。

3.X线平片:上颌窦华氏位片可见上颌窦腔密度增高,其底部见圆形或半圆形的囊性阴影。

【CT表现】

1.CT平扫:上颌窦内圆形或半圆形、密度均匀,边界光整,呈水样或软组织密度病灶,基底部多位于窦底或外侧壁(图3-3-18、图3-3-19)。

2.囊肿常只累及窦腔的一部分,在腔内气体的对比下,典型表现为圆形外凸的囊肿外缘。

3.增强扫描:囊腔无明显强化。

4.窦壁骨质无破坏。

5.鉴别诊断:上颌窦息肉可带蒂,多为双侧性,有时 CT 很难做出鉴别诊断,需做病理学检查。

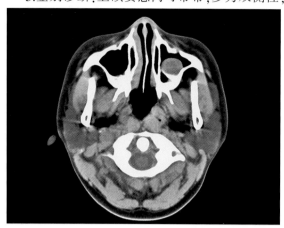

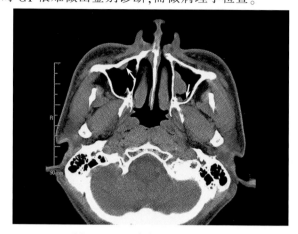

图 3-3-18 鼻窦黏膜下囊肿

CT 平扫左侧上颌窦内见类圆形囊性病灶,其后壁示有弧形钙化,边界清楚,基底部位于外侧壁

图 3-3-19 鼻窦黏膜下囊肿

CT 平扫见左侧上颌窦内侧壁处向窦腔内突出的囊性病灶,两侧上颌窦黏膜均显示轻度增厚(↑)

七、牙源性囊肿

牙源性囊肿(odontogentic cyst)是颌骨所特有的在临床上最常见的囊肿。以上颌窦含齿囊肿最多见。青年人居多,女性多见,男女比例为 1:2.3~1:6。囊壁由薄层纤维结缔组织构成,囊内为黄褐色或黑褐色液体,并含有胆固醇结晶,若继发感染则为脓液。

【诊断要点】

1.早期多无症状,待囊肿长大后,压迫鼻腔或三叉神经,可出现鼻塞、流涕或面部麻木、疼痛等症状。

2.面颊部隆起畸形,触诊有波动感或破蛋壳感。

3.好发于下颌第三磨牙和上颌前牙,易累及上颌窦。囊肿内含有牙冠位于囊内,而牙根位于囊外的牙齿。

4.周围见骨质受压硬化边缘,囊肿邻近常有缺牙。

5.X 线平片:局部可见圆形或卵圆形透光区,周边见骨质硬化带,囊内可见牙冠或一完整牙齿。

【CT 表现】

1.CT 平扫:囊肿为低密度的肿块,囊壁周边见骨质硬化,囊腔密度略高于水样密度,囊内可见畸形的小牙或牙冠(图 3-3-20)。

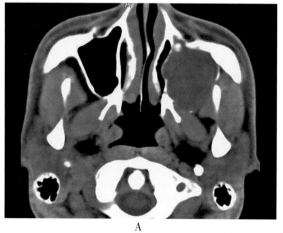

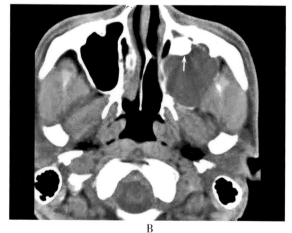

A   B

图 3-3-20 上颌窦含齿囊肿

A.CT 平扫见左侧上颌窦窦腔呈膨胀性改变,窦壁骨质变薄,吸收破坏;

B.在上颌窦腔内见一牙齿(↑)

2.增强扫描:通常不强化,仅在囊肿继发感染时,可见囊壁轻度环形线样强化。

3.囊肿可向鼻底和上颌窦内膨胀性生长,引起相应的压迫性骨质吸收破坏。

4.鉴别诊断:成釉细胞瘤CT增强扫描示肿瘤内纤维分隔和实性部分可见强化,部分可见壁结节。

八、成釉细胞瘤

成釉细胞瘤(ameloblastoma)又称造釉细胞瘤、齿釉细胞瘤,是发生于颌骨或牙龈黏膜的牙源性上皮性肿瘤,约占牙源性肿瘤的59.3%,是最常见的牙源性良性肿瘤。多见于20~40岁青壮年,无性别差异。病因不清,可能与病毒感染、炎症及外伤有关。肿瘤来源于牙板、造釉器和牙周组织的残余上皮,瘤体可呈单房或多房囊性、实性或囊实性,包膜常不完整。肿瘤生长缓慢,但有局部侵袭性,术后复发率较高,尤其是发生于上颌骨者复发率更高,基本无转移征象。少数(1%~5%)可恶变为恶性成釉细胞瘤或成釉细胞肉瘤,恶变后可发生血行及淋巴道转移,最常转移至颈部淋巴结和肺。

【诊断要点】

1.因肿瘤生长缓慢,早期可无自觉症状,典型表现为颌面部逐渐膨隆畸形。

2.触诊可质硬,骨壁变薄时有乒乓球感,若肿瘤较大骨壁消失,则触之质软或有波动感。

3.肿瘤区牙齿可松动、移位、缺失、咬合紊乱;发生于上颌骨者可突入鼻腔及上颌窦。

4.合并感染时,出现可疼痛或瘘管。

5.X线平片:颌骨内囊状透光区,单房或多房,呈圆形、椭圆形或蜂窝状,边界清楚,有多发切迹。肿瘤较大时常引起颌骨膨大,瘤内偶可含有牙齿或未发育完全的牙齿结构,邻牙根侵蚀或缺失,骨皮质受压变薄或吸收。

6.MRI表现:T_1WI呈低或等信号,T_2WI上其内囊液呈高信号,囊内间隔呈等或低信号,增强扫描见病灶实性部分强化。

【CT表现】

1.绝大多数发生于下颌骨,占80%~90%,多见于下颌磨牙及升支区,少数发生于上颌骨。

2.肿瘤单房者呈圆形或椭圆形,边界清楚,多向颊侧膨胀性生长,部分呈分叶状,部分瘤体周围可见骨皮质硬化线;也可呈多房或蜂窝状,一般分隔清楚、锐利(图3-3-21A、图3-3-21B、图3-3-22)。

3.CT平扫多数肿瘤呈低密度,CT值接近于水(0~20 HU),周围可显示囊壁,或薄或厚;少数表现为软组织密度,瘤体内偶可含牙或钙化。

4.增强扫描肿瘤内纤维分隔和实性部分可有强化,囊液部分无强化;囊壁厚者可见局部结节状隆起,形成壁结节。

5.由于肿瘤具有侵袭性,常见牙齿移位、牙根锯齿状或截断状吸收和牙槽骨的吸收破坏(图3-3-21C、图3-3-21D)。

6.鉴别诊断:

1)牙源性角化囊性瘤:继发感染较多见。颌骨膨胀不明显,有沿下颌骨长轴生长的趋势。一般无局部骨质缺损及硬化,牙根吸收较少见。

2)含牙囊肿:上前牙区更为多见。多为单囊,可有分叶,但无切迹。牙根吸收少见。

3)颌骨中心型巨细胞肉芽肿:是一种较少见的颌骨肿瘤,临床及影像表现均与成釉细胞瘤相似,两者易于混淆。本病好发于年轻女性,囊内隔纤细、锐利,多垂直于病变边缘;而成釉细胞瘤的发病年龄大于前者,且分隔多为锐利清晰的粗线状骨隔。

4)恶性成釉细胞瘤:具有成釉细胞瘤的特点,但通常骨质缺损较多,尤其牙槽侧边缘模糊。

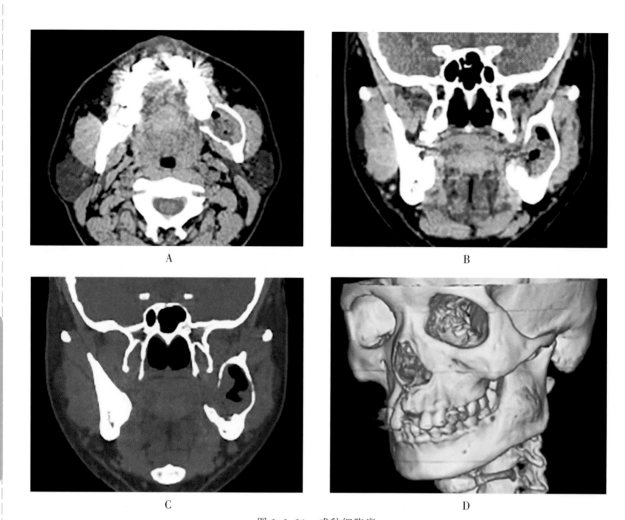

A   B

C   D

图 3-3-21　成釉细胞瘤

A.B.CT 平扫示左侧下颌支膨胀性改变,其内可见稍低密度肿块及气体;

C.骨窗示左侧下颌骨膨胀性吸收变薄,左侧牙齿移位;

D.三维 VR 图示左侧下颌骨膨胀性破坏

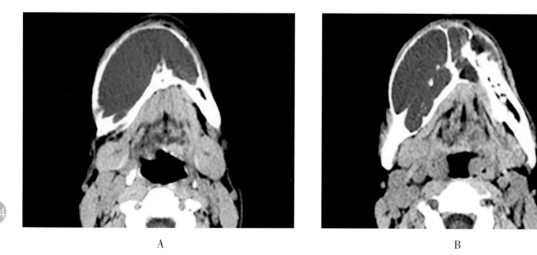

A   B

图 3-3-22　成釉细胞瘤

A.CT 平扫示下颌骨膨胀性破坏,其内见低密度肿块;

B.瘤体呈多房改变,边缘见骨硬化边

九、牙源性角化囊性瘤

牙源性角化囊性瘤(keratocystic odontogenic tumour,KCOT)根据 2005 年 WHO 的定义,它是一种良性单囊或多囊的,发生于骨内的牙源性肿瘤,具有潜在的侵袭性和浸润性生长的生物学行为。年龄分布广泛,但有两个高峰期:10~29 岁和 50 岁。男性多于女性。一般认为肿瘤来源于牙源性上皮。肿瘤可单发,也可多发。

【诊断要点】

1.早期多无临床症状,当病变增大到一定程度后,患者可表现为面部不对称及无痛性肿胀;若并发感染,则出现疼痛。

2.具有复发倾向,复发率 5%~62%。

3.病变沿颌骨长轴生长,故引发的颌骨膨胀并不明显,膨胀方向多向颌骨的舌侧。

4.X 线平片:颌骨单囊或多囊性透光区,多沿颌骨长轴方向生长,边界清楚,推移邻牙。

5.MRI 检查:T_1WI 呈低或等信号,少数呈高信号;T_2WI 呈均匀或不均匀高信号。

【CT 表现】

1.颌骨内单发或多发的、圆形或类圆形低密度区,CT 值或接近水,或呈软组织密度,其内偶可含牙,边界光滑、清晰,周围可见致密的骨皮质线包绕。

2.大部分发生于下颌骨,占 65%~83%,主要位于下颌后部和下颌支,且多位于下颌神经管上方;约 50%的下颌骨病变可向前至下颌体,向后至下颌支。少数发生于上颌骨,多见于上颌后部(图 3-3-23)。

3.病变沿颌骨长轴方向发展,颌骨膨胀相对不明显。当发展到一定程度时,可向舌侧膨胀,邻牙受推移,牙根吸收较少见。

4.增强扫描后病变内无明显强化,如继发感染,可见边缘强化。

5.复发性 KCOT 除上述表现外,还可见周围软组织受累。

6.鉴别诊断:

1)成釉细胞瘤:颌骨膨胀明显,病变导致的牙槽骨及牙根吸收多见;而 KCOT 颌骨膨胀相对不明显,病变沿颌骨长轴发展,牙根吸收亦较少。

2)含牙囊肿:含牙囊肿所含牙多为仅有牙冠而无牙根的恒牙,而 KCOT 内若含牙,则有完整或不完整的牙根;比较而言,含牙囊肿骨质膨胀相对明显。

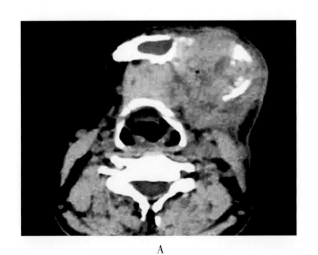
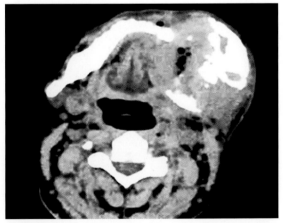

A　　　　　　　　　　　　　B

图 3-3-23　牙源性角化囊性瘤恶变

CT

CT 诊断与临床 ——中枢神经、头颈及骨骼肌肉

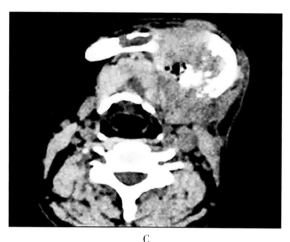

C

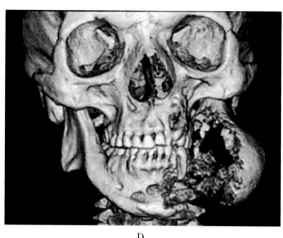

D

图 3-3-23　牙源性角化囊性瘤恶变(续)

A~C.CT 平扫见左侧下颌骨广泛骨质破坏,并见软组织密度肿块形成,内见气体;

D.三维重建示左侧下颌骨膨胀性骨质破坏

十、牙源性纤维瘤

牙源性纤维瘤(odontogenic fibroma,OF)是一种以成熟纤维间质内包含数量不等的非活动性牙源性上皮为特点的良性肿瘤。占所有牙源性肿瘤的 3%~6%。分为中心型(COF)和外周型(POF),COF 一般多发生于颌骨内,POF 发生在颌骨的边缘。可发生于任何年龄,但以 10~39 岁者居多。一般认为 COF 无明显性别差异,但也有研究显示 OF 女性较为多见。组织起源上,有人认为乏上皮性 COF 来源于牙囊,而富上皮性的 COF 来源于牙周韧带。

【诊断要点】

1.患者多以面部慢性、进行性、无痛性肿块就诊。

2.X 线平片:下颌骨低密度透光区,其内密度不均匀,偶可见散在点状钙化影,或含牙。

【CT 表现】

1.COF 主要发生于上颌前牙区、下颌双尖牙和磨牙区;POF 多见于牙龈区,发生部位的颌骨呈膨胀性改变,邻牙可缺失或推移。

2.COF 多为形态规则、类圆形软组织密度影,边界清晰,其内密度均匀,多为单房,亦可为多房的透光区,分隔纤细(图 3-3-24)。

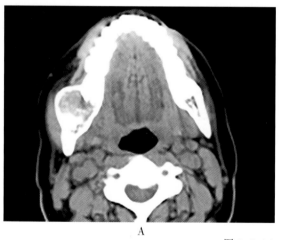

A

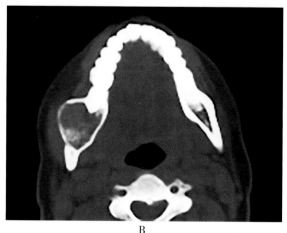

B

图 3-3-24　牙源性纤维瘤

A.CT 平扫示右侧下颌支类圆形骨质膨胀区内散在沙粒状高密度灶,边缘硬化,邻近牙根伸入病灶内;

B.骨窗示右侧下颌支局部骨皮质吸收变薄

3.POF 的软组织肿块内可含有点状钙化。

4.增强扫描:实性部分呈轻至中度强化。

5.鉴别诊断:本病缺乏特征性影像学表现,故很难与其他的牙源性肿瘤相鉴别。

十一、巨 颌 症

巨颌症(cherubism)是一种罕见的常染色体显性遗传病,以颌骨对称性膨大为特点,患者具有典型的"小天使"面容(cherubic facial appearance)。呈家族性发病,其中男性几乎 100%发病,女性发病者近70%,也有少部分散发病例。一般在幼儿期(2~4 岁)被确诊,症状不明显者可在青春期被发现或在其子女确诊后被发现。病理上,巨颌症的表现与巨细胞肉芽肿的表现十分相似。因此,对巨颌症的确诊应从临床、病理及影像学加以综合分析。

【诊断要点】

1.临床上多表现为面部无痛性和对称性肿大,病变累及两侧上颌者,使颊部皮肤外伸,下眼睑下垂,眼球相对朝上,酷似"小天使"。生长迅速的上颌骨巨颌症可能引发突眼、复视和视力减退。

2.由于此病青春期后多具有自限性,可停止生长。如若未影响牙颌面功能,一般不需要进行手术治疗,因此临床随访、观察和影像学检查对确认其自限特点具有重要意义。

3.X 线平片:颌骨增大,四象限均可受累,其内呈多囊低密度透光区,囊大小不一,可呈圆形或不规则形,分隔纤细。青春期后,随着病变生长的停止,病变内硬化的分隔可以增粗。

4.MRI 检查:多囊骨分隔表现为 T_1WI 和 T_2WI 上的低信号;病灶实性部分多呈 T_1WI 上的低或中等信号,T_2WI 上的中等或略高信号。

【CT 表现】

1.上下颌骨对称性、膨胀性改变,主要累及上、下颌骨的后部,其内呈多囊状软组织密度,边界清晰,囊隔为高密度骨隔,形态不一、纤细(图 3-3-25)。

2.青春期后,随着病变停止生长,病变内硬化的囊隔可增粗,病变边缘可呈明显的骨硬化表现。

3.向外一般无骨皮质侵犯,且较少累及周围软组织;但膨胀明显的病变可突破颌骨边缘,破坏吸收颌骨骨皮质,侵入周围软组织;病灶内的牙囊可被破坏。

4.部分病例可单发,但极为罕见(多为单侧下颌骨受累)。病变范围广泛者,可见其越过颌骨中线与对侧颌骨病灶相连。此外,病变还可累及颞骨,上颌骨病变可侵入上颌窦内,更甚者还可侵犯眶底。

5.鉴别诊断:巨颌症的临床和影像表现具有显著的特征性,通常不易被误诊为其他颌骨病变。

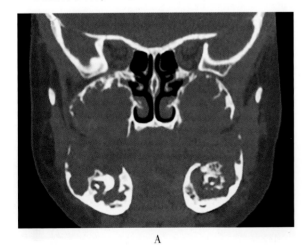
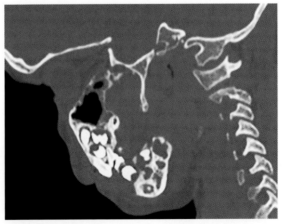

A   B

图 3-3-25 巨颌症

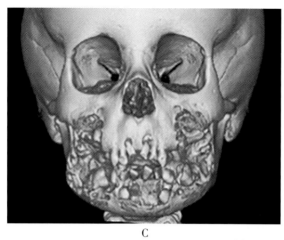
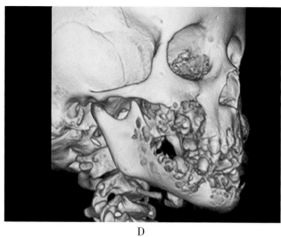

C   D

图 3-3-25 巨颌症(续)

A.B.CT 平扫示双侧上、下颌骨内对称性、膨胀性骨质破坏,并可见骨性分隔影,周围骨质可见增生硬化;

C.D.VR 像示双侧上、下颌骨内多发对称性骨质破坏区,牙槽骨可见破坏

十二、上 颌 窦 癌

  上颌窦癌(carcinoma of maxillary sinus)是最常见的鼻窦恶性肿瘤,占鼻窦恶性肿瘤的 80% 以上,占耳鼻咽喉各部恶性肿瘤的 20% 左右,仅次于鼻咽癌,居第二位,占全身恶性肿瘤的 0.2%~3%。多见于中老年男性患者,其中以 50~70 岁的老年人多见。以鳞癌多见,男女比例为 2:1;其次是腺癌、未分化癌等。早期肿瘤局限于窦内,以后可向眼眶、筛窦、鼻腔、颅底等处蔓延,可引起窦壁的广泛骨质破坏。

【诊断要点】

1.早期常无明显症状,偶有涕中带血。

2.随着病情发展,可出现一侧鼻腔内脓血涕、鼻塞、鼻面部畸形。

3.后期可出现面部疼痛和麻木、复视、牙齿松动以及颈部淋巴结肿大等。

4.X 线平片:窦腔内不规则的软组织肿块,窦壁骨质的侵蚀性破坏是诊断的主要依据。

5.MRI 检查:SE 序列呈 T_1WI 低、T_2WI 高信号,可以较清楚地显示瘤体与周围伴随炎症的界限,以及癌肿向窦腔外的扩展情况,但对癌肿引起的骨质破坏没有 CT 显示得清楚。

【CT 表现】

1.上颌窦癌的特征性 CT 表现是窦腔内软组织肿物合并骨质破坏(图 3-3-26)。

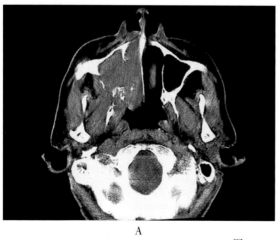
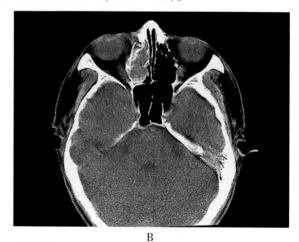

A   B

图 3-3-26 上颌窦癌

A.CT 平扫见右侧上颌窦区软组织肿块,其内、后壁骨质破坏,并突入右侧鼻腔和颞下窝;

B.肿块向上侵犯筛窦

2.上颌窦内不规则软组织肿块,密度不均匀,可占据整个窦腔(图3-3-27),其内坏死、囊变呈低密度,部分瘤体内可见钙化。

3.肿瘤多呈浸润性生长,绝大多数可见不同程度的骨质破坏,并沿破坏区向周围侵犯。

1)向上可侵入眼眶、筛窦,可通过筛窦进入颅内(图3-3-28)。

2)向后可进入颞下窝、翼腭窝,表现为其内肌间隙模糊。

3)向前侵犯面颊部,形成软组织肿块。

4)向下破坏齿槽。

4.增强扫描:肿块呈不均匀强化,坏死、囊变区不强化。

5.鉴别诊断:典型上颌窦癌CT诊断不难,早期需与上颌窦息肉、上颌窦炎鉴别。癌肿常引起骨质破坏,而炎症及息肉常为窦壁增生硬化。

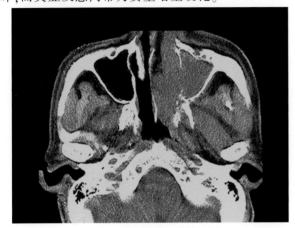

图3-3-27 上颌窦癌
CT平扫见左侧上颌窦区肿块破坏内侧壁进入左鼻腔,并阻塞后鼻孔和鼻泪管

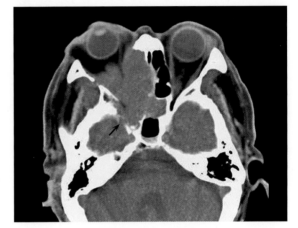

图3-3-28 上颌窦癌
CT平扫见右侧上颌窦上部肿块向上生长,右眼球后方及筛窦区见外形不规则软组织肿块,且累及颅内(↑),局部广泛骨质破坏,眼球突出

十三、内翻性乳头状瘤

乳头状瘤(papilloma)是鼻腔鼻窦较常见的良性上皮性肿瘤,根据组织学类型不同,可分为内翻性乳头状瘤、嗜酸性细胞乳头状瘤和外翻性乳头状瘤三种类型,其中内翻性乳头状瘤约占乳头状瘤总数的70%。本文只对临床上相对常见的内翻性乳头状瘤进行介绍。

内翻性乳头状瘤(inverting papilloma)来自鼻腔及鼻窦黏膜上皮组织的边缘性肿瘤,在鼻和鼻窦良性肿瘤中居第二位,发病率约占30%。多见于40岁以上,以50~60岁发病率最高,男女比例为3:1。病因考虑与人乳头状瘤病毒感染有关,在病理上属良性;但其有很强的生长力,可呈多中心性生长,有破坏周围骨质、向邻近结构和器官扩展、切除后易复发及恶变倾向等特点,故目前已将本病归属为良恶性之间的边缘性肿瘤。

【诊断要点】

1.大多单侧发病,双侧发病约占10%。

2.单侧鼻塞、流脓涕、反复鼻出血以及嗅觉减退。

3.随着肿瘤的生长和累及部位的扩大,可出现头部、面部和上列牙痛、面部和鼻部隆起等。

4.鼻镜检查:可见鼻腔外侧壁乳头状、息肉状或分叶状肿块,广基底,质地较硬,红色或灰红色,触之易出血。

【CT表现】

1.鼻腔内软组织肿块,边缘规则,密度较均匀,可混有小低密度区。

2.肿瘤较大可见患侧鼻腔扩大,鼻中隔呈弧形移位,鼻道堵塞,骨壁骨质吸收(图3-3-29)。

3.当肿块形态不规则,侵犯周围结构并伴有明显骨质破坏时,应考虑恶变可能。骨质破坏以上颌窦内侧壁为主,晚期可有广泛破坏。

4.肿瘤内可见点、条状钙化,骨壁有时也见增生、硬化表现。

5.增强扫描:因肿瘤血管较少,呈轻至中度强化。

6.鉴别诊断:

1)鼻息肉:尤其是中鼻道的息肉较大时,可引起窦腔的扩大,年轻患者以鼻息肉多见。两侧多同时发病,表现为类圆形结节,周围骨质不同程度受压吸收,且息肉密度较低,似水样,MRI上T_2WI多为明显高信号。CT和MRI增强后周边黏膜强化,内容物一般无强化。

2)真菌性鼻窦炎:常发生于上颌窦,多有斑点或条状钙化,易造成上颌窦自然开口扩大,周围骨质吸收、侵蚀,随着病变进展,易向中鼻道蔓延。由于真菌菌丝中存在沉淀的钙盐、浓聚的铁和镁等重金属,病变在T_2WI上信号明显降低,或呈混杂不均质状。增强后内部无强化,但周边黏膜多有明显强化。

3)鼻腔血管瘤:鼻腔良性肿瘤中最为常见。增强扫描肿块有明显强化,易于区别。

4)恶性肿瘤:不规则软组织肿块,骨质破坏范围广,边界不清,增强扫描病灶不均匀强化。

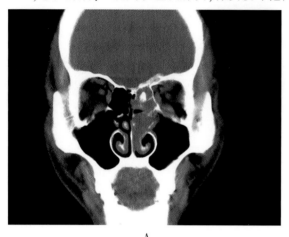
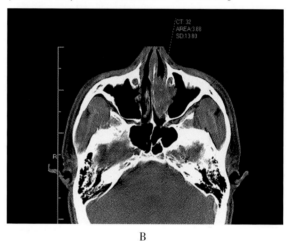

A   B

图3-3-29 内翻性乳头状瘤

A.CT平扫冠状位见左侧鼻腔软组织肿块,密度大致均匀,肿块经上颌窦半月裂孔进入左侧上颌窦;

B.CT平扫轴位见左侧鼻腔扩大,鼻道堵塞,鼻中隔轻度移位,骨壁骨质吸收

十四、鼻咽腺样体肥大

咽部淋巴组织呈环状排列(Waldeyer淋巴环),包括腭扁桃体、舌扁桃体、咽扁桃体(腺样体)、咽鼓管扁桃体、咽侧索及咽后壁散在的淋巴滤泡。其中腭扁桃体最大,左右各一,也被称为扁桃体或扁桃腺。正常情况下,6~7岁时发育至最大,青春期后逐渐萎缩,到成年则基本消失。多因鼻咽部及其毗邻部位或腺样体自身的炎症反复刺激,使腺样体发生病理性增生。

【诊断要点】

1.症状和体征:

1)说话时带闭塞性鼻音,睡眠时打鼾。

2)并发鼻炎、鼻窦炎,有鼻塞及流鼻涕等症状。咽鼓管受阻将并发分泌性中耳炎,导致听力减退和耳鸣。

3)长期张口呼吸,影响面骨发育,上颌骨变长,颚骨高拱,牙列不齐,上下切牙突出,唇厚,缺乏表情,出现所谓"腺样体面容"。

4)全身主要为慢性中毒及反射性神经症状,表现为营养发育不良、反应迟钝、注意力不集中、夜惊、磨牙、遗尿等。

2.鼻镜检查:可见鼻咽部红色块状隆起。

3.X线平片:鼻咽侧位片可见鼻咽顶后壁软组织增厚,鼻咽腔变窄。鼻咽顶后壁的软组织呈连续的窄带状影,正常成人厚度为 2~4 mm,儿童厚度不超过 8 mm。

【CT 表现】

1.鼻咽腔顶后壁软组织增厚、隆起,密度较高,表面不光整(图 3-3-30)。

2.咽隐窝存在,可受挤压。

3.颅底骨质无吸收及硬化。

4.增强扫描腺样体轻至中度强化。

5.鉴别诊断:

1)鼻咽癌:发病年龄较大,多有鼻涕带血丝史。CT 检查见咽后壁增厚的软组织影,左右两侧多不对称,咽隐窝不对称性消失,咽旁间隙模糊、变窄甚至闭塞,可有颅底骨质破坏。

2)咽后壁脓肿:多有咽部异物刺伤史,局部增厚的软组织影较广泛,可见于鼻咽、口咽、喉咽部椎体前方,密度不均,可见低密度的脓腔影,脓腔内可见气液平面,增强检查可见脓肿壁较均匀的明显强化。

3)咽囊囊肿:位于左右两侧头长肌间,圆形气样或液性低密度灶,边缘清楚。

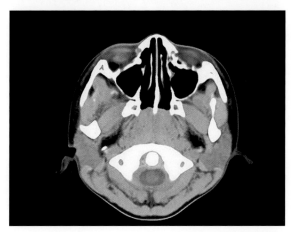 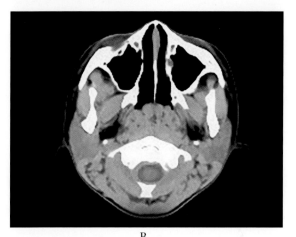

A   B

图 3-3-30　鼻咽腺样体肥大

A.B.CT 平扫见鼻咽腔顶后壁软组织明显增厚,轮廓欠光整,颅底骨质无改变

十五、鼻咽纤维血管瘤

鼻咽纤维血管瘤(nasopharyngeal fibroangioma)是鼻咽部最常见的良性肿瘤,好发于 10~25 岁的青年人,以男性多见,病变多起源于鼻咽顶部和翼腭窝。瘤体由丰富的血管及纤维组织基质组成。病变虽为良性,但极具侵袭能力,可造成周围组织的侵犯和破坏。

【诊断要点】

1.临床上可出现反复鼻出血和进行性鼻塞两个基本症状。

2.阻塞咽鼓管开口或鼻窦可引起相应头痛、头晕、嗅觉减退等症状。

3.侵及眼眶或压迫脑神经可引起突眼、视力下降、复视等症状。

4.鼻镜检查:见鼻咽部肿块,可呈粉红色,其表面有扩张的血管,鼻中隔向对侧偏移。

5.其他影像学检查:

1)X线平片:颈椎侧位片可见鼻咽部软组织肿块,下缘边界光整,肿块向上扩展常致翼突、鼻后孔顶部及蝶骨基底部骨质吸收,有时可见颅底骨质破坏。

2)颈动脉造影:可显示扩张的供血动脉、血管移位及肿瘤染色,但无静脉充盈。

3)MRI 检查:T_1WI 呈等或稍高信号,T_2WI 呈高信号。若合并出血时,T_1WI 和 T_2WI 均为高信号。

【CT 表现】

1.CT 平扫表现为鼻咽部或翼腭窝处圆形、类圆形或分叶状的软组织肿块,呈等密度,边界尚清楚(图 3-3-31)。

2.肿瘤位于翼腭窝,压迫上颌窦后壁使之弯曲变形,并向前移,扩大翼腭窝,这是本病的特征性表现。

3.由于肿瘤血管丰富,增强扫描病灶明显强化,其 CT 值可超过 100 HU,较平扫时高 40 HU 以上(图 3-3-32)。

4.随着肿瘤的生长可侵入眼眶、上颌窦及整个鼻腔,同时可引起周围的骨结构受压变形,甚至出现骨质破坏(图 3-3-32)。冠状位扫描有助于判断肿瘤是否侵入鼻旁窦、眼眶或颅内的情况。

5.鉴别诊断:

1)鼻息肉:累及翼腭窝,病变向前疝入鼻腔前部,然后累及鼻咽部,没有进行性的骨质破坏,仅有病变周围强化。

2)鼻咽癌:癌肿呈浸润性生长,病灶边界不清,常有颈淋巴结转移。颅底骨质破坏不规则或呈虫蚀状,无显著受压表现。

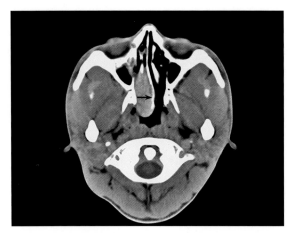

图 3-3-31 鼻咽纤维血管瘤

CT 平扫见右侧鼻咽腔及鼻腔内软组织肿块,密度尚均匀,边界清楚,致鼻中隔左移(↑)

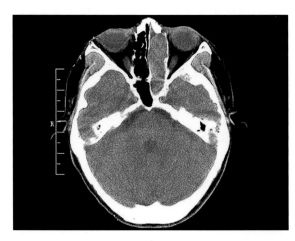

A

图 3-3-32 鼻咽纤维血管瘤

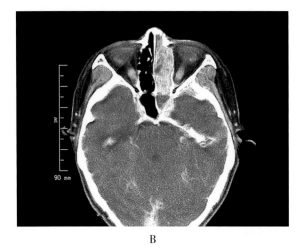

B

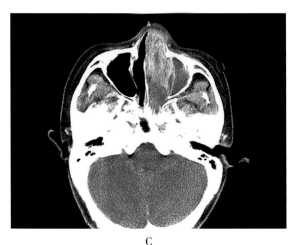

C

图 3-3-32 鼻咽纤维血管瘤(续)

A.CT 平扫示左侧鼻腔为软组织密度肿块充填,密度均匀,边界清楚;

B.增强扫描见肿块不均匀性强化;

C.肿块侵入上颌窦和蝶窦并致上颌窦内侧壁骨质吸收破坏

十六、鼻 咽 癌

鼻咽癌(nasopharyngeal carcinoma)是发生于鼻咽黏膜、以黏膜下侵犯为特点的鼻咽部恶性肿瘤,是咽部最常见的恶性肿瘤,占其总数的90%左右,为耳鼻咽喉恶性肿瘤之冠。好发于40~50岁的男性。最常见于鼻咽顶部,其次为外侧壁和咽隐窝。近年来研究认为EB病毒和遗传因素与本病有密切关系。组织学上可分为鳞癌、腺癌和未分化癌。肿瘤可直接蔓延至颅内、中耳、鼻腔、眼眶等处。转移以淋巴道多见,先到咽后壁淋巴结,然后至颈深上淋巴结及其他淋巴结;也可沿血行转移至肝、骨等处,治疗以放疗为主。

【诊断要点】

1.症状和体征:

1)鼻塞、回吸涕中带血。

2)阻塞咽鼓管开口,出现耳内闷塞感、听力减退、耳鸣。

3)颈部淋巴结肿大,约有39.8%的患者以此为首发症状。

4)侵犯脑神经可引起头痛、眼肌麻痹等症状,常首先侵犯第Ⅴ及第Ⅵ脑神经,继而可累及第Ⅱ、Ⅲ、Ⅳ脑神经。

2.纤维鼻咽镜和活组织检查:前者适用于咽反射强或张口困难的患者,若发现可疑病变,应及时进行活检;活组织检查是鼻咽癌确诊的依据。

3.X线平片:颈椎侧位片可见鼻咽顶后壁增厚或软组织肿块影,颅底片有时可见颅底骨质破坏。

4.MRI检查:T₁WI为中等或低信号,信号强度低于鼻咽黏膜;T₂WI呈高信号,信号强度高于鼻咽黏膜。与CT相比,MRI不仅能较早地显示鼻咽癌,而且能充分地显示病变范围、大小及肿大的淋巴结。此外,还能较好地判断放疗效果。

【CT表现】

1.CT扫描可见一侧咽隐窝消失、变平,咽后壁软组织增厚,鼻咽腔内软组织肿块突入(图3-3-33)。

2.咽旁间隙受累时,表现为密度增加,脂肪层消失(图3-3-34),邻近肌束轮廓不清,或见咽旁间隙向外侧移位。

3.肿瘤侵入鼻腔和鼻窦时,可直接显示软组织肿块(图3-3-35)。采用增强扫描,可显示海绵窦有无受累。如果受累则表现为一侧海绵窦增大,轮廓不规则,其内可见充盈缺损,边缘模糊。

4.翼腭窝是颅底下方与颅内、眶内之间神经、血管的重要通道,肿瘤可经此窝向中颅窝及眶后部蔓延(图3-3-36)。

5.鼻咽癌的淋巴结转移较早,最早发生于颈静脉周围淋巴结,向下扩展可累及各组颈深淋巴结。肿大的淋巴结情况对制订放射治疗方案具有重要的参考意义。

6.鉴别诊断:

1)鼻咽纤维血管瘤:青年男性多见,鼻咽纤维血管瘤增强扫描有明显强化,病变呈匍匐性生长,所引起的骨改变多为受压性,很少为浸润性破坏,颈部淋巴结无肿大。

2)鼻咽部非霍奇金淋巴瘤:全身淋巴瘤的局部改变,黏膜下肿块明显,广泛累及腺样组织。

3)腺样淋巴组织增生:常发生于青少年,腺样组织均匀而广泛性增生。

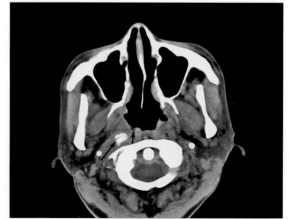

图3-3-33 鼻咽癌

CT平扫见右侧咽隐窝(↑)和咽鼓管隆突消失,局部软组织肿块,其内见小片状钙化(长↑)

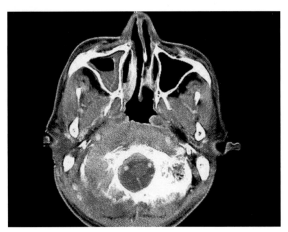

图 3-3-34　鼻咽癌

增强扫描见右侧咽隐窝变浅,咽后壁增厚,右侧咽旁间隙脂肪层消失,肿瘤向后方侵犯寰椎右侧肌组织,并伴有右上颌窦炎

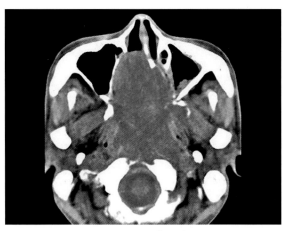

图 3-3-35　鼻咽癌

CT 平扫见鼻咽部巨大软组织肿块,向前经后鼻孔侵犯鼻腔,颅底及翼突内、外板广泛性骨质破坏

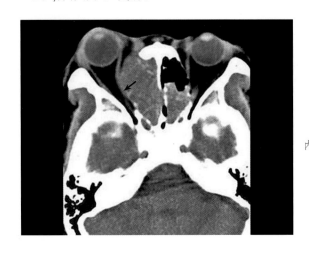

图 3-3-36　鼻咽癌

CT 平扫见右侧鼻咽癌向上侵犯筛窦及右侧眼眶,眼眶内壁骨质破坏,右眼内直肌受累(↑)

十七、鼻咽恶性淋巴瘤

恶性淋巴瘤(malignant lymphoma)是原发于淋巴结或结外淋巴组织的恶性肿瘤,可发生于全身多个组织或器官,表现为一个或多个淋巴结肿大,头颈部尤为多见。以儿童和青年多见。

【诊断要点】

1.病变可累及单一部位,也可累及多个部位。

2.多表现为鼻塞、鼻出血、分泌物增多和涕中带血等症状。

3.可累及腭扁桃体、上颌窦或咽鼓管等周围组织。

4.鼻腔镜检查可见鼻腔内息肉样肿块,质脆,易出血。

【CT 表现】

1.鼻咽后壁及鼻咽旁弥漫性软组织肿块,密度不均匀,边界不清楚(图 3-3-37A)。

2.患侧咽隐窝消失,咽后壁增厚(图 3-3-37B),鼻咽腔狭窄甚至完全闭锁。

3.累及扁桃体、上颌窦、腮腺等器官,可在其内发现软组织肿块。

4.增强扫描可见瘤体呈轻到中度强化,强化可均匀或不均匀,坏死区不强化。

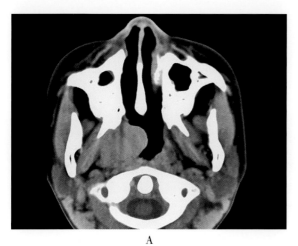 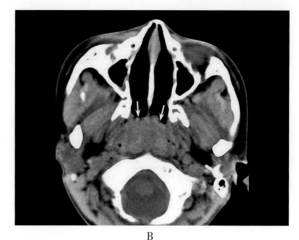

A   B

图 3-3-37　鼻咽恶性淋巴瘤

A.CT平扫见右侧鼻咽侧壁旁弥漫性软组织肿块,部分边界不清,右侧咽隐窝消失;

B.咽后壁明显增厚(↑)

十八、鼻咽横纹肌肉瘤

　　横纹肌肉瘤(rhabdomyosarcoma,RMS)是来源于不同分化阶段的横纹肌母细胞的恶性肿瘤。可发生于全身的任何部位,以头颈部最为多见,发生率为35%~40%。横纹肌肉瘤多见于儿童和年轻人,男性多于女性。根据组织学特征分为胚胎型、梭形型、腺泡型和多形型四种病理类型。发生于鼻咽部者主要为胚胎型。

【诊断要点】

1.多表现为鼻塞、鼻出血、分泌物增多和涕中带血等症状。

2.可累及同侧颞下窝、翼腭窝及咽旁组织,不同程度侵犯鼻窦、颅底骨,引起骨质破坏。

3.可伴有颌下及颈部淋巴结肿大。

4.鼻咽纤维镜检查:可见病变呈灰白色新生物,表面欠光滑,质硬,不易出血。

【CT表现】

1.鼻咽处有圆形、椭圆形或不规则软组织肿块,与肌肉分界不清楚(图3-3-38)。

2.肿块密度较均匀,囊变坏死及钙化少见。

3.侵犯颞下窝、翼腭窝及咽旁间隙等邻近组织,广泛破坏鼻窦、颅底周围骨质。

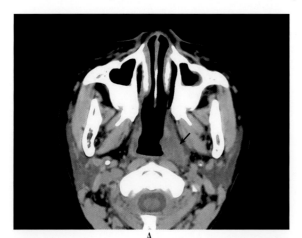 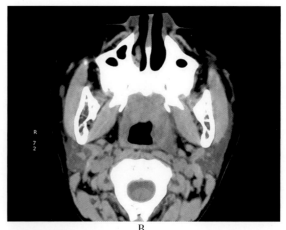

A   B

图 3-3-38　鼻咽横纹肌肉瘤

A.CT平扫见左侧鼻咽软组织肿块,密度均匀,边界不清(↑);

B.肿块向下达口咽部

4.增强扫描可见瘤体呈均匀一致明显强化。

5.鉴别诊断:

1)鼻咽癌:发病年龄较大,密度不均匀,增强扫描轻或中度强化。

2)鼻咽腺样体肥大:鼻咽腔顶后壁软组织呈对称性增厚,颅底骨质无改变。

十九、咽淋巴环淋巴瘤

咽淋巴环淋巴瘤(pharyngeal lymphatic loop lymphoma)是指发生于咽后咽扁桃体、咽两侧壁的咽鼓管扁桃体、腭扁桃体和舌根处的舌扁桃体的淋巴瘤,是我国淋巴瘤最常见的结外侵犯部位。其中腭扁桃体是咽淋巴环淋巴瘤的第一好发部位,鼻咽部次之,较少见于舌根部及软腭。发病年龄多为 50 岁以上,男性多于女性。大多数为非霍奇金淋巴瘤,且以 B 细胞起源为主,约占 86%。

【诊断要点】

1.常见于中年男性。

2.临床主要表现为咽喉部不适、吞咽困难、无意中发现咽部或颈部肿物,部分表现为发热及全身浅表淋巴结肿大。

3.肿块位于咽淋巴环,扁桃体最常见。

4.突向咽腔或向周围弥漫生长的软组织肿物,多无咽旁间隙侵犯及颅底骨质破坏。

5.MRI 检查:与邻近肌肉相比,平扫 T_1WI 呈等或稍低信号,T_2WI 呈均匀高信号,脂肪抑制序列呈高信号,信号均匀,多无囊变及坏死,增强后可有轻度强化。

【CT 表现】

1.病变位于咽淋巴环,扁桃体最常见,其次为鼻咽部。

2.病灶呈圆形、类圆形或不规则形,与邻近肌肉相比呈等密度,边界清楚,密度均匀,无钙化。未治疗前多无囊变及坏死,增强后可有轻至中度强化(图 3-3-39)。

3.位于腭扁桃体和舌根部的淋巴瘤表现为向口咽腔突出生长,多较局限。腭扁桃体淋巴瘤多局限于扁桃体窝内,一般无咽旁间隙及邻近结构的侵犯;发生于鼻咽和咽侧壁的病变一般累及范围较广,可累及软腭、扁桃体窝和对侧咽壁(图 3-3-40)。

4.常伴有颈深部淋巴结肿大,且形态、密度均匀,与原发病灶相仿,可不沿淋巴引流途径分布。

5.鉴别诊断:

1)扁桃体癌:密度及强化一般不均匀,多有坏死及囊变,多侵犯咽旁间隙;合并淋巴结转移时,密度多不均匀。

2)咽淋巴环淋巴纤维组织增生:多发生于青少年,由慢性炎性刺激引起的淋巴组织肥厚、增生。影像学上表现为双侧扁桃体呈对称性、均匀性肿大,形态规整,密度均匀,颈部淋巴结多无肿大。

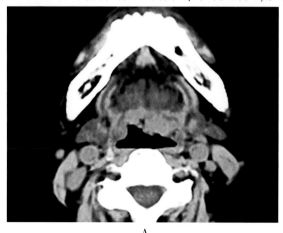
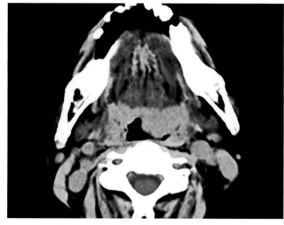

A   B

图 3-3-39　咽淋巴环淋巴瘤

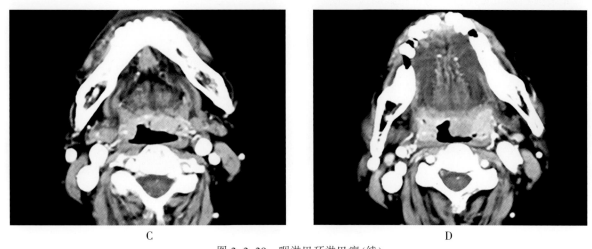

图 3-3-39　咽淋巴环淋巴瘤(续)

A.B.CT 平扫示左侧舌根部及扁桃体区团块状软组织肿块,局部突向咽腔,并跨过中线向右侧生长;
C.D.增强后肿块呈中度强化

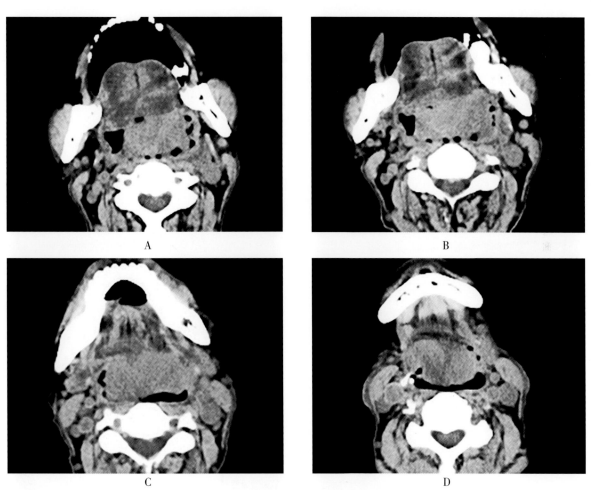

图 3-3-40　咽淋巴环淋巴瘤

A~D.CT 平扫见舌根部软组织肿块,分界不清,局部突入口咽腔,咽腔狭窄

二十、嗅神经母细胞瘤

嗅神经母细胞瘤(olfactory neuroblastoma,ONB)又称嗅基板肿瘤、感觉神经母细胞瘤、感觉神经上皮细胞瘤,是起源于嗅神经上皮、嗅神经基板或嗅神经膜的恶性神经外胚层的肿瘤,占鼻腔鼻窦肿瘤的2%~3%。本病年龄分布范围较广,11~20岁和50~60岁为两个发病高峰年龄段,男性略多于女性。肿瘤起源于鼻中隔上1/3~1/2,筛板、上鼻甲内侧表面嗅觉神经上皮,发病部位与嗅黏膜分布区域一致,主要发生于鼻腔顶部、筛板区。部分病例可出现远处转移。

【诊断要点】

1.临床表现:缺乏特异性,主要症状为单侧鼻塞、鼻内流血或涕中带血,嗅觉丧失。

2.11~20岁和50~60岁是两个发病高峰年龄段。

3.查体鼻顶嗅裂区有息肉样新生物,常占据中鼻道及总鼻道,向后达后鼻孔,甚至鼻咽腔。

4.MRI检查:T_1WI呈略低或等信号,T_2WI呈略高信号;肿块内出现液化坏死时,信号不均匀,T_2WI呈高信号;增强后肿块呈中等或明显强化,液化坏死区不强化。肿瘤侵犯前颅窝时,可见颅底骨皮质低信号带中断,颅内软组织信号,与鼻腔鼻窦病灶相连。若脑实质受到侵犯,T_2WI可见高信号水肿带,增强扫描见脑膜增厚及强化(图3-3-41D至图3-3-41F)。

【CT表现】

1.典型部位为鼻腔顶部前2/3区,形态不规则,常累及同侧筛窦;或同时累及双侧鼻腔,边界不清,呈浸润性生长。

2.CT平扫见肿块呈等密度,多数密度均匀;如有液化坏死,则密度不均,部分肿块内可见高密度钙化和骨化影(图3-3-41A)。

3.增强后肿块呈中度到明显强化,强化均匀或不均匀,液化坏死区不强化(图3-3-41B、图3-3-41C)。

4.肿瘤可伴有周围结构侵犯,筛板骨质及前颅窝受侵较常见。增强扫描脑实质内出现低密度水肿带时,提示脑组织有浸润;亦可侵犯眼眶、对侧鼻腔等。

5.鉴别诊断:

1)筛窦癌:多见于老年人,无嗅觉丧失,肿块的中心位于筛窦,可见明显坏死,更易侵犯眼眶。

2)内翻性乳头状瘤:多数位于鼻腔中后段,常达后鼻孔,肿瘤边缘呈分叶状或多结节状。MRI示T_1WI增强扫描,典型表现为"栅栏"状或"脑回"状强化,上颌窦内侧壁可呈压迫性吸收。

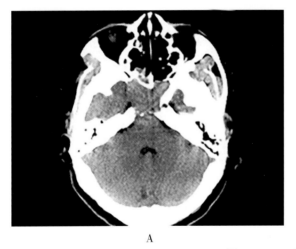
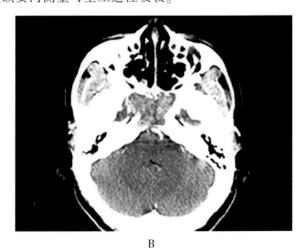

A   B

图3-3-41　嗅神经母细胞瘤

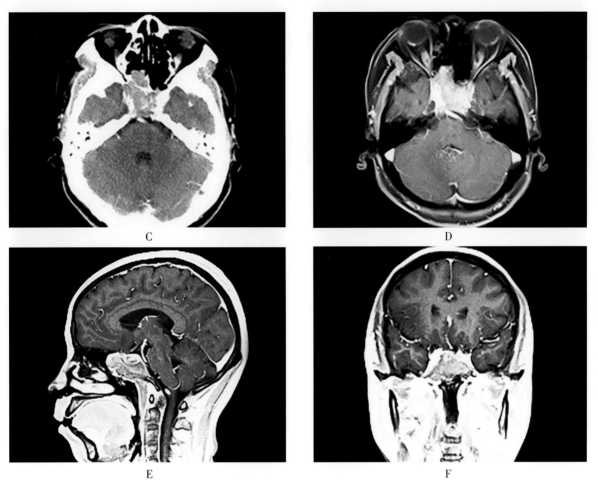

图 3-3-41　嗅神经母细胞瘤(续)

A.CT 平扫示颅底团块状软组织肿块,边界欠清,邻近颅底骨质破坏;

B.C.增强后肿块明显强化,局部累及右侧鼻窦;

D.MRI 增强示肿块明显强化,与双侧鼻咽后壁分界不清;

E.F.MRI 增强矢状位和冠状位示病灶向上累及鞍区及鼻窦,向下累及鼻咽部,邻近颅底及斜坡骨质破坏

二十一、恶性肉芽肿

恶性肉芽肿(malignant granuloma)又名致死性中线肉芽肿,是一种少见的以面部中线组织进行性坏死及溃疡形成为特征的疾病。好发年龄为 40~50 岁,男性多于女性。常始发于鼻部,破坏面容,并可向下侵犯咽、喉等器官,恶性度高。其病理改变无特征性,主要为坏死组织、炎性细胞浸润及异型网织细胞等。

【诊断要点】

1.症状和体征:

1)鼻部和面中部的进行性肉芽性溃疡、坏死,并有鼻塞、脓涕或脓血涕。

2)全身症状有发热、倦怠、虚弱等。

3)肺、肾受累时,可出现咳嗽、咯血、血尿等相应症状。

4)晚期鼻腔黏膜、软骨及周围组织可有广泛破坏。

5)恶性肉芽肿对放疗较为敏感,经放疗后病灶明显缩小或消失。

2.实验室检查:白细胞计数偏低,血沉加快,免疫球蛋白水平偏高,血清补体效价升高,抗中性粒细胞胞浆抗体(ANCA)阳性。

3.病理检查:为慢性非特异性肉芽肿性病变,可见异型网织细胞或核分裂象。

4.病变分期：

1)病变早期：鼻腔、鼻窦黏膜增厚和窦腔内见气液面，无特异性。

2)进展期：鼻甲、鼻中隔骨质被破坏，鼻腔内带状软组织影，提示为坏死组织，上颌窦内壁骨质常被破坏，窦腔内充以软组织影，窦壁骨质增生、硬化，可出现"双线"征。

3)晚期：鼻甲、鼻中隔明显被破坏，鼻腔扩大，伴有多发条索影，类似术后改变，窦壁骨质增厚，出现典型的"双线"征，窦腔狭窄。病情严重者出现窦腔的部分或完全闭塞。

5.MRI检查：T_1WI为等信号，T_2WI为等信号、略高信号或高信号，主要取决于恶性肉芽肿的血供情况和纤维成分的比例。

【CT表现】

1.鼻腔前、中部见大小不等的圆形或类圆形软组织肿块(图3-3-42)。

2.肿块密度均匀，边界清楚、规则。

3.鼻腔黏膜具有特征性改变，多为下鼻甲处对称性黏膜增厚(图3-3-42)。

4.较大的病灶可占据单侧或双侧鼻腔，肿块经鼻后孔可累及鼻咽部致鼻咽腔变形或闭塞。

5.部分患者上颌窦和筛窦密度增高，鼻腔病变除可破坏鼻窦骨性结构侵入窦腔外，还可经鼻窦开口直接蔓延。

6.鉴别诊断：

1)淋巴瘤：病变进展快，短期可致鼻中隔、鼻甲等中线结构破坏，累及范围更广，常引起面颊部软

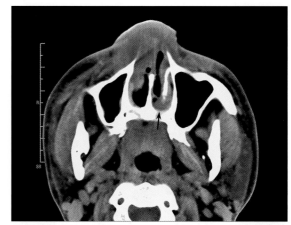

图3-3-42 恶性肉芽肿

CT平扫见鼻腔前正中部较大软组织肿块，鼻腔黏膜呈广泛肥厚，以左侧下鼻甲处为明显(↑)，鼻翼和左侧鼻背软组织肿胀

组织肿胀，易侵犯硬腭、牙槽骨、颞下窝、翼腭窝及眼眶等。易造成窦壁浸润性骨质破坏，但仍保持原有的皮质轮廓。少数伴有不均匀窦壁硬化，但不出现"双线"征，骨膜仍保持完整。

2)结节病：结节病累及鼻骨时，CT示鼻骨骨小梁呈特征性宽网状改变。常累及鼻中隔和鼻甲的黏膜，下鼻甲最常受累。鼻腔、鼻窦黏膜增厚，鼻窦多伴软组织影，一般伴有胸部病变。实验室检查：ANCA阴性。

二十二、咽后脓肿

咽后脓肿(retropharyngeal abscess)为咽后间隙的化脓性炎症并积脓。分急性咽后脓肿和慢性咽后脓肿两种类型，以急性多见。最常见于小于6岁的儿童。男性多见，成年男女发病比例为2:1。主要原因为头颈部感染，如咽炎、扁桃体炎所致的咽后淋巴结炎，化脓形成淋巴结脓肿，脓肿破裂形成咽后脓肿。最常见的致病菌是葡萄球菌、嗜血杆菌、链球菌。成人咽后脓肿最常见原因是椎间盘炎、骨髓炎、椎前感染等，也可由咽部异物、手术所致。可为化脓性或结核性。

【诊断要点】

1.症状和体征：

1)急性咽后脓肿：起病急，以发热、畏寒、咽痛起病，婴幼儿表现为拒食、不愿吮乳，严重者可有吞咽困难、呼吸困难，继而出现颈僵，头部常向脓肿侧倾斜。若患者因疼痛不敢开口，应考虑脓肿穿入咽旁间隙。局部黏膜明显充血。

2)慢性咽后脓肿：发病缓慢，早期可无明显症状，或有低热及结核中毒症状。待脓肿增大后，才出现咽部堵塞症状。黏膜表面无明显充血。

2.实验室检查：急性咽后脓肿可有白细胞升高，血沉加快。

3.X线平片:急性咽后脓肿者侧位片可见颈椎生理曲度消失,无骨质破坏。咽后壁椎前软组织呈弥漫性增厚,表面光滑、清晰。如脓肿与咽腔相通,可见气液平面,如为产气杆菌感染,则于肿胀的软组织内可见点片状气体透光影。

4.MRI检查:蜂窝织炎和脓肿时,T_1WI均为低信号,T_2WI为高信号,DWI为高信号;增强后蜂窝织炎可轻度强化,脓肿形成后脓肿壁明显强化,内容物无强化。

【CT表现】

1.早期蜂窝织炎表现为椎前软组织弥漫性肿胀、增厚,边界不清,椎前肌间隙模糊不清,使环状软骨到颈椎前缘之间距离有不同程度的增宽;由于咽后间隙与后纵隔相通,故严重者向下可累及后纵隔(图3-3-43)。

2.如有坏死,早期出现小气泡,小气泡逐渐融合成大脓腔。

3.脓肿形成后,局部形成液性低密度区,圆形或类圆形,偏于一侧,后方椎前肌肉受压变平;由于咽后间隙存在间隔,故可呈分隔脓肿表现。

4.增强后,咽后间隙的边缘强化多种多样,成熟的脓肿可见厚壁强化。

5.慢性咽后脓肿可见颈椎椎体骨质破坏。

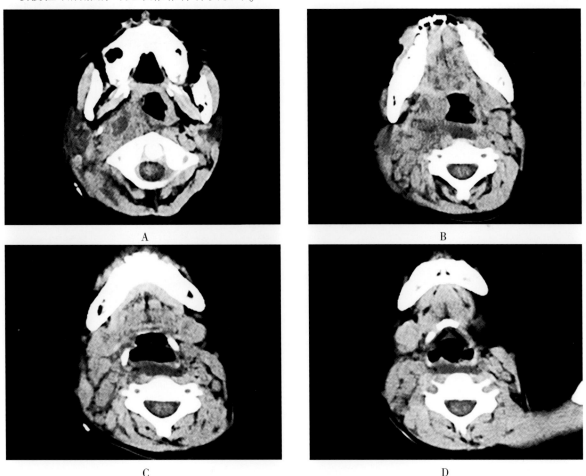

图3-3-43　咽后脓肿

A.B.CT平扫示右侧咽旁间隙及咽后壁肿胀并混杂密度,局部伴囊腔形成,咽腔明显狭窄,周围见肿大淋巴结;
C.D.咽后壁斑片状混杂低密度,双侧颈动脉鞘旁多发肿大淋巴结

二十三、咽旁间隙感染

咽旁间隙感染(infection of parapharyngeal space)多由邻近组织炎症扩展或穿入咽旁间隙所致,常见

于扁桃体周围炎或咽后脓肿的扩散;化脓菌也可经血行感染。

【诊断要点】

1.临床表现:大多为咽痛、颈痛以及吞咽痛,可有颈项强直,转动困难;累及翼内肌时,可伴有张口困难。

2.咽旁及颈侧触诊有剧烈疼痛。

3.如脓肿形成,可有全身发热症状。

4.X 线平片:咽旁软组织增厚,表面光滑、清晰,如为产气杆菌感染,则于肿胀的软组织内可见点片状气体透光影。

5.MRI 检查:蜂窝织炎和脓肿时,T₁WI 均为低信号,T₂WI 为高信号,DWI 为高信号;增强后蜂窝织炎可轻度强化,脓肿形成后脓肿壁明显强化,内容物无强化。

【CT 表现】

1.蜂窝织炎时,CT 平扫可见正常咽旁间隙的脂肪密度消失,软组织弥漫性肿胀,与周围正常组织分界不清。邻近翼内肌受累时可见肌肉肿胀、边缘模糊(图 3-3-44)。

2.脓肿形成时,可见肿胀的软组织中有低密度区及气体影(图 3-3-45)。

3.增强 CT 示低密度坏死区不强化,周围可见脓肿壁呈环形强化。

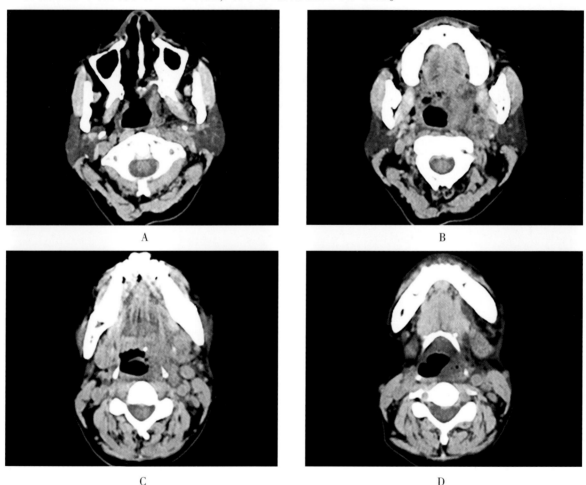

A

B

C

D

图 3-3-44　咽旁间隙感染

A.CT 平扫示左侧咽隐窝消失,咽鼓管开口变浅;

B.左侧咽旁间隙脂肪密度消失,软组织弥漫性肿胀;

C.左侧会厌谿变浅,局部见结节状钙化,左颈部淋巴结肿大;

D.左侧梨状窝变浅消失

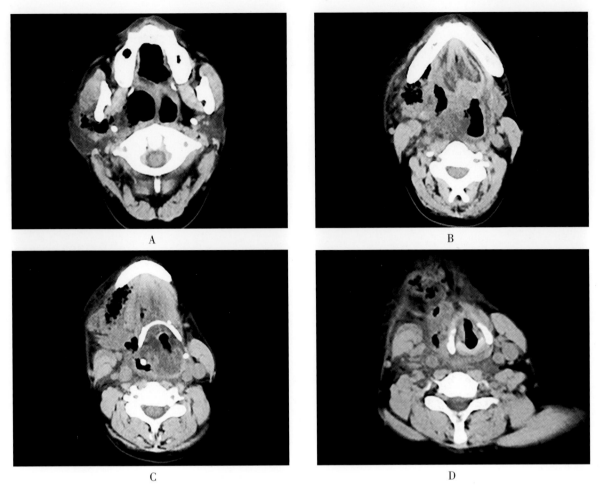

图 3-3-45　咽旁间隙感染

A.CT 平扫示右侧咽旁间隙正常脂肪密度消失并积气；

B.C.右侧咽旁、腮腺周围、颈前区及颈部皮下弥漫性软组织密度伴积气，与周围组织分界不清，咽腔受压明显狭窄，中线向左侧移位；

D.病灶向下达颏下水平

二十四、扁 桃 体 癌

扁桃体癌(tonsil carcinomas)为口咽部常见恶性肿瘤,病因尚不清楚,可能与吸烟、饮酒等因素有关。

【诊断要点】

1.早期咽部不适、有异物感,一侧咽痛,吞咽时较明显。

2.晚期咽痛加剧,引起同侧反射性耳痛,吞咽困难,讲话含糊不清,呼吸困难等。

3.临床表现:一侧扁桃体明显肿大,表面溃烂,不光滑或呈结节状隆起,触之较硬,易出血,扁桃体与周围组织粘连。同侧下颌角下方可触及肿大淋巴结。

【CT 表现】

1.扁桃体增大或形成肿块,形态多不规则,密度不均匀,边界常不清楚(图 3-3-46A)。

2.病变易侵犯咽旁间隙。病变向前侵犯腭舌沟、舌根、口底;向前上侵犯软腭、悬雍垂;向上延及鼻咽;向外侵犯翼内肌;向下侵犯会厌、喉等。

3.颈部淋巴结转移。

4.增强扫描示病灶强化较明显,有时中心可见不规则低密度区(图 3-3-46B)。

5.鉴别诊断:扁桃体淋巴瘤双侧发病多见,病灶形态多规则,密度均匀,边界清楚,增强扫描病灶呈轻至中度强化。

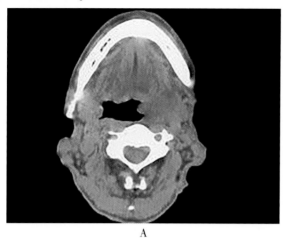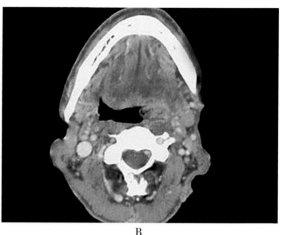

A   B

图 3-3-46 扁桃体癌

A.CT 平扫见左侧扁桃体增大,密度欠均匀,边界不清;

B.增强扫描见病灶不均匀强化,并见双侧颈部淋巴结肿大

二十五、舌 癌

舌癌(lingual carcinoma)是最常见的口腔恶性肿瘤,发生于舌前部 2/3 者,归为口腔舌体癌;发生于后 1/3 者,归为口咽舌根癌。舌体癌几乎全为鳞状细胞癌,而舌根癌为腺癌的比例可高达 30%。舌根癌侵袭性较强,易出现淋巴结转移,预后较差。

【诊断要点】

1.多以舌部疼痛就诊。

2.查体舌部结节或肿物,边界不清楚或侵犯周围结构,可伴有淋巴结转移。

3.MRI 检查:平扫 T_1WI 呈低信号,T_2WI 呈均匀或不均匀高信号,增强扫描病灶呈中等程度强化。

【CT 表现】

1.CT 平扫:舌部结节状或不规则形软组织肿块,等密度或略高密度,边缘不清晰,可侵犯周围结构,呈浸润性生长(图 3-3-47A)。

2.增强扫描:呈轻或中等程度强化(图 3-3-47B)。

3.可伴有淋巴结转移。

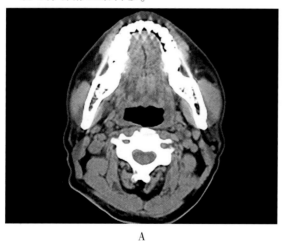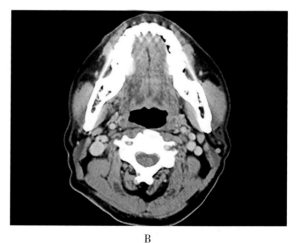

A   B

图 3-3-47 舌癌

A.CT 平扫示右侧舌体近下颌骨旁稍高密度结节;

B.增强示病灶轻度强化

二十六、口 底 癌

口底癌(carcinoma of floor of the mouth)是常见的口腔癌。好发年龄为40~60岁。绝大多数为鳞癌。病变可侵犯周围软组织及下颌骨,可伴有淋巴结转移。

【诊断要点】

1.症状和体征:

1)局限性溃疡或无痛性肿块、舌体疼痛或活动受限及牙齿松动、脱落等。

2)硬腭结节或肿物,边界不清楚或侵犯周围结构,可伴有淋巴结转移。

2.MRI检查:平扫T_1WI呈低信号,T_2WI呈均匀或不均匀高信号;增强扫描呈中等程度强化。

【CT表现】

1.CT平扫示口底部结节或肿块,等或略低密度,边缘不清晰。

2.病变呈浸润性生长,可侵犯周围软组织及下颌骨,可伴有淋巴结转移。

3.增强扫描呈均匀或不均匀中等程度强化。

二十七、硬 腭 癌

硬腭癌(carcinoma of the hard palate)罕见,女性略多于男性。肿瘤检出较早,治愈率较高。

【诊断要点】

1.症状和体征

1)明显的咽痛及吞咽痛。

2)口顶部结节或肿物,边界不清楚或侵犯周围结构,可伴有淋巴结转移。

2.MRI检查:平扫T_1WI呈低信号,T_2WI呈均匀或不均匀高信号;增强扫描病灶呈中等程度强化。

【CT表现】

1.CT平扫示硬腭处结节状或不规则形软组织影,等密度或略低密度,边缘不清晰(图3-3-48A),呈浸润性生长,常侵犯上颌骨。

2.增强扫描:病灶呈均匀或不均匀中等度强化(图3-3-48B至图3-3-48D)。

3.可伴有淋巴结转移。

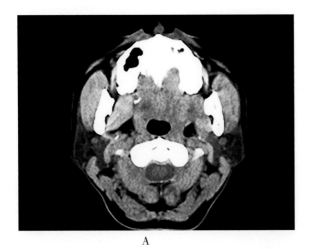
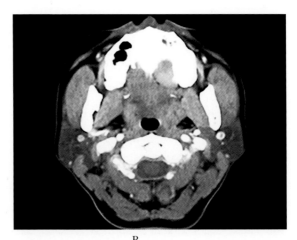

A   B

图3-3-48 硬腭癌

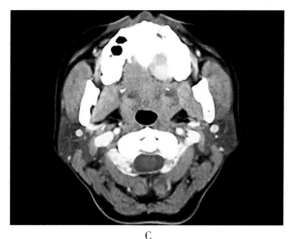
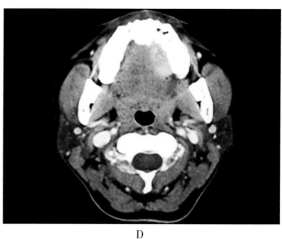

C   D

图 3-3-48 硬腭癌(续)

A.CT 平扫示左侧上腭水平斑片状稍高密度,边界不清;

B~D.增强示病灶呈明显不均匀强化

(高　斌　李劲松　姚文君　王万勤　杨　硕)

第四节　耳　　部

　　耳的结构细小复杂,大部分重要结构隐藏在颞骨内,故显示耳的解剖结构以高分辨 CT(high resolution computed tomography,HRCT)做薄层扫描(层厚 1~3 mm)为佳,螺旋 CT 的三维重组技术对解剖结构的显示更具优势。扫描可根据不同的病情和 CT 机的种类进行冠状位和轴位扫描(轴位以听眶上线为基线,冠状面基线垂直硬腭),显示中耳和内耳结构以冠状位为首选,而显示内听道、颈静脉孔区病变以轴位为主。

一、正常耳部解剖和CT影像

　　1.冠状层面(图 3-4-1):

　　1)耳蜗层面:在外耳孔前壁后 1 mm 层面,耳蜗为螺旋形结构,其外上方可见两个小亮点的面神经管前膝横断面(内侧为迷路段,外侧为鼓室段起始部);外侧的斜行透亮区为鼓室,可见鼓室盖、骨膜嵴、鼓岬等结构,其内的听小骨显示清楚。

　　2)前庭层面:在耳蜗层面后 4 mm 处,前庭为类圆形透亮区;上方、外方连上、外半规管;内侧为外耳道。外半规管下方有一圆形骨管为面神经管水平部;外半规管外上方为乳突窦口,外半规管开口部与鼓岬上部之间有卵圆窗。

　　3)乳突层面:可见乳突窦呈倒三角形,上壁为一薄骨板与颅后窝相隔,后上角有 Korner 隔突入乳突窦,中耳炎或胆脂瘤时,此隔常遭破坏;前下角通乳突窦口。

　　2.轴位层面(图 3-4-2 至图 3-4-7):

　　1)上鼓室层面:鼓室内偏前方可见两个点状骨影,分别为锤骨和砧骨。鼓室向后与乳突窦相通;鼓室前方为环形透亮的耳蜗。耳蜗与鼓室内壁之间有线状裂隙的面神经迷路段和前膝部;耳蜗后方可见前庭及外半规管。岩锥后缘可见内耳道;内耳道后的弧线形透亮影为后半规管。

　　2)中鼓室层面:外耳道与内耳道大致平行相对,鼓膜因较薄而不能被显示,其内侧有前外侧的锤骨柄和后内侧的砧骨长脚。鼓室内侧壁与耳蜗底之间形成鼓岬。耳蜗后方的圆形透亮区为前庭,前庭后外方的线形透亮影为后半规管;此后的线状透亮影为内淋巴管。

3）下鼓室层面：鼓室内仍见锤骨柄下端的点状骨影。鼓室后壁的三角形骨隆起称锥隆起，其外侧的较小的凹窝为面隐窝，其后方的小圆点透亮区为面神经管乳突段断面；其内侧较大的凹窝为鼓窦。鼓窦内侧壁为耳蜗及鼓岬，在鼓窦前内方，鼓岬有一开口为圆窗。自耳蜗底部向岩锥后缘，有一裂隙透亮影为前庭水管。

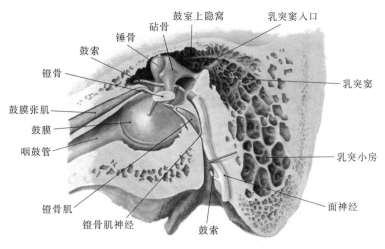

图 3-4-1 耳部结构

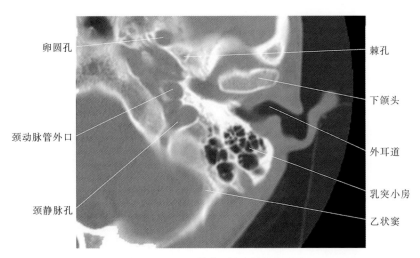

图 3-4-2 CT 轴位耳部下部层面

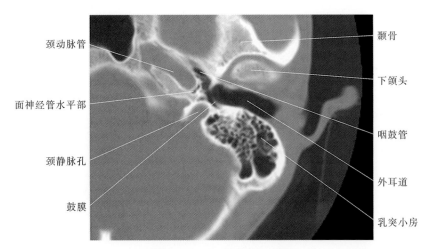

图 3-4-3 CT 轴位第二层面

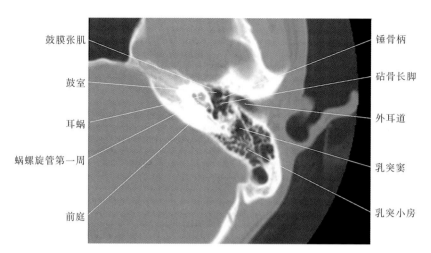

鼓膜张肌　　　锤骨柄
鼓室　　　砧骨长脚
耳蜗　　　外耳道
蜗螺旋管第一周　　　乳突窦
前庭　　　乳突小房

图 3-4-4　CT 轴位第三层面

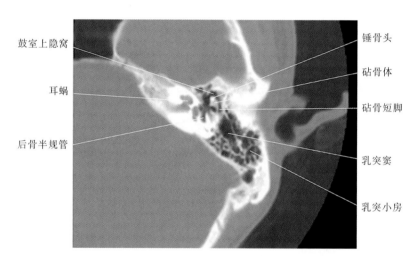

鼓室上隐窝　　　锤骨头
耳蜗　　　砧骨体
　　　砧骨短脚
后骨半规管　　　乳突窦
　　　乳突小房

图 3-4-5　CT 轴位第四层面

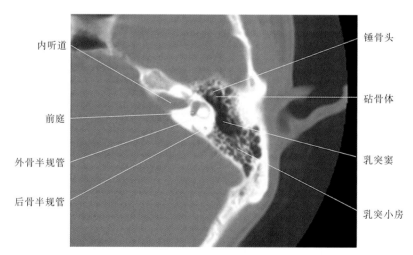

内听道　　　锤骨头
前庭　　　砧骨体
外骨半规管　　　乳突窦
后骨半规管　　　乳突小房

图 3-4-6　CT 轴位第五层面

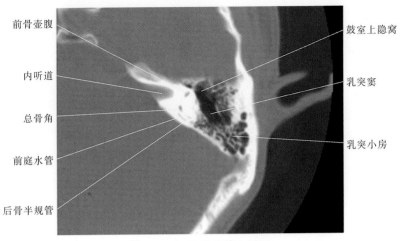

前骨壶腹
内听道
总骨角
前庭水管
后骨半规管
鼓室上隐窝
乳突窦
乳突小房

图 3-4-7　CT 轴位第六层面

二、先天性外耳和中耳畸形

先天性外耳和中耳畸形(congenital external and middle ear dysmorphia)为最常见的耳畸形,是指源于胚胎期第一、二鳃弓发育受阻或发育异常导致的外耳、中耳发育不良或未发育。尽管外、中耳先天性畸形的发病率不高,但其可能引发各类严重后果,如听力语言障碍、外貌毁损、先天性胆脂瘤、心理障碍等。两者常同时发生。由于外耳、中耳、内耳是独立发育,因此一种畸形并非必然伴随另一种畸形,如最常见的外耳、中耳联合畸形,其内耳结构基本正常。发生于外耳者可有耳廓变形或缺失,外耳道狭窄、变短,直至完全闭锁。发生于中耳时,主要为鼓室倾斜、狭窄和听骨链畸形。外耳道狭窄及闭锁为最常见的外中耳畸形,可分为骨性闭锁和膜性闭锁。

【诊断要点】

1.临床症状:耳廓变小和/或残缺,外耳门闭锁。

2.可有轻重不同的传导性耳聋,少数伴内耳畸形的患者可表现为混合性耳聋或感音神经性耳聋。

3.部分伴有颌面发育不全,表现为眼、颧、上颌、下颌、口、鼻等畸形,称为下颌面骨发育不全(treacher-collins syndrome)。

4.X 线平片:颅底位像和正位体层摄影见病侧外耳道气腔消失,鼓室狭小,纵轴向外侧倾斜及颞颌关节向后、上移位等改变。

【CT 表现】

1.外耳道骨性闭锁表现为无骨性外耳道显示,在骨性外耳道区可见骨性闭锁板,骨性闭锁板的厚度不一。厚度的测量方法是在外耳道层面测量骨性闭锁板外缘至鼓室外缘的距离(图 3-4-8)。

2.中耳畸形表现为鼓室腔小,听小骨畸形。

3.面神经管走行异常,常见于外耳道闭锁患者,包括面神经管乳突段前位和面神经管鼓室段低位,前者多见。

4.部分外耳道骨性闭锁患者可见垂直外耳道,表现为鼓室外下壁有骨性管道,下行达颞骨下缘,管道内充以软组织。

5.鉴别诊断:垂直外耳道畸形需与面神经乳突段前位进行鉴别。垂直外耳道表现为在鼓室下壁或外下壁处,见一垂直骨管,上与鼓室相通或隔以薄骨板,内含有软组织,一般管径较粗,>1 mm,位置更靠前,在冠状面扫描多出现于耳蜗层面;而面神经乳突段前位,多出现于前庭层面,且位于狭窄的鼓室外侧壁,不与鼓室相通。

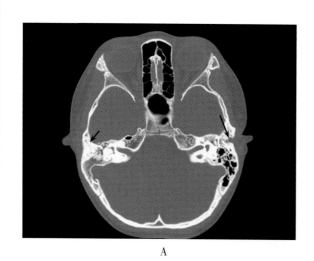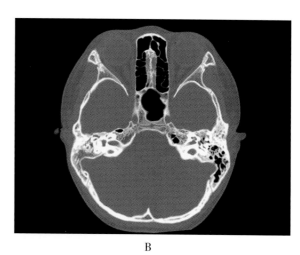

A   B

图 3-4-8　外耳道骨性闭锁

A.B.CT 平扫见右侧外耳道完全骨性闭锁(↑),左侧外耳道部分骨性闭锁(长↑),伴双侧鼓室腔变小,听小骨畸形

三、慢性中耳乳突炎

　　慢性中耳乳突炎(chronic otitis media and mastoiditis)为临床最常见的中耳乳突疾病,是由多种因素引起的耳部炎症,多由急性化脓性中耳炎治疗不彻底所致,少数无急性感染病史者,可由低毒性感染而成。病理学上分为单纯型、肉芽型和胆脂瘤型三型。病变多呈隐匿性进展,可局限于中耳,但多伴有乳突炎症。CT 薄层扫描不仅能清楚显示乳突的细微结构,还有助于发现小的胆脂瘤。

　　【诊断要点】

　　1.症状和体征:外耳流脓、耳聋、头痛、眩晕、呕吐及面神经麻痹等症状,并经常出现鼓膜穿孔、鼓室硬化等并发症。

　　2.耳镜检查:清除外耳道和骨膜表面的耵聍和分泌物后,可使整个外耳道和鼓膜清晰可见,可观察鼓膜穿孔的大小、部位以及鼓室黏膜和听小骨的病变。

　　3.X 线平片:气化良好的乳突透光度减低,鼓窦周围可有肉芽组织增生、骨质破坏或死骨;胆脂瘤型可出现鼓室上隐窝及鼓窦区的圆形或椭圆形骨质缺损区,有光滑锐利的硬化边。

　　4.MRI 检查:与脑灰质相比,炎性肉芽组织在 T_1WI 多数为等信号或稍高信号,T_2WI 多为高信号,增强扫描有强化。

　　【CT 表现】

　　1.单纯型:CT 平扫可见鼓室、乳突气房黏膜增厚,气房骨壁增厚、硬化。听小骨部分破坏及粘连(图3-4-9)。

　　2.肉芽型:CT 平扫可见以肉芽增生和骨质破坏为主要表现,大多发生于气化差、板障或硬化型乳突。中耳腔内肉芽组织在 CT 上表现为密度增高。增强扫描可见中耳和鼓窦区软组织密度增高,系肉芽组织血供丰富所致(图 3-4-10、图 3-4-11)。

　　3.胆脂瘤型:见《CT 诊断与临床——中枢神经、头颈及骨骼肌肉》第三章第四节"四、胆脂瘤"。

　　4.并发症:常见有耳源性脑脓肿、乙状窦血栓性静脉炎、耳后骨膜下脓肿、岩尖炎、面神经管破坏性面神经麻痹等。

　　5.鉴别诊断:

　　1)胆脂瘤、肉芽肿和脓液在 CT 上密度大致相仿,一般平扫时难以鉴别。增强扫描时,胆脂瘤不强化,肉芽组织可强化,两者常混合存在,影像学表现难以鉴别。一般来说,肉芽型骨质破坏较轻;胆脂瘤有上鼓室、乳突窦入口及乳突窦明显扩大。

　　2)中耳癌好发于中年以上患者,骨破坏边缘呈不规则虫蚀样,且临床上有耳流血、同侧面神经麻痹,早期难与本病相鉴别。

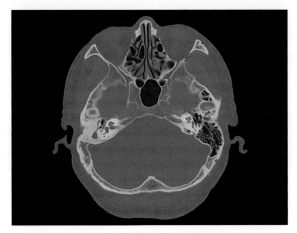

图 3-4-9　慢性中耳乳突炎

CT 平扫见右侧乳突呈硬化型,气房消失,密度增高

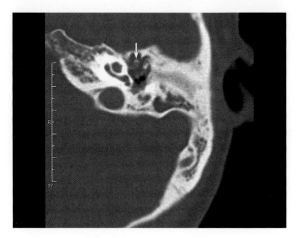

图 3-4-10　慢性中耳乳突炎

CT 平扫见左侧乳突呈硬化型,听小骨破坏(↑),

乳突窦区域见多处软组织密度影

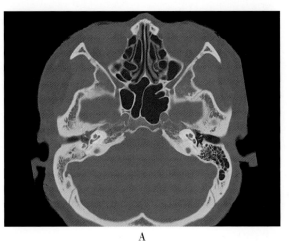

A

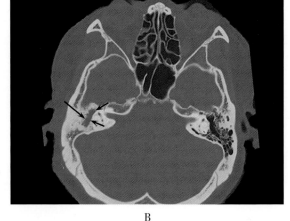

B

图 3-4-11　慢性中耳乳突炎

A.B.CT 平扫见右侧乳突呈硬化型,同侧上鼓室和鼓窦被肉芽组织充填(↑),窦壁骨质轻度破坏(长↑)

四、胆　脂　瘤

　　胆脂瘤(cholesteatoma)是由角化鳞状上皮不断堆积而成,其内衬充满角质碎片的囊。可分为先天性和后天性两种类型,以后天性多见,约占 98%,多由慢性中耳乳突炎鼓膜松弛部或紧张部边缘性穿孔所致,为慢性中耳炎的类型之一。松弛部胆脂瘤起源于 Prussak 间隙,可引起此间隙的扩大,听小骨向两侧移位,紧张部胆脂瘤常侵蚀听小骨并引起传导性耳聋。

　　【诊断要点】

　　1.临床症状:外耳长期流脓,分泌物增多,听力下降,甚至有传导性耳聋。

　　2.出现中耳乳突炎的并发症。

　　3.鼓膜松弛部或紧张部边缘性穿孔,穿孔处可见鼓室内有红色碎屑状或豆渣样物质,有特殊恶臭。

　　4.X 线平片:乳突许氏、梅氏位片可显示乳突窦和鼓室扩大,并在外耳道与乳突入口处形成肾形透亮区,且边缘可见硬化缘,但较小的胆脂瘤多不能显示。

　　5.MRI 检查:T_1WI 呈略低于或近似脑组织信号,T_2WI 呈较高信号,信号多不均匀,增强扫描示病灶不强化。

【CT 表现】

1.CT 平扫示中耳内胆脂瘤的软组织肿块和骨质破坏(图 3-4-12、图 3-4-13),增强扫描示病灶不强化,其周围的肉芽组织可强化。

2.特征性表现:鼓棘或外耳道棘骨质破坏,听小骨破坏消失。

3.合并中耳乳突炎:CT 可见鼓室及乳突气房透亮度减低,炎症性渗出可见气-液平面。

4.可引起脑脓肿和侧窦脓肿等颅内并发症(图 3-4-14)。

5.鉴别诊断:

1)胆固醇性和炎性肉芽肿:前者在 CT 平扫时密度较胆脂瘤低,类似脂肪密度,增强扫描时不强化,而后者增强扫描有强化。

2)中耳癌:呈浸润性生长,病灶边界不清,周围骨质呈虫蚀状破坏,增强扫描时病灶明显强化。

3)真性胆脂瘤:发生在岩乳突部的真性胆脂瘤为一边缘锐利的空腔,有时似乳突部孤立的大气房,与本病相似。不同之处在于它们多发生在乳突窦区以外,无上鼓室和乳突窦入口部的扩大,鼓膜嵴完整无缺,结合临床表现,不难区别。

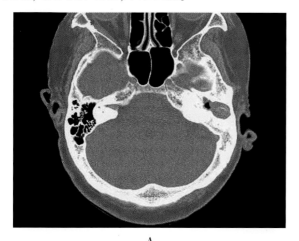 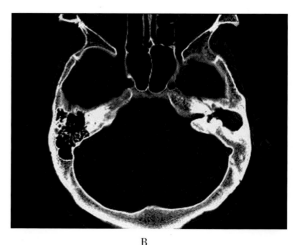

A B

图 3-4-12　胆脂瘤
A.CT 平扫见左侧乳突软组织密度影,鼓窦扩大;
B.骨窗示局部骨质缺损,边缘骨质硬化

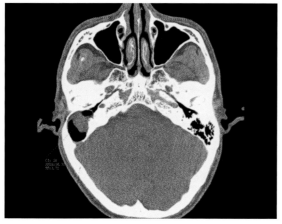 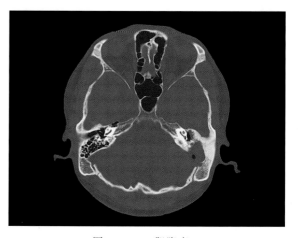

图 3-4-13　胆脂瘤　　　　　　　　　　图 3-4-14　胆脂瘤
CT 平扫见右侧乳突内团块状软组　　　　　　CT 平扫见左侧乳突内局限性
织影,周围骨质破坏,乳突气房消失　　　　　骨质破坏,后壁骨质中断

五、中 耳 癌

中耳癌(cancer of the middle ear)是发生在中耳和乳突区的少见恶性肿瘤,较外耳道癌多见。多数患者有慢性化脓性中耳炎病史,故长期慢性炎症可能为其病因。好发年龄为40~60岁。病理上以鳞状细胞癌最常见。多为原发,也可继发于外耳道、耳廓或鼻咽癌。

【诊断要点】

1.临床症状:耳深部跳痛或刺痛,耳流脓性或脓血性分泌物,耳闷、耳鸣、听力减退,眩晕和面神经麻痹等。

2.晚期出现第Ⅸ~Ⅻ对脑神经受累的症状。

3.耳镜检查:见外耳道深部或鼓室内有肉芽或息肉样新生物,触之易出血,切除后易复发。

4.X线平片:除慢性中耳炎改变外,鼓室骨壁、听小骨、乳突气房骨质有破坏。破坏边缘典型者呈不规则鼠咬状,大多数较清晰,亦可模糊。

【CT表现】

1.鼓室、外耳道、听小骨、乳突气房骨质被破坏,边缘不整,伴软组织肿块形成(图3-4-15)。

2.骨质破坏可侵及周围其他组织结构,可向颅中窝、颅后窝、乙状窦、颈静脉窝、面神经管及颞颌关节侵犯。

3.增强扫描示肿瘤强化较明显。

4.鉴别诊断:与外耳道癌相鉴别,一般中耳癌软组织肿块和骨破坏以鼓室为中心,听小骨和鼓室破坏较完全;而外耳道癌以外耳道鼓壁破坏较明显,听小骨可部分残留。但晚期肿瘤范围较广,则无法判断起源,此时通常考虑为发病率较高的中耳癌。

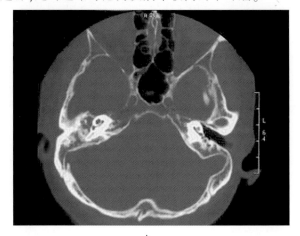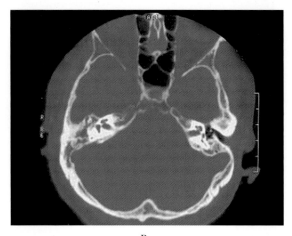

图3-4-15 中耳癌

A.B.CT平扫示右侧鼓室及听小骨破坏,且见不规则软组织肿块

六、外耳道胚胎性横纹肌肉瘤

横纹肌肉瘤(rhabdomyosarcoma)是儿童及婴幼儿最常见的软组织肉瘤。其发病率位于儿童颅外肿瘤第3位。好发于15岁以下儿童,尤其是婴幼儿,男性略多于女性。发生于头颈部者占47%,其中发生在颞骨部较少,约占7%。绝大多数的颞骨病变发生于中耳,延伸至外耳道。肿瘤具有循解剖毗邻途径扩散的特性,易广泛破坏颞骨、颅底骨质,并向深部结构浸润生长。

【诊断要点】

1.好发于婴幼儿及儿童。

2.典型临床特征:外耳道腥臭味脓血性溢物、外耳道内息肉或肉芽肿样新生物、面神经麻痹、颞部皮肤局部隆起、耳痛、听力下降等。

3.晚期可因颞骨、颅底骨质弥漫性破坏出现脑神经功能障碍、Horner 综合征等。

4.MRI 检查:肿块 T_1WI 呈等信号,T_2WI 呈等、稍高信号,其内常见坏死信号灶,增强扫描肿瘤实质明显强化。

【CT 表现】

1.常见于儿童的中耳及颞骨岩部,CT 平扫肿块呈等、低密度,均匀或不均匀,边界清晰或模糊。

2.肿块易侵犯周围软组织,可沿邻近间隙或孔道生长,发生于中耳鼓室者可侵入中颅凹(图 3-4-16A、图 3-4-16B)。

3.易广泛破坏周围骨质,表现为虫蚀状溶骨性破坏,骨质增生及压迫改变不明显(图 3-4-16C、图 3-4-16D)。

4.增强后肿块呈明显强化,强化程度高于肌肉而低于邻近血管,较大肿块内可见无强化的液化坏死区。

5.鉴别诊断:主要与朗格汉斯组织细胞增生症相鉴别,其临床症状较轻,影像学上两者难以鉴别,确诊需依靠病理活检。

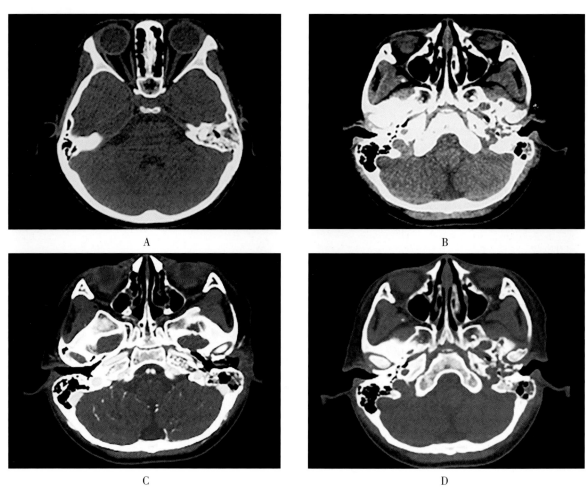

A   B

C   D

图 3-4-16 外耳道胚胎性横纹肌肉瘤

A.B.CT 平扫示左侧颞骨岩部、骨性外耳道及颞骨乳突部、蝶骨大翼斑片状软组织密度;

C.D.骨窗示左侧颞骨、蝶骨大翼及中耳骨质破坏,左侧颈动脉壁变薄

七、副神经节瘤

副神经节瘤(paraganglioma)亦称血管球瘤(glomus tumors),是起源于副神经节化学感受器细胞的肿瘤。根据肿瘤的发生部位,颞骨副神经节瘤分为颈静脉球瘤、鼓室球瘤和颈静脉鼓室球瘤三种。正常的血管球体甚小,影像上不能显示。发生肿瘤则成为富含血管的肿块,并对周围骨质产生压迫性吸收,可引起多对脑神经受损。肿瘤可单发,也可多发。该瘤生长缓慢,呈侵袭性,易通过神经血管间隙侵入邻近软组织或结构,常伴骨质吸收破坏;肿瘤呈球形或结节样生长,可见血管基质内形成上皮样细胞巢,70%以上皮样细胞巢为主,17%以扩张的血管和梭形细胞为主,13%为混合型。肿瘤为富血供性,供血动脉来源于咽升动脉、耳后动脉等,少数可恶变和转移。

【诊断要点】

1.多见于中年以上女性,可有家族史。

2.传导性、神经性或混合性耳聋,搏动性耳鸣,眩晕或有外耳道流血、流脓、耳痛及受损脑神经麻痹等症状。

3.耳镜检查:典型表现为鼓膜内可见紫红色肿物。

4.X线平片:鼓室及岩部破坏,颈静脉窝增大及不规则的骨质破坏;晚期可有岩骨乃至颅底的广泛破坏。

5.MRI 检查:肿瘤呈 T_1WI 低信号和 T_2WI 高信号,信号多不均匀,可见多数迂曲的管状或斑点状流空信号的血管影,称为"椒盐征",较具特征性(图 3-4-17)。Gd-DTPA 增强扫描示肿瘤明显强化。

6.颈动脉造影:可见肿瘤血管及染色,可进行血管栓塞治疗和评估治疗效果。

【CT 表现】

1.颈静脉球瘤:颈静脉孔不规则扩大,骨质边缘模糊不整,颈静脉孔区软组织肿块形成(图 3-4-18)。

2.鼓室球瘤:早期可在下鼓室或鼓岬处发现软组织小肿块,骨壁此时无破坏(图 3-4-19)。较大的肿瘤可致听小骨和骨壁破坏,显示以鼓室为中心的不同范围的骨质破坏,为软组织块影所代替,边缘多不规则。

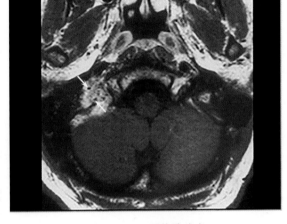

图 3-4-17　颈静脉球瘤

MRI 扫描 T_1WI 见右侧颈静脉孔区明显强化的肿块,肿瘤血管呈斑点状流空信号,形成"椒盐征"(↑)

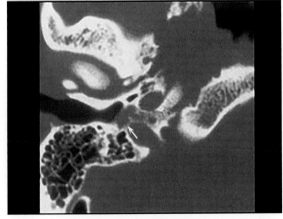

图 3-4-18　颈静脉球瘤

CT 平扫见右侧颈静脉孔区软组织肿块,肿块向中耳蔓延,颈静脉孔扩大,局部骨质有吸收(↑)

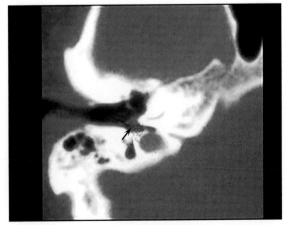

图 3-4-19　鼓室球瘤

CT 平扫见鼓岬处一软组织小肿块(↑),鼓室壁无明显破坏

3.颈静脉鼓室球瘤:鼓室和颈静脉孔区软组织肿块,并向周围结构蔓延,较大肿瘤可广泛破坏中耳、外耳、内耳和内听道骨质,并可向颅内侵犯。

4.增强扫描:病灶明显强化。

5.鉴别诊断:

1)正常大颈静脉孔:骨壁皮质完整,局部无肿块。

2)鼓室血管瘤:可见放射状骨结构,一般不破坏鼓室下壁。

3)胆固醇肉芽肿:肿块内无"血管流空征"。

4)中耳癌:表现为软组织肿块及骨质破坏,边缘不整,增强后可不均匀强化。

八、大前庭导水管综合征

大前庭导水管综合征(large vestibular aqueduct syndrome,LVAS),又称大内淋巴囊畸形(LESA),为前庭导水管(vestibular aqueduct,VA)扩大,且伴有感音神经性听力损失等症状,是目前最常见的内耳先天性畸形。患者多于婴儿期出现渐进性和波动性听力下降,少数出现在青春期或成年后。女性发病率较高,男女比例约为1:2。病因可能为胚胎发育第5周(前庭导水管延伸、变细之前)受阻,也可能为胚胎晚期至出生后3~4岁前发育障碍。一般为双侧发病。

【诊断要点】

1.临床症状:感音性耳聋,多为双侧性,可从出生后至青春期任何时期起病。

2.多为渐进性、波动性听力下降。

3.正常成人的前庭导水管是一微小骨管,长约10 mm,自前庭的内侧壁向后下方延伸,开口于后颅凹岩骨的后面,内听道后方,呈逆转的"J"形,其宽度不超过1.4 mm。如果前庭导水管的直径>1.5 mm,则提示前庭导水管扩大。

4.MRI检查:当需要显示内淋巴囊情况时,MRI是首选。MRI内耳水成像可清晰显示扩大的内淋巴管和内淋巴囊,表现为内淋巴囊扩大,诊断标准为内淋巴囊骨内部分>1.5 mm或内淋巴囊骨外部分(硬脑膜部分)>3.8 mm。淋巴囊呈三角形、囊状或条形扩大,贴附于小脑半球表面。

【CT表现】

1.应行高分辨CT颞骨轴位,层厚及层距为1~1.5 mm。

2.岩骨后缘、前庭导水管外口扩大,呈喇叭口状,如一深大的三角形缺损区(图3-4-20),其边缘清晰、锐利,内端多与前庭或总脚"直接相通"(图3-4-21)。

3.前庭导水管总脚到开口之间中点宽度>1.5 mm。

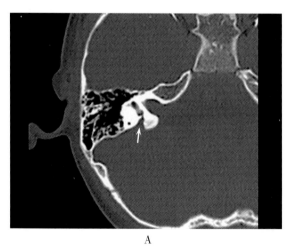 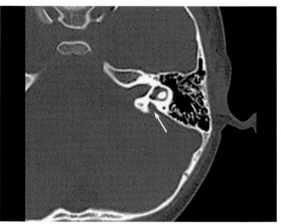

A B

图3-4-20 大前庭导水管综合征

A.B.CT平扫示双侧前庭导水管扩大,呈喇叭口状,呈类三角形缺损区(↑)

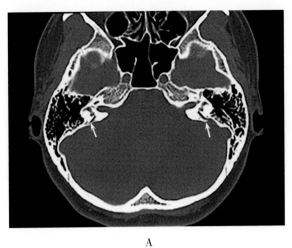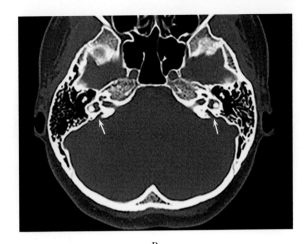

| A | B |

图 3-4-21　大前庭导水管综合征

A.B.CT 平扫示双侧前庭导水管均匀扩大(↑),其内端与前庭相通

九、颞 骨 骨 折

颞骨骨折(fracture of temporal bone)属于头颅外伤的一部分,原因多样,如交通意外、斗殴、坠落、凶杀及战争等。骨折常发生于单侧,累及双侧者占 28%;常伴有神志障碍、脑神经损伤,面神经、前庭神经及蜗神经受累。骨折线主要发生于颞骨解剖薄弱部位,以岩骨骨折最常见。按骨折与岩锥关系分为纵行骨折、横行骨折和混合骨折三类。

【诊断要点】

1.头颞部外伤史,外伤后听力下降、耳鸣或面神经麻痹。

2.听力检查为传导性或混合性耳聋。骨折涉及内耳时,呈感音性耳聋,前庭功能下降或消失。

3.耳鼓膜检查可有鼓膜穿孔出血,穿孔位于骨膜后上方。

4.骨折累及外耳道时,可有清水样液体自外耳道流出。

5.X 线平片:可不显示骨折线,仅患侧鼓室和乳突气房因积血而密度增高。

6.MRI 检查:无法显示骨折线,并发中耳乳突积液时,T_2WI 可见乳突区高信号。

【CT 表现】

高分辨率 CT 对骨折显示较佳。

1.HRCT 直接征象:

1)纵行骨折:最多见,占 70%~80%,常发生在颅顶或颞部受打击时。骨折线与颞骨长轴(岩锥)平行,由外向内涉及颞骨鳞部、乳突、外耳道和中耳,骨折跨蝶骨累及对侧岩部引起双侧性骨折(图 3-4-22)。

2)横行骨折:较少,约占 20%,多为枕部受伤所致。骨折线与颞骨长轴垂直,呈前后走行。

3)混合骨折:较少见,纵、横骨折皆有,常伴有脑损伤(图 3-4-23)。

2.HRCT 间接征象:可有鼓室和乳突气房积液,听小骨脱位,颅内积气、血肿和脑挫伤等。

3.鉴别诊断:需要与正常颅缝、血管沟相鉴别。颅缝一般为双侧对称,血管沟多较柔和,边缘光滑、自然,骨皮质延续;骨折线一般较锐利,局部常有移位,边缘无骨皮质,常合并中耳乳突积液、颅内积气或脑损伤等。

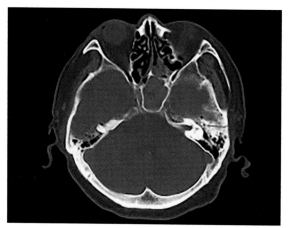

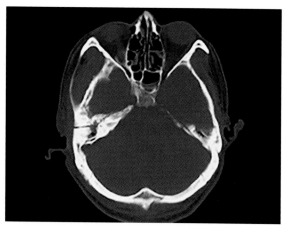

图 3-4-22 颞骨骨折

HRCT 示左侧颞骨-中耳乳突部纵行骨折线

图 3-4-23 颞骨骨折

HRCT 示右侧颞骨多发混合骨折

（高　斌　李劲松　潘志立）

第五节　喉　　部

一、正常喉部解剖和CT影像

喉位于颈前正中部,以软骨为支架,由肌肉、韧带、纤维结缔组织连接而成,表面被覆黏膜及皱襞。喉腔以声带为界,分为声门上区、声门区和声门下区。下面选择不同轴位层面以显示喉内结构(图 3-5-1 至图 3-5-7)。

1.舌骨平面:舌骨呈弓形位于喉前方,两侧舌骨大角与体部可有裂隙,不要误认为骨折,舌骨大角前外侧可见椭圆形的颌下腺;舌骨体正后方可见舌会厌正中襞;两侧为含气的会厌谿;会厌谿后方的弓形线状影为会厌。

2.会厌体层面:特征为弓形的会厌体部与两侧构会厌襞起始部,呈"Ω"形,其间为喉腔会厌体前方及两侧主要为纤维和脂肪组织,呈密度较低的透明带,即会厌前间隙;后方正中的气腔为喉前庭,两侧通梨状隐窝。

3.梨状窝与构会厌皱襞层面:前部为呈"八"字形的高密度甲状软骨板,密度可不均匀。如肿瘤侵犯,需结合其他征象鉴别。构会厌皱襞呈前外向后内斜行的条带状影,将梨状窝与喉前庭分开。

4.室带与声带层面:吸气时两带外展,喉室位于中线上呈三角形气腔。室带:呈三角形,前角不能达到甲状软骨板内面,两基底角止于构状软骨上突(两个对称点状高密度影),这是室带的重要标志。声带:两侧声带前端靠拢形成前联合,接近甲状软骨内侧面,此层甲状软骨切迹接近消失;声带后端止于构状软骨声带突,若骨化则呈三角形高密度影,为声带的可靠层面标志。

5.环状软骨层面:椭圆形的声门下腔位于中央,边缘整齐光滑,为环状软骨包绕。前方为甲状软骨,后方两侧的对称性小圆形骨影为甲状软骨下角切面,甲状腺的两侧叶投影于其外前方。

1)冠状面像:冠状面正中层面像,自上而下可以清楚地显示假声带、喉室、真声带及其两侧的喉旁间隙。假声带的上方为声门上区,真声带的下方为声门下区。软骨结构自上而下分别为甲状软骨、构状软骨和环状软骨。

2)矢状面像:典型的喉矢状面像(正中偏外侧层面),自上而下的软组织为舌根、会厌、构会厌皱襞、假声带、真声带。在舌根与会厌之间为会厌谿,真、假声带之间的含气腔隙为喉室。

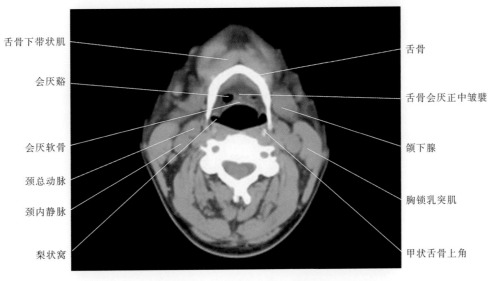

图 3-5-1　CT 轴位喉部上部层面

左侧标注（从上到下）：舌骨下带状肌、会厌谿、会厌软骨、颈总动脉、颈内静脉、梨状窝

右侧标注（从上到下）：舌骨、舌骨会厌正中皱襞、颌下腺、胸锁乳突肌、甲状舌骨上角

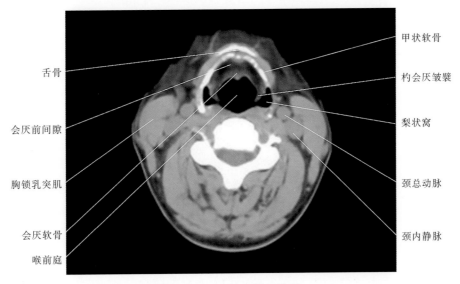

图 3-5-2　CT 轴位第二层面

左侧标注（从上到下）：舌骨、会厌前间隙、胸锁乳突肌、会厌软骨、喉前庭

右侧标注（从上到下）：甲状软骨、杓会厌皱襞、梨状窝、颈总动脉、颈内静脉

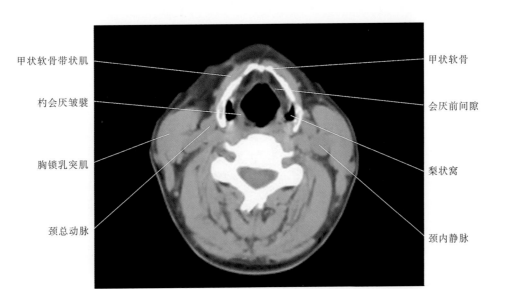

图 3-5-3　CT 轴位第三层面

左侧标注（从上到下）：甲状软骨带状肌、杓会厌皱襞、胸锁乳突肌、颈总动脉

右侧标注（从上到下）：甲状软骨、会厌前间隙、梨状窝、颈内静脉

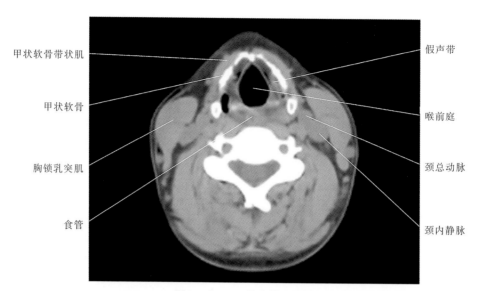

甲状软骨带状肌　　　　　　　　　　　　　　假声带

甲状软骨　　　　　　　　　　　　　　　　　喉前庭

胸锁乳突肌　　　　　　　　　　　　　　　　颈总动脉

食管　　　　　　　　　　　　　　　　　　　颈内静脉

图 3-5-4　CT 轴位第四层面

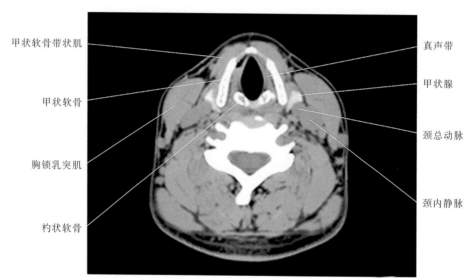

甲状软骨带状肌　　　　　　　　　　　　　　真声带

甲状软骨　　　　　　　　　　　　　　　　　甲状腺

　　　　　　　　　　　　　　　　　　　　　颈总动脉

胸锁乳突肌　　　　　　　　　　　　　　　　颈内静脉

杓状软骨

图 3-5-5　CT 轴位第五层面

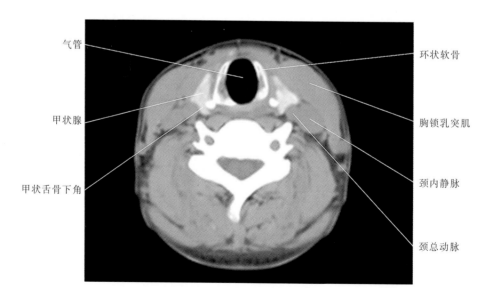

气管　　　　　　　　　　　　　　　　　　　环状软骨

甲状腺　　　　　　　　　　　　　　　　　　胸锁乳突肌

甲状舌骨下角　　　　　　　　　　　　　　　颈内静脉

　　　　　　　　　　　　　　　　　　　　　颈总动脉

图 3-5-6　CT 轴位第六层面

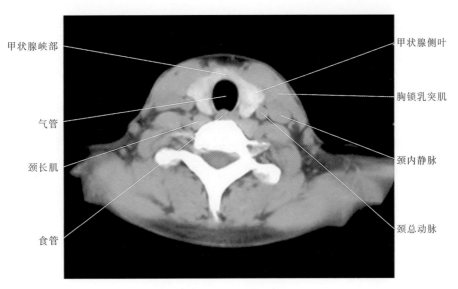

甲状腺峡部　　　　　　　　　　　　甲状腺侧叶

气管　　　　　　　　　　　　　　　胸锁乳突肌

颈长肌　　　　　　　　　　　　　　颈内静脉

食管　　　　　　　　　　　　　　　颈总动脉

图 3-5-7　CT轴位第七层面

二、慢性肥厚性喉炎

慢性肥厚性喉炎(chronic hypertrophic laryngitis)为喉黏膜弥漫性或局限性明显增厚,属细胞增生而非炎性肿胀,又称慢性增生性喉炎,为喉癌癌前病变(laryngeal precancerosis)的一种。常因慢性单纯性喉炎患者不改变错误发音习惯和生活方式、工作环境所致。

【诊断要点】

1.临床表现:早期咽喉部不适、干燥,声音改变;咳嗽症状较轻。随着反复急性或亚急性喉炎发作,声嘶加重。

2.喉镜检查:见喉黏膜普遍性增厚,慢性充血;室带、声带肥厚、不平,室带肥厚,常掩盖声带。声带边缘可有结节或息肉改变;杓会厌皱襞也增厚,声带因杓间区黏膜肥厚而闭合不全。

3.慢性喉炎一般不需做 CT 检查,与喉部恶性肿瘤鉴别的要点为喉旁间隙和喉软骨保持正常。

【CT 表现】

1.CT 平扫:喉黏膜普遍增厚,以杓间区最明显。室带、声带、杓间皱襞均增厚,声带不平,两侧不对称。

2.增强扫描:增厚黏膜强化不明显。

3.喉旁间隙和喉软骨均无异常改变,此征象为其与喉部恶性肿瘤的鉴别要点。

三、喉 结 核

喉结核(laryngeal tuberculosis)为结核杆菌在喉部引起的特异性感染。多继发于肺结核,偶有不伴肺部感染的喉结核的报道。好发年龄为 20~40 岁,男性较女性多见,比例为 2:1。其传播途径为:①含结核杆菌的痰液直接接触感染,受重力影响,好发于喉腔的后半部(后联合和杓间区);②结核杆菌经血液淋巴播散至喉黏膜下层,病变发生在会厌、声带、室带等部位,以声带为最常见部位。其病理变化有浸润、溃疡和增生三种类型,可在同一部位出现不同的病理改变。近年来,随着免疫性疾病的增多和免疫抑制剂的普遍使用,结核杆菌耐药菌株的增加,喉结核病的发生率也有所增高。

【诊断要点】

1.临床症状:多继发于肺结核,有刺激性咳嗽、发热、体重下降和夜间盗汗等症状。近 20 年来,喉结核的全身症状减少,主要表现为声嘶、喉痛、吞咽疼痛等。

2.喉镜检查:喉腔黏膜弥漫性水肿、苍白,溃疡形成。会厌、声带、室带糜烂;局限型可见杓间区结核

361

瘤形成。喉结核一般不侵害喉软骨支架,故软骨无增生硬化表现,这是喉结核的特征。

【CT 表现】

1.CT 平扫:

1)弥漫型:喉腔黏膜呈弥漫性、不对称性或对称性增厚,涉及会厌、声带、室带和杓状软骨区(图 3-5-8)。声门下区一般不涉及,少数病例在声门下区的前、后壁有增厚。会厌前间隙和喉旁间隙可有侵犯或不侵犯。

2)局限型:杓状区的肿胀增厚。常伴有颈深淋巴结的肿大,中央可有坏死、钙化。

2.增强扫描:黏膜面明显强化。

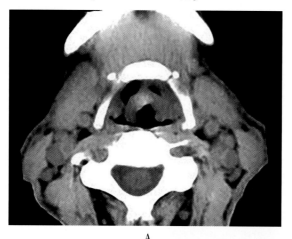 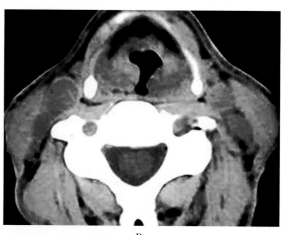

A　　　　　　　　　　　　　　　　　　B

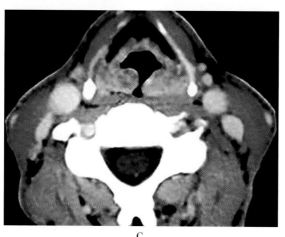

C

图 3-5-8　喉结核

A.B.CT 平扫示会厌、双侧杓会厌皱襞弥漫性、对称性增厚;

C.增强扫描示黏膜面明显强化,双颈部多发小淋巴结

四、喉　息　肉

喉息肉(polyp of larynx)大多发生于受伤后,以纤维性或纤维血管性多见,常见于职业上需要说话较多的人群等。如果发声不当或发声过度,声带剧烈振动可使周围血管中血流变慢,甚至血管破裂;长期可继发周围炎症并形成息肉。此外,上呼吸道感染、吸烟及内分泌紊乱等亦与本病形成有关。多为双侧性,好发生于真声带前、中 1/3 结合部的游离缘。

【诊断要点】

1.临床症状:声嘶,轻者为间歇性声嘶,发声易疲劳,音色粗糙,发高音困难,重者沙哑甚至失声。息肉垂于声门下腔时,常伴有刺激性干咳。息肉巨大者可完全失声,甚至可引起呼吸困难和喘鸣等症状。

2.喉镜检查:可见声带前、中 1/3 结合部带蒂或宽基底的新生物,偶见弥漫性生长遍及整个声带。息肉为小的圆形结节,色灰白或暗红,偶见紫红色,表面光滑、半透明。带蒂者可随呼吸气流上下活动,检查时容易漏诊。

3.息肉的好发部位也是喉癌的高发区,小的息肉与早期癌肿有时很难从形态学上相鉴别,所以切除的息肉均应常规送病理检查,以免误诊。

【CT 表现】

1.声带前、中 1/3 结合部可见带蒂或宽基底的软组织密度影(图 3-5-9),带蒂者突向喉腔内。

2.早期小的息肉容易遗漏,可在局部行薄层扫描或薄层重建。

3.息肉周围其他结构正常,喉旁间隙清晰。

4.增强扫描:病灶多呈轻度的强化。

5.鉴别诊断:喉息肉易与喉癌鉴别,但小喉癌无侵袭性表现时,两者鉴别较难。

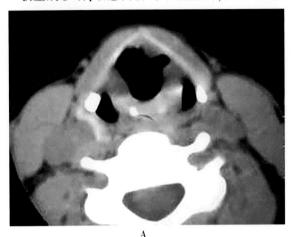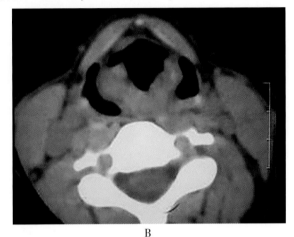

图 3-5-9 喉息肉

A.B.CT 平扫假声带及会厌前间隙均可见宽基底的软组织密度影,假声带不均匀增厚

五、喉 囊 肿

喉囊肿(larygeal cyst)多因喉室发育不良,喉室压力增高,喉黏膜黏液腺管受阻引起黏液潴留。多为单侧,双侧者约占 25%,多为成人发病。喉囊肿可分为喉内型、喉外型和混合型三型。

1.喉内型:向喉内膨出,推挤室带或杓会厌皱襞移位。

2.喉外型:从甲状舌骨膜随喉上神经和血管突向颈部,于皮下形成囊性肿物。

3.混合型:同时突向喉内和颈部,在甲状舌骨膜处有一峡部相连。

【诊断要点】

1.临床症状:因囊肿的大小和部位而异。小囊肿可无自觉症状,少数患者有异物感,偶在喉镜检查时发现。大的囊肿可引起声嘶或咳嗽,甚至出现喉阻塞症状或窒息。

2.喉镜检查:囊肿多位于会厌舌面,大者可充满整个会厌谿,呈半球形,灰白、微黄或暗红色,表面光滑。巨大者上界可达口咽部,令患者张口或将患者舌背压低即可看到。

【CT 表现】

1.CT 平扫:会厌区见半圆形囊状低密度区,呈液体密度,边界清晰,壁薄(图 3-5-10)。囊肿较大时,可见杓会厌皱襞增宽增厚,或见喉前庭的前壁向内膨隆。

2.增强扫描:囊肿大多不强化。若继发感染,可见囊壁强化、增厚,边缘不光整,囊内容物密度增高,囊肿与周围组织边界模糊。

3.鉴别诊断:本病需与发生在颈部其他囊性肿物鉴别。根据特定发生部位、影像学特点,并结合临床不难诊断。

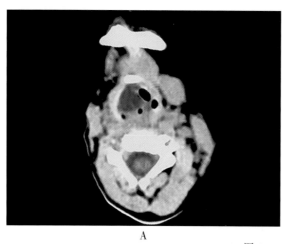
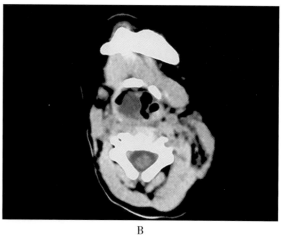

A   B

图 3-5-10　喉囊肿

A.B.CT 平扫喉腔右侧声带上方见直径约 2 cm 的类圆形囊性低密度病灶,边界清楚,囊内呈水样密度

六、喉乳头状瘤

喉乳头状瘤(laryngeal papilloma)是喉部最常见的良性肿瘤,占其总数的 70%左右,可发生于任何年龄,可单发或多发。单发者以儿童多见,多发者以成年人多见,易发生恶变。本病多系病毒感染所致,主要是人类乳头状瘤病毒(HPV)。病变起源于上皮组织,肿瘤可呈乳头状或疣状,有时可填塞喉腔向声门下发展,甚至侵及气管和支气管树。

【诊断要点】

1.临床症状:儿童多见哭声异常和呼吸困难,成年人多见声嘶。

2.间接喉镜检查:可见声带或喉室等处局限性隆起,喉室壁黏膜凹凸不平。

3.MRI 检查:SE 序列病灶呈 T_1WI 低信号和 T_2WI 高信号,冠状面可清楚地显示瘤体与声带及声门的关系。

【CT 表现】

1.早期微小病变不易被发现,随着病变发展,可见喉前庭处或声门下区边界清楚的软组织肿块影,病灶可有钙化。

2.声带和室带可不规则增厚或形成软组织肿块(图 3-5-11)。

3.病灶周围喉旁间隙多正常,多不向深部浸润。如有深部浸润,则提示有恶变可能。

4.有时与喉癌在 CT 上很难鉴别,需依据病理诊断。

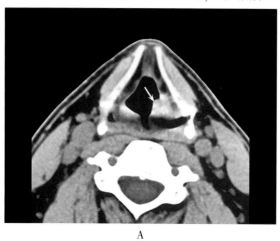
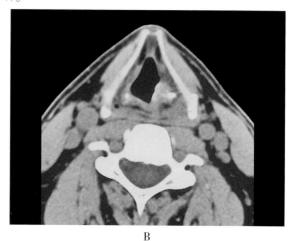

A   B

图 3-5-11　喉乳头状瘤

A.B.CT 平扫见左侧室带后部局限性软组织肿块,并向喉腔突入(↑),喉旁间隙显示清晰

七、喉　癌

喉癌(laryngeal carcinoma)为喉部主要的恶性肿瘤,占全身恶性肿瘤的 1%~2%,多见于 50~70 岁男性,男女比例为 8:1。喉癌常见于嗜烟酒者,声带过度疲劳和慢性喉炎患者,暴露于粉尘、石棉或电离辐射也与喉癌的发病有关。病理早期表现为乳头状结节,继而向黏膜下和周围组织浸润,使受累组织增厚、变形;晚期可向喉外发展,破坏喉软骨。常经淋巴管转移至颈部淋巴结,亦可经血行转移至肝、肺、肾、骨和脑等器官。

根据肿瘤发生部位不同,可分为声门型(指癌肿侵犯声带、前联合和后联合者,该部肿瘤生长缓慢,颈部淋巴结转移少,预后好)、声门上型(指癌肿侵犯喉室及其以上喉结构者,该区喉癌易发生扩散和淋巴结转移,预后较差)、声门下型(指癌肿侵犯声带下方和以下结构者,多数为声门型向下蔓延的结果)和全喉型(指肿瘤广泛浸润,可占据整个喉腔的全部或大部分)。喉癌的好发部位是声门区,其次是声门上区和梨状窝,声门下区最少见。

【诊断要点】

1.临床症状:声音嘶哑、吞咽和呼吸困难、喉部不适等。

2.晚期可出现咽喉痛和痰中带血。

3.各型喉癌的症状和体征不尽相同:声门型早期即可出现声嘶症状,而声门上型和声门下型早期症状不明显,往往仅表现为喉部不适感,当癌肿侵犯声带时才出现声嘶。

4.间接喉镜检查:可见喉腔内结节状或菜花状肿块,并可侵犯周围组织。

5.X 线平片:颈椎侧位片可见喉室部软组织块影,边缘模糊,可破坏附近的软骨。

6.MRI 检查:SE 序列呈 T_1WI 稍低信号和 T_2WI 稍高信号。由于 MRI 软组织分辨率高于 CT 及可以形成任意角度的三维成像,因此对喉癌的显示优于 CT,其能清楚地显示喉软骨是否受到破坏以及明确病灶与周围组织之间的关系。

【CT 表现】

1.声门型:

1)多数位于声带前部邻近前联合处。

2)早期表现为一侧声带增厚,外形不规则。

3)喉癌较明显时,表现为声带显著增厚变形,有软组织肿块形成(图 3-5-12),声带固定在内收位,并可见杓状软骨移位和周围软组织及喉软骨的破坏。

4)会厌前间隙和喉旁间隙消失(图 3-5-13)。

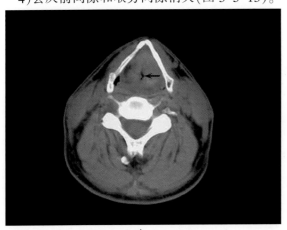
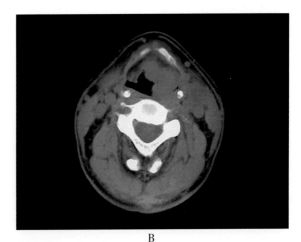

A　　　　　　　　　　　　　　　　B

图 3-5-12　声门区癌

A.CT 平扫见左侧声带和前联合明显增厚,喉腔变形,声门裂变窄(↑);

B.肿瘤向上侵犯左侧杓会厌皱襞和喉前庭

5)若见两侧声带明显不规则或出现小结节,提示肿瘤已侵入对侧,并失去喉部分切除的机会。

2.声门上型:

1)肿瘤位于会厌、杓会厌皱襞、室带和喉室等处(图3-5-14)。

2)CT可见肿瘤部位软组织不规则增厚和肿块,喉腔变形、狭窄(图3-5-15)。

3)会厌前间隙和喉旁间隙受侵犯,表现为低密度的脂肪消失。

4)喉软骨受累,表现为不规则骨破坏。

3.声门下型:CT扫描对此型显示甚为敏感,周围的黏膜厚度>1 mm 即可视为异常。如有结节、肿块和变形,更易发现(图3-5-16)。

4.全喉型:CT检查出现前述各型喉癌的混合表现(图3-5-17)。

5.CT喉部仿真内镜:可表现为声门裂不对称、不规则狭窄,声带增厚或结节状隆起。头端入路的CTVE 在观察病变的形态及范围上与纤维喉镜基本吻合,脚端入路的 CTVE 还能从声带的下方观察纤维喉镜无法看到的病变,有助于临床医生术前全面地了解喉部病变情况(图3-5-18)。

6.转移途径:除上述的直接蔓延,常有颈部淋巴结转移,晚期还可经血行转移至肺、骨、肝及脑等器官。

7.鉴别诊断:

1)喉水肿:黏膜呈弥漫性增厚,边缘光滑,两侧较对称。

2)声带息肉:多数基底狭窄,可带蒂,喉内其他结构正常,喉癌隆起则为宽基底。鉴别诊断有困难时

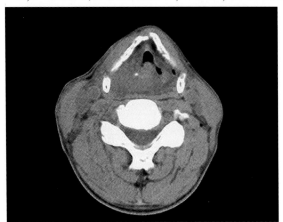

图3-5-13 声门区癌

CT平扫见右侧声带偏后方软组织肿块,
侵犯后联合,喉旁间隙消失

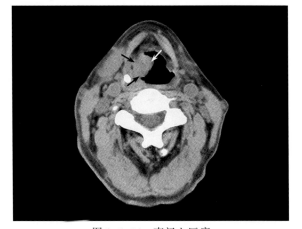

图3-5-14 声门上区癌

CT平扫见喉前庭右侧壁软组织肿块(↑)
突向喉腔,其后方肌间隙模糊

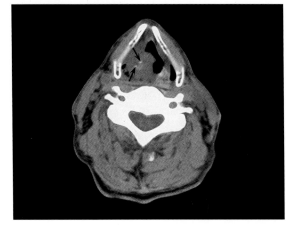

图3-5-15 声门上区癌

CT平扫见右侧喉腔内软组织肿块,其内见斑点
状钙化(↑),右侧室带、杓会厌皱襞和梨状窝受侵

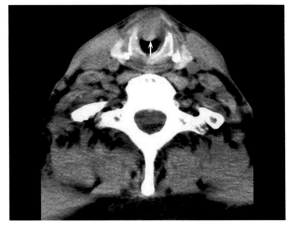

图3-5-16 声门下区癌

CT平扫环状软骨层面见声门下区喉前壁局
部软组织肿块(↑),并突向喉腔使其变形

可借助组织活检。

　　3)喉结核:①主要症状为喉痛和声嘶。②喉镜检查见喉黏膜苍白、水肿,伴多个浅表溃疡病变,多位于喉的后部。也可表现为会厌、杓会厌襞广泛性水肿和浅表溃疡。③痰的结核杆菌检查有助于鉴别诊断。④胸部 X 线检查,部分有活动性肺结核。

　　4)喉乳头状瘤:此病幼儿多发,成人可见。主要表现为声嘶,喉镜见幼儿多在喉内各部发病,带蒂,基底比较广,呈现菜花状。成人以单个带蒂,常在声带发病,活动不受限,以男性为多,病变局限。病理检查示重度不典型增生时,应彻底切除,以防恶变。

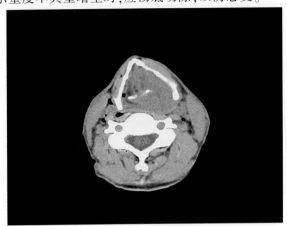
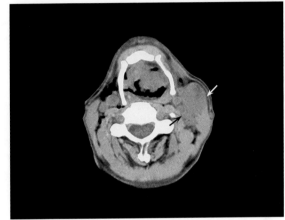

A

B

图 3-5-17　全喉型癌

A.CT 平扫见喉腔内巨大软组织肿块,累及前、后联合,喉腔及喉旁间隙消失,左侧甲状软骨受压推移;
B.肿瘤向上生长,占据整个喉前庭部,左颈部见增大淋巴肿融合成团块(↑)

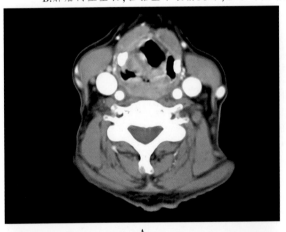
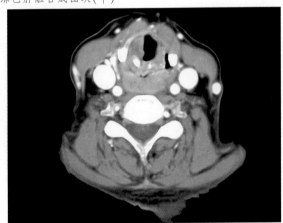

A

B

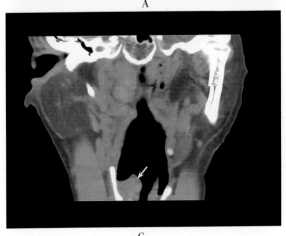
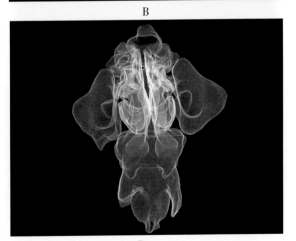

C

D

图 3-5-18　全喉型癌

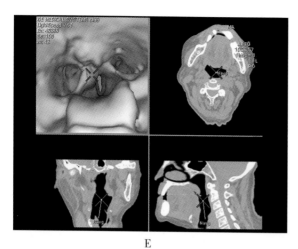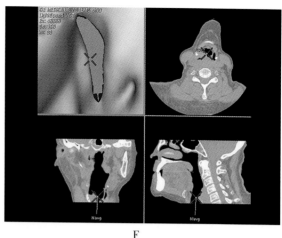

E   F

图3-5-18 全喉型癌(续)

A.CT增强扫描示右侧杓会厌皱襞不规则增厚且不均匀强化,表面凹凸不平,并累及喉咽及左侧杓会厌皱襞,右侧梨状窝变形;

B.两侧声带不对称,右侧声带显示增厚,表面呈结节样突起,喉咽侧壁、前壁及后壁受侵,明显不规则增厚;

C.冠状位MPR示右侧杓会厌皱襞不规则增厚(↑),右侧梨状窝变形;

D.鼻窦、咽、喉透明成像,显示右侧梨状窝变形、变窄,两侧声襞显示不对称,声门裂变形、不规则狭窄;

E.会厌、喉仿真内镜示右侧杓会厌皱襞不规则增厚,表面凹凸不平,喉咽后壁结节样突起,右侧梨状窝变形、变窄,会厌清晰显示;

F.喉仿真内镜示两侧声带不对称,声门裂变形、不规则狭窄,右侧喉室消失,右侧杓会厌皱襞较左侧明显饱满隆起

(高　斌　尹传高　李劲松　江安红)

第六节　涎腺病变

一、正常涎腺解剖和CT影像

涎腺包括三对大涎腺(即腮腺、颌下腺、舌下腺)以及分布于口腔黏膜下的许多小涎腺。腮腺最大,位于耳下,以面神经为界,分浅叶和深叶(图3-3-5、图3-5-1)。

二、涎腺良性肿瘤和肿瘤样病变

(一)多形性腺瘤——混合瘤

多形性腺瘤(pleomorphic adenoma)又称良性混合瘤,90%发生在大涎腺,其中腮腺混合瘤占80%,且80%者为良性。小涎腺多形性腺瘤系指发生在除腮腺、颌下腺、舌下腺三大涎腺以外涎腺的腺瘤,占10%,半数以上发生于腭部一侧后部及软硬腭交界处。

【诊断要点】

1.在耳垂下方或后方出现生长缓慢的无痛性肿块,多为偶然或体检时发现。

2.肿块多为半圆形、卵圆形或结节状,表面光滑,病灶大者可呈分叶状。

3.肿块质地硬、韧,有囊变处触之有波动感;生长较快的肿块局部有酸胀感。

4.超声检查:

1)腮腺体积增大、变形,探及均匀等回声或低回声团块,肿块形态呈圆形、椭圆形或分叶状,边界清晰,部分有包膜。

2)部分可伴有散在小蜂窝状分隔,肿块后方回声无衰减,囊变可出现无回声液性暗区。

3)彩色多普勒血流图多为边缘包绕形分布,收缩期峰值流速<50 cm/s。

5.MRI 检查:T₁WI 为低信号,T₂WI 上肿瘤信号高于腺体,对腮腺中的钙化或骨化灶的显示,不如 CT 准确和敏感。

【CT 表现】

1.腮腺内肿瘤:

1)大多在 2~5 cm,圆形、类圆形肿块,边缘清晰、形态较规则,表面光滑(图 3-6-1)。

2)肿块呈均匀、软组织密度,增强扫描示肿块中等均匀强化,CT 值为 55~88 HU(图 3-6-1B)。

3)病灶较大伴有囊变,其内密度不均匀,可见单个或多个大小不等的低密度不强化灶(图 3-6-2、图 3-6-3)。

4)病灶可有钙化,表现为点状、斑片状或条状高密度影。

5)周围肌肉、血管受压移位,骨质受压吸收,脂肪间隙清晰,周围淋巴结不肿大(图 3-6-4)。

2.发生在颌下腺、舌下腺的混合瘤,除位置变化外,其大小、形态、密度及增强强化特征与腮腺混合瘤相仿(图 3-6-4、图 3-6-5)。

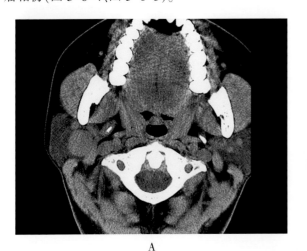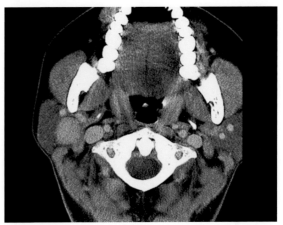

图 3-6-1 腮腺混合瘤
A.CT 平扫见右侧腮腺内圆形软组织密度肿块,边缘光整,边界清楚;
B.增强扫描肿块中度强化,密度均匀

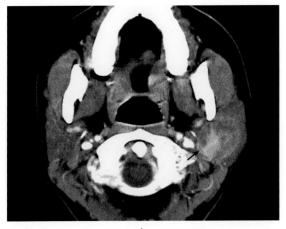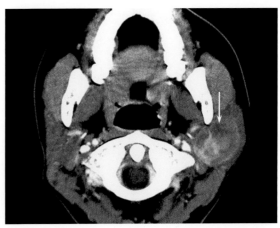

图 3-6-2 腮腺混合瘤
A.B.CT 增强扫描见左侧腮腺不均匀强化肿块(↑),其内见低密度囊变区(长↑),边界欠清楚,似有分叶

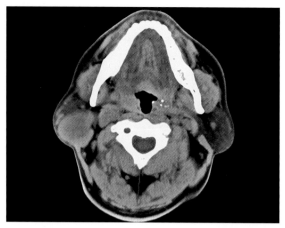

图 3-6-3 腮腺混合瘤

CT 平扫见右侧腮腺囊性肿块,边缘密度稍高,边界清楚

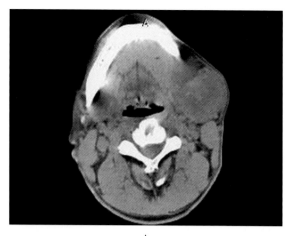

A

图 3-6-4 颌下腺混合瘤

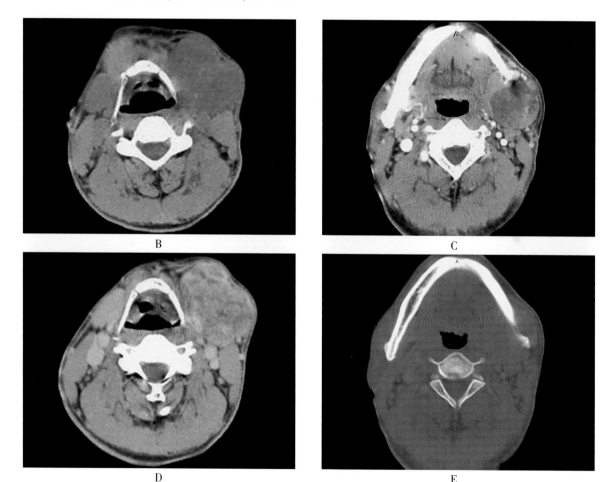

图 3-6-4 颌下腺混合瘤

A.B.CT 平扫见左侧颌下腺不规则肿块,密度均匀,呈分叶状;

C.D.增强扫描肿块不均匀强化,周围肌肉、血管受压移位,淋巴结不肿大;

E.骨窗像显示下颌骨骨质明显吸收

3.腮腺导管造影后 CT 扫描(CT sialography,CTS)用于鉴别肿瘤来源:

1)腮腺肿瘤:局部导管阻塞不显影,病变周围导管呈包绕状,部分被推压移位,管径变细;肿瘤较大者导管主支或主要分支不显影,显影部分导管被推压移位。

2)腮腺外肿瘤:导管多数显影,整个腮腺受推压移向一侧导管聚拢。

4.小涎腺多形性腺瘤：

1）发生部位依次为咽旁间隙、腭部一侧后部及软硬腭交界处,其他部位尚有颊、舌、舌根、上唇、磨牙后腺及下唇等部位(图3-6-6)。

2）肿瘤呈边界清楚的圆形、类圆形或分叶状软组织密度肿块,内部密度均匀或有更低密度坏死囊变区(图3-6-7),肿块内钙化及出血少见。

3）增强后示肿瘤有强化,CT值上升20~40 HU。

4）发生于腭部者,由于硬腭部的黏膜及黏膜下组织较薄,故该区肿瘤常造成邻近骨质的压迫吸收,甚至可穿破硬腭侵入鼻腔。

5.鉴别诊断：

1）咽旁间隙主要组织成分有神经、脂肪、淋巴组织以及异位的小涎腺等。发生于咽旁间隙的小涎腺多形性腺瘤多无明显临床症状,而神经源性肿瘤多有较明显的临床症状;淋巴组织肿瘤多为转移性;脂肪组织肿瘤的CT表现有较大的特异性。

2）咽旁间隙小涎腺多形性腺瘤与腮腺深叶的肿瘤鉴别:咽旁间隙所形成的透明带是鉴别腮腺深叶肿瘤和咽旁间隙原发肿瘤的标志。透明带位于肿瘤与咽缩肌之间,肿瘤与腮腺之间无透明带,肿瘤来自腮腺深叶;透明带位于肿瘤与腮腺深叶之间,肿瘤与咽缩肌之间无透明带,肿瘤来自咽旁组织。

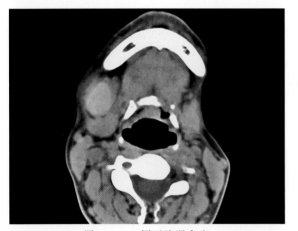

图 3-6-5　颌下腺混合瘤

CT平扫见右侧颌下腺稍高密度结节,边缘光整,密度均匀

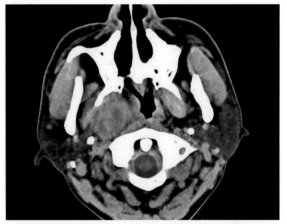

图3-6-6　小涎腺混合瘤

CT平扫示右侧咽旁间隙均匀稍低密度肿块,边界清楚;前内侧与环咽肌间有低密度线影相隔,与翼内肌及头长肌、颈长肌界限不清,咽旁间隙内移变形

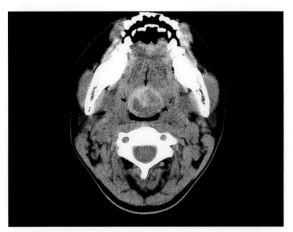

A

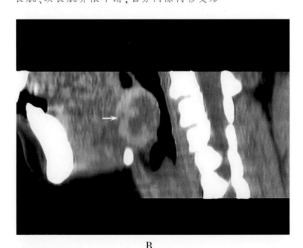

B

图 3-6-7　口底舌根部混合瘤

A为CT轴位平扫,B为矢状位重组图像,口底舌根部圆形软组织密度肿块(↑),边界清楚,内有囊变低密度区,肿块向口咽腔凸出

(二)腮腺腺淋巴瘤

腮腺腺淋巴瘤(parotid adenolymphoma)又称 Worthin's 瘤,占涎腺上皮性肿瘤的 12.5%,占所有单形细胞瘤的 70%。发病高峰年龄 50~70 岁,男女比例为 5:1。几乎全部发生在腮腺浅叶下极,极少数见于颌下腺。5%的病例为双侧发病,切除后一般不复发。

【诊断要点】

1.多见于老年人,生长缓慢,病程可长达 50 年。

2.没有明显的临床症状和体征,部分病例可有不同程度的疼痛。

3.多发生于腮腺浅叶的后下极,呈圆形,表面光滑,质地中等,常伴囊性变,有弹性感。

4.超声检查:腺淋巴瘤以低回声包块内管道样或网格状结构为特点。

5.放射性核素检查:^{99m}Tc 浓度集中是其特征。

6.MRI 检查:可显示瘤体内的囊性成分和包膜。

【CT 表现】

1.腮腺后下极内相对略高于腮腺密度的圆形囊实性块影,边界清楚,直径多在 3 cm 左右。实性部分密度可稍高于或等于肌肉密度(图 3-6-8A、图 3-6-9A)。

2.少数为多发囊性病灶。

3.增强扫描示囊性部分不强化,实性部分呈不同程度强化(图 3-6-8B、图 3-6-9B),甚至与动脉血

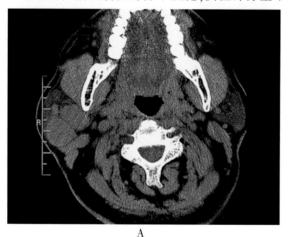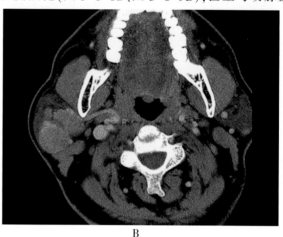

A   B

图 3-6-8 腮腺腺淋巴瘤

A.CT 平扫见右侧腮腺后下极内多个类圆形软组织密度块影,高于腮腺密度,边界清楚;
B.增强扫描示肿块轻微强化,密度欠均匀

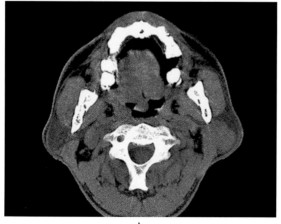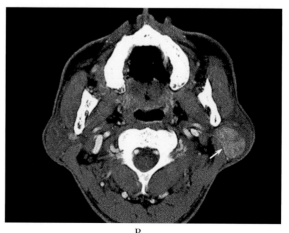

A   B

图 3-6-9 腮腺腺淋巴瘤

A.CT 平扫见左侧腮腺囊实性软组织密度病灶,边缘清楚有分叶;
B.增强扫描见病灶实性部分强化(↑),内有多个小囊性不强化灶

管同步强化。

4.单发者与其他良性肿瘤鉴别困难。

(三)肌上皮瘤

肌上皮瘤(myoepithelioma)是由肌上皮细胞组成的肿瘤,占涎腺肿瘤的1%。发病年龄平均40岁,无明显性别差异。发病部位腮腺占48%,小涎腺占42%,颌下腺占10%。

【诊断要点】

1.临床表现:涎腺部位为无痛性肿块,生长缓慢。

2.肿块表面光滑,质地坚实,边界清楚,活动度好,无功能障碍。

【CT表现】

1.涎腺部位腺体内中等密度软组织肿块,密度均匀、边界清楚,少数瘤体内可见斑片状略低密度,通常瘤体内没有钙化(图3-6-10A)。

2.瘤体继发出血可见高密度影。

3.增强扫描肿瘤实性部分轻微强化,囊变部分不强化(图3-6-10B)。

4.发生于小涎腺的肿瘤除软组织肿块外,还可使咽旁间隙闭塞、移位。

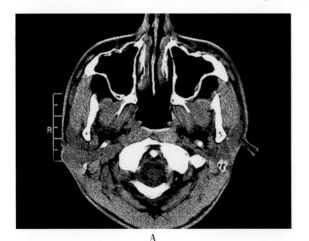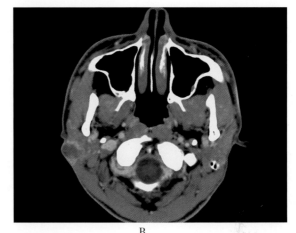

A   B

图3-6-10　涎腺肌上皮瘤

A.CT平扫见双侧腮腺密度增高,右侧腮腺部位见稍高密度软组织肿块,边界清楚,其内可见斑片状略低密度囊变区;
B.增强扫描病灶边缘环状强化,环壁厚薄不均匀,病灶内囊变部分不强化,局部皮下脂肪消失,表皮线影受压

(四)基底细胞腺瘤

基底细胞腺瘤(basal cell adenoma)是一种少见的良性上皮性肿瘤,80%发生在腮腺,其次为颌下腺,约占全部腮腺肿瘤的3%。好发年龄在50~60岁,女性多于男性,男女发病比例约为1:2。病因不明确。在病理组织学上,它由独立基底细胞组成,是单形性腺瘤的一种亚型,缺乏多形性肿瘤的黏液软骨基质成分,分为实性、小梁状、管状和膜性四型,其中以实性多见。肿瘤术后复发率低,一般不恶变,复发及恶变者多见于病理分型中的膜性型。

【诊断要点】

1.生长缓慢,常单发,表现为耳前区无痛性包块,一般不伴面神经症状,无明显压痛,活动度可。

2.实验室检查:无特异性。

3.超声检查:可探及腮腺实质内边界清楚的低回声软组织肿块,内部可见液性暗区,后方回声增强,肿瘤内或瘤周可见血流信号。

3.MRI检查:T_1WI呈低信号,伴有出血者呈高低混杂信号;T_2WI呈略高信号或混杂信号,肿瘤内囊变区在T_2WI呈高信号,有时可见低信号包膜,增强扫描示肿瘤实质成分明显强化。

【CT 表现】

1.肿瘤常呈圆形或椭圆形,边缘光滑、清楚,包膜完整,少数可跨深浅叶生长,单侧发病多见,极少双侧(图 3-6-11A、图 3-6-12A)。

2.肿瘤直径多数在 3.0 cm 以内。

3.肿瘤呈软组织密度,瘤内囊变多见,钙化少见。

4.双期增强扫描,实性部分动脉期及静脉期呈持续性中度以上均匀强化或呈薄壁环形强化,可伴有壁结节,呈"快进慢出"表现,早期强化相对较明显(图 3-6-11B 至图 3-6-11D、图 3-6-12B)。

5.鉴别诊断:

1)多形性腺瘤:多呈渐进性强化,呈轻度或中度强化。

2)腺淋巴瘤:多发或双侧发生,多位于腮腺后部,动脉期强化明显,静脉期强化消退即呈"快进快出"表现。

3)黏液表皮样癌:多呈不规则肿块,密度不均匀,坏死常见,边界不清,呈不均匀强化,周围可有肿大淋巴结。

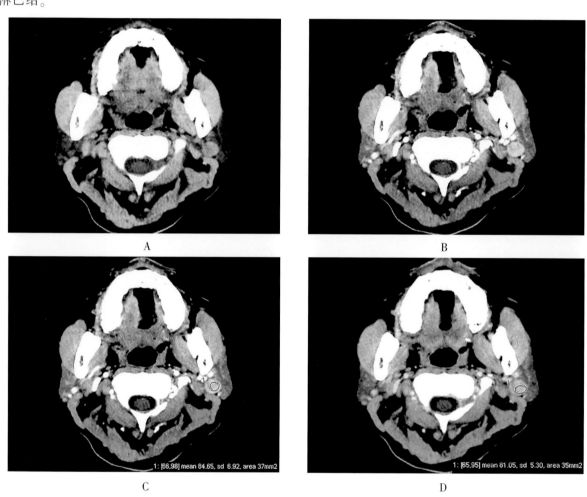

A

B

C

D

图 3-6-11　腮腺基底细胞腺瘤

A.CT 平扫示左侧腮腺见跨叶生长软组织肿块,大小约 1.2 cm×1.0 cm,边缘光滑,密度均匀;

B.增强扫描见肿块呈均匀强化;

C.D.动脉期和静脉期分别测其 CT 值为 84.65 HU 和 81.05 HU

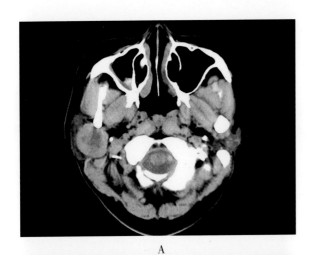

A

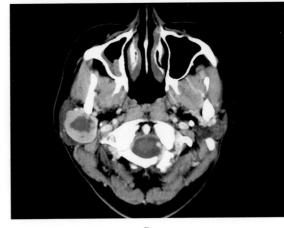

B

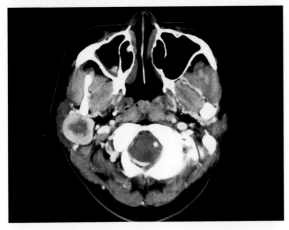

C

图 3-6-12　腮腺基底细胞腺瘤

A.CT 平扫示右侧腮腺内见跨叶生长软组织肿块,边界清楚、光滑,大小约 2.9 cm×2.5 cm,中心区见坏死囊变,周围实性部分 CT 值 50 HU;

B.C.增强扫描动脉期见实性部分呈明显均匀强化,静脉期强化程度减低,中心坏死囊变区未见明显强化,右侧下颌静脉推受压前移,未见侵犯

(五)良性淋巴上皮病变

良性淋巴上皮病变(benign lymphoepithelial lesion,BLEL)是以涎腺腺泡结构及导管上皮等实质被淋巴组织细胞取代为特征的一种自身免疫性疾病,较为少见,占涎腺肿瘤及肿瘤样病变的 2.1%。良性淋巴上皮病变为涎腺肿瘤样病变,并非真正意义上的肿瘤,临床上称 Mikulicz 病,为 IgG4 相关的自身免疫性疾病。国外患者与 AIDS 相关,该病与干燥综合征、低度恶性黏膜相关性淋巴瘤(MALT)有重叠。病因不明,可能与遗传、性激素、免疫及病毒感染有关。发病年龄以 40~60 岁为高峰,男女比例为 1:3.0~1:4.5。腮腺最为多见,占 80%,其次为颌下腺。病理上特征组织学改变为腺体的淋巴细胞增生、浸润,腺体实质萎缩及在广泛的淋巴细胞中散在的上皮-肌上皮岛形成。

【诊断要点】

1.涎腺区无痛性肿块,生长缓慢,或腺体肿大;可有口眼干燥、轻微疼痛、视力障碍、泪腺肿痛等。

2.体检肿块多数位于耳垂周围,质地中等,少数可有轻压痛。

3.实验室检查:血清 IgG4 明显升高,血沉加快。

4.超声检查:声像图可分为四种类型。

1)弥漫增大型:表现为腺体增大,回声不均匀,可见片状低回声或蜂窝状低回声。

2)多发结节型:表现为腺体内多发圆形、类圆形或不规则低回声结节。

3)肿块型:表现为腺体内较大低回声肿块。

4)硬化萎缩型:表现为腺体萎缩,回声增强,光点不均匀。

【CT 表现】

涎腺良性淋巴上皮病变表现具有多样性,根据 CT 表现可分为三种类型。

1.多发结节型:最常见,占55%左右,单侧或双侧腺体多发软组织密度结节,大小不一,边缘清楚,可融合,结节内可见囊性低密度影,增强扫描结节呈中等以上强化,囊性部分不强化(图3-6-13)。

2.单发肿块型:见于单侧腺体,腮腺者多位于浅叶邻近被膜处,呈圆形或类圆形软组织密度肿块,边缘清楚,密度均匀,增强扫描可见中等至明显强化,早期强化明显,延迟强化减低(图3-6-14)。

3.弥漫浸润型:双侧多见,表现为双侧腺体体积增大,密度增加,腺体内见多发小结节状高密度灶,无明显肿块形成(图3-6-15)。病灶内可见多发囊性低密度灶,增强扫描腺体呈不均匀强化及结节样强化,囊性低密度区无强化。

以上各型有时可同时伴有病变腺体萎缩、局灶性脂肪沉积、颈部反应性淋巴结增生,病变腺体可见导管结石或钙化。

4.鉴别诊断:

1)多发结节型应注意与腺淋巴瘤鉴别。腺淋巴瘤多发结节或双侧发病比例低于前者,腺淋巴瘤以吸烟男性多见,病变多位于腮腺浅叶后下极,较少累及颌下腺。

2)单发肿块型需与多形性腺瘤鉴别。多形性腺瘤密度较低,囊变多位于周边,呈延迟强化。

3)弥漫浸润型需与涎腺急慢性炎症和干燥综合征鉴别。涎腺急性炎症多为单侧并有发热、疼痛等明显症状及体征,但与涎腺慢性炎症及干燥综合征鉴别较为困难。

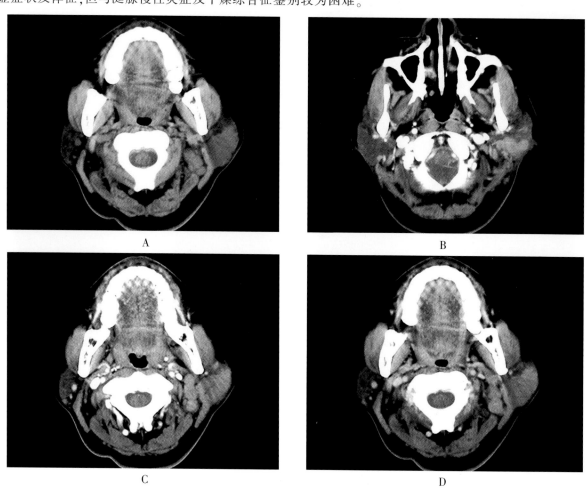

A

B

C

D

图3-6-13 良性淋巴上皮病变(多发结节型)

A.CT平扫示左侧腮腺体积增大,密度增高,内见多发大小不一结节影,密度均匀,边缘模糊;

B~D.增强扫描见结节呈轻至中度强化,下颌后静脉见受压前移,左侧颈动脉周围淋巴结增大,并见均匀强化

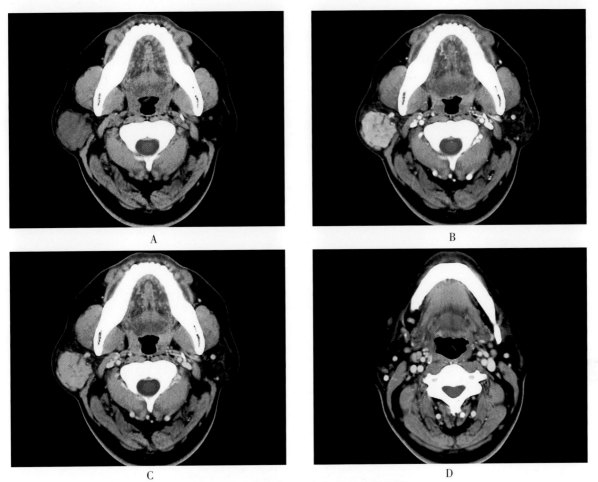

图 3-6-14 良性淋巴上皮病变(单发肿块型)

A.CT 平扫示右侧腮腺浅叶软组织肿块,大小约 3.6 cm×3.3 cm,边缘呈分叶状,肿块密度均匀,平扫 CT 值 45 HU;

B.C.增强扫描肿块呈明显均匀强化(动脉期 109 HU,静脉期 89 HU),周围腺体密度稍增高;

D.双侧颌下见淋巴结反应性增大

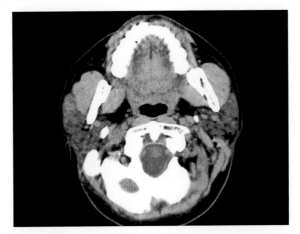

图 3-6-15 良性淋巴上皮病变(弥漫浸润型)

CT 平扫示双侧腮腺密度增高,内见多发小结节状密度增高灶

(六)木村病

木村病(kimura disease,KD)又称为嗜酸性粒细胞增多性淋巴肉芽肿,是以头颈部皮下软组织肿物为主要表现的慢性淋巴组织增生性疾病,临床罕见。中青年发病,少数见于儿童,男性明显多于女性,比

例为 3.5:1 ~11:1。本病为良性病变,有显著的地域性,在中国、日本及亚洲中部国家多见,病因及发病机制不明。涎腺为好发部位,尤其多见于腮腺。木村病预后良好, 但易复发。由于对放射线敏感,可用小剂量放射治疗或手术切除及加用肾上腺皮质激素治疗。

【诊断要点】

1.症状和体征:

1)本病进展缓慢,病程长短不一,数月至数年不等。表现为颈、面部、腮腺区无痛性淋巴结和(或)软组织包块,也可见于锁骨上窝、肘窝及腹股沟等处。可合并湿疹、纵隔和肺门淋巴结肿大、哮喘、溃疡性结肠炎、血管炎等。少数可表现为肾病综合征。

2)病变区可扪及软组织肿块,质地韧,无压痛。

2.实验室检查:表现为外周血嗜酸性粒细胞百分比及绝对值增高和血清免疫蛋白检查 IgE 显著升高。

3.超声检查:单发病灶或多个皮下软组织肿块,表现为肿大淋巴结样回声或团块样或斑片样混合回声,多数边界模糊。

4.MRI 检查:病灶 T_1WI 呈等低信号,T_2WI 呈高低混杂信号,增强后呈不均匀强化,液化坏死或钙化少见。

【CT 表现】

1.腮腺、耳后、颈部、颊部、肩背部等单发软组织肿块或多发弥漫性结节,密度均匀或不均匀,无包膜,边界不清(图 3-6-16A、图 3-6-16B)。

2.发生腮腺病变者,腮腺体积可增大,少数可呈双侧发病。

3.肿块或结节周围脂肪密度增高,呈条索状,邻近皮肤可见增厚。

4.增强扫描呈均匀或不均匀中等以上强化(图 3-6-16C、图 3-6-16D)。

5.可见区域性引流淋巴结肿大。

6.鉴别诊断:

1)单发病变需与多形性腺瘤相鉴别,后者女性多见,肿块边缘清楚,肿瘤内可见囊变。

2)多发结节病变及双侧发病需与腺淋巴瘤或良性淋巴上皮病变相鉴别。

3)伴区域性淋巴结肿大者需与涎腺恶性肿瘤相鉴别,后者生长相对迅速,肿块质硬,不活动,较大病灶常见液化坏死,侵犯周围血管、神经者出现相应临床症状。

4)实验室检查:外周血嗜酸性粒细胞百分比和计数增高,以及血清免疫蛋白检查 IgE 显著升高是该病鉴别要点。

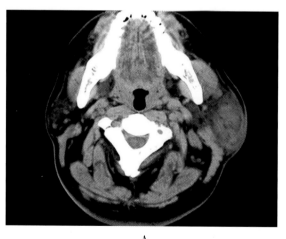
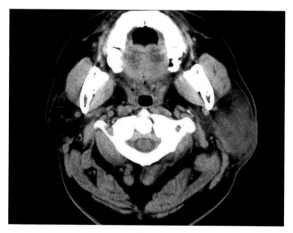

A B

图 3-6-16 木村病

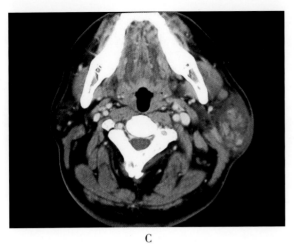

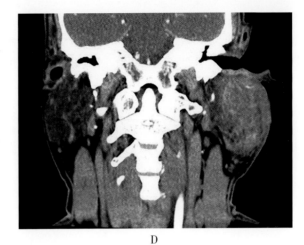

C   D

图 3-6-16　木村病(续)

A.CT 平扫示左侧腮腺浅叶软组织肿块,密度稍欠均匀,边缘模糊,左侧颈深淋巴结见轻度增大;

B.左侧腮腺体积增大,病变周围脂肪密度增加,邻近皮肤增厚;

C.D.增强扫描见肿块呈不均匀中度强化

(七)淋巴上皮囊肿

淋巴上皮囊肿,又名良性淋巴上皮囊肿(benign lymphoepithelial cyst),主要发生于腮腺,也可见于口底,约占所有涎腺囊肿的 6%。多发生于 40~50 岁。组织学检查见囊肿壁由纤维结缔组织构成,内衬多层扁平上皮,上皮组织周围为大量淋巴样间质,其中有淋巴滤泡形成,囊腔内含浆液性分泌物,内可有脱落的上皮、淋巴细胞、浆细胞及组织细胞等。目前有部分学者认为,淋巴上皮囊肿可能与 HIV 感染有关,反映的是 HIV 在头颈部的淋巴上皮早期损害。

【诊断要点】

1.多单侧发病,在 HIV 患者多表现为双侧发病。

2.无痛性肿块,生长缓慢,多无自觉症状,合并感染时可出现疼痛;表面光滑,质地中等硬度,活动度良好。

3.超声检查:腮腺内液性无回声暗区,边界清晰,形态规则,内可见点状回声漂浮,囊壁较薄,内部无明显彩色血流信号。

4.MRI 检查:T_1WI 呈稍低或者等信号为主,T_2WI 以等信号及稍高信号为主,信号较均匀,增强后囊壁可见轻度强化。

【CT 表现】

1.CT 平扫腮腺内单发的薄壁低密度病变(囊内脱落上皮含量丰富时呈稍高密度),多呈圆形或类圆形(图 3-6-17),也可凸向腮腺深叶呈局部外凸状改变,边界清晰。

2.多数呈单个囊状改变,少数可呈多房囊状改变,伴有感染时病变周围腮腺和皮下脂肪层密度增高(图 3-6-17)。

3.邻近组织呈受压改变,周围淋巴结肿大。

4.增强扫描:囊内容物无强化,囊壁有中度以上强化(图 3-6-17)。

5.鉴别诊断:

1)腮裂囊肿:常见于 20~50 岁,好发于口咽部扁桃体周围,CT 呈类圆形均匀低密度病灶,壁薄,光整,增强后囊液无强化,囊壁可有轻度强化。

2)淋巴管瘤:多发生于儿童,好发于颈后三角区,较大肿物可越过胸锁乳突肌至颈前,甚至越过中线,向上达腮腺、颊部及口底,向下可达腋窝及纵隔。CT 呈单房或多房薄壁囊性肿物,水样密度,边界清晰,增强后无强化。

3)淋巴结结核:好发于颈静脉周围及颈后三角区淋巴结,表现为一个或多个淋巴结增大,可有融合,活动性淋巴结结核病灶中央可有干酪性坏死,因此增强后多呈环状强化;陈旧性或愈合性病灶内多有钙化。

4)基底细胞腺瘤伴囊变:多见于 60 岁以上女性,肿块多较小,CT 多表现为腮腺内的圆形低密度病灶,增强以环状强化为主,可伴有壁结节。

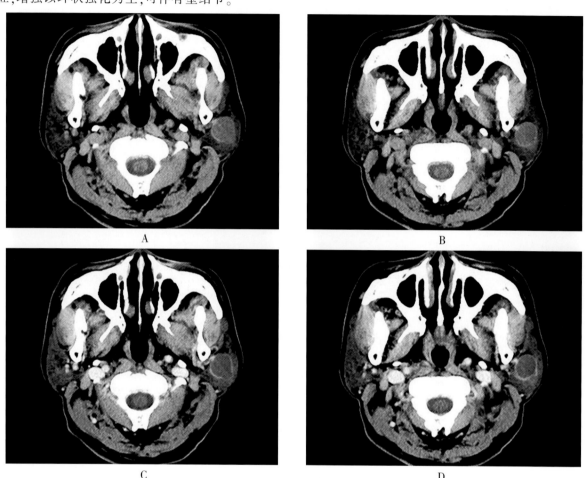

图 3-6-17 淋巴上皮囊肿伴感染

A.B.CT 平扫见左侧腮腺内类圆形囊性低密度病灶,局部外凸,边界尚清楚,囊壁呈环形稍高密度,其周腮腺密度较高;C.D.增强扫描示囊壁呈明显强化

(八)涎腺其他少见的良性肿瘤

涎腺其他少见的良性肿瘤是指发生在涎腺的除了上述混合瘤、腺淋巴瘤以外的良性肿瘤,除局部肿块外没有特异性症状和体征,诊断主要依靠影像学检查。如错构瘤、骨软骨瘤等具有特征性影像学表现。

【诊断要点】

1.涎腺错构瘤、腮腺骨软骨瘤:生长缓慢的包块,质地较硬,易活动,与皮肤无粘连。

2.超声检查:探及边界清楚的混杂回声或强回声光团。

3.X 线平片:肿块内可见高密度钙化影。

4.实验室检查:无特殊。

【CT 表现】

1.肿瘤位于涎腺部位,可见单发、圆形、边缘清楚的肿块。

2.骨外骨软骨瘤可见骨、软骨成分,呈混杂密度(图 3-6-18)。

3.骨化或钙化可表现为环形或弧形高密度灶。

4.周围血管受压移位无侵犯破坏。

5.增强扫描见瘤体实性部分强化明显,脂肪、坏死液化部分不强化(图3-6-19)。

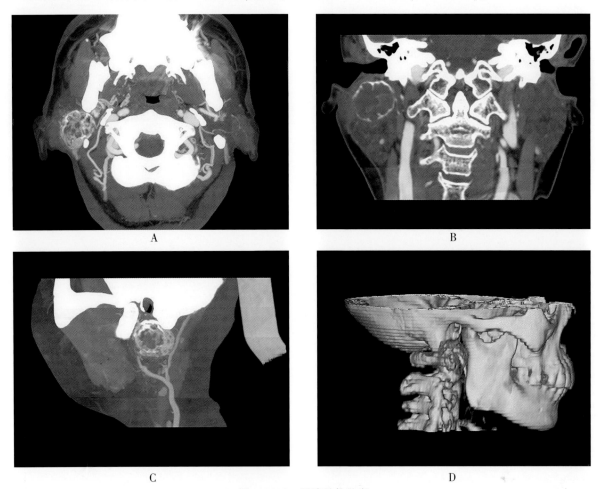

图3-6-18 腮腺骨软骨瘤

A.CT增强扫描见右侧腮腺浅叶圆形肿块,边缘不连续环形高密度骨化,其内花瓣样间隔强化明显,低密度不强化结节为软骨组织;

B~D.MPR、MIP、VR显示瘤体内的网状血管显影,血供来自颈外血管

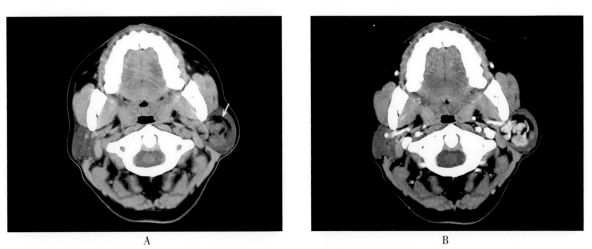

图3-6-19 腮腺错构瘤

A.CT平扫见左侧腮腺圆形肿块,边缘清楚,内有软组织密度和不规则形脂肪密度(↑),未见钙化;

B.增强扫描瘤内实性部分强化明显,近似血管密度,脂肪部分无强化

三、涎腺恶性肿瘤

发生在涎腺的恶性肿瘤占涎腺肿瘤的 40%,占大涎腺肿瘤的 15%~20%,占小涎腺肿瘤的 80%。涎腺恶性肿瘤分类较复杂,其中以黏液表皮样癌和腺样囊性癌最为常见,其次还有恶性混合瘤、导管癌、肌上皮癌、非霍奇金淋巴瘤、鳞状细胞癌等。

(一)黏液表皮样癌

黏液表皮样癌(mucus epidermoid carcinoma,MEC)是涎腺最常见的恶性肿瘤,占涎腺肿瘤的 4%~9%,占涎腺恶性肿瘤的 1/3。好发于腮腺与腭部小涎腺,发病高峰年龄为 40~50 岁,女性略多于男性。按细胞分化程度分为高分化低恶性和低分化高恶性两种类型,前者少见。

【诊断要点】

1.肿块好发于腮腺浅叶,病程缓慢无疼痛,肿块界限清楚或不清楚,粘连固定。

2.发生于腮腺外的黏液表皮样癌,易囊变。

3.低分化者疼痛出现早,且有面神经麻痹等症状。

4.高分化者为浸润性生长,但较少有淋巴结转移。低分化者局部淋巴结易转移。

【CT 表现】

1.腮腺浅叶或腭部小涎腺稍低密度肿块(图 3-6-20、图 3-6-21)。

2.低分化者形态不规则,界限不清;高分化者界限清楚,可包绕血管鞘,侵及皮肤时,皮肤增厚。

3.肿块较大者,累及邻近的乳突、茎突,可出现骨质破坏。

4.增强扫描示肿块强化,边界更清楚(图 3-6-21B)。

5.涎腺导管造影后 CT 扫描示导管变形、移位、扩张和中断。

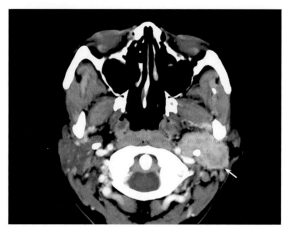

图 3-6-20 腮腺黏液表皮样癌

CT 增强扫描见左侧腮腺不均匀强化肿块(↑),占据深浅叶,肿块边缘清楚有浅分叶,咽旁间隙变形内移

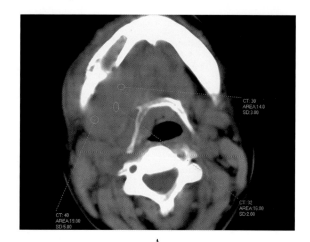

A

图 3-6-21 腮腺黏液表皮样癌

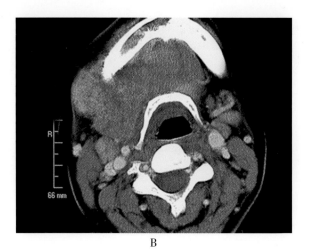
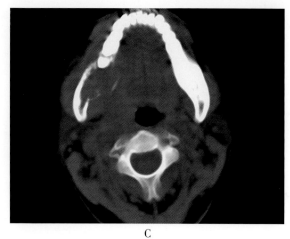

B   C

图 3-6-21　腮腺黏液表皮样癌(续)

A.CT 平扫示右侧颌下腺部位不规则等密度软组织肿块,边界不清;

B.增强扫描肿块轻度强化,似有分叶,边缘较平扫清楚;

C.骨窗见病变侵犯下颌骨呈低密度溶骨性破坏

(二)腺样囊性癌

涎腺腺样囊性癌(adenoid cystic carcinoma)又称基底细胞癌,是涎腺较常见的恶性肿瘤,占涎腺肿瘤的 4%~8%。好发于小涎腺,腭部多见,其次为腮腺、颌下腺。发病高峰年龄为 40~60 岁,无明显性别差异。

【诊断要点】

1.症状和体征:

1)质地较硬的圆形肿块或结节,生长缓慢固定,侵袭性强。

2)较早出现功能障碍,生长在舌部的小涎腺腺样囊性癌致舌运动障碍。

3)生长在腮腺、腭、颌下腺部位的出现张口困难,腭部肿瘤出现溃烂、穿孔等。

4)早期出现疼痛、麻木、面神经麻痹、感觉异常等,是腺样囊性癌嗜神经浸润引起的症状,是该病特征之一。

2.超声检查:可明确肿块发生的部位和大小,病灶显示回声不均,但对腮腺深叶的病变显示欠佳。

3.MRI 检查:T_1WI 肿块呈等信号或略低信号,T_2WI 呈混杂高信号。

【CT 表现】

1.舌、腭、腮腺区软组织密度肿块边界可辨认,腮腺外涎腺等密度肿块不易辨认(图 3-6-22)。

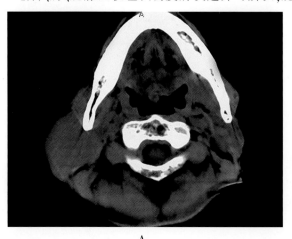
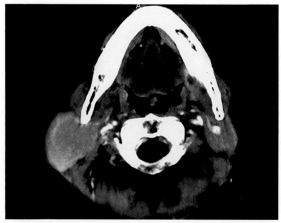

A   B

图 3-6-22　腮腺腺样囊性癌

A.CT 平扫右侧腮腺区见一软组织密度肿块,密度均匀,病灶累及腮腺深、浅叶,面后静脉以及茎乳孔外侧低密度脂肪垫消失;

B.增强扫描肿块中度强化,邻近骨质未见破坏

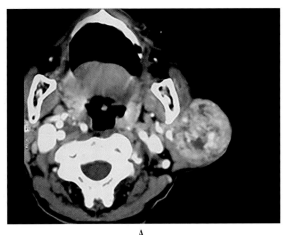
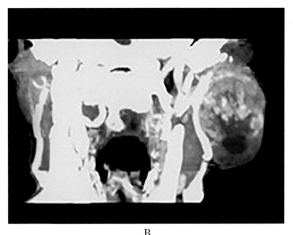

A   B

图3-6-23 腮腺腺样囊性癌

　　A.CT 增强扫描见左侧腮腺区明显凸出面部轮廓之外的软组织肿块，邻近脂肪和表皮线影消失，病灶内多条纹状强化，面后静脉以及茎乳孔外侧低密度脂肪垫消失，邻近下颌骨受压略显变形，骨质未见破坏；

　　B.MIP 显示颈外血管受压移位

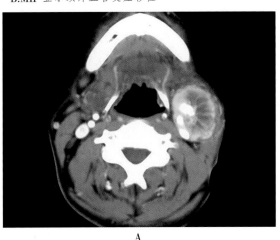
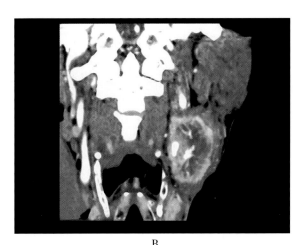

A   B

图 3-6-24 腮腺腺样囊性癌

　　A.CT 增强扫描见左侧腮腺类圆形肿块，边缘强化较明显，其内呈放射状强化，左侧颈内、外动脉被包埋其中；

　　B.CTA 显示肿块边缘和肿块内部不均性强化

　　2.邻近骨质破坏、缺损或囊状膨胀性改变。

　　3.腺导管造影后 CT 扫描见导管移位、变形、中断，碘油外溢，瘤体密度增高。

　　4.增强扫描病灶轻至中度强化(图 3-6-22)、不均匀强化(图 3-6-23)或中心放射状强化(图 3-6-24)，囊变部分不强化。

　　5.面神经受侵犯：发生在腮腺深、浅叶之间的肿块常累及面神经，可伴有乳突尖和茎突骨质破坏，面后静脉以及茎乳孔外侧低密度脂肪垫消失(图 3-6-23)。

　　6.颅底神经孔(卵圆孔、圆孔、棘孔)呈同心圆扩大，受该神经支配的肌肉萎缩。

　　(三) 非特异性腺癌

　　非特异性腺癌(nonspecific adenocarcinoma)是一种涎腺恶性肿瘤，因为瘤内有导管成分，但缺乏任何特定分化特征，为区分其他类型的上皮样涎腺腺癌，故称为非特异性腺癌，以往亦称腺癌、未分类腺癌等。占涎腺上皮肿瘤的 9%，多发于腮腺，颌下腺、腭、口底及唇黏膜甚至异位涎腺等部位亦可见。好发中老年人，男性多于女性。大体病理上，瘤体表现为实性、较硬，多数瘤体界限不清，欠规则，少数边缘清楚，瘤内可见出血、坏死。肿瘤可见向腺体实质及周围组织浸润。治疗以手术为主。高度恶性的非特异性腺癌预后不良。

【诊断要点】

1.涎腺部位类圆形肿块,浸润性生长迅速,基底固定,边界不清。

2.常有疼痛、麻木等神经受损症状。

3.MRI 检查:T_1WI 等信号,略高于腮腺信号,T_2WI 稍高信号,中心有高信号坏死区,发生于腮腺外的涎腺腺癌呈等信号。

【CT 表现】

1.涎腺内软组织密度肿块,密度高于腮腺(图 3-6-25),腮腺外涎腺等密度肿块不易辨认(图 3-6-26)。

2.肿瘤边界不清,中心坏死液化区表现为低密度(图 3-6-26)。

3.增强扫描肿瘤呈不均匀、均匀强化或呈分隔样强化,低密度坏死区不强化。

4.涎腺导管造影后 CT 可见导管移位、扩张、中断征象,且肿瘤密度增高。

5.肿块表面不规则,较大肿瘤突破腺体侵入咽旁间隙致其移位变形或闭塞,也可侵犯腺体内面神经、下颌后静脉、鼻腔、上颌窦及邻近骨质等结构(图 3-6-25)。

6.非特异性腺癌 CT 表现缺乏特异性,与一般涎腺恶性肿瘤性病变鉴别困难,最终确诊常需依赖于病理检查结果。

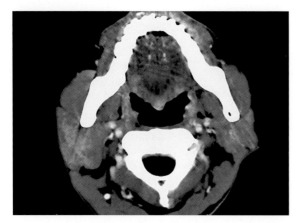

图 3-6-25　腮腺腺癌

CT 增强扫描见右侧腮腺内软组织密度肿块,密度高于强化的腮腺组织,强化不均匀,肿块表面不规则,边界不清,瘤体向后向内生长部分突入咽旁间隙

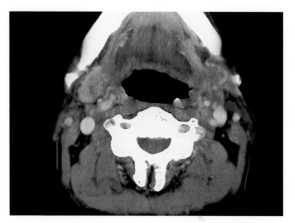

图 3-6-26　颌下腺腺癌

CT 增强扫描见左侧颌下腺肿块,不均匀强化,肿瘤边界不光整,中心小斑片状低密度坏死液化区无强化,肿块周围组织间隙部分存在

（四）恶性混合瘤

恶性混合瘤(malignant mixed tumor)占腮腺恶性肿瘤的 15%~20%,占涎腺肿瘤的 1.5%~6%。多发于腮腺,其次是颌下腺。发病年龄为 50~70 岁,无性别差异。

【诊断要点】

1.涎腺部位软组织肿块,质硬,固定有分叶,病程短,症状重,有瘤体破溃、疼痛、面神经麻痹、张口受限等。

2.病程长的近期生长迅速,出现疼痛、肿块固定和功能障碍。

3.良性混合瘤术后多次复发,应考虑恶变可能。

4.MRI 检查:T_1WI 等信号为主的混杂信号,中心部分为低信号,出血时为高信号;T_2WI 等信号为主的混杂信号,中心出血时为高信号。

【CT 表现】

1.腮腺或颌下腺部位隆起性肿块,向下向外生长压迫周围软组织致其移位、咽旁间隙闭塞、口咽腔变形(图 3-6-27)。

2.肿瘤大部分呈等密度,中心伴有低密度囊变区,出血时呈高密度。

3.涎腺导管造影:腺导管明显扩张、移位、中断、变形,对比剂外渗。

4.良性混合瘤恶性变者早期可见边界清楚的包膜。

5.增强扫描示瘤体呈不同程度强化。

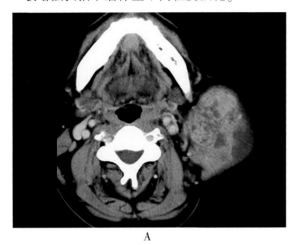 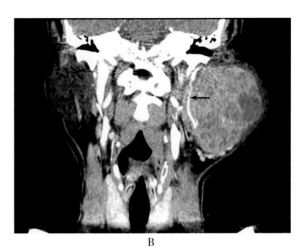

图 3-6-27　腮腺恶性混合瘤

A.CT 增强扫描见左侧腮腺区不均质软组织密度肿块,内有多个低密度囊变区,肿块大部分
外突于正常面部轮廓之外,胸锁乳突肌向外后推移,肿瘤界面模糊,颈动脉鞘向内前移位;

B.MPR 显示肿瘤欠均匀强化,可见一血管呈抱球状(↑),颈部及颌下未见明显肿大淋巴结

(五)腺泡细胞癌

腺泡细胞癌(acinic cell carcinoma)是一种少见的涎腺上皮源性低度恶性肿瘤,也称浆液细胞腺癌和腺泡细胞腺癌,占全部涎腺肿瘤的 1%~6%,83%发生于腮腺。各个年龄段均可发病,以 50~60 岁多见,青少年偶见,男女发病率比例约为 2:3。病因不明确,可能与接受过高剂量辐射及家族性遗传有关。生长类型包括实体型、微囊型、乳头囊状型及滤泡型,其中以实体型多见。肿瘤对放疗、化疗不敏感,扩大手术结合颈部淋巴结清扫术,可使复发率及转移率降低,预后良好。

【诊断要点】

1.肿瘤生长缓慢,数月至数年不等,表现为耳前无痛性或疼痛性肿块,可伴面神经麻痹。

2.实验室检查:无特异性表现。

3.超声检查:不规则或分叶状肿块,边界清楚,低回声或混合回声,内部回声不均匀,血流信号不丰富。

4.MRI 检查:表现为 T_1WI 与颈部肌肉相同的等信号,T_2WI 呈混杂信号,内可见囊变,增强见明显、中度或轻度强化。

【CT 表现】

1.好发腮腺浅叶,少数位于深叶,单侧、单发多见,表现为类圆形或椭圆形肿块。

2.肿块呈囊性或实性,实性多见,实性密度多不均匀,可见裂隙状低密度、囊变,少数见沙粒样钙化;囊壁可见粗大壁结节(图 3-6-28A)。

3.肿块边缘呈分叶状或不规则状,多数具有完整包膜,边缘光整或欠光整(图 3-6-29)。

4.增强扫描强化程度、方式与病理亚型有关,可呈明显、中度或轻度强化,表现为均匀性、环形、粗大分隔样强化或壁结节强化,有时可见完整或不完整线样强化包膜(图 3-6-28B~D)。

5.极少数可有区域性淋巴结肿大。

6.鉴别诊断:涎腺腺泡细胞癌具有一定良性肿瘤的影像学表现,需与多形性腺瘤、腺淋巴瘤、肌上皮瘤等相鉴别。恶性肿瘤中应与腺样囊性癌、黏液表皮样癌等相鉴别,单纯影像鉴别较为困难。

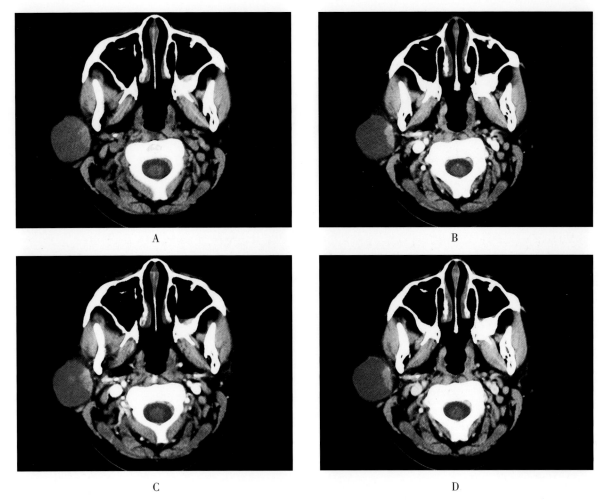

图 3-6-28　腺泡细胞癌

A.CT 平扫见右侧腮腺浅叶囊性肿块,大小约 3.5 cm×3.1 cm,肿块边界清楚光整;

B~D.增强扫描见内侧壁结节呈明显均匀强化,囊性部分未见强化,肿块包膜完整并见轻度强化,邻近皮下筋膜密度未见异常改变,皮肤未见增厚,颈部淋巴结未见肿大

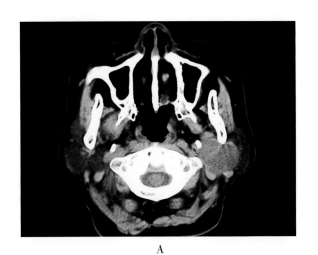

图 3-6-29　腺泡细胞癌

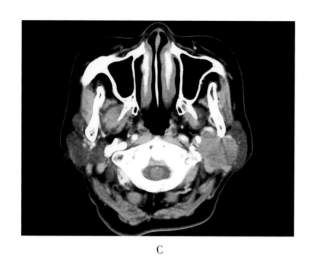
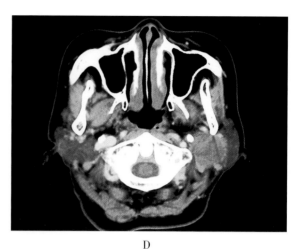

C   D

图 3-6-29　腺泡细胞癌(续)

A.CT 平扫见右侧腮腺见跨叶生长软组织肿块,密度低于同层颈部软组织密度,边界清楚光滑,大小 2.9 cm×2.5 cm;

B~D.增强扫描动脉期肿瘤呈均匀强化,静脉期肿瘤强化程度稍减低,右侧下颌静脉受推压前移,未见侵犯

四、涎 腺 炎 症

(一)慢性复发性涎腺炎

涎腺炎症主要发生于腮腺、颌下腺,舌下腺和小涎腺炎症少见。按病因分为化脓性、特异性和病毒性,以化脓性多见,其中慢性多于急性。

【诊断要点】

1.慢性复发性腮腺炎临床分成四种类型:

1)儿童型慢性复发性腮腺炎:发生于青春期之前,男性多于女性,以腮腺反复肿胀为特点。

2)成人型慢性复发性腮腺炎:为儿童型慢性复发性腮腺炎延期愈合而来,单侧或双侧腮腺反复或交替肿胀,腮腺导管口有脓性或胶冻状分泌物。

3)慢性阻塞性腮腺炎:发病年龄见于 10~66 岁,多数在中年发病,男女发病率相当。半数病例腮腺肿胀与进食有关,短时间肿胀达到高峰,持续时间一般不超过 2 天,挤压腮腺有大量脓样黏液流出。

4)腮腺内非特异性淋巴结炎:腮腺淋巴结群接受鼻根、眼睑、外耳、中耳、腭后部、鼻后及鼻咽部的淋巴回流,上述部位的炎症可引起腮腺区淋巴结炎,又称假性腮腺炎。腮腺区出现炎症表现,挤压腮腺导管口没有脓性分泌物流出。

2.X 线平片:腮腺造影显示导管节段性扩张,严重病例导管变粗,呈腊肠状。

3.实验室检查:免疫学检查无异常,可与 Sjogren 综合征区别。

4.超声检查:腮腺呈低回声,与涎腺造影显示的斑点状扩张一致。

5.MRI 检查:T_1WI、T_2WI 腮腺信号均低于正常腮腺信号,腮腺有急性炎症时肿大,慢性炎症时缩小,MRI 可显示导管扩张。

【CT 表现】

1.CT 平扫:腮腺体积缩小,炎症发作时示腺体肿胀。腺体密度弥漫性不均匀增高,其间可见残留正常小叶结构和增厚的间隙(图 3-6-30)。

2.部分病例有点状散在性钙化。

3.颈深筋膜增厚。

4.腺体内导管扩张、粗细不均或导管内有结石。

5.腮腺内淋巴结炎的 CT 表现是边缘清楚、密度不均匀的椭圆形病灶(图 3-6-31),多位于腮腺的周边部位,大小在 15 mm 以下,增强扫描病灶可强化(图 3-6-31)。

　　6.鉴别诊断:主要与腮腺淋巴瘤病和良性淋巴上皮病(图 3-6-32)相鉴别。

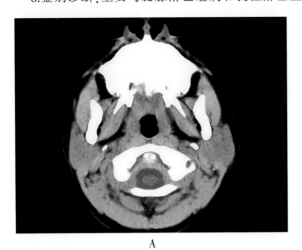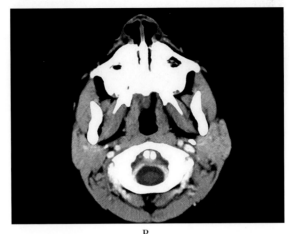

A　　　　　　　　　　　　　　B

图 3-6-30　慢性复发性腮腺炎

A.CT 平扫见两侧腮腺腺体缩小,呈尚均匀略低密度,明显高于正常腺体密度;

B.增强腺体多结节样强化,未见腺管扩张和高密度钙化或结石

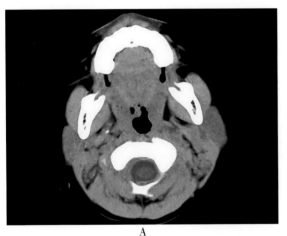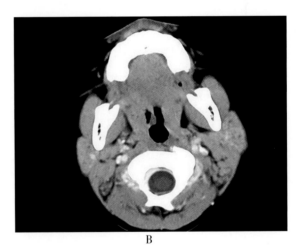

A　　　　　　　　　　　　　　B

图 3-6-31　慢性复发性腮腺炎

A.CT 平扫见两侧腮腺呈高密度,左侧腮腺深叶多个小圆形略高密度结节;

B.增强腮腺呈结节状强化

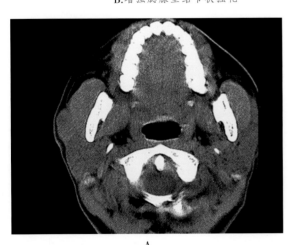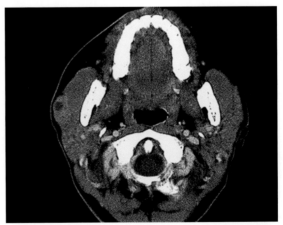

A　　　　　　　　　　　　　　B

图 3-6-32　良性淋巴上皮病

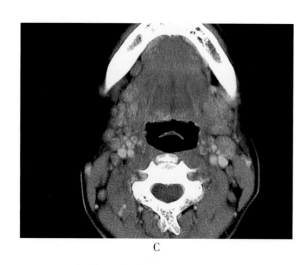

C

图 3-6-32　良性淋巴上皮病(续)
A.CT 平扫见两侧腮腺对称性萎缩,腮腺密度增高伴有多
　个结节样低密度;
B.增强扫描腮腺组织轻度强化,结节样低密度无强化;
C.颌下层面见多发大小不等的淋巴结

(二)急性腮腺炎

急性腮腺炎(acute parotitis)是指腮腺的急性化脓性炎症,多数并发于某些严重疾病或为大手术后的全身并发症的局部反应,小部分病例是在慢性腮腺炎的基础上发生的。主要致病菌是葡萄球菌、链球菌或肺炎双球菌,也可以是病毒感染而致。重症者可形成脓肿。

【诊断要点】

1.基础病变表现因人而异。

2.局部症状:

1)常为单侧腺体受累,早期症状不明显,常被全身症状掩盖。

2)腮腺组织肿大,耳垂被抬高,腮腺区轻微疼痛、压痛,腮腺导管口红肿。

3)化脓期腺体组织坏死液化、疼痛加剧,呈持续性胀痛或跳痛,导管口有脓液溢出。

3.全身症状重,高热,体温在 40 ℃以上。

【CT 表现】

1.腮腺明显肿大,腺体密度均匀增高(图 3-6-33A)。

2.脓肿形成时,表现为腮腺内类圆形低密度,邻近皮下脂肪层密度增高。

3.炎症扩散时,腺体边界模糊,周围结构肿胀,脂肪间隙密度增高。

4.反复发作的腮腺炎,可使面部咀嚼肌萎缩,甚者可有下颌骨破坏。

5.增强扫描示腮腺炎病变强化不明显或无强化,脓肿形成者脓腔不强化,脓肿壁成环形强化(图 3-6-33B、图 3-6-33C)。

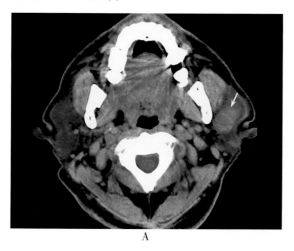

A

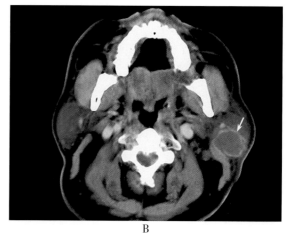

B

图 3-6-33　急性腮腺炎脓肿形成

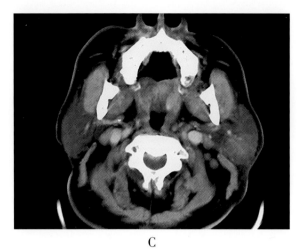

C

图 3-6-33　急性腮腺炎脓肿形成(续)

A.CT 平扫见左侧腮腺浅叶类圆形高密度影,边缘清楚(↑);

B.C.增强扫描脓肿壁呈较薄的环形强化(↑),边缘模糊,邻近皮下脂肪密度增高,表皮线影清晰,密度增高

(三)涎腺结核

涎腺结核临床罕见,70%发生于腮腺,27%发生于颌下腺。分为结节型(腮腺淋巴结结核)和浸润型(腮腺实质结核)两型,可为原发或继发感染。平均发病年龄 48 岁,男女发病比例为 1:3。

【诊断要点】

1.涎腺结核的全身症状不明显,但可有局部症状。

1)耳后可扪及边界清楚的活动肿块,轻微疼痛。

2)浸润型结核病程短,表现为腺体弥漫性肿大,质地不定,有时可扪及波动感,局部热痛较明显。

2.导管口可有脓性分泌物溢出。

【CT 表现】

1.结节型:CT 平扫表现为多结节状(图 3-6-34)或单结节(图 3-6-35),呈软组织密度肿块,增强后环形强化,边缘清晰,病灶中心不强化;若结节未发生坏死,可呈均匀性强化,周围腮腺组织结构正常。

2.浸润型:病灶境界不清的低、等混杂密度(图 3-6-36),增强扫描示病灶不强化或轻微强化。

3.病变区可有散在的钙化灶。

4.绝大多数病例为单侧发病。

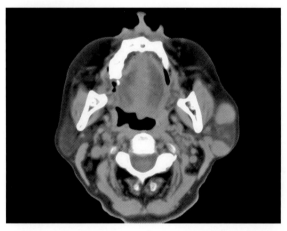

A　　　　　　　　　　　　　　　　　　　B

图 3-6-34　腮腺结核(结节型)

A.CT 平扫见左侧腮腺浅叶两个类圆形高密度结节,边缘清楚,结节间隙有絮状稍高密度;

B.增强扫描腮腺内结节及结节间隙絮状组织较明显强化,密度均匀,边缘清楚

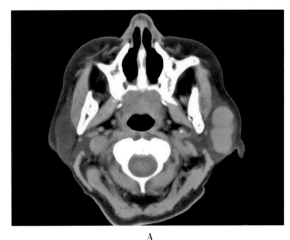 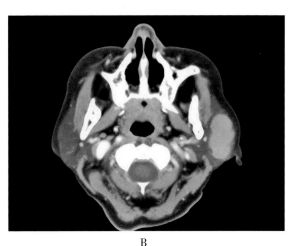

A   B

图 3-6-35　腮腺结核(结节型)

A.CT 平扫见左侧腮腺浅叶分叶状软组织肿块,密度均匀;

B.增强扫描较明显均匀强化,周围正常腮腺组织呈低密度,未见钙化和肿大淋巴结

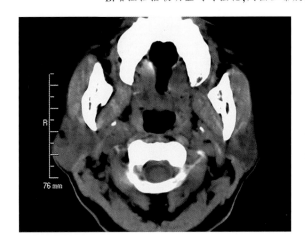

图 3-6-36　腮腺结核(浸润型)

CT 平扫见两侧腮腺肿大,呈不均匀混杂密度,边缘模糊不清,残存部分腺体组织呈斑片状散在分布,皮下脂肪变薄

(四)嗜酸性肉芽肿

嗜酸性肉芽肿(eosinophilic granuloma)是发生于涎腺的良性肿瘤样病变,临床少见。80%见于 50~80 岁,女性多于男性。多数发生于腮腺,少数发生于颌下腺及小涎腺。

【诊断要点】

1.生长缓慢的无痛性圆形或卵圆形肿块。

2.表面光滑,与周围组织无粘连。

3.质地韧,无功能障碍。

【CT 表现】

1.腮腺内高密度软组织肿块,密度均匀,有时可见低密度囊变区(图 3-6-37)。

2.病变呈圆形、类圆形或分叶状,境界清楚。

3.发生于颌下腺的病变密度与颌下腺密度近似,CT 平扫有时不易辨认。

4.增强后病变均匀强化,少数不均匀强化。

5.鉴别诊断:与炎性假瘤(图 3-6-38)术前不易鉴别。

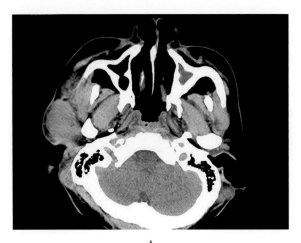

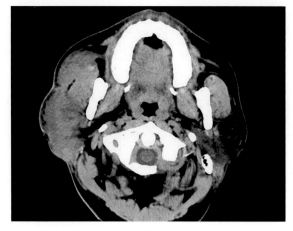

A   B

图 3-6-37　腮腺嗜酸性肉芽肿

A.B.CT 平扫见右侧腮腺区肿胀,腮腺浅叶内高密度肿块,边界清楚,密
度欠均匀,周围间隙存在,局部皮下脂肪间隙部分消失

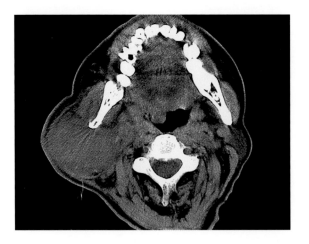

图 3-6-38　腮腺炎性假瘤

CT 平扫见右侧腮腺肿大,并见类圆形稍高密度
不均匀肿块,边缘不清,咽旁间隙变形内移,皮下脂肪
层变薄、模糊,邻近表皮线样增厚

(栾维志　阚　宏　时启良　胡汉金　杜北珏)

第七节　颈 部 病 变

一、正常颈部解剖和CT影像

（一）正常颈部解剖

1.颈部分区:颈部范围上起口底(下颌舌骨肌),下至胸廓入口(第 1 胸椎)。分为四个区。

1)脏器区:位于颈部最前面,前缘是带状肌,侧后与胸锁乳突肌、颈鞘血管、颈椎椎体相邻。主要结构
是下咽部、喉部、气管、食管、甲状腺和甲状旁腺。

2)两个外侧区:位于脏器区和后区之间,左右各一,由颈动脉鞘和外围的脂肪组成,称为颈动脉间
隙;此外,还有颈外动脉起始部第Ⅸ~Ⅻ对脑神经、颈交感干及淋巴等结构。

3)后区:主要是颈椎和肌肉。

2.淋巴系统:头颈部有三条主要的淋巴链引流至胸部,即副神经淋巴链、颈内静脉淋巴链、颈横淋巴
链。颈深淋巴结沿颈内静脉淋巴链分布,分上、中、下三组。颈浅淋巴结有颈下淋巴结、颌下淋巴结和腮腺

内及其周围淋巴结。

3.甲状腺和甲状旁腺:甲状腺位于颈前正中,分左右两叶,中间以峡部相连,呈蝴蝶形。甲状腺上缘起自甲状软骨下方或中部,下缘约平第 6 气管环。正常甲状腺的前后径(即厚度)为 2~3 cm,左叶或右叶的左右径(即宽度)为 2~3 cm,上下径(即长度)为 6~7 cm。甲状腺各径线女性比男性略小。正常甲状腺由于含碘量比周围软组织高,故 CT 平扫呈均匀高密度,边缘清楚。增强扫描甲状腺呈均匀性显著强化。正常甲状旁腺因体积较小,CT 平扫一般难以显示。

（二）CT 影像

详见《CT 诊断与临床——中枢神经、头颈及骨骼肌肉》(第三版)第三章五官与颈部第五节喉部(图3-5-2 至图 3-5-7)。

二、颈部脏器区病变

（一）甲状腺弥漫性肿大

甲状腺弥漫性肿大(diffuse goiter)是由不同病因引起甲状腺大小和形态改变,常见于单纯性甲状腺肿、弥漫性毒性甲状腺肿(toxic diffuse goitet,Grave 氏病,GD)、慢性淋巴细胞性甲状腺炎、亚急性甲状腺炎(简称亚甲炎,SAT)。诊断与鉴别诊断要结合临床和实验室检查,影像学检查的主要目的是为了了解肿大的程度、有无结节以及病变与周围结构的关系。

【诊断要点】

1.单纯性甲状腺肿(simple goiter):是因饮食中长期缺碘,导致血中甲状腺素水平下降,引起腺垂体分泌过多的促甲状腺素,促使甲状腺弥漫性肿大。散发的单纯性甲状腺肿占人群的 5%,女性发病率是男性的 3~5 倍。当局域人群发病率超过 10% 时,称为地方性甲状腺肿。生理性甲状腺肿大见于青春期、妊娠期或绝经期女性,这是由于人体对甲状腺素需要量增加而引起的。生理性甲状腺肿大在成年或分娩后自行缩小。

1)大多数患者除甲状腺肿大外,没有其他症状和体征。

2)甲状腺轻至中度肿大,质软,平滑,活动。

3)重度肿大者可出现压迫症状:

(1)如压迫气管、食管,出现咳嗽、气喘、吞咽困难。

(2)压迫喉返神经、颈交感神经链,出现声音嘶哑、Horner 综合征。

(3)肿大的甲状腺向纵隔胸骨后延伸,可出现头颈及上肢血液回流障碍表现。

4)实验室检查:血清三碘甲状腺原氨酸(T_3)和血清四碘甲状腺原氨酸(T_4,即甲状腺素)正常,T_4/T_3 比值升高,甲状腺球蛋白(Tg)水平升高。促甲状腺素(TSH)增高(正常值为 2~10 mu/L)。

5)超声检查:探测甲状腺肿大程度,有无结节或肿块。

6)放射性核素检查:^{131}I 分布不均,增强和减弱区呈灶性分布。

2.Grave 氏病:属器官特异性自身免疫性疾病,是原发性甲状腺功能亢进的常见病因(85%),发病率为2/万~5/万,男女比例为 1:4~1:6,发病高峰年龄在 20~50 岁,有显著的遗传倾向。

1)症状:甲状腺毒症(thyrotoxicosis)表现为心悸、性情急躁、易激动、怕热多汗、多食、体重减轻、月经失调、双手颤动、突眼等。

2)体征:甲状腺弥漫性肿大。

3)特殊表现:甲状腺危象、甲亢性心脏病、胫前黏液性水肿。

4)实验室检查:T_3、T_4 增高。

5)超声检查:甲状腺肿大,无结节,血流丰富。

6)放射性核素检查:^{131}I 摄取率均质性增强,分布均匀。

3.慢性淋巴细胞性甲状腺炎(chronic lymphocytic thyroiditis):包括桥本甲状腺炎(hashimoto thyroiditis, HT)和萎缩性甲状腺炎(atrophic thyroiditis,AT),均属于累及甲状腺的自身免疫性疾病。发病高峰年龄为 30~50 岁,女性多见,男女发病之比为 1:5~1:3。临床上半数有甲状腺功能减退,HT 伴有甲亢者称桥本甲状腺毒症(hashitoxicosis),少数病例可有浸润性突眼,有结节的 HT 并发癌的可能性较大。

1)临床起病缓慢,病程较长(1~2 年)。

2)体征:甲状腺弥漫性肿大,一侧肿大明显,质地韧,少数可有结节。

3)实验室检查:

(1)血中自身抗体滴度升高。

(2)甲状腺功能正常时,TPOAb、TgAb 滴度显著增高。

(3)甲减者,血清 T_3、T_4 减低,TSH 显著增高(正常值为 2~10 mu/L)。

(4)亚临床甲减者,FT_4、FT_3 正常,TSH 轻度升高。

4)超声检查:甲状腺弥漫性增大,一侧增大明显。甲状腺功能正常者多为低回声,甲状腺功能低下者多为不均匀回声。

5)放射性核素检查:HT 患者甲状腺显像聚 ^{99m}Tc 功能受损程度比亚急性甲状腺炎(SAT)轻,合并甲减者甲状腺摄碘率可正常或偏高。晚期,^{131}I 摄取率减低,分布不均,可见"冷结节"。

4.亚急性甲状腺炎(简称亚甲炎, SAT):又称 De Quervain 甲状腺炎、肉芽肿性甲状腺炎、巨细胞性甲状腺炎,由病毒或病毒产生变态反应引起的非化脓性炎症。多继发于上呼吸道感染,好发于中年女性,平均发病年龄为 36.8 岁。

1)症状:

(1)早期有咽喉痛、吞咽痛以及甲状腺区压痛,常伴有低热。

(2)早期症状消退后可出现颈部压迫症状和甲状腺功能减退,愈后甲状腺功能多恢复正常。

2)体征:常见甲状腺中度肿大,质地较硬,有压痛,体温升高,血沉加快。

3)实验室检查:血清 T_3、T_4、FT_3、FT_4 均升高。TM-Ab、TG-Ab 增高,血沉增快。

4)放射性核素检查:甲状腺摄 ^{131}I 量显著降低对诊断有参考价值。

5)超声检查:甲状腺体积增大,血流减慢。

【CT 表现】

上述四种引起弥漫性甲状腺肿大的病变,影像学检查共性表现是:

1.双侧甲状腺弥漫性肿大,边缘规则清楚(图 3-7-1)。

2.甲状腺呈均匀低密度,CT 值<70 HU(正常甲状腺 CT 值在 70~90 HU)(图 3-7-1)。

3.增强扫描:增大的甲状腺轻度强化,密度大致均匀(图 3-7-2)。

4.肿大的甲状腺内没有明确的结节或肿块存在。

5.特异性表现:

1)单纯性甲状腺肿可出现气管、食管、上腔静脉受压而移位、变形;不规则钙化或蛋壳样钙化(图 3-7-1);肿大的甲状腺向下延伸至上纵隔(图 3-7-3)。

2)部分 GD 眼病患者增强扫描见肿大的甲状腺显著强化,或腺体内出现细小的强化血管影,反映了本病腺体内血管增多的病理改变。眼型 GD 病眼眶 CT 显示眼球突出,眼肌增厚,球后结构正常(图 3-7-4)。

3)桥本甲状腺炎:甲状腺增大以一侧为主,峡部增大。CT 平扫甲状腺密度与颈部肌肉密度相当,CT值在 50 HU 上下,增强扫描有强化但仍低于正常甲状腺密度,部分病例可出现不均匀片状强化(图 3-7-5)。

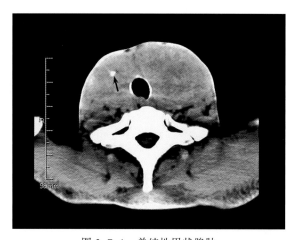

图 3-7-1 单纯性甲状腺肿

CT 平扫见两侧甲状腺弥漫性肿大,密度尚均匀,低于正常甲状腺密度,其内见斑点状钙化(↑),气管受压稍向右偏

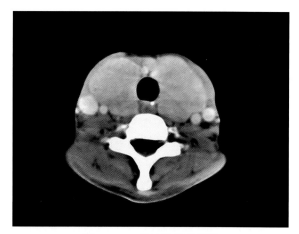

图 3-7-2 单纯性甲状腺肿

CT 增强扫描见两侧甲状腺对称性肿大,密度尚均匀,边界清楚,周围大血管受压向后外侧移位

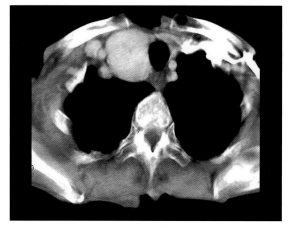

图 3-7-3 胸廓内甲状腺

CT 增强扫描见右侧甲状腺肿大向纵隔内延伸,密度均匀,边界清楚,气管和周围大血管受压移位

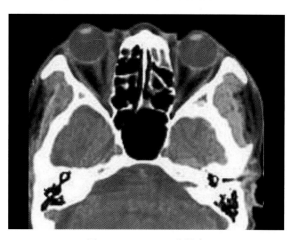

图 3-7-4 Grave 氏眼病

CT 平扫见右侧眼球突出,右侧内直肌和外直肌显示增厚,球后结构正常

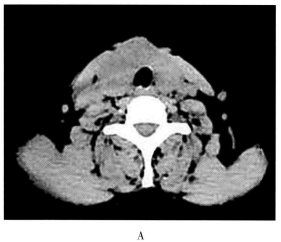

A

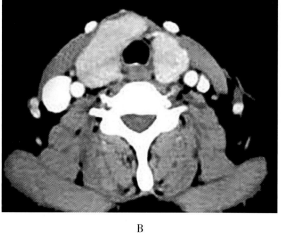

B

图 3-7-5 桥本甲状腺炎

A.CT 平扫见甲状腺弥漫性肿大,峡部肿大明显,整个甲状腺呈均匀低密度,低于同侧胸锁乳突肌密度
B.增强扫描甲状腺呈均匀强化,密度高于肌肉密度

（二）结节性甲状腺肿

结节性甲状腺肿(又称腺瘤样甲状腺肿,adenomatous goiter),由单纯性甲状腺肿未及时治疗逐渐发展形成结节,并非真正的腺瘤。结节性甲状腺肿后期可继发甲亢,称毒性结节性甲状腺肿(又称 Plummer 氏病)。患者多在 40 岁以上,有甲亢症状,心肌损害多见,但无突眼。结节性甲状腺肿是甲状腺良性疾病之一,临床上无特征性表现且有恶变可能,手术是治疗的重要手段。

【诊断要点】

1.症状和体征:

1)一般无明显症状,甲状腺轻至中度肿大,平滑,质软。

2)重度肿大者,结节可达数百克至数千克,引起压迫症状。

3)甲状腺向下延伸至胸骨后压迫上纵隔血管,可出现头颈部和上肢静脉回流受阻。

2.实验室检查:T_4、T_3 正常,T_4/T_3 比值增高,TSH 增高,血清甲状腺球蛋白(Tg)水平升高。

3.超声检查:可显示甲状腺肿大及结节的大小、部位和数量。

4.放射性核素检查:^{131}I 分布不均,增强和减弱区呈灶性分布。结节性甲状腺肿多表现为冷结节,且边界清楚。

【CT 表现】

1.结节性甲状腺肿按其 CT 表现分多结节型、单结节型、囊肿型:

1)甲状腺腺体内可见多个低密度结节,大小 1~3 cm,分布相对均匀(图 3-7-6),少数病例为单个结节。

2)甲状腺不对称性肿大,腺体表面隆起可有浅分叶,包膜完整,边缘清楚(图 3-7-7)。

3)结节边缘模糊,密度均匀,结节囊变者密度不均匀(图 3-7-8)。

2.气管、头臂血管及食管受压移位(图 3-7-9)。

3.增强扫描:

1)肿大的甲状腺有强化,不如正常甲状腺强化明显。

2)病灶与正常甲状腺密度差增加,单结节均匀强化。

3)囊肿型结节和囊壁与周围甲状腺组织同步强化(图 3-7-10),是囊肿型甲状腺肿的特征表现之一。

4.鉴别诊断:

1)甲状腺癌:肿块破坏腺体包膜,侵犯腺体外结构,呈现"阶段缺损症",即腺体包膜线中断;常有淋巴结肿大。

2)HT:甲状腺弥漫性增大,以单侧为明显,峡部常肿大,边缘模糊,密度普遍低于正常甲状腺而类似肌肉组织。增强扫描呈片状不均匀强化。

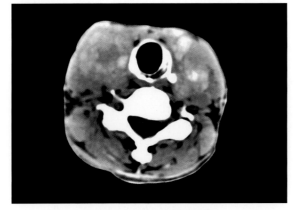

图 3-7-6　结节性甲状腺肿

CT 平扫见两侧甲状腺肿大呈不均匀低密度,结节分布相对均匀,另见残存甲状腺组织呈高密度

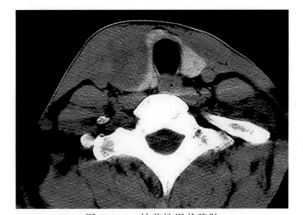

图 3-7-7　结节性甲状腺肿

CT 平扫见右侧甲状腺肿大,内见类圆形不均匀低密度灶,腺体包膜完整,与残存甲状腺分界清楚

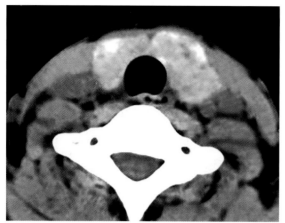

图 3-7-8　结节性甲状腺肿

CT 平扫见甲状腺肿大有分叶，内见多个低密度结节，边缘模糊不清

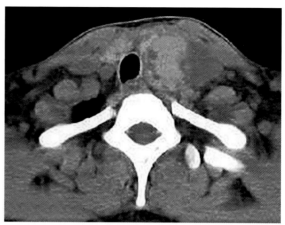

图 3-7-9　结节性甲状腺肿

CT 平扫见左侧甲状腺肿大，其内见不规则低密度结节，气管受压右移，峡部肿大，其内见点状低密度

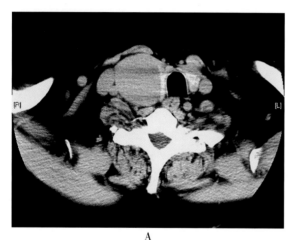

A

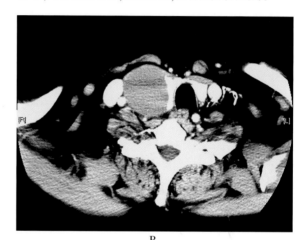

B

图 3-7-10　甲状腺肿（囊肿型）

A.CT 平扫见右侧甲状腺内圆形低密度灶，气管和周围大血管受压移位

B.增强扫描见右侧残存甲状腺和囊肿壁明显强化，边界清楚

（三）甲状腺腺瘤

甲状腺腺瘤（thyroid adenoma）是甲状腺最常见的良性肿瘤，占甲状腺良性肿瘤的 85%。其中滤泡性腺瘤（follicular adenoma）占 95%，常有乳头状或假乳头状结构。发病年龄为 12~87 岁，发病高峰年龄为 40~49 岁，女性多见，男女比例为 1:5~1:3。多在甲状腺功能活跃时发病。病程缓慢，一般不发生癌变。

【诊断要点】

1.症状和体征：

1)甲状腺肿物生长缓慢，无明显自觉症状。肿块大者可有气管及食管压迫症状，压迫喉返神经可有声音嘶哑。

2)囊性乳头状腺瘤常有瘤内突然出血，肿瘤可迅速增大和胀痛。

3)颈前一侧甲状腺部位触及单发类圆形肿块，随吞咽上下移动，质硬，有弹性。

2.实验室检查：甲状腺功能正常，甲状腺球蛋白升高。

3.超声检查：甲状腺内团块状低回声，并可显示数量和大小。

4.放射性核素检查：多数为温结节，腺瘤囊变表现为冷结节，边缘清晰，极少数为热结节。

【CT 表现】

1.甲状腺增大，其内单发类圆形结节或肿块（图 3-7-11），少数为多发；大小在 0.5~8 cm，平均 4.5 cm。

少数可累及整个甲状腺(图3-7-12)。

2.肿块呈均匀低密度或混杂密度,边缘清楚,包膜完整,钙化少见(图3-7-12)。

3.腺瘤大者可见气管、食管受压而移位变形(图3-7-12、图3-7-13)。

4.增强扫描:

1)瘤周环状强化伴瘤内结节强化是甲状腺腺瘤的特征表现(图3-7-13)。病灶强化明显,但仍低于甲状腺的强化程度,呈相对低密度,病灶边缘显示较平扫清晰(图3-7-14)。部分病例表现为轻度均匀强化伴有或不伴有低密度不强化裂隙。

2)动态增强扫描,随着时间推移强化范围扩大,密度趋向均匀,不强化部分缩小,延时数分钟后病灶密度与对侧甲状腺密度相等(图3-7-13)。

5.腺瘤瘤体中出现部分或大部分囊变区,囊壁较厚且规则,有时囊壁上可见小乳头突起。

6.鉴别诊断:

1)甲状腺腺瘤平扫易与结节性甲状腺肿混淆;后者常为多发,均匀低密度,增强扫描肿块内无强化结节。

2)甲状腺滤泡型乳头状癌与甲状腺腺瘤的CT表现有相似之处,但甲状腺癌形态不规则,常突破腺体包膜侵犯邻近组织,肿块边缘不清,常有灶内钙化,可助鉴别。

3)血供丰富的滤泡型腺瘤易与血管性肿瘤混淆,两者均有明显强化、延迟呈等密度或高密度充填。增强早期边缘斑点状强化进行性扩大是血管瘤的强化特征。而甲状腺腺瘤增强早期为环状强化。

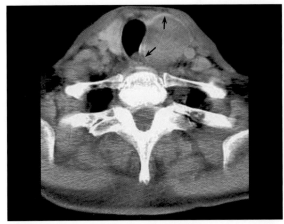

图 3-7-11　甲状腺腺瘤

CT平扫见左侧甲状腺内类圆形软组织肿块,密度均匀,低于甲状腺密度,边界清楚,有完整包膜(↑),气管受压变形且向右移

图 3-7-12　甲状腺腺瘤

CT平扫见左侧甲状腺区巨大囊性低密度肿块,其内密度不均匀,并见条状钙化,肿块经中线累及右颈部,气管受压明显移位

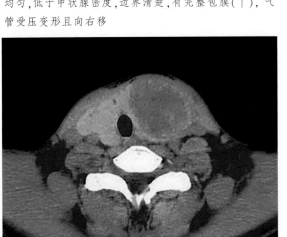

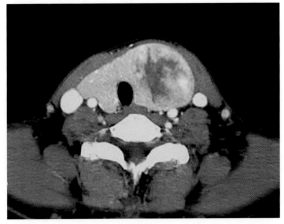

A　　　　　　　　　　　　　　　　B

图 3-7-13　甲状腺腺瘤

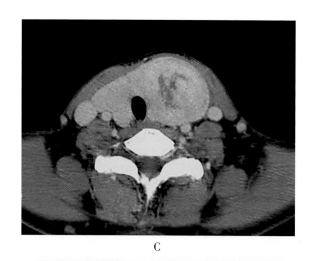

C

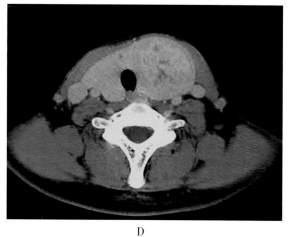

D

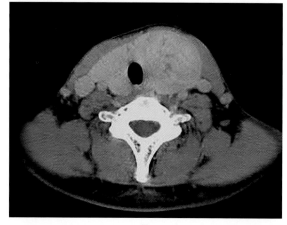

E

图 3-7-13 甲状腺腺瘤(续)

A.CT 平扫见左侧甲状腺肿大,内见圆形不均匀低密度肿块,包膜完整,气管受压变形;

B~E.间隔 2 分钟动态增强扫描,动脉期肿块不均匀强化伴有结节状明显强化,有星状裂隙不强化区,随着时间延迟强化范围扩大,密度均匀,不强化区逐渐缩小,7 分钟后肿块与正常甲状腺组织呈等密度

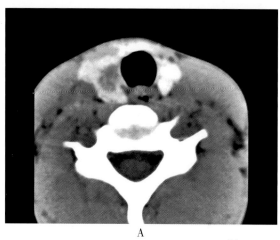

A

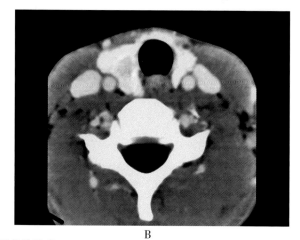

B

图 3-7-14 甲状腺腺瘤

A.CT 平扫见右侧甲状腺内有一直径约 1 cm 大小的类圆形低密度灶,边界尚清楚;

B.增强扫描见病灶强化,但仍呈相对低密度

（四）甲状腺癌

甲状腺癌(thyroid carcinoma)是常见的颈部恶性肿瘤,也是内分泌系统最常见的恶性肿瘤之一,占全身恶性肿瘤的 1%~1.5%。平均发病年龄为 35~45 岁,多见女性,男女比例为 1:2.3~1:3.5。病程缓慢,就诊前病史平均为 16 个月。半数病例有淋巴结转移,组织学上 60% 为高分化乳头状癌(papillary thyroid carcinoma，PTC），占儿童恶性甲状腺肿瘤的 90%以上；其次为滤泡癌(follicular carcinoma，占 20%)；再次为髓样癌和未分化癌。

【诊断要点】

1.症状和体征：

1)甲状腺不对称性增大，短期增大明显。

2)可触及肿块，质硬、表面不平且位置固定。

3)侵犯压迫喉、气管、食管及周围组织出现声音嘶哑、呼吸和吞咽困难，压迫颈交感神经节可引起 Horner 综合征。

4)颈淋巴结转移，远处转移可至骨(扁骨为主)、肺、脑等处。

2.超声检查：甲状腺囊性占位内见实性结节，实性部分回声不均匀，伴有钙化者呈强回声。

3.实验室检查：

1)甲状腺球蛋白可为弱阳性，S-100 蛋白、EMA 阳性，部分病例 CEA 阳性。

2)10 号染色体的 RET 基因和 1 号染色体的 NTRK1 基因重组。

4.放射性核素检查：

1)放射性核素血流显像：阳性者为恶性，诊断符合率为 88.6%；阴性者为良性，诊断符合率为 93.3%。

2)放射性核素扫描：表现为冷结节，边缘模糊。

5.经皮细针穿刺细胞学检查：穿刺成功率为 85%，对鉴别甲状腺结节的性质有价值。

【CT 表现】

1.甲状腺肿大累及一叶、双叶或整个甲状腺，可向下延伸到纵隔，肿块大小在 0.8~10 cm(图 3-7-15)。

2.肿块呈不均匀软组织密度肿块，可有岛状甲状腺组织和钙化斑点(图 3-7-15B、图 3-7-16)，部分病例因肿块内缺血坏死，形成更低密度区(图 3-7-17)。

3.甲状腺癌多侵蚀或穿破包膜，破坏周围组织，病灶形状多不规则，边界模糊(图 3-7-18)。

4.半数病例肿块中有钙化，病灶直径<3 cm 的多为细颗粒状钙化(图 3-7-18)，直径>3 cm 的以粗大不规则钙化为主(图 3-7-15)；1/4 病例钙化为混合型(图 3-7-16)。

5.囊腺癌以囊性为主，边界较清楚，其内有壁结节及钙化。

6.增强扫描：

1)肿块明显强化，密度与正常甲状腺密度相当或稍低，其中低密度坏死囊变区不强化(图 3-7-16B、图 3-7-17)。

2)延时 3~5 分钟扫描，强化明显减退低于正常甲状腺密度(图 3-7-16C、图 3-7-17)。

3)部分病例肿块呈不均匀斑片状强化或乳头状强化(图 3-7-15)。

7.甲状腺癌侵犯与转移：

1)甲状腺癌可向对侧甲状腺播散，病灶表现与原发病灶无区别(图 3-7-19)。

2)肿瘤侵犯或包绕食管。

3)气管不同程度的移位变形(图 3-7-20)，甲状腺-气管间隙消失，管壁毛糙呈锯齿状，或肿瘤向气管腔内生长。

4)淋巴结转移：

(1)甲状腺乳头状癌淋巴结转移主要见于颈静脉链淋巴结、气管-食管旁沟淋巴结(图 3-7-15)。邻近组织淋巴结肿大≥5 mm 或纵隔淋巴结肿大≥10 mm，应考虑为肿瘤转移(图 3-7-19)。

(2)淋巴结密度低于甲状腺，增强有明显强化与甲状腺内癌灶密度一致，是甲状腺滤泡癌、髓样癌淋巴结转移的特点(图 3-7-15)。

(3)肿大淋巴结可发生坏死，囊壁明显强化的乳头状结节及颗粒状钙化是甲状腺乳头状癌淋巴结转移的特征表现(图 3-7-20)。

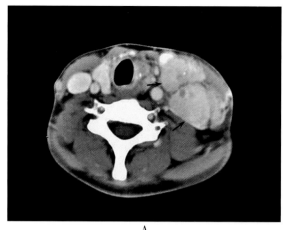
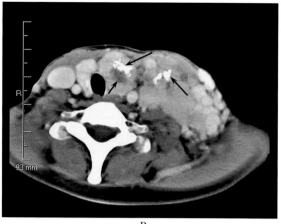

A   B

图3-7-15 甲状腺癌

A.CT增强扫描见左侧甲状腺结构不清,左颈部见多个肿大淋巴结相互融合成团(↑);

B.左侧甲状腺内见低密度坏死区(↑)和不规则高密度钙化(长↑),肿瘤与正常甲状腺分界不清,气管及食管受压右移,左颈部血管外移,部分包埋于肿块内

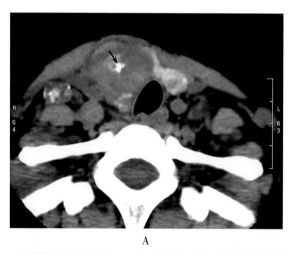
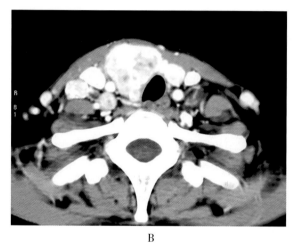

A   B

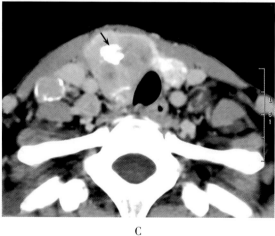

C

图 3-7-16 甲状腺乳头状癌

A.CT平扫见右侧甲状腺内低密度肿块伴有岛状不均匀密度的甲状腺组织和钙化(↑);

B.增强扫描肿块明显不均匀强化,"甲状腺岛"和钙化掩于其中;

C.延时4分钟扫描,强化明显减退呈稍低密度,内见多个更低密度结节,岛状甲状腺仍明显强化(↑)

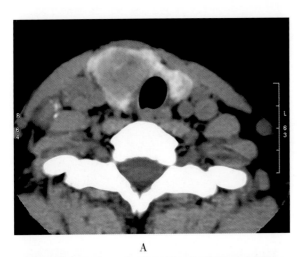

A

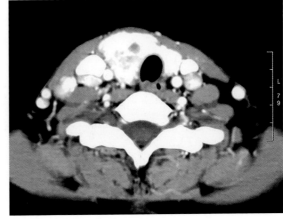

B

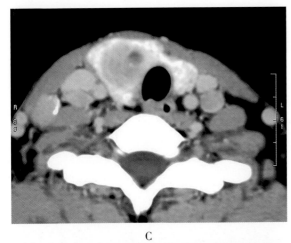

C

图 3-7-17 甲状腺乳头状癌(续)

A.CT平扫见甲状腺右叶低密度肿块,边缘不光整有分叶,包膜线中断;

B.增强扫描早期明显强化与甲状腺组织等密度,内有低密度不强化结节;

C.延时4分钟病灶边缘强化,肿块呈低密度,强化明显减弱

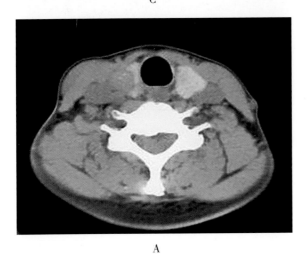

A

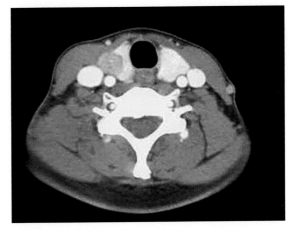

B

图 3-7-18 甲状腺癌

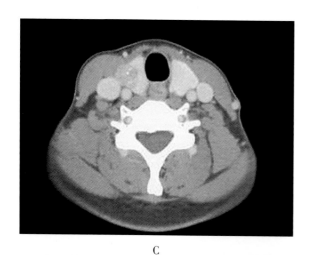

图 3-7-18　甲状腺癌(续)

A.CT 平扫见右侧甲状腺圆形结节,边缘不光整,内见多数沙粒样钙化;

B.增强扫描病灶均匀强化,密度低于正常甲状腺;

C.延时 3 分钟后扫描,病灶与甲状腺密度差缩小

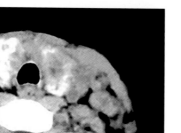

C

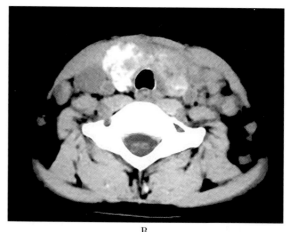

A

B

图 3-7-19　甲状腺癌对侧播散

CT 平扫见左侧甲状腺癌灶边缘模糊,右侧甲状腺内多个低密度结节,左颈部血管旁淋巴结肿大

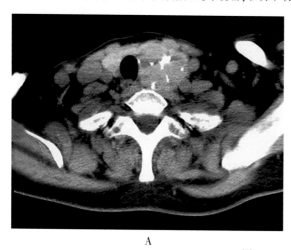

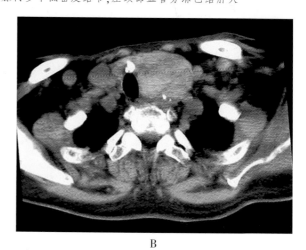

A

B

图 3-7-20　甲状腺癌

A.CT 平扫见左侧甲状腺内软组织肿块,甲状腺正常结构消失,瘤体内见多个斑片及结节状钙化;

B.肿瘤向下突入上纵隔内,左上纵隔血管和气管受压移位

8.鉴别诊断:

1)甲状腺腺瘤:特征性表现为类圆形低密度或混杂密度肿块,包膜完整,边缘清楚,环状强化和瘤内结节强化。延时扫描强化范围扩大或等密度强化。

2)结节性甲状腺肿:多为类圆形多发结节,包膜完整,边界清晰,密度均匀,增强轻度强化。

（五）原发性甲状腺淋巴瘤

原发性甲状腺淋巴瘤（primary thyroid lymphomas，PTL）是甲状腺少见的恶性肿瘤，占甲状腺恶性肿瘤的1%~5%，占结外淋巴瘤的2%。好发50岁以上中老年人，男女发病比例为1:2~1:3。本病可能与病毒感染及自身免疫缺陷有关，25%~100%合并有慢性淋巴细胞性甲状腺炎。病理上分为非霍奇金淋巴瘤及霍奇金淋巴瘤，前者多见。临床上绝大多数病理类型为B细胞来源，以弥漫性大B细胞及结外边缘区B淋巴细胞/低度恶性黏膜相关淋巴组织淋巴瘤为常见类型，不同病理类型肿瘤在影像学表现、生物学行为及预后有一定差异。临床治疗多采用放疗及化疗，少数采取手术治疗。

【诊断要点】

1.多数以突然增大的无痛性颈前肿块就诊，可伴有呼吸困难、吞咽困难、声音嘶哑、呛咳、上腔静脉压迫症状等，体检多数可触及颈部淋巴结肿大。

2.实验室检查：甲状腺功能可正常，合并慢性淋巴细胞性甲状腺炎者可有异常。

3.超声检查：为首选影像学检查方法，表现为甲状腺双侧或单侧弥漫性增大，不均质低回声，可探及多发低回声结节，甲状腺形态失常。

4.^{18}F-FDG PET/CT 检查：甲状腺双侧或单侧塑形性增大，密度减低，代谢增高，SUV_{max}可达20。

【CT表现】

1.单侧或双侧发病，双侧病变往往累及峡部。

2.甲状腺弥漫性增大或腺体内圆形、椭圆形或不规则形病灶，与颈部肌肉相比呈低密度或等密度，病灶边界光整，少数模糊，有沿甲状腺长轴呈"塑形性"生长趋势（图3-7-21）。

3.病灶内出血、囊变、钙化少见。

4.增强扫描呈轻度或中度均匀强化。

5.周围组织侵犯少见，甲状腺包膜多数完整。

6.病灶较大可包绕周围血管。

7.颈部或纵隔淋巴结可肿大，肿大淋巴结密度均匀，无钙化、坏死及囊变，增强扫描呈均匀性强化。

8.可合并慢性淋巴细胞性甲状腺炎的影像表现。

9.鉴别诊断：需与甲状腺癌、结节性甲状腺肿、甲状腺腺瘤相鉴别。

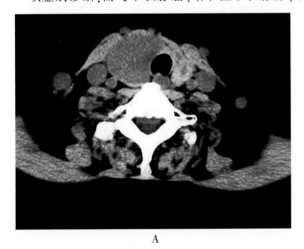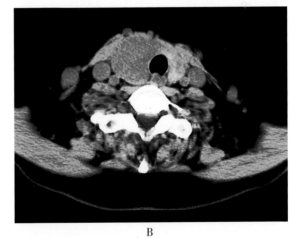

A　　　　　　　　　　　　　　　　　B

图3-7-21　原发性甲状腺淋巴瘤

A.B.CT平扫见甲状腺右叶体积增大，其内见低密度肿块，密度均匀，未见坏死及钙化，与甲状腺右叶呈"塑形性"生长，甲状腺包膜完整光滑，气管见轻度受压移位，管壁未见侵犯，周围未见明显肿大淋巴结

（六）甲状腺转移瘤

甲状腺转移瘤（thyroid metastases）在临床上极为少见，但尸检中1.25%~24%的恶性肿瘤患者可见甲

状腺转移灶。转移到甲状腺的恶性肿瘤主要通过无瓣膜的椎旁静脉转移。甲状腺转移瘤的预后取决于原发肿瘤的恶性程度及病程早晚,死亡原因主要是原发病灶的复发及广泛转移。

【诊断要点】

1.甲状腺转移瘤少见,临床有原发癌病史;原发癌多为黑色素瘤、乳腺癌、肾癌和肺癌。无特异的临床症状和体征。

2.甲状腺以外的恶性肿瘤手术后如发现甲状腺肿块,质硬、固定、无明显疼痛,应重点考虑甲状腺转移瘤可能。

3.放射性核素检查:甲状腺放射性核素扫描为冷结节,^{99m}Tc-MIBI 亲肿瘤显像对原放射性缺损区有较多填充,填充后该区与正常甲状腺组织放射性比值升高,可提示为恶性。

4.病理检查:应用 Tru-Cut 活组织检查可帮助明确诊断。也可依赖术中快速冷冻切片及术后病理检查。

5.实验室检查:与原发灶相关的肿瘤指标可呈阳性,甲状腺相关的检查项目没有特异性。

【CT 表现】

1.CT 表现为双侧甲状腺内多个低密度小结节,实性,少有囊变。结合临床上有原发肿瘤史,应考虑转移瘤的可能。

2.甲状腺转移瘤影像学检查没有特异性,易与甲状腺腺瘤及结节性甲状腺肿混淆(图 3-7-22)。

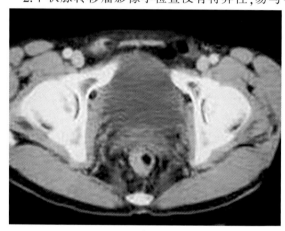
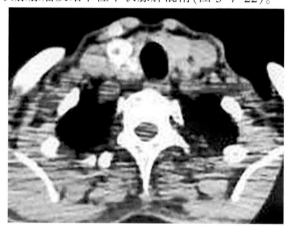

A   B

图 3-7-22　直肠癌甲状腺转移

A.CT 增强扫描见,直肠右侧壁明显不均匀增厚且强化明显;

B.术后 31 个月,右侧甲状腺肿块,伴有斑片及结节状钙化

(七)甲状旁腺功能亢进

原发性甲状旁腺功能亢进(primary hyperparathyroidism,PHPT)是指由于甲状旁腺病变引起的甲状旁腺激素(PTH)合成或分泌过多,导致血钙持续升高,体内钙磷代谢紊乱,引起骨骼、肾脏、消化系统、神经系统等多系统病变的内分泌疾病。其中 85%是由于腺瘤所致,少数为增生或腺癌。本病多发生于 25~77 岁,男女发病比例约为 1:2。肿瘤好发于甲状腺下极两侧的后方、气管食管沟或气管旁的甲状旁腺区,少数异位于纵隔、颈动脉鞘区。继发性甲状旁腺功能亢进(secondary hyperparathyriodism,sHPT)是指由于甲状旁腺长期受到低血钙、低血镁、高血磷的刺激而分泌过量的 PTH,以提高血钙、血镁和降低血磷的一种慢性代偿性临床表现,长期的甲状旁腺增生最终导致形成功能自主的腺瘤。临床最常见病因为慢性肾衰。

【诊断要点】

1.症状和体征:本病早期表现不典型,部分患者无明显临床症状,可由体检时发现。

1)颈部肿块,吞咽异物感,局部肿块、疼痛等。

2)高血钙症状群:可表现为骨关节疼痛、骨质疏松、病理性骨折、骨关节畸形、纤维囊性骨炎和泌尿系结石等。

3)神经毒性和神经肌肉症状:精神失常、四肢近端肌力进行性下降。

2.实验室检查:PHPT实验室检查有"四高一低"的特点。血PTH、血钙、血清碱性磷酸酶(AKP)及尿钙增高,尿磷降低,其中血PTH尤为重要。SHPT实验室检查血钙降低或可正常,血磷升高,血碱性磷酸酶异常,血1,25-(OH)$_2$D$_3$下降,血中三种形式的PTH升高。

3.超声检查:甲状旁腺腺瘤多以单发为主,内部呈较均匀低回声或小片状无回声,少数可伴有钙化,亦可见血管环绕征。腺癌常累及甲状旁腺,体积较大,形态不规则,内部回声不均,钙化率达25%,内部血流丰富,分布不规则。彩色多普勒血流成像示增生的腺体皱襞可见丰富的动静脉血流。

4.X线平片:全身性骨质疏松,骨膜下、皮质内及软骨下骨吸收、纤维囊性骨炎。表现为膨胀性囊性骨质破坏区,病理性骨折;泌尿系结石,软组织钙化。

5.MRI检查:与邻近颈长肌比较,腺瘤在T$_1$WI上呈均匀等或略低信号,在T$_2$WI上呈均匀略高信号。若出现含铁血黄素沉着或纤维化,则病变在T$_1$WI、T$_2$WI上均为低信号,增强扫描病变呈明显强化。当出现亚急性出血时,病变在T$_1$WI、T$_2$WI上均为高信号。

【CT表现】

1.CT平扫:甲状旁腺腺瘤一般表现为位于气管食管勾软组织密度灶,边界清晰,直径1~3 cm,部分病灶密度不均,低密度区代表腺瘤坏死或陈旧性出血(图3-7-23)。

2.增强扫描:甲状旁腺病灶和异位甲状旁腺病灶间质血供丰富,增强扫描病灶呈明显强化,强化程度低于周围甲状腺组织而高于颈部肌肉,囊变坏死区无强化(图3-7-24、图3-7-26、图3-7-27)。

3.若肿块内出现钙化,且有颈部淋巴结肿大,增强呈明显强化,强化程度与肿瘤相仿,常提示腺癌可能。

4.甲状旁腺增生腺体增大程度不一致,一般以单个增大为主,薄层动态增强可发现增生的腺体,不易与腺瘤鉴别(图3-7-25)。

5.骨骼病灶呈棕色瘤表现。

6.鉴别诊断:

1)颈部淋巴结:甲状旁腺病变一般沿气管食管沟走行,多为椭圆形或长方形,强化程度高于颈部其他淋巴结而低于甲状腺,一般单发;淋巴结通常不止一个,呈球形。

2)甲状腺外突出结节:与甲状腺关系密切,必要时可行多方位CT重组以资鉴别。

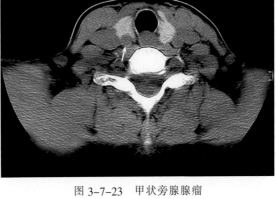

图3-7-23 甲状旁腺腺瘤

CT平扫见右侧甲状腺下极背侧有一圆形低密度结节灶,密度均匀,边缘清楚(↑)

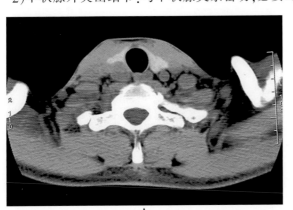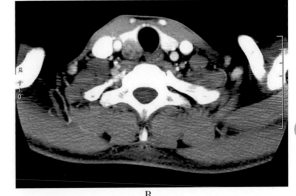

A   B

图3-7-24 甲状旁腺腺瘤

A.CT平扫见右侧甲状腺背侧圆形软组织密度肿块,密度均匀,边缘光整;

B.增强扫描肿块不均匀强化,同侧甲状腺受压移位

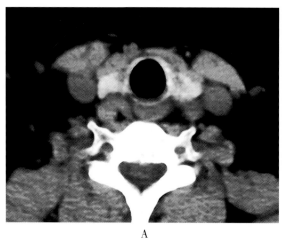
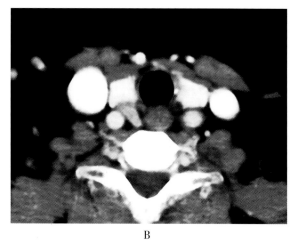

图 3-7-25　甲状旁腺增生

A.CT 平扫右侧甲状旁腺区可见一类圆形软组织肿块,其密度尚均匀,右侧甲状腺受压;

B.增强扫描呈中等程度均匀强化

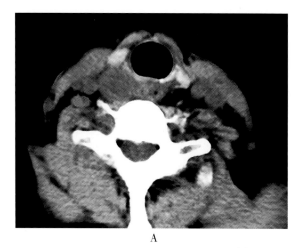
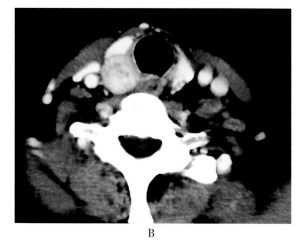

图 3-7-26　甲状旁腺腺瘤

A.CT 平扫见右侧甲状腺后方见类圆形软组织密度影,边界清楚,密度均匀;

B.增强扫描呈明显强化,内见散在斑点状无强化区,右侧甲状腺向前推挤,与结节分界清楚

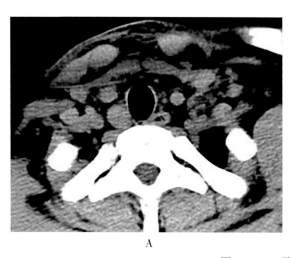
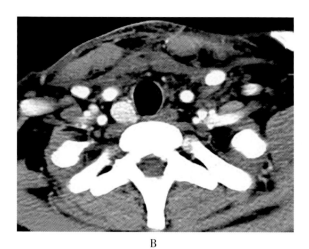

图 3-7-27　异位甲状旁腺腺瘤

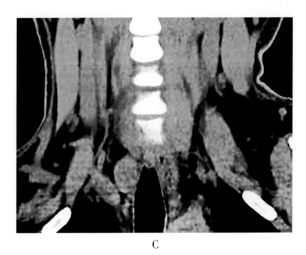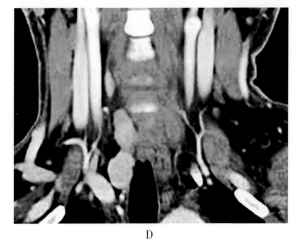

C   D

图 3-7-27　异位甲状旁腺腺瘤(续)

A~D.CT平扫于右侧颈根部见一椭圆形等密度结节,密度均匀,边缘清楚,增强扫描示病灶明显强化

(八)甲状舌管囊肿

甲状舌管囊肿(thyroglossal cyst)属先天性发育异常,多见于儿童和青少年。肿块可见于颈正中线(90%)自舌盲孔至胸骨切迹的任何部位,但以舌骨上下为多见。有10%的病灶偏向一侧,病变可影响吞咽。感染后易形成瘘管并有黏液性或脓性分泌物溢出。

【诊断要点】

1.早期多无症状,囊肿增大常有咽部异物感,甚至出现吞咽和呼吸困难。

2.颈部中线处可触及一无痛性肿块,质地柔软,肿块可随吞咽上下移动。

3.如继发感染,囊肿体积迅速增大、疼痛,局部皮肤红肿;若囊肿化脓后破溃,则形成慢性瘘管。

4.X线平片:甲状舌管囊肿形成瘘管者,碘油瘘管造影可了解瘘管走向和范围。

【CT表现】

1.CT平扫:颈部正中部位或舌骨上下区域见圆形囊状低密度灶,边缘光滑锐利,有完整的包膜,囊内为均质低密度囊液;继发感染时边缘模糊(图3-7-28、图3-7-29)。

2.增强扫描:囊肿一般不强化,囊壁厚薄均匀;若继发感染则囊壁增厚、强化,边界不清(图3-7-30)。

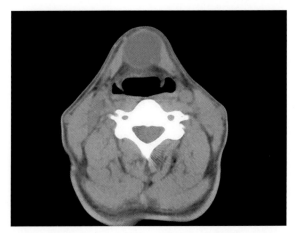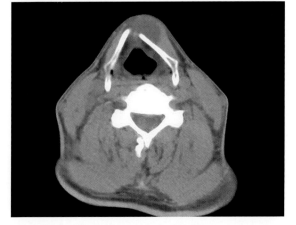

图 3-7-28　甲状舌管囊肿合并感染   图 3-7-29　甲状舌管囊肿

CT平扫见颈前正中部位有一圆形囊性低密度病变,囊壁显示不清   CT平扫见甲状软骨前方偏左囊性低密度灶,甲状软骨受压变形

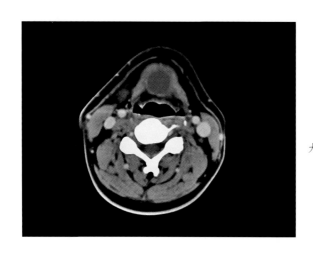

图 3-7-30　甲状舌管囊肿
CT 增强扫描见颈正中部位舌骨下方有一直径约 1.5 cm
大小的囊性低密度灶,有完整包膜,病灶未见强化

(九)异位甲状腺

异位甲状腺(ectopicthyroid gland)为一种先天性发育异常,现普遍认为可能是胚胎时期甲状腺下移过程中发育异常所致。发病率为 0.3~1/10 万,以 1~10 岁儿童多见,也见于成年人。女性多于男性,男女比例为 1:4.5。肿块较小时,可无任何症状;肿块发展到足够大时,可随位置不同而出现相应临床症状。有迷走甲状腺(70%~75%)和副甲状腺(20%~25%)之分。异位甲状腺在身体任何部位都可发生,以颈前中线部位为多发,舌根部最常见,占异位甲状腺的 70%~90%。

【诊断要点】

1.症状和体征:

1)临床主要表现是局部包块、疼痛不适、压迫或阻塞。

2)多见于性成熟期,月经初期、妊娠、哺乳期或有压力应激情况下。

2.实验室检查:血常规检查、各甲状腺功能和内分泌激素等检查。

3.超声检查:了解肿物大小、形态、位置及正常位置区域有无正常甲状腺组织等;超声对其形态学诊断具有快速、简便、无创伤、无辐射危害的优势,检出率高,可作为一种筛查的方法。可在超声引导下细针穿刺活检。

4.放射性核素扫描:具有诊断特异性,既能显示是否存在异位甲状腺及其状况,又能提供诊断。甲状腺静态显像对诊断异位甲状腺有独特的价值,有“金标准”之称。

5.细针穿刺组织细胞学检查:大多数可以明确肿块性质, 但属于创伤性检查;若肿块比较小,位置比较深,穿刺会有困难,且易引起严重出血。

6.甲状腺功能检测:应常规行 FT_3、FT_4、TSH 和 TgAb 等检测,有助于诊断。

【CT 表现】

1.CT 平扫:由于异位甲状腺含碘量高,表现为呈圆形或类圆形高密度软组织肿块影,边界清楚,与正常甲状腺密度相仿(图 3-7-31)。

2.增强扫描:肿块明显均匀强化,密度均匀,境界清晰。

3.异位甲状腺伴发甲状腺肿和恶性肿瘤时,密度可不均匀。

4.异位甲状腺根据发生位置、大小不同,会对邻近组织器官产生良性推移或压迫。如舌甲状腺较大时,在会厌上方、舌底部形成软组织肿块,向后缘突入口咽部,使咽腔受压变窄等。

5.鉴别诊断:

1)异位甲状腺内伴发甲状腺肿和恶性肿瘤时,CT 扫描示形态不规整,密度不均或境界不清,增强扫描示非均匀性强化,需要鉴别。

2)血管瘤:CT 增强扫描有血管瘤特征,容易鉴别。

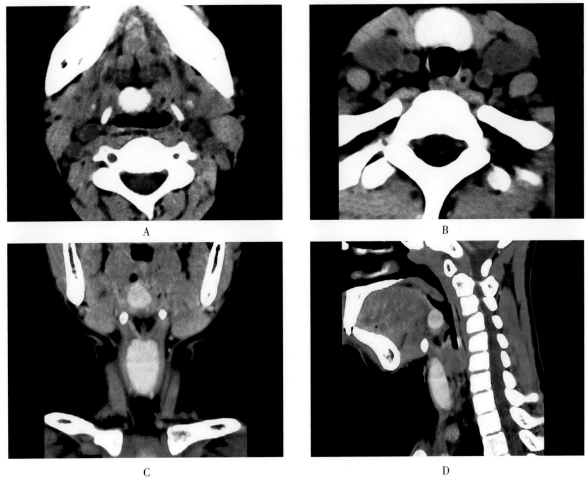

图 3-7-31 异位甲状腺

A.CT 平扫见舌根部类圆形高密度病灶,境界清楚,密度尚均匀;

B~D.颈前正中气管前甲状腺形态呈扁椭圆形,边缘清楚,无左右叶之分

三、颈外侧区病变

(一)鳃裂囊肿

鳃裂囊肿(branchial cleft cyst)是一种先天发育异常性疾病。多见于 11~50 岁,囊壁较薄,囊内呈液体密度,以颈前外侧颌下腺区域多见,若继发感染则囊壁增厚。

【诊断要点】

1.单纯囊肿常无明显症状,较大者可出现咽部不适。

2.若继发感染并有瘘管形成,在胸锁乳突肌前缘可见瘘口溢脓。

【CT 表现】

1.CT 平扫:颌下腺区域或咽旁区见类圆形囊状低密度区,囊内呈液体密度,囊壁完整,壁薄,甚至不被显示(图 3-7-32A)。

2.继发感染:囊壁增厚,边缘不光整,囊内容物密度增高;囊肿周围脂肪间隙模糊或消失。

3.增强扫描:囊壁是否强化与感染有关。病灶较大可见颈动脉和颈静脉向后、向内移位(图 3-7-32B)。

4.鉴别诊断:淋巴管瘤表现为颈部外侧囊性低密度影,密度均匀,边界清楚,可见多个分房,囊腔大小不等。增强扫描可见囊壁强化,肿块较大时可见周围血管及气管受压。

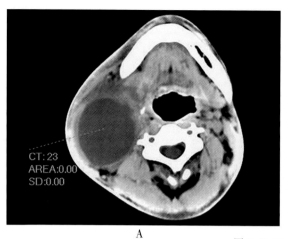
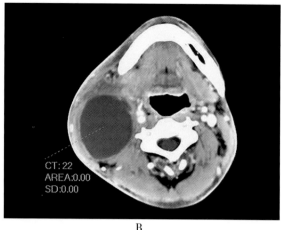

A　　　　　　　　　　　　　　　　　　B

图 3-7-32　鳃裂囊肿

A.CT 平扫见右侧颈动脉外侧有一直径约 3 cm 大小的圆形囊性低密度灶,囊壁完整,囊液密度均匀,周围脂肪间隙消失;
B.增强扫描病灶未见强化,颈部大血管受压推移

(二)神经鞘瘤

神经鞘瘤(neurilemmoma)是起源于神经鞘施万细胞(schwann 细胞)的良性肿瘤。颈部神经鞘瘤是颈部神经源性肿瘤的一种。可发生于颈部的任何神经,以自主、交感神经多见,少数起源于副神经和舌下神经。早期病灶为实性,肿瘤较大时常发生坏死液化,肿瘤越大,坏死区越明显。

【诊断要点】

1.症状:多数患者以发现颈部肿块就诊。根据肿瘤的大小和部位不同,可产生不同的神经症状。交感神经受累,患侧可出现 Horner 综合征;若肿瘤来自喉返神经,可出现声嘶和呛咳;若肿瘤来自舌下神经,可出现吞咽障碍及声嘶症状。

2.体征:在颈外侧区触及肿块,表面光滑,边界清楚,较柔软,少数呈囊性,局部皮肤正常。

【CT 表现】

1.颈外侧区软组织肿块,肿瘤密度因瘤内成分不同而不均匀,边界尚清(图 3-7-33A)。

2.瘤体较大时,颈部周围大血管受压,肌间隙尚存在(图 3-7-33B)。

3.神经鞘瘤可显示囊变和钙化,囊壁较厚(图 3-7-34),也可表现为低密度区包绕中央团块或岛状的高密度区。

4.典型的迷走神经鞘瘤位于颈动脉鞘内,压迫颈动脉和颈内静脉并使两者分离(图 3-7-35)。

5.舌下神经鞘瘤特征性表现是舌下神经管扩大和周围骨质吸收破坏。

6.鉴别诊断:增强扫描神经鞘瘤和神经纤维瘤强化程度不如颈动脉体瘤明显。

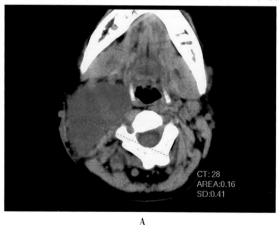
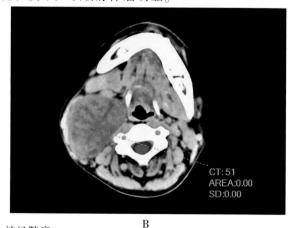

A　　　　　　　　　　　　　　　　　　B

图 3-7-33　神经鞘瘤

A.CT 平扫见右侧颈外侧区软组织肿块,边界清楚;
B.增强扫描病灶轻度强化,其内见多发低密度囊变区

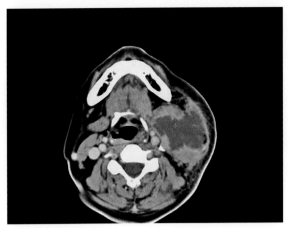

图 3-7-34 神经鞘瘤

CT 增强扫描见左侧颈外侧区类圆形不均匀强化灶,其内见大片状囊变区,囊壁较厚且有强化

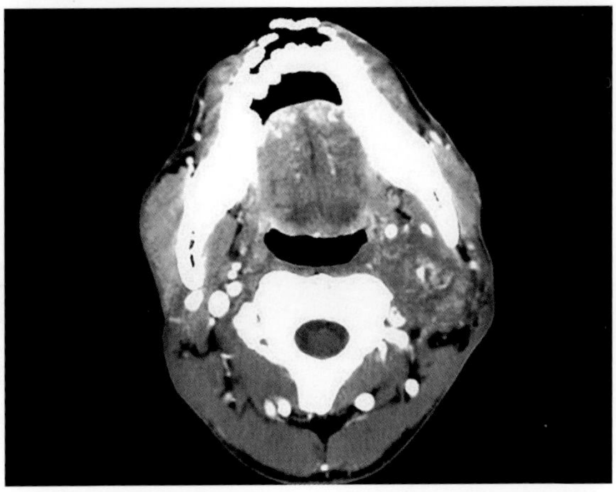

图 3-7-35 神经鞘瘤

CT 增强扫描见左侧颈动脉鞘区类圆形不均匀强化灶,周围血管受压推移

(三)神经纤维瘤

神经纤维瘤(neurofibroma)是起源于神经其他鞘膜层的肿瘤,可来源于颈部任何神经干或神经末梢。肿瘤组织中富含胶原纤维、无定形物质,质地硬如橡皮状,很少发生液化、坏死。浅表的神经纤维瘤一般不发生恶变,而位于深部、生长迅速的巨大神经纤维瘤可发生恶变,发生率为 2%~16%。

【诊断要点】

1.临床症状:发病早期多无症状,病史多较长,3~5 年甚至 10 年以上,随着肿瘤的生长,可出现与神经鞘瘤类似的压迫症状。

2.体征:发现颈部质地较硬的肿块,与周围组织分界清楚。

3.若肿瘤迅速增大,出现疼痛、周围组织受侵犯、肿物变硬、活动度减小或消失,应考虑恶变可能。

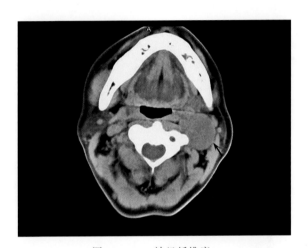

图 3-7-36 神经纤维瘤

CT 平扫见左侧颈动脉鞘区类圆形软组织肿块,密度均匀, 边界清楚,周围肌间隙存在(↑)

【CT 表现】

1.多在颈动脉鞘内见类圆形软组织肿块影,密度均匀,很少见低密度液化、坏死区,与周围组织分界清楚(图 3-7-36);增强扫描病灶可轻度强化。

2.若肿瘤发生恶变,则与周围边界不清,肌间隙模糊;增强扫描示强化程度增加。

(四)颈动脉体瘤

颈动脉体瘤(carotid body tumor)来源于颈动脉体部的化学感受器细胞,也称化学感受器瘤或副神经节瘤,是一种少见的颈部肿瘤。好发于颈动脉分叉处,多为良性。可发生于任何年龄,以 30~50 岁的中青年多见。

【诊断要点】

1.肿瘤较小时一般无症状,随着肿瘤的生长,可出现颈部无痛性肿块。肿瘤大者,常突向咽腔,出现咽异物感或吞咽不畅。

2.侵犯颅底及后组脑神经(多为迷走神经和舌咽神经)和交感神经链,出现呛咳、声嘶、舌肌萎缩、Adams-Stokes 综合征及 Horner 综合征等。

3.体检时有三个主要体征:①肿瘤位于颈动脉三角区内;②颈动脉向浅表移位;③颈动、静脉分离。

【CT 表现】

1.颈动脉分叉处见类圆形、边界清楚的软组织肿块(图 3-7-37A)。

2.增强扫描示瘤体显著强化,边界更清,CT 值可达 130 HU(图 3-7-37B)。

3.颈动脉受压移位,颈内动脉和颈外动脉之间的距离增大(图 3-7-38)。

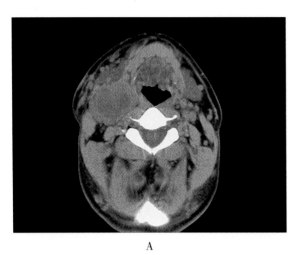
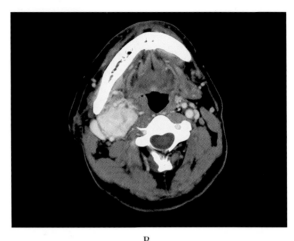

A   B

图 3-7-37　颈动脉体瘤

A.CT 平扫见右侧颈动脉鞘处有一 1.5 cm×2 cm 大小的软组织肿块,密度欠均匀,边界尚清;

B.增强扫描见病灶显著强化,强化程度与周围血管相近

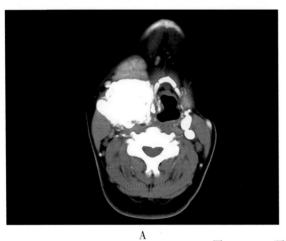
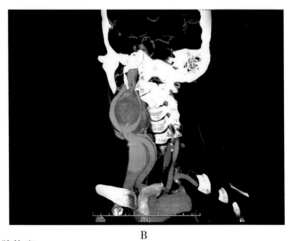

A   B

图 3-7-38　颈动脉体瘤

A.增强扫描见右侧颈动脉鞘区瘤体明显强化,边缘欠规则,颈内动脉、颈外动脉及周围软组织受压移位;

B.MIP 像清晰显示颈动脉鞘内的瘤体,颈内动脉、颈外动脉分离呈弧形或抱球样

(五)颈静脉球瘤

详见《CT 诊断与临床——中枢神经、头颈及骨骼肌肉》第二章中枢神经第三节脑内肿瘤。

(六)淋巴管瘤

　　淋巴管瘤(lymphangioma)是淋巴管内皮细胞增殖形成的一种少见的良性肿瘤,为淋巴管发育畸形所致。常见于婴幼儿,2 岁以前发病率约为 90%。发生于颈部的淋巴管瘤多为囊性,囊状淋巴管瘤又称囊状水瘤。淋巴管瘤常依组织结构间隙而塑形为其重要特点,向上可达咽旁间隙,向下通过胸廓入口进入纵隔。

【诊断要点】

1.多数患儿以无痛性包块就诊,肿块质软,边缘光滑,可有波动感,而且随着年龄增长,肿块逐渐增大。

2.单侧发病多见,病变呈单房或多房性弥漫分布,多房性一般体积较大。

3.MRI 检查:T_1WI 为低信号,T_2WI 为高信号,表现较具特征性。

【CT 表现】

1.CT 平扫:囊内密度均匀一致,呈水样密度或稍高于水样密度(图 3-7-39、图 3-7-40),少数为高密度或混合密度。密度增高多为蛋白质含量偏高或继发感染后积脓所致。

2.颈淋巴管瘤合并囊内出血时,亦可引起囊内密度增高,还可出现液-液平面征象,并有"钻缝"生长特征。

3.增强扫描:病灶内部无强化,囊壁不强化或轻度强化。合并感染时,囊壁强化明显。

4.鉴别诊断:

1)腮裂囊肿:腮裂囊肿少有出血,不沿结缔组织间隙"钻缝"生长;囊肿以单囊多见,而淋巴管瘤可出现多囊,有"钻缝"生长特征(图 3-7-39),可出现液-液平面征象。

2)甲状舌管囊肿:常发生在颈前中线位置,为其特定部位;而淋巴管瘤多发生于偏一侧的颈外侧区,且发病年龄较小。

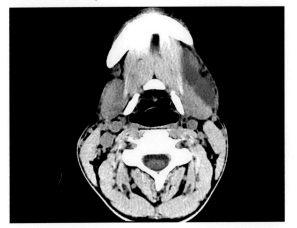
A

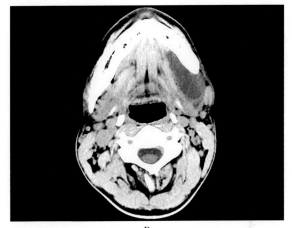
B

图 3-7-39 淋巴管瘤

A.CT 平扫见左侧颌下长条状囊性低密度区,囊内呈近似水样密度,边界清楚;
B.病灶沿左侧下颌骨内侧间隙向上生长

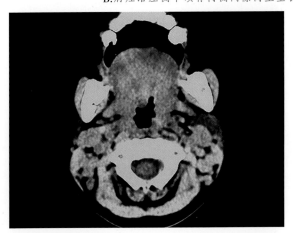

图 3-7-40 淋巴管瘤

CT 平扫见左侧颈外侧区囊性低密度灶,边界清楚,周围脂肪间隙清晰

(七)淋巴瘤

淋巴瘤(lymphoma)是指源于淋巴结和结外淋巴组织的恶性肿瘤,较为常见,占所有恶性肿瘤的 3%~

4%。可发生于任何年龄、任何部位,以青壮年居多,女性多于男性。按病理组织学的不同,可分为两大类:霍奇金淋巴瘤(Hodgkin lymphoma,HL)和非霍奇金淋巴瘤(non-Hodgkin lymphoma,NHL),临床以 HL 多见,发病率占总发病率的 2/3。头颈部淋巴瘤常累及咽淋巴环。淋巴瘤常侵及颈淋巴结,表现为颈部淋巴结肿大,可单发或多发。近年来,发生于颌面颈部的淋巴瘤已呈明显上升趋势,仅次于鳞状细胞癌,为第二位常见恶性肿瘤。

【诊断要点】

1.症状和体征:

1)颈部一侧或双侧无痛性、进行性肿大淋巴结,质韧,表面光滑,可有一定活动度,可融合,生长迅速。

2)出现不规则发热、消瘦、乏力等症状。

3)可有肝脾肿大,可伴有腋窝、腹股沟等其他部位淋巴结肿大。

2.实验室检查:末梢血白细胞分类中淋巴细胞增高,可作为诊断此病的重要参考。

3.超声检查:淋巴瘤通常是均匀低回声,边界清楚,血供丰富。

4.放射性核素检查:约 90%的患者治疗前病灶部位呈异常放射性摄取灶;核素异常显像表明肿瘤有活力存在,可鉴别治疗后残余组织的性质。

5.MRI 检查:

1)淋巴瘤一般呈 T_1WI 等信号和 T_2WI 等或高信号。

2)病灶信号大多均匀,部分可见囊变、坏死区。

3)增强扫描示病灶多明显强化,囊变、坏死区不强化。

【CT 表现】

1.颈部单侧或双侧多发淋巴结肿大,大小不一,直径 1~10 cm,边缘清楚,密度均匀(图 3-7-41A)。

2.少数呈薄壁环状,中心低密度。

3.肿大淋巴结可相互融合成团块状,内部密度可不均匀或有更低密度坏死区。

4.淋巴瘤包膜外侵犯少见,未经过治疗的淋巴瘤一般不发生囊变、坏死或钙化。

5.增强扫描示多数呈均匀强化(图 3-7-41B 至图 3-7-41D),囊变、坏死区不强化,少数可呈环状强化。

6.鉴别诊断:

1)咽部淋巴组织增生:多发生于双侧咽扁桃体、腭扁桃体或舌根部、软腭等处,常需与此部位的淋巴瘤鉴别诊断。两者 CT 均表现为咽部组织结构弥漫性增厚,平扫均匀等密度或稍高密度,前者增强轻度均匀延迟强化,颈部无肿大淋巴结等可鉴别诊断。

2)颈部淋巴结转移瘤:①颈外侧部出现肿大淋巴结,多发、质硬、固定、无痛。②以中老年人多见,多数患者可找到多来自头颈部的原发病灶:如咽后淋巴结外侧群转移,原发灶多位于鼻咽部;颈下部淋巴

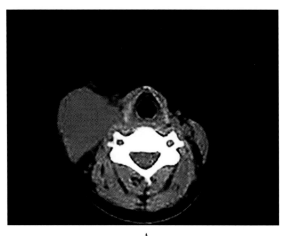
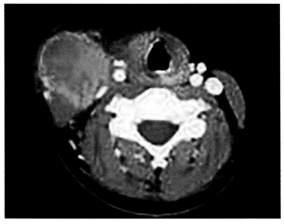

A　　　　　　　　　　　　　　　B

图 3-7-41　颈部非霍奇金淋巴瘤

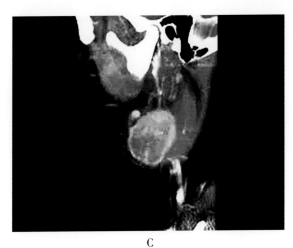
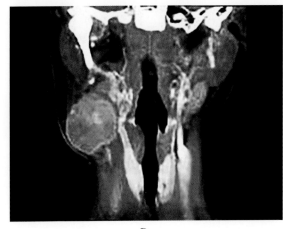

C   D

图 3-7-41　颈部非霍奇金淋巴瘤(续)

A.CT 平扫见右侧颈部单个较大类圆形肿块,边界清楚,密度均匀;

B~D.增强扫描见病灶轻至中度强化,冠、矢状位见病灶密度略欠均匀,局限性斑点或小片状明显强化

结转移,原发灶多来自鼻咽部、甲状腺及胸部。③CT 上诊断转移性淋巴结最可靠的征象包括颈动脉鞘区及其周围多发大小不等软组织密度结节,可融合成团,可囊变、坏死或钙化,增强扫描呈不均匀性、边缘性、环形强化。

3)淋巴结结核:以颈静脉下组及后三角区最多见;肿大的淋巴结,边界清楚,中央干酪灶呈低密度,亦可有钙化,增强病灶多呈环状强化。

(八)钙化上皮瘤

钙化上皮瘤(calcifying epithelioma)又称毛母质瘤(pilomatrixoma),是少见的来源于皮肤毛囊毛基质细胞的良性肿瘤,发生于真皮或皮下组织。大部分发生于颈面部的腮腺区、颊部等,也见于头皮、四肢。可发生于任何年龄,多见于 10~30 岁青少年。女性稍多见,男女发病比例约为 1:1.1~1:2.5。病理上肿瘤来源于毛乳头,钙化是继发性改变。治疗选择为手术切除,切除完整者预后良好。

【诊断要点】

1.症状和体征:面部、颈部等部位的圆形或菱形无痛性孤立性肿块,质硬,生长缓慢,局部表面皮肤可正常、发红或呈蓝紫色,可隆起皮肤表面。少数可有轻微压痛。

2.实验室检查:无特异性。

3.超声检查:为首选,可探及皮下圆形或类圆形肿块,边缘多清楚,呈均匀强回声或中等回声内见点状强回声,后方可伴有声影,瘤内多数为少许血流信号。

4.MRI 检查:由于位置浅表,MRI 检查极少应用。

【CT 表现】

1.多见于面部或颈部的皮下筋膜内圆形或类圆形软组织密度病灶,直径多在 2 cm 左右,少数可达 5 cm,边缘较清楚或模糊。

2.肿瘤多呈点状钙化或完全钙化结节(图 3-7-42),即使无肉眼可见的钙化,但由于肿瘤内钙盐均匀细微沉积,肿瘤亦呈相对较高密度。

3.增强扫描示肿瘤呈轻度或中度均匀强化(图 3-7-43)。

4.肿瘤可与皮肤紧密粘连或突出皮肤表面,局部皮肤可见轻度增厚。

5.鉴别诊断:

1)皮脂腺囊肿:密度较低,可呈脂肪密度,常呈椭圆形;合并感染时,边缘模糊,体检质地较软。

2)钙化淋巴结:呈多发,有特定聚集区域,完全钙化者一般具备淋巴结固有形态。

3)血管瘤:质地较软,部分内部可见圆形静脉石,增强扫描示强化较为显著。

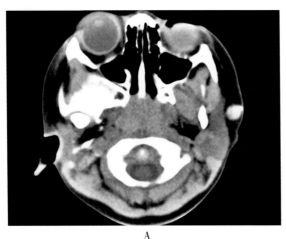
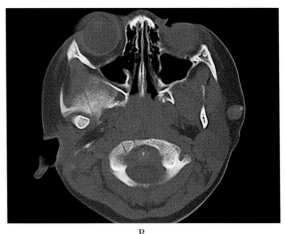

A　　　　　　　　　　　　　　　　　　B

图 3-7-42　钙化上皮瘤

A.B.CT 平扫见左侧颌面部皮下脂肪层内类圆形高密度影,直径约 9 mm,CT 值约 126 HU,边界清楚,邻近脂肪清晰

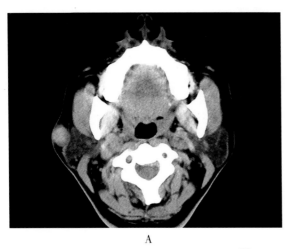
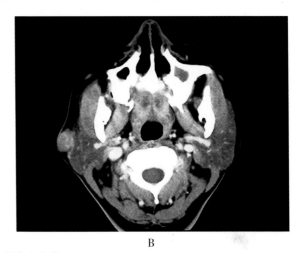

A　　　　　　　　　　　　　　　　　　B

图 3-7-43　钙化上皮瘤

A.CT 平扫见右侧腮腺外缘皮下脂肪内一类圆形软组织肿块,边界尚清,肿块与腮腺浅叶组织分界清楚,大小约 2.0 cm×1.3 cm,CT 值约 57 HU;

B.增强扫描肿块呈轻度强化,右侧腮腺浅叶稍受压凹陷,双侧腮腺内密度均匀,未见明显异常强化

(九)化脓性和反应性淋巴结炎

淋巴结作为人体重要的免疫器官和防御屏障,常受到各种因子的刺激,如各种病原微生物感染、化学药物、外来毒物、异物等多种因素都可成为抗原或致敏原刺激淋巴结内的细胞成分,导致淋巴结肿大,颌下间隙是最常见的发病部位。淋巴结的增生是机体抗损伤免疫反应的具体表现。根据病因、组织病理学改变及临床表现,可将淋巴结的良性病变分为三类:一是反应性淋巴结炎;二是淋巴结的各种特殊感染;三是原因不明的淋巴增生性疾病。前两者为最常见的良性淋巴结病变。其原因多种多样,但其病理改变基本相似,缺乏特异性,又称非特异性淋巴结炎,可分为急性和慢性非特异性淋巴结炎。

【诊断要点】

1.单侧或双侧头颈部多发结节或"肿块",质韧,活动,可局部疼痛或触痛,伴有脓肿形成时,有波动感,局部皮肤可红肿。

2.常伴有头颈部或其他部位感染性病变。

3.必要时可做穿刺活检。

【CT 表现】

1.单侧或双侧颌下间隙多发圆形或卵圆形大小不等结节,可融合,密度均匀或不均匀,边界清楚,少有邻近结构侵犯(图3-7-44、图3-7-45)。

2.增强扫描示轻度均匀强化或延迟强化。

3.伴有化脓时,密度可不均匀,边界可模糊。

4.鉴别诊断:

1)淋巴结核:以青壮年多见,头颈部无原发肿瘤,肿大的淋巴结易发生液化、坏死,出现中心呈低密度区。结核菌素实验强阳性,用抗生素治疗无效。必要时,可行CT引导下穿刺活检。

2)恶性淋巴瘤:表现为颈部单发或多发肿大的淋巴结,等密度,多融合成团块状,治疗前一般不发生坏死或钙化。

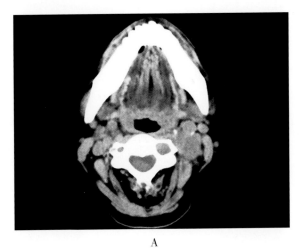
A

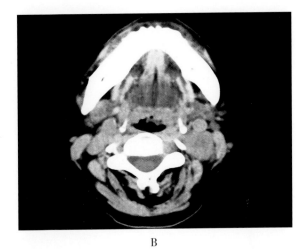
B

图 3-7-44　化脓性淋巴结炎

A.B.CT平扫见双侧颌下及颈动脉鞘多发肿大淋巴结;左侧明显,其中较大者密度较胸锁乳突肌略低

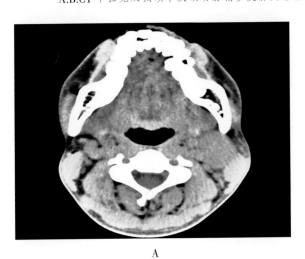
A

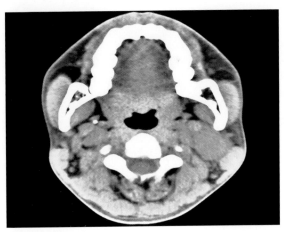
B

图 3-7-45　反应性淋巴结炎

A.B.CT平扫双侧颈动脉鞘见多发肿大淋巴结,左侧明显,大小不等,边界清楚,密度均匀

(十)猫抓病性颈部淋巴结炎

猫抓病(cat-scratch disease)又称良性淋巴网状细胞增多症,是一种较少见的经猫抓伤、咬伤引起的急性、亚急性自限性传染性疾病。多在秋季发病,80%的患者为20岁以下青少年、儿童。目前认为其是巴尔通病原体感染引起,猫是健康带菌者。菌血症可持续数月或数年。多数患者有猫抓伤或与猫密切接触史,少数病例无猫接触史,可通过皮肤损伤或刺伤而感染。病原体通过猫身体上跳蚤的粪便侵入人体破损的皮肤,然后经淋巴管达到区域淋巴结引起炎症反应。

【诊断要点】

1.有与猫等的密切接触史,或有被猫抓、舔或咬破皮肤史,原发皮损有红斑、丘疹、脓疱而结痂,皮损出现在淋巴结肿大前 10~14 天。

2.全身表现:低热、头痛、寒战、全身乏力、恶心或呕吐等,无明显特异性。

3.机体免疫正常者表现为区域性淋巴结肿大,1~2 周或数月出现引流区淋巴结肿大,单侧性多见,受累的淋巴结以颈、腋、肘居多,腹股沟等处少见;免疫功能低下者可发生严重的全身性病变。

4.对猫抓病抗原皮内试验呈阳性反应,但不作为常规早期诊断。巴尔通体 DNA 检测聚合酶链反应(PCR)对于检测巴尔通体感染敏感而快速。

5.淋巴结呈猫抓病的特征性病理组织学改变(微脓肿性肉芽肿)。

【CT 表现】

1.被猫抓伤、咬伤部位单个(多见)或多个引流区域淋巴结肿大。

2.单发或多发淋巴结肿大,部分可见多个肿大淋巴结融合成团簇状。

3.部分肿大淋巴结中央可见低密度坏死区,周围脂肪间隙内见条索状高密度炎性渗出灶。

4.增强扫描多呈轻中度强化或环形强化(图 3-7-46)。

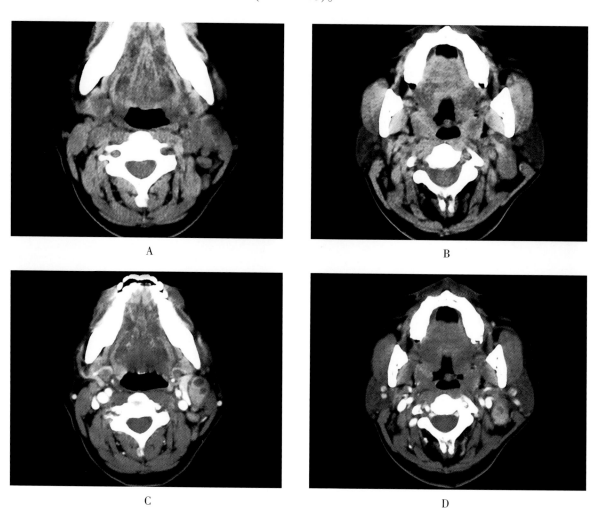

A   B

C   D

图 3-7-46　猫抓病性颈部淋巴结炎

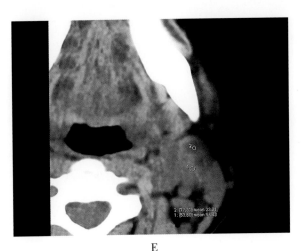
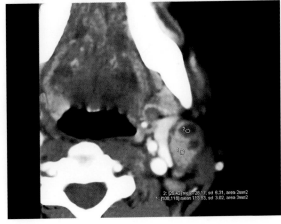

E　　　　　　　　　　　　　　　　　　F

图 3-7-46　猫抓病性颈部淋巴结炎(续)

A.B.CT 平扫见左侧下颌区淋巴结肿大,部分密度欠均匀;

C.D.增强扫描见淋巴结呈中度不均匀强化;

E.F.淋巴结坏死区未见明显强化,周边无坏死区呈中度强化

(十一)淋巴结核

颈部淋巴结核(cervical tuberculous lymphadenitis,CTBL)是颈部常见病之一,多见于儿童及 20~40 岁的青壮年,女性多于男性,男女比例为 1:1.3。全身淋巴结均可发生,但以颈部淋巴结结核最为常见,占淋巴系统疾病的 80%~90%。单发者约占 80%,多发者约占 20%,多发者呈串珠状分布。该病主要传播途径是结核杆菌由口腔(龋齿)或扁桃体侵入,在入侵部位临床上多无结核病变;但在人体抗病能力低下或营养不良时,可通过淋巴管顺行至颈部引起发病。

【诊断要点】

1.患者早期多无症状,常以颈部肿块就诊,少数患者可出现低热、乏力、盗汗等结核中毒症状。

2.颈部可触及无痛性肿块,质地较硬。如为单个病灶,则表面光滑,无粘连;多个病灶可融合成团,呈分叶状或与周围组织粘连,少数患者可形成瘘管与皮肤表面相通。

3.实验室检查:结核菌素试验阳性,血沉加快。

4.有时颈淋巴结核诊断比较困难,可行 CT 引导下穿刺活检取得病理组织确诊。

【CT 表现】

1.CT 平扫:

1)结节型:可见颈部单个或多个淋巴结肿大,密度均匀,边界清楚;若病灶中央呈低密度区,则提示发生干酪样坏死。

2)浸润型:表现为淋巴结融合成团或呈分叶状,与周围组织分界不清。

3)脓肿型:可见脓腔,肿大的淋巴结形态消失(图 3-7-47A)。

2.增强扫描:早期肿大的淋巴结不强化或轻度强化,发生干酪样坏死则呈环状强化,脓肿形成可见脓肿壁强化,脓腔不强化(图 3-7-47B、图 3-7-47C)。

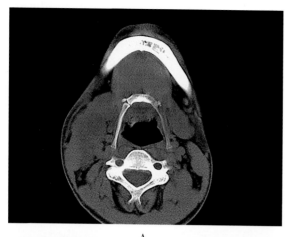

A

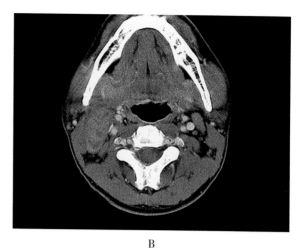

B

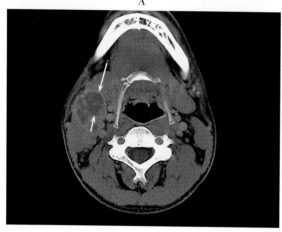

C

图 3-7-47　颈部淋巴结核

A.CT 平扫见右侧颈外侧区胸锁乳突肌内侧串珠状软组织密度灶,密度不均匀,与周围肌间隙模糊;

B.增强扫描见病灶轻度强化,周围血管受压推移;

C.病灶内部分干酪样坏死呈低密度区(↑),边缘呈环状强化(长↑),病灶与周围组织分界不清

(十二)幼年性黄色肉芽肿

幼年性黄色肉芽肿(juvenile xanthogranuloma,JXG)又称幼年性黄瘤、痣样黄瘤或痣样黄色内皮细胞瘤,是非朗格汉斯组织细胞增生性疾病,是以多核细胞为主组成的组织细胞良性肿瘤。目前病因不明,可能与病毒感染、预防接种和遗传因素有关,也可能与自身免疫性疾病有关。全身器官均可发病,以头面部、颈部多见。多发生于幼年儿童,分为单纯皮肤型与全身型两种类型。单纯皮肤型为单个或多个黄色斑丘疹;全身型为除皮肤外的全身一个或多个器官或组织受累,常见于中枢神经系统、肝、脾、肺、肾等,又称为系统性幼年黄色肉芽肿。组织病理上表现为黄色瘤样改变,有许多泡沫细胞,但也有肉芽肿样改变,较陈旧者有许多的纤维化增生。

【诊断要点】

1.症状和体征:

1)单纯皮肤型:见头面部、颈部为单个或多个圆形高隆起黄色斑丘疹,表面光滑,边界清楚。

2)全身型:除皮肤外,尚见一个或多个器官或组织受累,常见于中枢神经系统;少数侵犯眼部或骨者,可致眶周肿块、眼球突出或严重的骨质破坏等。

3)与神经纤维瘤病有关联者,皮肤可见牛奶咖啡斑。

2.实验室检查:血液常规检查和骨髓穿刺检查,对鉴别诊断有价值。

3.X 线平片:侵犯骨结构者可见多发性严重骨质破坏,边界清楚。

4.MRI 检查:肿瘤实性部分为 T_1WI 等信号、T_2WI 等或高信号,囊变区在 T_2WI 呈高信号,增强扫描示病变实性部分明显均匀强化。

5.病理检查:皮肤结节内发现大量的组织细胞和散在的 Touton 多核巨细胞便可明确诊断。

【CT 表现】

1.仅皮肤结节或斑丘疹一般不需要 CT 检查,极少数病例累及深部软组织、眼或中枢神经系统等,需做 CT 检查。

2.CT 平扫表现为形态不规则软组织块,密度不均匀,可发生囊变。

3.增强扫描示病变实性部分明显均匀强化。

4.侵犯骨结构者可见多发性骨质破坏(图 3-7- 48)。

5.鉴别诊断:

1)朗格汉斯组织细胞增多症:一般多在 2~6 岁发病,常并发颅骨缺损、眼球突出及尿崩症等典型表现,临床可鉴别诊断。

2)发疹性黄瘤:弥漫分布躯干、四肢等部位的黄色发疹性皮损,直径 2~3 mm,皮损周围有红晕,部分患者可伴有高血脂。病理表现是真皮层泡沫细胞聚集,无炎性细胞浸润。

3)播散性黄瘤:典型皮损为黄色或黄红色丘疹或结节,数量多。约 30%的患者并发黏膜损害,40%的患者可出现尿崩症。

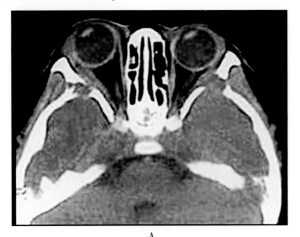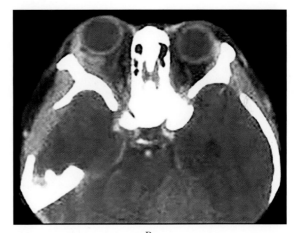

A   B

图 3-7-48 幼年性黄色肉芽肿

A.CT 平扫见双侧颞骨、蝶骨多发骨质破坏,右侧眼眶外侧扁平状软组织密度占位,眶外壁骨质轻度增厚;

B.增强扫描显示骨破坏处有软组织密度影,右侧眼眶外侧软组织肿块密度增高,颅内小脑幕及幕下巨大肿瘤

(十三)转移性肿瘤

转移性肿瘤(metastatic tumor)是颈部最常见的恶性肿瘤。表现为颈部淋巴结的肿大,以中老年人多见,多数患者可找到原发病灶。其原发灶 85%来自头颈部,15%来自躯干和四肢。一般淋巴结的直径若>1.5 cm 可视为淋巴结的肿大,被怀疑淋巴结转移;<1 cm 为阴性,但少数<1 cm 的淋巴结也可发生肿瘤转移。上颈淋巴结主要引流头面部淋巴结,中颈淋巴结引流甲状腺、甲状旁腺、相应的颈段食管、气管的淋巴结,下颈淋巴结主要与胸膜腔和下肢回流到胸导管的淋巴有关。

【诊断要点】

1.患者发病初期一般无症状,多以颈部进行性增大的无痛性肿块来就诊。早期多为单发,质地较硬,活动度差;继而数目增多,可相互融合成团。

2.若肿块较大压迫周围气管、食管或神经时,可出现呼吸、吞咽困难或声音嘶哑等相应的症状。

3.少数患者可因病灶侵犯皮肤而出现皮肤破溃、感染和出血等改变。

4.针对某些诊断不明的淋巴结肿大可行细针穿刺活检做细胞学检查,诊断准确率可达 80%。

【CT 表现】

1.CT 扫描易于发现肿大的转移淋巴结,其敏感性明显高于临床并可帮助判断淋巴结周围的受累情况。

2.颈部单个或多个淋巴结肿大,病灶较小时呈结节状,明显肿大的淋巴结多相互融合成团,呈不规则形或分叶状(图3-7-49),多因坏死而致密度不均匀,以鳞状细胞癌多见,边界不清楚。

3.增强扫描:

1)大多数淋巴结呈不均匀强化,表现为不同厚度的环样强化(图3-7-50),边界不清。

2)淋巴结外脂肪层消失和相邻颈部肌肉肿胀。

4.鉴别诊断:

1)恶性淋巴瘤:表现为颈部多个淋巴结的肿大,呈等密度,易融合成团,治疗前一般不发生坏死。

2)淋巴结核:以年轻人多见,头颈部无原发肿瘤,肿大的淋巴结易发生液化坏死而出现中心低密度区。

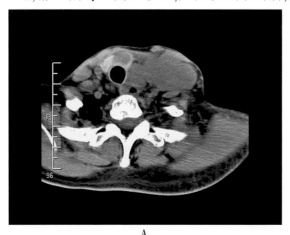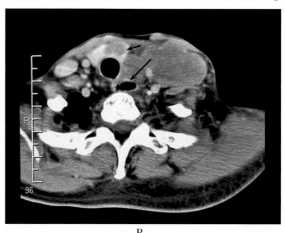

图 3-7-49 转移性肿瘤

A.CT 平扫见左侧颈部多个增大淋巴结,部分融合成团且呈分叶状;

B.增强扫描见病灶轻度强化,甲状腺(↑)和食管(长↑)受累,周围血管受压

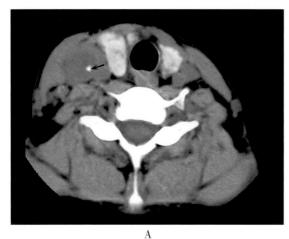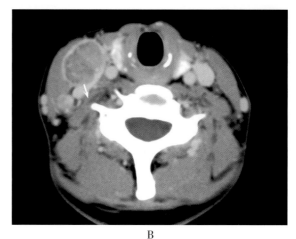

图 3-7-50 转移性肿瘤

A.CT 平扫见右侧颈部增大的淋巴结,其内可见斑点状钙化(↑);

B.增强扫描病灶呈环状强化(↑)

(十四)茎突综合征

茎突综合征(styloid process syndrome)是因茎突过长或其方位及形态异常等原因刺激或压迫邻近部位的血管、神经而引起咽痛、咽异物感或反射性耳痛或头颈部痛和涎液增多等症状,统称为茎突综合征,常见于成年人。正常茎突的平均长度为 2.5~3.0 cm,大于 3.0 cm 者属茎突过长。

【诊断要点】

1.咽部疼痛和咽异物感:咽痛常为一侧性,多不剧烈,可位于扁桃体窝区域、舌根部或咽的其他部位。吞咽或深呼吸时疼痛加重,可放射至颈部或耳部。咽异物感多为一侧性,可出现鱼刺感、牵拉感或异物附着感等,吞咽、说话或转头时可加重。

2.颈部压迫症状:刺激或压迫颈部动脉时,可引起头痛、头晕、眼花、耳鸣及面部麻木等症状,疼痛或不适感可放射至头顶和眼区。刺激迷走神经时,可引起短暂的剧烈咳嗽。

3.体检:可在扁桃体窝偏后方的中下部触及茎突的末端。触诊时患者多诉疼痛加重,可在两侧扁桃体窝进行比较触摸。

4.X线平片:常规摄茎突正侧位片,侧位片确定茎突长度,正位片显示茎突偏斜或弯曲情况。在颅骨正位片上,以茎突长向为轴,与颅底平面垂直成一夹角,正常为30°左右,>40°或<20°可认为是茎突方向异常。

【CT表现】

1.通过CT三维或二维重组技术准确测量茎突的长度以及其与颅底垂直平面的成角,作为茎突综合征的确诊依据。常用的重组方式有多层面重组(MPR)、容积再现(VR)等(图3-7-51、图3-7-52、图3-7-53、图3-7-54)。

2.能清楚地显示茎突与周围组织的关系,可判断周围器官受累情况及颈动脉有无受压。

3.临床上需与舌咽神经痛及咽异感症相鉴别,可通过CT检查测量茎突长度及成角进行鉴别。

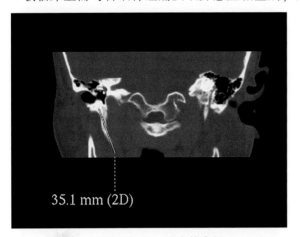

图3-7-51　茎突综合征
MPR像冠状位显示右侧茎突过长

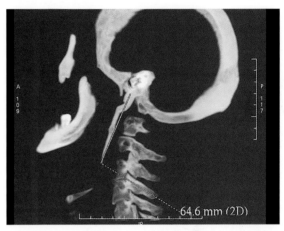

图3-7-52　茎突综合征
MPR像矢状位测量左侧茎突长度

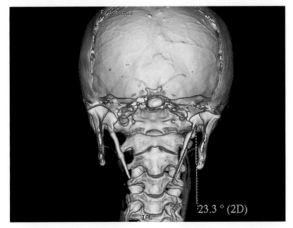

图3-7-53　茎突综合征
VR像测量茎突与颅底垂直平面的成角

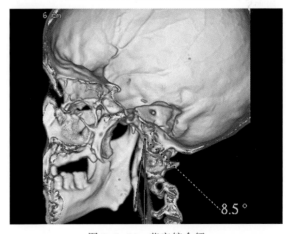

图3-7-54　茎突综合征
VR像显示茎突方向异常

（十五）恶性纤维组织细胞肉瘤

恶性纤维组织细胞肉瘤(malignant fibrous histiocytoma,MFH)是组织学来源及分化方向仍不明确的未分化多形性肉瘤。MFH是最常见的软组织肉瘤类型。好发于中老年人,男性多于女性;四肢、躯干、后腹腔等深部软组织部位多发,包含多种不同分型,呈浸润性生长。术后复发率和转移率极高。各型具有某些共同的形态特征。发生在头颈部少见,而原发于颈部者罕见。

【诊断要点】

1.症状与体征:

1)临床表现通常无特异性,起病隐匿,早期无任何症状,部分患者于体检时偶然发现。颈部无痛性增大软组织肿块,缓慢侵袭生长,早期症状轻微;生长迅速时可出现发热、厌食、体重下降等症状。

2)晚期可出现淋巴结肿大和远处转移。

2.不同类型的 MFH 有不同的表现特点,确诊须依据病理检查结果。

3.病理学检查:

1)肿瘤细胞旋涡状排列的结构是其主要特征。

2)免疫组化:Vim、CD68、MSA 阳性对 MFH 的诊断有特殊的价值。

【CT 表现】

1.CT 平扫:

1)瘤体一般较大,直径 4.0~23.0 cm,类圆形或不规则形(图 3-7-55A)。

2)病灶内少见钙化。

3)肿瘤多数呈较大囊实性混杂密度或实性略低密度,少数为囊性低密度。以实性者为主的肿瘤内可见不同程度网格状纤维分隔样低密度影,呈条索状、斑片状;囊性为主肿瘤囊壁厚薄不均,且有壁结节。

4)肿瘤边缘:肿瘤多数呈浸润性生长,边界不清,并侵犯邻近器官;少数肿瘤有纤维性假包膜形成,边缘较清楚。

2.增强扫描:

1)肿瘤的强化方式可多种多样。

2)实性部分及囊性病灶的壁结节轻至中度强化,延迟期呈"快进慢出"型轻度强化方式。

3)囊性病灶及病灶内液化坏死区始终无强化。

4)部分肿瘤动脉期边缘一过性强化,可见明显强化增粗、迂曲的肿瘤血管贯穿病灶(图 3-7- 55)。

3.鉴别诊断:

1)骨肉瘤:好发于青少年,临床表现为疼痛、不断增大的肿块。X 线表现常有明显的骨膜反应及 Codman 三角,以及多种形态、不同密度的瘤骨,不难鉴别。

2)纤维肉瘤:与 MFH 在临床和影像学上无明显区别,其鉴别主要依据病理检查结果。

3)恶性淋巴瘤:表现为颈部多个淋巴结的肿大,呈等密度,易融合成团,治疗前一般不发生坏死及钙化。

4)颈淋巴结转移瘤:是颈部常见的恶性肿瘤,表现为颈部淋巴结的肿大,以中老年人多见,多数患者可找到多来自头颈部的原发病灶。

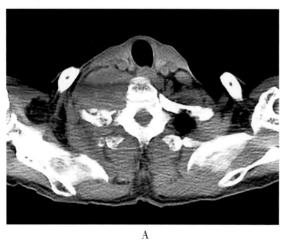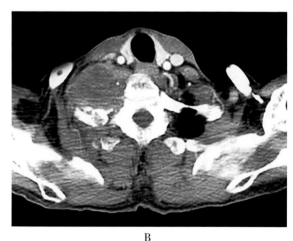

A   B

图 3-7-55　恶性纤维组织细胞肉瘤/未分化肉瘤

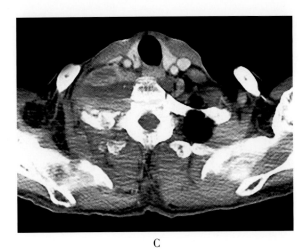 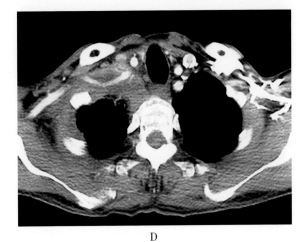

C   D

图 3-7-55 恶性纤维组织细胞肉瘤/未分化肉瘤(续)

A.CT 平扫见右侧颈根部团块状软组织密度肿块,大小约 31 mm×32 mm,CT 值约 38 HU,向下延伸至同侧肺尖部并包绕右侧锁骨下动脉,边界尚规整,密度均匀,邻近肋骨未见明显骨质破坏;

B~D.增强扫描见略欠均匀性强化,CT 值约 52 HU

（栾维志 高 斌 王 弢 李劲松 周燕飞）

第四章　骨骼与软组织

CT 密度分辨率高,断层成像无重叠现象,在骨骼与肌肉疾病的诊断中有较多优势,如 CT 不仅可以发现 X 线平片不能显示的细小病变,而且能明确解剖结构复杂的骨与关节的解剖关系及其变化;此外,CT 值的测定还有助于某些疾病的定性诊断。

第一节　正常CT解剖

一、骨

骨分长骨、短骨、扁骨、不规则骨,均由骨皮质、骨松质和骨髓腔组成。正常时骨膜不能显示。现以长骨为例叙述骨的 CT 表现。

骨皮质呈高密度结构,CT 值为数百到 1 000 HU,其厚度常因不同个体、部位而不同。长骨中段骨皮质一般比干骺端略厚,肌腱附着处也较厚。双侧骨对应部位骨皮质厚度相似。骨皮质外缘光整,内缘可略毛糙。

骨松质由骨小梁和骨髓组成,在 CT 图像上前者呈纵横交错排列的网格状高密度影,后者为网格内的低密度影。

骨髓腔内因含有多量的脂肪组织,故为均匀的低密度区,以骨干中段表现尤为典型。

二、关　节

关节是两骨或数骨的连接部分,典型的滑膜关节由关节腔、关节面、关节囊、滑膜、韧带组成,关节腔内有少量滑液。膝关节内还有交叉韧带和半月板等辅助结构。

关节间隙在 CT 图像上显示为低密度,组成关节诸骨的骨端骨皮质显示为高密度,关节面上覆盖的关节软骨、滑膜通常不能为 CT 所显示,但由软骨构成的膝关节半月板可以显示。

三、软　组　织

CT 平扫可以显示骨周围的肌肉、筋膜和脂肪组织。肌肉呈软组织密度,CT 值为 40 HU 左右。皮下脂肪呈低密度,CT 值在-50 HU 左右。皮下和肌肉间行走的神经和血管呈软组织密度,增强扫描时血管可明显强化,CT 上显示为圆点状或条状高密度影。

第二节 骨 肿 瘤

一、概 述

对于骨肿瘤的 CT 诊断,必须坚持与临床、X 线平片和病理相结合的原则,才能提高诊断准确率。特别是年龄和部位,有重要的参考价值。部分病例有必要补充 MRI 检查,尤其在显示软组织和关节方面。临床表现和骨肿瘤的发展进程,以及某些特异性的实验室检查,也有重要意义。

CT 由于密度分辨率高、无重叠,能作增强扫描和测量 CT 值,能够发现细微的病理性骨折和皮质破坏,以及有无骨肿瘤基质的微小钙化,并能清晰显示骨肿瘤浸润范围及其周围软组织的改变,增强扫描还可以显示骨肿瘤与神经血管的关系。这些都为良、恶性骨肿瘤的定性诊断以及手术治疗方案的确定,提供了重要的信息。

二、良 性 肿 瘤

(一)骨瘤

骨瘤(osteoma)为一种较少见的良性成骨性肿瘤。约占骨肿瘤的 9%。好发年龄为 20~50 岁,男性多于女性。主要发生于膜内化骨的骨骼,起源于骨膜下层,不侵及骨髓,以颅面骨多见。

【诊断要点】

1.病程长,生长缓慢。

2.临床多无症状或偶有头痛,堵塞窦腔口时可引起继发性炎症和黏液囊肿。

3.发生于颅面骨者可突入额、筛窦腔内,发生于四肢骨内的也称"骨岛",发生于骨旁的呈致密骨性隆起。

4.X 线平片:为均匀致密的半圆形向外的骨性隆突,无骨破坏及骨膜反应,一般不超过 2 cm。四肢长骨干的骨瘤表现为一侧皮质向外扩张,外缘呈波纹状。

【CT 表现】

1.呈与正常骨皮质相连的骨性高密度影,圆形或卵圆形,边缘光整锐利(图 4-2-1)。

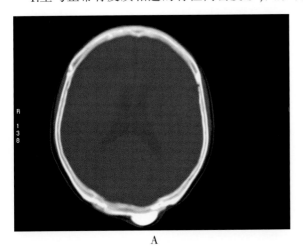
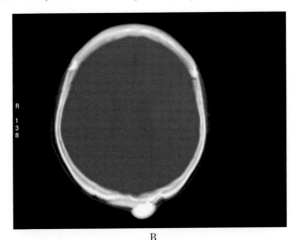

A   B

图4-2-1 骨瘤
A.B.CT平扫骨窗见枕骨外板局限性高密度骨性隆起,呈半圆形,表面光滑致密

2.发生在颅面骨者,常以广基与颅骨相连,局部皮肤或软组织向外推移(图4-2-2)。

3.CT还可以发现X线难以发现的骨性外耳道、乳突内侧等隐蔽部位的较小骨瘤。

4.鉴别诊断:

1)颅骨向颅内生长的骨瘤应与大脑凸面小脑膜瘤鉴别,后者密度虽较高,但很少完全钙化和骨化,增强时可明显强化,鉴别不难。MRI上一般呈等 T_1、等或稍长 T_2 信号,明显强化,易于明确诊断。

2)枕骨外生性骨瘤应与发育较大的枕外粗隆鉴别,后者位于中线部位,且与枕内粗隆相对应,可资鉴别。

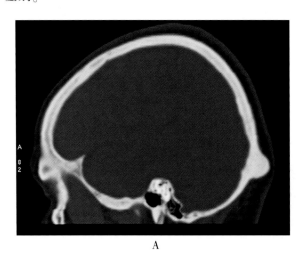
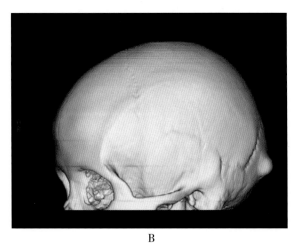

图4-2-2　骨瘤

A.B.CT重组见枕骨外板局限性高密度骨性隆起,以宽基底与颅骨外板相连,边缘光整

(二)骨样骨瘤

骨样骨瘤(osteoid osteoma)是一种特殊类型的良性骨肿瘤,由成骨细胞及其产生的骨样组织构成。约占全部骨肿瘤的1%,占良性骨肿瘤的10%。常见于30岁以下的青少年,男性多于女性。以胫、股骨最多见,合计约占50%。可发生于骨皮质和骨松质,但以前者多见。

【诊断要点】

1.临床症状:以疼痛为主,可由间歇性转为持续性,夜间痛尤为剧烈。疼痛可呈放射性。局部压痛显著,服水杨酸钠类药物可缓解。

2.多发生于胫骨,其次为股骨,足部短骨、脊柱、肱骨和腓骨也有发病。

3.组织学特征为中央部的血管性骨样组织(瘤巢为0.3~1 cm,偶可达2 cm)及周围的硬化带。

4.小病灶可通过钙化或骨化而自然愈合。

5.X线平片:主要表现为病灶中央透光区(瘤巢)和外围宽窄不一的骨硬化。①位于骨松质(松质型)时,瘤巢较大,而周围骨质硬化轻微。②位于骨皮质(皮质型)时,周围骨质硬化明显,甚至可遮盖瘤巢,常需加深曝光才能显示。③位于骨膜内(骨膜型)时,病灶可全被骨壳包绕,邻近皮质有硬化。

【CT表现】

1.位于骨皮质内的病灶,表现为局部骨皮质呈梭形增厚,密度增高,其内可见中等密度或低密度瘤巢。瘤巢一般为1个,也可有多个,位于病灶的中心或略偏一侧(图4-2-3)。

2.最典型的CT表现为低密度的瘤巢中心见点状高密度影,即所谓"靶征"(图4-2-3A)。

3.位于骨松质内者瘤巢常较大,而周围硬化区相对较小。

4.位于指(趾)短骨的骨样骨瘤常以破坏为主,骨质增生硬化多不明显或很轻微。

5.很少有软组织肿胀。

6.鉴别诊断：

1)长管骨的慢性骨脓肿(Brodie's abscess)应与骨松质的骨样骨瘤相鉴别,前者疼痛较甚,局部病灶呈圆形或椭圆形低密度破坏区,周围虽有增生硬化的骨环,但不及后者,且无"靶征"。

2)局限于骨皮质的成骨肉瘤有时应与骨皮质内的骨样骨瘤相鉴别,骨肉瘤破坏区呈虫蚀样不规则形,较大,无瘤巢,肿瘤骨密度不均匀,常有骨膜反应(Codman三角)。

3)指(趾)骨化脓性骨髓炎：以骨质破坏及软组织肿胀为主,其软组织肿胀较骨样骨瘤明显,无瘤巢形成,可有骨膜反应,病变发展快,且临床症状、体征也不同于骨样骨瘤。

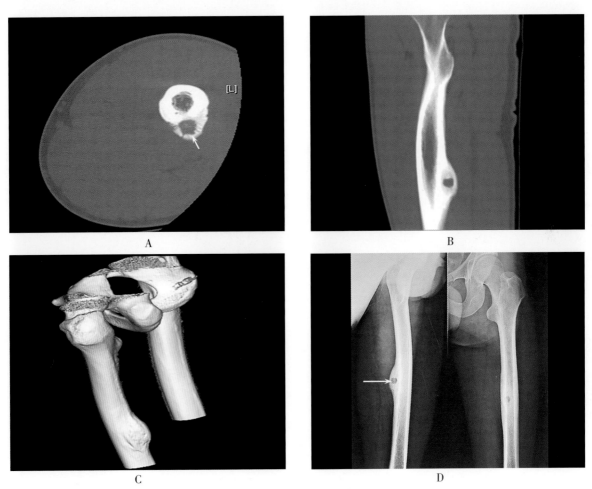

图4-2-3　骨样骨瘤

A~D.CT平扫骨窗和重组见左股骨中段后内侧骨皮质呈梭形增厚,密度增高,其内有一低密度的瘤巢,偏于一侧(↑),并见局部骨皮质有一缺口。股骨正、侧位片显示瘤巢内钙化即"靶征"(长↑)

(三)成骨细胞瘤

成骨细胞瘤(osteoblastoma)又称骨母细胞瘤。为少见的良性骨肿瘤,极少恶变。国内统计,约占全部骨肿瘤的0.24%,国外报道占原发骨肿瘤的0.6%。该肿瘤起源于成骨性结缔组织,同时具有成骨性和骨样骨瘤的病理特点。约3/4病例发生于20岁以下,女性多于男性。发病部位以脊柱最常见,其次为长骨、手足短骨和骨盆等。

【诊断要点】

1.起病隐匿,大多仅有局部钝痛感,有肿胀和触痛。

2.服用水杨酸钠类药物疼痛不缓解。

3.若涉及脊柱,常出现脊柱侧弯或神经根压迫症状。

4.实验室检查:部分患者碱性磷酸酶增高。

5.X线平片:主要特点为囊性低密度区,呈云絮状改变,可见钙化或骨化,约1/2病例软组织肿块边缘有清楚的钙化薄壳。

【CT表现】

1.CT上呈高、低混杂密度病灶,与周围骨分界清楚。

2.生长在管状骨的圆形或椭圆形低密度病灶,其长轴与长管状骨长轴一致,边缘有完整的钙化骨壳包绕,囊内有不规则斑点、斑片及条索状致密骨化灶。

3.位于脊柱附件者,CT不仅可发现较小病灶,而且可以清楚显示其部位、大小、边界、内部钙化、骨化以及与硬膜囊的关系(图4-2-4)。

4.鉴别诊断:

1)骨样骨瘤:生长慢,夜间剧痛,瘤巢小(<2 cm),有"靶征",周围硬化显著,无恶变。

2)在成骨细胞瘤的低密度病灶内常有钙化和骨化,据此可与骨囊肿、骨巨细胞瘤和动脉瘤样骨囊肿鉴别。

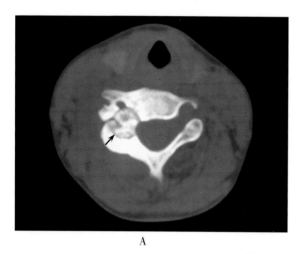 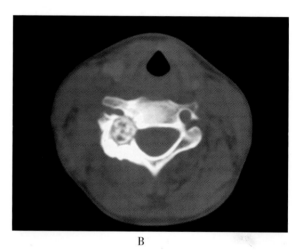

A   B

图4-2-4 成骨细胞瘤

A.B.CT平扫见寰椎右缘外凸性类圆形混杂密度病灶,边缘有光整的钙化骨壳包绕,肿块内有斑点状及小斑块状致密骨化影(↑)

(四)骨化性纤维瘤

骨化性纤维瘤(ossifying fibroma)是由纤维结缔组织与骨组织构成的一种少见的良性肿瘤。多发生于20~30岁女性。好发于上、下颌骨等处。

【诊断要点】

1.生长缓慢,病程可长达数年至十几年。

2.临床表现:主要为患部轻微肿胀,两侧面部不对称。

3.X线平片:为局限性囊状骨质破坏区,其内有散在分布的致密骨化影,似毛玻璃样外观,边界清楚,有硬化环,局部骨皮质轻度膨胀变薄。

【CT表现】

1.病变主要位于骨松质内,受侵犯的骨松质失去正常骨小梁形态。

2.病灶密度随肿瘤内骨化成分不同而改变:骨化多者呈毛玻璃状、棉花团状、网织状致密影(图4-2-5);骨化少者较透亮,病灶呈有清晰硬化边的囊状骨质缺损区,骨质膨胀不明显,其内可见斑点状和条纹状高密度骨化影(图4-2-6、图4-2-7)。

3.病变区骨皮质完整,无骨膜反应。

4.鉴别诊断:

1)颅面骨骨纤维异常增殖症:多为硬化型,病变范围广泛。

2)非骨化性纤维瘤:病变范围小,囊状骨缺损区内无成骨,周围有致密骨壳环绕。

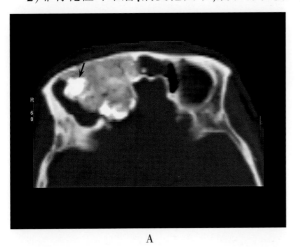

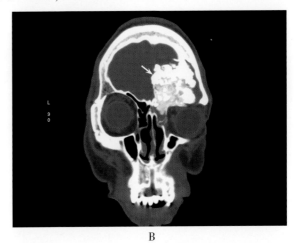

图4-2-5　骨化性纤维瘤

A.B.CT平扫和MPR见右额骨局限性、膨胀性毛玻璃样高密度影,其内有散在性分布的团状致密骨化影(↑),边界清楚,有硬化环,无骨膜反应

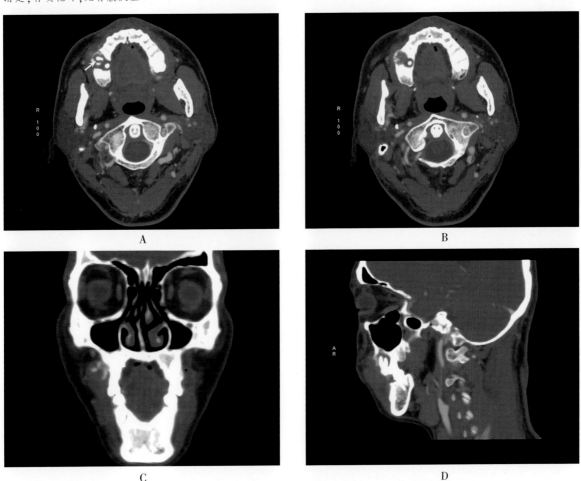

图4-2-6　骨化性纤维瘤

A~D.CT平扫和MPR见右上颌骨牙槽突局限性、膨胀性囊状骨质破坏区,其内可见斑点状致密骨化影(↑),骨皮质变薄,无骨膜反应

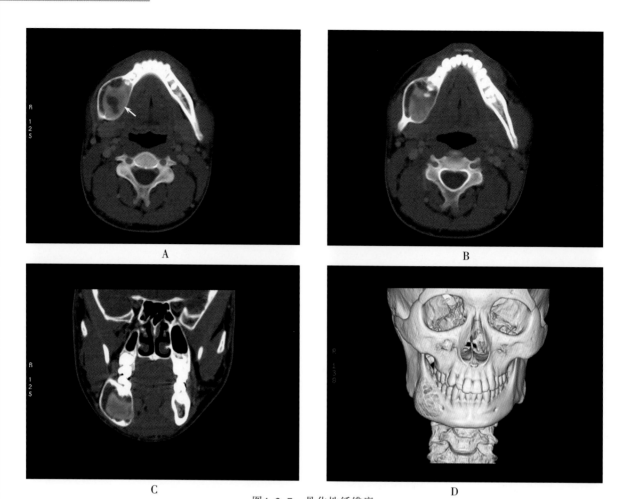

A　　　　　　　　　　　　　　　　　B

C　　　　　　　　　　　　　　　　　D

图4-2-7　骨化性纤维瘤

A~D.CT平扫和重组见右下颌骨局限性、膨胀性囊状骨质破坏区,其内可见毛玻璃样高密度影(↑),骨皮质变薄,无骨膜反应

(五)非骨化性纤维瘤

非骨化性纤维瘤(non-ossifying fibroma)较少见,是一种由骨髓结缔组织发生的良性肿瘤。有学者认为由纤维皮质缺损发展而来,故又曾命名为纤维性骨皮质缺损和干骺端纤维性缺损等,因无成骨趋向,不形成骨质,故命名上冠以非骨化性。本病好发于青少年,以 8~20 岁多见。病变部位以四肢长骨较多,常位于干骺端,但不侵及骨骺。

【诊断要点】

1.发病缓慢,一般无症状,或仅有局部酸痛和肿胀。

2.好发于胫骨、股骨,少见于桡骨、尺骨、肱骨、肋骨和骨盆,发生于脊椎、颅骨者罕见。

3.X 线平片:病灶呈单房或多房的囊状透亮区,其长轴与骨干平行,但常偏于骨干一侧的骨皮质下,边缘有硬化,邻近的骨皮质膨胀变薄或完全缺损,但无骨膜反应。

【CT 表现】

1.病灶呈圆形或卵圆形囊状低密度区,有分房时形似蜂窝状或皂泡状。

2.边界清楚,有线形骨硬化带环绕,局部骨皮质稍膨胀变薄,但很少突向骨外。

3.病灶常位于干骺端,距骨骺线 3~4 cm 处,呈偏心性,多在皮质下(图 4-2-8)。

4.若属儿童期骨化障碍的纤维皮质缺损则多见于 4~8 岁的男孩,无任何症状,好发于股骨远端干骺部的后内侧,以及胫骨的远端及腓骨。

5.可合并病理性骨折。

6.鉴别诊断:

1)骨样骨瘤:生长慢,夜间剧痛,瘤巢小,有"靶征",周边硬化显著。

2)骨巨细胞瘤:常位于骨端,有分房,膨胀明显,易横向生长,好发于20岁以上。

3)多房性骨囊肿:多位于长骨中央,呈对称性膨胀性生长,周围无明显硬化边,易发生病理性骨折。

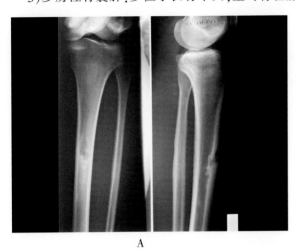
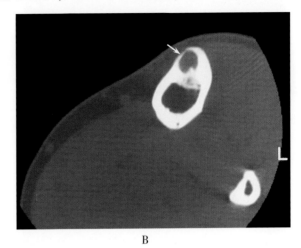

图4-2-8 非骨化性纤维瘤

A.B.X线平片和CT平扫见左胫骨中段皮质下卵圆形囊状低密度区,似皂泡状,边缘清楚有硬化环(↑),偏于骨干一侧骨皮质下,局部骨皮质稍变薄,但无骨膜反应

(六)软骨瘤

软骨瘤(chondroma)为一种良性骨肿瘤。各年龄段均可发生,好发于20~30岁,与性别无关。病因不明,多数学者认为可能与胚胎性组织残留或异位有关。包括发生于髓腔内的内生软骨瘤(enchondroma),占骨原发肿瘤的3%~17%;发生于皮质骨或骨膜下的骨膜软骨瘤(periosteal chondroma),又称为外生性软骨瘤、皮质旁软骨瘤和偏心性软骨瘤,占骨原发肿瘤的2%。多发者称为软骨瘤病;多发内生性软骨瘤且伴有肢体发育畸形者称为Ollier病;多发内生性软骨瘤合并皮肤内脏血管瘤者,称为Mafucci综合征。生长活跃的软骨瘤可以恶变为软骨肉瘤。

【诊断要点】

1.临床表现:

1)病程缓慢:内生软骨瘤常由于肿瘤长大而造成畸形才被注意;或由于外伤引起病理性骨折,经X线检查始被发现。

2)骨膜软骨瘤多为患处肿胀或出现不规则包块,伴有轻至中度疼痛。

3)好发于四肢短骨,长骨、骨盆、脊柱、锁骨、肩胛骨及肋骨等处亦可发生。

2.X线平片:

1)内生软骨瘤:膨胀性囊状骨破坏区,无骨膜反应,可合并病理性骨折。

2)多数瘤灶内可见沙粒样、斑点状或小环形钙化,为其特征性表现。

3)破坏区周边可见薄而清楚的骨壳环绕,若骨壳中断提示有恶变可能。

4)骨膜软骨瘤:位于皮质外紧邻皮质的肿瘤,相邻骨皮质增生变厚,或骨皮质受压吸收呈弧形、扇贝样凹陷,邻近骨髓腔受压变窄,但不侵入骨髓腔;病灶长径常小于5 cm。

3.MRI检查:有助于显示软骨瘤。透明软骨在T_1WI上为低信号,在T_2WI上呈高信号,其内见不均匀斑点状或环形低信号,提示瘤软骨内有钙化。增强后可出现不均匀强化,病理提示为富血供的纤维血管束成分包绕分隔透明软骨小叶组织,其内伴钙化或骨化灶。

【CT表现】

1.内生软骨瘤:

1)发生于短骨者,CT上多呈膨胀性骨质破坏,密度略低于肌肉,骨皮质变薄,边缘光整锐利,其内可见斑点状、环形或半环形高密度钙化,有时还可见纵行骨嵴。

2)发生于长骨者,多位于干骺端中央,肿瘤较大,其中的斑点状或斑块状钙化多较显著,有时可见掺杂其中的骨性间隔,病灶很少穿破骨皮质,一般无骨膜增生(图4-2-9)。较少形成软组织肿块。

3)增强扫描时,平扫所见的低密度区轻微强化。

4)在任何时期皆可发生恶变,发生于长骨干的内生软骨瘤恶变率可达20%。病灶常出现侵蚀性骨破坏,骨膜增生,钙化斑点模糊或产生大量棉絮状钙化等恶性征象(图4-2-10)。

2.骨膜软骨瘤:与X线表现类似,但CT扫描可任意多平面重组,清晰显示病灶大小、范围及邻近骨质的压迫性骨质缺损(图4-2-11),对于钙化及骨化的显示较平片及MRI好。

3.鉴别诊断:

1)内生软骨瘤应与骨囊肿、骨巨细胞瘤、骨纤维异常增殖症等相鉴别,但前者多见于手、足短管状骨,肿瘤内有钙化斑点等特点可作区别,但若无此特点时则鉴别较难。

2)骨膜软骨瘤应与宽基底骨软骨瘤、骨旁骨肉瘤及皮质旁软骨肉瘤相鉴别。骨膜软骨瘤与宽基底骨软骨瘤两者影像学表现相似,但骨软骨瘤骨皮质和骨髓腔分别与母骨相通延续。病理不能区别皮质旁软骨瘤和内生软骨瘤,明确标本取材组织来自骨旁还是骨内对病理正确诊断至关重要。影像学可提供病变部位的信息;骨旁骨肉瘤及皮质旁软骨肉瘤,病灶边界不清且常伴骨髓腔内侵犯,而骨膜软骨瘤一般不侵犯骨髓腔。

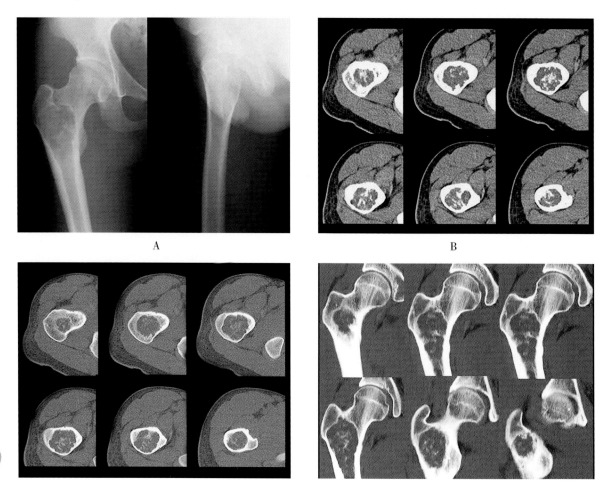

A

B

C

D

图4-2-9 内生软骨瘤

A.X线正、侧位平片见右侧股骨粗隆区骨质内膨胀性囊状骨破坏区,周围见硬化环;

B~D.CT横断面及MPR见病灶内斑点状及沙粒状钙化,周围见薄层骨壳,病灶边界清楚

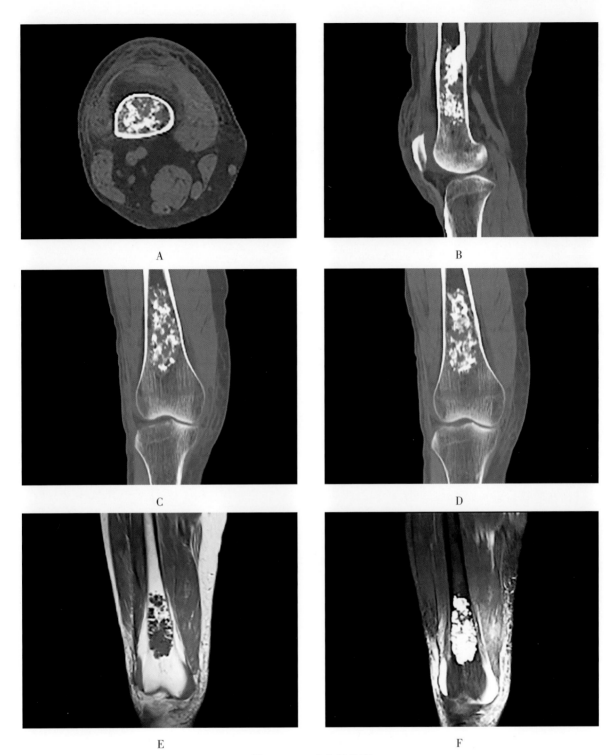

图 4-2-10 内生软骨瘤

A~D.CT 横断面和矢状面及冠状面重组见股骨下段内不规则混杂密度灶,内可见多发模糊斑点、斑片和大量棉花絮状高密度钙化;

E.F. MRI 见病灶呈长 T_1、长 T_2 信号,边界尚清楚,信号不均匀

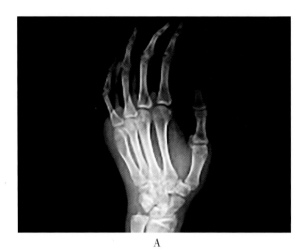
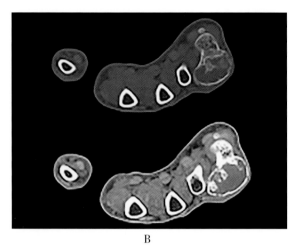

A   B

图 4-2-11　骨膜软骨瘤

A.X 线斜位片见左侧第 5 掌骨体及头骨质局限性膨胀,内见透亮区,外缘软组织内密度增高;

B.CT 横断面见左侧第 5 掌骨背侧皮质外紧邻皮质的病灶,邻近骨皮质受压迫呈蝶形凹陷,边缘较整齐,病灶内见散在钙化

(七)软骨母细胞瘤

软骨母细胞瘤(chondroblastoma)又名成软骨母细胞瘤。该肿瘤罕见,占原发骨肿瘤的 1.9%,占良性骨肿瘤的 3.5%。好发于青少年,多见于 10~25 岁,男女发病比例为 2:1。该肿瘤主要由胚胎性软骨母细胞及多核巨细胞组成。可发生在任何软骨化骨的骨骼,75%发生于长骨骨骺或骨突,最常见的部位为肱骨近端及远端、股骨近端及远端;由于任何有继发骨化中心的部位都可发生该肿瘤,因此,肿瘤也可以发生于长骨骨骺和骨突以外的小管状骨和足部跟骨;常单发。

【诊断要点】

1.临床表现:发病缓慢,局部疼痛,肿胀,关节积液或功能障碍,30%有关节积液,病理性骨折罕见。

2.X 线平片:

1)多为囊状、膨胀性、偏心性、溶骨性骨质破坏,多数边缘整齐,可见硬化边,部分病灶边缘呈分叶状,多房或皂泡样,内见间隔,间隔厚度不等。

2)肿瘤侵蚀破坏骨皮质,可出现骨外软组织肿块。

3)1/4~1/3 瘤体内可出现钙化;约 22%的患者可出现良性骨膜反应。

4)位于扁骨及不规则骨者,常呈类圆形溶骨性骨质破坏,周边见硬化。

5)发生于短管状骨或细长管状骨,常呈中心性膨胀性骨质改变。

6)关节受累:关节肿胀,关节腔内积液,滑膜增厚。

3.MRI 检查:本瘤在 T_1WI 上以等低信号为主;在 T_2WI 上,因兼有软骨基质及钙化,呈混杂信号;肿瘤周围的硬化边呈长 T_1、短 T_2 信号。MRI 检查能够较好地反映骨髓水肿的情况及肿瘤破入软组织后的大小及范围。此外,MRI 还可以较好地显示邻近关节的积液情况,增强扫描病灶出现不均匀强化。

【CT 表现】

1.为类圆形或圆形的溶骨性骨质破坏区,骨皮质呈膨胀性改变,病灶边缘有硬化边(图 4-2-12);部分病灶可以出现局限性骨皮质断裂(图 4-2-12E、图 4-2-12G);少数可于皮质旁出现软组织肿块。

2.病灶内部密度混杂:多为软组织肿块,可见液平和不同程度的斑点状及沙粒样钙化;病灶内可出现骨性分隔或骨嵴;增强扫描病灶可表现为轻至中度强化。

3.骨膜反应部位及形态:出现局限性骨皮质断裂者,在皮质断裂周围可出现骨膜反应,表现为规则的层状或线状,无恶性骨膜反应征象出现。

4.病灶邻近关节的改变:关节肿胀、积液,关节面光滑、完整无破坏。

5.CT还可以发现软骨母细胞瘤继发动脉瘤样骨囊肿的改变。

6.鉴别诊断:当软骨母细胞瘤生长于不典型部位,或影像表现不典型时诊断较困难,需要与下列疾病鉴别:

1)骨巨细胞瘤:好发年龄为20~40岁,瘤内无钙化,周围无硬化缘,偏心横向生长为其特点。当软骨母细胞瘤内缺乏钙化,且发生于不典型的部位和年龄时,两者鉴别困难。

2)动脉瘤样骨囊肿:原发性动脉瘤样骨囊肿膨胀更为显著,一般均为囊性成分,实性成分及钙化少见,常有液-液平面。

3)骨样骨瘤:当软骨母细胞瘤病灶较小时,需要与骨样骨瘤鉴别。骨样骨瘤瘤巢周围显著增生硬化为其特征性表现。以夜间疼痛为主要症状,服用水杨酸钠能缓解,也是骨样骨瘤与软骨母细胞瘤的不同之处。

4)骨骺及干骺端结核:结核好发于干骺端,可跨骺板累及骨骺,病变主体在干骺端;软骨母细胞瘤一般起源于骨骺内,病变主体在骨骺内,跨骺板累及干骺端,结核常有死骨,无硬化缘,少有骨膜反应。增强扫描,结核内部一般为干酪性坏死,无强化,周边的肉芽组织壁可强化;软骨母细胞瘤可出现不均匀轻至中度强化。

5)Brodie's脓肿:为一种亚急性局限型骨髓炎,发病隐匿,全身症状轻微或缺乏。病变多位于长管状骨,周边可有反应性骨硬化包绕,通常无死骨,增强扫描脓肿壁有均匀环形强化。病灶周边可有窦道形成。

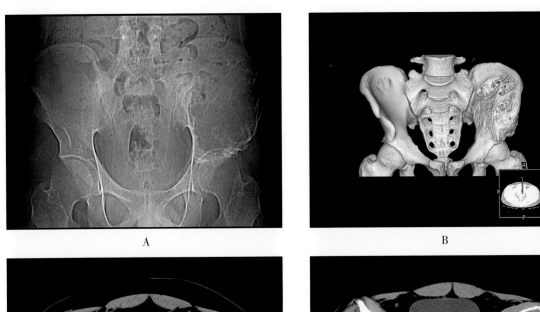

A

B

C

D

图4-2-12　软骨母细胞瘤

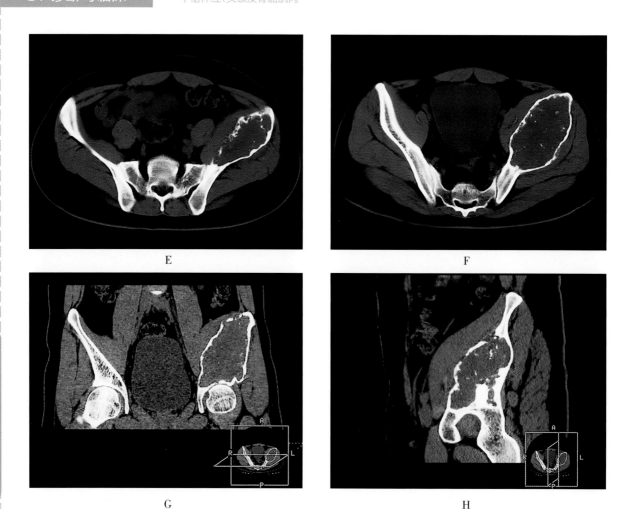

E F

G H

图 4-2-12 软骨母细胞瘤(续)

A.CT 定位片见左侧髂骨翼骨质呈膨胀性改变,内见局限性骨质密度减低区;

B.CT 重组见左侧髂骨翼骨质呈膨胀性改变;

C~H.左侧髂骨翼见一椭圆形囊状膨胀性低密度区,边界清楚,部分层面骨皮质不完整,局部骨皮质变薄,其内见斑点状和斑片状钙化,病灶邻近髂骨翼内缘软组织稍肿胀

(八)骨软骨瘤

骨软骨瘤(osteochondroma)又名外生骨疣。占全部骨肿瘤的 12%~25%,是最常见的良性骨肿瘤(占良性骨肿瘤的 38.5%)。多见于青少年。凡有软骨骨化的骨骼均可发生。病因尚不明,多有遗传性。可单发或多发,多发者约占 20%,常有家族史,容易恶变。

【诊断要点】

1.临床表现:多无自觉症状,除非肿瘤过大,方可出现局部疼痛、肿胀和功能障碍等。亦有极少数因位置关系可压迫神经、血管而引起相应症状。

2.生长缓慢,骨性肿块突出于皮肤表面,不移动,没有明显的疼痛及压痛,只有轻微酸痛感。

3.肿瘤常发生于长骨干骺端,如股骨远端,胫骨、腓骨近端邻近关节处,且背离关节生长。

4.肿瘤由纤维包膜、软骨帽及骨性基底部三部分组成。

5.遗传性多发性骨软骨瘤,常呈对称性生长,多伴有畸形性软骨发育异常、长骨短缩或弯曲畸形。

6.X 线平片:

1)为长骨干骺端边界清楚的骨性肿块突出于骨表面,背向邻近关节生长,肿瘤以柄或宽基底与母骨相连(图 4-2-13)。

2)肿瘤顶部为半环形或菜花状软骨帽,内有环状、斑点状和不规则钙化。

3)肿瘤可压迫相邻骨骼产生移位或畸形,相邻骨与瘤体间的透亮间隙为软骨帽。

【CT表现】

1.为骨皮质、骨松质均与母骨相连续的骨性突起,顶端有软骨帽覆盖,软骨帽边缘多光整,少数可呈菜花状,其内可有点状、环状散在或密集的钙化(图4-2-14)。

2.软骨帽和纤维包膜在CT上两者不易区分,均为软组织密度,其厚度不一,但边缘较清楚,位于骨性突起顶端和边缘(图4-2-15)。

3.骨软骨瘤可恶变成软骨肉瘤或骨肉瘤,一般恶变常从软骨帽开始,表现为软骨帽明显增大增厚,边缘不整,边界不清,有软组织肿块形成和大量不规则钙化。

4.鉴别诊断:骨软骨瘤表现典型,一般诊断不难。但有时候也需与正常变异及相关疾病鉴别。如肱骨髁上突(发生于肱骨内髁前方,呈鸟嘴样突起,与肱骨下段骨皮质间有一透亮线,无临床症状,属正常变异)和杜纳综合征(膝周改变与胫骨内髁骨软骨瘤相似,但本征尚有腕、掌、颅骨改变)等。

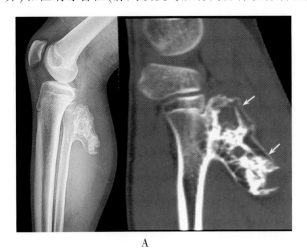
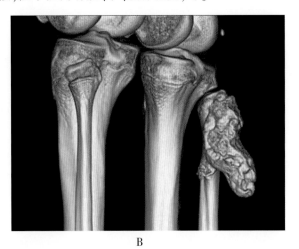

图4-2-13 骨软骨瘤

A.B.X线平片及CT重组见右腓骨上段干骺端后侧有一边界清楚的骨性肿块(↑),突出于骨皮质外,与邻近的膝关节呈背向生长,肿瘤以宽基底与腓骨相连

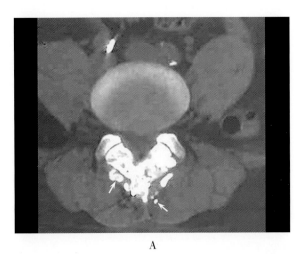
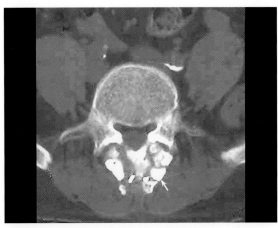

图4-2-14 骨软骨瘤

A.B.CT平扫见第五腰椎两侧椎板和棘突增厚,其外周见多发点、环状密集钙化灶(↑)

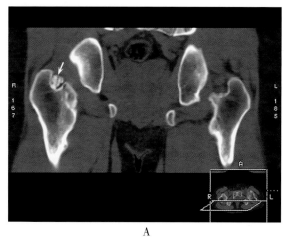
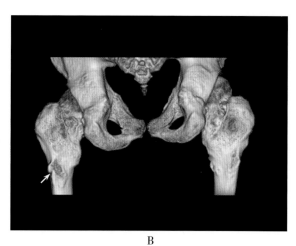

图4-2-15 骨软骨瘤

A.B.CT重组见双侧股骨上段有多个骨性肿块(↑),突出于骨皮质外,并以宽基底与股骨相连

(九)软骨黏液样纤维瘤

软骨黏液样纤维瘤(chondromyxoid fibroma)是一种少见的良性肿瘤,起源于幼稚的黏液样间胚叶细胞,具有分化成软骨和产生胶原纤维的特性。多见于青少年,10~30岁发病者约占80%。以四肢长管状骨多见。

【诊断要点】

1.临床表现:疼痛,局部肿胀,轻微压痛。

2.好发于长骨的干骺端,其中胫骨约占50%,其次为股骨、骨盆、跗骨等。

3.X线平片:

1)表现为偏心性椭圆形透亮区,病灶有分叶,局部骨皮质膨胀变薄,边缘锐利,有硬化边围绕呈扇状,无骨膜新生骨。

2)有时可见到肿瘤区内小点状钙化和小环状软骨钙化影,肿瘤若破入软组织可形成软组织肿块,但无包壳。

【CT 表现】

1.CT 能更清楚地显示复杂部位病灶的边界、钙化和软组织改变。

2.病灶区骨膨胀明显,多有完整包壳,其内钙化多呈斑点状,周围软组织可有轻度肿胀(图 4-2-16)。

3.增强扫描可见囊间骨性分隔强化。

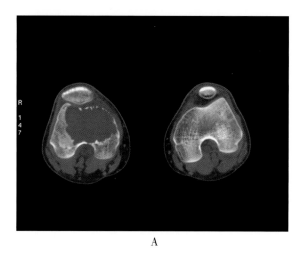
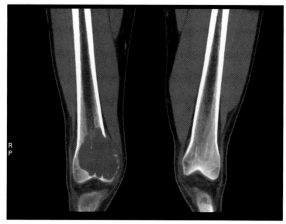

图4-2-16 软骨黏液样纤维瘤

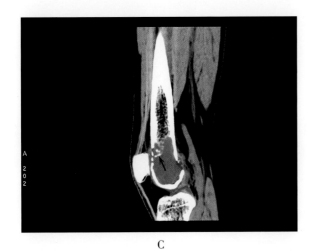
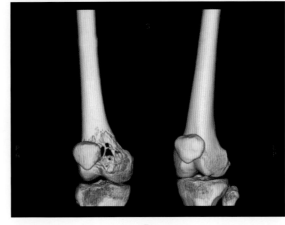

C   D

图4-2-16 软骨黏液样纤维瘤(续)

A~D.CT平扫和重组右股骨下端干骺端内侧见一椭圆形囊状膨胀性骨密度减低区,边缘清楚,包壳完整,局部骨皮质变薄,其内见有点状钙化(↑),周围软组织稍肿胀

4.鉴别诊断:

1)骨巨细胞瘤:发病年龄较大,生于骨端,多在骨骺融合后发病,膨胀明显,无硬化缘,紧邻关节面生长。

2)多房性骨囊肿:多发生于股骨和肱骨上端干骺区,呈中心性生长,膨胀轻,分叶不明显,无明显硬化边,易发生病理性骨折。

(十)骨巨细胞瘤

骨巨细胞瘤(giant cell tumor of bone)又称破骨细胞瘤。较常见,占原发骨肿瘤的9.3%,占良性骨肿瘤的18.4%。多见于20~40岁的成人,男女发病率相仿。肿瘤起源之说分歧较多,但近年来多数学者认为其来源于未分化的结缔组织细胞。病理上分三级:Ⅰ级为良性,Ⅱ级为生长活跃,Ⅲ级为恶性。多数为良性,但可恶变为成骨肉瘤和纤维肉瘤。病变可单发,也可多发,局部破坏性强,生长活跃,术后易复发。

【诊断要点】

1.起病缓慢,病程较长,局部常有间歇性钝痛,肿瘤较大者可有局部肿块、潮红、静脉曲张、压痛和关节功能障碍等。

2.本病好发于股骨远端、胫骨近端及桡骨远端,上述部位占2/3以上;脊柱、骨盆、肩胛骨、肋骨、颅骨、髌骨、趾(指)骨较少见。

3.X线平片:

1)常呈偏心性溶骨性膨胀破坏,局部骨皮质明显膨胀变薄或破坏;如不并发病理性骨折,一般无骨膜反应。

2)X线典型表现为皂泡样外观,周围骨壳光滑完整时多为良性;若边缘模糊或有虫蚀样骨皮质破坏,周围软组织肿块发展迅速和出现骨膜反应,常提示有恶变。

【CT表现】

CT与X线平片所见相仿,但对肿瘤内的细节显示更清楚(图4-2-17),主要内容包括如下:

1.骨壳是否完整,有无病理性骨折。

2.肿瘤内有无液化坏死。

3.肿瘤骨外侵犯的范围。

4.有无软组织肿块及骨膜反应(图4-2-18)。

5.肿瘤与周围血管神经的关系等,其中有些征象是判定良性与恶性的重要依据(图4-2-19)。

6.鉴别诊断:

1)骨囊肿:发病年龄小,临床无症状,膨胀不明显,长轴与骨干平行,囊内无典型皂泡状影,多在骨骺愈合之前发生,常伴有病理性骨折。

2)内生软骨瘤:好发于短管状骨,膨胀轻,内有钙化斑点,与骨巨细胞瘤不同。

3)其他:恶性骨巨细胞瘤需与其他恶性骨肿瘤鉴别。

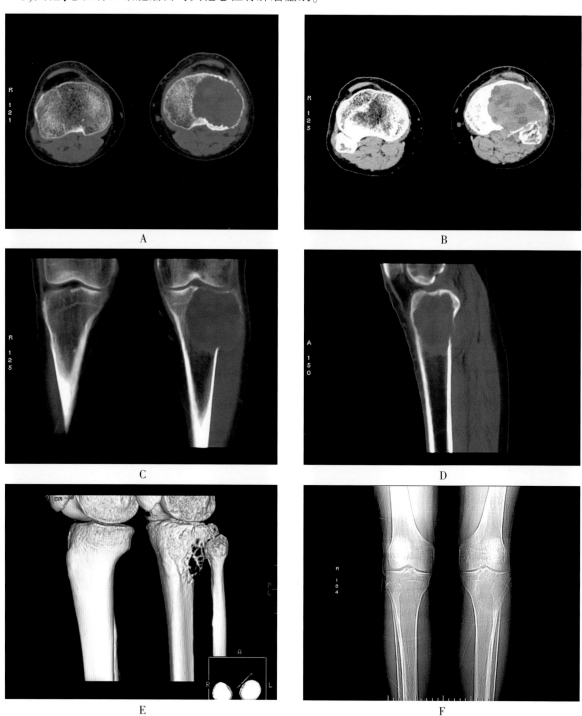

A　　　　　　　　　　　　　　　　B

C　　　　　　　　　　　　　　　　D

E　　　　　　　　　　　　　　　　F

图4-2-17　骨巨细胞瘤

A~F.CT平扫和重组见左胫骨上端腓侧囊性溶骨性破坏区,呈轻度膨胀性皂泡状外观,骨皮质变薄,骨壳欠完整,部分累及腓骨上端,无明显软组织肿块及骨膜反应

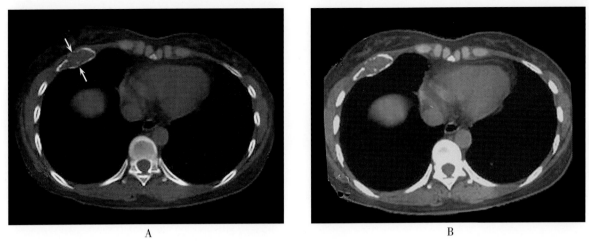

图4-2-18　骨巨细胞瘤

A.B.CT平扫见右侧肋骨局限性梭形膨胀性骨质破坏区(↑),骨皮质变薄,包壳欠完整,其内可见点状钙化

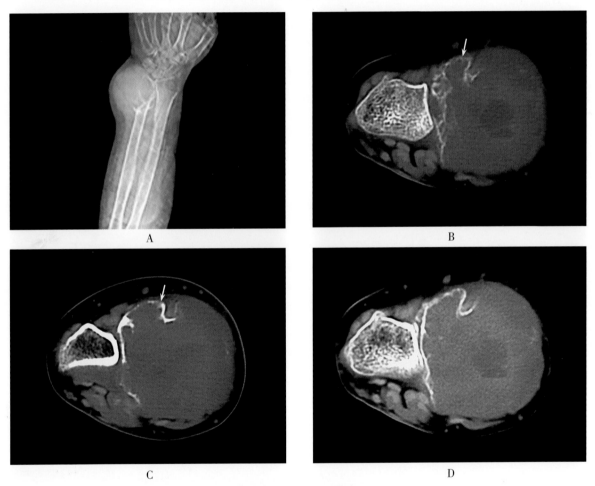

图4-2-19　骨巨细胞瘤

A~D.CT S定位片和平扫见桡骨远端巨大囊性溶骨性破坏区,膨胀明显,骨皮质部分破坏,骨壳不完整,有明显软组织肿胀和骨皮质掀起(↑),提示为恶变

（十一）骨血管瘤

骨血管瘤(hemangioma of bone)较少见,据国内统计约占骨肿瘤的1.4%,占良性骨肿瘤的2.6%。任何年龄都可发生。多见于脊椎和颅骨,很少见于长管骨。病理上为瘤样增生的血管组织,可分为海绵状型

和毛细血管型两种类型。

【诊断要点】

1.本病生长缓慢,临床多无症状,位于脊椎者可发生压缩性骨折致脊髓压迫症,位于颅骨者可扪及肿块,位于长骨者可有局部酸胀感。

2.X 线平片:①脊椎椎体血管瘤多呈典型的栅栏状垂直型(残存的粗大骨小梁纵形排列所致)。②位于颅骨常为放射状日光型(正面观察被肿瘤破坏的透光区内可见自中央向四周放射的骨间隔,颇似日光放射)。③位于长骨则为蜂窝状皂泡型(为肿瘤呈泡沫状囊肿样偏心生长而在血窦之间形成多个薄的骨间隔所致)。

【CT 表现】

1.典型的椎骨血管瘤:

1)CT 平扫见椎体骨松质内粗大网眼状改变,残留骨小梁增粗,显示为稀疏排列的蜂窝状高密度和圆点花纹状外观(图 4-2-20、图 4-2-21、图 4-2-22)。

2)矢状面或冠状面重组图像为栅栏状改变(图 4-2-20B)。

3)增强扫描病变不强化或轻微强化。

2.颅骨血管瘤:多呈边缘清楚的膨胀性低密度破坏区,内外板变薄,周围有高密度硬化环,内有放射

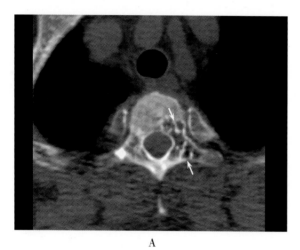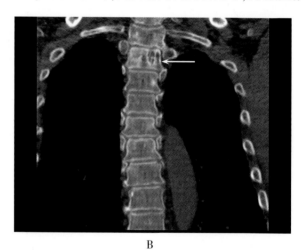

A　　　　　　　　　　　　　　　　　B

图4-2-20　骨血管瘤

A.B.CT平扫见T₂椎体及左侧附件骨松质内粗大网眼状改变(↑),残留骨小梁增粗,冠状面重组图像则为栅栏状改变(长↑)

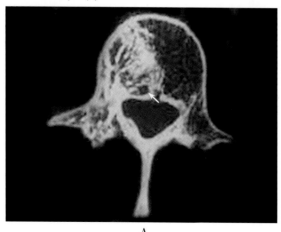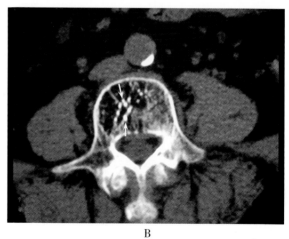

A　　　　　　　　　　　　　　　　　B

图4-2-21　骨血管瘤

A.CT平扫椎体右侧骨松质呈粗大网眼状改变(↑);

B.残留骨小梁增粗,呈稀疏排列的斑点状高密度影(↑)

状骨针。

3.长骨血管瘤：常位于骨的一端，呈偏心性膨胀改变，骨壳欠完整，局部骨皮质变薄，其内有骨性间隔，似皂泡样或蜂窝状。

4.鉴别诊断：

1)脊椎血管瘤：应与脊椎炎性病变和溶骨性转移瘤相鉴别，脊椎炎性病变可有椎骨破坏、变形及椎间隙变窄，但椎体无栅栏状或网眼状改变；溶骨性转移瘤常进展迅速，椎体呈溶骨性破坏，楔状变形，也无栅栏状骨结构，并有原发灶，可资鉴别。

2)颅骨血管瘤：应与颅骨骨肉瘤相鉴别，后者病程短，肿块生长快，疼痛明显，溶骨性破坏区边缘无硬化，骨针排列不规整，软组织肿胀显著，鉴别不难。

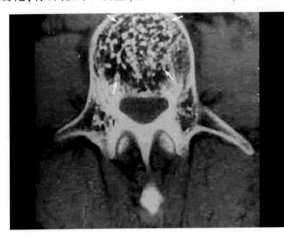 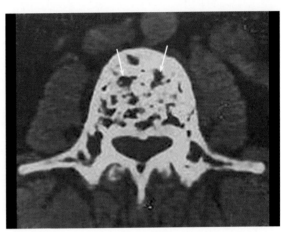

图4-2-22　骨血管瘤
A.B.CT平扫见椎体内圆点花纹状(↑)和蜂窝状(长↑)外观

(十二)骨脂肪瘤

骨脂肪瘤(lipoma of bone)属于良性肿瘤，起源于骨髓脂肪组织。该肿瘤罕见，占原发骨肿瘤的0.1%。好发于5~75岁，成年人较多，女性多于男性。依据其发生部位，可分为骨内脂肪瘤及骨旁脂肪瘤。骨内脂肪瘤起源于髓内脂肪组织，由成熟脂肪组织组成，可夹杂少量纤维间隔及发育不良的骨小梁，具有包膜。骨旁脂肪瘤亦称作骨膜脂肪瘤，起源于骨膜间质细胞，病灶内含骨髓组织及脂肪帽，与邻近骨骼之间有骨性蒂相连。骨脂肪瘤好发于四肢长骨，尤以胫腓骨干骺端多见。

【诊断要点】

1.临床表现：发病缓慢，无症状或局部疼痛。肿瘤生长过大时，可以压迫血管、神经、淋巴管产生相应症状，骨内脂肪瘤偶可合并病理性骨折。

2.X线平片：

1)骨内脂肪瘤常呈圆形或类圆形骨质破坏区，与正常骨质交界区边缘锐利，移行带窄，病灶周围常有厚薄不等的硬化缘；病灶内可有纤维间隔或残存骨小梁，两者均可交织成网状；病灶内若发生坏死，可出现斑点状钙化；病灶呈膨胀性生长，较大时可见骨皮质变薄、扩张。

2)骨旁脂肪瘤：

(1)软组织改变：病灶周围局部软组织明显膨胀、变形，内有靠近骨骼的透亮肿块，椭圆形或分叶状；肿瘤周围肌肉组织萎缩和压迫移位。

(2)骨骼改变：长骨骨干与骨旁脂肪瘤接触部常形成骨性突起，并伸至肿瘤内部，骨性突起常单发，基底较宽。

3.MRI检查：骨脂肪瘤在T_1WI上为高信号，在T_2WI上为中到高信号，脂肪抑制像呈低信号；肿瘤内的钙化、骨化及周围硬化缘呈长T_1、短T_2信号。增强扫描病灶不强化。

【CT 表现】

1.骨内脂肪瘤:

1)呈特征性的低密度,CT 值为-90~-20 HU(图 4-2-23)。

2)肿瘤内的钙化、骨化及周围硬化缘呈高密度。

3)增强扫描病灶不强化。

4)病变处于不同时期密度不同:

(1)Ⅰ期:肿瘤为实性肿块,由于病变区骨小梁吸收,其内充满存活的脂肪组织,呈均匀低密度。

(2)Ⅱ期:过渡期,瘤体内含有脂肪坏死、灶性钙化以及存活的脂肪细胞。存活的脂肪组织呈低密度区,脂肪坏死和营养不良性钙化组织呈高密度区。

(3)Ⅲ期:晚期,脂肪细胞不同程度的坏死、囊变、钙化及反应性新骨形成。该期密度混杂,诊断较为困难。

2.骨旁脂肪瘤:

1)病灶呈均质分叶状低密度灶,CT 值为-90~-20 HU。

2)其内的钙化、骨化呈高密度。

3)病灶与邻近骨表面皮质相连,骨赘与骨软骨瘤相似。

4)病灶与骨髓腔之间有骨性结构相隔(图 4-2-24)。

3.鉴别诊断:由于脂肪组织在 CT 及 MRI 上密度或信号具有特征性,骨脂肪瘤不难诊断。但是在有骨性突起的骨旁脂肪瘤,应注意与骨软骨瘤相鉴别:骨软骨瘤多发生于干骺端,皮质、松质骨均分别与母体骨相连,游离端连有菜花状的软骨帽钙化影;骨旁脂肪瘤的骨突发生于骨干,基底宽广,骨性突起与骨髓腔不相通,在游离端有透亮的脂肪肿块包绕。

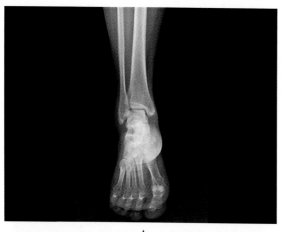

A

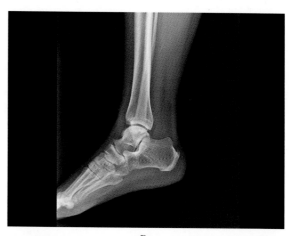

B

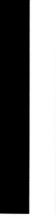

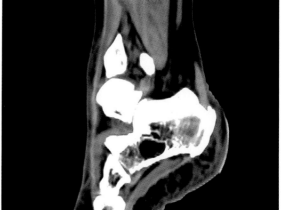

C

D

图 4-2-23　骨内脂肪瘤

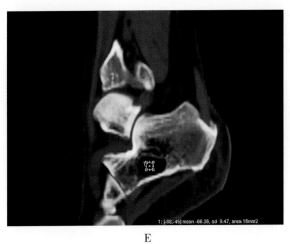

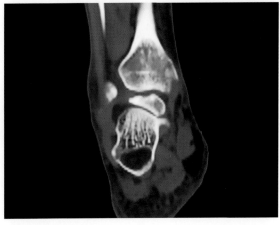

E   F

图 4-2-23 骨内脂肪瘤(续)

A.B.X 线正侧位片见右侧跟骨内一椭圆形低密度区,边缘硬化;

C~F.CT 矢状面和冠状面重组见病灶边界清楚,骨皮质完整,局部骨皮质变薄,病灶 CT 值为 -66 HU

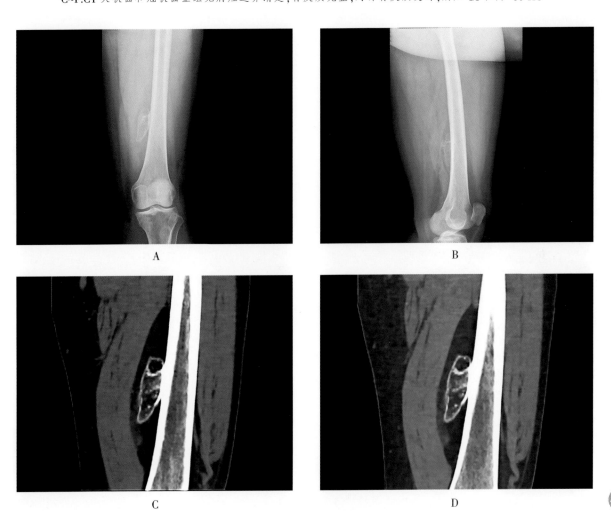

A   B

C   D

图 4-2-24 骨旁脂肪瘤

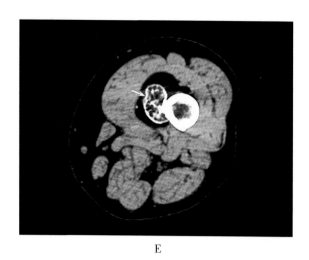 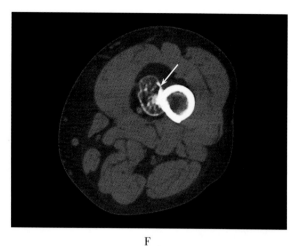

E

F

图 4-2-24　骨旁脂肪瘤(续)

A~F.X 线正侧位片和 CT 重组及横断面软组织窗和骨窗,左侧股骨干内侧见一椭圆形脂肪密度环绕,边界清楚;病灶内见与邻近骨表面相连的密度不均匀的骨性突起(↑),与骨髓腔间有骨性结构相隔(长↑)

三、恶性肿瘤

(一)骨肉瘤

骨肉瘤(osteosarcoma)又称成骨肉瘤或骨生肉瘤,是最常见的原发性恶性骨肿瘤,居原发恶性骨肿瘤首位(44.6%),占原发性骨肿瘤的 15.5%。好发于青少年,以四肢长管骨多见。本病恶性程度高,手术后易复发,预后不良。

【诊断要点】

1.临床主要表现为疼痛、肿胀和功能障碍。

2.发病部位以四肢长骨的干骺端多见,尤其是以股骨下端和胫骨上端为甚。

3.病程短,生长快,局部形成梭形肿块,质硬有压痛,皮肤温度升高,血管怒张。

4.青少年发病率高,11~20 岁约占 1/2,男性多于女性,30 岁以下好发于长管骨,50 岁以后多见于扁骨。

5.实验室检查:血清碱性磷酸酶升高。

6.X 线平片:

1)骨髓腔内不规则骨破坏和骨增生,可分为溶骨、成骨及混合三种类型。

2)突破骨皮质,骨膜被掀起,形成 Codman 三角和骨膜下肿块。

3)瘤骨可呈点状、斑片状和放射性针状等多种形态。

4)可见残留骨和髓腔扩张。

5)侵犯骨骺、关节和邻近骨骼,并可引起病理性骨折,以溶骨型多见(8%~10%)。

【CT 表现】

1.CT 能显示 X 线平片难以显示的骨破坏和瘤骨,提供定性诊断的依据。

2.明确肿瘤在髓腔和周围软组织的浸润范围(图 4-2-25)。

3.确定肿瘤组织的血供情况。

4.显示骨破坏区内中等密度的软组织肿块及其增强扫描时的不均匀强化情况。

5.约 25%的患者肿瘤侵犯髓腔,表现为髓腔内不规则高密度影(图 4-2-26、图 4-2-27),常沿骨长轴蔓延,呈跳跃性,应高度警惕。

6.鉴别诊断:

1)成骨型骨肉瘤需与下列疾病鉴别:

（1）成骨型转移瘤：多见于躯干骨和四肢长骨近端，为边界清楚的多发病灶，多不侵犯骨皮质，一般不难鉴别。但少数长骨单发转移病灶，有大量新骨形成或出现骨膜反应，鉴别则较为困难。

（2）软骨肉瘤：中央型软骨肉瘤有时与成骨型骨肉瘤相似，但瘤灶内有大量环状或团絮状钙化，以资鉴别。

（3）尤文肉瘤：发病平均年龄为 15 岁。好发于长骨骨干，表现为骨髓腔内不规则形的溶骨性破坏及层状骨膜反应，对放疗极为敏感。

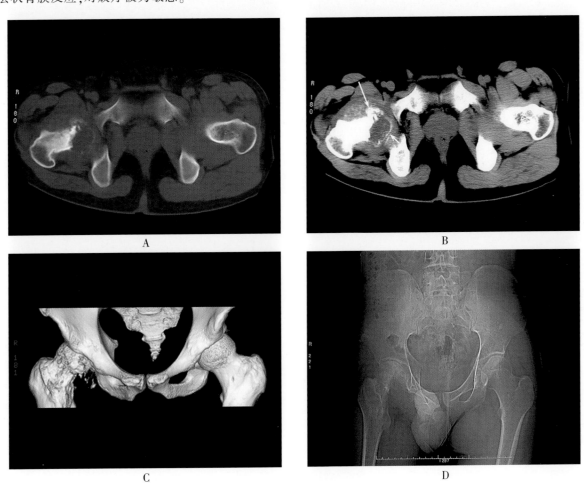

图4-2-25　骨肉瘤(溶骨型)

A~D.CT平扫、重组和X线平片右股骨头见一囊状低密度骨破坏区(↑)，呈圆形，有膨胀感，骨膜反应不明显，周围软组织肿胀，并见不规则瘤骨(长↑)

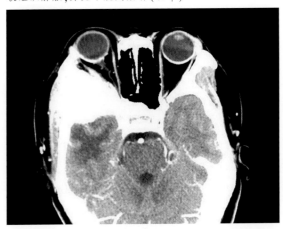

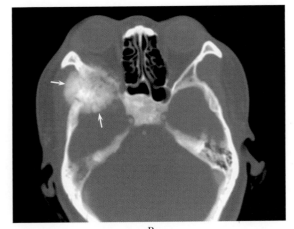

图4-2-26　骨肉瘤(成骨型)

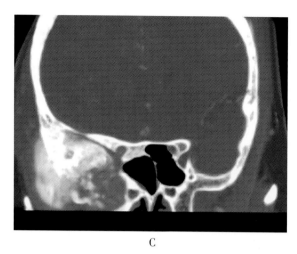

C

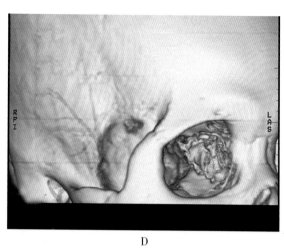

D

图4-2-26　骨肉瘤(成骨型)(续)

A~D.增强扫描见右蝶骨团状骨性肿块,密度不均,其中有放射状骨针向四周伸出(↑),皮质不规则破坏,相邻右颞叶脑组织及皮下软组织肿胀

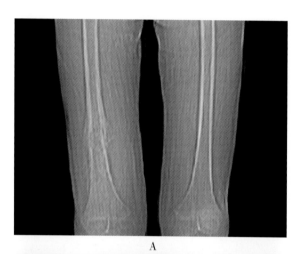

A

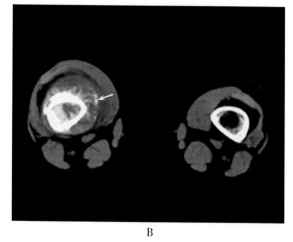

B

图4-2-27　骨肉瘤

A.CT扫描定位片见右股骨中下1/3交界处肿瘤区有Codman三角和软组织肿胀;

B.C.CT平扫见右股骨骨密度增高,骨髓腔明显缩小,右股骨内缘骨皮质不规则破坏,周围软组织肿胀,并见不规则瘤骨(↑)

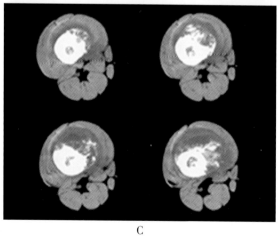

C

　　2)溶骨型骨肉瘤需与下列疾病鉴别:

　　(1)骨巨细胞瘤:单房性骨巨细胞瘤与偏心性骨肉瘤相似,但前者起病缓慢,症状轻,肿瘤边界清楚,无骨膜反应,有皂泡状骨间隔。但如系恶变则很难鉴别。

　　(2)骨纤维肉瘤:成人多见,好发于四肢长骨,呈局限性溶骨性破坏,偏一侧,少有骨膜反应。

(二)皮质旁骨肉瘤

皮质旁骨肉瘤又称骨旁骨肉瘤(parosteal osteoscarcoma),是骨肉瘤少见的亚型,仅占原发骨肉瘤的5%,占所有表面骨肉瘤的75%。该肿瘤为高分化成骨性肿瘤,起源于骨膜纤维层或皮质周围的成骨性结缔组织,恶性程度较低。发病年龄可见于10~70岁,发病年龄高峰为20~40岁,女性略多于男性。好发于长骨干骺端表面,也可发生在长骨骨干表面,最常见于股骨,尤其是股骨远端后缘骨皮质。

【诊断要点】

1.临床表现:病程较长,症状较轻,局部有疼痛、肿胀或肿块。

2.X线平片:

1)长骨干骺端或骨干表面肿块(图4-2-28A)。

2)因病灶内部所含的瘤骨、瘤软骨及纤维等组织成分不同,密度不同,表现为致密型、发团型及混合型等。

3)肿块以宽基底附于母体骨皮质表面或环绕母骨生长,骨膜反应少见。

4)晚期可侵犯破坏邻近骨皮质及髓腔。

3.MRI检查:肿瘤在T_1WI上为低信号,在T_2WI上为低信号或不均匀混杂信号。MRI能清晰显示髓腔有无受侵(图4-2-28B、图4-2-28C)。

【CT表现】

1.皮质旁骨性肿块,与皮质不连或附着在皮质上。根据病灶内部密度不同,表现为:

1)皮质旁单一致密骨性肿块,并与周围软组织分界清晰,骨化的肿瘤多呈象牙质样。

2)少数为棉絮状。

3)皮质旁混合密度肿块,肿块内大部分为骨性肿块,外周未完全骨化。

4)皮质旁单发散在团状骨性致密肿块。

2.肿瘤边界一般较清楚,边缘呈花边状或绒毛状,可有假包膜。

3.早期肿块与皮质间可有细窄透亮带,称为"线样征",此为低密度骨膜线。

4.晚期,邻近骨皮质及髓腔可受累及,CT能够清晰显示该变化。

5.鉴别诊断:

1)骨化性肌炎:常有外伤史,可远离或紧贴骨膜,紧贴骨皮质时可引起骨膜反应,软组织肿块呈向心性骨化,呈环形或壳状钙化。

2)骨外软骨瘤:病灶常位于关节旁软组织内,钙化明显,可呈环形、壳状或结节状。

3)骨软骨瘤:瘤体的松质及皮质均分别与母骨相连,而皮质旁骨肉瘤与骨髓腔不相通,有骨皮质隔开。

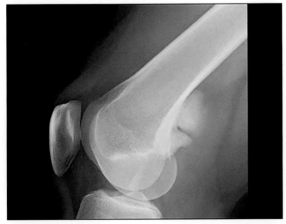
A

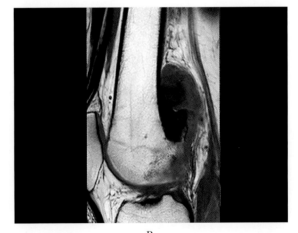
B

图4-2-28 皮质旁骨肉瘤

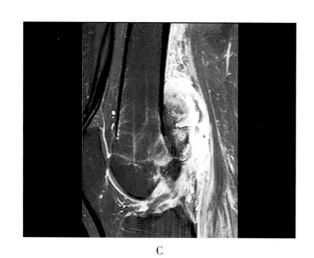

图4-2-28 皮质旁骨肉瘤(续)

A. X线平片见右股骨下段后侧片状高密度影,邻近皮质增厚;

B.C. T_1WI 示病灶呈混杂稍长 T_1 信号,T_2WI 亦呈混杂信号影,边界不清,邻近骨皮质及股骨下段信号不均

C

(三)尤文肉瘤

尤文肉瘤(ewing's sarcoma)是一种小圆形细胞肿瘤,起源于骨髓间充质性结缔组织。本病较少见,国内统计占原发骨肿瘤的 2.3%,占恶性骨肿瘤的 5%~8%。好发于 5~15 岁儿童的长管骨,临床上酷似骨髓炎。

【诊断要点】

1.临床表现:可有发热,局部疼痛(初期为间歇性隐痛,迅速发展成持续性剧痛),白细胞增多和血沉加快等类似感染的表现。

2.好发于 5~15 岁儿童的长管骨骨干,但肋骨、脊柱、骨盆等也可发生。

3.X 线平片:

1)表现为进行性溶骨性破坏,呈鼠咬状,骨皮质被侵蚀,伴有骨膜增生和软组织肿块形成。

2)病变起自髓腔,向四周浸润,在长骨从骨干中央向上下及周围蔓延,在扁骨多自病变中心向周围破坏。

3)亦可因出血坏死而形成囊腔,瘤组织穿破骨皮质形成葱皮样或放射状骨膜反应,并可见软组织肿块。

【CT 表现】

1.可显示早期改变和浸润范围,如轻微的髓腔密度改变和软组织肿块。

2.肿瘤组织占据髓腔呈高密度,骨皮质破坏呈点状虫蚀样低密度,骨膜增生明显(图 4-2-29)。

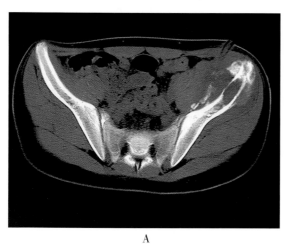

A

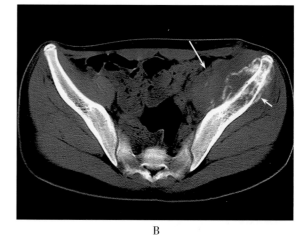

B

图4-2-29 尤文肉瘤

A.B.CT平扫见左髂骨骨质破坏,髓腔密度增高,骨皮质可见层状骨膜反应(↑),周围软组织肿块明显隆起(长↑)

3.密度不均匀、边缘模糊的软组织肿块形成,其内可见长短不一的放射状纤细骨针。

4.增强扫描病灶边缘明显环状强化。

5.鉴别诊断:尤文肉瘤应与急性骨髓炎相鉴别。早期两者的临床及X线表现很相似,但骨髓炎发病急、病程短(以周计),有软组织肿胀和死骨形成,骨破坏与增生并存,呈平行发展;而尤文肉瘤病程长(以月计),有软组织块影,无骨破坏与增生平行发展的表现,对放疗很敏感,照射后肿瘤迅速缩小,疼痛减轻。

(四)软骨肉瘤

软骨肉瘤(chondrosarcoma)起源于软骨或成软骨结缔组织,所有软骨内化骨的骨骼均可发生。发病率仅次于成骨肉瘤,约占恶性骨肿瘤的14.2%。男性明显多于女性。按发病部位可分为中心型和边缘型,前者发生于骨髓腔内,瘤体大部分位于骨内(长管骨占45%);后者发生于骨表面,瘤体大部分位于骨外(髂骨占25%)。原发者较多见,常发生于30岁以下的青少年。由软骨瘤、骨软骨瘤等恶变而来的软骨肉瘤少见,好发于40岁以上的成人。

【诊断要点】

1.临床表现:多数发展慢,病程长,症状较骨肉瘤轻;少数发展快,病程短,症状重(常见于青少年)。表浅部位者,肿块出现早;位于盆腔或较深部位者,常在出现压迫症状时才被发现。

2.青少年原发性软骨肉瘤进展快,症状重;中年人好发继发性软骨肉瘤,发展慢,症状轻,预后较骨肉瘤为好。

3.好发部位:中心型好发于四肢长骨,50%发生在股骨两端,以下端多见,其次为肱骨、胫骨上端;边缘型好发于骨盆,约占1/2,其次为肩胛骨、股骨和肱骨上端。

4.X线平片:

1)中心型以原发性为多,平片上呈单房或多房状透亮区,边缘不规则,其间可夹杂不规则的钙化点和骨片,有时有大量絮状钙化及骨化斑块遮盖骨破坏区,形成一大片致密阴影。骨皮质膨胀变薄,有时也可增厚。

2)边缘型则以继发性为多,常有良性肿瘤史和典型的原发肿瘤的X线表现作依据。如来自骨软骨瘤,其恶变表现为软骨帽增厚,软骨帽内有散在钙化,骨软骨瘤表面不清,软组织肿块形成等改变。

【CT表现】

1.中心型:CT平扫为髓腔、骨破坏区和周围软组织内高低混杂密度灶,其中残留骨、瘤骨和软骨钙化呈高密度,坏死囊变区呈低密度(图4-2-30)。

2.边缘型:CT表现与中心型相似,但肿瘤多向骨外生长,其中边缘型多数还可见残存骨软骨瘤性基底和软骨帽。

3.软组织肿块:中心型软骨肉瘤突破骨皮质向外生长或边缘型软骨肉瘤都可以形成软组织肿块,常常体积较大,有分叶,密度不均,内含斑点状、絮状钙化(图4-2-31、图4-2-32)。

4.增强扫描:可见肿瘤边缘强化及其内部的分隔强化。

5.可见弧线形骨膜反应。

6.鉴别诊断:

1)软骨瘤:好发于短骨,瘤灶内钙化小而少,骨皮质多光整,无软组织肿块,病灶周围有硬化边。

2)骨软骨瘤:继发性软骨肉瘤软骨帽有时可较厚,但骨软骨瘤边缘清楚,无软组织肿块及絮状钙化可资鉴别。

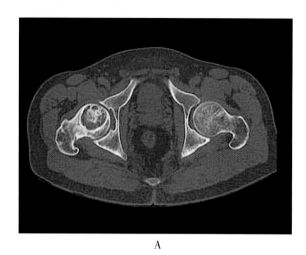

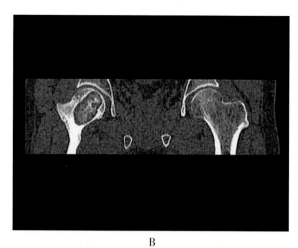

A   B

图4-2-30 软骨肉瘤(中心型)

　A.B.CT平扫见右股骨头髓腔膨胀性、溶骨性低密度骨破坏,周边见硬化环,骨皮质变薄,病灶突破部分骨皮质,其内可见残留骨和瘤软骨钙化,周围软组织轻度肿胀

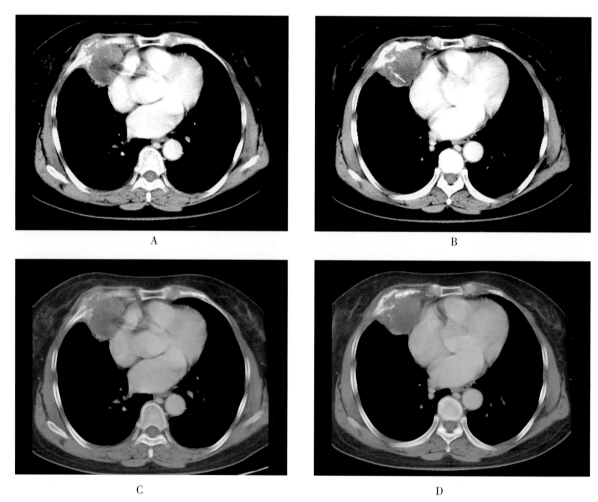

A   B

C   D

图4-2-31 软骨肉瘤(边缘型)

　A~D.CT增强扫描软组织窗和骨窗右侧肋骨见一类圆形肿块,骨质破坏,其内可见斑片状、环形钙化或骨化影(↑),周围软组织明显肿胀

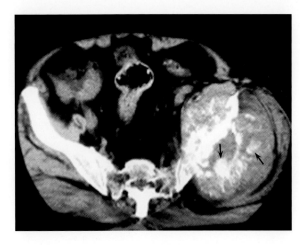

图4-2-32　软骨肉瘤(边缘型)

CT平扫左侧髂骨见一类圆形巨大肿块，髂骨破坏，呈菜花状，其内可见斑片状、环形钙化和骨化影(↑)，周围软组织明显肿胀外凸

3)骨肉瘤:肿瘤骨和骨膜反应均较软骨肉瘤明显。

(五)白血病骨浸润

白血病(leukemia)是造血系统的恶性肿瘤,白血病细胞进入血流并浸润到骨髓内,取代了正常骨髓导致白血病骨浸润。其中以儿童急性淋巴细胞性白血病多见。由于成人的红骨髓主要分布于脊柱、骨盆及长骨近端,病变好发于中轴骨、骨盆及股骨近端。

【诊断要点】

1.临床表现:在白血病患者,尤其是儿童及青年人出现发热、进行性贫血、显著的出血倾向或骨骼疼痛、关节肿胀以及活动受限时要警惕骨浸润可能。

2.X线平片:

1)骨质异常的征象包括骨质疏松、骨膜反应、溶骨性骨质破坏、混杂密度骨质破坏、长骨干骺端透亮带及病理性骨折等,但X线平片检查阳性率不高。

2)长骨干骺端透亮带亦称作"白血病带":表现为长骨干骺端生发带下的透亮,由白血病细胞异常聚集并破坏干骺端骨性结构所致。

3.MRI检查:正常造血型红骨髓的MRI表现为等T_1、等T_2信号,髓内的脂肪细胞为短T_1、长T_2信号,而白血病细胞骨髓浸润处表现为长T_1、长T_2信号。白血病带在MRI各序列上均呈低信号带。MRI能清晰显示髓腔的细微变化。

【CT表现】

1.溶骨性骨质破坏,骨硬化少见(图4-2-33)。

2.病灶由内向外穿破骨皮质,可见骨膜掀起、骨膜新生骨。

3.邻近骨膜增厚,可出现骨膜反应。

4.当白血病细胞仅浸润骨髓组织而未累及骨小梁等骨性结构时,常常无阳性发现。

5.鉴别诊断:

1)转移瘤:多有原发肿瘤病史,50岁以上患者多见,男性略多;骨质破坏区可伴有软组织肿块,病变区可见残留正常骨髓;白血病骨浸润临床上有白血病病史,受累及骨外形多保持正常,无软组织肿块。

2)多发性骨髓瘤:好发于老年人,血清蛋白明显增高;病灶可呈局灶型、弥漫型和不均匀型,典型表现为骨髓内出现黑白相间的斑点状异常信号——"椒盐征"。

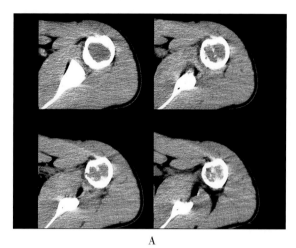
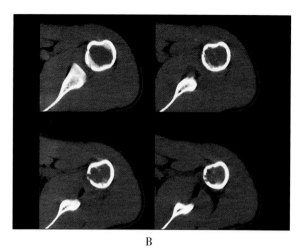

A
B

图 4-2-33　急性淋巴细胞白血病骨浸润

A.B.CT 平扫见左侧肱骨近端干骺端见溶骨性骨质破坏区;病灶由内向外穿破骨皮质,局部髓腔内密度混杂,病灶周围未见软组织密度肿块

(六)骨髓瘤

骨髓瘤(myeloma)是一种浆细胞恶性肿瘤,起源于骨髓原始网织细胞。发病年龄较大,约有 74%的患者在 40 岁以上发病。男性较女性多见。可在单骨内多处发病,也可发生于多处骨骼。以扁骨多见。

【诊断要点】

1.50 岁以上男性多见。

2.临床表现:早期症状有全身乏力、体重减轻,后期病灶广泛,常有全身骨痛,以腰背为重,初为间歇性和游走性,渐而加重转为持续性剧痛,静止时及夜间尤甚,部分病例可呈周期性发作。

3.好发于扁骨如颅骨、脊柱、肋骨和骨盆,长骨中以股骨和肱骨多见。

4.实验室检查:血钙、血磷升高,血沉加快,白蛋白/球蛋白比例倒置。半数以上病例尿中本-周氏蛋白阳性,对诊断有重要意义。

5.骨髓穿刺对诊断颇有价值。

6.X 线平片:

1)呈多发圆形穿凿样溶骨性破坏,边缘清楚、锐利,无硬化边,广泛性骨质疏松。

2)骨质破坏区可呈蜂窝状、鼠咬状、皂泡状、蛋壳状多种形态。

3)骨髓瘤累及脊椎时,常表现为骨质疏松或溶骨性破坏,易合并病理性骨折而致椎体塌陷,但椎间隙多保持完整,并可形成椎旁软组织肿块。

4)10%的患者可无明显阳性 X 线表现。

【CT 表现】

1.CT 表现与 X 线大致相同,呈穿凿样溶骨性破坏,但能发现更多的小病灶。

2.病变为多发性、边缘锐利的小圆形低密度区,无硬化边(图 4-2-34)。

3.有时仅有大片溶骨性破坏区(图 4-2-35)。

4.可为骨小梁疏松与低密度骨质缺损区相互混杂。

5.鉴别诊断:

1)早期多发性骨髓瘤应与骨质疏松鉴别:老年性骨质疏松骨皮质多完整,颅骨正常,症状轻,无进行性疼痛加重。尿检查无本-周氏蛋白增高。

2)骨转移瘤:病灶大小不一,边界模糊,病灶间的骨质密度正常,无膨胀性骨质破坏改变。

3)单发性骨髓瘤呈皂泡样表现者,应与骨巨细胞瘤鉴别:前者多沿长轴生长,呈轻度膨胀;后者生于骨端,偏心横向生长,膨胀改变显著。

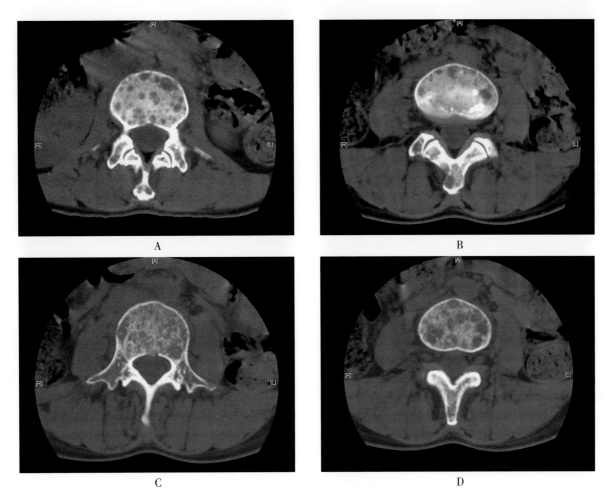

A B

C D

图4-2-34 多发性骨髓瘤

A~D.CT平扫见椎体及其附件多发性穿凿样溶骨性破坏,呈边缘锐利的小圆形或不规则形低密度区,无硬化边

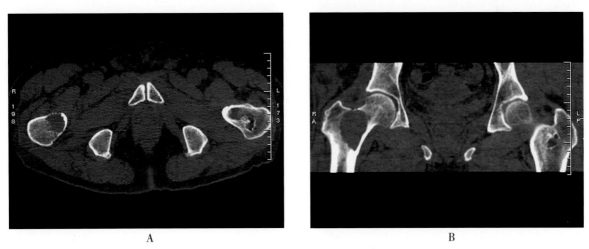

A B

图4-2-35 单发性骨髓瘤

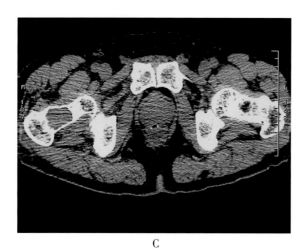

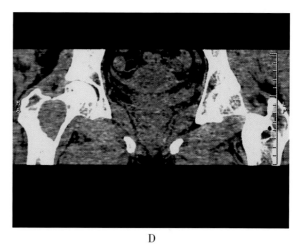

图4-2-35 单发性骨髓瘤(续)

A~D.CT平扫和重组见右股骨颈区有一较大类圆形溶骨性破坏区,边界欠规则,边缘无硬化

(七)脊索瘤

脊索瘤(chordoma)起自错位或残留脊索组织。占骨肿瘤的 1.95%,占恶性骨肿瘤的 4%。肿瘤多位于骶尾部及颅底斜坡处,其中前者约占 50%。好发年龄为 30~50 岁,女性发病率是男性的 2 倍。

【诊断要点】

1.本症进展缓慢,恶性程度低,很少转移。

2.临床表现:

1)早期症状轻,常不引起注意,主要症状为局部疼痛。

2)位于骶尾部时,可有进行性排便困难和骶后肿块。

3)位于颅底部时,可凸入颅内,压迫脑神经、垂体、大脑脚,向下扩展可出现鼻咽部和筛窦肿物。

3.X 线平片:可见骶尾中央区呈轻度膨胀性、溶骨性破坏区和巨大的软组织肿块,其内可见残留骨和钙化。发生于颅底斜坡者,亦有类似表现并向四周侵犯。

4.MRI 检查:能清楚显示脊索瘤的范围和生长方向,特别是向椎管内的生长情况。T_1WI 呈低信号,T_2WI 呈高信号。

【CT 表现】

1.CT 表现主要为病变区溶骨性骨质破坏和较大软组织肿块,边界一般清楚,但可侵犯周围组织。

2.肿瘤内见残留骨和钙化是其重要特点(图 4-2-36)。

3.发生在脊柱者常侵犯相邻的多个椎体,呈溶骨性破坏,甚至整个椎体破坏消失。

4.鉴别诊断:

1)位于骶骨者应与骶骨巨细胞瘤相鉴别,后者多位于骶椎上部,偏心生长,膨胀性破坏,无明显钙化,血供丰富。

2)骶尾部畸胎瘤,好发于儿童,常伴有骶骨发育不全,呈囊状,约 1/2 钙化,鉴别不难。

3)骨转移瘤虽亦有溶骨性破坏及软组织肿块,但边界不清楚、形态不完整,很少有膨胀性改变及肿瘤内钙化。

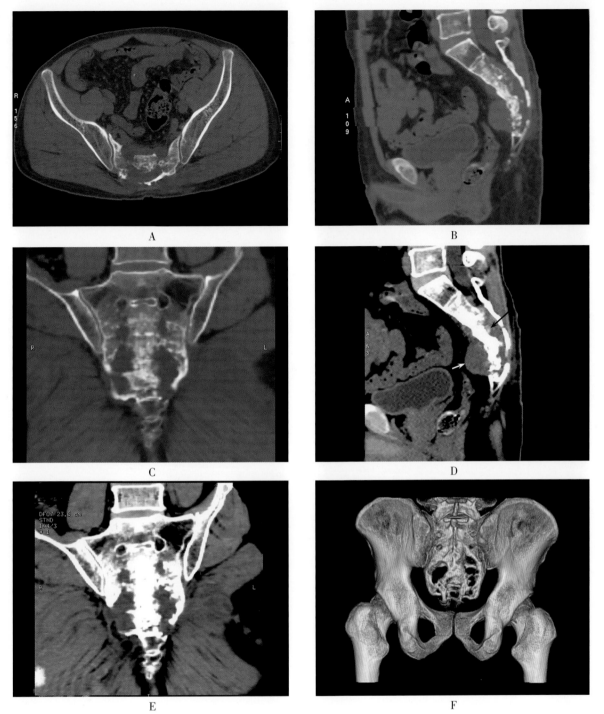

图4-2-36　脊索瘤

A~F.CT平扫和重组见骶骨正中呈溶骨性、膨胀性骨质破坏区,形态欠规整,有较大的软组织肿块(↑)向盆腔内突出,其内见残留骨和钙化(长↑)

(八)骨淋巴瘤

骨淋巴瘤(lymphoma of bone)包括原发性骨恶性淋巴瘤以及恶性淋巴瘤继发性的累及骨并在骨内形成肿瘤的一类疾病,本节主要讨论原发性骨恶性淋巴瘤(primary lymphoma of bone)。

骨原发性淋巴瘤为少见的恶性骨肿瘤,约占全部骨恶性肿瘤的1%。诊断原发性骨恶性淋巴瘤的标准如下:①病理组织学上确定骨的病灶为淋巴瘤。②肿瘤发生于单骨或多骨,临床及影像学检查未发现其他系统病灶。③就诊时,只有局部转移或至少在原发灶出现6个月后才有远处骨骼和其他部位的转移。可见于任何年龄,但 30 岁以上成人多见,男女发病比例约 2:1。原发性骨恶性淋巴瘤起源于红骨髓,均为非霍奇金淋巴瘤,其中以弥漫性大 B 细胞型多见。病变多见于四肢,少见于中轴骨,股骨为单骨发病中最常见的部位。

【诊断要点】

1.临床表现:缺乏特异性表现,疼痛可能为唯一症状。

2.X 线平片:

1)溶骨型最多见,约占 70%,病变早期侵蚀松质骨。

2)5% 为硬化型,骨骼外形不改变,骨质密度增高。

3)其余为混合型,即同时具有溶骨性和成骨性两种病灶。

3.MRI 检查:

1)肿瘤在 T_1WI 上为低信号,在 T_2WI 上为高信号,信号常不均匀(图 4-2-37)。

2)MRI 能较好地显示骨内外侵犯、病变范围及进展的情况。

3)增强扫描可见"镶边征":病变骨或骨中心出现大片不规则均匀低信号,边缘可见相对独特的、类似于镶嵌花边的明显强化。

【CT 表现】

1.骨质破坏:骨质破坏是原发性骨淋巴瘤最常见的表现,以溶骨性骨质破坏为主,表现为筛孔状、虫蚀状多灶性骨质破坏。散在病灶可融合成地图状、融冰状(图 4-2-37)。

2.骨质硬化:大部分骨质硬化伴随骨质破坏出现,可在浸润性骨质破坏区内出现斑点状骨质硬化,或在溶骨性骨质破坏区周边出现硬化带,大片状硬化相对较少见。

3.软组织肿块:

1)绝大多数病例出现较明显的软组织肿块,软组织肿块范围大,常超过骨质破坏区,甚至可包绕病骨生长。

2)软组织肿块密度较肌肉低,但内部密度多均匀,无坏死囊变区及成骨。

3)软组织肿块形态不规则,边界不清。

4)可见"皮质开窗征",即病变区骨皮质轮廓基本保持,而骨内病变与骨外较大的软组织肿块通过一较小的窗口样皮质破坏区相连。

4.骨膜反应:相对较少,多见于长骨,骨膜反应呈层状或三角形,边缘模糊。

5.病理性骨折:常见于溶骨性破坏明显的病例。

6.鉴别诊断:

1)骨髓瘤:发病年龄较大,血清或血中免疫球蛋白增高,常见多发病灶,多为"穿凿样"骨破坏,边缘清楚;原发性骨淋巴瘤多见单发,骨皮质轮廓基本保持。

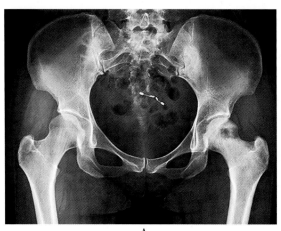

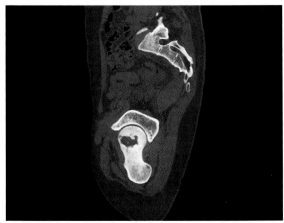

A   B

图 4-2-37　骨淋巴瘤

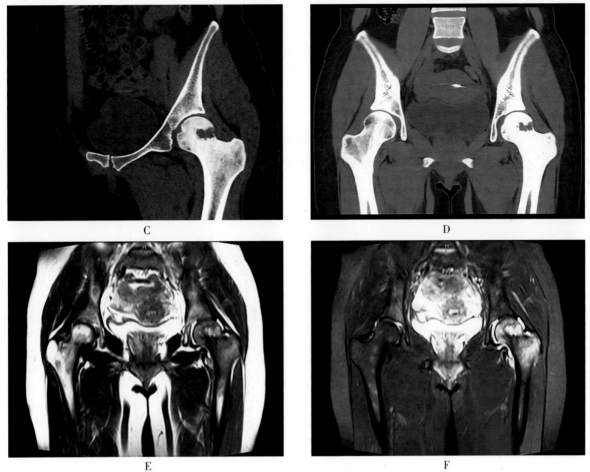

图 4-2-37 骨淋巴瘤(续)

A~D.X 线骨盆平片、CT 重组见左侧股骨头下溶骨性骨质破坏,周围骨质硬化,可见"皮质开窗征";
E.F.MRI 平扫病灶在 T_1WI 上为低信号,在 T_2WI 上为高信号

2)尤文肉瘤:好发于 20 岁以下者,多有广泛性"虫蚀"样骨破坏及"葱皮"样骨膜反应,全身反应重;原发性骨淋巴瘤骨膜反应少或无,全身症状轻而局部症状重。

3)骨髓炎:急性骨髓炎与溶骨性原发性骨淋巴瘤较难鉴别。慢性骨髓炎骨质硬化明显,软组织肿胀;原发性骨淋巴瘤多形成巨大软组织肿块,部分病例软组织肿块可包绕病骨生长。

(九)骨纤维肉瘤

骨纤维肉瘤(fibrosarcoma of bone)临床较少见,约占原发骨肿瘤的 3.83%,占恶性骨肿瘤的 6.6%。多见于 20~40 岁的青壮年。起源于纤维性结缔组织,位于骨髓腔和骨膜,可分为中央型和周围型两种。好发于四肢长管状骨。多数为原发性,少数可由骨纤维异常增殖症、畸形性骨炎、放射损伤和多年不愈的慢性骨感染恶变形成。

【诊断要点】

1.临床表现:主要症状为局部疼痛和肿胀。

1)中央型:常以疼痛为主要症状,呈间歇性,可伴有病理性骨折。

2)周围型:早期主要为局部肿块,疼痛出现较晚,很少发生病理性骨折。

2.好发于四肢长骨的干骺端或骨干,其中以股骨下端和胫骨上端为多,约占 2/3;颅骨、脊椎、骨盆和下颌骨也可发病,约占 1/3。

3.X 线平片:

1)中央型:主要为边缘模糊的溶骨性破坏,周围可见筛孔样透光区,瘤区内偶可见片条状残留骨、絮

状瘤骨和斑点状钙化,很少有骨膜反应。

2)周围型:表现为骨旁密度增高的软组织肿块和邻近骨皮质毛糙或外压性缺损。

3)多发型:除骨多病灶外,尚可同时有内脏和软组织多发病变。

【CT表现】

1.中央型:呈轻度膨胀性的溶骨性破坏,皮质变薄,病灶内可见点状钙化。

2.周围型:表现为邻近皮质的不均质软组织肿块(图4-2-38),内可有钙化点。

3.肿瘤巨大时,瘤体内出现不规则低密度坏死区。

4.增强扫描肿块不均匀强化。

5.鉴别诊断:

1)中央型骨纤维肉瘤应与溶骨性骨肉瘤鉴别:后者以溶骨破坏为主,恶性程度高,进展快,常有软组织肿块和骨膜反应。

2)周围型骨纤维肉瘤应与滑膜肉瘤鉴别:后者骨膜反应更轻,肿瘤多邻近关节。

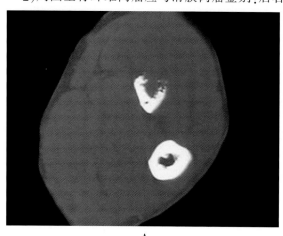
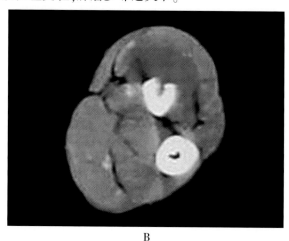

A   B

图4-2-38 骨纤维肉瘤

A.B.CT平扫桡骨中上段骨皮质呈虫蚀样破坏,破坏区边缘不清,周围见软组织肿块影,无骨膜反应和硬化边缘,其内未见钙化影

(十)骨脂肪肉瘤

骨脂肪肉瘤(liposarcoma of bone)极为少见,占原发骨肿瘤的0.04%~0.31%,占恶性肿瘤的0.08%~0.68%。它起源于骨髓腔的脂肪组织,以原发者较多见,由脂肪瘤继发恶变者罕见。发病年龄多在40岁以上。但年少者常分化不良,年长者则多分化良好。

【诊断要点】

1.发病部位以长骨干骺端多见,骨干少见。其中又以股骨最多见,胫骨、腓骨、肱骨、骨盆、肩胛骨、桡骨、锁骨和脊椎等亦可发生。

2.临床表现:以局部疼痛为主,逐渐加重,夜间更明显。若肿瘤突破骨皮质,可形成软组织肿块,甚至发生病理性骨折。

3.本病进展与瘤细胞分化程度有关。分化好,5年存活率在80%以上;分化差者生长较快,容易发生骨与肺的转移,多数患者在3年内死亡。

4.X线平片:

1)病变发生在长骨骨干者,多呈溶骨性破坏。

2)边缘模糊,可有骨硬化及骨膜反应。

3)若发生在干骺端则多呈多囊状膨胀性改变,有较完整的骨壳,周围骨质有筛孔状破坏,并多为偏心性生长。

4)肿瘤穿破骨皮质,可有骨膜反应和软组织肿块。偶尔可有透亮的脂肪组织和钙化。

5.MRI 检查:在 T_1WI 上,病灶呈低、高混杂信号或不均匀高信号。在 T_2WI 上高信号区变低,呈中等高信号。若 T_1WI、T_2WI 上均为低信号则提示钙化和骨硬化。

【CT 表现】

1.平扫为骨内低密度病灶,CT 值一般为-20~50 HU,其内可有点状钙化。

2.肿瘤常沿骨长轴发展,病变范围较长,有时可伴有骨膜反应。

3.当肿瘤穿破骨皮质侵入软组织时,可形成边界清楚的软组织肿块(图 4-2-39),肿块内可见脂肪密度区。肿块边缘可有高密度的钙化骨壳。

4.增强扫描:病灶内常呈不均匀强化。

5.鉴别诊断:

1)淋巴瘤:当肿瘤呈脂肪和不规则软组织密度,沿长骨纵轴生长,范围较长又有骨膜反应时,应与淋巴瘤鉴别。淋巴瘤骨破坏呈溶骨性或虫蚀状,临床症状轻,可资鉴别。

2)软组织脂肪肉瘤:当软组织脂肪肉瘤侵犯邻近骨骼时,亦应与之鉴别,但后者大部分位于骨外,不难鉴别。

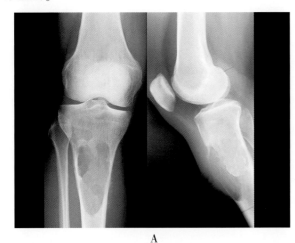
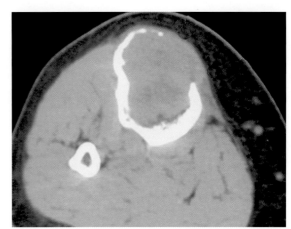

图4-2-39　骨脂肪肉瘤

A.X 线平片示病灶位于胫骨骨干上端,呈多囊状膨胀性改变;

B.CT 平扫见病灶穿破骨皮质,形成边界较清楚的软组织肿块

(十一)原始神经外胚层肿瘤

原始神经外胚层肿瘤(primitive neurectodermal tumor,PNET)起源于神经上皮细胞,是一组未分化的高度恶性的小圆细胞性肿瘤,可发展为神经元性胶质细胞性间叶细胞肿瘤等。具有易复发、易转移及多向分化能力等特点。其发病率低,多见于儿童和青少年,发病年龄高峰为 5~25 岁,平均 15 岁;女性显著多于男性。原始神经外胚层肿瘤全身各处均可发生,好侵犯骨骼及软组织,以胸部最多见,其次为骨盆及四肢等。

【诊断要点】

1.临床表现:发热、疼痛、肿块或病理性骨折等。

2.X 线平片:进展迅速的浸润性、虫蚀状骨质破坏区,病灶可融合成斑片状、大片状,边界不清,常有层状骨膜反应;可伴有病理性骨折或有较大软组织肿块。

3.MRI 检查:由于瘤内所含成分不同,肿瘤信号较复杂。MRI 便于观察肿瘤内部细节,如出血、囊变纤维分隔等,但对于钙化的显示不如 CT 敏感。在 T_1WI 上呈等、稍低或混杂信号,在 T_2WI 上为稍高或混杂信号。由于肿瘤富血供,注入对比剂后大多呈明显不均匀强化。对于骨髓侵犯、发生于椎体的肿瘤累及椎管等病变范围的界定,MRI 具有显著优势。

【CT 表现】

1.软组织肿块:肿块常常较大,增强扫描明显不均匀强化。

2.骨质改变：溶骨性骨质破坏(图4-2-40)。

3.发生于椎管者，可跨越椎管内外生长；发生于关节附近者，可跨越关节生长。

4.骨膜反应：相对较少，多见于长骨，骨膜反应呈层状或三角形，边缘模糊。

5.鉴别诊断：主要与尤文肉瘤鉴别。经典的尤文肉瘤，肿瘤原发在骨髓腔，弥漫性浸润骨髓腔隙，但对骨小梁的破坏次之，因此，虽然已经扩散至骨外，但骨X线有时仅见轻微骨膜反应。

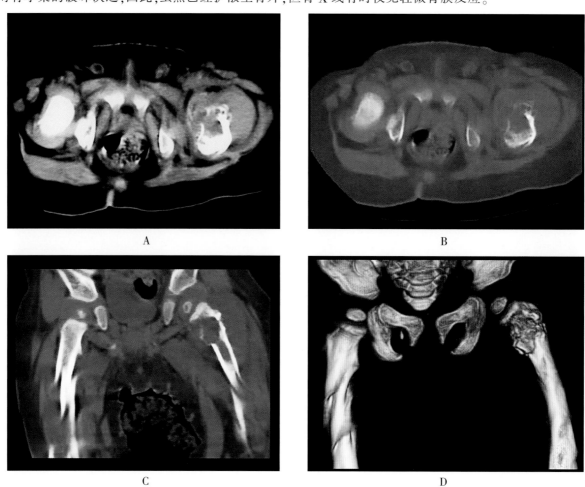

图4-2-40　左侧股骨原始神经外胚层肿瘤

A~D.CT平扫和重组见左侧股骨粗隆区溶骨性骨质破坏，内见软组织影，周围无明显骨质硬化及骨膜反应

四、转移性骨肿瘤

转移性骨肿瘤(metastatic neoplasia of bone)系指癌、肉瘤转移至骨骼。其发生率占恶性肿瘤的20%~30%。好发于中老年人。骨转移仅次于肺和肝脏转移，居第三位。骨转移瘤通常好发于红骨髓区和骨松质内，如椎体、颅骨、骨盆、肋骨和粗大的长管骨的干骺区。

【诊断要点】

1.在骨转移瘤中，癌肿最多，占80%~90%，肉瘤占10%~15%。有统计资料显示：2/3的乳癌、1/2的前列腺癌、1/3的肺癌、1/10的胃肠道癌会发生骨转移。

2.临床症状：为日益加重的深部疼痛，由间歇性逐渐变为持续性。脊柱的转移可导致截瘫、神经根压迫症状和病理性骨折。

3.X线平片：骨转移可分为溶骨性、成骨性及混合性三种。

1)溶骨性：最常见，约占80%。多呈虫蚀状或鼠咬状骨质破坏，边缘不规则，无硬化；病灶可逐渐融合扩大,易伴病理性骨折,少有骨膜反应。

2)成骨性:多为斑点状或块状硬化,常为多发,小病灶分布均匀,大者形如棉团状;弥漫性转移瘤可致骨皮质增厚,骨膜下新骨形成,有时可有放射状骨针。

3)混合性:兼有溶骨性和成骨性改变。

4.放射性核素检查:能一次扫描检查全身骨骼系统。^{99m}Tc-MDP:其假阳性率较高,特异性较低,在肿瘤局部分期中作用有限,但在探测远处转移方面具有一定价值。PET-CT:在骨转移瘤诊断方面具有其他影像学方法无可比拟的价值。据报道 ^{18}F-FDG PET 诊断骨转移的敏感性、特异性和准确性分别达到90%、96%和95%(图 4-2-41)。

【CT 表现】

1.CT 显示病变部位的骨小梁和骨皮质的破坏,骨髓脂肪组织被肿瘤组织代替,转移瘤向周围软组织浸润情况以及与邻近神经血管结构的关系等。

2.CT 扫描还可避免骨质重叠和肠腔气体的影响,明确显示有无骨破坏及其破坏程度,显示细小病变明显优于 X 线平片。

3.CT 还能清楚地显示局部软组织肿块的范围、大小及其与周围脏器的关系。

4.骨转移典型的 CT 表现:

1)溶骨性转移:①常表现为单发或多发的斑点状、大片状低密度溶骨性破坏区,形态不规则,边界欠清楚、无硬化。②可侵犯骨松质和骨皮质,很少有骨膜反应。③周围有软组织肿块,密度均匀或不均匀,其间可有残留骨存在(图 4-2-42)。④增强扫描可有不同程度强化。

2)成骨性转移:①是肿瘤生长缓慢的象征。②可表现为斑点状、片状、絮状或结节状,边缘模糊或清楚的高密度灶。③骨小梁增粗,小梁间隙缩小,晚期呈弥漫性硬化(图 4-2-43)。

3)混合性:以上两者表现兼而有之。

5.鉴别诊断:转移性骨肿瘤鉴别诊断较难,不同类型、不同程度可与不同的骨肿瘤表现很相似,如溶骨性骨转移,常可与骨巨细胞瘤、动脉瘤样骨囊肿、单发性骨髓瘤、早期畸形性骨炎等相混淆。成骨性骨转移与石骨症、内生性骨瘤(骨岛)等难以区别。但转移性骨肿瘤患者多为中老年人,常有巨大的软组织肿块,多无骨膜反应,病程短,疼痛剧烈,有原发肿瘤病史。

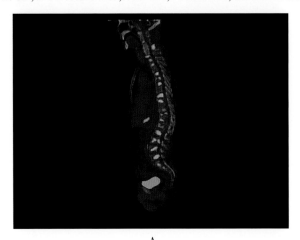
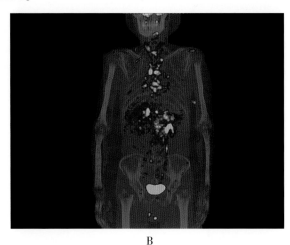

A　　　　　　　　　　　　　　　　B

图4-2-41　转移性骨肿瘤
A.B.喉癌患者PET-CT示全身多发骨转移

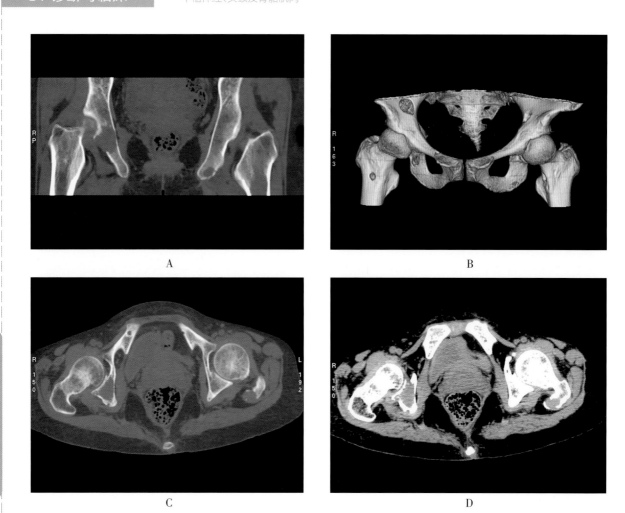

图4-2-42　转移性骨肿瘤(溶骨性)

　　A~D.CT平扫和重组见骨盆及两侧股骨广泛性、多发性斑片状溶骨性破坏区,形态欠规则,边缘无硬化,周围有软组织肿块

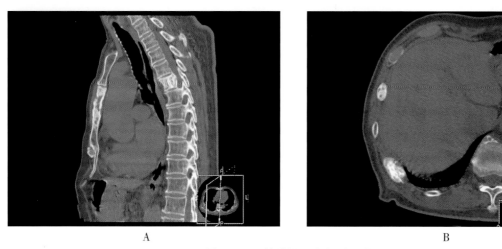

图4-2-43　转移性骨肿瘤(成骨性)

　　A.B.CT平扫和矢状面重组前列腺癌患者见胸椎、胸骨及肋骨多发斑点状、结节状高密度灶,边界较清楚

(吴国忠　韦　炜)

第三节　肿瘤样和代谢性、内分泌骨病

一、骨　囊　肿

骨囊肿(bone cyst)原因不明,多认为与外伤有关。以20岁以下青少年多见,男性多于女性。发病部位以肱骨上端最多(占 1/2),其次为股骨上端和胫骨、腓骨上端。

【诊断要点】

1.多见于儿童,20岁以下占 80%。

2.临床症状多轻微,仅有隐痛或间歇性不适及劳累后出现酸痛。

3.部分患者有外伤史。

4.常合并有病理性骨折。

5.常为单发,偶为多发。

6.X线平片:位于长骨干骺端,呈圆形、卵圆形或柱形,沿长骨纵轴发展,表现为轻度膨胀性生长,局部骨皮质变薄,边缘光整,无骨膜增生。合并病理性骨折时,骨碎片向囊内移位,称"碎片陷落征",有助于诊断。

【CT 表现】

1.骨囊肿一般多呈圆形、卵圆形低密度骨质缺损,边界清楚,无硬化边(图 4-3-1),可见"碎片陷落征"。

2.局部骨皮质变薄呈囊性膨胀。

3.少数囊肿内可见骨性间隔,呈多房改变(图 4-3-2)。

4.骨囊肿内的 CT 值多为水样密度,有出血时密度可升高。

5.增强扫描囊肿不强化。

6.鉴别诊断:

1)骨巨细胞瘤:多见于 20 岁以上者,好发于骨端而非干骺端,病变区膨胀更明显,膨胀方向呈横行,肿瘤内实性部分有强化。

2)动脉瘤样骨囊肿:膨胀明显,病变偏心发展,病灶内有骨嵴形成,液-液平面较常见,囊变区之间实质部分可钙化或骨化。

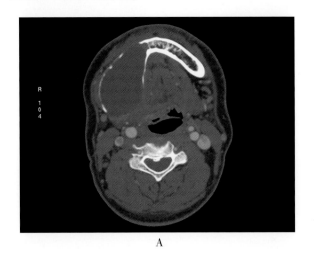
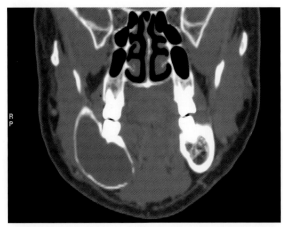

A　　　　　　　　　　　　　　B

图4-3-1　骨囊肿

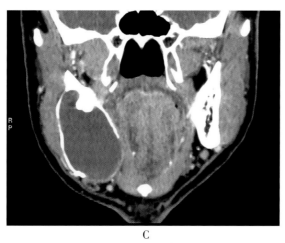
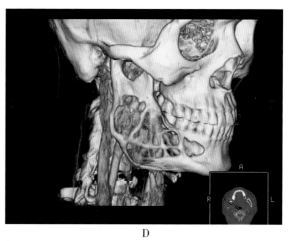

C   D

图4-3-1 骨囊肿(续)

A~D.CT平扫和重组下颌骨右侧见一单房性囊状低密度区,局部明显膨胀,骨皮质变薄但仍完整,边界清楚无硬化,亦未见骨膜反应

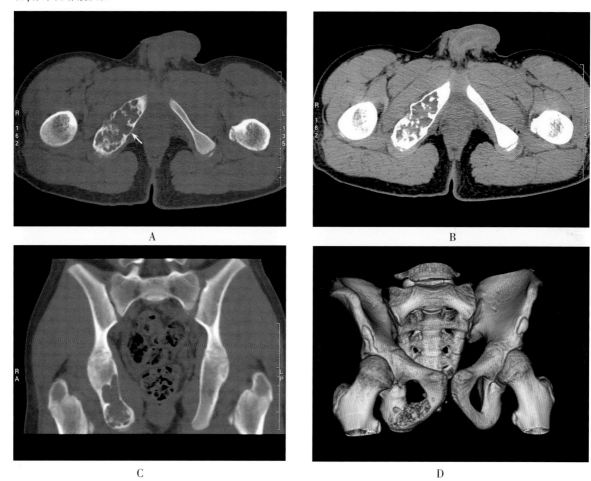

A   B

C   D

图4-3-2 骨囊肿

A~D.CT平扫和重组右侧坐骨支呈梭形膨胀、囊变,囊肿壁上可见不规则形骨嵴,骨皮质变薄(↑),周围无硬化缘,无骨膜反应

二、动脉瘤样骨囊肿

动脉瘤样骨囊肿(aneurysmal bone cyst)是一种良性瘤样膨胀性病变。因其为吹气膨样膨出的外形,内含血液而得名。也称骨膜下巨细胞瘤、骨化性骨膜下血肿、骨膜下血肿和良性动脉瘤等。发病率占原发

性骨肿瘤的 1.3%。男女发病无差异。3~50 岁均可发病,但以 10~20 岁最多,20~30 岁次之。

【诊断要点】

1.症状轻,病程长,局部可有肿胀、疼痛及患部的功能障碍等。

2.好发于长管状骨和脊柱,占 60%~80%。

3.长管状骨好发于干骺端;脊柱多发生于后部结构,可扩展到椎体,并产生脊髓压迫症状。

4.X 线平片:

1)偏心型:发生于长骨,病灶偏于骨干的一侧,呈吹气球样膨出至骨外,内有骨性间隔,似蜂窝状。

2)中心型:呈溶骨性囊状透明影,最大直径可达 10 cm。囊内含有粗细不均的骨性间隔,呈多房状,向横的方向扩张。

3)位于扁骨时,病灶呈囊状膨胀。位于脊柱者,除呈囊状膨胀外,还可跨越椎间盘,侵入邻近椎体。

【CT 表现】

1.为囊状膨胀性骨破坏,其内充满液体密度,均质,无钙化,可见骨性间隔。

2.局部骨皮质变薄,骨骼膨大(图 4-3-3)。

3.增强扫描可见有粗大的供血血管(图 4-3-4),病灶实性部分可见明显强化,囊性成分无强化。

4.囊内若显示有液-液平面,上为水样低密度,下为略高密度,为其典型表现(图 4-3-5)。

5.鉴别诊断:

1)骨巨细胞瘤:好发于骨端,骨端关节面下的骨皮质变薄,一般无骨膜增生(合并骨折时例外)。

2)骨囊肿:病变为中心纵向生长,无骨嵴或骨嵴较少,囊内密度较均匀,呈水样密度且无强化。

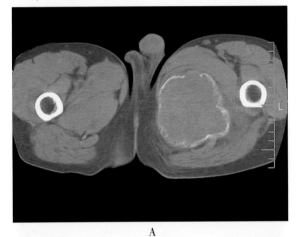

A

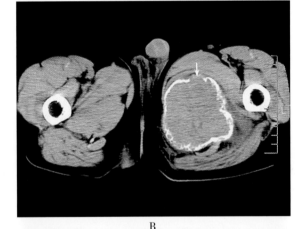

B

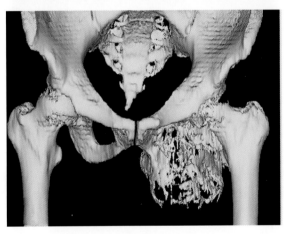

C

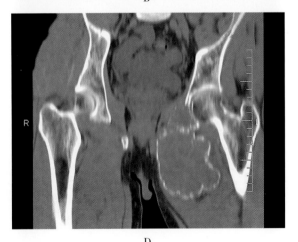

D

图4-3-3 动脉瘤样骨囊肿

A~D.CT平扫和重组左侧坐骨支见一局限性类圆形瘤样膨胀性包块,似吹气球样膨出于骨外,包膜完整,其内呈均匀性液性低密度影(↑)

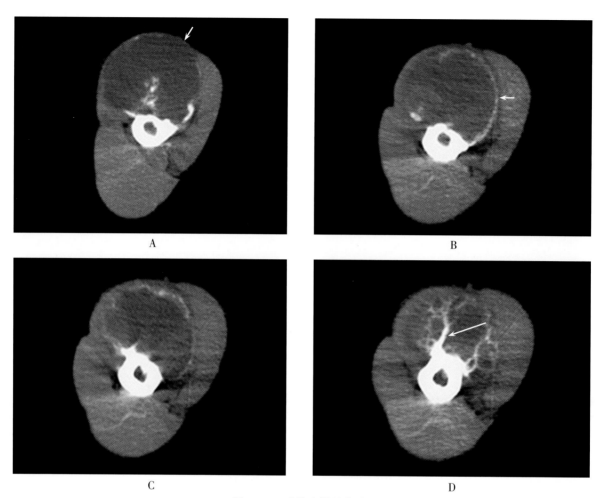

A

B

C

D

图4-3-4 动脉瘤样骨囊肿

A～D.CT平扫左肱骨上端干骺端后内侧骨膜下见一局限性类圆形瘤样膨胀性包块，似吹气球样膨出于骨外，包膜完整(↑)，其内呈均匀液性低密度影，骨性间隔不明显，增强后其内可见粗大供血血管(长↑)和斑片状明显强化影

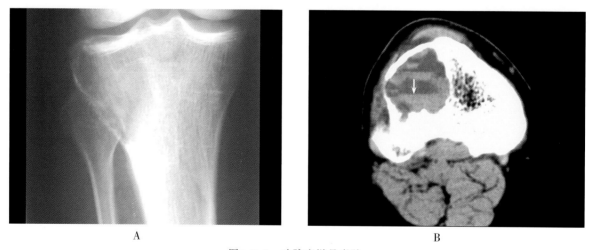

A

B

图4-3-5 动脉瘤样骨囊肿

A.B.X线平片和CT平扫右胫骨干骺端见一局限性类圆形瘤样膨胀性包块，病灶边缘光滑锐利，内显示有液-液平面(↑)

三、骨内腱鞘囊肿和上皮样囊肿

(一)骨内腱鞘囊肿

骨内腱鞘囊肿(intraosseous ganglion)又名邻关节骨囊肿,为邻关节软骨下的良性囊肿,是由纤维组织构成的多房性病变伴广泛的黏液样变。本病不再是罕见病,而是一种逐渐被认识的少见病。好发于30岁以上中高龄者,男性多于女性。骨内腱鞘囊肿发病机制尚不清楚,目前多数学者认为:①邻近软组织腱鞘囊肿或骨膜腱鞘囊肿侵入骨内。②骨内成纤维细胞化生、增殖并分泌黏液,压迫骨质所形成。骨内腱鞘囊肿好发部位依次为:髋、膝、踝、腕等。病灶通常为单发,多发性、对称性病灶也有报道。

【诊断要点】

1.临床症状缺乏特征性。主要表现为不同程度的局部疼痛,运动或体力活动时加重,病程较长,少数患者有外伤史。

2.X线平片:病灶通常呈境界清楚的圆形或类圆形透亮区,有完整的硬化边,紧邻关节软骨下骨板但不破坏骨板。

3.MRI检查:

1)因囊内所含成分不同可呈长T_1、长T_2水样信号,长T_1、短T_2纤维组织信号,长T_1、短T_2气体信号或混合存在。

2)病灶边缘多有厚薄不一的骨皮质样长T_1、短T_2信号环绕,MRI对囊内成分判断及病变诊断很有价值。

【CT表现】

1.CT表现为圆形、类圆形或分叶状低密度区,内缘光整锐利,有厚薄不一的高密度硬化环,内有粗细不均的线条状骨性间隔,相邻骨皮质可有轻度膨胀、变薄或中断现象(图4-3-6)。

2.囊腔内密度多为低于软组织而高于水样密度的胶冻样密度。亦可为液体、气体或软组织混合密度,并可显示气-液平面或液-液平面。

3.骨皮质中断后,病灶内组织和气体可略突入相邻软组织或关节腔内。

4.增强扫描无强化。

5.鉴别诊断:

1)骨关节病性假囊肿:多见于中老年患者,多发生于关节持重部位,常伴有关节间隙变窄、关节面骨质增生、硬化等关节退变征象。

2)色素沉着绒毛结节性滑膜炎:主要以滑膜增生为主,侵犯骨内时,形成关节面下囊变,关节肿胀。

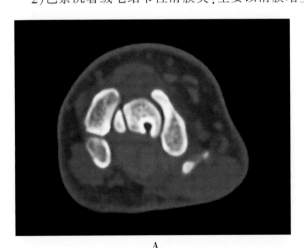
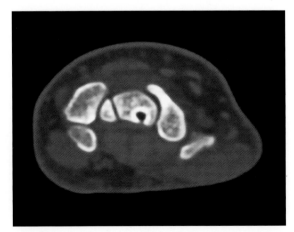

A   B

图4-3-6　骨内腱鞘囊肿

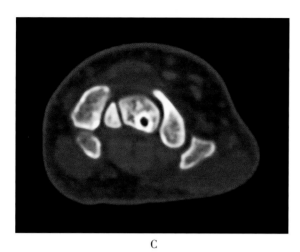

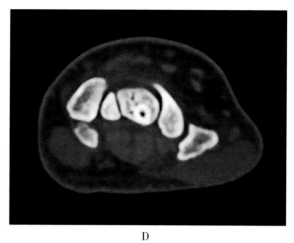

C   D

图 4-3-6　骨内腱鞘囊肿(续)

A~D.CT 平扫左腕头状骨见小囊状透光区,周围见环形线样高密度硬化缘,并可见裂隙状与骨皮质外相通

CT 和 MRI 能更清楚地显示滑膜增生范围,T_2WI 对含铁血黄素沉着的显示具有特征性,表现为短 T_2 信号的绒毛状物。

3)骨囊肿:有发病年龄低、病变范围大、骨皮质变薄呈囊性膨胀、无明显硬化边、囊内水样密度等特点。MRI T_2WI 呈无囊壁明显高信号灶。

(二)骨内上皮样囊肿

上皮样囊肿(epidermoid cyst)亦称表皮样囊肿、胆脂瘤或珍珠瘤,起源于外胚层残余组织,由细胞脱屑、角蛋白和胆固醇组成,通过进行性脱屑生长,也可以继发于外伤、手术、穿刺后。其发病率较低。本病可发生于任何年龄,以青壮年多见,无性别差异。颅骨相对好发,其他部位如上颌骨、下颌骨、指骨、胫骨及股骨等部位也可见到。

【诊断要点】

1.因肿瘤生长缓慢,常无明显的临床症状和局部体征。

2.当囊肿巨大且向颅内延伸时,便可能产生颅内高压、局部神经压迫症状。

3.X 线平片:

1)颅骨局部类圆形或不规则形边界清楚的密度减低区,有或无硬化边。

2)78%的患者可见硬化边,硬化边的出现是板障表皮样囊肿的特征性表现,但不具有特异性。

4.MRI 检查:

1)根据肿瘤内容物的不同,MRI 表现分为两种类型:一类以角蛋白为主,被称为黑色胆脂瘤,即 T_1WI 低信号,T_2WI 高信号;另一类以胆固醇为主,被称为白色胆脂瘤,即 T_1WI 高信号,T_2WI 高信号。这两种类型的肿瘤在 DWI 序列上均呈明显高信号。

2)有时因囊内容物成分不同,如瘤内有陈旧性出血或蛋白质含量增高时,T_1WI 可呈不均质高信号。

3)病灶周围无水肿,增强后囊壁通常无强化。偶有包膜钙化及瘤内出血。

【CT 表现】

1.颅骨局限性膨胀性骨质破坏,可呈火山口样骨质缺损。多同时累及内外板,内外板变薄、中断,部分患者仅表现为累及内板或者外板。典型表现为局部颅骨低密度病变,CT 值在−20~20 HU,周围可见环形高密度影,内外板破坏。CT 不但可以评价颅骨受累,还可以观察颅内侵犯情况。

2.上皮样囊肿多呈低密度,内可见散在脂肪密度。当囊壁和囊内容物中蛋白、脂类物质、胆固醇结晶含量较多时,CT 表现为稍高密度。

3.增强扫描示囊肿内部不强化,囊壁或囊内分隔有时可见强化。

4.其他部位骨内上皮样囊肿可见界限清楚的囊状溶骨性病灶,长轴与骨长轴一致,并有不同程度的膨胀,通常不出现骨膜反应,周边硬化(图4-3-7)。

5.鉴别诊断:

1)表皮样囊肿:无硬化边缘者,与转移瘤和骨髓瘤进行鉴别。前者膨胀较明显,后两者常为多发,其他骨也可有破坏,且MRI信号也有区别。

2)颅骨血管瘤:多为海绵型,骨质缺损区内有数量不等的钙质样高密度斑片影,自病灶中心向四周有特征性的放射状骨针,可看到典型的太阳光芒样新生骨,具有诊断意义。

3)皮样囊肿:常含有皮肤各种成分,如皮脂腺、毛发、骨及软骨组织等,鉴别困难时仍需组织学检查。

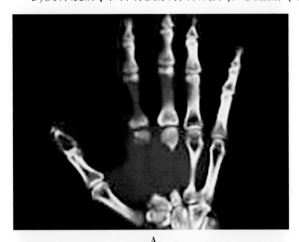

A

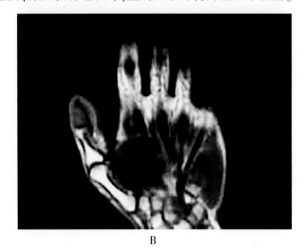

B

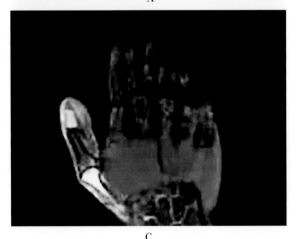

C

图4-3-7　骨内上皮样囊肿

A.CT冠状面见右手拇指远节指骨囊状骨质破坏,骨皮质变薄;

B.T$_1$WI冠状面见病灶呈与肌肉相近的低信号;

C.T$_2$WI抑脂冠状面见病灶信号较高

四、股骨颈疝窝

股骨颈疝窝(herniation pit of the femoral neck)是发生于股骨颈的一种较少见的骨良性病变,发病率为4%~5%,好发于中老年人,男女发病率无差异。临床多无明显症状,常因其他病变检查时偶然发现。股骨颈疝窝的发病机制:目前国内外学者认为,股骨颈疝窝是股骨颈反应区的纤维结缔组织和/或液体在前部关节囊和髂股韧带以及髂腰肌作用下,通过骨皮质疝入松质骨内而形成的窝状骨质缺损。病理上,股骨颈疝窝主要由致密纤维组织和液体组成,纤维组织可伴黏液样变性。

【诊断要点】

1.临床多无明显症状,常因其他病变检查时偶然发现。

2.X线平片:股骨颈中轴线或其外上象限区,形态规则,呈圆形或椭圆形,病灶最大径线通常<10 mm的圆形或卵圆形伴有硬化边的透亮区或单纯硬化环,边缘清楚。

3.MRI上信号取决于病灶内成分:

1)通常为液体,表现为均匀长 T_1、长 T_2 液体信号。

2)当病灶内纤维结缔组织和液体同时存在时,病灶于 T_1WI 为低信号,T_2WI 为不均匀高信号。

3)无论常规 T_1WI 和 T_2WI 上信号如何,脂肪抑制 T_2WI 上,病灶外围区均无异常信号。

【CT 表现】

1.股骨头基底及股骨颈近端前侧皮质下、股骨颈中轴线外侧的圆形、卵圆形及多房性低密度区(图4-3-8)。

2.可为单发灶,亦可为多发灶。单发灶周围可见硬化边,多发灶表现为多房状或蜂窝状。

3.患侧股骨头形态、关节间隙、骨质密度均无异常改变。

4.鉴别诊断:

股骨颈疝窝应与股骨头缺血坏死、骨内腱鞘囊肿和退变性囊肿等疾病进行鉴别。

1)借助股骨头坏死的特异性征象,即承重区 X 线平片和 CT 上的硬化带,以及 MRI 上的"线样征",不难鉴别两者。

2)借助骨内腱鞘囊肿发生于股骨头骨性关节面下的特殊部位,有助于鉴别两者。

3)借助退变性囊肿伴发的关节间隙狭窄、关节面增生硬化及边缘骨赘形成等退变征象,易与本病鉴别。

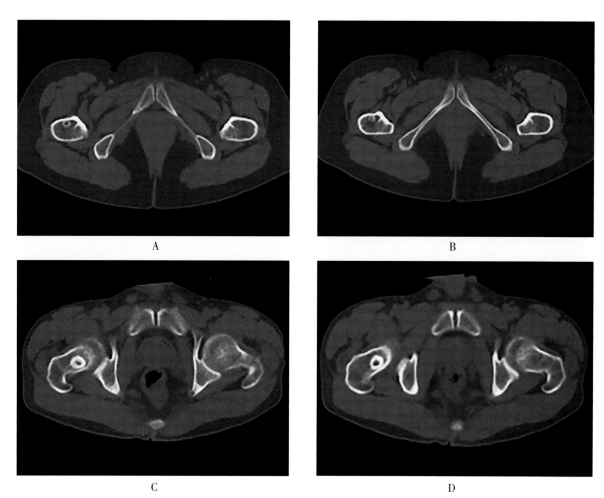

A

B

C

D

图 4-3-8　右侧股骨颈疝窝

A.B.CT 平扫见右侧股骨颈近粗隆端前侧皮质下类圆形低密度区,边缘清楚,周围可见硬化边;
C.D.右侧股骨颈类圆形低密度区,边界清楚,周围绕以清晰硬化环

五、骨纤维异常增殖症

骨纤维异常增殖症(fibrous dysplasia of bone)是正常骨组织逐渐被增生的纤维组织所代替的一种疾病。原因至今未明,可单发,也可多骨同时发生。病变可局限性也可广泛。若同时并发骨骼系统以外的症状,如皮肤色素沉着和性早熟等,则称为奥尔布赖特(Albright)综合征。

【诊断要点】

1.常在儿童期发病,于青年或成年期才被发现,就诊年龄以 11~30 岁最多(占 70%)。

2.病程长,进展慢,早期无症状,随后可有局部酸痛或间歇性疼痛。位于长骨者发展到一定阶段,肢体可畸形或因轻伤而致病理性骨折。

3.发病部位以四肢长骨多见,下肢多于上肢,股骨、胫骨最多,其次是肋骨和头面骨。

4.局部畸形、病理性骨折及色素斑为本症三大特征。

5.X 线平片:发生于四肢躯干骨者表现为膨胀性囊状、磨玻璃样、丝瓜瓤样、虫蚀样四种改变;发生于颅面骨者,表现为膨胀性囊状、磨玻璃样和硬化性三种改变。

【CT 表现】

1.囊状型:

1)以四肢骨多见。

2)表现为囊状透光区,皮质变薄,骨干可有膨胀,囊内有磨玻璃样改变及钙化。

3)单囊可发展成多囊,囊内有粗大的骨小梁,边缘可有硬化。

2.硬化型:

1)以颅面骨和颅底骨多见。

2)表现为瘤骨密度非一致性增高,在硬化区内有散在的颗粒状透亮区。

3)颅骨穹隆的病变常侵犯外板和板障,使骨骼膨大、增厚和囊性改变,呈磨玻璃样或致密硬化改变。

4)面骨主要侵犯上颌骨,硬化区波及颞骨及眶下缘,并占据上颌窦腔(图 4-3-9),使上颌窦闭塞,颧弓突出。

3.鉴别诊断:

1)发生于颅面部骨者,应与畸形性骨炎鉴别:后者多见于 40 岁以后,病变区骨质破坏与骨质增生混杂,其间夹有棉花团状骨化影及粗大骨小梁,骨皮质或内外板不规则增厚而变形;而前者呈膨胀变形、骨皮质变薄等改变。

2)发生于肋骨者,应与肋骨骨巨细胞瘤鉴别:骨巨细胞瘤好发于肋骨头区,膨胀较明显,有光整骨包壳而无硬化,病灶内密度中等或较低而无磨玻璃样改变及钙化;肋骨骨纤维异常增殖症范围广,好发于体部甚至肋骨全长,除有膨胀外,其内密度较高,呈不均匀磨玻璃样改变(图 4-3-10),且可多肋骨并发。

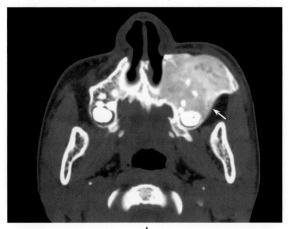
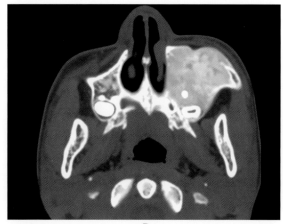

A   B

图4-3-9 骨纤维异常增殖症

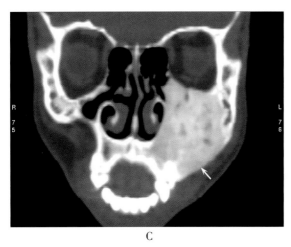

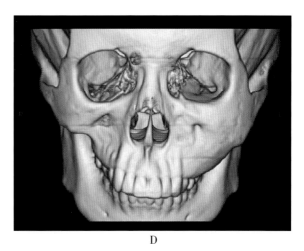

C

D

图4-3-9 骨纤维异常增殖症(续)

A~D.CT平扫和重组见左上颌骨骨髓腔密度明显增高,与骨密度相仿,但其内密度欠均匀,隐约可见颗粒状透光区,呈磨玻璃样表现(↑),VR像见局部骨质明显隆起

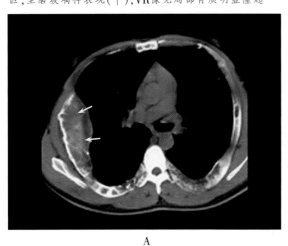

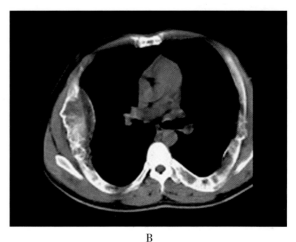

A

B

图4-3-10 骨纤维异常增殖症

A.B.CT平扫见双侧多发肋骨呈囊状或梭形膨胀,有硬化边,其内呈丝瓜瓤样骨密度灶(↑)

六、纤维性骨皮质缺损症

纤维性骨皮质缺损症(fibrous cortical defect of bone)又称干骺端纤维性缺损,是一种非肿瘤性纤维性病变。为起源于局部骨膜的纤维组织进而侵犯骨皮质的一种类似囊肿性病变。现认为本病可能是儿童发育期中的局部发育障碍或正常变异,多数能自行消失。

本症多见于4~8岁儿童,发病率男性约为女性的2倍,好发于股骨下端,占80%以上,其次为股骨上端和胫骨下端,少数见于肱骨、桡骨、尺骨和短管状骨。右侧多见,可能与肌肉、韧带的附着和右侧肢体活动时用力较大有关。

【诊断要点】

1.临床表现:通常无临床症状和体征。少数患者仅有局部间歇性钝痛,于劳累后加重。有时局部可轻微胀痛,但邻近关节活动无受累。

2.X线平片:病灶呈圆形或卵圆形,其长轴与骨干平行,长1~4 cm。切线位片,见局部骨皮质轻度凹陷,边缘硬化,规则或呈分叶状,有时亦可分房。

3.MRI检查:

1)早期T_1WI病灶呈均匀的不同强度低信号区,周围硬化边呈光整的低信号线样边。

2)病变进展,骨性间隔形成,显示为多囊状改变,T_1WI、T_2WI 均呈低信号,囊隔则为更低信号线。

3)晚期,病灶骨化,T_1WI、T_2WI 均呈均匀皮质样低信号,并逐渐转为正常骨髓信号。

【CT表现】

1.CT 显示为皮质内囊状或不规则形膨胀性骨缺损区。

2.病灶外侧骨壳完整或缺损(图 4-3-11)。

3.邻近软组织可轻度肿胀。

4.鉴别诊断:

1)干骺结核:多见于干骺端骨松质内,可跨越骺板。病灶内可有沙粒样死骨,密度不均,周围硬化范围不一,可资鉴别。

2)骨样骨瘤:发病年龄较大,局部疼痛,压痛明显,瘤巢内常见不均匀致密影或周边部透亮环,周边骨硬化广泛。

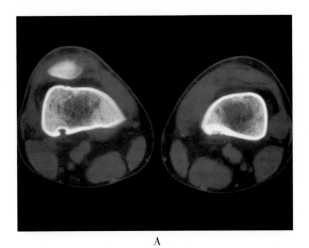
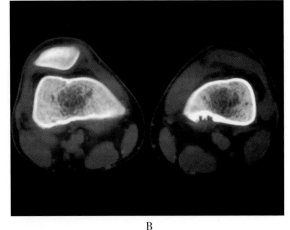

A　　　　　　　　　　　　　　B

图4-3-11　纤维性骨皮质缺损症

A.B.CT平扫见双侧胫骨后缘骨皮质缺损,呈杯口状改变,其周边骨质硬化,相邻软组织未见肿胀

七、骨嗜酸性肉芽肿

骨嗜酸性肉芽肿(eosinophilic granuloma of bone)名称较多,又称孤立性肉芽肿、骨非特异性肉芽肿、组织细胞增生症等,归属于郎格罕斯细胞组织细胞增生症。朗格罕斯细胞组织细胞增生症(Langerhans cell histiocytosis,LCH)是指一组病因未明的以朗格汉斯细胞(Langerhans cell,LC)异常增生为主,伴有大量嗜酸性粒细胞及巨噬细胞浸润的良性肿瘤样病变。发病率为 0.02/万~0.4/万。任何年龄均可发病,但好发于 1~3 岁婴幼儿,男女比例约为 2:1。本组病变包括三种:①勒-雪病(Letterer-Siwe disease,LSD),以发热、淋巴结病变、皮疹、贫血和血小板减少症为特征的全身散布发生,呈恶性过程。②嗜酸性肉芽肿(eosinophilic granuloma,EG)以局限性溶骨损害为主,为良性局限性组织细胞增生,为三种病变中最轻的一型,也最常见,占 60%~80%。③韩-薛-柯病(Hand-Schuller-Christian disease,HSCD)介于上述两种病变之间,主要表现为突眼、糖尿病尿崩症和骨损害,为慢性进行性过程。尽管 LCH 选择性影响到骨,但损害也可能发生在肺、中枢神经系统、肝、胸腺、皮肤和淋巴结。骨嗜酸性肉芽肿多见于儿童及青年,约 2/3 的患者发病于20 岁以下,男性为女性的 5 倍。

【诊断要点】

1.全身症状很少,局部可有疼痛,轻重不一,常因活动而加重。

2.多发性者可有低热、食欲差、体重减轻等。

3.脊椎病变者常有斜颈及腰侧弯改变。

4.约 1/2 的病变发生于颅骨、肋骨和股骨,其次为椎体、骨盆、下颌骨,发生于指(趾)骨者很少见。

5.实验室检查:血沉加快,白细胞增多,其中嗜酸性粒细胞多在 4%~12%,培养无细菌生长。

6.X 线平片:

1)扁骨病变多呈囊状膨胀性骨缺损或溶骨性破坏,有硬化边。颅骨病变呈圆形穿凿样骨缺损区,边缘锐利有硬化。若内外板破坏不全时,可见纽扣样死骨或出现"双边征"。

2)椎体病变为单囊状或多囊状骨破坏区,内有骨嵴,呈轻度膨胀,边缘有硬化,晚期椎体可受压变薄呈高密度平板样楔状变形。

【CT 表现】

1.长骨嗜酸性肉芽肿:①最常见于股骨,其次为胫骨与肱骨。②好发于骨干,其次为干骺端,罕见于骨骺。③髓腔内见单房或多房溶骨性破坏,破坏区的长轴多与骨干平行。④病变呈膨胀性生长,穿破骨皮质,可形成平行状或葱皮样骨膜反应,使骨干增粗。⑤在病变自限修复时,病灶缩小,周边可有不同程度硬化(图 4-3-12)。

2.脊柱嗜酸性肉芽肿:①可侵犯单个、多个相邻或间隔的椎体,但以单发为多见,椎体的发生部位以胸椎和腰椎多见,颈椎次之。②椎体可呈囊性破坏和溶骨性破坏,囊性破坏多起于椎体中心,边缘常有硬化;溶骨性破坏椎体易压缩或呈扁平椎,且常累及一侧附件。③病变区椎间隙正常或略变窄(图 4-3-13)。

3.颅底多发者,多发灶可融合成地图状(图 4-3-14)。

4.肩胛骨、锁骨及骨盆均以溶骨性破坏为主,破坏区边缘膨胀,骨盆病变周围上缘反应性硬化为诊断本病的重要征象(图 4-3-15、图 4-3-16)。

5.鉴别诊断:

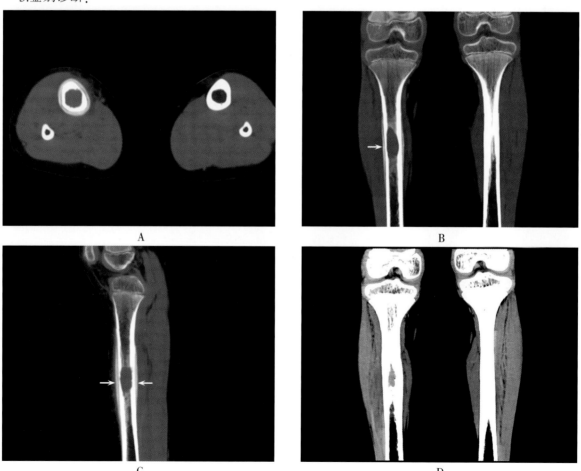

A   B

C   D

图4-3-12 骨嗜酸性肉芽肿

A~D.CT平扫和重组见右胫骨中段髓腔膨大,骨皮质变薄,周缘见平行的骨膜反应(↑),周围软组织稍肿胀,病变与胫骨长轴平行

1)骨干结核:好发于尺骨、桡骨和胫骨,呈多个圆形骨质破坏区,常有沙粒状死骨形成和骨膜增生,破坏区极少膨胀改变,有肺结核病史及结核的全身中毒症状。

2)脊柱结核:多为相邻两椎体发病,椎间隙变窄,椎体呈溶骨性破坏,呈洞穴样甚至融合,可有沙粒状死骨形成,椎旁常有寒性脓疡;骨嗜酸性肉芽肿单个椎体变薄可呈碟状。

3)慢性骨脓肿(Brodie's脓肿):为相对静止的局限性低毒性感染破坏区,周围增生硬化明显,且范围多大于骨破坏区;骨嗜酸性肉芽肿则相反,骨破坏区大,周围硬化环不宽。

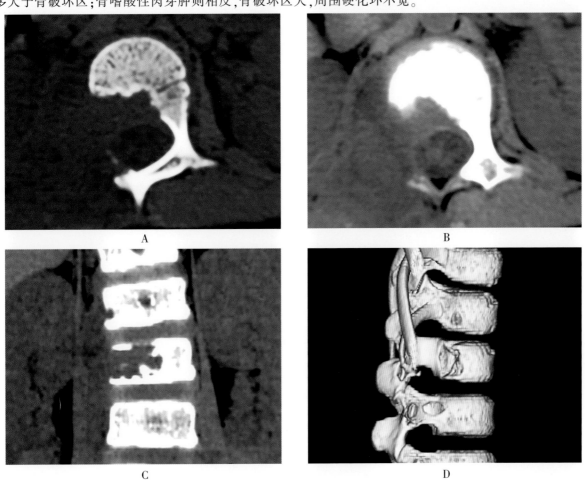

图4-3-13 骨嗜酸性肉芽肿
A~D.CT平扫和重组T$_{11,12}$及L$_1$椎体见溶骨性破坏,右侧附件破坏并形成软组织块影,MPR示椎间隙无明显改变

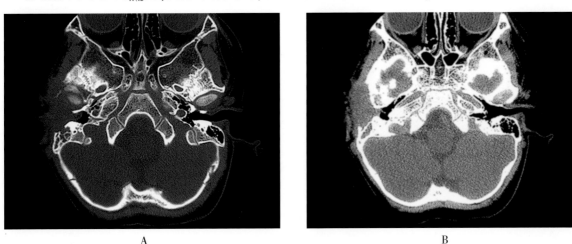

图4-3-14 骨嗜酸性肉芽肿
A.B.CT平扫右颞骨见地图样骨质破坏,未见骨膜反应,软组织肿块突向右外耳道

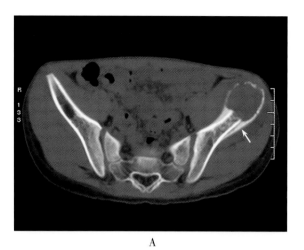

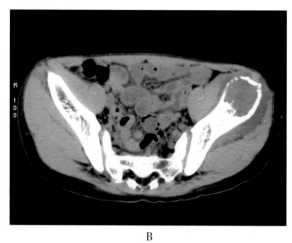

A   B

图4-3-15　骨嗜酸性肉芽肿

A.B.CT平扫见左髂骨翼圆形骨质破坏伴软组织肿块影,病灶穿破骨皮质引起骨膜新骨(↑)

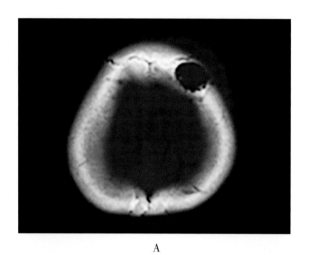

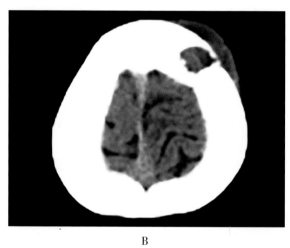

A   B

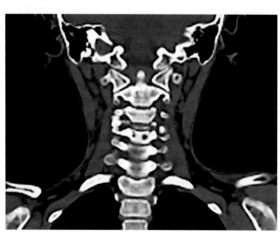

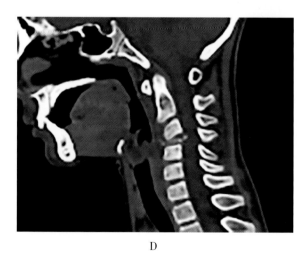

C   D

图 4-3-16　骨嗜酸性肉芽肿

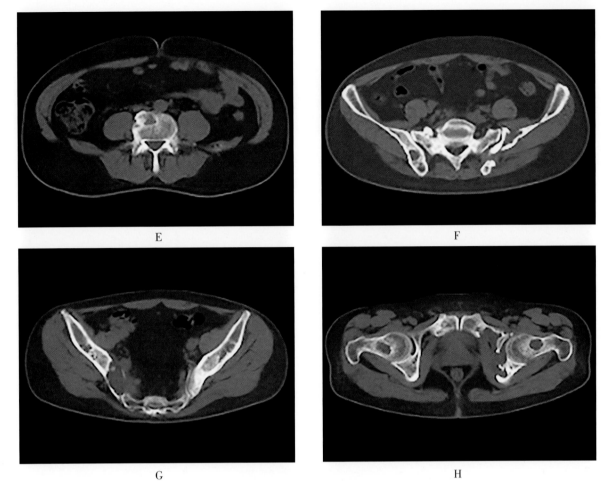

图 4-3-16　骨嗜酸性肉芽肿(续)

A.B.CT 平扫见左侧额骨类圆形骨质破坏区,边界清楚,局部软组织肿块;

C.D. C$_4$ 椎体变扁,呈线样改变,部分骨质后突入椎管内;

E~H. 同一患者,腰椎、双侧髂骨、双侧股骨颈多发骨质破坏区,边界清楚,双侧髂骨旁软组织肿块形成

八、畸形性骨炎

畸形性骨炎(osteitis deformans)也称 Paget 氏病,是一种慢性进行性骨病。发病年龄为 20~72 岁。以男性多见,男女比例为 4:1。病因不明,主要特征是骨组织结构和化学成分发生异常改变,致使骨体积增大和骨的内部结构及轮廓发生畸形。病理上,表现为骨吸收和骨形成异常加速。临床上常多骨受累,以骨盆和头颅多见。

【诊断要点】

1.多见于 40 岁以上男性,可有家族史。

2.临床表现:病程长,发展慢。除畸形外,2/3 的病例多无症状和体征。

3.发病部位:全身骨骼以骨盆发病率最高(占 78%),其次为股骨、胫骨、椎体、颅骨等。

4.实验室检查:碱性磷酸酶常显著升高,可达 200 布氏单位。

5.X 线平片:可见患骨增粗增厚,海绵状结构中兼有囊状透光区和密度增高区,有时也可表现为骨质弥漫性硬化。

【CT 表现】

1.骨盆口可呈三角形,髂骨翼向外张开,髋臼内陷,患骨增大变形,骨质疏松,伴有囊状低密度区及长条状高密度骨纹(图 4-3-17)。

2.在颅骨 CT 表现为颅盖骨异常增厚,板障增厚,为高、低混杂密度,常伴有颅底凹陷和颅面骨不对称性增大,称为骨性狮面。

3.脊椎表现为椎体增宽变扁,粗大而致密的骨纹位于椎体四周,形成方形骨框;亦见呈楔状变形。

4.长骨者早期表现为骨质破坏性改变,随后出现修复,有过量的新骨沉积,后期主要是骨硬化性改变,患骨增粗,体积增大,病骨被异常的皮质和骨小梁所取代,皮质增厚,表面不规则,骨小梁增粗紊乱。

5.鉴别诊断:主要应与骨转移性肿瘤相鉴别,当病变较小时,病变区可呈多发性小片状溶骨性改变,易误诊为溶骨性骨转移;若呈广泛硬化性改变,则易与成骨型骨转移性肿瘤相混淆。但本病有病史长、发展慢、骨畸形体积增大和上述 X 线特点,以及碱性磷酸酶升高。

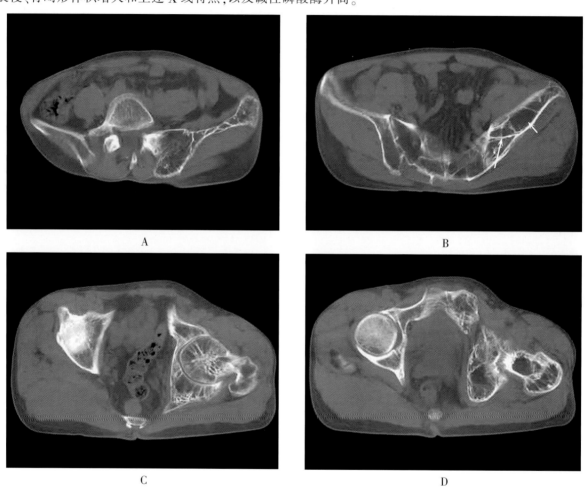

图4-3-17　畸形性骨炎

A~D.CT平扫见左髂骨、坐骨、耻骨、骶骨及股骨,广泛的骨骼弯曲变形,外形增粗,形态失常。其内密度不均匀,相应骨小梁粗大稀疏,伴有囊状低密度区(↑)和长条状高密度骨纹(长↑),皮质明显不均匀性增厚

九、痛　风

痛风(gout)是单钠尿酸盐沉积于骨关节、肾脏和皮下等部位引发的急慢性炎症和组织损伤,与嘌呤代谢紊乱及尿酸排泄减少所致的高尿酸血症直接相关, 属于代谢性风湿病范畴。发病率为 0.34%~2.84%,临床多见于 40 岁以上的男性,女性多在更年期后发病,近年发病有年轻化趋势,男女发病比例约为6:1。痛风分为原发性痛风和继发性痛风两大类。原发性痛风 10%~20%的患者有家族遗传史,约 1%为先天性酶缺陷引起,绝大多数发病原因不明。继发性痛风由其他疾病所致,如肾脏病、血液病,或由于服用某些药物、肿瘤放化疗等多种原因引起。痛风石沉积部位常为骨质破坏部位,主要在跖(掌)趾(指)、踝、膝及腕肘关节,以第一跖趾关节最为常见。影像学检查可观察到由痛风引起的骨质破坏、软组织炎症

及痛风石。

【诊断要点】

1.临床表现为特征性关节炎表现,尿路结石或肾绞痛发作。

2.实验室检查呈高尿酸血症:男性和绝经后女性血尿酸>420 μmol/L,绝经期女性>358 μmol/L。

3.关节液穿刺或痛风石活检证实为尿酸盐结晶可作出诊断。

4.急性关节炎期诊断有困难者,秋水仙碱试验性治疗有诊断意义。

5.X线平片:

1)急性关节炎期可见非特征性软组织肿胀。

2)慢性期表现为反复发作后可见骨质破坏,关节面不规则,特征性改变为穿凿样、虫蚀样圆形或弧形的骨质缺损,局部骨皮质翘起,呈"悬挂边缘征"(图4-3-18)。

3)晚期关节间隙明显狭窄甚至消失,可出现关节脱位或强直。

6.MRI检查:

1)慢性痛风性关节炎的典型MRI特征包括关节周围的软组织肿块,边缘清楚的骨破坏,有悬空的边缘以及增厚的滑膜。

2)痛风石在T_1WI上呈均匀的低信号,T_2WI通常为等、低混杂信号,T_2WI上信号强度取决于痛风石含水量及钙化程度。

3)痛风石累及的关节可以出现滑膜增厚和渗出、骨破坏以及痛风石邻近的骨髓水肿。

【CT表现】

1.早期:关节周围软组织偏侧性肿胀,密度增高而无明显骨破坏。软组织内可见钙化或未钙化的痛风石造成的软组织结节样增厚。

2.中期:关节由中央性、边缘性或周围骨侵蚀,逐渐发展为骨破坏。骨破坏以出现关节端的边缘锐利的小囊状或穿凿样圆形骨质破坏为典型表现,骨破坏区边缘部翘起颇具特征(图4-3-19)。病灶周围无骨质增生硬化及骨质破坏,邻近骨质结构基本保持正常,此点不同于类风湿关节炎。

3.晚期:关节周围软组织肿块增大,多个肿块相连,呈分叶状,表面粗糙。骨干可进行性变细呈锥状。在伴有继发性退行性骨关节病时,关节面骨赘形成,关节间隙可变窄,甚至出现关节脱位或强直,手足可同时受累及。

4.鉴别诊断:

1)假性痛风:较少累及指间关节,可见双侧对称性关节软骨线状钙化。

2)化脓性关节炎:常有寒战、高热、关节积液和关节间隙狭窄,而痛风性关节炎晚期才会出现关节狭窄。

3)退行性骨关节炎:无关节边缘的破坏缺损,而痛风性关节炎常可见关节边缘的骨质破坏。

4)银屑病性关节炎:多有皮肤银屑病病史,好发于手足的远侧指(趾)间关节,以指(趾)骨的肌腱、韧带附着部骨质增生为特征;痛风性关节炎一般无银屑病病史。

5)类风湿关节炎:常见于中年女性,有明显的骨质疏松,类风湿因子阳性;而痛风性关节炎多见于男性,且较少发生骨质疏松。

6)色素沉着绒毛结节性滑膜炎:病变滑膜呈结节状或弥漫性增厚,并突向囊腔内,常见含铁血黄素沉着,MRI显示长T_1、短T_2信号;而痛风性关节炎一般无出血表现。

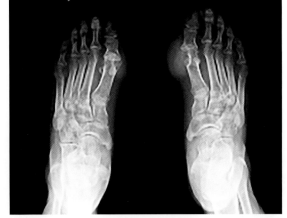

图4-3-18 痛风性关节炎

X线平片见双侧第一跖骨远端骨质破坏区,跖趾关节周围软组织肿胀,左侧跖趾关节可见结节状高密度灶

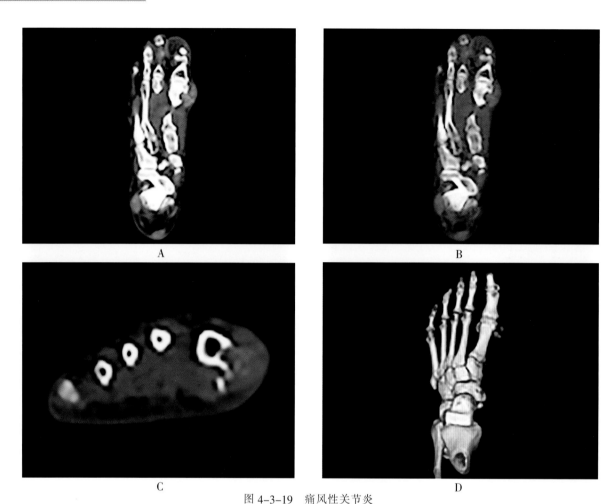

图 4-3-19　痛风性关节炎

A~D.CT平扫和重组见右侧第一跖骨远端骨质破坏区,骨破坏区边缘部翘起,跖趾关节周围软组织肿胀,可见结节状高密度灶(痛风结节)

十、石　骨　症

石骨症(osteopetrosis)又称为 Albers-Schonberg 氏病、骨硬化症、粉笔样骨、脆性骨硬化症、硬化性增生性骨病以及大理石骨症等，是由破骨细胞数目减少或功能缺陷导致的一种以骨吸收障碍为主的罕见遗传性代谢性骨病,以广泛性骨密度增高、骨质硬而质脆、脑神经受压为特征,并常伴有严重贫血。发病率约为 1:100 000。目前多数学者认为其病因是破骨细胞功能缺陷所致。临床将石骨症分为幼儿型(恶性)和成人型(良性)。前者呈常染色体隐性遗传方式遗传,后者呈常染色体显性方式遗传。成人型预后良好。

【诊断要点】

1.症状和体征:

1)患者多表现为皮肤苍白、前囟饱满、方颅、眼距宽、失明、骨折等。

2)造血功能低下,出现髓外造血,肝脾淋巴结肿大;失代偿即出现进行性贫血。

3)骨骼的畸形除方颅外,还可有鸡胸、髋外翻及脊柱侧弯等。

4)如果颅骨下部的骨骼增厚,压迫脑神经通路,可致视神经萎缩、耳聋、面神经麻痹和动眼神经瘫痪,甚至因脑脊液循环障碍而发生脑积水。

2.实验室检查:造血系统表现髓外造血,在外周血液中出现幼稚的红细胞、白细胞。

3.X线平片:

1)基本表现:

（1）全身骨质密度呈对称性普遍增高，以颅底骨尤为明显。

（2）骨纹理粗糙或消失。

（3）骨皮质增厚，骨松质致密。

（4）骨髓腔变窄或模糊或闭塞。

（5）如合并佝偻病、骨折或其他疾病会有相应的骨质改变。

2）特征性表现：

（1）"夹心椎征"：椎体上下部呈带状致密增白而中央部密度相对较低所形成的状如"夹心蛋糕"样改变（图4-3-20）。

（2）"同心圆征"：髂骨翼同心环状征及在长骨干骺端伴浓淡交替横纹或条带状影，"同心圆征"尚可见于跟骨、骰骨。

（3）长骨端呈杵或棒状膨大或干骺端张开、增宽，部分伴有边缘不规则或锯齿状改变，常见于股骨下端、胫腓骨两端及肱骨远端。

（4）"骨中骨征"：分布广泛，多见于长管状骨及前肋，也见于短管状骨等处。

（5）在骨密度增白的基础上骨骺、干骺端、骨端、关节边缘部的骨质更致密，在短状骨，病变以骨骺端明显。

4.MRI检查：T_1WI与T_2WI均可见骨骺端高低相间横形带状信号，T_1WI高信号为正常松质骨，T_2WI较T_1WI信号略低，低信号带为钙质异常沉积的部位。

【CT表现】

1.表现为骨皮质增生，骨小梁变粗，骨髓腔变小甚至闭塞。有学者认为CT观察石骨症的总体效果不如X线平片，但CT具有很高的密度分辨力，对于细微病理改变可以早于X线做出诊断（图4-3-21）。

2.鉴别诊断：

1）氟骨症：可表现为和石骨症相似的广泛性骨增生硬化。但该病临床上有地方性氟骨病流行区居住史，氟斑牙是其特点。影像学氟骨症患者韧带或骨间膜骨化明显，如骨盆骶棘韧带、骶结节韧带及髂腰韧带等，尤其是肋骨呈"玫瑰刺"样改变对诊断具有特殊意义。其病变范围主要以躯干为主，四肢较轻，且骨纹理呈网样，可鉴别。

2）成骨型转移瘤：有时表现亦为弥漫性骨质硬化，和石骨症类似，该病一般有原发病灶的临床表现。病变呈多发点片状，边缘规则，晚期可互相融合，可见放射状针样骨膜反应。

3）硬化性畸形性骨炎：多见于老年人且碱性磷酸酶增高，呈非对称性发病，伴有骨质疏松。典型者表现为头部增大，脊柱后弯，下肢变粗并弯曲畸形，有助于鉴别。

4）此外，尚需和铅、磷中毒，骨斑点症，蜡油状骨病，硬化性骨髓炎等进行鉴别。

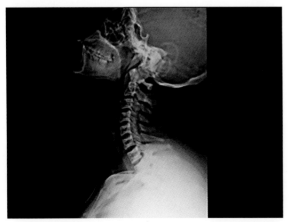
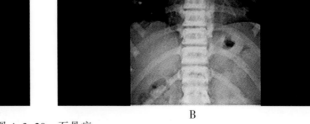

A   B

图4-3-20　石骨症

A.B.X线平片见颈椎及胸椎椎体上下部高密度而中间低密度，椎间隙未见明显变窄，呈典型的"夹心椎征"

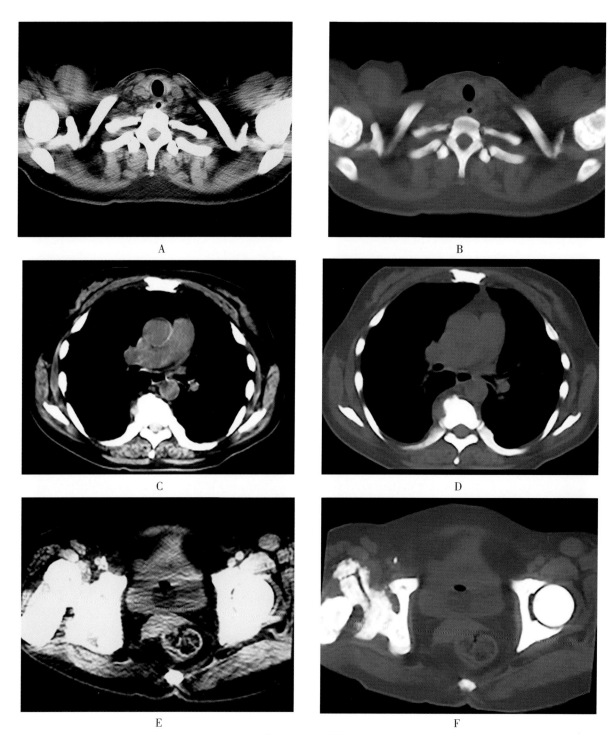

图 4-3-21　石骨症

A~F.CT 平扫见胸部肋骨、肩胛骨、锁骨、胸椎、肱骨头及双侧髋臼、股骨头密度均增高,骨皮质增厚,骨髓腔变窄或消失

十一、大块骨质溶解症

大块骨质溶解症(massive osteolysis)又名鬼怪骨、消失骨、骨消失综合征、Gorham 综合征等,是一种骨局部大量毛细血管窦及纤维组织增生并伴有骨溶解为特征的罕见综合征。临床多有轻微外伤史,多为单发,迄今全世界仅报道 200 余例,男女发病率无差异,以儿童和青少年好发,无遗传倾向。由于本病有一定的自限性,对于症状不明显者,可采取观察处理,注意保护,防止发生病理性骨折。也有学者提出局

部放射治疗,但效果欠佳;其他还有激素治疗、钙剂治疗等。对于长骨明显的骨质吸收,也有学者用手术刮除、植骨治疗、大段骨切除等,但有明显复发。

【诊断要点】

1.本病早期骨质破坏虽较严重,但临床症状或功能障碍却极轻微,无特殊临床症状,故难以做到早期诊断。

2.实验室检查无诊断意义。

3.X线平片:

1)早期在髓腔或骨皮质下散在分布界限不清的骨小梁吸收区。

2)而后病灶逐渐相互融合扩大,骨皮质变薄并逐渐消失。

3)病变进一步发展,骨皮质逐渐向髓腔塌陷,骨干变细,最后发生病理骨折和大块骨质缺损。

4)大量骨质吸收、消失部位无骨质增生硬化,无骨膜反应,无软组织肿块,无瘤骨或死骨形成(图4-3-22A)。

4.MRI检查:T_1WI和T_2WI显示病变处正常骨髓信号被异常信号所取代,提示随病变组织成分不同而不同:早期T_1WI呈与肌肉信号相邻的低信号,T_2WI呈明显的高信号,注射Gd-DTPA后,T_1WI强化明显;后期病变静止时,由于纤维组织取代血管组织,T_1WI和T_2WI均呈低信号(图4-3-22E、图4-3-22F)。

【CT表现】

1.CT由于是轴位扫描,无前后结构重叠干扰,密度分辨率高,能更早和更好地反映皮质骨的细微变化及其下方的骨缺损,对邻近组织结构的改变也显示更加清楚。如出现胸腔积液时,CT能比X线平片更早地发现肋骨的改变,可补充X线平片的不足(图4-3-22B至图4-3-22D)。

2.骨质缺损,境界清楚,边缘呈"尖角"状,相应部位脂肪间隙增大,邻近肌肉轻度萎缩。

3.骨质破坏边缘清晰,破坏区见点状残存骨。

4.鉴别诊断:

1)特发性骨质溶解:主要改变是腕掌、跗跖和肘部发生缓慢进行的骨质吸收。

2)Sudeck综合征:即创伤后反应性骨萎缩,常发生于轻微外伤后。X线表现为骨质疏松,但仔细观察可见骨皮质完整。

3)恶性骨肿瘤:骨质破坏呈进行性,无自行停止倾向,骨膜反应多呈放射状或针状,有软组织肿块及瘤骨形成。晚期临床出现恶病质和转移,这些均不同于大块骨质溶解症。

4)骨嗜酸性肉芽肿:病变呈穿凿样或地图样溶骨性破坏。骨皮质膨胀变薄,病灶边缘骨质硬化,周围有层状骨膜反应,软组织可肿胀。血常规示嗜酸性粒细胞增多。

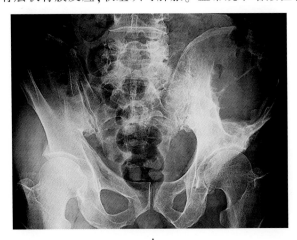

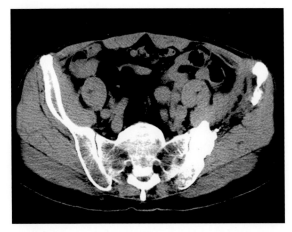

A   B

图4-3-22 大块骨质溶解症

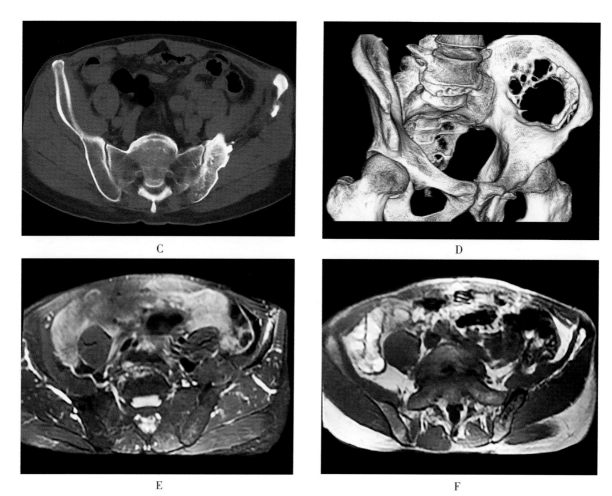

图 4-3-22 大块骨质溶解症(续)

A.X 线平片见左侧髂骨较大骨质缺损区,边界清楚,无骨质增生硬化,无骨膜反应;

B~D.CT 平扫和重组左侧髂骨见较大骨质缺损区,边界清楚,内有分隔样改变,骨增生硬化不明显;

E.F.MRI 平扫左侧髂骨见较大骨质缺损区,T_1WI 和 T_2WI 均呈低信号

十二、肾 性 骨 病

　　肾性骨病(renal osteopathy)又称为肾性骨营养不良,是由各种慢性肾脏疾病所引起的钙、磷代谢障碍,继发甲状旁腺功能亢进、酸碱平衡紊乱等因素而引起的骨骼损害。其发病机制一般认为与磷潴留、维生素 D 代谢障碍、继发性甲状旁腺功能亢进及酸中毒等有关。治疗的目的是缓解症状,防止骨骼畸形和骨折,治疗高血磷和维生素 D 缺乏,以缓解甲状旁腺功能亢进,预防软组织钙化等。

　　【诊断要点】

　　1.肾小球肾病临床表现与肾脏原发疾病及发病时间有关。全身症状包括水肿、少尿、血压增高等。出现骨骼症状已到晚期,骨骼改变有颅骨软化、腕踝肿大、串珠肋、驼背、鸡胸、膝内/外翻等。肾小管骨病临床有血磷减低、尿磷增高、骨骼疼痛、肌肉无力、侏儒等表现。

　　2.实验室检查:血磷增高、血钙正常或偏低,血清碱性磷酸酶增高。

　　3.X 线平片:

　　1)骨质疏松:骨小梁减少,骨皮质变薄,掌、指骨呈条纹状。

　　2)骨硬化:多见于脊柱、颅底和长骨骨端。

　　3)骨软化:表现为假性骨折和骨变形。

　　4)骨膜新生骨、纤维囊性骨炎和软组织及血管壁钙化。

4.MRI 检查：由于胶原纤维增加及脂肪增加，可使 T_1 时间变短，故信号强度增加；脊椎骨造血骨髓的增加及骨矿物质增加，可使信号减低。MRI 显示骨内囊性改变及骨质坏死均较 X 线平片为佳。

5.临床研究表明，肾性骨病患者出现影像学改变时，大多已属晚期。双四环素标记骨组织活检及骨密度测定是早期诊断肾性骨病的标准。

【CT 表现】

1.肾小球骨病：骨质疏松，骨质软化及佝偻病性表现；继发性甲状旁腺功能亢进表现包括骨膜下骨吸收和纤维囊性骨炎等；骨质硬化表现也是肾性骨病的特征性改变之一（图 4-3-23、图 4-3-24）。骨骺滑脱，多见于双侧股骨近端；软组织钙化，多见于关节周围、皮下组织、血管壁及内脏等部位。

2.肾小管骨病：主要表现为骨质密度普遍性减低、骨关节畸形及假骨折等骨质软化改变。少数可表现为骨质硬化、继发性甲状旁腺功能亢进。

3.CT 较 X 线平片在诊断肾性骨病方面更具有优势，肾性骨病继发甲状旁腺功能亢进患者，可见骨骼呈多发囊状改变，边界清楚。

4.CT 在早期骨膜下骨的吸收及钙化较 X 线平片有更大的优势。

5.软骨下骨的吸收，在关节边缘、骨膜下或在韧带附着处多见。

6.软组织内可见钙化，为钙、磷沉积于软组织内或软组织血管内，也可累及大血管。

7.鉴别诊断：原发性甲状旁腺功能亢进：由于肾性骨病常伴继发性甲状旁腺功能亢进症，故应与原发性甲状旁腺功能亢进症鉴别。鉴别要点如下：①原发性甲状旁腺功能亢进与肾性骨病均可出现骨膜下骨吸收。但前者以指骨骨膜下吸收最常见，X 线平片中可以看到花边或毛刺样；后者表现以长骨干骺端

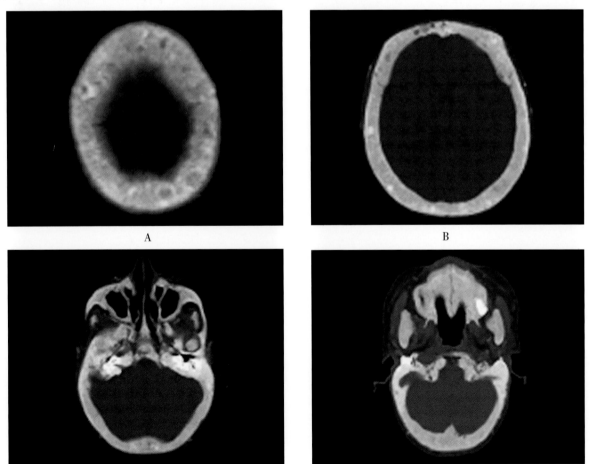

图 4-3-23　肾性骨病

A~D.CT 平扫骨窗示颅面骨板障均增厚，内见多发骨质密度减低区及骨质密度增高区

显著,伴病理骨折或骨骺滑脱。②原发性甲旁亢几乎不会出现佝偻病及假骨折线;而肾性骨病的基本表现为佝偻病和骨质软化症,而且常伴假骨折线。③原发性甲旁亢的硬化较少见,肾性骨病骨硬化较多见。④原发性甲旁亢常表现为多发纤维囊性骨炎改变,肾性骨病出现时常为单房性、边缘模糊。

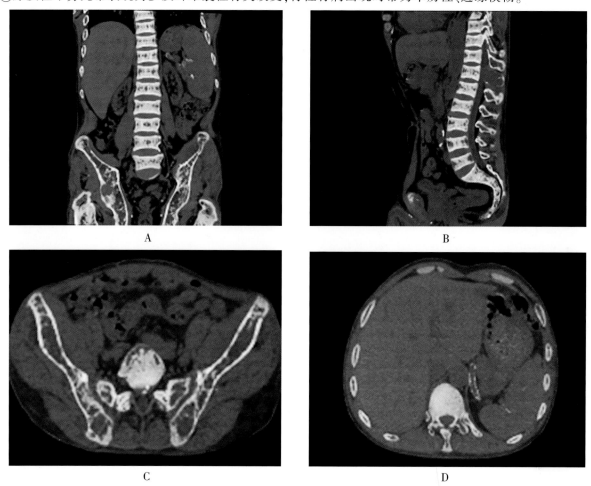

图 4-3-24　肾性骨病

A~D.CT 平扫和重组见胸、腰椎生理曲线变直,扫及骨盆诸骨及胸、腰椎椎体及附件、双侧肋骨呈磨玻璃样改变,骨密度增高,骨小梁增粗融合,并可见多发囊状透光区

十三、甲状旁腺功能亢进性棕色瘤

甲状旁腺功能亢进性棕色瘤(brown tumor of hyperparathyroidism)是因甲状旁腺功能亢进、甲状旁腺激素分泌过多,引起破骨细胞数量和活性增加,导致局部骨质溶解吸收,代之以增生的纤维组织的肿瘤样代谢性骨病。本病常见于 20~50 岁患者,以女性更为常见。该疾病骨质溶解区域不断扩大,形成囊状骨缺损,其内部纤维组织变性出血伴含铁血黄素沉着,组织呈棕褐色。甲状旁腺功能亢进性棕色瘤可见于全身多处骨骼,尤其好发于长骨骨干及颌骨,其次为长骨两端及手、足骨。

【诊断要点】

1.临床表现:

1)高血钙症状:如疲乏无力、恶心呕吐、多尿、顽固性便秘、嗜睡等。

2)肾病症状:血钙过高致肾实质及尿路结石,严重者引起肾衰竭。

3)骨病:肢体痛,并有畸形和病理性骨折。

2.实验室检查:甲状旁腺激素、血钙、尿钙升高,血磷降低及碱性磷酸酶升高。

3.X 线平片:单房或多房样囊状骨质吸收,多呈偏心性改变,无钙化,有薄层硬化带,边界清楚,局部骨骼可膨胀,可出现软组织肿块及病理性骨折。

4.MRI 检查:显示骨骼改变不如 CT 及 X 线平片,但出现囊状骨质破坏时,MRI 上呈明显长 T_1、长 T_2 异常信号(图 4-3-25)。

【CT 表现】

1.全身骨骼广泛性骨质疏松为本病主要表现,以脊椎、扁骨、掌指骨及肋骨明显,其中以颅骨改变较有特征性。

2.骨膜下骨吸收。

3.软骨下骨吸收。

4.棕色瘤多见于长骨和下颌骨,呈大小不一、单发或多发的囊状透光区,边界清楚(图 4-3-26F)。CT平扫示骨内边界清楚的软组织肿块影,病灶呈膨胀性生长,局部骨皮质受压、变薄,没有骨膜反应,病灶 CT 值相当于血液及纤维组织密度,增强扫描病灶明显强化,可累及周围软组织。

5.CT 除显示骨质疏松、骨吸收、囊变等表现外,还可发现甲状旁腺腺瘤,检出率达 77%。腺瘤多位于甲状腺后下方、气管食管旁沟内,呈圆形等密度结节,有明显强化(图 4-3-26A 至图 4-3-26E)。

6.鉴别诊断:

1)骨纤维瘤:男性多于女性。单侧多见。病灶长轴多平行于骨干,常有硬化缘。

2)骨巨细胞瘤:好发于骨端,典型者呈皂泡样改变。

3)骨囊肿:好发于长骨干骺端,男性多于女性,骨皮质变薄,边缘光滑。

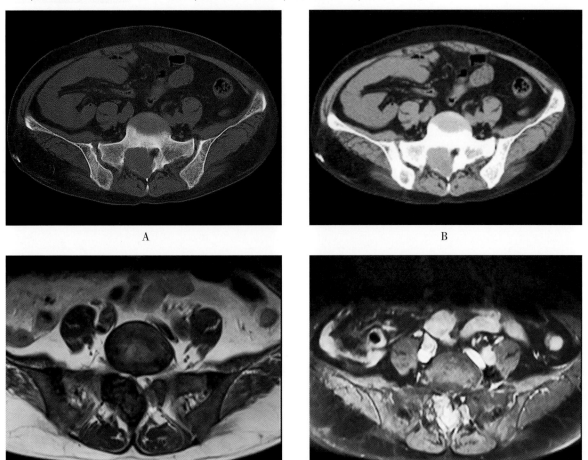

A

B

C

D

图 4-3-25　甲状旁腺功能亢进性棕色瘤

A.B.CT 平扫骶椎右侧椎板可见骨质吸收破坏,局部见不规则软组织肿块;

C.D.MRI 平扫见骶骨右侧骨质破坏,局部见长 T_1、长 T_2 信号肿块

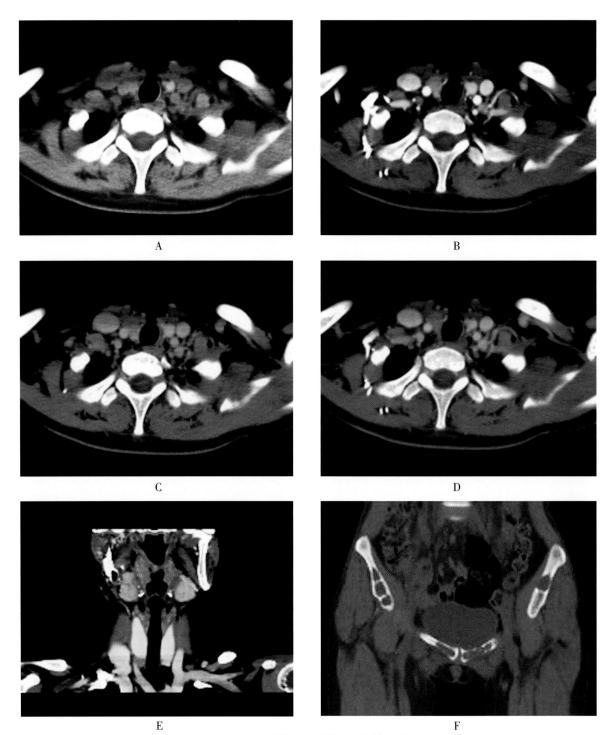

图 4-3-26　甲状旁腺功能亢进性棕色瘤

A~E.CT 平扫、增强扫描动脉期、静脉期、延迟期、冠状面 MPR 图像,甲状腺左叶后下方,气管食管旁沟内见圆形等密度结节,有明显强化;

F.冠状面双侧髂骨、耻骨多发的囊状透光区,病灶呈膨胀性生长,局部骨皮质受压变薄,没有骨膜反应

十四、血友病性假肿瘤

　　血友病性假肿瘤(hemophilic pseudotumor)又称血友病性假性囊肿、血友病性血囊肿,是指在血友病的基础上,由于骨骼和其周围环绕的肌肉反复出血而形成的一种可累及骨组织的、进行性增大的球形瘤

样肿物,是血友病的一种罕见并发症。其发生率仅占严重血友病的1%~2%,好发于青壮年,绝大部分发生于血友病A,亦可发生于血友病B和获得性血友病患者。发病机制目前尚不甚清楚,可能与血友病性关节炎的关节内积血向关节外延伸、软组织或骨膜下出血及骨皮质和骨髓内出血导致继发性骨压迫、破骨与新骨形成有关。根据其发病部位临床可分三型:Ⅰ型(肌间型),肌肉出血;Ⅱ型(骨膜下型),骨膜下出血;Ⅲ型(骨内型),骨内出血。其中Ⅱ型多发于四肢长骨,Ⅲ型多发于颅骨、髂骨和距骨等。

【诊断要点】

1.血友病患者因凝血因子缺乏程度的不同,其病情也有差异。①轻度者:凝血因子水平为20%~60%,平时无症状。②中度者:凝血因子水平为5%~10%,手术或外伤后可导致大出血;③重度者:凝血因子水平为1%~5%,轻度外伤后即出血不止或自发出血。血友病性假肿瘤临床主要表现为局部瘤样肿胀,瘤体硬度中等,局部皮肤紧张发亮,无发热,无血管曲张,伴有不同程度的疼痛、压痛及功能障碍,病程持续数月或数年则发生关节僵硬、畸形、肌肉萎缩而致功能丧失。

2.X线平片:

1)骨质改变:表现为骨内单房或多房囊状破坏或虫蚀样溶骨性骨破坏,严重者大部分骨质坏死消失,其内残留部分形成粗大的骨嵴(图4-3-27)。

2)骨膜反应:为骨膜下出血或血肿形成的继发改变,形式多样,甚至可表现为Codman三角。

3)软组织肿块:主要是骨膜下出血或软组织血肿,肿块形态随血肿形成时间、吸收、出血状况而改变,具有可逆性。

3.MRI检查:血友病性假肿瘤的血肿为反复出血,不同时期出血的血红蛋白性质不同,所以病变区于T_1WI、T_2WI上均为混杂信号。因假肿瘤的本质为血肿所致,增强检查病变无强化,可与真正肿瘤鉴别(图4-3-28)。

【CT表现】

不同类型的血友病性假肿瘤,其骨质和软组织改变有较大差异。

1.骨质破坏:可有膨胀性、囊状、侵蚀性破坏或压迫改变。骨内型假肿瘤出血量少时,以单囊状或多囊状破坏为主;出血量多时,以膨胀性破坏为主者,骨髓腔极度扩张,骨皮质变薄,甚至吸收消失,形成软组织肿块。骨膜下型或肌间型以压迫或侵蚀破坏为主,因骨膜下或肌间慢性血肿对骨质侵蚀或压迫作用,致骨质呈侵蚀性破坏或压迫相邻骨质形成压迹或缺损(图4-3-29A)。

2.破坏区边缘骨质硬化:多见于骨内型,因骨内慢性反复出血,骨髓腔内压力逐渐增高,对破坏边缘的骨质挤压,使边缘骨质增生硬化。

3.软组织肿块:肌间型和骨膜下型以软组织肿块为主,骨内型若未突破骨皮质,一般无软组织肿块。因软组织肿块为反复出血的血肿,故密度不均匀;增强软组织肿块均无强化,CTA显示病变区和邻近血管受压移位(图4-3-29B、图4-3-29D)。

4.鉴别诊断:

1)溶骨型骨肉瘤:好发年龄为11~30岁,多见于长骨干骺端,临床主要表现为局部疼痛、软组织肿块及表皮静脉怒张等。X线和CT示骨质呈斑片状或筛孔状破坏,放射状骨针,线状、多层状骨膜反应或Codman三角,软组织肿块形成,CT增强见较明显强化。

2)骨巨细胞瘤:好发年龄为20~40岁,多见于长骨骨端,临床主要表现为局部疼痛。X线和CT示肿瘤呈偏心性生长,骨质呈囊状膨胀性破坏,界限清晰,边缘呈波浪状,典型呈皂泡状或网格状改变,增强见中度至显著强化。MRI T_1WI呈等、低信号,T_2WI呈不均匀高信号,可有液-液平面。

3)动脉瘤样骨囊肿:典型X线平片表现为囊性偏心性的骨膨胀性病变,伴有细薄壳状的骨膜反应性增生病变,也可表现为地图样骨质破坏,在骨髓腔内有移行带并具有硬化性边缘,有时病变内可见分隔,病变内可有钙化,但少见。骨膨胀的外壳可部分消失。

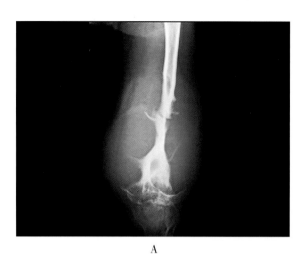
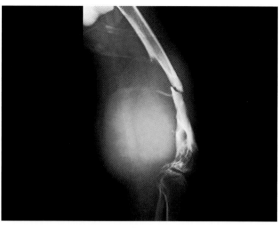

A   B

图 4-3-27　血友病性假肿瘤

A.B.X 线平片见左大腿下段软组织肿胀,股骨下段不规则骨质破坏,其内有残余骨嵴影,伴病理性骨折,膝关节间隙狭窄,关节面骨质硬化

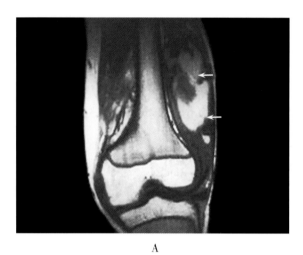
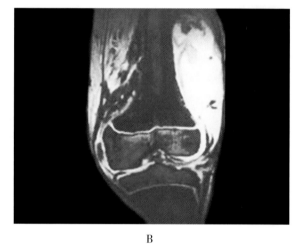

A   B

图 4-3-28　血友病性假肿瘤

A.B.MRI 平扫见左大腿下段软组织肿胀,在 T_1WI 上呈不均匀高信号(↑),T_2WI 抑脂序列呈高信号,其内信号不均,提示出血灶

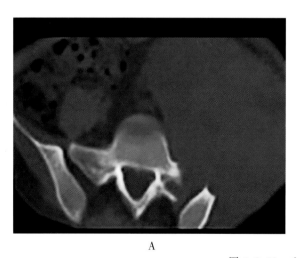
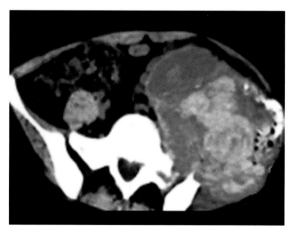

A   B

图 4-3-29　血友病性假肿瘤

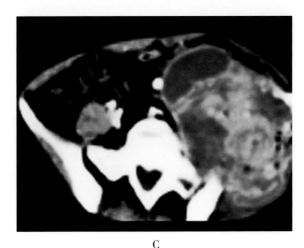
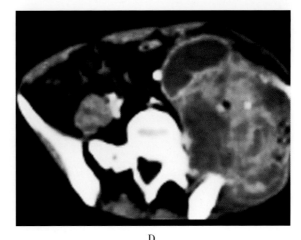

C D

图 4-3-29 血友病性假肿瘤(续)

A.CT 平扫见左髂骨翼骨质完全吸收缺损,残留骨质边缘硬化;

B.软组织肿块密度不均,内见多发斑点气体影(为穿刺所致),邻近组织受压移位;

C.D.增强动脉期和静脉期病变均未见强化

十五、蜡油样骨质增生症

蜡油样骨质增生症(melorheostosis),又称蜡油骨、蜡油样骨病和肢骨纹状增生症等,是一种罕见的泛发性骨质硬化性疾病。多侵犯单一肢体,增生的骨质自上而下沿骨干一侧向下流注,很像蜡烛表面的烛泪,故名蜡油样骨。本病发病率约为 1/100 万,任何年龄均可发病,通常从儿童开始发病,青中年患者较为多见,男性稍多于女性。病因未明,多数学者认为本病是一种先天性骨骼发育障碍性疾病,可累及身体的任何骨骼,但以四肢长骨最多见,且多侵犯一侧肢体,双侧者罕见。主要病理表现为骨内膜和骨外膜的增生硬化,病变部位的成骨细胞活动增加及破骨细胞活动减少,故出现新骨形成。蜡油样骨质增生症病程进展缓慢,预后良好,能自愈,但本病一旦发生畸形即不可恢复。

【诊断要点】

1.临床症状和体征随病变部位、程度和活动性而有所不同。

1)早期多无症状,随着骨质增生的加重可出现疼痛,多为非持续性钝痛,活动后加重,休息后减轻,且呈渐进性加重。

2)病程长者肌肉萎缩,患肢进行性消瘦,并常有缩短现象,多为软组织挛缩和纤维化所致。

3)当过度增生的骨质压迫神经和血管时,可产生感觉异常、神经痛、静脉淤血及组织水肿等;累及关节时,还可影响关节的活动度,引起患肢的弯曲畸形、关节活动受限以及僵直等症状。

2.X 线平片:本病骨质改变常以单侧肢骨偏心性骨皮质过度增生为主。

1)长管骨改变:骨干皮质偏侧性条状或斑块状骨质增生,沿皮质外或内表面从近侧向远侧蔓延,骨表面凹凸不平或呈波浪状,骨增生堆积自上而下,如溶化而流注之蜡油。增生骨质密度极高,骨小梁显示不清,呈象牙质样,与正常骨界限清楚。骨松质内可见不规则线状、斑块状骨质硬化。骨干增粗,骨髓腔变窄,长骨两端的松质骨区和骨髓腔内由浓密斑块状或类圆形硬化骨质代替,增生严重者则骨干两端髓腔闭塞(图 4-3-30)。

2)短、扁骨改变:扁骨增生多以内膜性增生为主,表现为骨内斑点状或条状致密影,骨皮质增厚,骨增粗。

3)骨关节及周围软组织改变:病变虽然可累及整个肢体骨骼,但关节间隙正常,关节面光滑;病变可跨越关节波及邻骨,但不累及关节最具特征性。少数病例病变邻近软组织内可有斑片状钙化。

【CT 表现】

1.与 X 线平片表现一致,CT 能更清楚显示病变区有无骨质破坏或骨膜反应,对脊椎等解剖结构复杂的部位,CT 有助于确定骨质增生部位,以及评估椎管和椎间孔变窄的程度(图 4-3-31)。

2.鉴别诊断:

1)骨斑点症:病灶主要位于松质骨内,双侧对称分布,与皮质、关节软骨无关,骨形态无改变。 蜡油样骨病病灶主要位于骨干,骨外形不规则,常侵犯单侧肢体,以下肢多见。

2)石骨症:全身大部分或所有骨骼对称性骨质密度增高硬化,皮髓质界限消失。骨轮廓无蜡油样骨病常见的波浪状变形,骨脆易折。临床可出现肝、脾、淋巴结增大。

3)慢性硬化性骨髓炎:发病常与外伤有关,多局限于一骨,皮质增厚,髓腔狭窄或闭塞,呈局限或广泛的骨质硬化。部分鉴别困难者,需病理学检查进行鉴别。

4)进行性骨干发育异常:幼年发病,全身长骨骨干中段呈对称性进行性骨皮质及骨内膜增生,多不侵犯干骺端;而蜡油样骨病多为单侧发病且病变形态不同。

5)成骨型骨肉瘤:常发生于干骺端,以骨质增生为主伴轻度骨质破坏,肿瘤及新生骨骨质密度很高,其边缘可呈毛刷状或针状;蜡油样骨病病变可跨越关节波及邻骨,但不累及关节。

6)畸形性骨炎(Paget 病):早期以骨吸收为主,X 线表现为局限性骨质疏松,随病变发展,长管状骨可见骨皮质增厚,骨小梁紊乱,弯曲变形,出现病理性骨折。

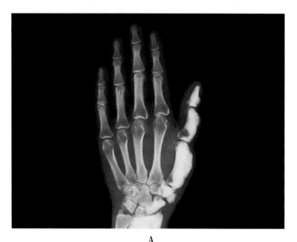
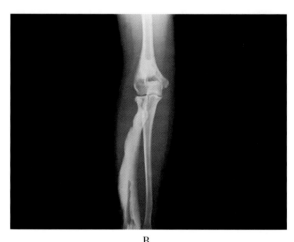

A   B

图 4-3-30 蜡油样骨质增生症

A.B.X 线平片见左侧拇指、第一掌骨、左侧桡骨骨干皮质偏侧性条状或斑块状骨
质增生,沿皮质外或内表面蔓延,骨表面凹凸不平,骨增生堆积如溶化而流注之蜡油

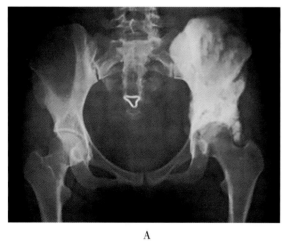
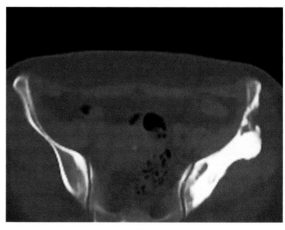

A   B

图 4-3-31 蜡油样骨质增生症

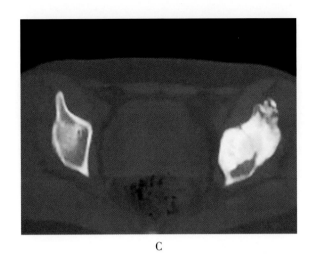

C

图 4-3-31　蜡油样骨质增生症(续)

A.X 线平片见左侧髂骨不规则斑块状骨质增生,骨表面凹凸不平,骨增生堆积如溶化而流注之蜡油;

B.C.CT 平扫见左侧髂骨不规则斑块状骨质增生,骨小梁显示不清,骨密度极高

十六、糖尿病性骨病

糖尿病性骨病(diabetic osteopathy)是糖尿病多脏器损伤疾病的一种。糖尿病时发生的骨骼病变是多种因素引起的,包括有机成分合成障碍、钙磷代谢障碍以及体内降钙素的水平变化等。糖尿病患者有0.1%~0.4%合并骨关节病,年龄分布范围较广,发病年龄高峰为 50~59 岁,该年龄段的患者占全组的 1/3。糖尿病骨关节病的发生率随糖尿病病程延长而增加,无明显性别差异。由于胰岛素对骨代谢中的钙化和骨化过程有直接的促进作用,因此,胰岛素的缺乏,可使正常骨骼生物属性发生变化,出现成骨障碍而导致骨量减少及骨质疏松等。随着糖尿病病程及治疗情况的差异,临床上糖尿病性骨病有多种表现形式,最常见的是糖尿病足溃疡骨髓炎、糖尿病颅底骨髓炎、糖尿病性骨关节病和糖尿病骨折等。

【诊断要点】

1.有糖尿病史,患者感到腰背腿痛,多为隐痛、刺痛或钝痛。重者发生全身骨骼疼痛,骨痛多见于持重的部位,如脊柱、骨盆等。且易发生骨折,骨折愈合较非糖尿病患者慢。部分患者还可见驼背等畸形,身高变矮。

2.实验室检查:血糖和糖基化血红蛋白升高,血中碱性磷酸酶和降钙素正常或升高,24 小时尿钙高于正常值 5 mmol/L,尿羟脯氨酸正常或升高。

3.X 线平片:

1)骨小梁变细而稀疏,呈"栅栏状"垂直排列;老年人在腰椎、膝关节等部位常有骨质疏松与骨质增生并存的现象。

2)骨皮质变薄,呈磨砂玻璃样改变。

3)椎体可呈压缩样改变。

4.MRI 检查:它能清晰地显示骨髓或邻近受累骨髓的微小病变,并具有特征性表现,因而具有较高的特异性。与放射性核素扫描和 X 线平片及 CT 相比,MRI 空间分辨率增加,有更好的软组织对比。因此,MRI 在糖尿病骨髓炎的检测以及与其他感染性(如蜂窝织炎、软组织脓肿、感染性骨炎)和非感染性疾患(如神经关节病、恶性肿瘤)区别时特异性高。

5.放射性核素检查:在诊断糖尿病骨病,特别是糖尿病骨髓炎时,放射性同位素扫描因其敏感性高而应用很广。

【CT 表现】

1.主要表现为骨质增生、骨性关节炎和周围软组织的改变。

2.部分患者可有骨质疏松、缺血性坏死、骨折和骨质破坏(图 4-3-32)。

3.病史越长者,出现骨改变概率越高。

4.鉴别诊断:本病应与痛风、类风湿关节炎、急性骨髓炎等进行鉴别诊断。

1)类风湿关节炎:多发生在四肢小关节,以双侧指间关节及掌指关节最多见,多为对称性,主要表现为关节狭窄变形;而糖尿病性骨病不一定对称,骨密度减低明显。

2)痛风:主要以骨穿凿样改变为主,骨质缺损,严重者可见痛风结节,正常的骨密度不发生改变,与糖尿病引起的广泛骨密度减低是不同的。

3)急性骨髓炎:起病急,局部红肿热痛明显,骨质破坏从骨膜开始,且骨膜反应较重;而糖尿病性骨病是慢性病反应过程,除病史较长外,骨质改变是整个骨密度减低、吸收,骨膜反应不明显。

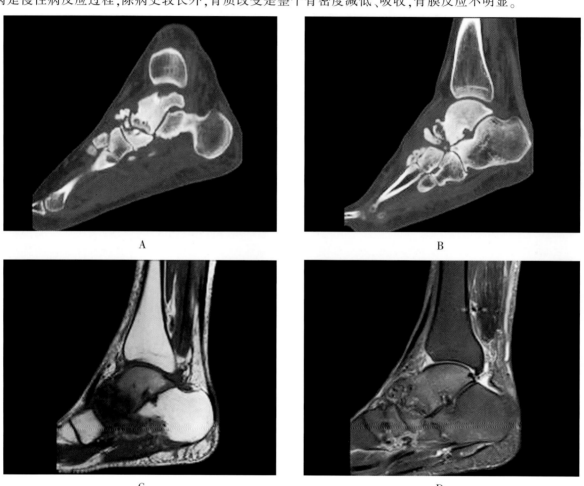

A   B

C   D

图 4-3- 32 糖尿病性骨病

A.B.CT 矢状面 MPR 见左侧跟骨、距骨、足舟骨及部分楔骨骨质密度增高并见低密度骨质破坏区,邻近关节面受累,软组织稍肿胀;

C.D.MRI 见左距骨前缘、足舟骨形态欠规则,左距骨、跟骨、足舟骨、骰骨、外侧楔骨、中间楔骨内见斑片状长 T_1 信号,抑脂序列呈稍高信号,部分跗骨间关节对位欠佳

(潘志立 吴国忠 韦 炜)

第四节 滑 膜 病 变

一、滑膜骨软骨瘤病

滑膜骨软骨瘤病(synovial osteochondromatosis)是由滑膜结缔组织化生引起的关节滑膜良性病变,

特征表现为关节腔内、滑液囊和腱鞘的多发软骨结节。骨软骨结节开始埋于滑膜内或是悬垂于滑膜,可自滑膜脱落,游离在关节囊中,接受滑液中的营养,可长大,大小自数毫米到数厘米,数目可从几个到数百个,占滑膜肿瘤及肿瘤样病变的 6.7%~22.6%。发病年龄 6~69 岁,多见于 30~50 岁。男女发病比例 2:1。此病好发于大关节,尤以膝、髋、肘、肩关节多见,掌指和指间关节滑囊及腱鞘偶有发生,一般单关节发病,偶可多关节发病。

【诊断要点】

1.临床表现:关节疼痛,肿胀,活动障碍,症状轻重不等,可有关节绞锁、摩擦音、关节积液或触及游离体。

2.好发部位:膝关节最常见,其次是髋、肘、肩关节等,多为单关节发病。

3.超声检查:

1)关节囊积液、滑膜不均匀增厚及关节囊内单发或多发类圆形结节。

2)最常见的结节是中等回声结节内见斑点状及团块状强回声,其次是滑膜内低回声结节或滑膜表面以蒂相连的偏强回声结节。

3)当游离结节周围积液时,探头推移结节可移动,结节内无血流信号。

4.X 线平片:

1)典型表现为关节腔、滑囊内及腱鞘处多发圆形或卵圆形钙化或骨化结节影,数毫米到数厘米大小;小结节密度均匀,大结节周缘高密度,依据此而确诊(图 4-4-1)。

2)病变早期未钙化的滑膜增生和软骨结节,在 X 线平片上未能显示,表现正常。

5.MRI 检查:

1)MRI 可显示滑膜增厚、关节积液、关节及关节周围游离体,但对游离体的钙化和骨化不及 X 线和 CT 清楚、敏感。

2)关节及关节周围游离体在 T_1WI 和 T_2WI 常显示为低信号结节,尤其在 T_2WI 上易于和滑膜内高信号的液体形成对比;有时在骨化的游离体中央可见形成的脂肪髓,在 T_1WI 上呈高信号。

3)可引起软组织肿块,表现为液性和实性的混合团块,其中液性部分常是关节滑膜异常分泌的液体在关节腔内积聚所致,而实性部分则可能是滑膜上残留的间质组织化生部分。

【CT 表现】

1.骨软骨体依钙化程度不同 CT 表现各异,可表现为关节腔内、滑囊内及腱鞘处多发圆形或卵圆形高密度钙化或骨化小体影,对未钙化的软骨小体不易显示(图 4-4-2、图 4-4-3)。

2.CT 对较小的钙化结节,尤其隐蔽部位的小结节显示较 X 线敏感。

3.可显示骨软骨体对骨骼压迫性侵蚀吸收。

4.鉴别诊断:滑膜骨软骨瘤病后期出现多发软骨小体钙化、骨化,典型 X 线表现即可诊断,但有时需与以下病变鉴别:

1)剥脱性骨软骨炎:坏死脱落的骨软骨碎片可在关节腔形成游离体,多为单个,但是可见骨性关节面凹形碟状骨质缺损,与剥脱的游离体大小形态一致。

2)骨性关节病:增生骨赘脱落可形成关节游离体,似滑膜骨软骨瘤病,但是骨性关节病有明显的关节间隙变窄,骨质增生及关节面下囊变,后者则无。

3)血肿钙化:常有严重的关节创伤史,钙化多呈蔓状。

4)神经营养性骨关节病:除骨质碎裂形成游离体外,尚见有关节崩解和脱位,关节破坏的严重程度与临床症状极不相符。

5)色素沉着绒毛结节性滑膜炎:以受累关节的滑膜组织增生和含铁血黄素沉积为特征,滑膜增生呈绒毛状突起,多数的绒毛结节相互融合成肿块,增大的滑膜结节可压迫侵蚀相邻骨质。MRI 具有特征性改变,由于软组织肿块内含铁血黄素沉积,故在 T_1WI 和 T_2WI 上均呈低信号。

6)滑膜软骨肉瘤:多见于青壮年,四肢好发,以疼痛性肿块为特征,X 线显示软组织肿胀和肿块,肿瘤内有斑点状钙化,可有骨质破坏和骨膜反应。

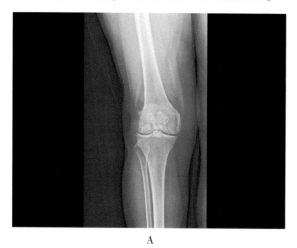
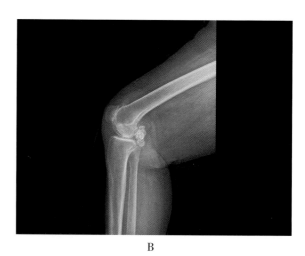

A   B

图 4-4-1 滑膜骨软骨瘤病

A.B.X 线平片见膝关节腔及髌上囊内多发类圆形高密度影,边界清楚;髌股关节间隙变窄,关节边缘骨质增生,合并有骨性关节炎表现

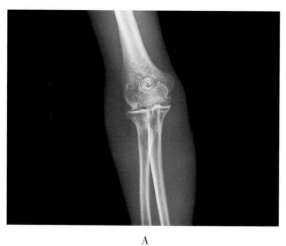
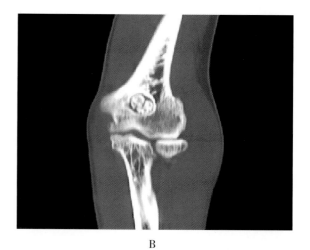

A   B

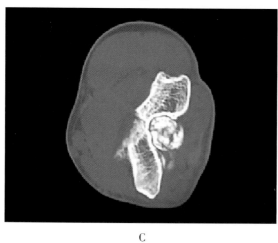
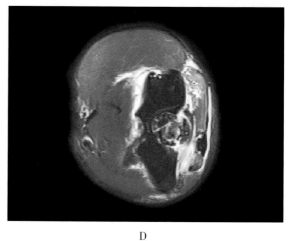

C   D

图 4-4-2 滑膜骨软骨瘤病

A.X 线平片可见肱骨远端髁突窝内见高密度结节影;

B.C.CT 冠状面及横断面见肱骨髁突窝类圆形高密度影,边界清楚;

D.MRI 在 T$_2$WI 上见结节呈低信号,右肘关节周围软组织肿胀

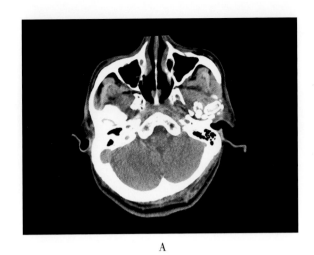
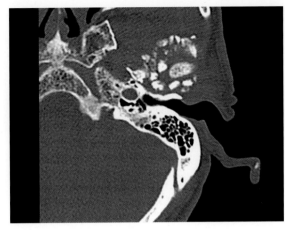

图 4-4-3 滑膜骨软骨瘤病

A.B.CT软组织窗及骨窗见左侧颞颌关节窝内多发结节样骨化密度影,大小不一

二、腱鞘巨细胞瘤

腱鞘巨细胞瘤(giant cell tumor of the tendon sheath)又称良性滑膜瘤、腱鞘纤维组织细胞瘤、局限性结节样腱鞘炎、巨细胞性腱鞘炎、滑膜纤维黄色瘤。常为单发性。可见于8~72岁,但多见于20~40岁青壮年。男女发病比例为1:2,发生于手指者女性居多。

【诊断要点】

1.临床表现:多数为无痛性、生长缓慢的结节,直径一般不超过2 cm。可卡压局部神经、肌腱,使关节活动受限。

2.好发部位:多见于手指腱鞘部位,常在掌侧、指端与指间关节处,其次为足趾、膝关节、足踝部、手腕,甚至髋关节附近的腱鞘部位也可发生。

3.X线平片:初期瘤体侵犯软组织,显示为局限性密度增高、边缘光整的圆形、卵圆形软组织肿块。后期肿块邻近的骨质可能有压迫性骨吸收,或形成边缘清楚的囊状骨质破坏,可有硬化缘。本病钙化罕见。

4.MRI检查: 由于肿瘤含有丰富的胶原组织增生, 病变组织的黄色瘤细胞内含铁血黄素沉积,在T_1WI上呈等或低信号,在T_2WI上可混杂有中等至低信号,较具有特征性。增强扫描病灶可见明显强化。

【CT表现】

1.肿瘤多呈局限性密度增高的软组织肿块,边界清楚(图4-4-4)。

2.肿块邻近骨质有压迫性骨吸收,或呈囊状骨质破坏,边缘常有硬化缘。

3.本病仅6%病灶内可见钙化。

4.增强扫描病灶可见强化。

5.鉴别诊断:

1)血管球瘤:发生在手指附近时,需与其鉴别。腱鞘巨细胞瘤在T_2WI上由于含铁血黄素沉积,表现为混杂的中等至低信号。血管球瘤常有明显疼痛及冷热敏感,且好侵犯末节指(趾)骨的远端。

2)滑膜肉瘤:一般而言,软组织肿块较大,骨质破坏更甚,且有钙化。

3)痛风:好发第一跖趾关节,穿凿样或小囊状骨质破坏区为典型表现,且见钙化或未钙化痛风石。实验室检查多可发现尿酸增高。

4)骨膜软骨肉瘤:几乎多有特征性软骨钙化,为环状、半环状或多环状。

第四章 骨骼与软组织

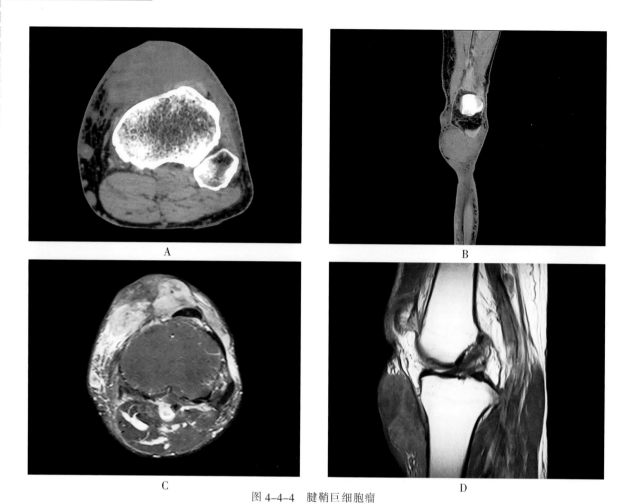

图 4-4-4　腱鞘巨细胞瘤

A.B.CT 平扫及 MPR 见左胫骨前方等密度软组织影,边界清楚;

C.D.横断面 T_2WI 及矢状面 T_1WI 示胫前稍长 T_1、稍长 T_2 异常信号影,T_2WI 病灶内见低信号,边界清楚

三、色素沉着绒毛结节性滑膜炎

色素沉着绒毛结节性滑膜炎(pigmented villonodular synovitis,PVNS)是一种原因不明的关节病变,主要累及关节滑膜、滑液囊或腱鞘,其特征是滑膜增生和含铁血黄素沉积。本病好发于青壮年,26~40 岁最多见,男女比例为 2:1。本病可分为①弥漫型:关节滑膜弥漫侵犯;②局限型:在关节滑膜内呈单个结节。

【诊断要点】

1.临床表现:发病缓慢,病程长,受累关节疼痛、肿胀,关节抽出液呈巧克力色。

2.好发部位:通常单关节受累,多位于下肢,膝关节最常见,其次为髋、踝、肩、肘等关节。

3.X 线平片:

1)早期表现为关节肿胀,无特异性。

2)常见典型表现为关节旁软组织肿块,骨性关节面边缘骨侵蚀破坏,可累及关节面非持重区,关节间隙常可保持,骨质疏松不明显。

4.MRI 检查:

1)MRI 检查结合临床表现是诊断本病的最好方法,MRI 不同序列可清楚地显示关节积液、滑膜结节状增生、肿块的形成、骨侵蚀和骨髓水肿。此外,MRI 还可以明确韧带、滑液囊和软骨的侵犯。

2)病变早期即可发现少量关节积液和滑膜增生。

3)由于病变滑膜组织内含铁血黄素的沉积,故在 T_1WI 和 T_2WI 上均呈低信号,这是该病的 MRI 特异性征象(图 4-4-5)。

4)结节样增生的滑膜可以表现为多个结节样软组织肿块,或表现为不均匀增厚的滑膜伴积液。增生的滑膜在 T_1WI 上为低信号;在 T_2WI 上信号不均匀,低信号为含铁血黄素沉积、钙化和血管流空所致,而其内血管翳、液体、囊变则为高信号。增强后增厚的滑膜明显强化。

【CT 表现】

1.可显示病变范围,增厚的滑膜表现为关节周围稍高密度的软组织肿块,关节内出血时液体的 CT 值较高,但对早期滑膜病变及特点显示有限。

2.关节面囊性侵蚀,边缘可有或无硬化,关节间隙常可保持(图 4-4-6)。

3.增强后,增厚的滑膜明显强化,而滑液不强化。

4.鉴别诊断:

1)滑膜肉瘤:关节外单一软组织肿块,常见钙化,骨破坏边缘模糊不规则,周围软组织水肿;而本病骨侵蚀常表现为多个小圆形破坏区,边缘清楚。

2)类风湿关节炎:多为小关节、多发性、对称性病变,软组织肿胀和骨质疏松明显,关节间隙变窄,MRI 检查示滑膜非结节增生强化,无软组织肿块,无低信号的含铁血黄素沉着。

3)血友病关节炎:关节内反复出血,可出现含铁血黄素沉着,在 MRI 上可与本病混淆。但血友病关节炎常为多关节发病,有进行性显著的关节面破坏,结合临床凝血因子和出凝血时间异常的特征可资鉴别。

4)关节结核:常单关节发病,以儿童和青年发病居多,无滑膜肿块,常有骨质疏松及关节间隙变窄,关节骨破坏区内可见小碎骨片或沙粒样死骨形成,关节旁可形成寒性脓肿。

5)滑膜骨软骨瘤病:有多发钙化及未钙化游离体,未钙化软骨小体呈 T_1 低信号,T_2 高信号,钙化小体 MRI 序列均呈低信号。骨关节面及软骨改变比较轻。

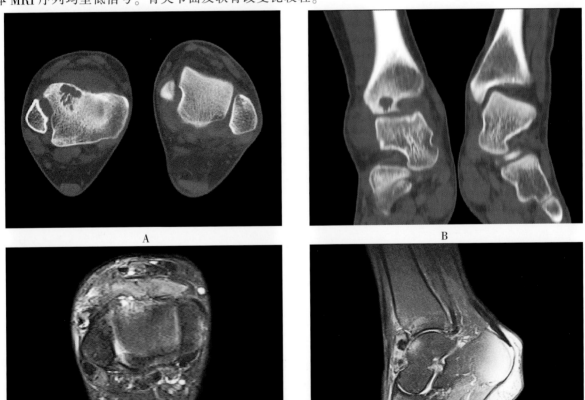

A　　　　　　　　　　　B

C　　　　　　　　　　　D

图 4-4-5　色素沉着绒毛结节性滑膜炎

A.B.CT 横断面及冠状面见右侧胫骨远端外侧见片状低密度,边缘略硬化,周围软组织密度稍增高;
C.D.MRI T_2WI 横断面及矢状面见踝关节滑膜增厚,病灶内可见结节样低信号,伴有邻近骨侵蚀水肿

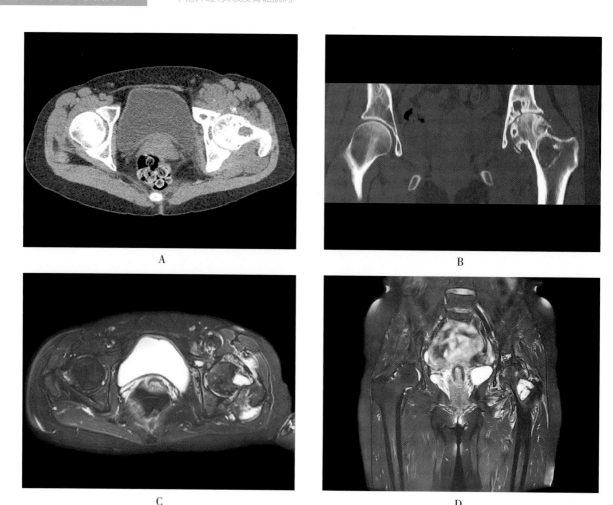

图 4-4-6　色素沉着绒毛结节性滑膜炎

A.B.CT 平扫横断面及冠状面见左髋关节组成骨骨质破坏，边缘硬化；

C.D.T$_2$WI 见左髋关节囊内多发滑膜增生结节，呈特征性低信号，邻近骨质破坏

四、滑膜血管瘤

滑膜血管瘤(synovial hemangioma)是一种少见的发生于滑膜表面(包括关节腔和囊)的血管良性增生性病变。好发于儿童和青少年，好发年龄为 9~49 岁，平均 25 岁，女性较为多见。根据病变侵犯的范围分为两型：局限型和弥漫型。根据肿瘤内血管的大小和管壁特征病理学将其分为四型：毛细血管型、海绵状型、混合型(毛细血管和海绵状)和静脉型。

【诊断要点】

1.临床表现：关节局部肿胀、疼痛、活动受限，反复自发性关节出血。

2.好发部位：最多见于膝关节，髌上囊是最好发部位，也见于踝、腕关节及腱鞘部位。

3.X 线平片：50%的 X 线显示正常，可见软组织局限性肿胀或肿块、静脉石和滑膜积液，部分病例可有邻近骨质侵蚀或骨膜反应。

4.MRI 检查：病变组织在 T$_1$WI 上呈中等信号，在 T$_2$WI 上呈高信号，因血管瘤内夹杂有脂肪组织、纤维间隔及静脉石，故信号可不均匀，增强后不均匀明显强化。

【CT 表现】

1.可显示软组织肿块，局限型边缘清楚，密度较均匀，与肌肉密度相近；弥漫型边缘不清楚，密度不均匀，其内含低密度脂肪组织，可侵犯关节囊、韧带及肌层和骨质等组织(图 4-4-7)。

2.静脉石表现为小圆形极高密度影，主要见于海绵状血管瘤。

3.增强后明显不均匀强化,可表现为特征性的脉管状强化,纤维条索间隔无强化。

4.鉴别诊断:

1)慢性关节积血:关节内无软组织肿块。

2)色素沉着绒毛结节性滑膜炎:病灶内有含铁血黄素沉积,MRI在T_1WI及T_2WI上均为低信号,而血管瘤在T_2WI上主要呈高信号。

3)滑膜骨软骨瘤病:其内有特征性钙化或未钙化的软骨小体,常多发,与血管瘤不同。

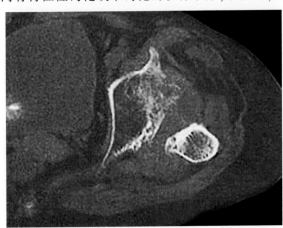

图 4-4-7　滑膜血管瘤

CT骨窗左髋关节髋臼及股骨关节面可见小囊样骨质破坏区,股
骨关节面骨皮质增厚硬化,髋关节周围软组织明显肿胀

五、滑 膜 肉 瘤

滑膜肉瘤(synovial sarcoma)属于起源未确定的软组织恶性肿瘤,占软组织恶性肿瘤的8%~10%。多发生于青壮年,半数在20~40岁之间,男性多于女性。肿瘤与关节囊、滑囊关系密切,多发生于四肢大关节附近,也可发生于没有滑膜组织的部位,如肌肉、腹壁、腹膜后区等。

【诊断要点】

1.临床表现:肿瘤生长缓慢,病程长短不一,多为2~4年。局部肿块和不同程度的疼痛是本病常见表现。约1/4的患者在诊断前即有转移,最常转移至肺部。

2.好发部位:90%发生在四肢大关节旁,膝关节最常见。

3.X线平片:

1)关节旁边界清楚的圆形或分叶状软组织肿块,跨关节生长,关节间隙保持完整。

2)约1/3的病例肿块内可见斑点状、斑片状或不规则形钙化。

3)15%~20%的病例呈不规则侵蚀或多囊状骨质破坏、压迫性骨质吸收及骨膜反应。

4.MRI检查:

1)MRI常表现为无特异性的不均质的软组织肿块,在T_1WI上信号多呈与骨骼肌相似的等信号,在T_2WI上稍高于皮下脂肪信号;肿块可呈分房状,其内可见间隔。

2)部分肿瘤内可见到"液-液"平面,为肿瘤内出血所致。

3)钙化显示为低信号;邻近肌肉的水肿和被肿瘤浸润区在T_2WI出现高信号改变。

4)增强扫描示肿瘤呈不均匀强化,出血、坏死和钙化不强化。

【CT表现】

1.软组织密度肿块:边缘清楚或不清楚,常邻近关节、滑囊、腱鞘或在骨旁,可长入关节内(图4-4-8)。

2.瘤内钙化:较X线平片更好地显示钙化,常呈斑点状、斑片状或不规则形。

3.骨质改变:15%~20%的病例呈不规则侵蚀或多囊状骨质破坏、压迫性骨质吸收及骨膜反应。跨关节边缘性骨侵蚀多位于滑囊或肌腱附着处。邻近关节骨质疏松。

4.增强扫描示肿瘤呈不均匀强化,周边可呈环形强化。

5.鉴别诊断:

1)骨纤维肉瘤:病灶位于干骺端或骨干,溶骨性骨质破坏为主,软组织钙化很少见。

2)关节结核:骨质疏松和关节面边缘骨质破坏,软组织肿胀,关节间隙进行性变窄。

3)骨化性肌炎:软组织内钙化,有成圈现象,外圈先钙化,内圈后钙化,不破坏骨质,但邻近骨骼也可有较规整骨膜反应。

4)软组织内软骨瘤:软骨钙化常呈环形、半环形,无骨质破坏。

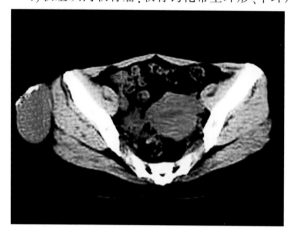
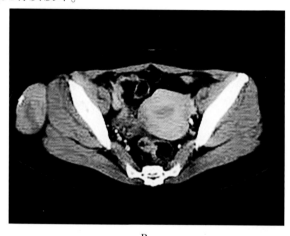

A   B

图 4-4-8　滑膜肉瘤

A.CT 平扫见右侧臀部皮下类圆形软组织肿块,边缘可见钙化;

B.增强扫描见病灶轻度强化

(陈其春　朱友志　洪志友)

第五节　骨　感　染

一、化脓性骨髓炎

化脓性骨髓炎(pyogenic osteomyelitis)多为血源性感染,常由金黄色葡萄球菌引起,好继发于其他部位的化脓性病灶。病变始于干骺端骨松质,并向骨髓蔓延,亦可由软组织、骨膜、骨皮质进入骨髓腔。随病情进一步发展,脓肿突破至骨膜下,产生骨膜增生反应,出现骨膜新生骨,化脓性病灶可向骨干扩展,形成大片死骨,逐渐转为慢性。

【诊断要点】

1.多见于青少年和儿童,临床上有起病急骤、寒战、高热、白细胞计数升高等表现。感染达骨膜下时,局部可有红、肿、热、痛。附近关节腔可有积液。

2.X 线平片:对化脓性骨髓炎的诊断具有重要价值。

1)早期可以显示软组织肿胀,表现为肌肉间隙模糊、消失,皮下组织与肌肉分界不清。

2)2 周后可显示骨皮质破坏、骨膜增生反应、死骨形成和病理性骨折等。

3.MRI 能早期发现软组织和深部脓肿。

【CT 表现】

CT 具有密度分辨率高,横断面扫描有利于髓腔、骨松质、骨皮质和周围软组织隐匿性病变的显示。

1.急性期:因骨髓腔内的充血、水肿,可致骨髓腔内密度增高,偶尔可见其内小灶性骨小梁的缺失区,周围软组织肿胀,肌间隙模糊。

2.亚急性和慢性期:①CT可显示低密度的骨质破坏区以及位于该破坏区内大小不一、明显的高密度死骨,偶尔还可见骨髓腔内极低密度的气体影,这与围绕骨皮质的高密度的骨膜反应不难区别。②病灶周围的软组织有时可出现液性低密度区。③增强扫描可清楚地勾画出脓肿的边缘。④慢性期骨皮质明显增厚,髓腔内密度亦增高。严重时骨髓腔可完全闭塞(图4-5-1)。

3.Brodie's脓肿:属低毒性感染,CT可清晰地显示低密度的局限性骨质破坏缺损区,病灶内少有死骨,周边可见明显的高密度骨质硬化区环绕。

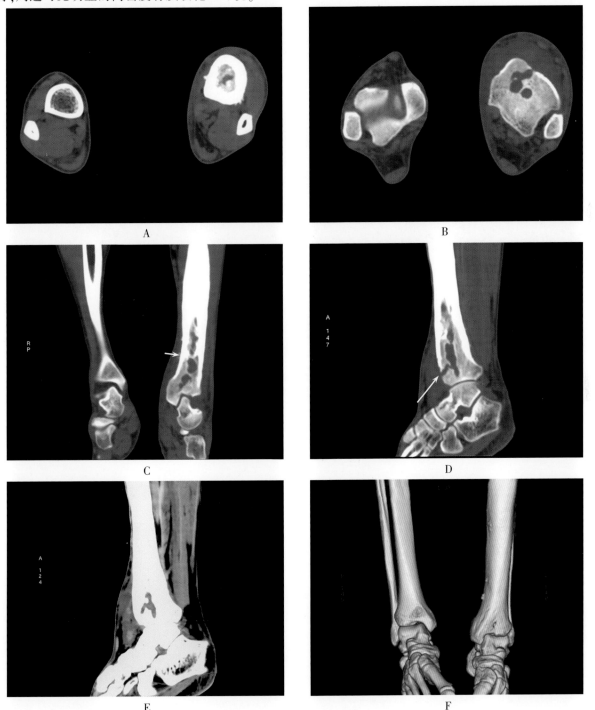

图4-5-1　化脓性骨髓炎

A~F.CT平扫和重组见左胫骨骨干明显较对侧增粗,其内可见边界清楚的透亮区,破坏腔周围骨质密度增高,骨小梁结构显示不清,骨膜增生显著(↑)。胫骨下端可见瘘孔(长↑)。左小腿软组织略有肿胀

二、化脓性脊柱炎

化脓性脊柱炎(pyogenic vertebral osteomyelitis)为化脓菌所致的脊柱炎症,较少见,占所有骨髓炎的2%~4%。好发于成年男性,40~60岁多见,男性约为女性的4倍。病原菌以金黄色葡萄球菌为主,其他如链球菌、白色葡萄球菌、绿脓杆菌等也可致病。发病以血源性感染为主,病原菌多来源于其他部位的化脓性病灶。亦可由脊椎手术、局部外伤、火器伤,以及邻近组织化脓性感染直接蔓延而引起。发病部位以腰椎为最多,其次为胸椎、颈椎,可分为脊椎脊髓炎和椎间盘炎。

【诊断要点】

1.临床表现:多起病急骤,症状明显,常有恶寒、高热、背(腹)部剧痛及强迫卧位,脊柱活动明显受限,并有剧烈的棘突叩击痛。当脊柱炎继发病理骨折、脱位以及椎管内感染或脓肿时,则可压迫脊髓和神经根,引起截瘫和神经根放射痛。

2.实验室检查:中性粒细胞计数升高,血沉加快,血培养可为阳性。化脓时期可穿刺脓肿部位,抽吸脓液作涂片或细菌培养,或取出病变组织作病理检查,可得出病原学诊断。

3.X线平片:发病2周内X线上可无任何异常发现。较早期的典型征象是椎间隙高度变窄,感染从椎间盘开始穿破终板向邻近椎体蔓延,病变大多发生于椎体和椎间盘,其次为棘突和椎弓。表现为椎体和终板骨质破坏,组织化脓坏死,数周或2~3个月后,表现为骨质硬化,提示趋于修复阶段。

4.MRI检查:可在发病早期有所发现。在椎间盘感染早期,矢状位 T_2WI 上椎间盘信号增高,在椎骨受感染侵犯时,可见受侵椎体局限性异常高信号。随着病变进一步的扩展,椎体的软骨板及椎骨受到侵蚀,椎体从椎骨边缘开始轮廓模糊呈毛刷状,并逐渐延及椎旁软组织并肿胀(图4-5-2A至图4-5-2D)。

【CT表现】

1.发病早期没有MRI敏感,MRI T_2WI 上对受累脊柱的组织炎性水肿显示较好(图4-5-2C)。

2.多累及相邻两个椎体及椎间盘。根据起病部位不同,可分为椎间型、椎体型、骨膜下型及附件型。

3.在椎体软骨板受到损伤后,椎体边缘可表现边缘不光整或椎旁软组织肿胀的CT征象。当椎骨进一步破坏、吸收、硬化时,CT可表现为斑点状、虫噬状的改变(图4-5-2E至图4-5-2H)。

4.病程进展快,骨质硬化出现时间早且显著,CT可见骨密度异常增高,并伴有大量新骨、骨桥形成或椎间融合导致椎间隙狭窄。

5.骨病变周围可出现不同程度的软组织肿块和软组织肿胀,密度较低,边界不清,可发生于骨质破坏之前,并可突入椎管内推压硬膜囊。

6.鉴别诊断:

1)强直性脊柱炎:自身免疫性疾病,有遗传病史。实验室检查96%以上的人 HLA-B27 阳性。以滑膜

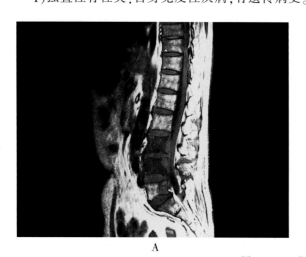

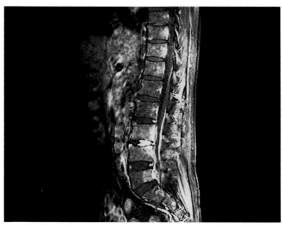

A　　　　　　　　　　　　　　　　B

图4-5-2　化脓性脊柱炎

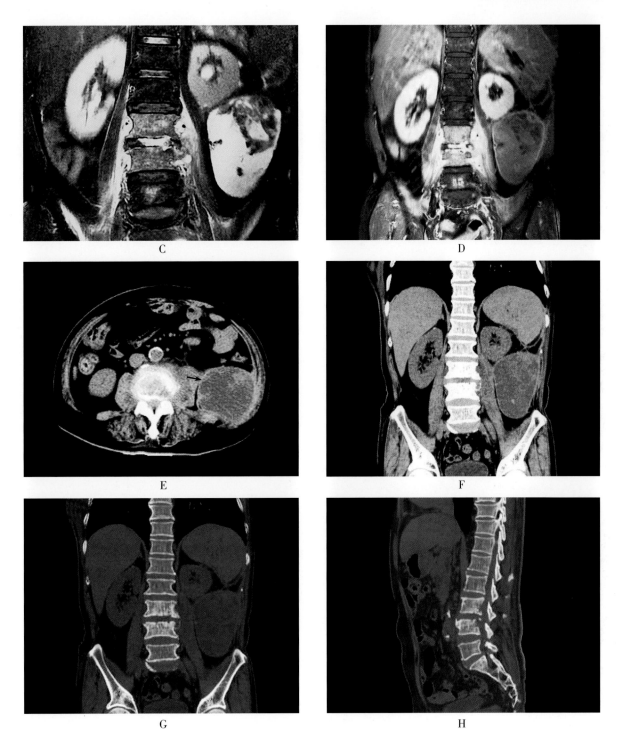

图 4-5-2 化脓性脊柱炎(续)

A~D.MRI T₁WI 和 T₂WI 矢状面、T₂WI 冠状面及 T₁WI 冠状面抑脂增强见 $L_{3,4}$ 椎体、L_5 部分椎体及 $L_{3~4}$ 椎间盘呈 T_1 低信号、T_2 高信号,两侧腰大肌及椎旁软组织肿胀,增强显示上述结构呈明显弥漫性不均匀强化,左侧腹膜后假性囊肿伴感染,T_2WI 呈混杂信号,高信号为主,内含条片状低信号,增强扫描呈薄层环状强化;

E~H.CT 横断面、冠状面重组软组织窗、CT 冠状面、矢状面重组骨窗见 $L_{3~4}$ 椎间盘及终板破坏,椎旁软组织肿胀,左侧腹膜后间隙见假性囊肿伴感染(↑)

发病为主,最初累及骨盆骶髂关节的滑膜、关节软骨和韧带附着处,再进一步累及腰骶椎体骨并延及其他椎骨。椎体的边缘骨赘形成及椎间盘纤维环外周骨化,形成竹节样脊柱。影像学检查以 CT 和 MRI 为主。

2)脊椎肿瘤：软组织肿块多局限于病变椎体周围，亦无脓肿形成。椎间盘不受累，不伴椎间隙变窄。转移性肿瘤有原发肿瘤病史，中老年人多见，腰部疼痛显著。不同的原发肿瘤类型可有成骨型、溶骨型、混合型三种椎体骨质改变。一般椎体及附件破坏而致压缩性骨折多见，但椎间盘很少受累，椎间隙狭窄亦少见。

3)脊椎结核：起病缓慢，临床症状相对较轻，无高热病史。病变椎体破坏区或周围软组织内可见较多的斑点状及沙砾样钙化和死骨。软组织内脓肿壁相对较薄。

三、慢性局限性骨脓肿

慢性局限性骨脓肿（brodie's abscess）为慢性骨髓炎的一种特殊类型，本病好发于青少年，发病年龄多在 30 岁以下，以 10~15 岁多见，男性多于女性。一般认为本病为低毒性细菌感染，或是身体对病菌抵抗力强而使化脓性骨髓炎局限于骨髓一部分，一般脓液内不能培养出病菌，随病程进展脓腔内脓液逐步为肉芽组织所代替。以四肢骨多见，多发生在胫骨上下端、股骨下端、肱骨下端或桡骨下端，短骨极为少见。

【诊断要点】

1.临床表现：临床表现轻微，可有局部疼痛和压痛，多无全身症状，用抗生素或休息后好转。

2.实验室检查：无特殊发现。

3.X 线平片：示长骨干骺端处圆形或椭圆形透亮区，周围有硬化骨影。

4.MRI 检查：MRI 对炎症敏感，骨感染时受累部位骨髓的炎性反应，使炎性细胞和水分均增多，在 T_1WI 像上骨髓信号减低，在 T_2WI 像上骨髓信号增高。慢性骨脓肿在 T_1WI 上以低信号为主，脓肿壁呈内高外略低信号，分别代表内层肉芽组织和外层纤维组织，典型者呈"靶征"；在 T_2WI 上呈高信号为主，边缘为低信号硬化环（图 4-5-3A、图 4-5-3B）。弥散加权成像有利于脓肿的显示。

【CT 表现】

1.长骨干骺端的骨松质区显示圆形或椭圆形密度较低的骨质破坏区，环绕以致密硬化带。硬化带与正常骨质间无明确边界。透亮区偶有甚小的碎屑样死骨（图 4-5-3C、图 4-5-3D）。

2.局部软组织无肿胀，亦无瘘管形成。很少有骨膜反应，只有在骨质破坏区涉及骨的边缘部分或皮质时，邻近可见条状骨膜反应。

3.鉴别诊断：

1)骨结核：好发年龄及部位与慢性局限性骨脓肿类似。骨质破坏以松质骨为主，骨质硬化不明显，骨膜反应较常见，常伴有软组织肿胀。

2)骨样骨瘤：好发年龄为 30 岁以下，部位以胫骨、股骨多见。骨质破坏以瘤巢为中心，可累及骨皮质和骨松质，导致骨皮质局限性增厚，周围可见硬化环。临床特征以夜痛明显为主，水杨酸类药物可缓解此疼痛。

3)骨囊肿：好发年龄以儿童多见，部位以肱骨上端、股骨多见。骨质破坏以骨干长轴呈中心性生长，可单房或多房，呈轻度膨胀样骨质破坏，使骨皮质变薄，但边界清晰，无骨膜反应，亦无软组织肿块。

4)非骨化性纤维瘤：好发年龄为 20 岁以下，部位以距骺板下 3~4 cm 干骺端多见。骨质破坏以偏心性膨胀性骨破坏为主，呈多房状结构，可伴有或不伴硬化环。临床症状轻微或无自觉症状。

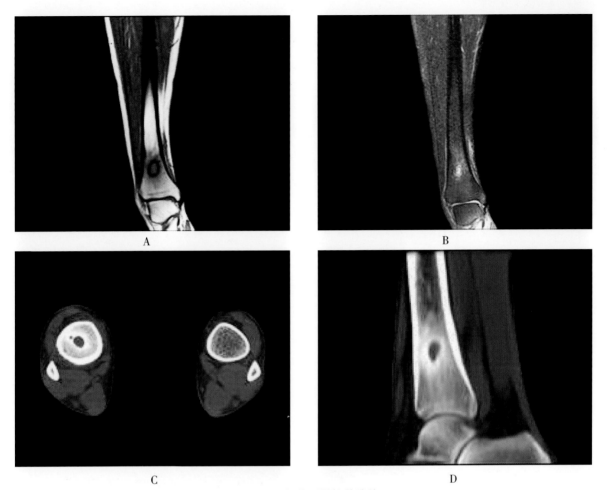

图 4-5-3　慢性局限性骨脓肿

A.MRI T_1WI 见右胫骨干骺端椭圆形低信号影,脓肿壁呈内高外略低信号;

B.T_2WI 抑脂序列见病灶以高信号为主,边缘为低信号硬化环;

C.D.CT 平扫横断面和矢状面重组见右胫骨干骺端的骨松质区有圆形或椭圆形密度较低的骨质破坏区,环绕以致密硬化带,边缘模糊

四、骨与关节结核

骨与关节结核(tuberculosis of the bone and joint),好发于儿童及青少年,是一种血源性感染的特殊炎症。病变常侵犯血供丰富的骨松质,如椎体、长骨干骺端及骨骺等,并易累及邻近关节的滑膜和骨端。多数骨关节结核属继发性,80%以上的原发灶在胸部。

脊椎结核(vertebral tuberculosis)是最常见的骨关节结核,可由血行、蛛网膜下隙和直接扩散而来,约90%继发于肺结核。绝大多数是通过血行播散,全身抵抗力降低时发病。以 25 岁以上的青壮年多见,其次为 15 岁以下的儿童。结核的病理改变一般可分为增生(肉芽)型和干酪(渗出)型。两者多混合存在,以其中一型为主。儿童发病以胸椎多见。成人好发于腰椎,多为边缘型。本病最好发于胸腰椎交界处,其次为腰骶椎交界、上胸椎和颈椎,骶尾椎发病最少。

【诊断要点】

1.临床表现:发病潜隐,早期症状轻,仅局部有疼痛、肿胀和功能障碍等,晚期可发生肌肉萎缩、骨发育障碍和关节畸形等。破坏严重时,可产生脓肿和窦道。

2.在全身骨关节结核中,脊柱结核发病率最高,占 40%以上。椎体结核易侵犯附近椎间盘及相邻椎体,常以骨质破坏为主,可伴有增生,并常在附近软组织中形成寒性脓肿。

3.实验室检查:

1)血常规:轻度贫血,WBC 一般正常,混合感染时 WBC 及淋巴细胞计数增多。

2)血沉:活动期明显增快,用于判断病灶活动度和进行疗效评价。

3)脓液结核杆菌培养:单纯性冷脓肿脓液结核杆菌培养阳性率>70%。

4.X 线平片:

1)不规则骨质破坏,在透亮的破坏区内可见到细小的沙粒样死骨,亦可有较大的死骨。

2)脊柱结核 X 线表现主要有椎体破坏变形、椎间隙狭窄及椎旁脓肿形成。根据病变发生在椎体的部位,可分中心型、边缘型和骨膜下型以及发生于附件的附件型。

3)X 线对于早期椎体中心型的松质骨破坏,椎体边缘及附件破坏、沙粒样死骨的显示不如 CT。

5.MRI 检查:MRI 对脊椎结核有很好的显示,包括椎体、附件骨性破坏及椎旁受累的软组织。脊柱骨质破坏信号特征表现为在 T_1WI 上呈较低信号,在 T_2WI 上呈不均匀高信号,受累的椎间盘呈长 T_1、混杂长 T_2 信号(图 4-5-6A~图 4-5-6D),沙粒样死骨的显示不如 CT。

【CT 表现】

1.骨与关节结核:

1)骨质破坏表现为虫噬样低密度区,其边缘欠规则,内见较小的死骨,常为沙粒样或多发的小斑片状高密度影(图 4-5-4)。

2)周围软组织肿胀,有寒性脓肿形成时则呈略低密度区,增强后脓肿边缘可强化。

3)累及关节的结核可发现关节软骨缺损、关节间隙改变、关节脱位和关节囊内积液等改变。

2.脊柱结核:好发于胸腰椎交界处,其次为腰骶椎交界处,上至胸椎和颈椎,骶尾椎发病最少。病变

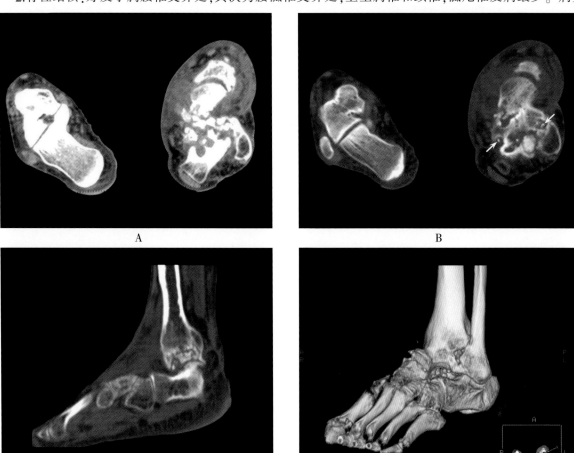

A

B

C

D

图4-5-4 关节结核

A~D.CT平扫和重组见左踝沿关节面可见虫蚀样骨质破坏,并可见沙粒样死骨(↑),周围软组织肿胀明显

多累及两个以上椎体(图 4-5-5)。

1)骨质破坏:主要为溶骨性破坏,骨质增生硬化少见,合并感染或修复期可有增生。根据起病部位不同,可分为边缘型、中心型、韧带下型及附件型。

(1)边缘型:好发于腰椎,破坏开始于椎体的上下边缘部,并通过破坏椎间盘而累及相邻的椎体。

(2)中心型:多见胸椎结核,中心型骨质破坏弥散于椎体,严重者可使椎体塌陷直至全椎体破坏消失,其内可见沙粒样死骨。

(3)骨膜下型:骨质破坏开始于椎体前部边缘,形成大量的脓液,并在前纵韧带及椎旁韧带下蔓延,引起相邻椎体前部骨质破坏或缺失 ,常累及数个椎体。

(4)附件型:较少见,属血源性感染。椎弓、椎板及上下关节突多同时受累,单独发病者较少。

2)椎间隙变窄或消失:主要见于脊椎结核边缘型,是由于相邻椎体软骨板破坏所致,主要表现为椎间盘密度不均匀,为诊断脊椎结核的重要依据(图 4-5-6E~图 4-5-6H)。

3)软组织肿胀及脓肿形成:表现为椎旁和邻近肌肉内的梭形低密度区,脓液沿间隙流注而明显超出受累椎体范围。增强扫描示脓肿壁常有明显强化,60%伴有不规则钙化或死骨。

4)可合并脊柱后突畸形、椎体病理性压缩骨折及椎管狭窄。

3.鉴别诊断:

1)化脓性脊柱炎:

(1)儿童和 50 岁以上老年人多见,部位可为脊椎各段。

(2)骨质破坏以单节或双节发病多见,病程进展快,骨质吸收破坏迅速,骨质增生明显。

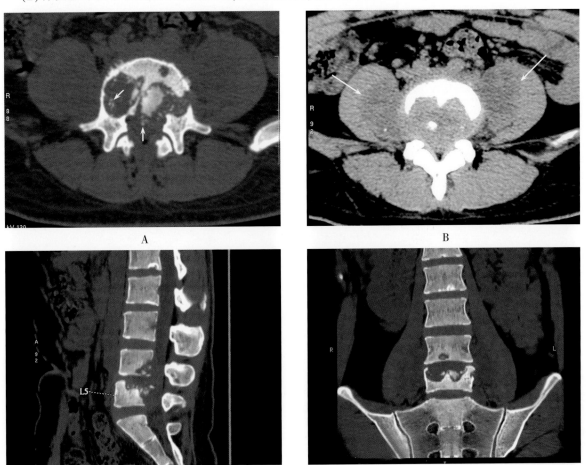

图4-5-5　脊柱结核

A~D.CT平扫横断面、矢状面和冠状面见L$_4$椎体下缘及L$_5$椎体不规则骨质破坏,其内可见沙粒样死骨(↑),L$_4$~L$_5$椎间盘受累,椎间隙变窄,椎体周缘见寒性脓肿(长↑),脊髓受压

（3）临床特征以起病急为主要表现，可有全身脓毒血症症状。

2）脊柱肿瘤：

（1）主要与脊柱转移性肿瘤相鉴别。脊柱转移性肿瘤以中老年人多见，部位可为脊椎各段，但胸、腰椎更常见。

（2）椎体、附件均可破坏，附件尤以椎弓根易受累。

（3）椎体骨质破坏可呈破骨性、成骨性和混合性，常发生病理性骨折致椎体楔形变。

（4）椎间盘及椎间隙很少受累及。

（5）临床特征有原发病史及疼痛显著并逐渐加重为主。

3）强直性脊柱炎：

（1）自身免疫性疾病，有遗传病史。

（2）实验室检查96%以上的人HLA-B27阳性。

（3）以滑膜发病为主，最初累及骨盆骶髂关节的滑膜、关节软骨和韧带附着部，再进一步累及腰骶椎体骨并延及其他椎骨。

（4）椎体的边缘韧带骨赘形成及椎间盘纤维环外周纤维骨化，形成竹节样脊柱。

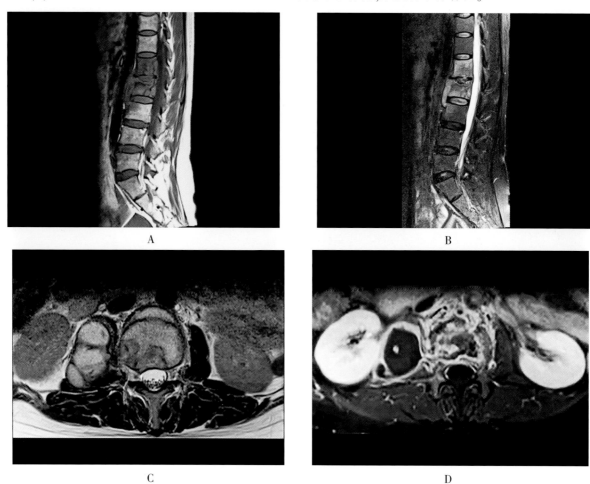

A

B

C

D

图4-5-6 脊柱结核

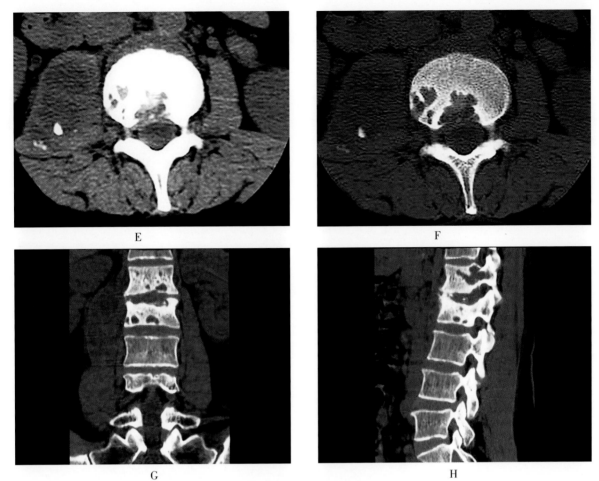

图 4-5-6 脊柱结核(续)

A.B.MRI T_1WI 和 T_2WI 矢状面见 $L_{1,2}$ 椎体及 $L_1\sim L_2$ 椎间盘破坏,椎前间隙脓肿形成, T_1WI 呈不均匀低信号、 T_2WI 呈不均匀高信号, L_3 椎体前上部受累;

C.D.MRI T_2WI 和抑脂 T_1WI 增强横断面, L_2 椎体破坏右侧腰大肌脓肿形成,呈不均匀 T_2WI 高信号,增强扫描脓肿壁呈厚环状均匀强化;

E.F.CT 横断面软组织窗、骨窗见 L_2 椎体破坏,右侧腰大肌脓肿形成,椎体破坏区内死骨及右侧腰大肌脓肿内钙化显示优于 MRI;

G.H.CT 冠状面和矢状面重组骨窗见 $L_{1,2}$ 椎体、椎弓根及 $L_1\sim L_2$ 椎间盘破坏,椎体前缘和右侧腰大肌脓肿形成, L_3 椎体前上部受累显示不如 MRI

五、骨 梗 死

骨梗死(bone infarct)是血供不足所致的弥漫性或局灶性骨质坏死。临床较少见,病因多而复杂。在病理上,其主要改变是因缺血导致骨松质发生局灶性坏死,随后出现灶周水肿。

【诊断要点】

1.临床表现:可出现肢体麻木、感觉迟钝、关节疼痛、软弱无力,甚至下肢不能抬高或跛行。除骨关节症状外,不同病因尚有各自不同的症状。

2.好发部位:长骨的骨干或干骺端,尤以股骨下端、胫骨上端和肱骨上端多见。

3.X 线平片:早期无任何改变,在梗死的初期(10 天内)可出现层状骨膜反应及斑点状、囊状骨质破坏,髓腔内可见高密度不规则条状影,并可表现为圆形、椭圆形、片状、大斑块状或新月形和囊状透光区等多种改变。它们可呈单一出现,亦可几种改变同时出现。

4.MRI 检查:骨梗死区主要发生于骨干或干骺端,急性梗死为骨髓水肿所致 T_1WI 上的低信号,在

T_2WI 上为高信号区域。随着病程进展,梗死与正常骨髓交界处有一反应带,在 T_1WI 上为低信号、抑脂高信号,边界常为花边样。在 T_2WI 上也可形成低和高信号的"双线征"。慢性期因纤维化和钙化,在 T_1WI、T_2WI 上都呈低信号区。

【CT 表现】

1. 主要显示为骨干或干骺端骨松质内条带状及斑点状高密度影和骨小梁粗大以及骨干髓腔钙化,骨膜增生和骨皮质增厚。条带状高密度硬化多围绕成类圆形、半环形或不规则地图状,亦可近直线或不规则走行(图 4-5-7)。

2. 硬化带宽度一般为 1~3 mm,位于骨松质内,可单发或多发,偶见有软组织低密度条带和/或囊腔相伴。环形条带状硬化常勾画出坏死病灶的大小。

3. 高密度硬化斑块(点)多位于长骨骨端骨松质内,呈圆形、椭圆形、半月形、星芒状或不规则形,其内骨小梁粗大或显示不清,边缘亦可有上述条带状高密度硬化带环绕。病灶大小不一,亦可呈簇集状。

4. 骨膜增生多覆盖长骨骨干,早期为环绕骨皮质的稍高密度线,晚期与骨皮质融合表现为骨皮质增厚、骨干增粗,可同时伴有骨端或骨骺缺血坏死改变。

5. 鉴别诊断:

1)斑点骨病:具有类似骨梗死的影像学表现,但其病灶广泛地分布在身体各处,多见于干骺部及骨端,单纯为致密的斑点状影,可资鉴别。

2)骨样骨瘤:可见于任何骨骼,影像改变以瘤巢为特征,临床上有骨疼痛、局部肿胀及压痛等表现,发病年龄轻,亦不难鉴别。

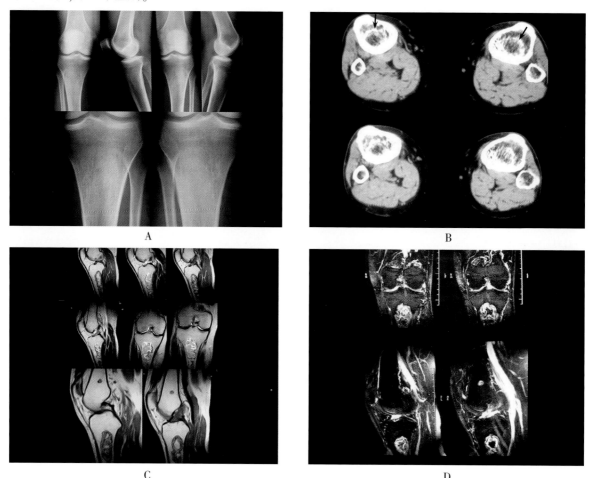

图4-5-7　骨梗死

A~D. X线平片见胫骨上端圆形高密度区,CT平扫见胫骨骨干上端骨松质内环形高密度灶 (↑);MRI见局部不规则环形长 T_1、长 T_2 信号,抑脂序列呈环形高信号

六、SAPHO综合征

SAPHO综合征(SAPHO syndrome)是由滑膜炎(synovitis)、痤疮(acne)、脓疱病(pustulosis)、骨肥厚(hyperostosis)和骨髓炎(osteomyelitis)组成的综合征,SAPHO为5个英文单词的缩写,是主要累及皮肤、骨和关节的一种慢性疾病。本病罕见,发病率约为1/10 000,以中青年多发,发病年龄为40~60岁,女性等于或略多于男性。病理特点为骨和皮肤非特异性炎症,骨关节病变主要包括滑膜炎、骨肥厚、骨炎、关节炎以及附着点炎,最具特征性的病变是骨肥厚和骨炎。急性期以骨髓水肿为主要特征,伴有大量多核中性粒细胞及浆细胞,并有明显骨膜炎;慢性期以骨质硬化、纤维化为特征,皮肤活检以假性脓肿为特征,细菌培养阴性。中青年患者最常累及的是胸锁肋关节部位(65%~90%),其他依次是脊柱(33%)、骨盆(13%)、长骨(30%)和扁骨(10%)。儿童患者主要发生在长骨,其次是骨盆和脊柱。多数患者有两处以上病变。半数患者有掌跖脓疱病。

【诊断要点】

1.临床表现:前胸壁的疼痛和肿胀,常呈双侧性,天气潮湿和寒冷时加重。病程长久后胸肋锁骨连接处融合,骨肥厚可压迫邻近的神经血管。

2.SAPHO综合征诊断标准:满足下列三个条件之一即可诊断此病。

1)多灶性骨髓炎伴有或不伴有皮肤病变。

2)急慢性无菌性骨关节炎伴有皮肤病变。

3)无菌性骨炎伴有一种特征性皮肤损害。

3.实验室检查:C-反应蛋白增高,类风湿因子阴性,ANA阳性,约30%的患者HLA-B27阳性,故多数学者认为是自身免疫性疾病。

4.X线平片:①表现为患骨的骨炎和骨肥厚。②早期可无明显改变,随着病情进展,骨质损害主要表现为骨炎和骨质增生,尤其是可见到胸锁关节和胸肋关节不规则侵蚀,骨皮质肥厚。③病变的双侧胸锁关节和第一胸肋相连呈牛角形状,与胸骨柄影像组合呈"牛头征"。④可累及腕关节、颈、胸、腰、骶,表现为相邻的2~4个椎体弥漫性增生。⑤骶髂关节病变常不对称。

5.MRI检查:MRI能清楚显示多灶性骨质破坏区、骨髓水肿、关节滑膜炎以及周围软组织情况。

6.放射性核素检查:对骨病变非常敏感,核素在胸-肋-锁骨区呈"牛角状"浓聚,具有特征性。

【CT表现】

1.胸-肋-锁骨区病变最先见于锁骨胸骨端,随病程进展向肩峰端发展。胸-肋-锁骨区病变早期表现为肋锁韧带附着点处骨密度增加,骨质侵蚀及新骨形成,邻近软组织肿胀。病变进一步发展而累及胸锁关节、锁骨胸骨端及第一肋骨,后期胸骨、第一肋骨及锁骨胸骨段骨骼形态不规则,骨皮质增厚,呈"牛角状"改变,具有特征性(图4-5-8)。

2.脊柱受累以胸椎最常见,其次为腰椎和颈椎,单椎体多见,一般不会连续累及4个以上椎体。早期CT表现为单个椎体终板发生不规则溶骨性骨质破坏,椎间隙变窄。后期终板局部塌陷,发生应力骨折、椎旁韧带骨化及骨赘形成(图4-5-9A、图4-5-9B)。

3.骶髂关节病变表现为单侧骶髂关节髂骨面骨质增生硬化和四肢关节的炎性改变,关节面模糊、破坏及硬化,关节间隙狭窄及软组织肿胀。病变常不对称(图4-5-9C)。

4.MSCT扫描及其后处理图像较X线平片能更清晰显示病变受累范围和程度。

5.鉴别诊断:

1)骨感染性疾病:常有死骨、骨内及软组织脓肿形成,无对称分布及皮肤改变。

2)其他血清阴性脊椎关节病:这一类疾病包括强直性脊柱炎(ankylosing spondylitis,AS)、反应性关节炎(reactive arthritis,ReA)、炎症性肠病性关节炎(inflammatory bowel disease arthritis,IBDA)、未分化脊柱关节炎和幼年慢性关节炎。男性多于女性,以中轴骨受损、脊柱强直、外周小关节受累、韧带附着点炎症为特点。骶髂关节通常双侧对称受累,骨髓腔不受累,前上胸壁受累少见且病变轻,无皮肤脓疱疹及痤疮改变,有的病例皮肤亦伴有病变。

3)弥漫性特发性骨质增生症(DISH):脊柱病变与其相似,但椎体及肋椎关节、关节突关节无骨质破坏,无明显椎间隙变窄,无椎体楔形变;不累及关节。

4)类风湿关节炎:对称累及手足小关节,且有游走性,骶髂关节较少累及,晚期出现关节畸形、脱位和骨性强直,实验室检查 RF(+),皮肤无脓疱疹及痤疮等异常改变。

5)正常肋软骨钙化:边缘光滑,胸肋关节间隙一般存在,邻近胸骨、锁骨无异常。

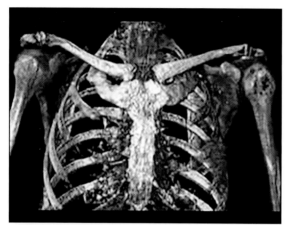
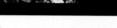

A

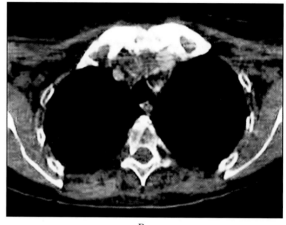

B

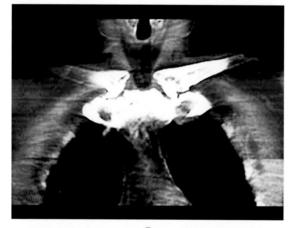

C

图 4-5-8 SAPHO 综合征
A~C.CT 重组、横断面和冠状面见胸-肋-锁骨区骨骼形态不规则,骨皮质增厚,呈"牛角状"改变

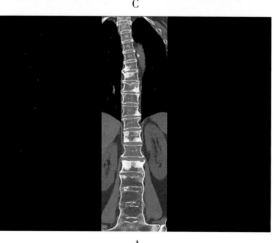

A

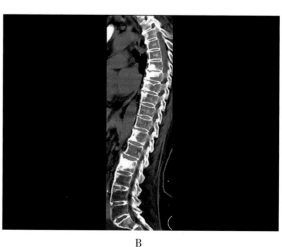

B

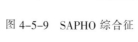
图 4-5-9 SAPHO 综合征

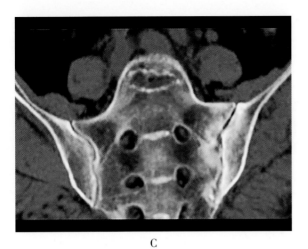

图 4-5-9 SAPHO 综合征(续)

A~C.CT 冠状面和矢状面重组见胸腰椎多个椎体终板侵蚀、硬化,椎旁骨化伴部分骨桥形成,其中腰椎呈竹节样改变;CPR 示左侧骶髂关节骨性关节面小囊样骨质破坏伴硬化,关节间隙轻度狭窄

C

(吴国忠 韦 炜 潘少辉 舒荣宝)

第六节 骨软骨缺血坏死

骨软骨缺血坏死又称骨软骨炎,为骨骺或干骺部骨软骨局限性缺血坏死。可发生于任何年龄,常见于有骨化中心的某些长骨的骨端、骨突及短骨的骨骺部。病因不明,可能与外伤、感染、内分泌障碍等有关。临床进展缓慢,无特征性表现,多数可以自愈,预后良好。股骨头缺血坏死和腕月骨缺血坏死在临床中最为常见。

一、股骨头缺血坏死

股骨头缺血坏死(aseptic osteonecrosis of femoral head)可以发生于小儿或成人。小儿股骨头缺血坏死又称股骨头骨骺缺血坏死(Legg-Perthes 病),以 3~14 岁的儿童多见。成人股骨头缺血坏死以 30~60岁人群多见。近年来发病有增多趋势。现以成人股骨头缺血坏死为例进行介绍。

【诊断要点】

1.有酗酒或大量使用皮质类激素史。

2.临床表现:起病较缓慢,早期症状轻微,可有髋部疼痛。继而出现乏力、跛行,体检有患肢稍短屈、外展与内旋受限、行走困难等关节功能障碍,局部疼痛逐渐加重,呈间歇性或持续性,并向膝、腰部放射。

3.X 线平片:

1) I 期:有髋关节疼痛,但 X 线平片无阳性发现。

2) II 期:股骨头内有增生、硬化和大小不等透光区。

3) III 期:股骨头皮质下骨折,形成新月形的透亮影即"新月征"。

4) IV 期:股骨头变形,关节间隙正常。

5) V 期:除上述改变外,有关节间隙变窄、关节退行性变、股骨头变形。

4.核素扫描:对早期病变有较高敏感性,股骨头呈弥漫或局限稀疏区。修复过程中则呈放射性核素浓聚现象,但其特异性不如 X 线平片。

5.MRI 检查:对早期诊断最敏感,特异性亦高,可显示早期骨髓水肿的表现,最早出现的征象是"双线征",为本病特征。

【CT 表现】

1.早期出现股骨头骨质疏松,正常星芒状骨纹理消失。

2.继之股骨头出现囊变坏死与增生改变。

3.后期出现股骨头碎裂及变形,关节腔内有游离骨片(关节鼠),股骨头变扁(图 4-6-1)。

4.轴位 CT 图像与冠状位、矢状位重组图像能清楚地显示股骨头变形、塌陷的程度,能为手术方案的制订提供依据。

5.鉴别诊断:

1)关节退行性变:多见于中老年人,双侧关节组成骨边缘以唇状或尖刺状骨质增生为主,伴有关节间隙变窄及关节面下囊变,一般无骨碎裂。

2)类风湿关节炎:临床有双侧对称腕、膝、髋等关节炎病史,早期表现为骨质疏松及关节肿胀,晚期表现为关节面下骨质缺损、关节间隙变窄和关节强直,可合并退行性变。

3)结核:早期关节囊肿胀,骨质疏松,关节囊内滑膜增厚、积液,骨小梁稀少,骨皮质变薄,关节骨边

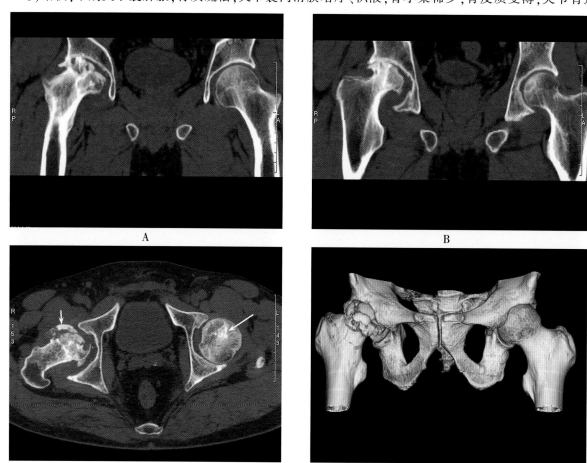

图4-6-1　股骨头缺血坏死

A～D.CT平扫和重组图像见右股骨头碎裂、变扁(↑),股骨头变形塌陷;左股骨头正常星芒状骨纹理消失,内有增生硬化(长↑),股骨头稍有塌陷

缘缺损,少数关节面下囊变。骨质增生修复时,可出现纤维性关节强直。

二、腕月骨缺血坏死

腕月骨缺血坏死(aseptic osteonecrosis of lunate bone)又称腕月骨软骨病、腕月骨软化症、腕月骨无菌性坏死等。为上肢骨中最常见的一种缺血坏死。

【诊断要点】

1.多见于 20～30 岁的手工操作者。

2.男性发病率为女性的 3～4 倍,右手多于左手。

3.临床表现:多见于手部外伤后,腕部疼痛、无力,经数日或数周后好转,但数月后症状又复发,且较前为重,出现腕部持续性剧痛、活动障碍、局部压痛和肿胀。

4.X 线平片:

1)早期 X 线改变不明显,有时可见月骨桡侧边缘出现一条软骨下裂隙,进而可见横行细小的骨质疏松线,呈碎裂改变。

2)晚期表现典型时,为月骨新月形的正常轮廓变形或消失,外形扁平,体积小,密度高,有时还有囊样变,周围关节间隙增宽。

5.MRI 检查:早期 T_1WI 呈均匀低信号,T_2WI 病变早期无异常改变或呈高信号, 晚期出现骨质硬化时,T_1WI 和 T_2WI 上均呈低信号。

【CT 表现】

1.CT 平扫对月骨的小囊变、骨硬化及小裂纹显示较好,有助于早期诊断。

2.显示周围关节的情况及各腕骨的继发改变(如桡骨远端关节面下的囊变)则优于 X 线平片(图 4-6-2)。

3.鉴别诊断:

1)月骨骨折:有外伤史和骨折线,易于鉴别。

2)月骨结核:有骨质破坏,常同时累及关节软骨和其他腕骨。

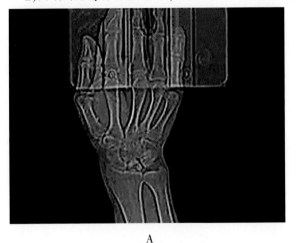 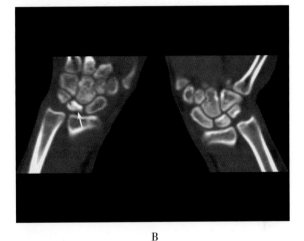

图4-6-2　腕月骨缺血坏死
A.B.CT定位片和重组见左腕月骨变扁,骨密度增高(↑),周围关节改变不明显

三、胫骨结节缺血坏死

胫骨结节缺血坏死又称 osgood-schlatter 病,多见于青少年,与爱好运动有关。男性以右侧单发较多见,常有明确的外伤史,双侧发病者外伤史反而不明显。本病曾被认为是胫骨结节的软骨炎、胫骨结节骨折或髌骨韧带钙化。现在多数学者认为是因髌骨韧带慢性牵拉损伤所致。正因为本病是发生在韧带而非骨骺,故发病者亦可见于成年人。

【诊断要点】

1.临床表现:常有明显的外伤史或运动史,局部肿胀、疼痛,当股四头肌用力时,疼痛更加剧。髌腱部增厚,胫骨结节突出,局部压痛明显。

2.发病机制系髌韧带牵拉力大时,可发生胫骨结节撕脱性骨折;牵拉力较小时,可致髌韧带损伤而引起骨化。慢性的牵拉刺激还可导致胫骨结节处的成骨细胞被激活而形成骨质增生肥大。

3.X 线平片:

1)早期为局部软组织肿胀,继之出现肌腱的钙化和骨化,胫骨上端骨骺呈舌状隆突,密度增高、碎裂,且与骨干轻度分离,形成大小、形态不一的碎骨块。

2)分离部位的骨干边缘可见小的裂隙状残损。

3)在骨骺下方可见囊状透光区。

4)骨骺修复后胫骨结节可恢复正常或略有增高隆起。但常可留下单个分离的碎骨块,至成年时为胫骨结节上方的游离体,长期游离于髌韧带内。

【CT 表现】

1.CT 扫描往往能发现关节骨端的小病灶及关节内的游离体。

2.分离部位的骨干边缘可清楚、整齐,也可因软骨下骨出现透亮区而变得不规则,游离体可发生钙化(图 4-6-3)。

3.进行 CT 扫描时,应保证扫描线与关节面病变部位垂直,否则病变不易被显示。

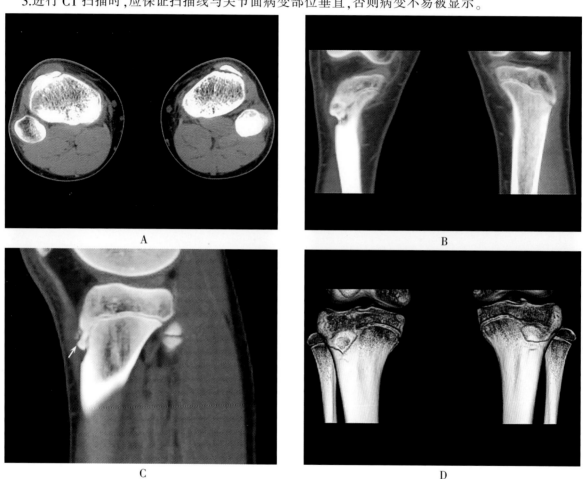

图4-6-3　胫骨结节缺血坏死

A~D.CT平扫和重组见右胫骨局部软组织肿胀,胫骨上端骨骺呈舌状隆突(↑),密度增高、碎裂而且与骨干轻度分离,形成大小、形态不一的碎骨块

(吴国忠　韦　炜)

第七节　软组织病变

一、感　染

软组织炎症(inflammation)多数有典型的临床表现,可以确诊。无须做 CT 和 MRI 检查,只有某些毒性较低的致病菌引起的肌肉和软组织脓肿且病程长、临床症状不典型时,方需行 CT 和 MRI 检查来确定

病变的部位及范围,以区别是炎症还是肿瘤。

【诊断要点】

1.多数细菌感染,临床上都起病急,合并发热,局部有红、肿、热、痛,血常规中白细胞总数及中性粒细胞比例均高,一般都可确诊。

2.少数毒性较低的致病菌引起的感染,病情进展慢,且临床表现不典型,应与软组织肿瘤相鉴别。

【CT 表现】

1.急性化脓性炎症:CT 多表现为局部软组织肿胀,分界不清楚,密度呈弥漫性增高,组织间隙模糊消失(图 4-7-1)。

2.慢性化脓性炎症:

1)脓肿形成后,CT 表现为局部软组织肿胀,病灶多呈圆形或分叶状,中央可有低密度坏死区,CT 值在 10~20 HU。

2)病灶与周围结构分界不清,增强扫描周围新鲜肉芽组织可强化,坏死区不强化。

3)如果病灶较局限,难与软组织恶性肿瘤鉴别。

4)当脓肿沿肌间隙扩展时,CT 难以确定病变的范围。此时,MRI 检查优于 CT。

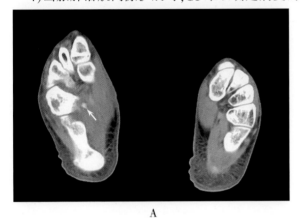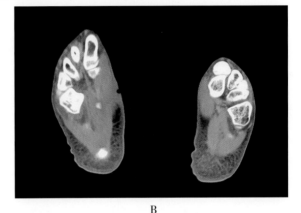

A   B

图4-7-1 软组织感染

A.B.CT平扫右足底见高密度异物影(↑),局部软组织肿胀、分界不清楚,肌间隙模糊消失

二、血 管 瘤

血管瘤(hemangioma)属于血管发育异常中的一种常见类型,可分毛细血管瘤、海绵状血管瘤、蔓状血管瘤和动静脉畸形等几种。

【诊断要点】

1.多发于青年人,80%~90%在 30 岁左右发病,男女发病率相仿。

2.一般多无明显自觉症状,有时可有间歇性疼痛、肿胀,少数可继续发展,特别是在外伤后,常可迅速增长而侵犯和破坏周围组织,造成畸形或并发溃疡、感染和出血。

3.任何组织和器官均可发病,但好发于四肢肌肉中。颜面、口腔及颈部也较常见。

4.X 线平片:对诊断帮助不大,有时可见静脉石。血管造影是血管瘤最可靠的诊断方法,可显示紊乱、迂曲成团的血管影,具有对比剂早进晚出的特征。

5.MRI 检查:在 T_1WI 上多表现为等低混杂信号,在 T_2WI 上表现为以高信号为主的混杂信号,在T_2WI上可清楚地勾画出肿瘤的形态和范围。

【CT 表现】

1.病灶多位于皮下或真皮内,也可位于深部的肌间隙内,呈边界清楚、密度不均匀的结节状、条索状或分叶状肿块(图 4-7-2)。

2.其内可见静脉石的圆形钙化灶,为其特征性表现。

3.增强扫描,多呈明显强化。海绵状血管瘤的增强特点与肝内血管瘤相似(图4-7-2)。

4.靠近骨骼的血管瘤常可引起局部骨质增生和侵蚀等改变。

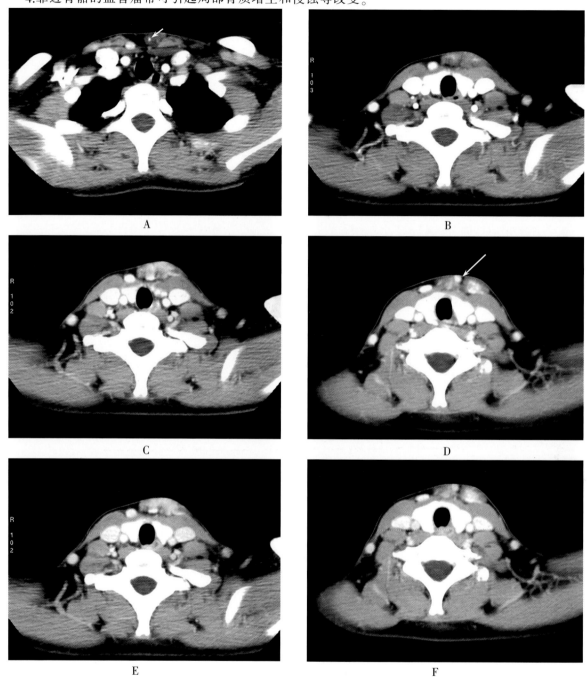

图4-7-2　血管瘤

　　A~F.CT 增强扫描见颈部皮下海绵状血管瘤,其内可见点状钙化(↑)和一较粗明显强化血管(长↑);延迟扫描病灶仍呈相对高密度

三、脂肪瘤和脂肪肉瘤

(一)脂肪瘤

　　脂肪瘤(lipoma)是软组织肿瘤中较常见者,占良性软组织肿瘤的 25.7%,任何含有脂肪的组织都可

发生,但较多见于皮下。

【诊断要点】

1.好发于 50~60 岁,多见于女性四肢部位。

2.一般单发,也可多发,大小不等。质地柔软,边界清楚。

3.位置可浅可深,浅在的脂肪瘤多位于颈部、肩部、乳腺、大腿等处的皮下。深部的脂肪瘤多位于腹膜后、胸壁、手和足的深部组织内。

4.X 线平片:皮下脂肪瘤常为阴性。切线位可见局部皮肤隆起。肌间、肌肉脂肪瘤可见边缘清楚的低密度区。

【CT 表现】

1.平扫能准确定位,呈密度均匀、边界清楚的低密度灶,有的内部有线样略高密度分隔(图 4-7-3、图 4-7-4)。

2.位于深部软组织时,可向肌肉与肌肉之间扩展,周围软组织受压。

3.脂肪瘤的 CT 值低,在 -120~-50 HU,为其特征。

4.增强扫描时不强化,但分隔可有强化。

5.少见的弥漫性脂肪瘤边界不清楚,含脂肪量少,呈海绵状或蜂窝形,与脂肪肉瘤不易区别。

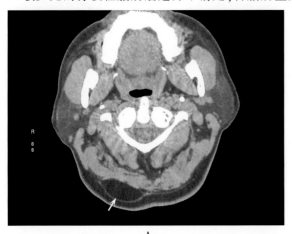
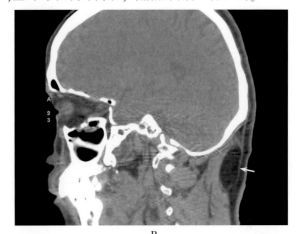

图4-7-3 脂肪瘤

A.B.CT平扫和MPR右枕部皮下见一椭圆形脂肪密度肿块,向外突出(↑),边界光整清楚,测CT值为-50 HU

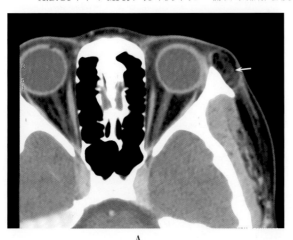
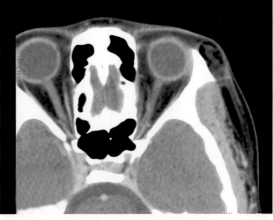

图4-7-4 脂肪瘤

A.B.CT平扫左眼眶外侧皮下见一椭圆形脂肪密度包块,向外突出,其内见条形稍高密度分隔(↑),边界清楚,测CT值为-48 HU

（二）脂肪肉瘤

脂肪肉瘤(liposarcoma)是起源于脂肪组织的恶性肿瘤,是成人第二常见的恶性软组织肿瘤,在肉瘤中相对发病率为9.8%~16%,好发年龄为40~70岁,男性多见,男女比例为4:1。脂肪肉瘤可分为高分化型、黏液/圆形细胞型、多形型、去分化型、混合型,高分化型又包括脂肪瘤样型、硬化型、炎症型、梭形细胞型。其中,黏液型最常见,占40%~50%。肿瘤多位于深部组织,大部分位于四肢,尤其是臀部,其次为腹膜后区。

【诊断要点】

1.症状和体征:缓慢生长的无痛性肿块。

2.实验室检查:无特殊发现。

3.超声检查:

1)肿块形态不规则,境界较清或不清,挤压时形态不变。

2)较大的肿瘤可推压邻近脏器及可见低回声浸润性病灶。

3)肿块内部回声杂乱,以低等回声为主,变性或出血区域呈低及无回声暗区。

4)黏液型可见散在较强回声斑团或多条带状回声分隔,肿瘤后方回声无衰减。

5)CDFI显示肿瘤内部无或点状血流信号。

4.X线平片:病灶较大者表现为软组织局限增厚及肿块,分化好者可见脂肪密度透亮区,难以显示其边界。

5.MRI检查:信号强度因脂肪肉瘤的组织分化程度和成分不同而异。

1)高分化脂肪肉瘤,MRI显示为含脂肪的肿块,在T_2WI上呈中高信号,边界欠清,其内实性成分可见强化。

2)圆形细胞型脂肪含量少,在T_1WI、T_2WI上呈等信号。

3)黏液型以液性囊性信号为主,在T_1WI上为低信号,T_2WI呈高信号,其边界较清,与良性病变相似。

【CT表现】

脂肪肉瘤因其病理类型不同,CT表现出现不同特征。Friedman将其影像学分为实体型、假囊肿型及混合型。

1.高分化型脂肪肉瘤:大部分密度与皮下脂肪相似,瘤内可见不规则的软组织样结节,瘤内间隔比较纤细。瘤内非脂肪性实质成分增强后中度强化(图4-7-5)。

2.多形型脂肪肉瘤:为高度未分化型,瘤内无脂肪成分,CT表现缺乏特征性,瘤内可见钙化,可能提示预后较差,较难和其他恶性肿瘤鉴别(图4-7-6)。

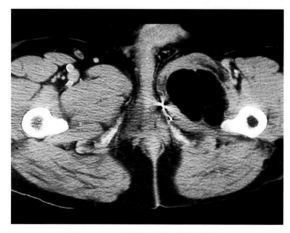

图4-7-5 脂肪肉瘤(高分化型)

CT平扫见左大腿根部内侧肌群有一类圆形肿块,轻度分叶状,大部分密度与皮下脂肪相似,瘤内间隔比较纤细

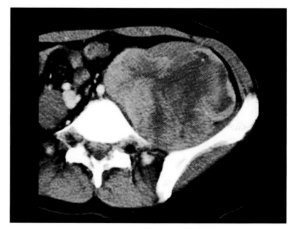

图4-7-6 脂肪肉瘤(多形型)

CT增强扫描见左侧盆腔入口处有一不规则分叶状、不均匀强化的软组织肿块,瘤内无脂肪成分

3.黏液型脂肪肉瘤:主要由散布于大量黏液湖和丛状毛细血管网格中、分化程度不一的异型脂肪母细胞组成,对应影像学的假囊肿型。病变为界限较清楚的团块状影,呈分叶状,以囊性低密度为主,其内混有厚薄不一的网纹状软组织间隔,瘤内可见脂肪成分。增强扫描实性成分显著强化。

4.圆形细胞型脂肪肉瘤:表现为软组织样肿块,瘤内可见出血、坏死囊变和黏液,但没有脂肪成分,增强后实性部分明显强化(图4-7-7)。

5.去分化型脂肪肉瘤:以瘤内分化良好的和分化差的组织同时存在为特征,CT表现脂肪成分和软组织成分分界清楚;或者表现为实性肿块,瘤内脂肪成分<10%。增强扫描软组织成分显著强化(图4-7-8)。

6.鉴别诊断:

1)脂肪瘤:好发于中老年人,以50~70岁多见,部位多见于颈、肩、背、腹、四肢近端皮下。病灶多单发呈类圆形,体积较小,密度均匀,几乎完全由脂肪组成,边界清楚有包膜,出血囊变坏死少见。内有细小分隔,CT和MRI增强扫描后间隔呈轻度强化。

2)畸胎瘤:畸胎瘤来源于生殖细胞,多见于女性卵巢,软组织畸胎瘤少见。因其内部有不同的组织结构,尤其是脂肪和骨骼成分的特征表现,在CT和MRI检查时鉴别不难。

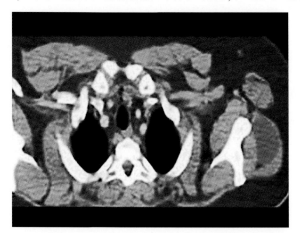
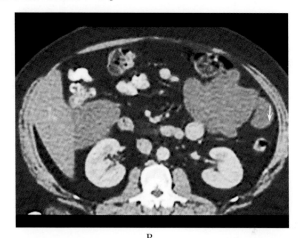

A   B

图4-7-7 脂肪肉瘤(圆形细胞型)

A.B.CT增强扫描胸部及腹部见左肩胛骨外侧及腹膜后有多个密度均匀低密度肿块,边缘光滑,密度低于邻近肌肉

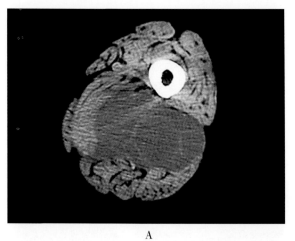
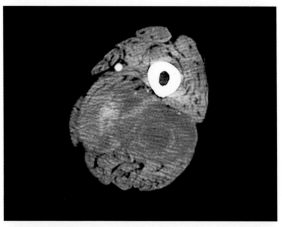

A   B

图4-7-8 脂肪肉瘤(去分化型)

A.CT平扫见左侧股骨内侧大收肌内侧缘有一分叶状肿块,密度较低,CT值约26 HU,与周边肌群分界欠清,其内可见云絮状稍高密度影及条带状分隔,大收肌正常形态及邻近肌间隙消失,邻近骨质未见明显破坏征象;

B.增强病灶内见片絮状强化灶

四、横纹肌肉瘤

横纹肌肉瘤(rhabdomyosarcoma,RMS)是起源于向横纹肌分化、发育的原始间叶组织的一组恶性肿瘤。是儿童软组织肉瘤中最常见的一种,约占儿童肿瘤的8%。年龄分布呈两个高峰,即出生后及少年后期,成人少发,男性多于女性。病因可能与遗传因素、染色体异常、基因融合等因素有关。RMS可原发于全身任何部位,好发部位依次为头颈部、泌尿生殖道及腹膜后。临床疗效和预后与病理组织类型、肿瘤发生部位及分期等多种因素密切相关。

【诊断要点】

1.症状和体征:

1)主要症状为痛性或无痛性肿块,皮肤表面红肿,皮温高。肿瘤大小不等,质硬,就诊时多数肿块固定。

2)病程短,肿瘤生长较快,可有皮肤破溃、出血;25%的病例,发现时已有远处转移。

3)肿瘤压迫或累及神经时,可出现疼痛。

4)头颈部肿块可有眼球突出、血性分泌物、鼻出血、吞咽和呼吸障碍。

5)泌尿生殖系统肿瘤表现为阴道血性分泌物、血尿和尿潴留,肛门指诊可触及盆腔包块。

2.实验室检查:无特殊发现。

3.X线平片:软组织内边界不清、略高密度肿块,邻近骨骼可见骨膜反应和骨质破坏。

4.超声检查:肿瘤呈不规则类圆形或分叶状,边界较清楚,内部回声不均匀,肿块大小不一,当有出血、坏死和囊变时,可有不规则弱回声或无回声。CDFI显示血流信号较丰富。

5.MRI检查:肿块在T_1WI上呈等或低信号,在T_2WI上呈混杂高信号。坏死区在T_2WI上呈更高信号区,如有出血在T_1WI、T_2WI上均为高信号,增强后肿块强化不均匀,以边缘强化明显。

【CT表现】

1.CT平扫多表现为等低混杂密度肿块,肿块一般较大,境界较清楚,沿间隙或孔道生长,病灶内部钙化罕见(图4-7-9A、图4-7-9B)。

2.增强后多为轻中度不均匀强化,周边强化较明显,部分可见假包膜(图4-7-9C)。

3.较大的肿瘤有出血或液化坏死区,出血灶密度稍高于肿瘤实质,液化坏死区为瘤内不规则的低密度灶,边界模糊,增强扫描不强化。

4.肿块可推移和/或侵犯周边组织结构,可见区域淋巴结及远处器官的转移(图4-7-9D)。

5.鉴别诊断:

1)脂肪肉瘤:肿瘤内脂肪含量与肿瘤分化程度有关,分化好的以脂肪成分为主,分化差的以软组织成分为主,可有不规则液化坏死区。肿瘤境界不清,呈浸润性生长。增强扫描瘤内软组织成分及包膜可见

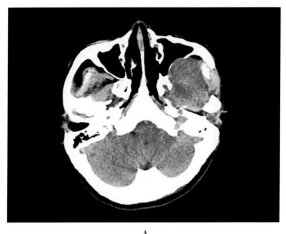
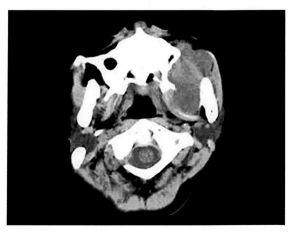

图4-7-9 横纹肌肉瘤

A   B

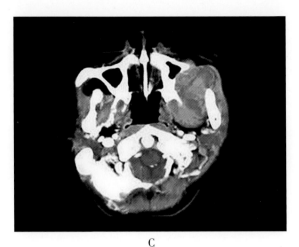
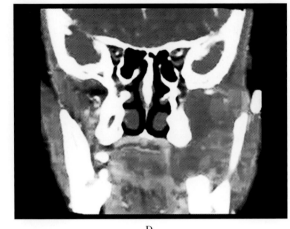

C   D

图 4-7-9　横纹肌肉瘤(续)

A.B.CT 平扫见左颞下窝混杂密度实性软组织肿块,境界较清楚,沿咬肌间隙生长;

C.增强扫描动脉期见不均匀强化,周边强化较明显,可见假包膜;

D.CT 冠状面见肿块推移并侵犯周边组织结构

不均匀强化。

2)恶性畸胎瘤:未成熟性畸胎瘤瘤内脂肪成分少而散,可有实性结节或肿块成分,血供丰富,增强扫描呈明显强化。

五、平滑肌肉瘤

平滑肌肉瘤(leiomyosarcoma)是起源于平滑肌细胞或来源于向平滑肌细胞分化的间叶细胞,其生物学行为与患者的年龄及发病部位或病毒感染有关。临床少见,占软组织肉瘤的 5%~10%,好发年龄为 40~70 岁,女性多见,约 2/3 的腹膜后平滑肌肉瘤和大于 3/4 的腔静脉平滑肌肉瘤为女性病例,可能是女性平滑肌组织的生长和增殖与妊娠和雌激素刺激有关。本病生长快,易复发,恶性程度高,可发生于全身多处,如腹膜后、子宫、胃肠道,少见于呼吸道、肠系膜、大网膜等,最常见于腹腔及腹膜后区,占软组织平滑肌肉瘤的 1/2~3/4。发生于四肢者,通常起源于大血管壁。体表平滑肌肉瘤较少见,多发于四肢。EB 病毒相关性血管平滑肌肉瘤多见于免疫抑制的儿童或 HIV 感染的成人。

【诊断要点】

1.症状和体征:

1)腹腔和腹膜后平滑肌肉瘤可有腹部肿块或腹胀、腹痛、体重下降、恶心或呕吐。

2)肾脏平滑肌肉瘤可有腹部肿块和血尿等。

3)接近第二肝门区的下腔静脉平滑肌肉瘤患者可出现 Budd-chiari 综合征,有肝大、黄疸和腹水等。

4)皮肤平滑肌肉瘤局部皮肤变色、脐状和溃疡等。

2.实验室检查:没有特异性。

3.超声检查:

1)病变多呈椭圆形,边界清楚,有类似包膜的回声。

2)内部回声多低于周围组织回声的细小光点,分布一般较均匀,病变范围较大时可出现形态不规则的弱回声或无回声出血坏死囊变区。

3)瘤内出血坏死广泛时可出现大片无回声区,有钙化时可探及局灶性强回声。

4.X 线平片:

1)显示无特征性的软组织肿块。

2)发生于腹腔和腹膜后的平滑肌肉瘤,消化道造影可见胃肠推移表现。

3)肾脏平滑肌肉瘤可见肾影增大,IVP 肾盂肾盏推压分离移位等,缺乏特征性。

5.MRI 检查:

1)肿块边缘不清呈浸润生长及瘤内坏死,T$_1$WI 信号稍高于邻近肌肉,T$_2$WI 以稍高信号为主,内见斑点状高信号区。

2)增强扫描肿块实性部分呈较均一明显强化。瘤内可见极低信号纤维组织,较具特征性。

【CT 表现】

1.常表现为巨大软组织肿块,肿瘤直径多>5 cm,呈类圆形、分叶状或不规则形。

2.肿瘤多有包膜而边界清楚,当存在周围侵犯时则表现为边界不清。

3.瘤内密度多不均匀,常因大片状出血、坏死、囊变及黏液样变表现为高、低混杂密度区。如坏死区很大可类似囊肿,钙化罕见(图 4-7-10A)。

4.增强扫描:动脉期肿瘤实性部分呈轻中度强化,部分病灶内可见较多迂曲的肿瘤供血血管影;静脉期、延迟期呈持续性强化,其内的囊变、坏死区无强化(图 4-7-10B~图 4-7-10D)。

5.较小的肿瘤内坏死灶少见,可表现为中度均匀强化。

6.鉴别诊断:

1)脂肪肉瘤:多可显示脂肪组织密度,可有纤维间隔,少数有钙化。

2)纤维肉瘤:可有无定形钙化。增强扫描肿块实质呈现不规则强化。

3)神经源性肿瘤:大多数为良性,表现为边界清楚的软组织肿块,其密度可从水样密度至肌肉密度,部分肿块延伸至椎间孔。恶性者往往边界不清,并伴有周围骨质破坏及其他结构的侵犯。

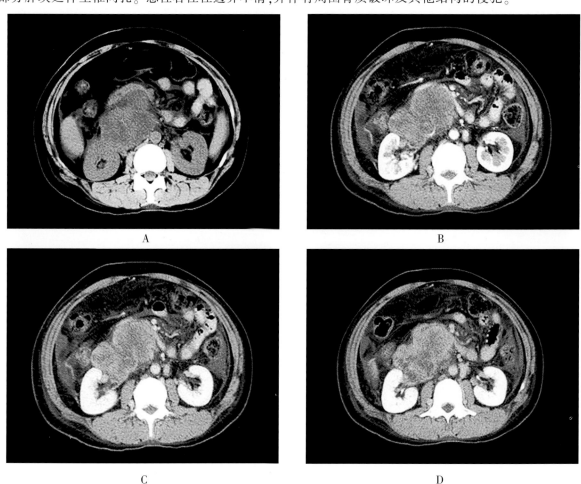

A

B

C

D

图 4-7-10　下腔静脉平滑肌肉瘤

A~D.CT 平扫和增强扫描见腹膜后下腔静脉旁巨大软组织肿块,呈分叶状,侵犯下腔静脉。肿块边界较清楚,瘤内密度不均匀,可见小片坏死区

4)恶性纤维组织细胞瘤:CT平扫病灶呈略低于肌肉密度肿块,其内常见更低密度坏死区,增强肿瘤呈不规则强化。

5)淋巴瘤:为多发肿大淋巴结融合成团。未行放化疗等治疗很少出现坏死、囊变,增强扫描后轻度强化。

6)畸胎瘤:多为良性,起源于三个胚层,CT可见液性低密度影、脂肪组织、钙化及软组织结构,增强扫描时实质部分可出现强化。

六、淋 巴 管 瘤

淋巴管瘤(lymphangioma)是由原始淋巴囊与淋巴系统隔绝后或由原始淋巴管局部过度增生形成的一种先天性错构瘤。若同时发生在2个不同脏器内或同一脏器内至少有2个以上相对独立的淋巴管瘤则为弥漫性淋巴管瘤病(diffuse lymphangiomatosis,DLA)。本病约占软组织肿瘤的2.41%,男性略多于女性,常见于小儿,出生即被发现者占50%~65%,2岁内患儿占90%,偶见于年长儿或成人。可发生在身体任何部位,多发于头颈部、腋窝和腹腔内,少见于腹股沟、纵隔、肺、胃肠、肝、骨、四肢等。

【诊断要点】

1.症状和体征:

1)软而波动的肿物,生长缓慢,可以变大、静止不变或忽大忽小,合并感染阻塞淋巴管时,肿物可迅速增大,压迫周围器官可产生相应症状。透光试验呈阳性。

2)可发生在身体任何部位,多发于头颈部、腋窝和腹腔内,少见于腹股沟、纵隔、肺、胃肠、肝、骨、四肢等。

2.实验室检查:无阳性发现。

3.超声检查:不同厚度间隔的囊性肿物。

4.X线平片:诊断价值不大。

5.MRI检查:囊性病变在T_1WI上为低信号,在T_2WI上为高信号,内有厚度不同的低信号分隔。当囊内含高蛋白、脂肪性液体或亚急性出血时,在T_1WI上显示信号增高。合并出血或感染时可出现液-液平面。

【CT表现】

1.典型表现为占位效应轻,体积较大,张力小,单房或多房囊状的低密度或等密度包块,囊内呈均匀一致的水样密度,沿肌肉或血管间隙蔓延,可在脏器间隙"填充"或"包绕"状生长(图4-7-11)。

2.当合并感染、出血时,囊内密度升高。部分病灶内部可见点、片状钙化,多房者包块内部可见纤细或薄厚不均的分隔,壁薄、边界较清晰,不侵犯周围脏器。

3.增强扫描包块内部无强化,纤维分隔及包块边缘线状强化。增强扫描可清晰显示病灶与周围组织的关系,尤其是与大血管的关系,肠系膜淋巴管瘤可见瘤体内有血管通过并被牵拉伸直或瘤体内见血管穿行(血管穿行征)的特征。

4.鉴别诊断:

1)鳃裂囊肿:属于先天性鳃裂畸形,由各对未完全退化的鳃裂组织发育而成。鳃裂囊肿可使邻近结构移位,但不侵犯周围组织。

2)甲状舌管囊肿:可发生于颈前正中舌盲孔至胸骨柄之间的任何部位,与舌骨关系密切,从发生部位上可以鉴别。

3)支气管囊肿及食管囊肿:支气管囊肿主要位于中纵隔者气管旁及隆突下,与气管或主支气管关系密切,位于后纵隔者极少见;食管囊肿绝大多数发生于食管壁或附着于食管壁上。

4)畸胎瘤:病变根据囊内容物内可见脂肪、软组织成分及钙化等成分,较易鉴别。

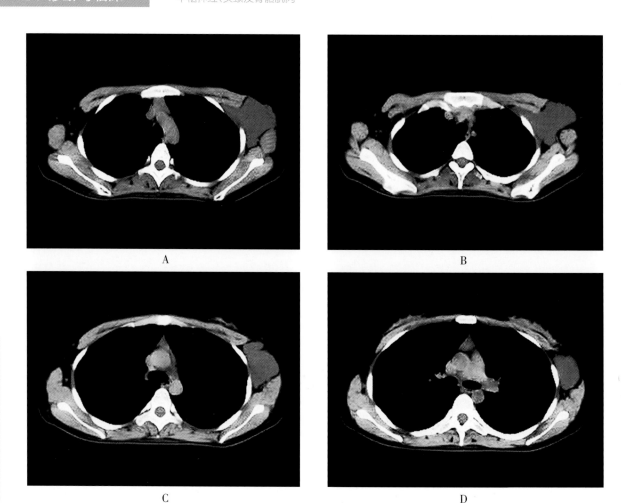

图 4-7-11 淋巴管瘤

A~D.CT 平扫见左侧腋窝囊状低密度包块,囊内呈均匀一致水样密度,占位效应轻,体积较大,张力小,沿肌肉或血管间隙蔓延

七、恶性纤维组织细胞瘤

恶性纤维组织细胞瘤(malignant fibrous histiocytoma)又称恶性纤维黄色瘤。是一种由纤维细胞和组织细胞组成的恶性肿瘤。病因未明。是中老年人较常见的软组织恶性肿瘤。

【诊断要点】

1.常见于 40 岁以上的中老年人。

2.好发于大腿、肩部及腹膜后区等部位。

3.大小一般为 5~10 cm。

4.肿瘤具有局部侵袭性,可侵犯邻近骨骼。

5.约 20%的病例有不同程度的瘤骨和瘤软骨形成。

6.X 线平片无明显特征表现。

【CT 表现】

1.CT 平扫呈密度略低于肌肉的软组织团块影。

2.肿块边界较清楚,可有分叶,其内常有更低密度的坏死区,通常无钙化。

3.增强扫描时肿瘤呈不均匀强化(图 4-7-12)。

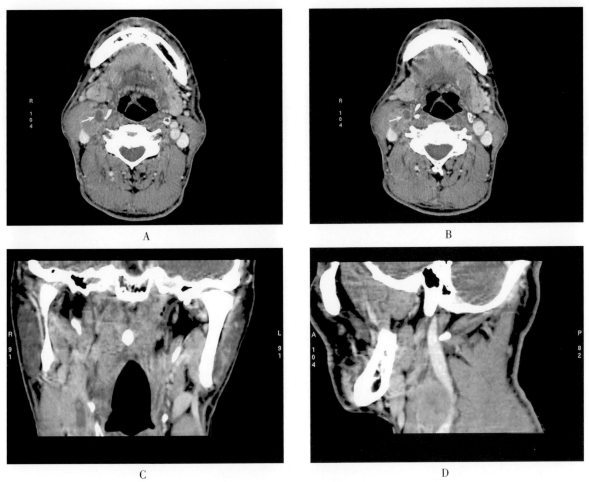

图4-7-12　恶性纤维组织细胞瘤

　　A~D.CT增强扫描见右胸锁乳突肌内侧、颈内静脉前方椭圆形软组织影,边界较清楚,其内可见低密度坏死区(↑),增强扫描实性部分稍有强化

八、畸 胎 瘤

　　畸胎瘤(teratoma)属于非精母细胞性生殖细胞肿瘤,病理特征为肿瘤组织由外、中、内三个胚层组织构成,常含有成熟或未成熟的皮肤、牙齿、骨、软骨、神经、肌肉和脂肪等组织。畸胎瘤可分为成熟型、未成熟型及混合型。本病可发生于任何年龄,多发生于20~30岁的年轻女性。病因不明,可能与胚胎期生殖细胞异常分化等因素有关。好发部位为身体中线。

【诊断要点】

1.症状和体征:

1)常见症状是无痛性肿块,触诊肿块多为圆形囊性、边界清晰、质地软硬不均,甚至可扪及骨性结节。

2)肿块压迫和腔道梗阻症状、肿瘤异常变化导致的急性症状及肿瘤恶变所产生的相关症状。

3)多发生在骶尾部、腹膜后、纵隔、卵巢和睾丸等处,少见于四肢软组织。

2.实验室检查:成熟畸胎瘤肿瘤标志物阴性,未成熟畸胎瘤 AFP、CA125 可升高。

3.X 线平片:肿瘤部位可发现骨、牙齿和钙化等高密度灶。

4.超声检查:

1)囊性成熟畸胎瘤多为单侧,边缘光滑,包膜完整、形态规则。

2)根据囊内容物不同可分为光团型、脂液分层型、杂乱型及强气体型。

3)CDFI 显示囊壁可有点状或短棒状血流,或无血流。

4)未成熟畸胎瘤超声表现与囊性畸胎瘤相似,很难鉴别。

5.MRI 检查:

1)成熟畸胎瘤呈规则圆形或卵圆形,肿瘤信号混杂,内含脂肪成分,在 T_1WI 及 T_2WI 上均呈不均匀高信号,可为脂肪抑制序列所抑制。

2)钙化、骨骼、头发及纤维组织均呈低信号。

3)瘤内含高蛋白、高黏稠性液体时,可呈 T_1WI 高信号、T_2WI 低信号。

4)增强扫描因肿瘤实性成分很少且缺乏血供而表现为分隔及包膜强化。

【CT 表现】

1.成熟畸胎瘤典型表现为不均匀混杂密度囊性肿块,边缘光滑,内见钙化及骨骼或牙齿影。特征性表现为内含脂肪密度及钙化影。瘤内可见出血,内容物可随扫描体位而变化,形成脂-液平。增强扫描病灶无明确强化(图 4-7-13)。

2.未成熟性畸胎瘤瘤内脂肪成分少而分散,可有实性结节或软组织肿块成分,血供丰富,增强扫描呈明显强化,且发病年龄较成熟畸胎瘤年轻。

3.鉴别诊断:

1)脂肪瘤:好发于中老年人,以 50~70 岁多见,部位多见于颈、肩、背、腹、四肢近端皮下。病灶多单发呈类圆形,体积较小,密度均匀,几乎完全由脂肪组成,边界清楚有包膜,出血囊变坏死少见。内有细小分隔,CT 和 MRI 增强扫描后间隔轻度强化。

2)脂肪肉瘤:肿瘤内脂肪含量与肿瘤分化程度有关,分化好的以脂肪成分为主,分化差的以软组织成分为主,可有不规则液化坏死区。肿瘤境界不清,呈浸润性生长。增强扫描瘤内软组织成分及包膜可见不均匀强化。少数瘤内可见钙化。

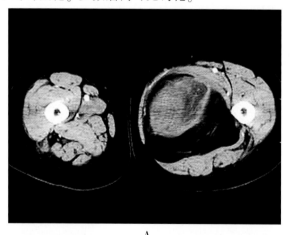

A

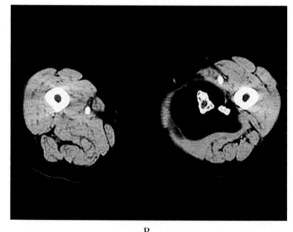

B

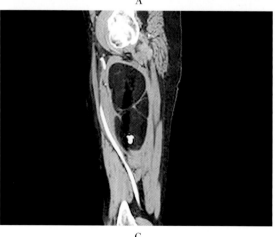

C

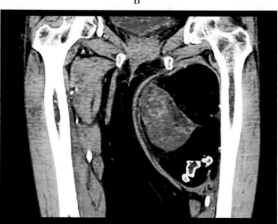

D

图 4-7-13 畸胎瘤

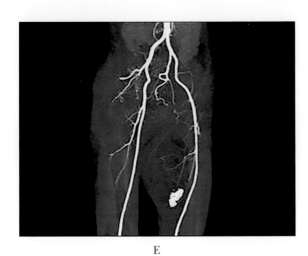

图 4-7-13　畸胎瘤(续)

A~D. A 和 B 为 CT 增强扫描动脉期横断面, C 和 D 为矢状面和冠状面重组, 见左大腿中上部内侧肌组织内巨大肿块, 大小约 15.2 cm×11.4 cm×8.7 cm, 大部分为低密度脂肪组织及条索状间隔, 内部见较大团块状肌肉密度, 下部见明显骨化组织, 肿块周围组织明显受压, 邻近股骨及骨膜未见明显异常;

E. 盆腔及下肢动脉 CTA MIP 像肿块区未见明显肿瘤血管

九、骨化性肌炎

骨化性肌炎(myositis ossificans)是指肌肉或其他软组织发生的异常骨化。主要分为两型, 即外伤性和进行性骨化性肌炎。病变主要位于横纹肌, 也可累及筋膜、肌腱及骨膜等。以四肢、肩及臀部深层软组织多见。

【诊断要点】

1. 好发于青年男性。

2. 50% 以上病例见于外伤或手术后。

3. 外伤性骨化性肌炎: 病灶多较局限, 早期有肿胀、疼痛及邻近关节活动受限, 肿块扪之较软, 可有增大趋势, 10 周至 6 个月后肿块缩小, 质地变硬。

4. 进行性骨化性肌炎: 多见于幼儿, 早期症状为背、颈、肩部皮下组织内出现硬块伴有疼痛。当病情有进展累及胸锁乳突肌时, 头可偏向一侧, 甚至脊柱也发生侧弯。

5. X 线平片: 特征性表现是钙化和骨化肿块, 早期表现为沿长骨干呈层状平行排列, 晚期表现为蛋壳状。

【CT 表现】

1. 软组织内环形钙化和骨化影或肌肉与筋膜内团块状、长条状钙化和骨化影(图 4-7-14、图 4-7-15), 与骨干长轴平行, 为其典型表现。

2. 邻近骨的骨质结构正常, 无骨膜反应。

3. 若有陈旧性骨折线则有助于骨化性肌炎的诊断。

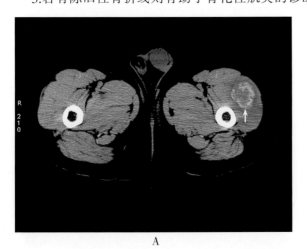

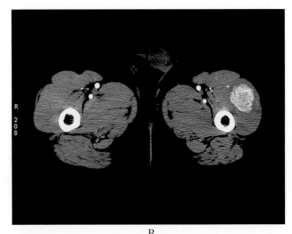

图4-7-14　骨化性肌炎

A. B. CT 平扫左大腿外侧肌间隙内见一团状钙化影(↑), 局部软组织肿胀, 增强扫描软组织稍有强化

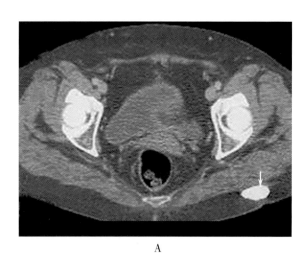
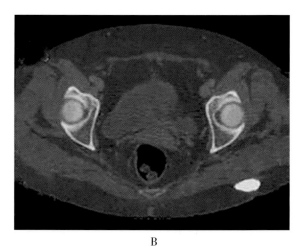

A
B

图4-7-15　骨化性肌炎
A.B.CT平扫左臀部皮下脂肪内见一子弹头形致密骨化影(↑),密度均匀,边界清楚,无骨膜反应

十、韧带样纤维瘤

　　韧带样纤维瘤(desmoid fibroma,DF)为成纤维细胞克隆性增生性病变,位于深部软组织,在形态上表现为良性,但其生物学行为属于低度恶性,以浸润性生长和易于局部复发为特征,术后复发率高达65%,但不转移。其发病率约占所有肿瘤的0.03%,占软组织肿瘤的3%。多发生于30~50岁人群,也可见于青少年,男女发病比例为1:2。本病病因包括遗传、内分泌和物理因素等。根据其发生部位可分为腹盆壁型、腹外型及腹腔型。本病可发生于全身各处,多见于腹壁,也可发生于腹内及骨骼肌内。

　　【诊断要点】

　　1.临床表现:为深在性界限不清的质硬肿物,微痛或无痛,腹部病变经常发生于妊娠期或妊娠后妇女。累及神经血管束,可有压迫症状。

　　2.实验室检查:肿瘤标记物正常。

　　3.超声检查:肿瘤为形态相对规则、内部呈低回声或等回声的肿块,有变性坏死时回声增强。瘤体多边界清晰,其内均显示血流信号,血流丰富程度可不同。

　　4.MRI检查:

　　1)在T_1WI上病灶呈等或稍低信号,在T_2WI上呈高或稍高信号,有变性坏死时呈混杂信号。

　　2)在STIR上病灶均呈较高信号,内部可见条片状低信号。

　　3)增强扫描示病灶为不均匀性、渐进性中度强化。

　　【CT表现】

　　1.肿块沿肌纤维生长,长径大于横径,多为单发,偶有多发(图4-7-16A)。

　　2.平扫肿块形态较规则,边界大部分模糊不清。

　　3.多数病灶密度较均匀呈等密度或稍低密度,其内无明显液化、坏死区及钙化灶。

　　4.可侵犯邻近肌肉骨骼,骨质可出现骨膜反应和骨质破坏。

　　5.增强后肿瘤更趋清楚,肿块中度强化,以渐进性不均匀强化为主,部分病灶可见索条状纤维分隔(图4-7-16B至图4-7-16D)。

　　6.鉴别诊断:

　　1)软组织恶性肿瘤:病变一般发展较快,疼痛等症状出现较早而重,往往与皮肤粘连,局部皮肤温度可升高,压痛明显。表现为肌肉内占位性病变,向心性生长,常存在散在分布的坏死液化灶,部分病灶伴钙化,邻近结构有受压推移表现。

　　2)增殖性炎症:边缘渗出显著,与正常组织分界不清,界面模糊,病变内部可见不规则液化坏死,部分可见脓腔形成,强化多不均匀。

　　3)血管瘤:软组织血管瘤多位于皮下,也可位于肌肉内,或两者皆受累;呈边界清楚、密度不均的结节状、条索状或分叶状肿块,瘤内多见结节、斑点状钙化灶和血管流空低信号;形态多不规则,增强扫描多呈明显强化。

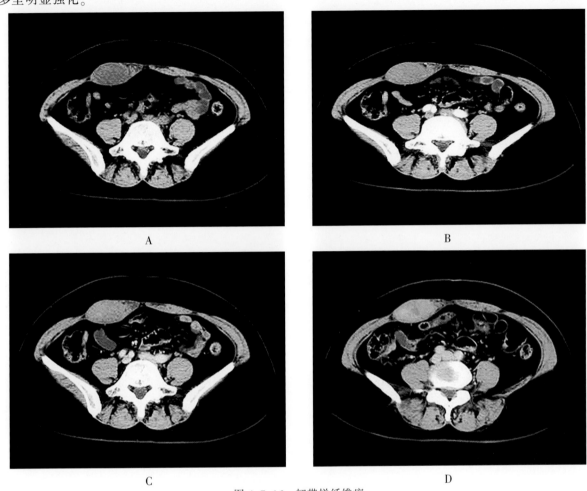

A

B

C

D

图 4-7-16　韧带样纤维瘤

　　A~D.CT 平扫和增强三期扫描,右侧腹直肌内见一大小约 3.1 cm×5.6 cm 梭形软组织密度肿块,边界清楚,密度尚均匀,平扫 CT 值约 30 HU,增强扫描病灶欠均匀强化,强化三期平均 CT 值分别约 49 HU、66 HU、75 HU,呈渐进性强化

十一、臀肌挛缩症

　　臀肌挛缩症(gluteus muscle contracture),又名儿童臀肌挛缩症、臀大肌纤维症、臀大肌特发纤维化等。由于臀肌及筋膜纤维变性挛缩,引起髋关节内收、内旋功能障碍,进而表现为特有的步态、姿势异常等体征的临床病症。主要与长期反复的臀区肌肉注射药物等因素有关。病理改变为肌肉局限性变性、坏死及纤维化瘢痕形成等。

【诊断要点】

　　1.姿势异常和特殊步态,行走呈外"八"字,跑步呈"跳步征",易摔倒,坐时两腿外展分开、不能靠拢等。

　　2.臀部标准肌肉注射部位欠丰满,局部皮肤凹陷,可触及条索状硬块。

　　3.并膝下蹲试验及交腿试验阳性。

　　4.既往有明确臀部反复注射药物史,以注射苯甲醇溶酶青霉素稀释液为主。

　　5.X 线平片:主要为继发性改变,如髋外翻、骨盆倾斜,颈干角、中心边缘角(又称 CE 角)增大等。

6.超声检查:挛缩的肌肉表现为回声缺失,筋膜增厚呈回声增强等。

【CT 表现】

1.臀肌体积缩小:表现为臀肌厚度变薄、挛缩,重者失去正常形态呈板状。挛缩臀肌主要为臀大肌,少数为臀中肌,或臀大肌、臀中肌均挛缩(图4-7-17)。

2.肌肉注射点区软组织密度增高似钙化密度,CT 值 80~90 HU。

3.部分呈坏死改变表现为点片状低密度区,CT 值 30 HU 左右(图4-7-18)。

4.索状挛缩带:多为臀大肌筋膜或与挛缩肌肉构成,常与髂胫束连接,具有特征性。

5.肌间隙增宽。

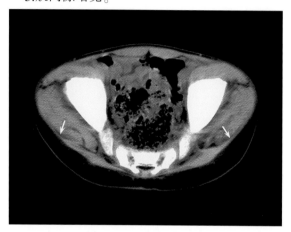

图4-7-17 臀肌挛缩症

CT平扫见两侧臀大肌体积缩小挛缩,厚度变薄,骶骨侧和臀大肌外侧均见条状挛缩带(↑),肌间隙增宽

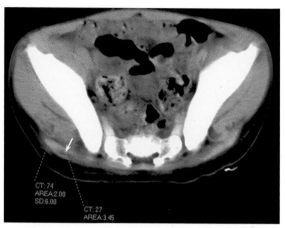

图4-7-18 臀肌挛缩症

CT平扫见两侧臀大肌外上注射点区分别可见条片状密度增高影,以左侧为著,右侧臀大肌、臀中肌内可见条状低密度坏死区(↑)

十二、Morel-Lavallée损伤

Morel-Lavallée 损伤(Morel-Lavallée lesion,MLL)是一种严重的高能量损伤,属于软组织脱套伤。严重的挤压暴力和剪切应力使皮肤和皮下组织从其筋膜层分离,形成闭合性腔隙,引起皮下真皮血管网的皮肤穿支血管损伤,以及脂肪颗粒细胞的损伤、坏死、脂滴溢出;同时淋巴管的损伤影响组织中因血管损伤而漏出的血浆蛋白的回收,导致血性或淋巴性液体聚积。可引起深部感染和软组织坏死,坏死组织和皮下积液还可释放大量炎性介质,导致全身炎性反应综合征,加重局部体液外渗和细胞死亡。MLL 发病率较低,病变最初的表现可能仅为局部组织的肿胀和皮下瘀斑,而随着病变的进展,严重的肿胀和皮下血肿积液往往要通过数天才显现出来。最常见部位为骨盆、大腿和膝,多为骨盆与髋臼骨折等的复合伤。

【诊断要点】

1.症状和体征:

1)有明显的外伤史,通常表现为局部疼痛、肿胀和僵硬感。

2)柔软、有起伏变化的部位显示轮廓畸形。

3)皮肤变色及感觉、运动异常或局部皮肤坏死。

4)合并感染时,可表现为高热和多器官功能损害。

2.实验室检查:合并感染时,白细胞总数及中性粒细胞计数增高。

3.X 线平片:显示骨折及周围软组织明显肿胀。

4.超声检查:皮下深层脂肪和筋膜层之间液性暗区,可有分隔。可混有沿囊壁分布脂肪球的强回声型结节。

5.MRI 检查:

1) Ⅰ型为单纯血肿,形成皮下脂肪组织间囊状或非囊状 T_1WI 呈等或稍低信号、T_2WI 在超急性期

(4~6 h)和急性期(7~72 h)分别呈高信号和极低信号。

2)Ⅱ型为亚急性血肿,在T_1WI、T_2WI上均呈高信号,病灶厚壁,内见脂肪块、液-液平面或间隔。

3)Ⅲ型为慢性血肿,可由含铁血黄素、肉芽组织、坏死组织、纤维蛋白及血凝块等组成,在T_1WI上呈中等或稍高信号,在T_2WI上呈不均匀高信号,可见低信号厚壁,部分强化。

4)Ⅳ型具有筋膜边缘夹层及脂肪组织裂伤,可有相关血液或浆液聚集,T_1WI脂肪组织内可见横向低信号条带,可伴有混杂信号包裹性团块。

5)Ⅴ型为假结节样改变,T_1WI呈低信号类圆形结节,与浅筋膜相邻,边缘不规则强化,上覆皮肤回缩,部分可见包埋脂肪球。

6)Ⅵ型病变边缘增厚,内部可见分隔,可发生炎性反应,破坏筋膜,形成窦道,可见周边筋膜强化及渗出液,部分形成皮肤瘘。

【CT表现】

1.病变呈囊状或非囊状包块,位于皮下深层脂肪和筋膜层之间,并沿此间隙蔓延(图4-7-19)。

2.CT可显示病变的演变过程。病灶从无明显假包膜到假包膜形成,从高密度、稍高密度至中等密度病变,病灶内可出现液-液平面。

3.病变最后为低密度,病灶内部可见脂肪球或间隔,增强扫描可显示轮廓清楚完整及强化的假包膜。

4.CT三维多平面重组能更好地显示病变的空间立体定位和累及的范围,对手术方案的制订有较大的帮助。现已将其广泛应用于骨盆及髋臼骨折患者MLL的筛查中。

5.鉴别诊断:

1)皮下脂肪坏死:多为胰腺炎释放胰脂酶到血液中致脂肪坏死性炎症,少数为自体脂肪注射造成。有胰腺炎病史、血清脂酶升高。或有自体脂肪注射整容手术史等。CT和MRI检查呈脂性结构中出现坏死成分。

2)创伤后假结节:可发生于钝伤或手术部位,常由早期软组织血肿形成。

3)凝血功能障碍相关性血肿:多与凝血系统疾病相关,血肿大小与外伤不匹配。实验室检查可见相关凝血系统血化验异常。

4)囊状淋巴管畸形:由淋巴管囊状扩张而致。可发生于任何部位。颈部巨大的淋巴管畸形亦称囊性水瘤。舌、耳、颊黏膜也是好发区域,可形成巨舌症或巨耳症。CT和MRI检查可见病灶呈边界清楚的水样结构,内有薄壁或厚壁分隔。

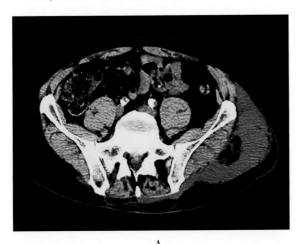 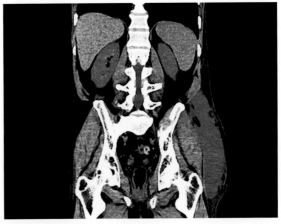

图4-7-19 Morel-Lavallée损伤

A.B.CT平扫横断面和冠状面见左侧臀部皮下脂肪与浅筋膜之间囊性包块,有包膜,其内可见脂肪球和纤维间隔

十三、钙质沉积症

钙质沉积症(calcinosis)系钙质在软组织内异常沉积,骨质未见异常改变的软组织病变。根据钙质沉积的形态及范围,分为弥漫型、局限型、肿瘤样等类型。本病少见,女性略多见,可发生于任何年龄,以10~40岁最常见。病因不明。肿瘤样钙质沉积症(tumoral calcinosis)可能与钙磷、胆固醇代谢异常以及关节附近胶原纤维对刺激所作出的反应性钙化有关。部分学者认为本病与遗传因素密切相关,还可能与肾衰竭、高维生素血症、促红细胞生成素水平升高、免疫系统功能紊乱等因素有关。钙质可沉积于肌腱、结缔组织、肌肉、神经组织,但极易出现在皮下组织。弥漫性表现为全身多发,局限性和肿瘤样常见于大关节附近。以髋关节附近多见,其次为肩关节、肘关节、臀部、膝关节、下肢及上肢,其他部位少见。

【诊断要点】

1.临床表现:病程长,呈慢性过程,发作与间隙交替,无痛性结节位于皮下,质硬,大小不等,直径为5~15 cm。大关节受累后,可出现功能障碍及屈曲畸形。

2.实验室检查:血磷水平可增高,血钙水平可正常或稍高。

3.X线平片:关节旁软组织内密度不均的团块状或结节状钙化,呈类圆形或椭圆形,边界清楚。

4.超声检查:超声图像表现为实性强、低或混合回声团块,团块内部回声以中强回声为主,内部可伴有钙化灶或液化区,后方可伴声影。CDFI 显示团块未见明显血流信号。

5.MRI 检查:关节旁软组织内可见混杂信号团块状影,即使有大量的钙化,在 T_2WI 上也只显示不均匀低信号或略高信号,在 T_1WI 上通常显示病灶不均匀低信号。MRI 对钙化病灶不及 CT 和 X 线敏感。

【CT 表现】

1.CT 显示钙化敏感,对病变部位、形态及范围的显示更为全面,能清楚地显示病变与邻近关节及骨骼的关系。

2.关节旁关节伸侧软组织内有大小不一、形态各异的"卵石样""桑葚样"结节和团块状钙化灶,范围广泛者可表现为"流注状",肿块一般不累及骨质及关节(图 4-7-20A 至图 4-7-20C)。

3.弥漫性主要分布于躯干和四肢,表现为全身广泛的皮肤、皮下组织及浅层肌肉钙化,使各层组织分界不清。

4.鉴别诊断:

1)原发性甲状旁腺功能亢进:主要以骨骼改变为主,如骨干出现纤维囊肿、棕色瘤、骨膜下骨吸收等。实验室检查表现为血钙及碱性磷酸酶水平常升高,血磷降低。

2)类风湿关节炎:关节间隙变窄。关节软骨下骨质侵蚀。晚期可导致关节脱位、弯曲畸形,无关节旁钙化。

3)骨化性肌炎:多数与外伤有关,部分有家族遗传倾向。表现为软组织内边界清楚的骨质密度肿块,常见于颈、趾部无肿瘤样钙化特征性的纤维分隔现象。

4)软组织恶性肿瘤:边界多不清晰,病变内钙化多表现为不规则状斑片影,病变可侵犯邻近组织,邻近骨质多有吸收、破坏。

5)多发外生骨软骨瘤:起源于骨质内的肿瘤,可见到软骨帽钙化,往往与内生软骨瘤同时存在。

6)痛风石:痛风结节坚硬如石。可见于任何关节软骨(透明软骨或纤维软骨)、滑膜、腱鞘及其周围软组织,但在耳廓、踇趾关节、手掌指关节、肘、膝关节处多见。一般痛风石患者血尿酸水平均有升高。

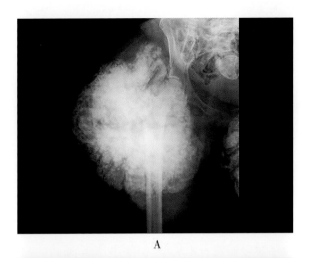
A

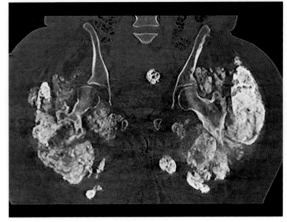
B

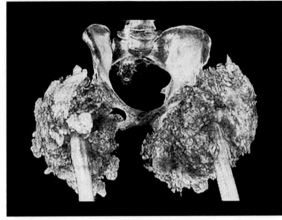
C

图 4-7-20　钙质沉积症

A~C.X 线平片、CT 冠状面和重组见两侧髋关节关节旁和关节伸侧软组织内有大小不一、形态各异的"卵石样""桑葚样"结节和团块状钙化灶,肿块未累及骨质及关节结构

十四、髂腰肌囊扩张

髂腰肌囊是关节周围最大的滑囊,形态恒定。正常情况下,髂腰肌囊仅含少量滑液,影像学检查难以显示。髂腰肌囊扩张(enlarged iliopsoas bursa)多继发于滑囊炎症或多种髋关节病变。发病年龄从青年至老年均有发生,中位年龄 40~45 岁。男性多见。病理改变主要由滑囊滑膜炎和髋关节病变(如股骨头缺血坏死、化脓性关节炎、关节结核、退行性骨关节病、强直性脊柱炎、类风湿关节炎等)引起。

【诊断要点】

1.症状和体征:

1)主要为髋部或腹股沟区不同程度的疼痛、跛行、下肢外展受限,同侧臀部及大腿肌肉萎缩。

2)病变体积较大者,于腹股沟区可触及轻压痛的质韧肿物,延伸到腹股沟韧带上方,可进入盆腔,压迫乙状结肠、盲肠和膀胱而引起下消化道和泌尿系症状。

3)继发于髋部病变,可有"4"字试验阳性及大转子叩痛。

2.X 线平片:不能显示扩张的髂腰肌囊,但可显示与髂腰肌囊扩张有关的髋关节病变。

3.MRI 检查:扩张的髂腰肌囊边缘光整锐利,沿髂腰肌(腱)上下走行,呈圆形或卵圆形,在 T_1WI 上呈低信号,在 T_2WI 上呈水样高信号,但囊壁均难以显示。

【CT 表现】

1.扩张的髂腰肌囊呈圆形、卵圆形或倒水滴状,囊腔呈水样密度,囊壁薄,呈等或略低于肌肉密度,或显示不清,可见其与关节囊的开口。增强扫描示囊壁略有强化。少数合并感染者囊壁增厚,强化明显(图 4-7-21A)。CT 扫描对扩张的髂腰肌囊壁的显示优于 MRI。

2.扩张的髂腰肌囊后邻关节囊,外为髂腰肌(腱),内前方为髂股血管,可向上和向下延伸:向上延伸者,后邻髋臼和髂骨基底内面,并突入髂腰肌内;向髋臼下方延伸者,位于髂腰肌(腱)内侧、耻骨肌外前方、股动静脉后方,呈尖端止于转子间内侧的"倒水滴状"(图 4-7-21B、图 4-7-21C)。

3.髂腰肌囊扩张是提示滑膜囊炎症或多种髋关节早期病变的征象之一。如遇单纯髂腰肌囊扩张,应注意随访,或行 MRI 检查,以免遗漏早期滑膜或髋关节病变。

4.鉴别诊断:

1)股疝、腹股沟疝:腹股沟斜疝位于腹股沟韧带的上内方,股疝位于腹股沟韧带的下外方。CT 扫描可见肿块内含有气体,消化道造影可见对比剂进入。

2)腰大肌血肿:慢性血肿呈囊性,不与关节囊相通。

3)血管异常(动脉瘤、动静脉瘘、隐静脉曲张):CT 表现呈软组织密度,增强扫描呈与血管一致的明显强化。

4)卵巢肿瘤:位于盆腔内,与髂腰肌无联系。而髂腰肌囊扩张进入盆腔,位于髂肌、腰大肌后方或侧方,与腰大肌及髂腰肌关系密切,呈囊性,可与卵巢良、恶性肿瘤鉴别。

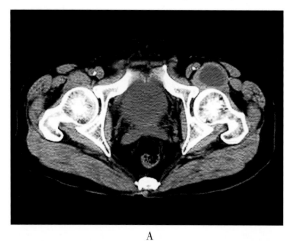

A

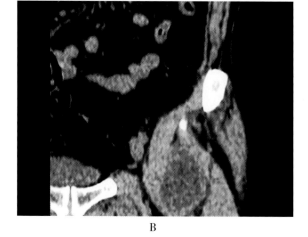

B

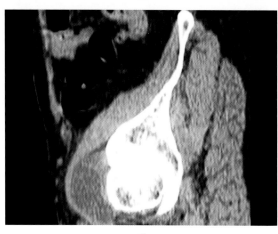

C

图 4-7-21 髂腰肌囊扩张

A.CT 平扫见扩张的髂腰肌囊呈卵圆形,囊腔呈水样密度,囊壁与肌肉密度相仿;

B.C.CT 冠状面和矢状面扩张的髂腰肌囊呈"倒水滴状",后邻关节囊,外为髂腰肌(腱),向上延伸,后邻髋臼和髂骨基底内面

(潘少辉 舒荣宝 韦 炜 吴国忠)

第八节 骨与关节创伤

骨与关节创伤应以 X 线检查为首选,既经济又完整、直观,长管骨和肋骨骨折等尤其如此;但 CT 为横断面成像,无前后重叠,又能作多平面和三维重组等多种图像处理,故对某些特殊部位和特殊类型骨折细节的显示,优于 X 线平片,是 X 线平片检查的重要补充和完善。

一、肩关节创伤

肩关节创伤(trauma of the shoulder joint)约占全身各部位创伤的第七位。它包括锁骨骨折、肱骨外科颈骨折、肱骨大结节骨折、肩胛骨骨折、肩关节脱位和骨折脱位、肩锁关节骨折脱位等。其中多数骨折及脱位可经平片作出诊断,仅少数复杂的骨折和后脱位需借助 CT 明确诊断。

【诊断要点】

1.肩关节创伤多为直接暴力挤压或钝器撞击伤所致,也可因跌倒时,肩部着地或手处于支撑状态所受间接暴力所致。

2.肩关节由于关节盂浅,关节囊和韧带松弛,活动度大,故在受伤时容易发生脱位和骨折脱位。

3.肩关节创伤时,常可合并肋骨骨折和血气胸。

【CT 表现】

1.可清楚显示肩关节创伤的类型、范围及粉碎性骨折游离骨片的数目、移位、成角情况(图4-8-1)。

2.能清楚显示肩关节盂、肱骨头关节面之间的关系,发现脱位及其程度,尤其是 X 线难以诊断的后脱位。

3.能显示肩关节创伤时有无软组织损伤和异物。

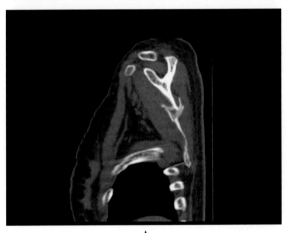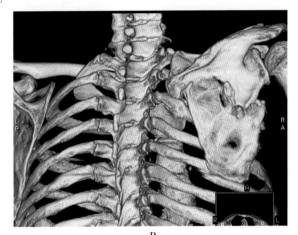

图4-8-1 肩关节创伤

A.B.CT重组右侧肩胛骨见不规则形骨折线,断端有错位

二、肘关节创伤

肘关节创伤(trauma of elbow joint)居全身关节创伤首位。成人以肱骨髁间骨折、桡骨小头骨折、桡骨颈骨折、尺骨鹰嘴骨折、喙突骨折及肘关节脱位和骨折脱位较多见。儿童以肱骨髁上骨折、肱骨外髁骨骺骨折、肱骨内上髁骨折和骨骺分离多见。

【诊断要点】

1.肱骨髁上骨折,按受损机制可分为伸展型(骨折远端向后移位)和屈曲型(骨折远端向前移位)两种。前者较多见,绝大多数为儿童;后者少见,可发生于中老年人。

2.肱骨外髁骨骺骨折,是常见而又严重的一种肘关节创伤,可使软骨内血管断裂,导致滑车软骨坏死。

3.肱骨髁间骨折,疼痛剧烈,软组织肿胀明显,肘外侧可有血肿形成,是成人肘部较严重的损伤。

4.尺骨鹰嘴骨折多因直接或间接暴力所致,多为撕脱性,以骨骺分离或粉碎性骨折较多见。

【CT 表现】

1.CT 对肘关节表面损伤的显示优于 X 线平片,可为损伤的范围和骨折片的游离情况提供可靠的信息,有助于治疗方案的确立(图 4-8-2)。

2.CT 多层面重组图像可以清晰地显示 X 线平片难以发现的肱骨小头骨折的骨折线及骨折片的移位情况。

3.肘关节屈位 CT 轴扫可用于下列情况:

1)较复杂和严重的创伤。

2)摄平片摆位有困难者。

3)关节内或周围有异物者。

4)石膏固定后的复查。

5)肘关节脱位的随访观察。

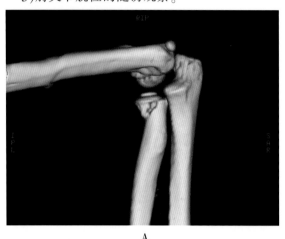
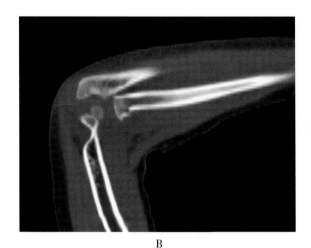

A   B

图4-8-2 肘关节创伤

A.B.CT重组见右桡骨头骨折,断端稍有错位

三、腕关节创伤

腕关节由桡骨远端、三角纤维软骨、腕骨(8 块)和掌骨(5 个)共同组成桡腕关节、腕中关节和腕掌关节三部分。因其软骨面大、韧带多,既灵活又稳定。腕关节创伤(trauma of carpal joint)时,可发生多种类型的骨折和脱位,常见的有桡骨远端(Colles)骨折、桡骨远端(Smith)骨折、腕舟状骨骨折、腕月骨脱位、下桡尺关节脱位等。

【诊断要点】

1.桡骨远端 Colles 骨折,骨折端凸向掌侧成角,远端向背侧移位,临床较多见,约占腕部创伤的 50%,伤后腕背肿胀,活动受限,外观常呈叉样畸形;Smith 骨折较少见,与 Colles 骨折相反,桡骨远端向掌侧移位,常伴有桡腕关节向前脱位。

2.舟状骨骨折好发于中青年,以舟状骨中段较多见。其营养血管从舟骨结节和中段进入骨内,故舟骨远端骨折很容易发生缺血坏死。

3.腕骨脱位是较严重的腕关节创伤,多伴有背侧韧带撕裂伤,X 线常漏诊,必须熟悉正常解剖和用 CT 扫描做补充检查。

【CT 表现】

1.腕关节轴位旋前或旋后扫描能清晰显示下桡尺关节脱位情况,正常下桡尺关节应为弧形,尺骨头呈半圆形,凸面与桡切迹吻合,关节面光滑。

2.CT 扫描可以清楚地显示腕关节的骨折线和骨折块的移位情况以及腕管的扩大和缩小(图4-8-3)。

3.沿舟状骨长轴作 CT 扫描,能清楚地显示骨折线通过舟状骨两侧的骨皮质和骨小梁中断。

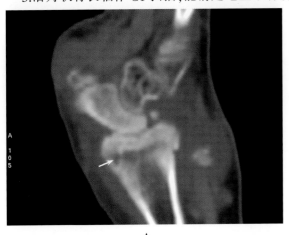
A

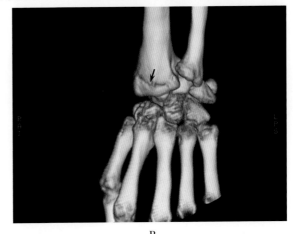
B

图4-8-3　腕关节创伤

A.B.CT重组见桡骨远端骨折,骨折线自桡骨茎突延至尺切迹(↑),断端移位不明显

四、髋关节创伤

髋关节创伤(trauma of hip joint)发病率占全身骨关节创伤的第八位。髋关节是人体中最大、最稳定的关节,但由于它是承重关节,活动度大,经受创伤的机会也较多。

【诊断要点】

1.少年髋关节受创伤,容易发生股骨头或大小粗隆的骨骺分离。

2.中年人受到创伤时,好发生脱位。

3.老年人受到创伤时,多发生粗隆间或股骨颈骨折。

【CT 表现】

1.CT 扫描有助于确定髋关节骨折的范围和形态,准确显示软组织损伤的范围和关节内有无骨折片等(图 4-8-4)。

2.矢状面和冠状面重组图像有利于观察骨结构的完整性,其中包括股骨上端、髋臼顶及关节面,并能清晰显示这些结构受伤的程度。

3.CT 还可用来评价髋关节脱位手术后固定复位的程度、骨折愈合的情况以及有无异位骨化和残留的游离体。

4.对中心性髋关节脱位,CT 扫描还可评估骨盆口的大小和形状。

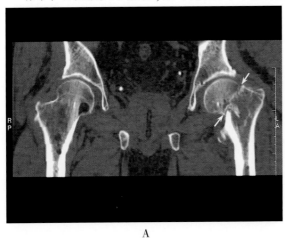
A

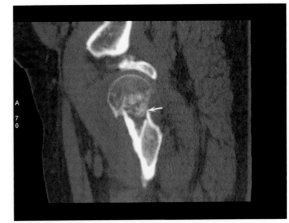
B

图4-8-4　髋关节创伤

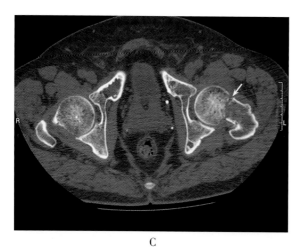

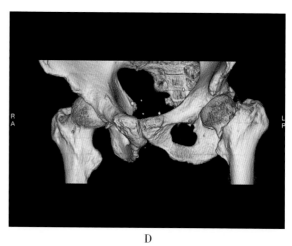

C   D

图4-8-4　髋关节创伤(续)
A~D.CT横断面及重组见左股骨颈嵌顿性骨折(↑)

五、膝关节创伤

　　膝关节亦属负重关节,活动范围广,容易遭受创伤。膝关节创伤(trauma of knee joint)好发于青壮年。包括髌骨骨折、胫骨平台骨折、股骨髁骨折或骨骺分离、膝关节脱位及韧带损伤等。膝关节骨折或骨折脱位一般 X 线平片检查即可满足诊断和治疗的要求,CT 扫描可显示更详细的骨折碎片及其移位情况、关节面塌陷、软组织损伤及出血等。

【诊断要点】

　　1.髌骨骨折最常见,常伴关节腔内积血。

　　2.胫骨平台粉碎性骨折,多为垂直受力损伤所致。骨折线多呈倒 T 形或倒 Y 形,常有碎骨片游离于关节腔内。

　　3.膝韧带损伤常导致急性创伤性滑膜炎,引起膝关节腔内滑膜充血、渗出,关节软组织肿胀等。

【CT 表现】

　　1.对胫骨平台骨折,CT 扫描及其图像重组能更清楚显示关节面塌陷的形态和程度,测量骨折片的移位距离,使骨折分型更为准确。胫骨平台粉碎性骨折复位外固定后,CT 扫描可观察其复位情况。

　　2.CT 横断面扫描能清楚地显示髌骨的大小、形状、位置,是诊断髌骨脱位、半脱位及紊乱的最好方法(图 4-8-5)。

　　3.CT 还可以显示膝关节创伤后关节腔内积液的程度。

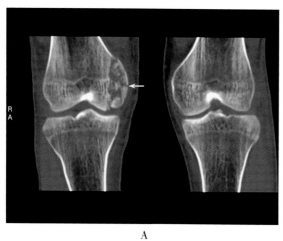

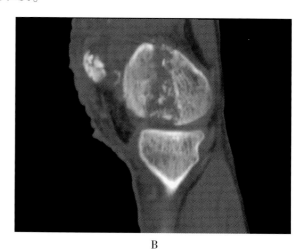

A   B

图4-8-5　膝关节创伤

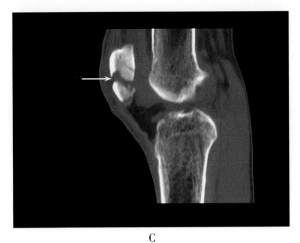
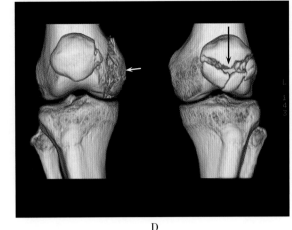

C
D

图4-8-5　膝关节创伤(续)
A~D.CT重组见右股骨内侧髁(↑)及左髌骨粉碎性骨折(长↑)

六、踝关节创伤

踝关节创伤(trauma of ankle joint)占全身关节创伤的第九位。踝关节也属负重关节,其结构较复杂,但稳定性较好。它由胫腓骨远端及距骨组成,构成榫眼关节,其创伤有关节扭伤、韧带撕裂、内外髁骨折和脱位等。

【诊断要点】

1.好发于青壮年,儿童及老年人少见。

2.多为复合伤,伤情较复杂。

3.外伤后 X 线检查未见骨折,但有软组织肿胀时,多提示有关节韧带严重的撕裂伤。

4.舟骨应力骨折好发于 20 余岁的运动员,主诉常为足背隐痛,活动后加重。

【CT 表现】

1.跟骨和外踝骨折,平片易诊断,而关节内骨折,只有 CT 冠状位扫描或重组才能提供距骨和距下关节的前后位像,显示跟骨增宽、高度减少、距下关节粉碎性骨折等征象(图 4-8-6)。

2.距骨骨折多数可用 X 线平片诊断,但复杂的距骨体骨折及距骨侧突骨折,只有 CT 冠状面扫描或重组方可清楚地显示移位程度、骨折线近端和远端的范围,有助于手术治疗的选择。

3.舟骨应力骨折 X 线检查常为阴性,冠状位和轴位 CT 扫描可清楚地显示舟骨骨折线。典型的骨折线呈矢状位,位于舟骨中央,常累及距舟关节。

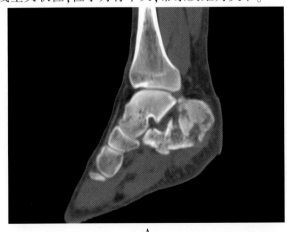
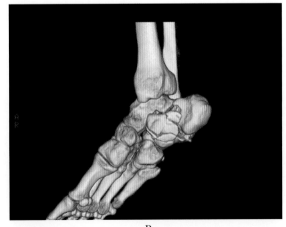

A
B

图4-8-6　踝关节创伤
A.B.CT矢状面和重组见左跟骨粉碎性骨折

第四章　骨骼与软组织

七、胸锁关节创伤

胸锁关节创伤(trauma of sternoclavicular joint)包括骨折和脱位,因该区骨皮质薄、关节面倾斜和胸部结构重叠等原因使 X 线平片检查效果有限,CT 是简单准确的检查方法。

【诊断要点】

1.胸锁关节创伤多为车祸、塌方、挤压伤等直接暴力所引起,严重时为复合伤。

2.胸锁关节创伤常见于 25 岁以下,锁骨内侧端骨折和骨骺移位。

3.如发生脱位分前脱位和后脱位两种,后者较少见,但可压迫纵隔器官产生严重的后果。

【CT 表现】

1.CT 可清晰显示胸锁关节骨皮质和轻微骨折、脱位和脱位类型以及对纵隔结构、血管的影响(图 4-8-7)。

2.疑有纵隔和血管创伤时,可作增强扫描来明确诊断。

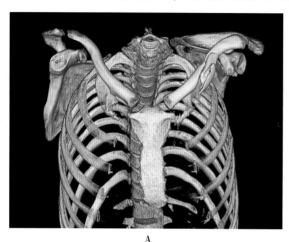
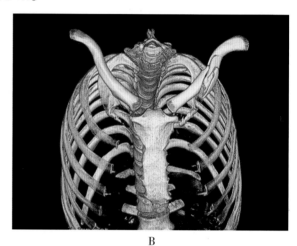

A   B

图4-8-7 胸锁关节创伤

A.B.CT重组见左锁骨中段粉碎性骨折,胸锁关节对位尚好

八、骨 盆 创 伤

骨盆由髋骨和骶尾骨组成,在整体结构上,可分为大、小骨盆。大骨盆在上,由第五腰椎和两侧髂骨翼围成;小骨盆在下,由骶尾骨和耻骨、坐骨及耻骨联合围成。骨盆骨折多属严重创伤,因为骨盆是一个坚强的骨环,若受直接和间接暴力冲击,可发生较广泛的损伤或多处骨折脱位。

【诊断要点】

1.严重骨盆骨折,常合并胸腹和四肢多处损伤,可出现休克。

2.骨盆骨折的局部症状,主要是疼痛和功能丧失,骨盆分离试验、骨盆挤压试验可引起深部疼痛。髋关节各方向活动障碍,是提示骨盆环骨折、脱位的重要指征。

3.在骨盆创伤(trauma of pelvic)中,有下列情况之一时应作 CT 检查:

1)骨盆环双侧垂直骨折、脱位。

2)骨盆环骨折累及髋臼。

3)半骨盆较重损伤考虑内固定治疗。

【CT 表现】

1.CT 扫描显示骶骨骨折、髋臼前后部及髋臼底骨折最佳,亦可显示骨折片损伤膀胱,骨折周围血肿等情况。

2.CT扫描常会发现比X线平片更多的骨折和骶髂关节分离,是X线诊断的重要补充(图4-8-8)。

3.CT能不受任何影响地对骨盆环后部的严重损伤作横断面扫描,准确判断骨盆环分离程度。

4.冠状面、矢状面CT重组图像能清楚地显示骨盆的移位平面和方位。

5.CT还可以帮助正确评估骨盆骨折复位情况、植入物的放置和骨折愈合的进程。

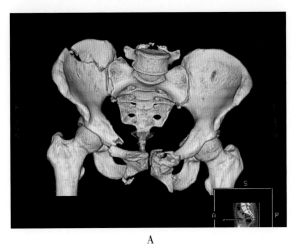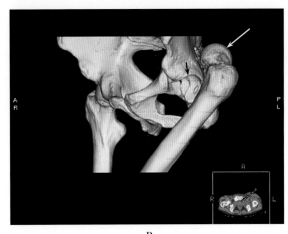

A   B

图4-8-8 骨盆创伤

A.CT重组见右髂骨翼、耻骨上下支骨折,断端有错位;

B.左髋臼骨折(↑)并同侧股骨头后上脱位(长↑)

九、创伤性关节炎

创伤性关节炎(traumatic arthritis)系由关节急性损伤所致。因损伤的程度不同,其临床症状及体征亦各异。①在关节扭伤或脱臼后,可发生创伤性滑膜炎,关节肿胀,关节腔内出血或渗液,关节间隙增宽,继之发生粘连,影响其功能。②若有骨折涉及关节面或有异物存留于关节腔内,可致关节软骨磨损,继而发生退行性骨关节病。③如有骨骺分离,可引起长骨骨端发育畸形。④关节内软骨碎裂脱落可形成关节游离体。⑤关节周围的肌腱、韧带组织出血撕裂,亦可发生钙化或骨化。

【诊断要点】

1.一般都有明确的关节创伤史。

2.本病可发生于任何关节,但以膝、踝、肘、肩和髋等大关节较多见。

3.X线平片:X线平片是创伤性关节炎的主要检查手段。急性期受累关节囊肿胀,关节间隙增宽,继而发生退行性骨关节病时,关节间隙可变窄,关节面有骨质增生,有骨折时可产生骨骺分离、骨痂增生、错位愈合或骨端畸形、关节强直等。还可发现关节内游离体以及关节周围软组织中的条状或片状钙化、骨化影。

【CT表现】

1.CT与X线平片相比,有诸多的优势,如CT对解剖结构较复杂的关节;对X线平片不能获得充分有效的部位,如骶髂关节、胸锁关节等,都能显示出明确的解剖结构及其变化。

2.CT是横断面成像,具有密度分辨率高,能测量组织的衰减系数,因此能发现X线平片不能显示的骨和软组织中的细小病变(图4-8-9)。通过对CT值的测定,来判断关节的真空、血肿及脂肪组织等更具有决定性诊断意义。

3.MSCT的三维重组图像可更清晰显示创伤关节的脱位、旋转及其程度等改变。

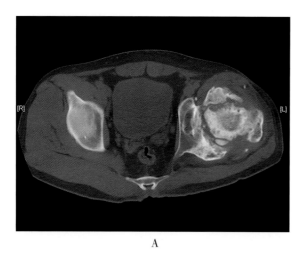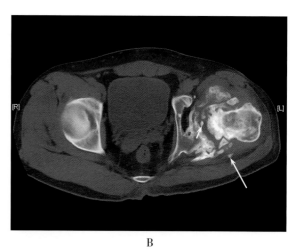

A   B

图4-8-9　创伤性关节炎

A.B.CT平扫见左股骨头及髋臼关节面骨质增生、变形,关节间隙变窄,可见关节内游离体(↑),关节周围软组织内见点状钙化影(长↑)

十、肩撞击综合征

肩撞击综合征(impingement syndrome of shoulder)是肱骨头及大结节反复撞击肩峰前缘及下前方,引起局部骨赘增生及骨质硬化,肩峰下滑囊受挤压,造成肩部疼痛、力弱及活动受限,是引起肩关节慢性疼痛的主要原因。可发生于10岁至老年期的任何年龄。部分患者具有肩部外伤史,大部分与长期过度使用肩关节有关。病理改变可分为三期:①水肿出血期;②炎性改变及纤维性改变期;③软组织断裂及骨性改变期。附近软组织由于炎性改变可钙化,进一步加重骨赘形成。

【诊断要点】

1.临床表现:

1)肩部疼痛,关节活动受限、无力,甚至功能障碍,外展不能。

2)肩峰前方有局限性压痛,关节捻发音或细微摩擦音。

3)撞击试验阳性。

2.X 线平片:

1)肱骨大结节处骨赘形成,部分可见冈上肌肌腱钙化,肩锁关节退变、增生。

2)肩峰过低或钩状肩峰,肩峰-肱骨头间距(A-H 间距)缩小(<1 cm 为狭窄)。

3)关节造影有助于鉴别肩袖部分或完全撕裂。

3.MRI 检查:

1)直接征象:冈上肌肌腱形态及信号异常。

2)间接征象:钩状肩峰或肩峰下骨质增生,肱骨大结节骨赘形成。

3)肩峰下-三角肌下滑囊积液,关节囊增厚、积液,盂肱关节不稳定。

【CT 表现】

1.大结节骨赘形成,多发生于冈上肌止点嵴部。

2.肩峰过低及钩状肩峰(图 4-8-10)。

3.肩峰下面不规则或有骨赘形成,喙肩韧带受到冲撞,或反复受到拉伸而使肩峰前下方骨膜下形成骨赘。

4.肩锁关节退变、增生,形成向下突起的骨赘,致使冈上肌出口狭窄。

5.肩峰-肱骨头间距(A-H 间距)缩小。正常范围为 1.2~1.5 cm,<1.0 cm 应为狭窄,≤0.5 cm 提示存在广泛性肩袖撕裂。

6.鉴别诊断:

1)锁骨远端骨质溶解:可在急性损伤后或肩锁关节反复的微小创伤后发现。X线示远端锁骨的吸收,伴有锁骨远端骨皮质线的消失和肩锁关节的假性增宽,MRI示锁骨远端水肿。特征包括肩锁关节积液、关节囊膨胀、骨皮质不规则和锁骨远端骨折。

2)肌肉萎缩引起的变性或神经炎:创伤、炎症或压迫可引起肩胛上神经的损伤,导致冈下肌萎缩。神经炎可引起非创伤性的肩部疼痛和无力,因此与肩袖撕裂相似,典型者累及冈上肌和冈下肌。

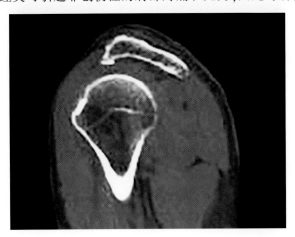
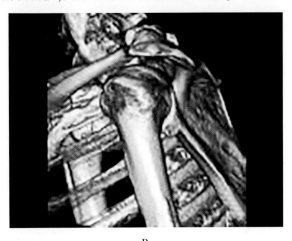

A   B

图 4-8-10 肩撞击综合征

A.CT平扫 MPR 见肩峰末端呈钩状突起,关节面毛糙,骨质增生硬化,肩峰下间隙明显变窄;
B.CT 重组见肩峰远端呈钩状改变,相应下关节面凹凸不平,肩峰下关节间隙狭窄

十一、胸肋锁骨肥厚症

胸肋锁骨肥厚症(sternocostoclavicular hyperostosis)是以胸骨、肋骨和锁骨增生肥厚合并胸骨后纵隔软组织增生形成肿块为特征。本病常见于50~60岁患者,以男性多见。发生于儿童和青年者骨质增生病变常很广泛。

【诊断要点】

1.临床表现:渐进性胸肋锁骨区疼痛,反复发作,疼痛多为双侧对称,局部可肿胀,病程长短不一;26%的患者伴有扁桃体炎或咽喉感染。

2.实验室检查:活动期碱性磷酸酶可轻度升高,血沉可增快。

3.X线平片:轻者无明显异常发现。重者双侧锁骨近侧2/3骨干增粗,梭形膨大,密度增高,皮质髓腔界限消失,上纵隔增宽。

【CT 表现】

1.轻度肥厚可发现第一肋及软骨骨化并与胸骨相连,还可见骨增生肥厚向纵隔内突出。

2.中度肥厚第一肋骨及锁骨骨化增粗,梭形膨大,第一肋骨化与胸骨相连(图4-8-11)。同时可见胸骨后软组织肿块。

3.重度肥厚胸骨、肋骨、锁骨极度梭形膨大,骨质增生,密度增高,膨大骨质内可发生囊变,伴有明显的肋锁韧带骨化(图4-8-12)。胸骨后巨大肿块形成假瘤包绕无名动脉。并可见胸膜增厚、广泛脂肪浸润,压迫血管移位。

4.鉴别诊断:

1)致密性骨炎:多为单侧发病,无韧带骨化,不累及胸锁关节、胸肋关节。

2)锁骨硬化性骨髓炎、胸锁关节化脓性关节炎:局部多有红肿热痛炎性表现。病变一般为单侧。

3)胸锁关节结核:多有肺结核史,一般为单侧发病,可有死骨形成。

553

第四章 骨骼与软组织

4)畸形性骨炎:多为单侧发病,骨皮质增厚、稀疏、分层,松化的骨皮质间隙、松质骨内扩大窦隙及髓腔内呈脂肪密度。

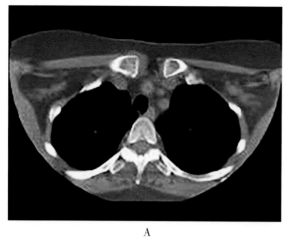
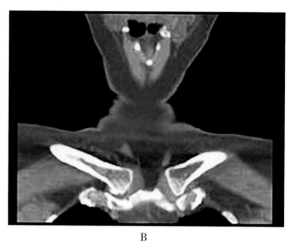

A   B

图 4-8-11 胸肋锁骨肥厚症

A.B.CT 平扫横断面和冠状面见右侧锁骨头膨大,边缘骨质增生硬化,锁骨头局部骨侵蚀

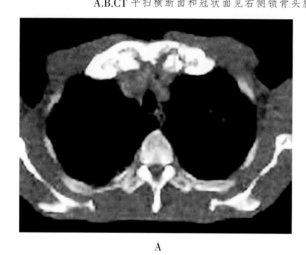
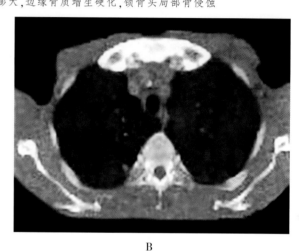

A   B

图 4-8-12 胸肋锁骨肥厚症

A.CT 平扫见双侧胸锁关节间韧带骨化,关节强直;

B.双侧第一肋前端肋软骨骨化并与胸锁关节融合,胸椎未见明显骨质增生

十二、骨性关节炎

骨性关节炎(osteoarthritis,OA)也称退行性骨关节病(degenerative osteoarthrosis),是以关节软骨退变、关节面和其边缘形成新骨为特征的一组非炎症性的骨关节病变。45 岁以上者 14%~30%患有此病。本病分为原发性骨性关节炎和继发性骨性关节炎两类。原发性骨性关节炎最多见,无明显原因,见于老年人,为随年龄增长关节软骨退变的结果;继发性骨性关节炎为任何原因引起的关节软骨破坏或损伤,软骨改变主要为含水量减少、表层侵蚀或磨损而引起软骨变薄,严重者可完全破坏而剥脱。

【诊断要点】

1.临床症状:

1)发病缓慢,以关节活动不灵、疼痛为主要症状。

2)关节活动时可有摩擦音。

3)临床症状随年龄增长而逐渐加重,严重者可出现关节畸形、功能障碍。

2.好发年龄及部位:中老年人多见,好发于髋关节、膝关节、指间关节、脊柱等关节。

3.X线平片:关节间隙变窄、软骨下骨质硬化、唇样骨赘形成。后期可出现关节失稳、畸形、游离体和关节面下囊性变等。

4.MRI检查:直接显示关节软骨的改变。

1)早期软骨肿胀,在T_2WI上呈高信号。

2)以后软骨内可出现小囊、表面糜烂和小溃疡。

3)后期软骨变薄甚至剥脱,局部纤维化在T_2WI上表现为低信号。

4)膝关节积液表现为关节腔及髌上囊长T_1、长T_2信号。

5)关节腔内游离体呈等T_1、短T_2信号。膝关节重度OA常合并半月板撕裂与磨损。

【CT表现】

1.关节间隙狭窄:为关节软骨破坏所致,关节持重部位表现更明显(图4-8-13、图4-8-14)。膝关节OA常表现为内侧关节间隙狭窄更显著(图4-8-15),此征象有助于与其他膝关节炎鉴别。

2.关节面硬化和关节面下骨囊变:主要因软骨剥脱后,骨性关节面变扁,关节液通过龟裂的关节软骨表面微小裂隙,压迫软骨下骨质结构或骨挫伤导致。

3.关节边缘骨赘形成:关节边缘部骨膜及软骨的血管增殖引起。

4.关节囊内游离体:脱落的骨、软骨在关节内形成高密度骨化或钙化结节。

5.关节变形或半脱位(图4-8-16):与关节囊及韧带断裂及扭曲有关。

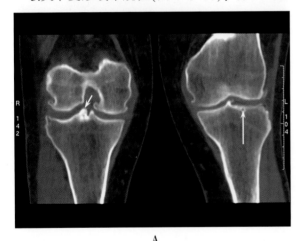
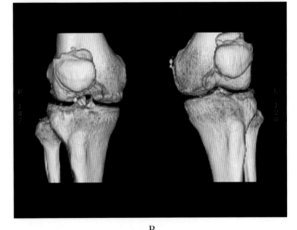

A B

图4-8-13　骨性关节炎

A.B.CT平扫和重组见两侧胫骨髁间隆突骨质增生变尖,以右侧为明显(↑),胫骨平台关节面见囊状低密度影(长↑)

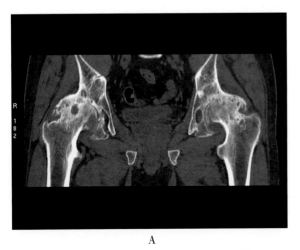
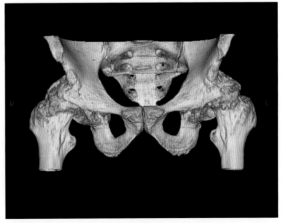

A B

图4-8-14　骨性关节炎

A.B.CT平扫和重组见两侧髋关节骨性关节面有硬化、囊变缺损、骨赘形成,关节间隙明显狭窄

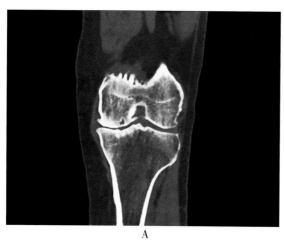
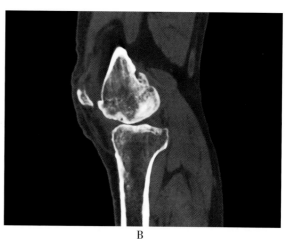

A   B

图 4-8-15 骨性关节炎

A.B.CT 平扫冠状面和矢状面见左膝关节间隙变窄,内侧间隙为著,关节组成骨边缘明显骨质增生变尖,关节面硬化,关节面下多发囊变

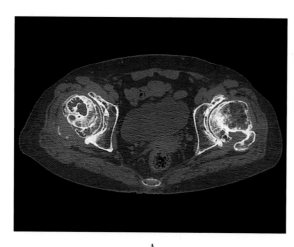
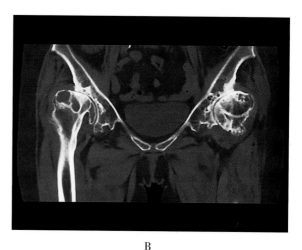

A   B

图 4-8-16 骨性关节炎伴半脱位

A.B.CT 平扫横断面和冠状面见双侧髋关节诸骨边缘骨质增生硬化,关节面下多发小囊变影,关节面硬化;双侧股骨头变扁并向外上方移位,股骨颈缩短,双侧髋关节间隙变窄

十三、创伤性关节积脂血症

创伤性关节积脂血症(traumatic lipohemarthrosis,TLH)即创伤后发生关节囊内骨折,挤压脂肪和血液进入关节囊而形成,具有两种表现形式,即脂血混合和脂血分离。特征性表现是形成脂-液平面征象 (fat-blood interface sign)。可发生在全身受损伤的任何关节。关节囊内骨折 TLH 发生率约为 40%,是关节囊内骨折诊断的可靠间接征象。常见于髋、膝、肩和肘等大关节。

【诊断要点】

1.临床表现:主要有关节创伤病史,主要表现为关节疼痛、活动受限及明显的关节周围软组织肿胀。

2.实验室检查:无特殊阳性表现。

3.超声检查:显示骨折线较差,但对积脂血症显示非常好,对流动的脂肪层显示敏感。超声显示未骨化骨骺骨折及软组织损伤也具有较大的优势。

4.X 线平片:能较好地显示骨折和脱位,但对隐匿性骨折显示效果较差,容易漏诊,脂-液平面常需要在特定的水平投照侧位片上才能显示,当液体较少时可能见不到脂-液平面。

5.MRI 检查:显示骨折较好,包括隐匿性骨折常能得到清晰的显示,对积脂血症的显示非常敏感,同时能显示关节骨折及关节囊内结构损伤,如韧带撕裂、半月板撕裂、关节软骨损伤等。

【CT表现】

1.脂-液平:表现为单液-液平(脂血分离,脂肪-血液)(图4-8-17A)及双液-液平(TLH中血液静止3小时后血液分成血清及血细胞两层,即脂肪-血清-血细胞)(图4-8-17B、图4-8-17C)。

2.关节内骨折征象:TLH患者均存在关节囊内骨折,当出现TLH而没有发现骨折征象时,应采用CT三维重组技术等多种技术手段寻找关节内微小骨折,或采用MRI检查寻找微小或隐匿性骨折(图4-8-17D)。

3.鉴别诊断:关节周围软组织损伤(无关节囊内骨折):关节囊内积血所致的血清-细胞分离形成的液-液平面,无脂肪组织。

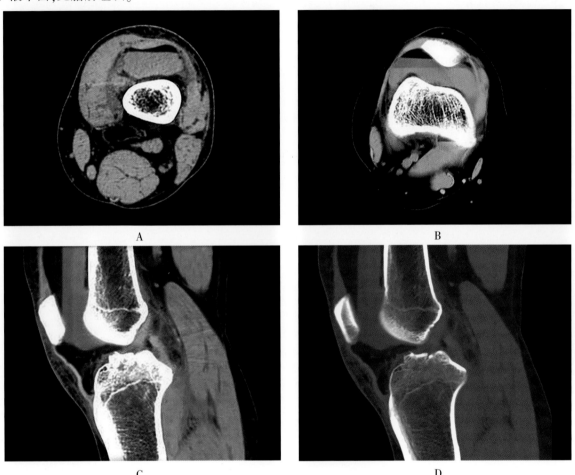

图4-8-17 创伤性关节积脂血症

A.B.CT平扫分别见膝关节腔内单和双层液-液平;

C.D.矢状面软组织和骨窗重组见髁间突骨折及双层液-液平

(吴国忠 韦 炜 陈其春 舒荣宝)

第九节 关节和脊柱病变及先天发育异常

一、椎 管 狭 窄

椎管狭窄(spinal stenosis)是指椎管的前后径和横径变短或伴有椎管横断面形态异常而引起的慢性

进行性脊髓及神经根疾病。按致病原因可分为原发性椎管狭窄(先天发育异常所致)和继发性椎管狭窄(由退变、外伤、椎弓崩裂、滑脱等引起)。按发病部位可分中央型和侧方型椎管狭窄。

【诊断要点】

1.起病隐匿,发展缓慢。

2.颈椎管狭窄:表现为颈后、肩背部疼痛,上肢无力及放射痛。

3.胸椎管狭窄:早期有下肢麻木、无力,病情加重可出现脊髓半切或横贯性损伤。

4.腰椎管狭窄:初起时有轻微腰背部疼痛,病情进展时,可出现间歇性跛行、运动障碍,当站立或行走时间长时症状常加重,休息后可好转;部分患者还可有持续性坐骨神经痛、肌肉疲劳感和下肢乏力。

5.X 线平片:可见脊柱生理曲度异常,椎间隙变窄,椎体及小关节突增生肥大,椎体滑脱,韧带增厚、钙化等改变。

【CT 表现】

1.椎管中心型狭窄:一般颈椎管矢状径正常>13 mm,10~13 mm 时为相对狭窄,<10 mm 为狭窄;腰椎管矢状径正常>18 mm,15~18 mm 为相对狭窄,<15 mm 为狭窄。

2.侧隐窝前后径<2 mm 为狭窄;椎弓根间距<20 mm 为狭窄;椎间孔宽度<2 mm 为狭窄。

3.CT 可显示引起椎管狭窄的原因,如椎体后缘骨质增生肥大、侧隐窝受压变窄、神经根受压等。此外,CT 还可以清楚地显示椎管狭窄的部位及范围,并能精确地测量椎管狭窄的程度(图 4-9-1、图 4-9-2)。

4.CTM 检查还可对蛛网膜下隙及马尾神经受压作出诊断。

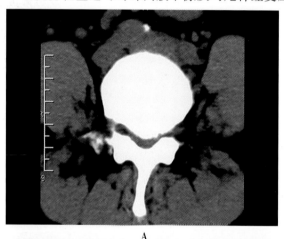

A

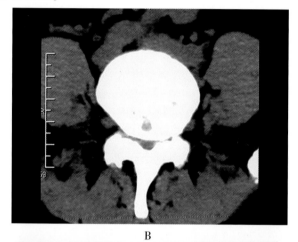

B

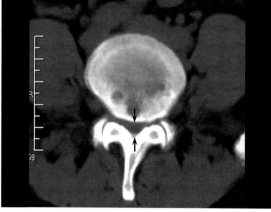

C

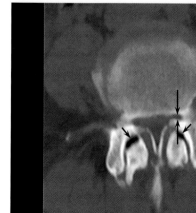

图4-9-1 椎管狭窄

A~C.CT平扫见腰椎椎体后缘骨质增生向椎管内突入,致骨性椎管前后径明显变窄(↑)

图4-9-2 侧隐窝狭窄

CT平扫见两侧椎小关节突骨质增生肥大,关节间隙内见有积气(↑),侧隐窝显示狭窄(长↑)

二、椎弓峡部裂与滑脱

椎弓峡部裂(lumbar spondylolysis)是指椎弓峡部缺损不连,若致椎体前移则称脊椎滑脱(spondylolisthesis)。其发病机制有先天发育缺陷和创伤两种学说。但多数学者都认为是前者,创伤仅为其诱因。由椎弓关节部缺损、分离所导致的椎体向前滑动称为真性脊椎滑脱;若仅有椎体向前滑脱而椎弓完整者,则为假性滑脱或退行性脊椎滑脱。

【诊断要点】

1.本病好发于30~40岁的男性。以第5腰椎最多见,约占90%。可为单侧或双侧性,但以后者多见。

2.临床表现:以下腰部进行性疼痛为主,可伴发单侧或双侧下肢放射性痛。创伤与症状关系较密切。脊柱失稳和椎弓峡部裂隙处的纤维组织所致的神经根粘连或受压也是造成腰痛的主要原因。

3.X线平片:以双斜位最重要,可显示其全部裂隙。正常椎弓附件呈"猎狗"形。当椎弓峡部崩裂时,"狗颈"部可见一带状透亮裂隙,称为"项圈征"。

4.MRI检查:矢状位扫描片上可清楚地显示脊椎滑脱的程度以及导致的椎管狭窄和椎管内结构受累的情况。

【CT表现】

1.单侧或双侧关节突间部的骨性缺损:呈带状低密度影可延伸至椎弓,边缘如锯齿状,可硬化。关节间部呈梭形膨大,密度增高,有骨痂形成。若有脊椎滑脱时,椎管前后径增加,呈双管状,硬膜囊呈纺锤形。

2.神经孔畸形:因关节突间部为神经孔的后上壁,故峡部裂处的骨痂、骨块及伴发的脊椎滑脱均可导致神经孔的狭窄和畸形。

3.椎管和侧隐窝狭窄:峡部裂处的骨痂、骨块或增生的软组织可使椎管横径变小及侧隐窝狭窄。

4.峡部裂合并脊椎滑脱:滑脱的腰椎前移,但与下一椎体之间的椎间盘位置不变,形成"双边征",相应椎间关节增生硬化显著(图4-9-3)。

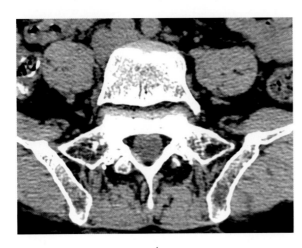

A

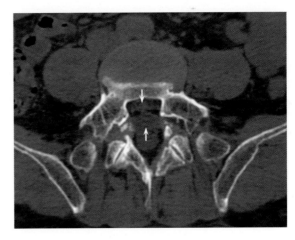

B

图4-9-3 椎弓峡部裂

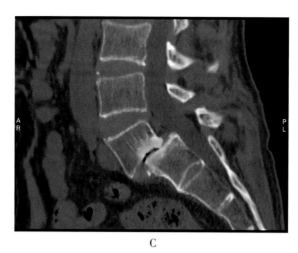
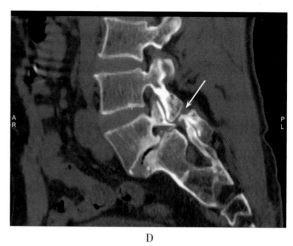

C   D

图4-9-3　椎弓峡部裂(续)

A~D.CT平扫见L₅~S₁节段椎管前后径加大,滑脱的L₅椎体前移,椎体后缘形成"双边征"(↑),相应椎间关节增生硬化显著,矢状位重组显示L₅椎弓峡部崩裂(长↑)

三、椎间盘病变

椎间盘病变可分为椎间盘变性、椎间盘膨隆、椎间盘突出、椎间盘脱出及椎间盘形成游离碎片等几种。其发病多与椎间盘退行性变和外伤有关。临床上,较常见的椎间盘病变是椎间盘膨隆和椎间盘脱出。

(一)椎间盘膨隆

正常椎间盘为均匀一致的软组织密度影,CT 值为 50~100 HU。正常椎间盘与脊神经之间有一层低密度脂肪垫分界,硬膜囊前缘平直。随着年龄的增长,椎间盘发生变性,纤维环和髓核水分逐渐减少,致使椎间盘变薄并向椎体周围均匀弥漫性膨出,超出相邻椎体的边缘,称椎间盘膨隆(bulging disk)。

【诊断要点】

1.好发生于中老年人。

2.椎间盘膨隆以下腰部多见。

3.10%~20%的病例合并椎间盘突出。

4.可无临床症状,或仅有轻微的腰背痛,向下肢放射。

【CT 表现】

1.椎间盘边缘均匀超出相邻椎体边缘之外,呈对称性规则的环形软组织影,代表膨隆的纤维环,外围可钙化(图 4-9-4、图 4-9-5)。

2.相邻的椎体边缘常可见唇样骨赘形成。

3.变性的椎间盘内有时可见到气体(氮气)影,CT 值<-500 HU,此即所谓真空现象(图 4-9-6)。

4.膨隆明显时,可压迫硬膜囊及神经根,并使之变形。

5.可伴有椎小关节的增生肥大,关节间隙变窄、消失或轻度滑脱及韧带钙、椎体退变等(图 4-9-7、图 4-9-8)。

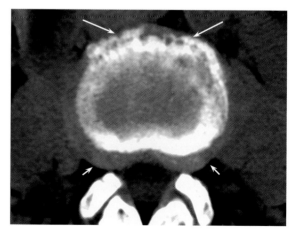

图4-9-4　椎间盘膨隆

CT平扫见椎间盘的边缘均匀地超出相邻椎体边缘之外,呈对称性规则的环形软组织密度影(↑),椎体前缘唇样骨赘形成(长↑)

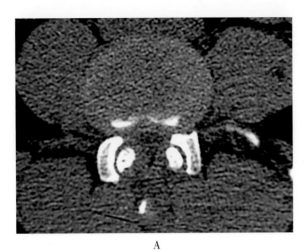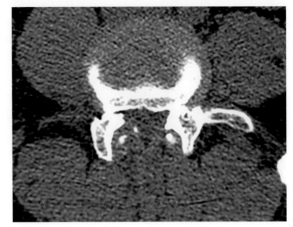

A　　　　　　　　　　　　　　　　B

图 4-9-5　椎间盘膨隆

A.B.CT 平扫见椎间盘向四周膨出,呈对称性规则的环形软组织密度,超出相邻椎体边缘

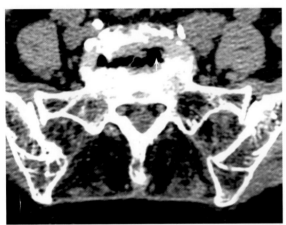

图4-9-6　椎间盘真空现象

CT平扫变性的椎间盘内见有气体密度影(↑),CT值<-500 HU

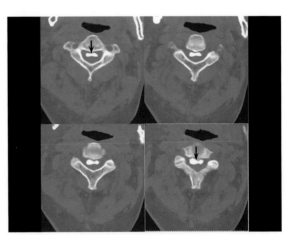

图4-9-7　后纵韧带钙化

CT平扫椎体后缘正中后纵韧带处见一条状致密影为后纵韧带钙化(↑)

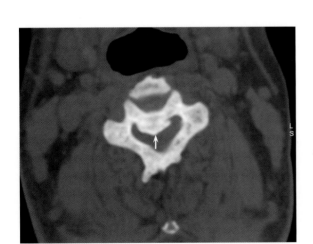

图4-9-8　颈椎退变

CT平扫见椎体后缘骨质明显增生形成骨赘致骨性椎管狭窄(↑)

（二）椎间盘突出

椎间盘突出（herniated disk）是由于退变和外伤所致纤维环破裂，部分髓核通过纤维环缺损处突出、压迫相应脊髓或神经根而形成的一种疾病。椎间盘的纤维环前厚后薄，后侧中央又有后纵韧带，故其突出时常发生于后纵韧带的侧后方，可使后纵韧带隆起。如果髓核突破了纤维环和后纵韧带进入椎管内，则称为椎间盘脱出。但由于CT不能直接显示纤维环断裂的程度，也难以准确判定是突出还是脱出，故突出或脱出常常通用。如果脱出的髓核与变性椎间盘分离，就形成游离碎片，嵌入椎体形成许莫氏结节。

【诊断要点】

1.好发于青壮年，男性多于女性。

2.临床表现：腰椎椎间盘突出主要是腰背痛，并可向下肢放射。在颈椎椎间盘突出则为颈痛向肩枕部放射和一侧上肢麻木感、活动受限（皆因神经根和脊髓受压所致）。

3.发病部位以腰椎最常见（其中L_4~L_5、L_5~S_1占90%~95%），颈椎次之（C_4~C_5、C_5~C_6、C_6~C_7较多见），胸椎最少（胸椎较直，椎间盘退变慢）。

4.X线平片：只能发现一些间接征象，如腰椎常见有椎体后缘骨质增生、突向椎管内，椎体终板下方许莫氏结节及椎间隙变窄等改变；颈椎失稳、生理曲度变直、椎间隙变窄、骨赘形成及小关节突增生等改变。

【CT表现】

1.椎间盘突出：CT表现为局部突出于椎体后缘正中或偏一侧的弧形软组织块影，密度与椎间盘一致而且相连，边缘完整，突出缘与纤维环后缘相交呈钝角（图4-9-9、图4-9-10）。

2.椎间盘脱出：髓核突破纤维环和后纵韧带，进入椎管内。椎间盘脱出缘与纤维环后缘相交则呈锐角（图4-9-11）。

3.髓核脱离椎间盘形成游离碎片时，表现为椎管内不规则形、成角或息肉状高密度影，可压迫该部位的硬膜囊和神经根，而相应椎间盘后缘可正常或稍后凸。如果游离碎片嵌入椎体可形成许莫氏结节（表现为椎体内类圆形或多环状骨缺损区，周围有不均匀的硬化带环绕）（图4-9-12）。

4.位于椎体后部的许莫氏结节常伴发软骨结节形成，CT表现为椎体后部类圆形骨缺损，周边有硬化，结节的骨性后壁呈弧形凸入椎管内，可与椎体相连或不连，致使椎管狭窄（图4-9-13）。

5.硬膜外脂肪、硬膜囊和一侧神经根受压、移位和不显影。

6.CTM检查：

1）可显示椎间盘突出平面的碘水柱前方弧形压迹，后突者见碘水柱对称性狭窄，侧突者可见神经根被推移、闭塞或受压上部呈囊状扩张。

2）可发现平扫漏诊的较小的椎间盘突出，并有助于显示神经根鞘和硬膜囊的变化。

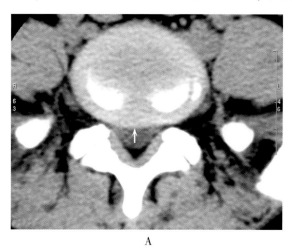
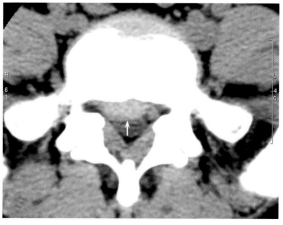

A　　　　　　　　　　　　　B

图4-9-9　椎间盘突出

A.B. CT平扫见L_4~L_5椎间盘向后方突出（↑）

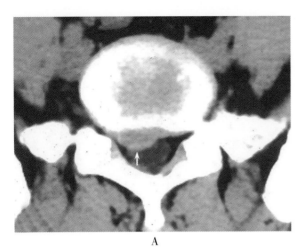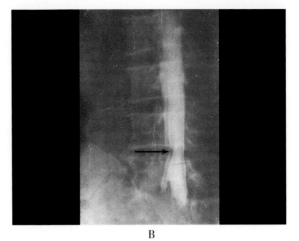

图4-9-10　椎间盘突出

A.B. CT平扫见L₅~S₁椎间盘向右后侧突出(↑),CTM见硬膜囊前缘有局限性压迹(长↑)

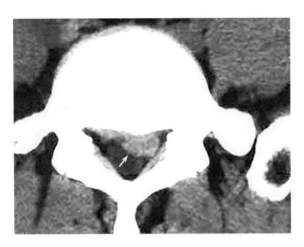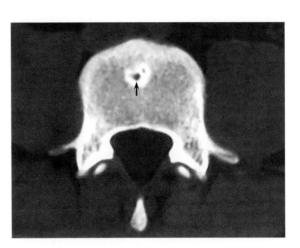

图4-9-11　椎间盘脱出

CT平扫见L₅~S₁髓核突破纤维环和后纵韧带,
位于椎管内(↑)致硬膜囊明显受压变形

图4-9-12　许莫氏结节

CT平扫椎体前部正中见一类圆形低密度影,
其周围有硬化边环绕为许莫氏结节(↑)

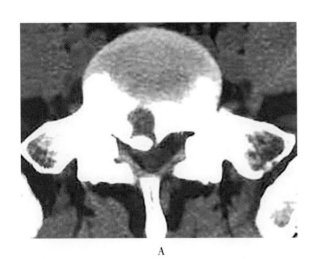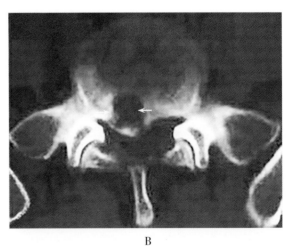

图4-9-13　椎体后缘软骨结节

A.B.CT平扫椎体后缘见一类圆形骨缺损区,周边有硬化(↑),结节骨性后壁呈弧形突入椎管内并且一侧与椎体相连,致使椎管变窄

(三)儿童钙化性椎间盘病

儿童钙化性椎间盘病(calcifying discopathy in children,CDC)是一种儿童椎间盘内发生钙化的现象,属原因不明的自限性良性病变,较少见。本病发病年龄一般在 5~10 岁,男女比例相等。钙化主要分布于颈段(70%)和胸段(20%),少数分布于腰段或同时累及颈、胸段。

【诊断要点】

1.临床表现:

1)颈部疼痛、活动障碍、颈偏斜或僵直;少数可有发热、白细胞增高、血沉加快等症状;多数病例临床症状于数周或数月后消失,预后良好。

2)按临床症状分为 3 种类型:①消失型:伴有急性症状的发生,如疼痛、活动受限等,常于数月内钙化在 X 线上消失。②潜伏型:常为一种被忽视的 X 线表现,但不久就会有症状发生,以后钙化也可以在 X 线上消失。③静止型:偶尔 X 线发现有椎间盘钙化,无症状和体征。

2.好发部位:颈、胸段椎间盘多见,以单个椎间盘发病为主,偶有多椎间盘钙化发生。

3.X 线平片:

1)可显示椎间盘钙化、椎体改变和脊柱顺列曲度失常。

2)髓核钙化可呈团块状、盘状或破裂状。

3)钙化不仅限于髓核,也可同时累及纤维环内层的纤维软骨和椎体的软骨终板。

4.MRI 检查:可清楚地显示椎间盘的髓核–纤维环–软骨板三部分结构及韧带,观察椎间盘与毗邻的硬膜囊、脊髓关系,评估脊髓受压状况和受压程度,钙化灶多呈长 T_1、短 T_2 信号。

【CT 表现】

1.椎间盘钙化:钙化位于髓核,也可累及纤维环、软骨板。钙化呈团块状、盘状、碎裂状。团块状髓核钙化代表髓核整体钙化,盘状钙化表示髓核钙化并被压扁,碎裂状钙化可能是钙化吸收、消失改变,也可能为髓核破裂(图 4-9-14)。

2.髓核脱出或移位。

3.椎体形态异常:相邻椎体可变扁或楔形变,可伴骨质增生,上下骨板边缘呈不规则硬化,且有局部凹陷,严重者呈"口钳征",椎间隙多正常或稍宽。

4.鉴别诊断:

1)维生素 D 过剩症:可引起纤维环的钙化,但不引起髓核钙化。

2)黄褐病:一种常染色体隐性遗传病,可见软骨发生钙化,且为全椎间盘钙化,至今未见儿童病例报道。

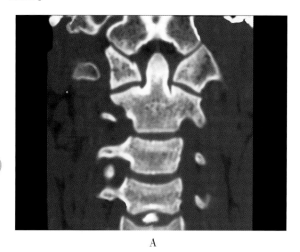
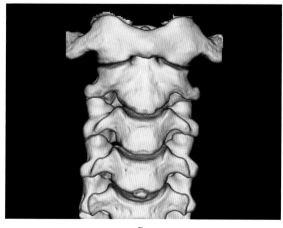

A B

图 4-9-14 椎间盘钙化

A.B.CT 冠状面和 VR 像见 C_4~C_5 椎间盘髓核内结节样钙化灶

3)感染或创伤所致椎间盘钙化:有发病病史,感染可致相应椎间隙变窄,椎间盘缩水之后才会形成钙化。

4)退行性骨关节病:多见于老年人,椎体上下缘有骨质增生硬化及骨桥形成,腰椎常见,椎体改变明显,椎间盘钙化范围广泛且多见于纤维环,呈半环状钙化。

(四)后纵韧带和黄韧带骨化

后纵韧带骨化(ossification of posterior longitudinal ligament,OPLL)指后纵韧带沿椎体后缘条带状或局灶状不同程度的骨化、增厚。病因不清,但外伤、先天性畸形、椎间盘突出、椎体退行性病均与本病有关。

黄韧带骨化(ossification of ligamentum flavum,OLF)少见。早期,黄韧带内弹力纤维逐渐减少,胶原纤维增生,并出现透明变性,韧带弹性下降。脊柱后伸时,韧带可出现折叠并突入椎管,可造成微小损伤,在此基础上,黄韧带逐渐增厚、骨化。

【诊断要点】

1.好发年龄为50~80岁,多见于男性,男女发病比例约 2:1。

2.OPLL 好发于 C_3~C_5,T_4~T_7,严重时全颈椎至上胸椎均可累及,增厚的韧带可超过椎管的60%,常与椎间盘突出同时发生。OLF 好发于胸段脊髓,常见于黄韧带附着处。

3.后纵韧带增厚不明显可无症状,严重时可有颈痛与不同程度的脊髓压迫症状,C_3~C_6 为脊髓颈膨大处,位于该区域的骨化块较易出现症状。

4.X 线平片:

1)侧位片上,OPLL 表现为沿椎体后缘分布的结节状或长条状致密影。按骨化形态分为连续型、节段型和混合型。

2)OLF 在侧位椎间孔投影处可见从椎管后壁起自椎板和关节突、指向椎间隙的高密度影。

5.MRI 检查:

1)OPLL 在 T_1WI 及 T_2WI 均表现为前方椎体与后方硬膜囊间低信号影(图 4-9-15C、图 4-9-15D)。

2)OLF 在矢状面 T_1WI 及 T_2WI 上表现为相应节段水平蛛网膜下隙后部的低信号向前压迫蛛网膜下隙及脊髓,低信号表现为缺口状或锯齿状。

【CT 表现】

1.CT 扫描可以清楚地显示椎管形态及骨化灶在椎管位置、厚度和继发椎管狭窄,且对脊髓受压程度能作精确判断。

2.横断面可清楚地显示骨化增生的后纵韧带突向椎管,密度等同致密骨,可呈半圆形、椭圆形、飞鸟形、三角形和两半卷发形等,不同层面表现各不相同。

3.椎管狭窄,狭窄率(骨化厚度/椎管矢状径)>36%表示椎管狭窄明显,脊髓不同程度受压迫。

4.MPR 矢状面重建可整体显示骨化的范围及形态,常分为三种类型:①连续型:连续跨越多个椎体和椎间盘后缘(图 4-9-15A、图 4-9-15B);②节段型:局限于多个椎体后缘;③混合型:既有节段分布,又有连续分布,其中有跳跃。

5.由于后纵韧带浅层纤维骨化最显著,深层纤维骨化不充分或只有增厚而无明显骨化,进而在骨化的病灶和椎体间可见线状透亮影分隔,这一点可与椎体后缘骨赘形成鉴别。

6.黄韧带骨化表现为双侧椎板前缘"V"形骨密度块突入椎管,双侧骨化可不对称或只表现为单侧骨化,一般在椎小关节平面较为明显,可伴有相邻硬膜囊受压狭窄,脊髓可有压迫(图 4-9-16、图 4-9-17)。

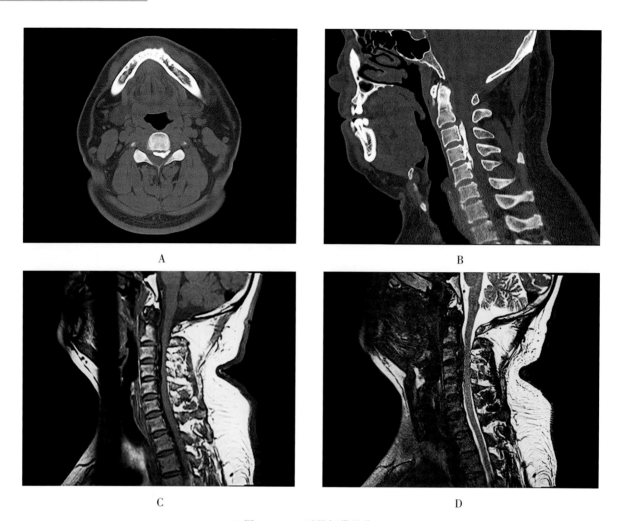

A　　　　　　　　　　　　　　B

C　　　　　　　　　　　　　　D

图 4-9-15　后纵韧带骨化

A.CT 横断面骨窗见后纵韧带三角形骨化,与椎体间可见线状透亮影分隔,椎管狭窄;

B.矢状面见 $C_3\sim C_5$ 后缘条状骨化带,与椎体间可见线状透亮影分隔;

C.D.T_1WI 和 T_2WI 矢状面见 $C_3\sim C_5$ 后缘后纵韧带明显增厚,均呈条状低信号,硬膜囊受压

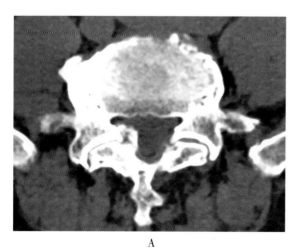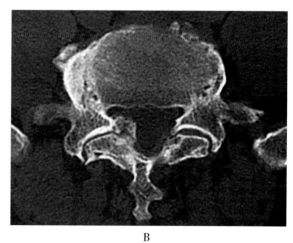

A　　　　　　　　　　　　　　B

图 4-9-16　黄韧带骨化

A.B.CT 横断面见 $L_4\sim L_5$ 水平右侧黄韧带骨化,椎管变窄

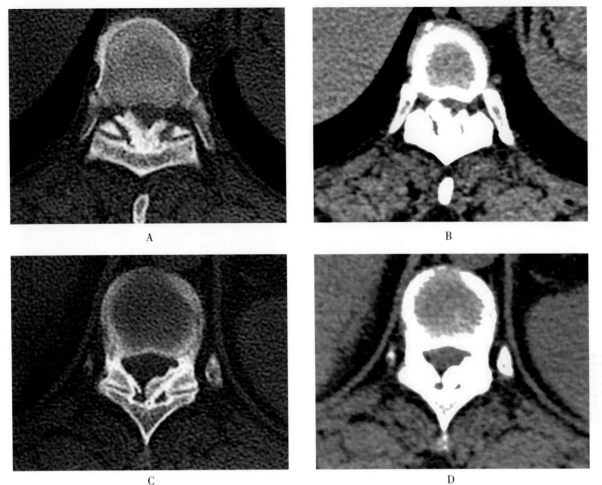

图 4-9-17　黄韧带骨化
A~D.CT 横断面见胸椎双侧黄韧带骨化伴椎管重度狭窄

四、脊柱外伤

脊柱位于躯干后部中央,构成人体的中轴,具有支持体重、维持平衡、吸收震荡、减轻冲击、保护脊髓、内脏和运动的功能。脊柱外伤(trauma of vertebrarium)约占全身关节外伤的 3%,临床较常见。包括脊椎和脊髓损伤。

【诊断要点】

1.脊柱外伤多为间接外力所致。如跌、碰、撞、坠等强大暴力均可造成脊柱的椎体、附件、椎间盘、硬脊膜、脊髓及脊神经血管损伤。

2.脊柱外伤主要是颈、胸、腰椎的骨折和脱位,严重时可有脊髓和脊神经的损伤。

3.在脊柱外伤中,首要的检查是脊椎正侧位平片,有 80%~90% 的损伤可被发现。颈椎外伤有时还需补拍左右斜位像,枢椎齿状突外伤还应加拍张口位像,但 CT 扫描及其三维重建更是一种重要的补充检查方法。

4.创伤的方式在临床是检测脊柱损伤的重要环节,应高度重视。

1)头部猛烈前屈或后屈外伤,可致寰枢关节脱位和齿状突骨折。

2)下颈部过度屈曲可致下颈椎前部楔形骨折。

3)胸腰部受到屈曲压缩外力作用,常可致压缩性骨折。

4)若以轴向压力致伤并伴有屈曲旋转,则常发生椎体爆裂性骨折。

5)若为横向极度屈曲剪力伤,多致安全带型骨折,骨折线通过横突、椎弓根、棘突和部分椎小关节。

6)若为屈曲旋转及剪力的共同作用,常以脊柱脱位为主,伴有撕脱性骨折。

【CT 表现】

脊柱外伤 X 线平片检查是重要的,但 CT 可为脊柱外伤提供更准确的诊断,而且对明确致病原因和确定解剖类型也是不可缺少的。

1.椎骨创伤:椎骨创伤(trauma of vertebra)常见有椎体压缩性骨折、爆裂性骨折和骨折错位。

1)椎体压缩性骨折:好发于胸腰段,为过屈时压力作用于脊椎前上部所致。

(1)定位片见受损椎体呈楔状变形,前上部骨折块被挤压向周边移位。

(2)椎体前部骨质不整。

(3)骨松质因压缩而增密,骨小梁排列紊乱(图 4-9-18)。

2)爆裂性骨折:是一种特殊类型的椎体压缩性骨折,常伴有碎骨片移入椎管以致脊髓与神经根受压而出现的神经功能障碍。骨折常涉及附件使之成为一种不稳定性骨折,预后不良。平片有时诊断困难,而 CT 显示极佳。

(1)CT 容易发现骨折线和骨碎片的数目、部位和分布。

(2)椎管变形不规整。

(3)有骨碎片嵌入椎管内(图 4-9-19)。

(4)平扫还可显示椎管内出血。

3)骨折错位:

(1)骨折块向后移位或脊柱脱位,可压迫硬膜囊和脊髓。

(2)CT 可显示寰枢椎骨折及其与寰枢椎关节的关系。

(3)可清楚地显示寰枢关节半脱位。

(4)骨折错位伴发脊髓和神经根损伤时可清楚显示颈椎钩突、椎小关节骨折及脱位。

2.脊髓外伤:脊髓损伤(trauma of spinal cord)后果严重。脊椎骨折伴发脊髓损伤者约占 20%。

1)脊髓水肿表现为脊髓外形弥漫对称性膨大。

2)脊髓内出现高密度影,为髓内出血。

3)CT 显示椎管壁旁的硬膜外血肿,呈梭形或新月形高密度影。

4)CTM 对脊髓损伤显示更好,在注入对比剂后 4 小时,进行 CT 扫描,对蛛网膜下隙和脊髓神经根显示更清楚。

5)脊髓横断伤,CTM 显示对比剂充满蛛网膜下隙,局部脊髓影消失,而上下段脊髓仍可见。

6)脊髓损伤晚期 CT 扫描可见脊髓萎缩、变细或出现脊髓空洞和囊变。

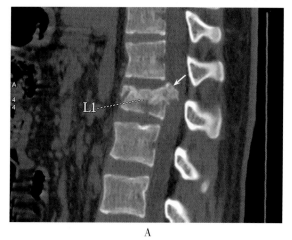
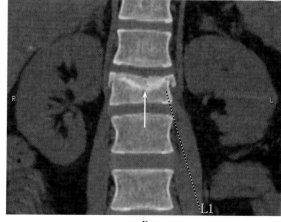

A　　　　　　　　　　　　　　　　　　B

图4-9-18　压缩性骨折

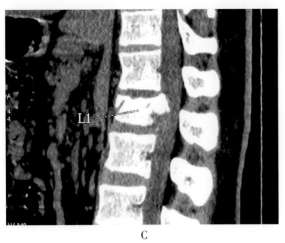

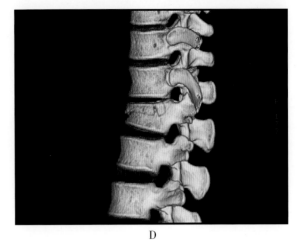

C   D

图4-9-18 压缩性骨折(续)

A~D.CT平扫和重组见L₁椎体呈楔状变形,骨质不整,骨碎片突入椎管内(↑),另见椎体内有条状密度增高影(长↑)

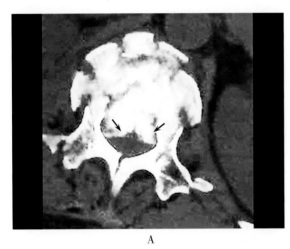

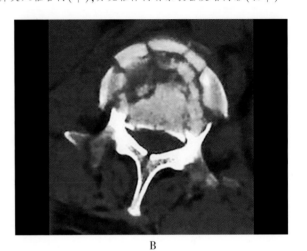

A   B

图4-9-19 爆裂性骨折

A.B.CT平扫见胸椎椎体及附件爆裂性骨折,椎体碎裂,密度增高,骨碎片突入椎管内(↑),致椎管狭窄

五、类风湿关节炎

    类风湿关节炎(rheumatoid arthritis,RA)为一种慢性全身性自身免疫性疾病。病因尚不明确,多认为患者的遗传易感体质与白细胞表面相关抗原-DR4(HLA-DR4)有关。患者多为青年女性,以30岁左右最多见,男女发病比例为1:3。RA主要发生于有滑膜的关节。初期滑膜充血水肿,渗出液增多,继而滑膜逐渐增生,表面形成血管翳。血管翳从关节的边缘无软骨覆盖区开始破坏关节软骨及软骨下骨质,逐渐侵及整个关节面,关节腔逐渐变窄,发生粘连而形成纤维强直,最终形成骨性强直;关节囊明显增厚,关节周围的肌肉萎缩,韧带松弛,而发生关节脱位和肢体畸形。

【诊断要点】

1.临床表现:

1)早期症状包括低热、易疲劳、消瘦、肌肉酸痛等。

2)急性期关节表现为典型的炎性反应,晚期关节呈伸或屈性收缩及半脱位,可出现手指向尺侧偏移畸形,典型者手指呈"鹅颈样畸形"。

3)约20%的患者受累关节附近可触及皮下结节。

2.受累关节特征:

1)最先累及近侧指间、跖趾及掌指关节。

569

2)对称性侵犯手足小关节,并有游走性。

3)除儿童外,脊柱很少受累,一旦受侵犯多先累及颈椎。

4)关节晨僵。

3.实验室检查:急性期 WBC 升高,ESR 快,RF 几乎全部阳性,90%以上患者血清羊细胞凝集试验阳性。

4.X 线平片:

1)掌指及近指间关节梭形软组织肿胀;早期关节间隙增宽,后期因关节软骨破坏,关节间隙变窄。

2)对称性手指小关节边缘骨质不规则破坏及关节面下囊状透光区,并且合并骨质疏松(图 4-9-20A 至图 4-9-20C)。

3)后期发生关节畸形。

5.MRI 检查:病变早期可显示关节内炎性滑膜的强化及滑膜增厚。平扫加增强扫描,可敏感地显示关节软骨及骨质的侵犯范围及侵蚀程度。滑膜血管翳表现为长 T_1、短 T_2 信号,并有明显强化(图 4-9-20G、图 4-9-20H)。

【CT 表现】

1.手足小关节是最早、最常受累部位,少数可侵犯膝关节、肘关节等(图 4-9-20)。

2.早期表现为小关节多发性、对称性软组织肿胀增粗,关节面边缘呈虫噬样破坏,广泛性骨质疏松,三维重建显示关节间隙狭窄。增强扫描关节囊内异常软组织影明显强化。

3.晚期可出现关节畸形、脱位或骨性强直。

4.CT 分期:

1)Ⅰ期,关节周围软组织肿胀,关节端骨质疏松。

2)Ⅱ期,关节间隙变窄。

3)Ⅲ期,关节面虫蚀样破坏性改变。

4)Ⅳ期,关节半脱位和关节破坏后的纤维性和骨性强直。

5.鉴别诊断:

1)关节结核:多见于大关节,单关节发病,关节软骨及骨破坏发展相对较快。

2)强直性脊柱炎:青年男性多见,HLA-B27 常阳性,以中轴关节,如骶髂关节及脊柱为主,典型者脊柱呈竹节样改变。

3)大关节病:各年龄段均可发病,侵及多个关节。成人多表现为关节面凹凸不平性硬化,关节间隙宽窄不等,骨端增宽,关节边缘可见骨赘形成。

4)退行性骨关节病:多见于老年人,可见关节间隙狭窄,关节面变平,骨赘形成,关节面下骨内出现圆形或不规则形囊变区,非对称性分布。

5)痛风性关节炎:呈间歇性发作,男性多见,半数以上先侵犯第 1 跖趾关节。早期关节间隙不窄,晚期形成痛风结节。发作期血尿酸增高。

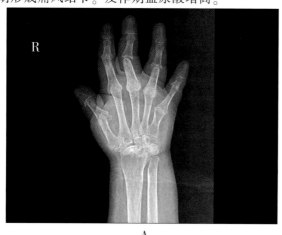
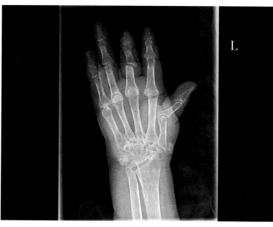

A   B

图 4-9-20　类风湿关节炎

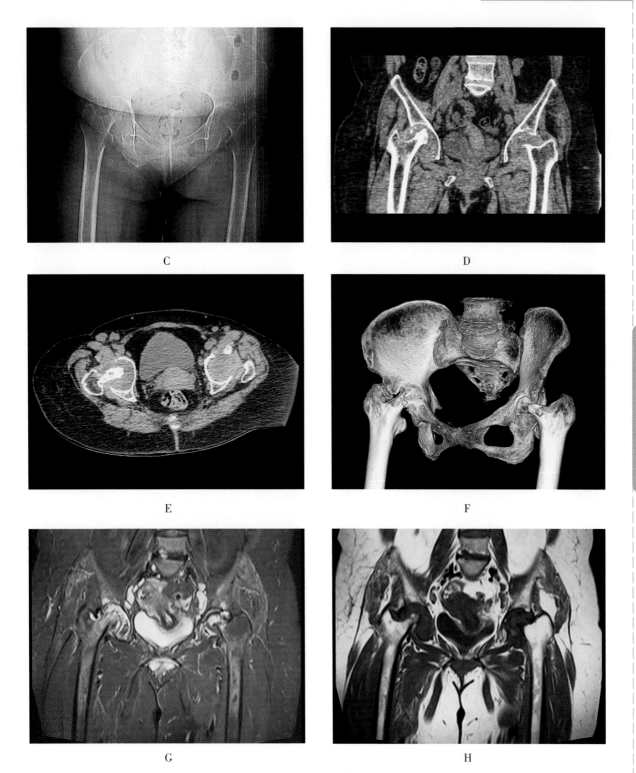

图 4-9-20 类风湿关节炎(续)

A.B.双手 X 线平片见双侧对称性腕关节及手指小关节边缘骨质不规则破坏及关节面下囊状透光区,并且合并骨质疏松,关节间隙明显变窄,部分关节畸形,关节周围软组织肿胀;

C.骨盆 X 线平片见双侧股骨头骨质吸收,左侧明显,骨盆骨质密度减低;

D~F.CT 平扫和重组见双侧股骨头骨质吸收,股骨头消失,关节囊内见等密度影充填;

G.H.T_2WI 及 T_1WI 见关节囊内增生的滑膜血管翳呈长 T_1、短 T_2 信号,双侧股骨头骨质侵蚀吸收,残留骨质轻度水肿,关节积液不明显

六、强直性脊柱炎

强直性脊柱炎(ankylosing spondylitis,AS)是一种慢性进行性以侵犯骨盆、脊柱为特点,最后发生脊柱强直的疾病。患者多为男性,男女发病比例为4:1~10:1,10~40岁发病占90%,以15~30岁居多。本病病因不明,过去文献报道与类风湿关节炎有关,或是其中的一个类型。但随着免疫学检查的进展和血清中类风湿因子测定精度的提高,目前公认它是一种独立的疾病。

【诊断要点】

1.临床表现:

1)发病隐匿,病程长,其间有缓解期,全身症状轻,开始为缓慢加重的腰骶部和双髋区疼痛、压痛和活动受限。

2)继之为下背痛和进行性脊柱僵直。累及颈、胸椎者,可感觉颈背部位疼痛,以及呼吸不畅、转头困难。

3)随后脊柱胸腰段呈弓形后凸。

4)部分患者因蛛网膜囊肿形成,而出现腰骶神经压迫症状或马尾神经综合征。

2.实验室检查:90%以上患者化验检查可有 HLA-B27 阳性和活动期血沉增快。

3.X 线平片:

1)主要累及脊柱和骶髂关节,其次是髋、肩、膝、肋骨、耻骨联合受累。

2)病变由下脊柱开始,逐渐向上发展,椎体前角表面骨质吸收,前缘凹陷消失,形成所谓"方椎",椎间小关节面模糊、硬化和增生。

3)骨质可有明显疏松,椎间隙变窄,椎间盘及邻近椎体骨质破坏,周围多伴有骨质硬化,骨桥形成,椎体相连。

4)正位相脊柱呈竹节状。棘间韧带、棘上韧带和两侧椎间小关节囊骨化,形成三条致密纵节,颇具特征。

5)晚期,脊柱变直,均匀后突或合并侧弯畸形。

6)骶髂关节自下 2/3 髂侧关节面开始,双侧对称受累,早期关节面骨质疏松、粗糙不整,呈锯齿状,周围伴硬化,关节间隙呈假性增宽,并有骨小梁通过,最后发生骨性强直。

4.MRI 检查:能够显示关节早期异常,在骶髂关节未破坏前即可显示关节面下骨质呈长 T_1、长 T_2 信号。MRI 能够显示出脊髓受累情况。

【CT 表现】

1.早期可显示椎间小关节面毛糙不整,关节面下骨质侵蚀伴有硬化;晚期发生增生肥大,关节囊及黄韧带肥厚骨化。合并蛛网膜囊肿者,椎弓根及椎板有花边样压迫性骨吸收。

2.CTM 可直接显示含对比剂的蛛网膜囊肿,并与骨性椎管的形态相一致。

3.骶髂关节:

1)早期关节间隙正常,骨性关节面侵蚀破坏、毛糙不整和/或局限性硬化,软骨下骨质可有微小囊变和斑片状脱钙。

2)随病程进展,关节间隙不规则变窄,骨性关节面和邻近骨质侵蚀破坏更明显,呈毛刷或锯齿状,破坏区周围弥漫性骨质硬化和骨桥形成(图 4-9-21、图 4-9-22)。

3)晚期见关节骨性强直和普遍性骨质疏松。骶髂关节韧带部也发生骨侵蚀和囊变。

4.幼年性强直性脊柱炎:最易首先侵犯外周关节,其中以髋关节受累最常见,双侧对称性分布,股骨头糜烂,继而关节边缘骨质增生,关节间隙狭窄,晚期出现双髋关节对称性强直。

5.鉴别诊断:

1)类风湿关节炎:女性多于男性,以累及外周小关节为主。风湿性骶髂关节改变特点:①多为单侧,以关节上部受侵多见;早期关节间隙正常或轻度增宽,中晚期变窄。②骨改变以骨质疏松为主,耳状面密度减低,皮质下有小囊状改变,关节间隙模糊,但无锯齿状改变,可伴有骨质增生。

2)感染性骶髂关节炎:多单侧,可有全身症状,关节间隙增宽或狭窄,骨质破坏、增生,周围软组织肿胀显著。

3)致密性髂骨炎:多见于经产妇女。髂骨关节面均匀性硬化,无骨破坏及关节间隙改变,无软组织肿胀,骶骨一般不受累。

4)弥漫性特发性骨肥厚(DISH):常见于中老年人,可无临床症状或轻度活动障碍。以脊柱外韧带广泛钙化、骨化为主要特征,尤以胸椎更明显,伴有周围相关肌腱和韧带附着处的骨肥厚。病变椎体肥大,但无强直性脊柱炎的"竹节椎"样外观。骶髂关节上半部分关节面受累,密度增高,下半部分关节面正常。

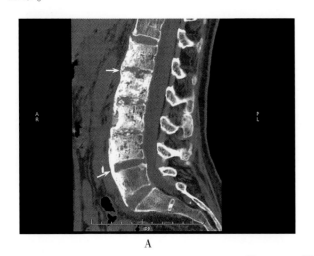
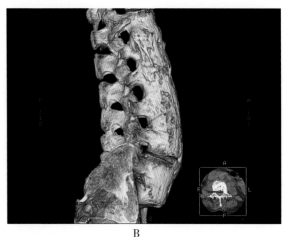

图4-9-21 强直性脊柱炎

A.B.CT平扫矢状面和重组见腰椎椎间隙变窄,椎间盘及邻近椎体骨质破坏,周围多伴有骨质硬化,骨桥形成(↑),椎体相连

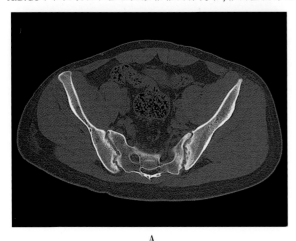
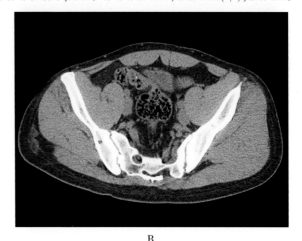

图 4-9-22 强直性脊柱炎

A.B.CT 平扫见双侧骶髂关节面边缘骨质密度增高,边缘毛糙,关节面下骨质见锯齿状及鼠咬状破坏

七、髋臼发育不良

髋臼发育不良(acetabular dysplasia)是指由于髋臼先天发育缺陷造成髋臼对股骨头的覆盖不良,主要表现为髋臼外上方和前方缺损,髋臼变浅,髋关节中心外移。可以伴有髋关节不同程度的半脱位,但是从关节结构来说,其股骨头仍然在真性髋臼内。发病率为 1%~2.3%,青年女性较常见,男女比例约为 1:4。

【诊断要点】

1.临床表现：

1)有些患者可无症状,仅在拍 X 线片时偶然发现,到青年或成年后才开始出现髋关节的疼痛。

2)常见疼痛部位为腹股沟区和臀部深处。髋关节半脱位或骨性关节炎明显的患者还有不同程度的跛行。

3)初期关节活动正常,后期由于骨性关节炎的产生和发展,髋旋转受限,可伴有不同程度的屈髋畸形。

2.X 线平片：

1)站立位骨盆前后位片上表现为髋臼发育浅小或浅平,髋臼对股骨头的覆盖面积减少,股骨头的负重中心点外移。

2)Shenton 线不连续。

3)髋关节的内侧间隙增宽,髋臼的倾斜度过大,负重区变小,髋臼顶外侧唇骨质发育不良,髋臼缘消失。

4)不同程度的关节脱位或继发骨性关节炎征象。

3.MRI 检查：由于其分辨率高,可观察关节软骨、关节囊及韧带等是否存在退变或松弛的情况,对髋臼发育不良的软骨及软组织诊断价值较高。

【CT 表现】

1.CT 可显示髋臼顶唇、前后唇及髋臼的全貌,能对髋臼骨进行直接测量,从而反映髋臼整体及各部分的发育情况;显示关节骨性间隙增宽情况更为清晰;通过测量股骨头覆盖率可进一步提供股骨头与髋臼的确切量化关系,比髋关节 X 线平片上的股骨头覆盖指数要准确得多。

2.髋臼发育不良的直接 CT 征象：

1)"头顶罩帽征"：正常股骨头深陷于杯口状的髋臼内,关节面接触紧密。在股骨头顶部层面,臼顶外侧唇、前后唇环绕于股骨头周围形成完整的"帽状覆盖",称之为"头顶罩帽征"。

2)"光头征"：髋臼发育不良时,髋臼形态不规则,髋臼窝浅,顶唇短小和向外上倾斜;顶外侧唇缺如,同时前后唇变短,股骨头周围的"帽状覆盖"仅遗留内侧一部分,称之为"光头征"。

3)"托球征"：在股骨头上 1/3 层面前后唇包绕股骨头超过一半,称之为"抱球征";而在髋臼发育不良时,前后唇包绕股骨头小于一半,称为"托球征"。

"光头征"和"托球征"是成人髋臼发育不良的直接 CT 征象。

3.CT 测量参数：

1)中心边缘角(center edge angle,CE 角)：是在髋关节冠状面髋臼最上缘与股骨头中心连线与垂直线夹角(图 4-9-23)。用于描述髋臼对股骨头的侧面覆盖情况。正常值为 20°~40°,CE 角<20° 为髋臼发育不良。

2)髋臼指数(acetabular index,AI)：是指髋臼外上缘至 Y 形软骨中点连线与两侧 Y 形软骨中点水平连线(Hilgenreiner 线)间的交角(图 4-9-24)。用于描述髋臼负重区倾斜度。正常值为 20°~25°,髋臼发育不良时 AI>30°。

4.髋臼发育不良继发骨性关节炎表现：病变发展缓慢,囊变边界清晰,多数有明显硬化缘,髋臼和股骨头囊变部位对应,呈"对吻破坏征",囊变程度相当,主要分布在髋臼缘和股骨头前上部,股骨头变形而非塌陷样改变,关节间隙变窄、模糊(图 4-9-25)。

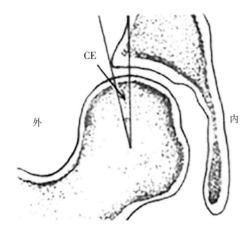

图 4-9-23　CE 角(中心边缘角)CT 测量示意图

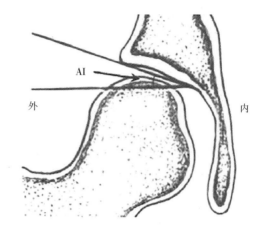

图 4-9-24　AI(髋臼指数)CT 测量示意图

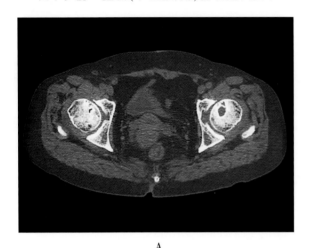

A

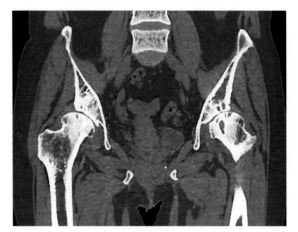

B

图 4-9-25　髋臼发育不良并髋关节 OA

A.B.CT 平扫横断面和冠状面见双侧髋臼变浅，髋臼和股骨头囊变部位呈"对吻破坏征"，囊变程度相当，主要分布在髋臼缘和股骨头前上部，股骨头变形，关节间隙变窄、模糊

八、髋关节发育不良伴脱位

髋关节发育不良伴脱位(developmental dysplasia and dislocation of the Hip,DDH)，是发育过程中以髋关节在空间和时间上不稳定为特征的一组病变的总称，包括髋关节脱位、半脱位和髋臼发育不良。发病可能与骨胚胎发育过程中软骨血循环障碍及软骨发育障碍有关。新生儿发病率为 0.1%~0.2%，男女发病比例约为 1:4.75，20%有家族史，80%为第一胎。本病以单侧脱位者多见，约占总数的 3/4。

【诊断要点】

1.症状和体征：

1)脱位前无症状，查体可见大腿内侧皮纹不对称，下肢不等长。

2)Ortolani 手法检查可感到股骨头滑入髋臼或听到弹响。脱位后症状明显，尤其以单侧脱位者明显。

3)患儿走路较晚呈跛行或鸭步态。患肢缩短，会阴部加宽。

4)Trendelenberg 氏征(牵拉患侧小腿时，股骨头如打气管样，可以上下移动)阳性。

5)双侧脱位的患者直立时，臀部后耸，腰背部凹陷。

2.X 线平片：股骨头近端骨化中心出现(4~6 月龄)为正常，可常规摄骨盆正位片。

1)股骨头向外上方移位，髋臼变浅，髋臼角增大(图 4-9-27A)，髋臼顶硬化或在髋臼缘形成骨刺。

2)股骨头骨骺出现晚且小，常合并有骨骺的缺血坏死。

3)病程长者,脱位的股骨头在同侧髋臼上缘形成假髋臼。

3.MRI 检查:能够很好地显示髋臼及股骨头骺软骨,主要用于诊断髋臼发育不良及股骨头骨骺缺血坏死。

【CT 表现】

1.分型:

1)单纯型:

(1)髋臼发育不良(具体见本章第九节"七、髋臼发育不良")。

(2)髋关节半脱位:股骨头及髋臼发育差,股骨头向外轻度移位,髋臼指数增大。

(3)髋关节脱位:分为三度。

Ⅰ度:股骨头向外方移位,位于髋臼同一水平。

Ⅱ度:股骨头向外、上方移位,相当于髋臼外上缘水平。

Ⅲ度:股骨头位于髂骨翼部位。

2)畸形型:双侧髋关节脱位,双膝伸直位僵硬,不能屈曲,双足双手呈极度外旋位,为先天性关节挛缩症。

2.CT 可直接观察到股骨头骨化中心出现晚且小,股骨头移出髋臼,向前或向后脱位,髋臼发育差(图 4-9-27B 至图 4-9-27D、图 4-9-28A、图 4-9-28B)。重组图像上还可测量股骨的旋转、前倾或后倾角度。

3.测量参数:

1)股骨颈前倾角(femoral neck anteversion,FNA),指股骨颈轴线平面与股骨下端内外髁后缘的连线平面所形成的夹角。

(1)正常情况下,股骨颈前倾角在新生儿为 30°~40°,随着人体生长发育而逐渐变小,到成人为 5°~15°。

(2)DDH 患者 FNA 明显增大,成为髋关节不稳定的重要因素。FNA 越大,股骨头越易脱出。对于过大的前倾角如不手术矫正,成为复位后再脱位和创伤性关节炎的危险因素,故 FNA 的测量对于指导临床治疗有着重要意义。

(3)一般认为前倾角增大在 30°~45°以上时,就应该考虑截骨旋转纠正前倾角至 10°~20°,可明显提高疗效。

2)CT 测量方法:选择股骨颈图像层面,测量股骨头颈中心连线与扫描床平面的夹角 α(图 4-9-26A);选择股骨髁最突出层面,测量股骨髁后缘切线与扫描床平面的夹角 β(图 4-9-26B),α 角减去 β 角即为股骨颈前倾角(图 4-9-27E、图 4-9-27F、图 4-9-28E、图 4-9-28F)。少数病例出现股骨颈后倾时,则股骨颈倾斜角为 α 角加 β 角,且取负值(图 4-9-28C、图 4-9-28D)。

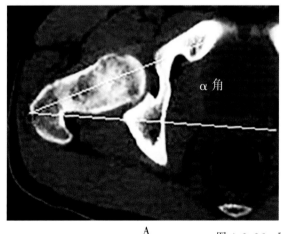
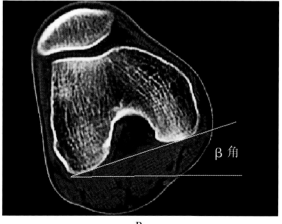

A   图 4-9-26 股骨颈前倾角测量   B

A.CT 平扫测量股骨头颈中心连线与扫描床平面的夹角 α;

B.测量股骨髁后缘切线与扫描床平面的夹角 β

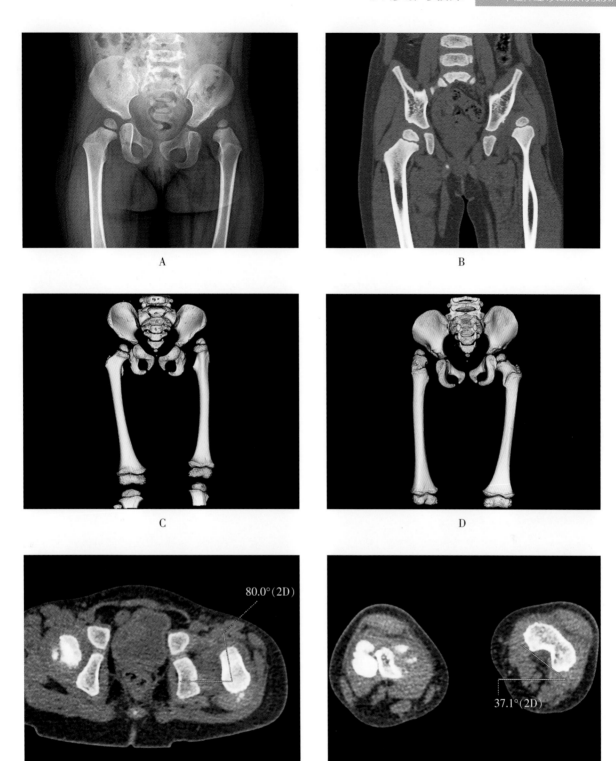

图 4-9-27　髋关节发育不良伴脱位

A.CT 平片见左侧股骨头向外上方移位,髋臼变浅,股骨头骨骺较对侧小;

B~D.CT 冠状面和重组见左侧股骨头脱位,向外方移位,位于髋臼同一水平(Ⅰ度),股骨颈前倾;

E.F.测量左侧股骨颈前倾角增大,前倾角为 42.9°,即(80.0°-37.1°)

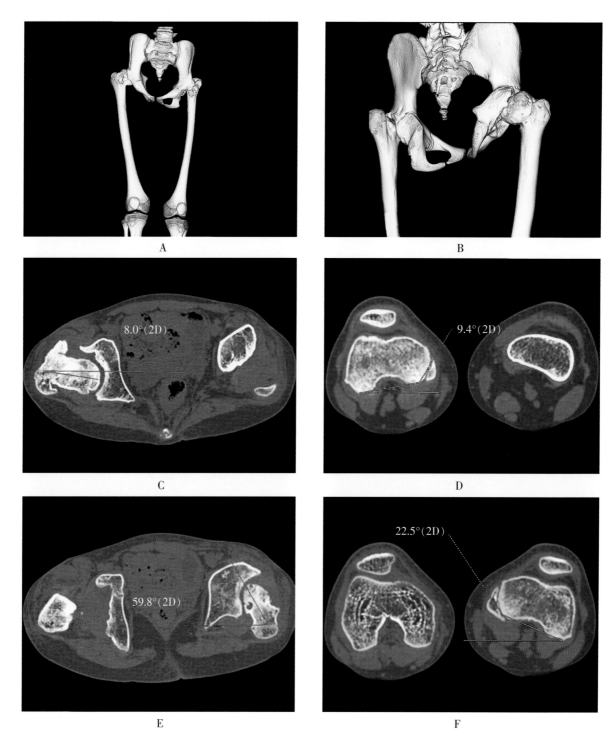

图 4-9-28　髋关节发育不良伴半脱位

　　A.B.CT 重组见骨盆不对称,双髋关节发育不良伴半脱位,双侧股骨头变形,股骨头下多发囊变,关节
边缘骨质增生,继发骨性关节炎;

　　C.D.CT 横断面见右侧股骨颈后倾,倾斜角为−17.4°,即〔−(8.0°+9.4°)〕;

　　E.F.CT 横断面见左侧股骨颈前倾角为 37.3°,即(59.8°−22.5°)

九、骶骨发育不良

　　骶骨发育不良(sacral dysplasia),又称尾端发育不全(caudal agenesis)或尾端退化综合征(caudalregression
syndrome),是一组起源于胚胎尾侧器官的先天性发育畸形。患者出现部分或全部骶椎、腰椎甚至下段胸

椎的缺如,常合并脊髓、神经根、泌尿系统、直肠肛门、下肢等多器官畸形。本病临床少见,约占全部新生婴儿的1/7 500。男女发病比例无明显差别。绝大多数为散发病例,少部分呈常染色体显性遗传。

【诊断要点】

1.症状和体征:依累及的脊柱节段和残存脊髓、神经根的功能而异。

1)患者多有不同程度的短躯干、臀沟变短,骶尾部可见骨性隆起、皮下脂肪增厚、毛发生长、皮窦、血管瘤等。

2)典型的病例髋关节可呈屈曲、外展、外旋位,以膝关节屈曲最常见,可表现为双下肢发育不均衡,伴有扁平足、马蹄内翻足等。

3)由于脊髓、神经根的发育异常,可有下肢运动或感觉异常、神经源性膀胱和大小便失禁等。

2.X线平片:对本病的诊断价值不大,一般只能发现骶尾骨缺如、骶骨裂。

3.MRI检查:MRI对脊柱畸形的显示率与其发育不良的程度有关。对椎管内情况的显示明显优于CT,能准确描述脊髓的位置、形态、合并畸形及神经根的分布异常和缺如。

【CT表现】

1.螺旋CT扫描VR或SSD三维重组图像能清晰显示脊柱的立体结构,直观、完整地呈现发育不全骶骨的形态。对确定脊柱缺如的范围、残存脊柱的形态、合并的其他脊柱畸形及髂骨与脊柱的关系等方面有很高的价值。

2.根据残存骶骨的数量、形态以及脊柱与骨盆的关系,将本病分为4型:

1)Ⅰ型,为单侧骶骨部分或全部缺如,残存同侧骶骨正常或发育不良。

2)Ⅱ型,为骶骨部分缺如,呈双侧对称性,残存骶骨正常或发育不良,S_1与髂骨间有较稳定的关节。

3)Ⅲ型,骶骨完全不发育,合并不同水平节段的腰椎发育不良或缺如,髂骨同残存腰椎的最下端的椎体形成关节。

4)Ⅳ型,骶骨完全不发育,合并不同水平节段的腰椎发育不良,两侧髂骨形成微动关节或融合,最下端的腰椎椎体停留于其上方。

3.主要表现:

1)骶尾骨不同程度缺如,S_1椎体多完整,也可伴有椎体不全或完全缺如。严重者可以出现腰椎甚至下部胸椎缺如(图4-9-29A至图4-9-29C)。

2)骶骨裂伴有骶前或后脊膜囊样膨出。

3)椎管内、外脂肪瘤,且通过骨缺损处内外相交通,椎管内脂肪可包裹终丝。

4)可伴发肠源性囊肿。

5)脊髓栓系(图4-9-29D至图4-9-29F)。

4.骶尾骨发育不全常伴有骶前肿块(如脊膜膨出、畸胎瘤)、肛门狭窄或闭锁,被称为"Currarino三

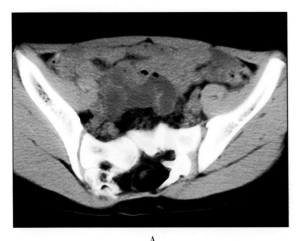

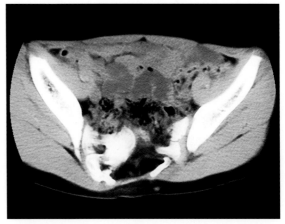

A   B

图4-9-29 骶骨发育不良伴脊髓栓系

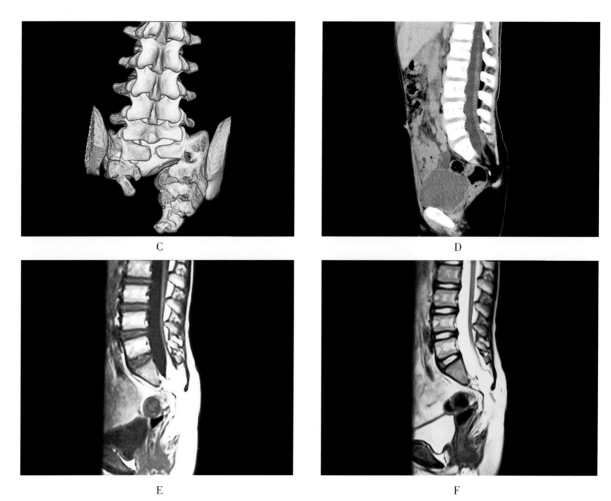

图 4-9-29　骶骨发育不良伴脊髓栓系(续)

A~C.CT 横断面和 VR 见骶骨部分缺如,形态不规则,骶管未闭合,尾椎完全缺如;

D.CT 矢状面重组见脊髓低位,骶尾部见脂肪密度区;

E.F.MRI T_1WI 及 T_2WI 见脊髓低位,下缘止于 S_1 水平,腰段蛛网膜下隙增宽,骶尾部见脂肪瘤

联征"。

十、普罗蒂斯综合征

普罗蒂斯综合征(proteus syndrome)又名"变形综合征",是一种散发且表现复杂的罕见疾病。发病率低于百万分之一。男女发病率无明显差别,临床表现多种多样。属于一种罕见的错构增生综合征,以皮肤、骨骼及软组织的不对称过度生长为主要特点。病因一般认为与遗传基因变异有关。在胚胎发育期,由于基因突变或其他原因,导致机体部分体细胞中的遗传物质发生了改变而引起疾病的发生。

【诊断要点】

1.症状和体征:

1)主要表现为多种组织非对称性、不规则的过度生长、脑回状结缔组织痣、表皮痣、多发性骨肥厚或外生骨疣、血管畸形及脂肪组织异常。

2)表皮痣发生于 73%的患者,其分布不对称,通常多发,可见于颈部、腹部或肢端。表皮痣出现早,呈黄褐色、褐色或褐黑色,界限清楚,隆起,鹅卵石质地,常有条纹状外观。

3)皮下瘤样病变:包括脂肪瘤、血管瘤、神经纤维瘤、间叶瘤和其他结缔组织肿瘤,通常不合并恶性肿瘤。

4)头面部异常:呈进行性发展;异常生长包括骨肥厚,颅偏侧增生,颅缝早闭,脑回状结缔组织痣。27.8%的患者有面部改变,包括大头小颌、斜视、低鼻梁、宽鼻孔或前倾及休息时嘴张开。

5)其他重要表现:中枢神经系统症状,如智力障碍;可有眼科表现,为斜视、眼球上囊肿和眼球外层皮样囊肿;可出现肺囊肿或肺栓塞,另有泌尿系统异常。如患者得不到及时治疗,长期拖延,病情会不断恶化。

2.X线平片:常见骨组织非对称性、不规则过度生长,可发生于臂、腿、手、足和指趾。骨化不一的类骨质过度增生,引起骨骼边缘异常(外生骨疣)。较长一侧肢体的骨皮质变薄,常缺乏软组织。脊柱发育不良而畸形。软组织不对称性增厚。

3.MRI检查:对一侧脂肪增厚、皮下瘤样病变、脑组织海绵状血管瘤及信号异常显示具有一定优势。

【CT表现】

1.非对称性过度生长:

1)92.8%的患者为进行性、变形和无限制性生长。可发生于臂、腿、手、足和指趾,表现为巨指/趾。

2)骨质异常包括:

(1)颅骨肥厚(图4-9-30)。

(2)骨化不一的类骨质过度增生,引起骨骼边缘异常(外生骨疣)。

(3)结缔组织异常钙化。

(4)骨组织侵入关节腔,最后导致受累关节活动受限。

(5)较长一侧肢体的骨皮质变薄,常缺乏软组织。

3)过度生长还可包括巨大脊柱发育不良和脾/胸腺增大。

2.脑回状组织增生:为该病特征性表现。72.2%的患者有皮下组织呈脑回状组织增生,最常发生于足跖(图4-9-31),也可发生于手掌、胸腹部、指背和鼻部。

3.脂肪组织异常:58.8%的患者有脂肪组织异常。患者较大侧肢体常有局限性皮下脂肪的过度生长。脂肪瘤多见,可单发或多发(图4-9-32)。

4.血管畸形:可为单纯型(毛细血管、淋巴管或静脉)或联合型(毛细血管和静脉或毛细血管、静脉和淋巴管),可持续性生长。

5.肺部表现:肺囊肿、肺栓塞和胸廓不对称。

6.鉴别诊断:

1)马凡综合征:也可有巨指(趾)、偏侧肥大,但一般无掌跖皮下肿块、外生骨疣、脊柱侧凸和表皮痣等。

2)神经纤维瘤病:该病常有全身散在咖啡斑、多发性神经纤维瘤、腋窝雀斑样色素斑,并且家族中常有类似患者,呈常染色体显性遗传。

3)Klipple-Trenauney-Weber综合征(骨肥大静脉曲张性痣综合征):该病可有偏侧肥大、巨指(趾)和表皮痣,无外生骨疣;常因血管异常引起相应部位的供血过多和组织过度增生,从而导致患肢有鲜红斑痣和静脉曲张;而Proteus综合征的局部骨与软组织的过度增殖并不与血管异常的部位相关。

4)皮肤骨膜增厚症(肥大性骨关节病):自幼发病,表现为杵状指、对称性骨关节增粗、脑回状皮肤改变和皮脂腺增生,但无偏侧生长和皮下肿瘤的出现。

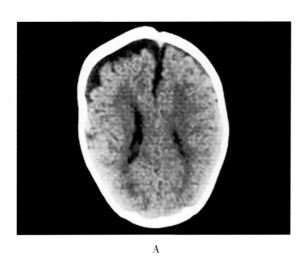

A

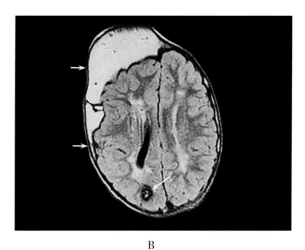

B

图 4-9-30　普罗蒂斯综合征

A.患儿 3 个月，头颅 CT 平扫见右侧颅板轻度增厚；

B.同一患者 8 岁时，MRI FLAIR 见右额顶部脂肪过度生长伴颅骨膨胀改变(↑)，右侧顶枕部海绵状血管瘤形成(长↑)，双侧脑室旁和深部白质异常信号

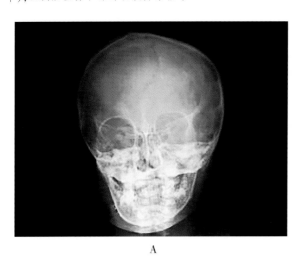

A

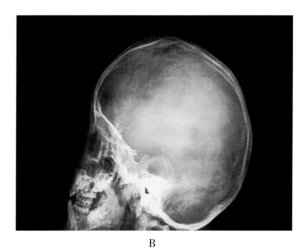

B

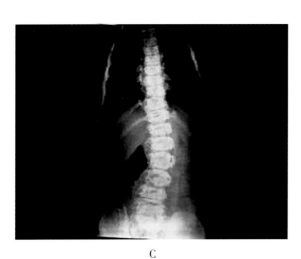

C

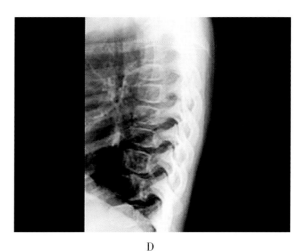

D

图 4-9-31　普罗蒂斯综合征

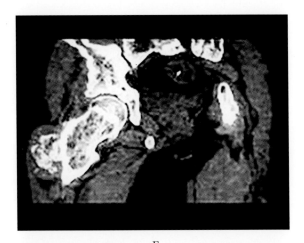

E

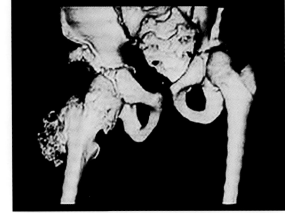

F

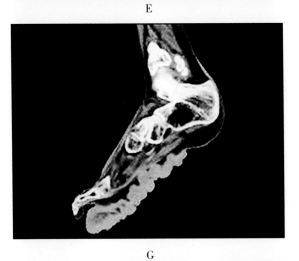

G

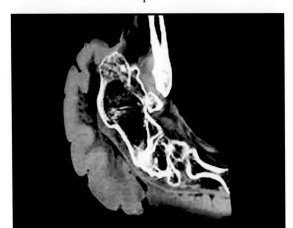

H

I

图4-9-31 普罗蒂斯综合征（续）

A.B.患儿14岁,X线头颅正侧位片见右额部骨性包块;

C.D.X线脊柱正、侧位片见椎体过度生长使椎体呈不规则形态,脊柱发生侧弯改变;

E.F.CT MPR及VR重组见右侧股骨外侧过度生长形成骨软骨瘤;

G~I.CT重组见双侧第1足趾不对称性增生肥大,形成巨趾,足底软组织脑回样明显增厚(足底脑回样组织痣)

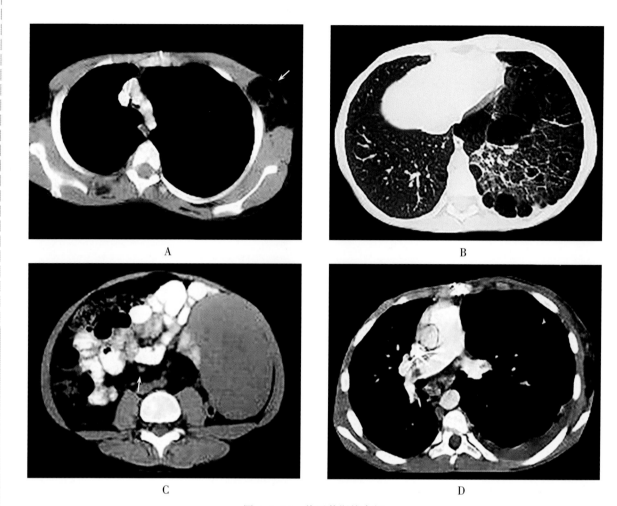

图 4-9-32 普罗蒂斯综合征

A.CT 平扫见左腋窝脂肪瘤(↑);

B.左下肺肺气肿,多发肺大疱,纤维瘢痕形成,右下肺局限性轻度肺气肿;

C.腹膜后脂肪增厚(↑),椎旁肌肉不对称,脾脏明显增大;

D.CTPA 见两下肺动脉血栓形成,两侧胸廓不对称

十一、蝴蝶椎和半椎体

蝴蝶椎(butterfly vertebra)和半椎体(hemivertebra)多为胚胎期软骨中心发育不良所致,受累椎体只有形态改变而无骨质破坏。椎体内残存胚胎期的脊索残留物,可造成椎体较大范围的缺损。如果此残留物位于中央而延及椎体的全长,则造成椎体矢状裂隙。椎体中央部很细,呈两个不相连的楔形骨块,其形状很像蝴蝶的两翼,而称为蝴蝶椎。蝴蝶椎以胸腰椎多见,颈椎次之。

胎儿椎体在骨发育过程中,借冠状及矢状裂隙分为前后及左右四个软骨化骨中心。如果成对的椎体软骨化骨中心发育不全,则椎体形如三角,称为半椎体畸形。半椎体相对常见。

【诊断要点】

1.临床表现:

1)单纯的蝴蝶椎多无症状。

2)一个或多个同侧半椎体,或多个侧半椎体两侧非对称性分布,常引起脊柱侧弯畸形。

3)若多个侧半椎体两侧对称分布,则可相互补偿而不引起侧弯畸形。

4)发生在胸椎的可出现半椎体对侧的肋骨融合或部分融合畸形。

2.X 线平片:

1)蝴蝶椎:正位片示椎体中央有透亮间隙,两楔形半椎体尖端相对,邻近椎间隙可变窄;侧位片上,椎体仍为方形,但椎体中部密度增高。

2)半椎体:椎体一侧缺如,相对侧椎体呈楔形改变,邻近椎体增大并常伴脊柱侧弯畸形。

【CT表现】

1.蝴蝶椎:由于胚胎发育时期外胚层与内胚层粘连导致脊索局部分裂所致。

1)椎体中央部发育缺如,两楔形半椎体大小形态相似,尖端相对,形如蝴蝶(图4-9-33A、图4-9-34A、图4-9-34B、图4-9-34D)。

2)胸腰椎多见。

3)累及节段的椎间隙较相邻的正常椎间隙可变窄、变形,椎弓根间距增宽。

4)相邻椎体可代偿性增大。

2.半椎体:

1)半椎体可累及一个或数个椎体,椎体呈一侧楔形骨块(图4-9-33B、图4-9-33C;图4-9-34C、图4-9-34D)。

2)侧半椎体尖向内,前半椎体尖向后,后半椎体尖向前。

3)半椎体邻近的椎体常显现一侧代偿性增大。

4)侧半椎体可单发或多发,同侧多发者常发生融合。

5)胸椎半椎体常伴对侧肋骨发育畸形,如发育小、肋骨联合等(图4-9-34D)。

6)多发半椎体可造成躯干缩短。

7)三维CT成像能多方位立体显示先天性半椎体形态、畸形的范围和确切的空间位置(图4-9-34D)。

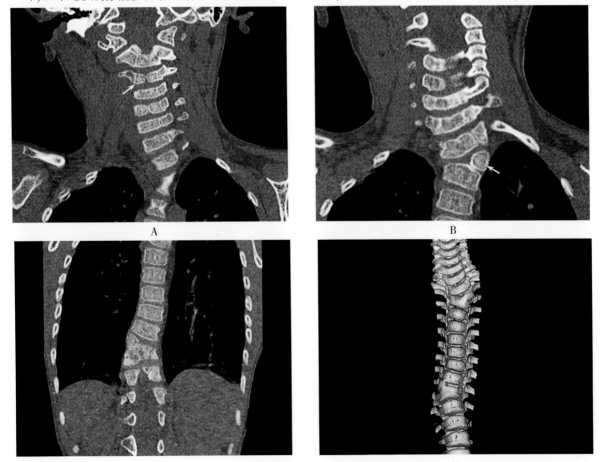

图4-9-33 蝴蝶椎和半椎体

A.CT冠状面重组见C_3中央见矢状裂隙,两侧骨块不连,形如蝴蝶(↑);

B.C.胸椎冠状面见T_2椎体左侧和T_9椎体右侧半椎体畸形(↑);

D.VR见胸椎轻度侧弯,并可清晰显示半椎体空间位置

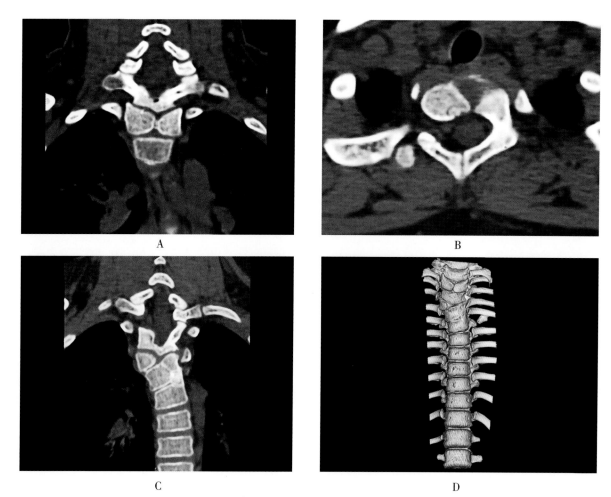

图 4-9-34　蝴蝶椎和半椎体

A.B.CT 平扫冠状面和横断面见 T_1 椎体蝴蝶椎：椎体中央部不连，两楔形半椎体尖端相对，形如蝴蝶；

C.冠状面见 T_3 右侧半椎体，呈楔形骨块，T_4~T_5 椎体部分融合；

D.VR 见 T_1 蝴蝶椎，T_3 右侧半椎体，左侧颈肋，T_4 椎体左侧代偿性增大，T_4~T_5 椎体部分融合，左侧第 5 肋短小，并与第 4 后肋融合，左侧第 12 肋未见显示

（陈其春　韦　炜　吴国忠　郑穗生）

第五章　PET/CT临床应用

　　PET/CT 是将 PET（Positron Emission Tomography，正电子发射断层成像）与 X-CT（X-computed tomography，X 线断层摄影术）合二为一的新型影像设备，是分子影像学领域最成熟的设备。PET/CT 的出现是医学影像学的一次革命，是 21 世纪医学最伟大的发明之一，受到医学界的公认和广泛关注。PET/CT 用短半衰期的放射性核素，如 ^{11}C、^{13}N、^{15}O、^{18}F 等标记的示踪剂可以直接参与活体生物代谢，能从分子水平反映疾病早期生理、生化、代谢变化及器官功能异常改变。PET/CT 在临床诊断、基础医学以及生物医学的研究中，有着极其广泛和重要的应用价值。

第一节　PET/CT发展史

　　PET 是 20 世纪医学科技的重大发明，是多学科结合的产物，其与单光子发射计算机断层成像(Single Photon Emission Computed Tomography，SPECT)同样都属于核医学的成像设备。

一、正电子的发现

　　保罗·狄拉克(P.A.M.Dirac，1902—1984)(图 5-1-1)在 1930 年提出"空穴"理论，预言了正电子的存在，并因此获得 1933 年诺贝尔物理学奖。瑞典裔美国物理学家卡尔·戴维·安德森(Carl David Anderson，1905—1991)(图 5-1-2)于 1934 年在研究宇宙射线时发现了带有正电荷的新粒子——正电子（图 5-1-3)，卡尔·戴维·安德森也因此摘得 1936 年诺贝尔物理学奖，时年仅 31 岁。

587

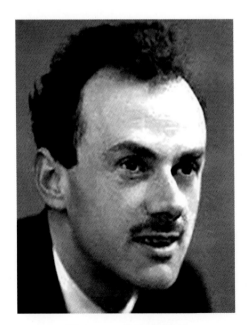

图 5-1-1　保罗·狄拉克

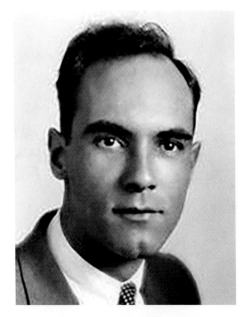

图 5-1-2　卡尔·戴维·安德森

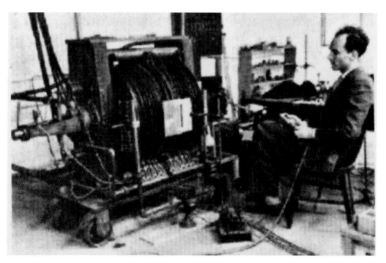

图 5-1-3 卡尔·戴维·安德森和其发现正电子的实验装置

正电子是与电子质量相等，电量相同，但符号相反的粒子，它带有+1 单位电荷，即+1.6×10⁻¹⁹ 库仑，自旋为 1/2，质量与电子相同，皆为 9.10×10⁻³¹ kg。正电子与电子相互作用发生湮灭辐射（图 5-1-4），产生一对方向相反、能量各为 511 keV 的 γ 光子而自身消失。正电子的发现使人类第一次证实反物质的存在，为 PET 的出现奠定了物质基础。从此，反物质不是科幻概念，反物质与我们人类的健康密切相关。

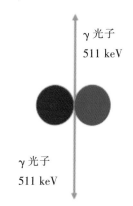

γ 光子
511 keV

γ 光子
511 keV

图 5-1-4 正电子湮灭辐射示意图

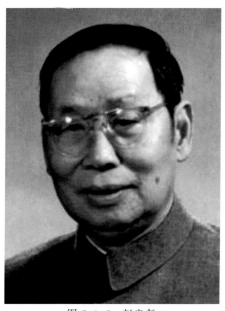

图 5-1-5 赵忠尧

在正电子的发现中，有一个中国人的贡献功不可没，那就是赵忠尧（1902—1998）（图 5-1-5）。1929 年赵忠尧在加州理工学院利用尔逊云室做研究时，发现了一种与电子带电量以及质量均相同，电荷相反的新型奇怪粒子——正电子，但是由于没有深入研究，错过了这一重大的科学发现。安德森在获得诺贝尔物理学奖后，对赵忠尧在发现正电子中的贡献也做了充分的肯定。

二、PET发展史

美国麻省总医院的 Sweet 领导的一个物理学小组利用符合探测原理研制出第一个正电子脑探测装置，用碘化钠晶体作为探测器，对脑肿瘤进行定位，并于 1951 年第一次报道了正电子在医学上的应用。这是 PET 设备的"雏形"。同一年，Wrenn 在《Science》上发表了利用湮灭辐射原理定位脑肿瘤的文章。

1973 年，Roberston 制造了第一台环状断层扫描仪，同年，华盛顿大学的 Phelps 制造了第一台 PET，命名为 PET I；但由于各种技术条件的限制，没有正确的图像重建方法，也没有使用适当的衰减校正，均未获得真实的断层影像。真正意义上的 PET 是 1973 年，华盛顿大学的 Phelps 和 Hoffman 与 EG&GORTEC 公司的研究小组一起研制的 PET，命名为 PET II，PET II 成为此后 PET 扫描仪的参考范本。随后，Phelps 和 Hoffman 先后研制成功了 PETT、PETT II、PETT II 1/2，并进行了相关动物试验研究。

第一台用于人的 PET 设备是 1974 年 Phelps 和 Hoffman 在 PETT II（主要用于动物实验）基础上改进的 PETT III（用于人体成像），该机器采集重建了第一幅人类 PET 图像。

第一台商业化的 PET 机器是更加完善的 PETT III，1976 年装机，其商业名称为 ECAT（Emission Computed Axial Tomography）。该机探测器由 96 块 NaI 晶体组成，配有当时先进的计算机。随后又发展为有多环晶体结构的 PETT IV，这标志着 PET 临床应用研究拉开序幕。

20 世纪 80 年代，大型公司德国西门子（Siemens）、美国通用电器（GE）的介入加速了 PET 设备的发展。

组成人体的元素主要有氮（N）、碳（C）、氧（O）、氟（F），这些元素的正电子核素分别是 ^{13}N、^{11}C、^{15}O 和 ^{18}F，这些正电子核素能被正电子发射断层成像 PET 探测。因此，PET 影像能反映 ^{13}N、^{11}C、^{15}O 和 ^{18}F 及其标记化合物在人体内的代谢过程，从而早期发现机体的代谢异常，对疾病做出早期诊断。许多疾病的早期改变是发生在分子水平，表现为代谢、功能异常。PET 能够一次检查完成全身显像，无创伤性地反映脏器的功能、血流、代谢的变化。由于疾病引起的脏器血流、功能、代谢的改变均早于脏器解剖结构的形态变化，因此，PET 能较早地发现疾病，在疾病的临床分期、诊治及疗效评价中具有明显优势。但是，因 PET 的影像是药物依赖性影像，图像反映的是放射性药物在体内的动态分布影像，图像缺乏精细的解剖定位信息，而 CT 可以提供精确的解剖信息。

三、PET/CT的出现

PET 可以提供组织器官的代谢、功能信息，能早期在分子水平发现机体的代谢、功能异常，但 PET 的空间分辨率相对较低，缺乏精细的解剖定位。CT 是最常用的医学解剖成像设备之一，利用人体组织密度差进行成像，其空间分辨率可达到亚毫米级，对疾病的诊断依赖于脏器解剖形态及密度的改变，一般相对较晚。PET 与 CT 相结合，可以实现一次检查既能获得机体的代谢、功能信息，同时又可以获取丰富清晰的解剖图像。把 PET 和 CT 两者结合在一起，取长补短，使医生获得更为全面的信息，对疾病的诊断，尤其是对肿瘤的诊断、定位和制订治疗计划有很大帮助，犹如"GPS 定位"，能够准确找到疾病的位置。

另外，在 PET/CT 中 CT 还可提供 PET 的衰减校正。PET/CT 出现之前 PET 衰减校正是依靠放射性棒源扫描来完成，放射性棒源做衰减校正大概每床位需要 5~10 min 的时间，整个检查耗时过长，CT 做衰减校正能大大提高检查速度。

PET/CT 中 PET 与 CT 的有机结合起到优势互补的作用，是一个 1+1>2 的硬件及软件的技术整合，全面实现了疾病诊断的"四定"目标：定位（是指发现病变和明确病变部位）、定性（是指明确影像学方法所显示形态和功能变化的病理和病理生理性质）、定量（是指在"定性""定位"基础上对疾病或病变提出一个数量概念，它不单是指形态学上的大小、范围等概念，更重要的是包括功能上的改变）、定期（是指用影像学的方法确定疾病的发展阶段）。

四、晶体材料的换代

早期 PET 使用的主要是 NaI(sodium iodide,碘化钠)和 BGO(Bismuth Germanate,锗酸铋)晶体。锗酸铋晶体的特点是阻截 511 keV 光子的能力强,但是其散射分数较高,晶体的时间分辨率也较差,为 300 ns,能量分辨率也低。

新材料晶体,特别是 LSO(Cerium doped lutetium oxyorthosilicate,硅酸镥)及与其相关的晶体材料 LYSO(Cerium and yttrium doped lutetium oxyorthosilicate 硅酸钇镥)的出现,成为一大突破。这些晶体密度高,更透光,更快,有出色的时间分辨率和优良的能量分辨率,结合快速电路,显著提高了 PET 扫描仪系统的整体性能,灵敏度有了 5~7 倍的提高。各种常用晶体的特性见表 5-1-1。

表 5-1-1　各种常用晶体的特性

	密度(g/cc)	原子序数	衰减时间(ns)	光输出量(%NaI)	衰减长度(mm)
NaI	3.67	51	230	100	30
BGO	7.13	75	300	15	11
LSO	7.4	66	47	75	12
LYSO	6.7	59	43	22	15

NaI 在 140 keV 时探测效率更好,而在 511 keV 时则探测效率差。BGO、LSO、LYSO 是 PET 扫描中常用的闪烁晶体

五、我国PET/CT的发展

我国 PET/CT 研究起步晚,早期进展缓慢,国内 PET/CT 设备长期被 GE、飞利浦、西门子三家公司垄断。近年来随着我国科研能力及制造水平的迅速提高,国产医疗设备厂商迅速崛起,研制出我国自主知识产权的 PET/CT 设备,性能达到并超越国际先进水平。目前正在研制全景动态扫描 PET/CT uExplorer,将有可能实现一床位、一个屏气周期完成全身全脏器扫描(15 s 全身成像)。

六、回旋加速器

PET 检查所用正电子放射性核素主要是由回旋加速器生产。回旋加速器(cyclotron)是利用磁场使带电粒子作回旋运动,在运动中经高频电场反复加速的装置,是高能物理中的重要仪器。回旋加速器是一种粒子加速器,被加速的粒子轰击相应靶物质,发生核反应,产生所需要的核素。1930 年第一台回旋加速器研制成功以来,回旋加速器在数量和质量方面得到了很大的发展和提高,为正电子药物研究的蓬勃发展奠定了基础。

1929 年劳伦斯提出回旋加速器理论,次年第一台回旋加速器研制成功。现代医用回旋加速器分为单质子束流加速器和双粒子束流加速器,单质子束流加速器对于生产某些核素受限,但其价格便宜。目前医用回旋加速器正向着小型、便宜、简便、自屏蔽且可生产多种核素的负离子回旋加速器的方向发展。下图是小型医用回旋加速器(图 5-1-6)。

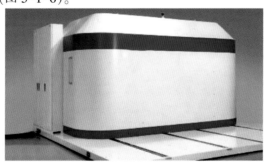

图 5-1-6　回旋加速器

七、PET/CT的未来发展趋势

完美的图像融合精度依赖于真正的 PET/CT 机架一体同机融合,现在的 PET/CT 机器虽然都是同一机架,其实质上 PET 和 CT 在机架内依旧是分开的,没有达到共用探测器、共同旋转的机械结构,以及共同的后处理系统。

半导体探测器具有较高的灵敏度、分辨率,同时可以实现 X 射线和 γ 射线共同采集,代表了 PET 探测器新的发展方向。随着各种半导体探测器的研究发展和应用,可以开发出同时探测 X 射线及 γ 射线的新型探测器,实现 PET 和 CT 同时采集,同时处理,实现真正意义上完全同步采集处理,解决因为采集时差和位差带来的图像伪影等问题。

(李 飞)

第二节 PET/CT的基本原理及特点

一、PET/CT基本结构与原理

(一)PET/CT 基本结构

PET/CT 主要由 PET(正电子发射型计算机断层仪)和 CT 两大部分组成。

1.PET:利用正电子发射体的核素(表 5-2-1)标记一些生理需要的化合物或代谢底物引入体后,应用正电子扫描仪器而获得的体内化学影像。它以其能显示脏器或组织的代谢活性及受体的功能与分布而受到临床广泛的重视,也称为功能显像。PET 的出现使得医学影像技术达到了新的水平,使无创伤性的、定量评价活体组织或器官在生理状态下及疾病过程中细胞代谢活动的生理、生化改变,以及获得分子水平的信息成为可能,这暂时是目前其他任何方法所无法实现的。因此,在发达国家,PET 广泛应用于临床,已成为肿瘤、冠心病和脑部疾病这三大威胁人类生命疾病诊断和指导治疗的最有效手段。

2.CT(computed tomography):是 X 线断层显像技术,可以清楚地获得病变的解剖结构信息,但是仅靠结构特点诊断疾病有局限性,有些病变的性质比如肿瘤的良恶性、手术后肿瘤有无复发,CT 均难以做出准确的判断,不能准确地反映疾病的生理代谢状态。

表 5-2-1 常用的正电子核素

正电子核素	半衰期(min)	最大能量(keV)	最大射程(mm)
^{15}O	2.1	1 738	8.2
^{13}N	9.9	1 197	5.4
^{11}C	20.4	960	5.0
^{15}F	110	640	2.4

(二)PET/CT 仪器的组成

1.扫描机架:PET 扫描仪由探测器环、探测器电子线路、符合线路等线路组成。CT 扫描仪位于 PET 扫描仪的前方,两者组合在一个机架内。PET 扫描仪、CT 扫描仪、激光定位器及移动控制系统组成完整的扫描机架。

2.操作控制台:由操作电脑软件系统组成,功能是检查过程中的指挥控制、图像显示和分析等。

3.主机柜:由 CPU,输入、输出系统和内、外存储系统等构成,主要功能是数据存储、处理和图像重建。

　　4.扫描床:为受检者检查平台,在此平台上进行各类扫描、采集数据。

　　5.附属设备包括打印设备及外部数据后处理系统。

(三)PET/CT 的核心部件

　　PET 的核心部件为探测器,PET 探测器主要包括晶体、光电倍增管、高压电源等部件。

　　1.探测器中晶体为核心部件,晶体好坏直接影响图像质量。晶体作用是能量转换,将高能 γ 光子转换为多个可见光子,利于 PMT(光电倍增管)接收。

　　晶体大致分为以下几类:

　　1)NaI 晶体是较早应用于 PET 的闪烁晶体,其光产量很高,因此能量和空间分辨率令人满意;但衰减时间长,增加了系统死时间和随机符合率,而且密度低,阻止能力较差。

　　2)BGO 晶体的衰变常数大,光产量低,能量分辨率差,但密度大,阻止本领强,灵敏度高。

　　3)新型晶体 LSO 和 LYSO 是目前响应速度快、光产额高及高密度的闪烁晶体。

　　2.光电倍增管:PMT 作用是将晶体产生的微弱荧光信号转换为电信号并将其放大,放大倍数高达百万倍。

　　PMT 主要由光阴极、电子聚焦系统、多级倍增极与阳极组成。光阴极涂有光敏材料,将入射光子转换为光电子,光电子经电子聚焦系统聚焦和加速后,打到倍增极上二次发射,产生更多的电子(图 5-2-1)。一般有多个倍增极,各个倍增极上加有依次递增的电压。从阴极发射的电子逐级倍增,达到足够数量后,向阳极收集形成脉冲电流输出,最后形成信号由后续电子线路处理。

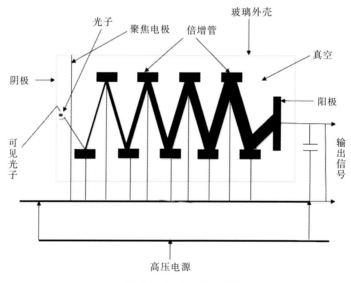

图 5-2-1　光电倍增管

　　3.高压电源:主要用来在 CT 主控计算机程序控制下,产生稳定的具有足够功率的高频逆变后的直流高压供给 CT 球管,同时提供旋转阳极驱动电路电压;灯丝电流控制电路供给球管灯丝产生稳定的管电流。

　　工作原理简述如下:在高压曝光之前,CT 主控计算机发出指令并提供要求曝光的参数条件。高压发生器接到指令后对本机状态进行检测,确认一切正常后发出高压准备好的信息给 CT 主机,随后 CT 主机下达曝光命令并传送曝光控制脉冲到本机。本机启动旋转阳极,激励灯丝电流,调整高压变压器初级电压达到 CT 要求参数值后,送出高压发生器调整完毕的信息并开始产生高压供给球管曝光。在整个曝光期间,根据管电流的变化,调整高压初级电压以保证整个曝光过程产生平稳的脉冲高压和管电流。

(四)PET 数据处理校正

1.随机符合校正:是指两个或两个以上没有关联的光子被同时探测到而造成的符合计数,它与活度的平方成反比,它增加图像的噪声,影响图像的对比度。随机符合校正硬件方法是使用延迟符合电路。只要延迟时间大于两倍的符合电路时间窗宽度,就能保证该符合电路输出中没有真的湮灭符合事件而只有偶然符合计数,然后再从总计数中减去。该方法简明有效,实时在线,速度快,易于实现,商用 PET 多采用这种方法。

2.探测效率归一化:PET 中有成千上万个探测单元,受其各自几何位置和性能差异的影响,例如晶体条发光效率、晶体条与光电倍增管的耦合、晶体条对符合线的张角不同等,使其探测效率不尽一致。其校正方法是利用均匀分布的放射源,测量每个测量单元的计数响应 Di,i=1……M 是 PET 探测单元总数,算出归一化因子:NOPMi=Mi=1Di/MDi。这些因子以文件方式存于计算机,在对患者进行 PET 测量时,将测量值乘以相应归一化因子就实现了探测器效率校正。另外,由每天质控的空扫描检测探测器性能的漂移情况。

3.死时间校正:系统的死时间(dead time)是指系统处理每个事件所需的时间,它取决于探测器与电子学的时间特性以及数据处理器的速度、随机缓存器的性能等诸多因素。如果在后一个湮灭事件发生之前来不及处理完前一个事件,这两个事件就会丢失,这就是死时间损失。PET 出厂前都要进行死时间损失测量:根据测量结果画出计数率-药物强度曲线,在强度低的时候,计数率随药物强度正比增加,呈直线上升;当药物强度增加到某一限度后,曲线逐渐弯曲,它与直线的距离就是丢失的计数率,可以据此计算与记录校正参数以便进行死时间校正。死时间校正是有范围的,例如当上述曲线随药物强度呈下降趋势时,无法再进行校正。事实上有效评估 PET 计数特性的是噪声等效计数(NEC)。NEC 定义为在无散射和偶然符合计数条件下达到同样的信噪比所需的真符合计数。由于散射和偶然符合的存在,使 NEC 先于计数率而饱和,因此要注意死时间校正的有效范围。

4.衰减校正:衰减校正是针对体内肌肉和骨骼等对光子的吸收衰减而进行的校正,从而得到真实的放射性药物分布图。软组织对 511 keV 的光子质量衰减系数约为 0.095 cm²/g,半衰减厚度约为 7.2 cm。对直径约 20 cm 的头部显像,超过 85%的光子被衰减,宽 40 cm 的躯干可将 95%以上的光子吸收掉,所以必须进行衰减校正,否则会造成 PET 图像中外表组织影像过亮、内部组织影像过暗的现象。

5.散射符合:主要指组织中正电子湮灭产生的两个光子在到达探测器之前其中之一或全部发生了康普顿散射而偏移了原来的运行轨迹,且无法用能量窗方法有效去除,造成错误的符合信息。散射符合影响图像的对比度。散射校正有多种硬件与软件的校正方法,如双能量窗法、三能量窗法、卷积扣除法、人工神经网络法、MONTE CARLO 模拟法等。卷积扣除法(convolution subtraction)假设投影空间的散射符合分布可以通过真实符合分布的积分变换来近似表述。这种积分变换的核函数 h 一般以指数分布函数或者高斯分布函数的形式出现。如果以 T 表示真实符合,S 表示散射符合,R 表示实际测量的符合分布,则在投影空间 S=T h,因此真实符合就可以通过下式近似求取:T=R-S≈R-R h,或采用反卷积方法更精确地求解。核函数 h 的求取一般采用实验测量加函数拟合的方式。具体做法是用线源或点源放置一个模拟人体的水模中,在离中心轴线不同的距离上测量其符合投影值。而后对不同距离上的散射分布采取非线性最小二乘拟合的方法或尾端拟合方法求取核函数。通过对核函数积分求出散射分数(散射所占比例),可对散射做进一步校正。双能窗法(dual energy window):所有的符合事例都可以在两个相邻的能量窗内获取。无论散射的还是不散射的符合事例都收集在高窗(380~850 keV)中,低窗(200~380 keV)中只有散射事例。假设所有的散射符合均有相同的空间分布,则将高窗中的符合计数减去低窗中的符合计数,就可得到真实符合计数。而实际上,光子在低能部分对目标体的依赖性比在高能部分要大得多,因而该方法是近似的。

6.衰变校正:正电子类核素的寿命都非常短(如 ¹⁸F 约为 110 min),放射性衰变会使药物的强度随指数规律逐渐降低。特别是对于动态采集、全身扫描、门控采集和定量研究则必须考虑该项校正。根据指数衰变规律,注射时放射性强度为 A_0、衰变系数为 λ 的药物经过时间 t_1 采集到某一帧的时候,放射性强度下降到 $A(t)=A_0e^{-\lambda t_1}$。据此,不难通过采集时刻的计数率求出注射时刻的药物强度。把 $e^{\lambda t_1}$ 作为刻度因子乘以该帧各个像素的计数值,就能将图像归一到注射时刻的情况。至于每一帧之间的差别,如果各帧的采集时间比药物的半衰期短,则可以忽略在每帧采集过程中放射性强度的变化。但在计算标准化摄取值(standardized uptake value,SUV)时,需根据帧采集周期的大小将计数率校正到药物注射时刻。

7.弓形几何校正:PET 中的原始正弦(SINO)图是由探测器环上的探测器对通过事件符合、探测器编码、角度换算而得到的。由于探测器圆环结构,在某一角度下相邻符合线间的实际距离从中心到两边逐渐减小,空间采样间距是不等间距的,也就是说直接所得的正弦图是错位的。因此应给予几何弧度校正,才能用以图像重建,否则重建的图像是畸形的。校正方法是通过线性插值计算或其他插值计算等分坐标位置上的计数值,得到等物理间距的新的正弦图。迭代法图像重建可通过修正其系数矩阵而直接对原始正弦图进行重建,避免了线性插值计算,可提高重建精度。

二、PET成像原理

(一)正电子衰变与湮没辐射

引入人体内的发射正电子的放射性核素及其标记物发射出的正电子,在体内经湮没辐射产生两个方向相反和能量均为 511 keV 的光子,同时入射至互成 180°环绕人体的多个探测器通过符合探测(coincidence detection)而被接收。把这些光子按不同角度分组,就得到放射性核素在不同角度的投影,再通过图像重组即可得到各断面的断层图像。

(二)符合探测

符合探测技术利用湮灭电子对特性:一是两个电子沿反方向飞,二是都以光速向前飞行,几乎同时到达直线上的探测器。此时,PET 系统就记录一个符合时间,即一个计数。事实上,此过程中有多种不确定的延迟,导致两个光子被记录的时间间隔变宽,此时间间隔被称为符合窗(coincidence windows)(图 5-2-2)。通常有几纳秒到十几纳秒,只有在符合窗内探测到的光子才被认为来自同一湮灭事件。

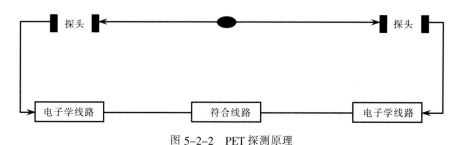

图 5-2-2　PET 探测原理

三、PET/CT的特点

PET/CT 是将 PET 和 CT 整合在一台仪器上,组成一个完整的显像系统,被称作 PET/CT 系统(integrated PET/CT system)。患者在检查时经过快速的全身扫描,可以同时获得 CT 解剖图像和 PET 功能代谢图像。两种图像优势互补,相比较单一的 PET 图像或者 CT 图像,为诊断提供更多的信息,使医生在了解生物代谢信息的同时获得精准的解剖定位,从而对疾病做出全面、准确的判断。

(一)PET/CT 的特点

1.灵敏度高:PET 是一种反映分子代谢的显像,当疾病早期处于分子水平变化阶段,病变区的形态结构尚未呈现异常,MRI、CT检查还不能明确诊断时,PET检查即可发现病灶所在,并可获得三维影像,还能进行定量分析,达到早期诊断,这是目前其他影像检查所无法比拟的。

2.特异性高:MRI、CT检查发现脏器有肿瘤时,是良性还是恶性很难做出判断,但PET检查可以根据恶性肿瘤高代谢的特点而做出诊断。

3.安全性好:PET检查尽管用核素有一定的放射性,但所用核素量很少,而且半衰期很短,经过物理衰减和生物代谢两方面作用,在受检者体内存留时间很短。一次PET全身检查的放射线照射剂量远远小于一个部位的常规CT检查,因而安全可靠。

(二)PET/CT的优点

与常规PET相比,具有以下优点:①显著缩短图像采集时间,增加患者检查量,且大多数患者能够耐受双手臂上举。②提高病变定位的精确性,如肺癌患者转移的纵隔淋巴结分组、胸膜与肺、肺底与肝顶病变的定位等。③PET/CT诊断的准确性优于单纯的PET或单纯的CT以及PET与CT的视觉融合。④CT的应用可避免FDG摄取阴性肿瘤的漏检。如转移性肺癌小病灶、成骨性骨转移等。⑤PET/CT可从肿瘤组织的血流灌注、代谢、增殖活性、乏氧、肿瘤特异性受体、血管生成及凋亡等方面进行肿瘤生物靶体积(BTV)的定位,指导放射治疗计划的精确制订。

(张　罡)

第三节　核医学基本概念

一、放射性活度

放射性活度(radioactivity,A)是指单位时间内发生衰变的原子核数量,其特点是随时间呈指数规律减少。

放射性活度国际单位是贝克勒尔,简称贝克(Bq),1 Bq表示放射性核素在每秒时间内发生一次核衰变。其旧制单位是居里(Ci)。1Ci=3.7×10^{10}Bq。临床上常用的单位为mCi,1Ci=1 000 mCi,1mCi=37 MBq。

二、核素衰变

核素衰变是指不稳定的放射性核素原子由于核内结构或能级调整,需自发地释放出一种或以上的射线并转化为另一种稳定性核素的原子核的过程。

(一)核素衰变的类型

自然界中并不是所有的原子都会一直保持自己的结构,那些不稳定的原子要保持稳定,往往需要向外发出射线,从而形成能稳定保持结构的原子,这就是原子衰变现象。不同类型的衰变会产生不同的射线,包括α衰变、β衰变、电子俘获、γ衰变等类型。

1.α衰变:指放射性核素自发地发出α粒子的衰变。

经历这种衰变的原子核会减少两个质子和两个中子组成的氦原子核,也就是α粒子。一般产生它的都是原子序数>82的元素(如镭^{223}Ra)。α射线具有很高能量,但由于传播中会因为电离现象(通过牺牲自身能量,使接触到的原子的核外电子成为自由电子)而大量损失能量,只能前行很短距离,一张纸就能阻挡。临床上认为α衰变对开展体内恶性肿瘤的放射性核素内照射治疗具有良好的优势。

2.β衰变:指原子核释放出β射线的衰变,其射线分为β-射线和β⁺射线。

β⁻衰变的本质为释放出高速运动的电子流,故其质量数 A 不变,质子数即原子序数 Z 增加 1。

β⁻衰变主要发生于富中子的核素,临床上 β⁻衰变是核素治疗常用的衰变方式,包括碘-131 治疗甲亢、分化型甲状腺癌、锶-89 治疗转移性骨肿瘤。

β⁺衰变指放射性核素的原子核自发地发射正电子的衰变,其质量数 A 不变,质子数即原子序数 Z 要减少 1。

3.电子俘获:原子核俘获一个核外轨道电子使核内一个质子转变成一个中子和放出一个中微子的过程。其原子核结构的变化与正电子衰变类似,发生在贫中子的原子核,可能伴随放出多种射线。在原子核外,内层电子被俘入核内,外层轨道电子补入,两层电子轨道之间的能量差转换成子核的特征 X 射线释放出来。在原子核内,当质子转换成中子后,有时原子核还处于较高能量的激发态,通过放射出 γ 射线的形式回到基态,或把能量转换给一个核外轨道电子,使之脱离轨道发射出来。

电子俘获衰变的核素可用于核医学显像、体外分析和放射性核素治疗。

4.γ 衰变:指原子核从激发态回到基态时,以发射 γ 光子的形式释放出能量,常在 α 衰变、β 衰变或核反应之后形成其本质是中性的光子流,不带电荷,但运动速度快,电离作用很小,穿透力强,对机体组织的局部作用较弱,适合放射性核素显像(图 5-3-1)。

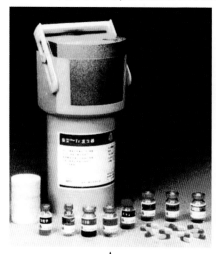
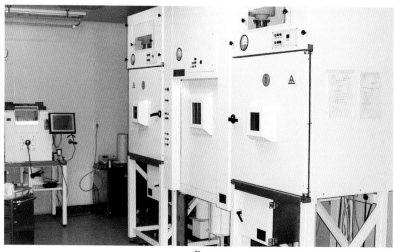

A   B

图 5-3-1 核素发生器

(二)核素衰变的规律

1.衰变常数:放射性核素衰变时,遵循共同的衰变规律,即放射性核素原子随时间呈指数规律减少。

$$N=N_0 e^{-\lambda t}$$

[N_0:指初始时间($t=0$)的放射性核素的原子数;N 是指经 t 时间衰变后的放射性核素的原子数;e 是指自然对数底(约等于 1.718),λ 是指单位时间的衰变常数]

每种放射性核素的衰变常数不同,λ 值越大,放射性核素衰变越快。λ 值是反映放射性核素衰变速率的特征参数。

2.半衰期:是临床上在实际工作中描述放射性核素衰变速度的参数,指放射性元素的数量及活度发生衰变时减少一半所需要的时间。随着衰变的不断进行,放射强度将按指数曲线下降。放射性核素衰变时,不同放射性药物其半衰期不同,例如临床上最常用的 PET/CT 显像剂氟[¹⁸F]-氟代脱氧葡萄糖(¹⁸F-fluorodeoxyglucose,¹⁸F-FDG),其半衰期约为 110 min。

为了与其他半衰期概念区别,放射性核素的半衰期又常称为物理半衰期。当放射性核素通过某种途径进入人体后,其放射性活度在人体器官、组织或全身的减少受两种因素影响,一是核素自身衰变,设其衰变常数为 λ,半衰期为 $T_{1/2}$;另一个因素是生物代谢,设其衰变常数为 λ_b,生物半衰期为 T_b。

$$T_e=T_{1/2}T_b/(T_{1/2}+T_b)$$

596

有效半衰期(T_e)：指生物体内的放射性核素由于从体内排出和物理衰变两个因素作用，减少至原有放射性活度的一半所需要的时间。有效半衰期决定放射性核素在体内滞留时间的长短。

日常应用的放射性核素的物理半衰期是已知的，而有效半衰期可以通过放射性测量获得，利用物理半衰期和有效半衰期可以获得生物半衰期，从而揭示生物代谢的规律。

三、分子影像

分子影像(molecular imaging)是运用影像学手段显示组织水平、细胞和亚细胞水平的特定分子，反映活体状态下分子水平变化，对其生物学行为在影像方面进行定性和定量研究的科学。是伴随着医学影像学技术的发展，融入现代分子生物学和生物化学的前沿成果而形成的新兴研究领域，是当今医学影像学发展与研究的热点之一，在个体化医疗和药物研发中发挥重要的作用，是转化医学的重要工具。

医学影像学技术发展的主要目标是无创性获得人体解剖、生理等多方面信息，以期准确诊断疾病、早期评估疗效。就目前而言，影像模式可以分为两大类：一是提供结构信息的影像，如 MRI、CT 及超声检查等；二是提供功能及分子信息的影像，如 PET、SPECT、磁共振波谱成像及光学成像等。然而对于某些病例，往往无法通过单一的成像方式进行诊断，如单纯的 X-CT 成像对肿瘤分期稍显不足，单纯的 PET 图像也缺乏足够的定位信息。而不同的成像方式往往能够信息互补，这就对不同成像方式的融合提出了要求，从而出现了近来迅速发展的"多模式成像技术"。PET/CT 和 SPECT/CT 技术已成功应用于临床，最近又出现了 PET/MRI 系统，其他一些设备如 PET-超声、PET/光学成像、SPECT/MRI 等也在研制中。在许多情况下，这些影像模式需要使用显像剂或对比剂来产生或放大影像对比。

(一)分子影像学的优势

1.分子影像技术可将基因表达、生物信号传递等复杂的过程变成直观的图像，使人们能更好地在分子细胞水平上了解疾病的发生机制及特征。

2.能够发现疾病早期的分子细胞变异及病理改变过程。

3.可在活体上连续观察药物或基因治疗的机制和效果。

分子影像具有在活体状态下显示正常及病变组织的生理、生化信息的优势。核医学分子影像包括代谢显像、受体显像、多肽药物显像、单抗放射免疫显像等，从分子水平变化显示疾病发生的最早期信息，其发展必将彻底改变疾病的诊断方法、治疗手段及疾病预后。

(二)核医学分子影像的特点

核医学分子影像由核医学示踪技术和分子生物学技术融合后形成，其理论基础为分子识别。我们通过放射性药物标记体内特定分子，可以在体外通过探测器探测到其发出的射线，从而显示活体内分子水平的功能、代谢和形态学的变化，显示分子或细胞水平的生理和病理过程，是当今分子影像中最为重要和成熟的部分。

(三)核医学分子影像的主要内容

核医学分子影像技术较传统成像手段具有更高的灵敏度和准确性，从亚分子水平实现将病变的发生、发展进行影像诠释，能够从糖、脂肪、核酸、蛋白质等代谢方面，也能够从细胞的信息传递、通路及其相互作用的基本生物过程水平，为人类医学的进步发挥无法替代的作用。

其主要技术有代谢显像、放射免疫显像、受体显像、标记反义探针基因显像、报告基因显像、肽类放射性药物的研究及细胞凋亡、乏氧显像等。其中以代谢显像为应用最广泛、技术最成熟，包括葡萄糖、氨基酸、核酸等代谢研究及应用。^{18}F-FDG PET/CT 显像已是肿瘤诊断、鉴别诊断、分期、预后评估、疗效监测等的较好检查方法，同时也是无创性评价心肌细胞活性的"金标准"，也是临床对精神神经疾病进行脑功能研究的常用方法。

多模式成像与多功能分子影像探针技术发展迅速,这离不开不同科学领域之间的交融,比如医学、物理学、分子生物学等。目前许多新的多模式成像和多功能分子影像探针技术仍在发展完善中,有些目前还在用于小动物成像或者体外实验阶段,对于其临床应用我们还需要不断探索。但通过对现有成果的了解,我们有理由相信,多模式成像及多功能分子影像探针技术将会越来越先进和完善,也将给疾病诊断和临床治疗指导及效果评估带来更多的帮助。

<h2 style="text-align:center">四、符 合 探 测</h2>

符合探测是 PET 成像的基本原理。放射性核素发射出的正电子在体内发生湮灭辐射消失,并产生两个能量相等(511 keV)、方向相反的 γ 光子。探测器探测到两个互成 180°的光子时,即为一个符合事件,产生一个电脉冲,输入符合线路,完成电子准直,经过计算机处理完成图像重建,重建后的图像将 PET 的整体分辨率提高到 2 mm 左右。PET 采用符合探测技术进行电子准直校正,大大减少了随机符合事件和本底,具有非常高的灵敏度和分辨率。

<h2 style="text-align:center">五、图 像 融 合</h2>

PET/CT 是 PET 与 CT 融为一体的大型医学影像诊断设备,可以实现 PET 功能代谢影像与 CT 解剖图像的同机融合。CT 的主要作用为衰减校正及解剖定位,可使用低定位剂量的 keV、mA 进行采集。通常会先进行 CT 采集,再进行 PET 图像采集,然后将图像融合到一起(图 5-3-2),可以进行病变部位的准确定位,这样一次成像可以得到 PET 图像、CT 图像及两者的融合图像,实现了两种影像技术的优势互补、互相取长补短,提高了诊断的准确性。

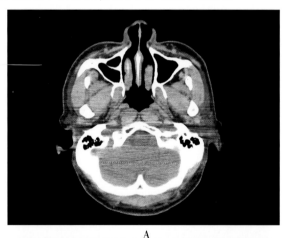

A

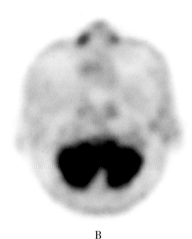

B

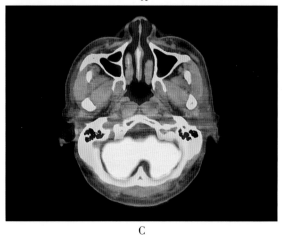

C

图 5-3-2　PET/CT 图像
A~C.分别为横断面 CT、PET 及融合图像

六、标准化摄取值

标准化摄取值：是临床常用的 PET 描述 ^{18}F-FDG 摄取程度的指标，方法包括最大 SUV（SUV_{max}）、平均 SUV（SUV_{mean}）等，是 ^{18}F-FDG 在病变组织与正常组织中摄取情况的比值。

SUV=[局部感兴趣区放射性活度（MBq/ml）]/[注入放射性活度（MBq/ml）/体重（kg）]

七、飞行时间技术

TOF 是 time of flight 的缩写，直译为飞行时间，通过给目标连续发送光脉冲，然后用传感器接收从物体返回的光，通过探测这些发射和接收光脉冲的飞行（往返）时间来得到目标物距离。其提出是在 PET 的既有优势上锦上添花。

在 PET 的发展过程中，PET 的技术也在不断地前进。早在 20 世纪 80 年代，PET 的技术主要集中在 2D 技术阶段，其灵敏度低，时间长，主要用于心血管系统的检查。随着临床对肿瘤诊断需求的增加，90 年代末，PET 技术的发展进入了 3D 技术阶段，其灵敏度得到了提高，检查时间也缩短了，从而可更好地服务于肿瘤检查。由于医疗技术的进步，肿瘤诊断与分期等需求进一步的增加，3D 技术已经不能够满足目前医疗的发展。2000 年底，TOF 技术逐渐应用于临床，目前的 PET/CT 的主流技术主要集中在 TOF 技术。

如同多层螺旋 CT 相对于单排 CT 给业界带来的轰动一样，TOF 技术可以使 PET 在检查患者时，所用检查时间更短，所用药物剂量更低；而更为重要的是，可以使得 PET 的图像质量得到巨大的提升，病灶检测能力得到大幅度提升。

（陈　红）

第四节　正电子放射性核素及其标记的相关药物

PET 显像所用的药物多为医用回旋加速器生产的正电子放射性核素，如碳[^{11}C]、氮[^{13}N]、氧[^{15}O]、氟[^{18}F]，它们是组成人体的基本元素，其本身或其标记化合物的代谢过程真正反映了机体生理、生化功能的变化。绝大部分正电子放射性核素多为超短半衰期放射性核素，适合大剂量或多次注射而进行动态研究。人体内湮灭辐射产生的成对光子互成 180°，为 PET 采用符合探测电子准直显像技术提供了很好的空间定位，从而大大提高了探测灵敏度并改善了空间分辨率。近年来 PET、PET/CT 技术的不断发展，正电子放射性药物在肿瘤学研究及临床应用中占据着重要的地位和作用。

一、代谢显像剂

（一）^{18}F-FDG

目前 ^{18}F-FDG 是 PET/CT 和符合线路成像系统临床最常用的正电子放射性药物，它已经成为对肿瘤、神经系统疾病和心血管疾病进行诊断和疗效观察中最重要的正电子放射性药物。^{18}F-FDG 与天然葡萄糖的化学结构相似（图 5-4-1），可被细胞膜表面分布的葡萄糖转运蛋白摄取入细胞内，在己糖激酶的作用下，磷酸化成氟[^{18}F]-2-脱氧葡萄糖-6 磷酸（6-PO$_4$-^{18}F-FDG），然而由于结构上的不同，不能进一步代谢进入三羧酸循环产生能量；且带负电荷，不能反向通过细胞膜离开细胞，"滞留"于细胞内长达数小时。通过 PET 或符合线路 SPECT 探测 ^{18}F 湮灭辐射后发射的高能 γ 光子，再经过计算机的处理，就可以获得反映体内葡萄糖代谢的状态和水平的 ^{18}F-FDG 体内的分布影像。

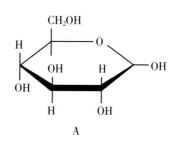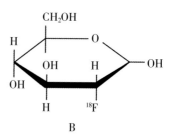

图 5-4-1 分子式

A.葡萄糖分子式；B.^{18}F-FDG 分子式

^{18}F-FDG 在肿瘤代谢显像中,由于恶性肿瘤的异常增殖并具有旺盛的糖酵解,葡萄糖需求量大,因此在显像中可见肿瘤病灶处出现异常增高并且持续存在的 ^{18}F-FDG 摄取。^{18}F-FDG 摄取增高程度与肿瘤的病理类型、大小和所处肿瘤增殖周期的不同阶段密切相关。通常,肿瘤组织对 ^{18}F-FDG 的摄取能够反映线粒体磷酸化活性、乏氧程度以及葡萄糖转运体水平等多方面因素(图 5-4-2)。

因此,^{18}F-FDG 可用于各种肺部肿部肿瘤、脑瘤、消化道肿瘤(结肠癌、直肠癌、食管癌、胃癌)、转移性肝癌、胰腺癌、乳腺癌、卵巢癌、嗜铬细胞瘤、甲状旁腺癌、黑色素瘤、淋巴瘤、骨髓瘤等肿瘤的显像,并可用于良、恶性肿瘤的鉴别诊断,肿瘤的分期、分级及全身肿瘤的评估,手术后癌肿残留情况或复发与瘢痕组织的鉴别,放疗和化疗的疗效评估及肿瘤转移的全身监测。对原发灶不明的转移性肿瘤进行原发灶寻找或全身转移情况的判断。

在心脏显像方面,主要用于心肌代谢显像,可测定心肌对外源性葡萄糖的利用率。

在神经系统方面,^{18}F-FDG 可用于癫痫、早老性痴呆、精神性疾病的早期诊断,脑外伤后脑代谢状况的评估,正常脑功能评价,其他脑代谢功能障碍判断,缺血性疾病的早期诊断,脑氧代谢显像,脑受体代谢显像,肿瘤的氨基酸代谢显像等。在其他方面,因为 ^{18}F-FDG 是一种非特异性的肿瘤代谢显像剂,又是炎症代谢显像剂,因此,可以用于长期发热患者的原因寻找。

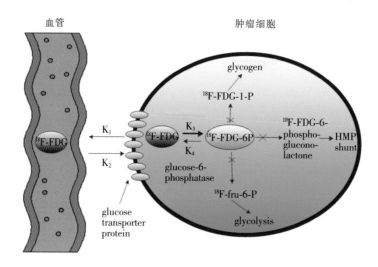

图 5-4-2 ^{18}F-FDG 肿瘤细胞内代谢过程

(二) ^{11}C-蛋氨酸

^{11}C-MET(^{11}C-MET)是临床上应用最广泛的氨基酸代谢显像剂,在正常人体中的分布特点(图 5-4-3):摄取最高的脏器为胰腺和肝脏,其次为唾液腺、扁桃体和骨髓。与 ^{18}F-FDG 比较,^{11}C-MET 除脑垂体摄取较高外,正常脑组织中摄取均低。双肺、纵隔、脂肪和肌肉 ^{11}C-MET 摄取也很低。^{11}C-MET 的体内分布特

点显示其有利于胸部以上病变部位的检查,尤其是脑肿瘤的诊断及鉴别诊断,但对于腹盆腔内病灶的检查不具优势。

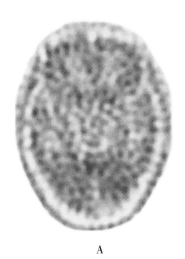
A

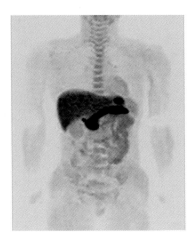
B

图 5-4-3　^{11}C-MET 正常人体分布图

A.脑横断面 ^{11}C-MET,脑组织 ^{11}C-MET 均摄取较低;

B.全身 ^{11}C-MET 显像 MIP 图,双肺、纵隔、脂肪和肌肉 ^{11}C-MET 低摄取,胰腺和肝脏高摄取

(三)^{11}C 或 ^{18}F 标记的胆碱(^{11}C-choline、^{18}F-choline)

胆碱是细胞膜磷脂的合成前体,也是一种脂类代谢显像剂,在正常人体内的分布(图 5-4-4)与 ^{11}C-蛋氨酸相类似。正常脑组织基本不摄取 ^{11}C-choline;双肺及纵隔内基本无 ^{11}C-choline 摄取;^{11}C-choline 在双肾存在明显高摄取,且清除较慢,在注射 10 min 内,膀胱尿液中放射性较低,有利于膀胱和前列腺病灶检出。^{11}C-choline 体内分布及代谢特点显示出其在脑瘤和前列腺癌的诊断和鉴别诊断中的优势,弥补 ^{18}F-FDG 的不足。大量研究发现,^{11}C-choline 或 ^{18}F-choline 在评价前列腺根治术及放疗的疗效和判断肿瘤患者的预后方面具有重要临床价值。随着临床研究的深入,结果显示 ^{11}C-choline 在脑肿瘤及脑转移瘤方面优于 ^{18}F-FDG。与 ^{11}C-MET 不同,^{11}C-choline 在炎症和放疗所致的胶质增生及脑膜瘤中也易出现较明显的摄取增高,因此在良、恶性病变鉴别方面,其不如 ^{11}C-MET。另外,^{11}C-choline 在炎症部位浓度不高,可用于区别部分炎症和肿瘤。

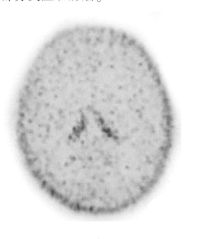
A

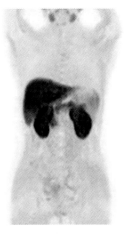
B

图 5-4-4　^{11}C-choline 正常人体分布图

A.脑横断面 ^{11}C-choline 显像,正常脑组织未见特异性摄取;

B.全身 ^{11}C-choline 显像 MIP 图,双肺及纵隔未见明显摄取,肝脏及双肾可见明显高摄取

二、受体显像剂

受体显像剂是放射性核素标记受体的配体或配体的类似物,利用受体–配体结合的高度特异性显示活体内受体空间分布、密度和亲和力。肿瘤受体显像剂可以与存在于相关肿瘤的特异性受体相结合而使肿瘤得以显像,使从受体分子水平研究肿瘤生物学特性成为可能,并对肿瘤病因学探讨、早期诊断及指导治疗具有重要的临床价值。目前 PET 肿瘤受体显像主要有神经多肽、类固醇和 α 受体显像等,已应用于多种肿瘤的诊断、分期、治疗方案选择与预后评价,其中神经多肽受体显像广泛应用于临床。用 ^{18}F、^{11}C、铜[^{64}Cu]和镓[^{68}Ga]等正电子核素标记奥曲肽进行的肿瘤生长抑素受体显像和治疗已用于甲状腺癌、胃肠道胰腺神经内分泌肿瘤、嗜铬细胞瘤、小细胞肺癌等。^{18}F、^{68}Ga 等标记血管活性肽(VIP)具有较好的生物活性,为胃肠道 VIP 受体阳性肿瘤(胃肠道胰腺肿瘤)、小细胞肺癌、脑膜瘤、多种病理类型的乳腺癌、神经母细胞瘤等高发性或高死亡率肿瘤的诊断提供了一种全新而有效的方法。

神经递质和受体显像剂,用于早期诊断帕金森病(纹状体中多巴胺受体减少)、监测移植黑质治疗该病的效果、鉴别垂体腺瘤的病理类型,显像剂有 ^{11}C-Raclopride、^{11}C-MSP、^{18}F-Dopa 等。乙酰胆碱受体显像剂包括 ^{11}C-QNB、^{11}C-Dexetimide 等,其中 ^{11}C-N-methy1-4-piperidylacetate 测定乙酰胆碱酶,发现该酶在阿尔茨海默病患者体内明显降低,支持乙酰胆碱能系统缺陷假说。

三、乏氧显像剂

乏氧显像剂包括硝基咪唑类和非硝基咪唑类,硝基咪唑类化合物是通过弥散作用进入细胞内,在细胞内黄嘌呤氧化酶的作用下,硝基发生单电子还原,产生自由基阴离子。在正常细胞内,由于氧化硝基具有更高的电子亲和力,自由基阴离子被迅速再氧化成还原化合物,扩散到细胞外,其氧化率取决于细胞内氧的浓度。当缺乏足够的氧时,自由基阴离子被进一步还原,产物与细胞内组分结合,滞留于细胞内。非硝基咪唑类乏氧显像剂具有高渗透性,便于其到达细胞线粒体,并具有低氧化还原电位,有利于其在正常细胞内稳定而在乏氧细胞内被异常高浓度的电子还原。可见,乏氧显像剂能选择性地滞留在乏氧组织和细胞中,直接提供组织存活但有功能障碍的信息,可用于心脑血管疾病的诊断;并可检测到肿瘤的乏氧状态,有助于恶性肿瘤的鉴别诊断及对放化疗疗效做出预测,还可以根据肿瘤的乏氧情况,给予个性化的治疗方案。

^{18}F-氟米索硝唑(^{18}F-MISO)为硝基咪唑类肿瘤乏氧显像剂,是临床应用最早的 ^{18}F 标记的乏氧组织显像剂,目前已实现了自动化合成,且广泛应用于临床,显示具有较好的应用前景。非硝基咪唑类乏氧显像剂代表有 ^{62}Cu 和 ^{64}Cu 标记的双–三氯甲基砜(bisthiosemicarbazone,BTS)衍生物及 ^{64}Cu-diacetyl-bis(N4-methylthiosemicarbazone,^{64}Cu-ATSM)。与 ^{18}F-MISO 相比,^{64}Cu-ATSM 具有更高的细胞摄取和更快的从正常氧合组织清除的速率。^{64}Cu-ATSM 合成较简单,是一种极具潜力的 PET 肿瘤乏氧显像剂。

四、细胞凋亡显像剂

放射性核素凋亡显像能在活体内动态、无创地检测抗肿瘤治疗引起的细胞凋亡,有助于肿瘤疗效的早期评判和预后分析。大量实验室及临床应用研究表明活体核素示踪细胞凋亡显像具有明显优势,其中用正电子核素标记 Annexin V 进行 PET 显像可以提高影像的质量。^{11}C-AnnexinV 是具有应用前景的检测细胞凋亡的 PET 显像剂。

五、反义显像和基因表达监测

反义显像与反义治疗是将放射性核素与目标 DNA 或 mRNA 的一段单链互补配对的反义寡聚核苷酸相连接，反义寡聚核苷酸作为载体将放射性核素带入特定部位后，在基因水平上进行分子显像和治疗。常用的显像剂为 ^{11}C、^{18}F、^{64}Cu、^{68}Ga 标记的反义寡聚核苷酸。

尽管目前反义显像的研究还存在许多困难，但可以预测正电子核素标记技术的应用将大力推动反义显像研究的发展。正电子药物在肿瘤基因表达监测或调控的研究，主要是在基因表达和体内组织杂交方面。关于前者的报道较多，是研究的热点。目前正在研究的相互匹配的标记基因和标记基质有单纯疱疹病毒胸腺嘧啶核苷激酶基因(HSV-tk)/核苷衍生物及大肠杆菌胞嘧啶脱氨基酶基因/FFSP 等，其中关于 HSV-tk/核苷衍生物的研究最多。

应用 ^{18}F、^{11}C 或 ^{124}I 等正电子核素标记阿昔洛韦(ACV)作为放射性探针，注射入构建的携带 HSVl-tk 基因的腺病毒载体的动物体内，然后应用 PET 或 Micro PET 进行体内 HSVl-TK 基因表达显像，从而用于基因治疗时体内基因表达监测。

六、其　　他

氟离子($^{18}F^-$)在骨骼中的摄取率反映了成骨活性与骨血流量。在更新快的骨骼组织中具有高的摄取与浓聚，因此，^{18}F-临床应用于骨肿瘤与骨转移灶的诊断。正电子核素标记的抗肿瘤药物显像有 ^{18}F-氟尿嘧啶(^{18}F-Fu)，可用于腹水中癌灶、肺癌等肿瘤显像，尤其适用于 5-Fu 肿瘤化疗疗效预测；^{18}F-阿糖胞苷可用于白血病诊断。

（张敬苗）

第五节　PET/CT检查方法

一、受检者的准备

^{18}F-FDG 是临床最成熟而广泛应用的显像剂。^{18}F-FDG 显像是一种功能代谢显像，注入人体后，在葡萄糖转运体(glucose transporter,GLUT)的作用下通过细胞膜进入肿瘤细胞，在细胞内己糖激酶(hexokinase)作用下磷酸化，产生 6-PO_4-^{18}F-FDG。由于 ^{18}F-FDG 与葡萄糖的结构不同，6-PO_4-^{18}F-FDG 不能进一步代谢，而且 6-PO_4-^{18}F-FDG 不能通过细胞膜而滞留在细胞内，显像结果受多种生理、病理因素的影响。检查前准备的目的是尽量减少各种生理因素的干扰，更真实反映病理改变。

1.对于女性患者，需了解患者有无怀孕、哺乳或其他放射性核素检查禁忌证。哺乳期妇女原则上应慎用 PET/CT 检查，注射 ^{18}F-FDG 2 h 内避免哺乳，并远离婴幼儿。孕妇原则上应该避免 PET/CT 检查，若因病情需要而必须进行此项检查时，应详细向患者说明可能对胎儿产生的影响，并要求其签署知情同意书。

2.检查前 24 h 内避免剧烈运动；禁食 4~6 h,禁止饮料、含有葡萄糖的静脉输液，或静脉营养液也须暂停 4~6 h(检查前一天要求高蛋白饮食，尽量避免碳水化合物的食物)。

3.测量身高、体重。

4.如有糖尿病，应当了解二甲双胍治疗史。检查前测定血糖浓度，血糖水平原则上应该<11.1 mmol/L;如果血糖过高，可注射胰岛素调整后再进行检查，或者控制血糖后重新预约检查时间。

5. 检查前不喝茶和咖啡,注射显像剂前平静休息 10~15 min。注射显像剂后需饮水,显像前排空大小便,尽量减少尿液放射性对盆腔病变检出的影响。

6. PET/CT 检查对比剂的应用,对怀疑有胃肠道及腹部、盆腔病变的患者,显像前可常规口服阳性或阴性对比剂,有助于区分胃肠道影像;对于怀疑有肝脏、肾脏及头颈部肿瘤的患者,可使用静脉对比剂。在静脉注射对比剂之前,应了解患者的含碘对比剂过敏史;对于肾脏疾病患者,如果血浆肌酐水平>176.8 μmol/L(2.0 mg/dl)时则不应使用静脉对比剂。

7.建立静脉通道,检查管道通畅后,方可注入显像剂。注射时防止注射点显像剂外漏,以免影响显像结果及定量分析。

8.应激情况下,如运动、紧张或寒冷等刺激可造成受检者机体处于应激状态,出现肌肉紧张、脂肪动员等生理性反应。患者注射显像剂后的休息房间温度应该控制在 24~26 ℃,注意保暖;注射显像药物前后应避免肌肉过度运动(如频繁说话、嚼口香糖等),必要时可给予地西泮(安定)5~10 mg 减少肌肉摄取。

9.对于全身显像,注射显像剂后在安静、避光的房间平卧休息 45~60 min,以使显像剂在体内代谢达到平衡。在此期间应尽量避免肌肉紧张,以免出现肌肉生理性浓聚影,干扰诊断。

10.进行脑代谢显像时,^{18}F-FDG 注射前应封闭视、听 10~15 min,注射后患者应在避光安静的房间里休息。

11.显像前尽可能取下患者身上的金属物体,寒冷冬季请注意保暖。

二、采 集 病 史

1.详细了解病史,包括恶性肿瘤的部位、病理类型、诊断和治疗时间(活检、外科手术、放疗、化疗、骨髓刺激剂及类固醇的使用情况等)和目前的治疗情况。

2.了解有无糖尿病病史、药物过敏史、结核病史、手术史,是否空腹,最近有无感染等。

3.了解图像采集期间患者能否静卧,能否将手臂举过头,是否有幽闭恐惧症等。

三、放射性药物引入途径

注射放射性药物前平静休息 10~15 min,建立静脉通道。确认管道通畅后,注入放射性药物,PET/CT 显像检查放射性药物的引入途径绝大多数是采用静脉注射法。一般是先建立静脉通道,用生理盐水检查管道通畅后,注入显像剂,并用生理盐水将注射器及管道内的放射性药物冲洗干净。注射点应尽量选用病灶对侧手臂静脉,注射时防止注射点显像剂外漏,以免影响显像结果及定量分析。如个别静脉注射特别困难时,^{18}F-FDG 也可以采用口服途径给药。口服给药给图像的计算带来困难,而且对消化道病灶的检出有影响,因此,口服给药偶可用于难以静脉注射给药的幼儿 ^{18}F-FDG PET/CT 脑显像。成人一般静脉给予剂量为 ^{18}F-FDG 2.96~7.77 MBq/kg,儿童酌情减量。因显像仪等不同,剂量可根据情况进行适当调整。注射后鼓励患者多饮水,勤排尿,显像前尽量排空膀胱尿液,减少尿液放射性对盆腔疾病检出的影响,对于肾脏、输尿管及膀胱病变可给予利尿剂介入后进行延迟显像。

四、图 像 采 集

(一) PET 采集

PET 图像采集包括发射扫描(emission scan)和透视扫描(transmission scan)。发射扫描方式有 2D 采集、3D 采集、静态采集、动态采集门控采集以及局部扫描和全身扫描等。显像剂引入机体后,根据图像采集的时间不同,也分为早期显像及延迟显像。早期显像与延迟显像相结合,称为双时相显像(dual-time point imaging)。

1.发射扫描：

1)2D采集和3D采集：具有多环探测器的PET扫描仪才能进行2D采集或3D采集，目前多应用3D采集。

2D采集是在环与环之间有隔板存在的条件下进行的采集方式。2D采集时，隔板将来自其他环的光子屏蔽掉，只能采集到同环的光子对信号，因此2D采集随机符合和散射符合量少，信/噪比高，分辨率高。

3D采集是在撤除隔板的条件下进行的一种快速离体采集方式。探头能探测到来自不同环之间的光子对信号，使探测范围扩大为整个轴向视野。3D采集探测到的光子对信号高于2D采集的8~12倍，系统的灵敏度大大高于2D采集；但散射符合及随机符合量也明显增加，信/噪比较低，分辨率稍差，要获得较高的图像，必须进行有效的散射校正。

2)静态采集和动态采集：静态采集是临床常用的显像方式。将显像剂引入人体内，经过一段时间，当显像剂在体内达到平衡后进行采集的一种显像方式。一般静态采集有充足的时间采集到足够的信息量。

动态采集是在注射显像剂的同时进行的一种连续、动态的数据采集方法，获得连续、动态的图像序列，可观察显像剂在体内的时间和空间变化，研究显像剂的体内动态分布过程。与SPECT不同的是PET动态采集获得的是断层图像。动态采集每帧采集的时间短、信息量低，图像一般不适合肉眼直接观察分析，需要进一步处理，显示研究部位内显像剂随时间变化的趋势或规律。

3)门控采集：门控采集主要用于心脏显像检查。心脏的舒缩运动具有明显的周期性特点，利用门控方法采集心动周期同步信息，以消除运动对采集的影响。具体方法是利用受检者自身心电图R波为触发信号，启动PET采集开关。将R-R间期分为若干等时间间隔，连续、等时地采集1个心动周期各时相内心脏的系列影响数据，将足够的心动周期的各个相与时相的数据叠加起来，即生成具有代表性的一个心动周期的系列影像。同时，门控采集通过呼吸门控用于肺显像检查，以减少呼吸运动对肺癌病灶显示的影响。呼吸门控主要用于肺癌精确放疗。

2.扫描范围：

1)局部扫描：根据临床病情需要确定扫描范围。局部采集多用于某些脏器(如大脑、心脏等)显像检查，如果已知病灶可能局限于身体某个区域，可进行身体某些部位的局部显像检查。

2)全身扫描：全身扫描主要用于恶性肿瘤的诊断及了解全身的转移状况，获得全身影像。通常全身采集扫描范围应包括从颅顶至大腿中段或颅底至大腿中段(脑部单独进行3D采集)，获得脑以及从外耳道至大腿中部的病灶分布情况。对于可能累及头皮、颅骨、脑组织或者累及下肢的肿瘤，扫描范围应当从头顶至足底，为探查肿瘤全身累及范围提供依据。

为保证成像质量，在进行全身扫描时最好将双手举过头顶，手臂放在身体两侧可能会在躯干产生硬化束伪影。但是，如果要保证头颈部成像质量，则应将手臂放在身体两侧。

3.扫描时间：

1)早期显像(early imaging)：显像剂引入机体50 min后在组织脏器摄取的早期进行的图像采集，称为早期显像。不同的显像剂，被不同的组织、脏器摄取、代谢的速度不同，早期显像的时间点也不一样。

2)延迟显像(delay imaging)：延迟显像是相对于早期显像而言，是指在早期显像后经过一定的时间间隔进行的显像检查。显像剂不同，延迟显像的时间点不同，一般选在早期显像后的1.0~2.0 h。通过比较早期显像与延迟显像病灶内显像剂积聚量的增减，分析组织、脏器及病灶对显像剂的代谢、清除速率等，为肿瘤良、恶性的鉴别诊断提供依据，也有助于胃肠道生理性浓聚与肿瘤的鉴别。

(二)CT扫描

在PET/CT检查中，CT扫描可用于衰减校正、解剖定位或CT诊断。如果CT扫描仅用于衰减校正和解剖定位，可采用低mAs设置，以优化CT扫描的空间分辨率，调节球管的电流，将患者受到的辐射剂量最小化。

对于腹部和盆腔的扫描可口服对比剂，以提高病变的检出。口服的对比剂可以是阳性对比剂(如碘化对比剂)，也可以是阴性对比剂(如水等)。但高浓度的钡剂或碘化对比剂的聚集可产生衰减校正伪影，出现相应部位显像剂浓聚的假象，应当注意避免及识别。通常口服低浓度的阳性对比剂和阴性对比剂不会产生衰减校正伪影，也不影响 PET 图像的质量。必要时，可以应用静脉对比剂单独进行 CT 诊断扫描。

CT 扫描速度很快，通常是在吸气末屏气时采集图像；而 PET 扫描时间较长，患者不能长时间屏住呼吸完成采集。呼吸运动可能影响 PET 与 CT 扫描图像的空间上的一致性。PET/CT 扫描要求 PET 图像上膈肌的位置与 CT 图像上膈肌的位置应当尽可能在空间上相匹配。因此，在 PET 和 CT 扫描过程中患者保持自然平静的呼吸比较有利。有条件可进行运动校正或呼吸门控采集。

(黄　山)

第六节　PET/CT图像分析及图像判断

一、图 像 分 析

临床上 PET/CT 显像以 ^{18}F-FDG 应用最为广泛、最成熟，^{18}F-FDG 作为葡萄糖类似物是临床应用最多的代谢显像剂，本节所述显像剂均为 ^{18}F-FDG。由于恶性肿瘤具有旺盛的糖酵解过程，故肿瘤病灶处常出现高代谢，且持续存在。肿瘤代谢增高程度与肿瘤的大小、分化程度及增殖周期的不同阶段密切相关，临床上分析图像时常规要结合半定量分析、定性分析及同机 CT 的图像特点等综合分析(图 5-6-1)。

^{18}F-FDG 代谢成像能动态客观地定量描述启动疾病发生的分子作用、促进疾病发展的基因表达、反映疾病预后的蛋白变化、评估治疗效果的动态反映、研究研发新药的靶点定位与机制研究等。

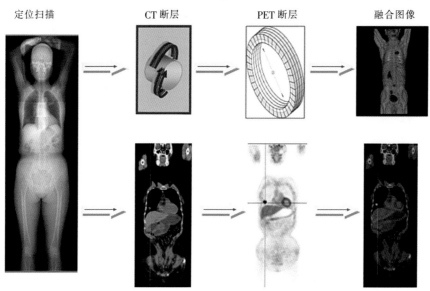

定位扫描　　　　　CT 断层　　　　　PET 断层　　　　　融合图像

图 5-6-1　PET/CT 图像原理及特点

(一)定性分析

通过视觉来判断病灶处 ^{18}F-FDG 代谢的情况进行分析，病灶处放射性分布明显高于正常组织，对药物浓聚程度增高。代谢越高，恶性程度也越高。

(二)半定量分析

标准化摄取值作为 PET/CT 中应用最为广泛的半定量分析指标，在疾病诊断中起着不可替代的重要作用。其公式定义为：

SUV=局部感兴趣区放射性活度(MBq/ml)/[注入放射性活度(MBq/ml)/体重(kg)]

其数值的大小与病灶的放射性浓聚程度成正比。公式中的分子部分可利用感兴趣区 (region of interest,ROI)技术从 PET 图像中获得,注入的放射性活度可通过测量获得。

目前 PET/CT 主要应用于肿瘤诊疗中,PET 最常使用的放射性药物为氟 [18F]-氟代脱氧葡萄糖(18F-fluorodeoxyglucose,18F-FDG),为葡萄糖类似物。人体正常组织和器官及病变处均可不同程度摄取药物,注射后 40~60 min 在体内分布达到平衡。由于不同器官糖代谢水平不同,造成 18F-FDG 分布程度上的差异。了解正常人体各器官的放射性药物的分布规律,对于正确诊断疾病非常重要。SUV 作为半定量指标可反映组织、器官利用葡萄糖的能力,在肿瘤的良恶定性、肿瘤分期和分级以及肿瘤治疗效果评价中也起着非常重要的作用。

SUV 目前常用的表述方式有 3 种:病灶区域平均值(SUV_{mean})、病灶区域最大值(SUV_{max})及SUV 平均值的最大值(SUV_{peak},小区域 1 cm^3)。SUV_{max} 操作简单,重复性好,不受勾画感兴趣区的影响,更常用于对肿瘤病灶摄取药物程度的评价。

二、图像判断

(一)正常图像

正常人体各组织摄取和利用葡萄糖的程度不同,作为反映人体组织葡萄糖代谢状况的 18F-FDG PET 显像,其图像上各组织的放射性分布亦有所不同,反映了靶器官对葡萄糖代谢的情况(图 5-6-2)。

国外部分学者研究发现, 通过使用 PET 直接测定 FDG 在各器官中的浓聚程度, 做了有关 18F-FDG 全身分布的辐射剂量学研究, 发现给药后 1 h 各脏器 18F-FDG 浓聚程度由高到低依次为大脑、肝脏、心脏、红骨髓及肾脏,约 70%的 FDG 分布于全身其他脏器,20%通过泌尿系统排泄。另外,骨骼肌、消化道、脾脏也有不同程度的摄取。了解 FDG 的生物学分布规律可使我们对正常图像有更好的理解 (图 5-6-3)。

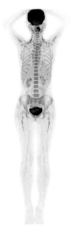

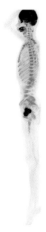

A　　　　　　　　　　　　　　　　　　B

图 5-6-2　正常人体 PET MIP 图像

A.PET 冠状面 MIP 图像;

B.PET 矢状面 MIP 图像

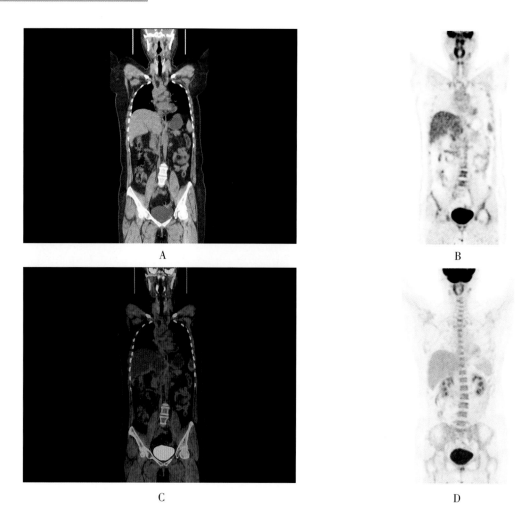

图 5-6-3 正常人体 PET/CT 冠状面图像

A~D.分别为 CT 冠状面、PET 冠状面、冠状面融合和 MIP 图像

1.颅脑:正常情况下,脑为积聚 ^{18}F-FDG 最多的器官,PET 图像上表现为高代谢状态,原因为脑组织需要消耗大量的能量,而葡萄糖几乎是唯一的能量来源。静脉注射后,^{18}F-FDG 被脑组织摄取的量反映了脑组织功能的高低。正常图像上脑皮质为明显的高代谢,以枕叶、颞上回皮质和尾状核头部、壳核显著,小脑最低,左右两侧对称(图 5-6-4)。临床上可以通过计算脑皮质的 SUV、左/右两侧计数比值、大脑各叶与小脑计数比值等方法进行半定量分析。

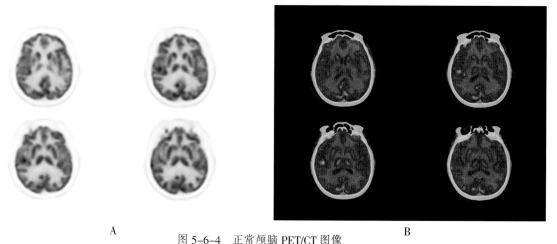

图 5-6-4 正常颅脑 PET/CT 图像

A.B.PET 脑基底节区横断面和融合横断面图像见正常图像上脑皮质为明显的高代谢,以枕叶、颞上回皮质和尾状核头部、壳核显著,左右两侧对称

2.心脏:其代谢底物有多种(脂肪酸、葡萄糖、乳酸、丙酮酸、酮体或氨基酸)。受检者处于饥饿状态时,正常心肌使用脂肪酸作为代谢底物,但仍有部分受检者心肌出现不同程度的放射性摄取,导致 SUV 差异较大。在心肌缺血时没有正常的氧气供应,游离脂肪酸的代谢下降,外源葡萄糖将成为主要的代谢底物,能量的产生主要依靠糖酵解。心肌应激时这种病理生理代谢改变使许多重要心血管疾病的心肌显像成为可能(图 5-6-5)。^{18}F-FDG 是葡萄糖的类似物,能参与体内的葡萄糖代谢,但摄取后仅经历磷酸化过程,而滞留于心肌细胞中,糖负荷下进行显像,用于评估急性心肌缺血。

在未禁食的个体中,心肌对 ^{18}F-FDG 的摄取非常明显,可能干扰对纵隔和左下肺结节的评估。即使充分禁食后,心肌的摄取仍是可变的,而不均匀、不规则的摄取易误诊为纵隔淋巴结以及影响对心肌正常或异常代谢的判断(图 5-6-6)。

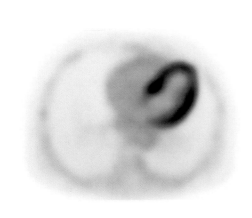
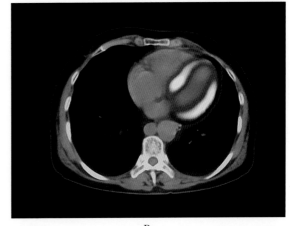

A   B

图 5-6-5　正常心脏 PET/CT 图像

A.正常心肌的 PET 图像;

B.正常心肌的融合图像

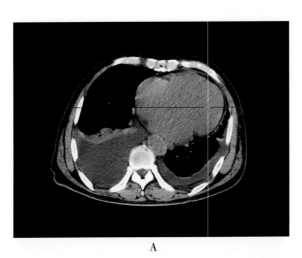
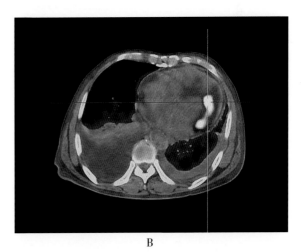

A   B

图 5-6-6　心肌病

A.B.CT 横断面和融合图像见心影增大,左心室局部心肌 ^{18}F-FDG 代谢不均匀性增高,SUV$_{max}$:11.68

3.肝脏:正常人体肝脏具有合成糖原的功能,因此可见 ^{18}F-FDG 浓聚,通常呈弥漫性轻中度浓聚影,放射性分布较均匀,边界较为清楚。有时也可见肝血窦显影,形状不规则、浓聚程度低。如出现异常局限性较高程度的 ^{18}F-FDG 浓聚影,则应怀疑为肝脏原发或转移性肿瘤。脾脏的 ^{18}F-FDG 显影情况与肝脏类似,但 SUV 应低于肝脏(图 5-6-7)。

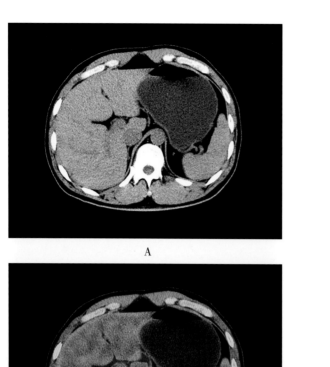

A

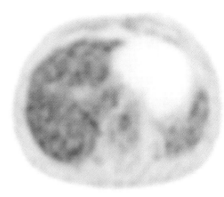

B

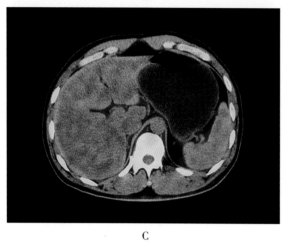

C

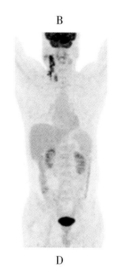

D

图 5-6-7　正常肝脏 CT 和 PET/CT 图像

A~D.依次为第一肝门横断面 CT、PET、融合图像和全身 MIP 图像,肝脏弥漫性轻至中度浓聚影,放射性分布较均匀

4.泌尿系统:^{18}F-FDG 在正常人体中的排泌导致肾、尿道和膀胱内具有较高的放射性分布。在正常状态下,肾实质内基本无 ^{18}F-FDG 的放射性浓聚,但肾盂、肾盏中可含有不同程度的放射性分布,特别是在肾盏扩张时(图 5-6-8)。有时可见双侧输尿管的节段性显影(图 5-6-9),考虑与尿液暂时性滞留相关。如在腹膜后出现小的不连续的放射性分布时,应注意和主动脉旁的淋巴结显影鉴别。膀胱内的放射性分

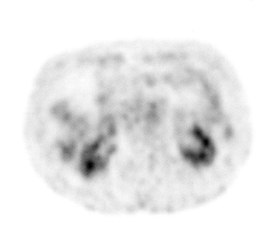

A

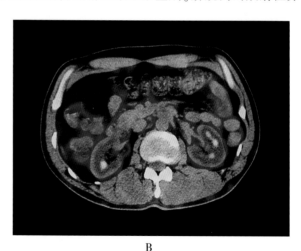

B

图 5-6-8　正常肾脏 PET/CT 图像

A.B.肾门水平横断面 PET 及融合图像,双肾实质生理性显影,双侧肾盂、肾盏中

可含有不同程度的放射性分布

布通常非常高,常严重干扰骨盆部位恶性病变的探查。怀疑泌尿系肿瘤时,通常嘱患者口服呋塞米 40 mg,多饮水并间隔半小时后或更长时间行局部延迟显像,可降低其放射性计数,同时可显示恶性病变的高代谢,结合同机 CT 可明确提高对泌尿系肿瘤的诊断(图 5-6-10)。

在检查前应常规嘱患者排尿,同时扫描采取由下向上的顺序,从骨盆区开始,可使膀胱内活性相对减少。对于有尿潴留的患者,可经导尿管进行断续或持续膀胱冲洗。

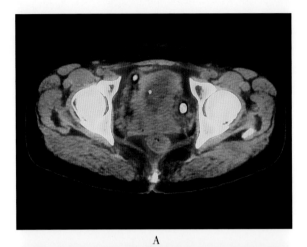
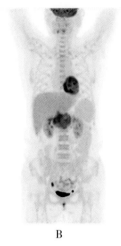

A　　　　　　　　　　　　　　B

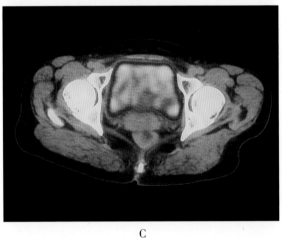
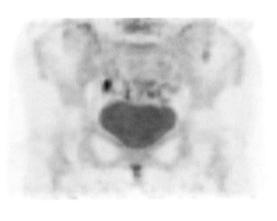

C　　　　　　　　　　　　　　D

图 5-6-9　输尿管放射性滞留

A.B.融合和全身 MIP 图像见早期显像左侧输尿管走行区结节状放射性滞留;

C.D.融合和局部 MIP 图像见局部延迟显像后早期显像放射性滞留消退(嘱患者多饮水,3 h 后行局部显像)

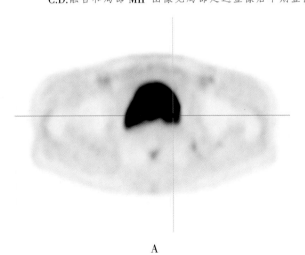
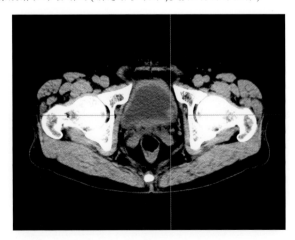

A　　　　　　　　　　　　　　B

图 5-6-10　膀胱肿瘤

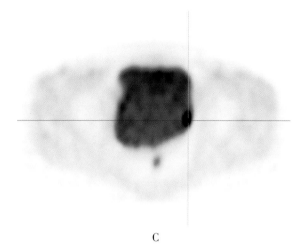

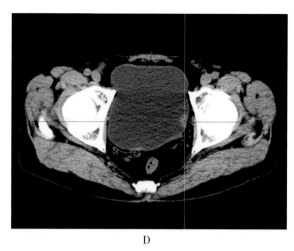

C   D

图 5-6-10　膀胱肿瘤(续)

A.B.PET 和 CT 图像早期显像因膀胱内尿液高放射性积聚影响膀胱壁肿块放射性活性判读；

C.D.多饮水后充盈膀胱行延迟显像可见局部膀胱壁增厚，^{18}F-FDG 代谢增高，SUV$_{max}$:8.82

(二)正常生理性摄取及正常变异

1.头颈部：不同的正常结构表现为不同的生理性摄取，造成头颈部生理性摄取的主要原因是肌肉生理状态不同和腺体的摄取(图 5-6-11、图 5-6-12)。

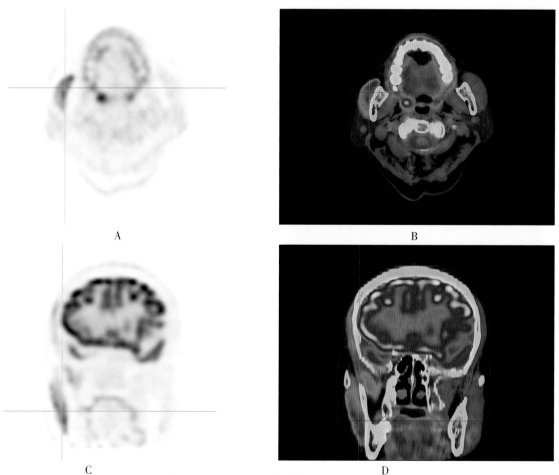

A   B

C   D

图 5-6-11　咬肌生理性摄取

A.B.横断面 PET 和融合图像见右侧咬肌非特异性摄取增高；

C.D.冠状面 PET 和融合图像见右侧咬肌条带状摄取增高灶

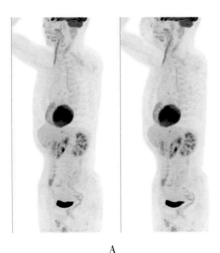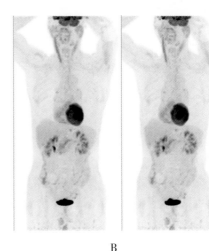

图 5-6-12　胸锁乳突肌生理性摄取

A.B.全身 MIP 图像见双侧胸锁乳突肌不对称性摄取增高,以右侧为著

1)肌肉及腺体:当头颈部骨骼肌未得到充分休息,姿势不当或在注射前后运动身体,以及肌肉自发性紧张时,均可导致肌肉的 18F-FDG 摄取。如眼球活动所致眼眶肌的摄取;咀嚼吞咽过多等所致咀嚼肌的摄取;注射前后说话较多,造成喉部肌肉摄取等。值得注意的是,有时颈部肌肉的摄取会影响淋巴结的判读,不对称时容易误认为病变。

2)口咽部:口咽区、舌、舌下和舌旁、Waldeyers 环、扁桃体、腺样体以及唾液腺均可有程度不同的 18F-FDG 摄取(图 5-6-13),儿童更明显。其原因可能是与淋巴上皮组织和齿龈黏膜较高的葡萄糖代谢以及参与吞咽动作的口底肌肉重复性的收缩有关。从肉眼评价和 SUV 半定量分析来看,扁桃体会出现 18F-FDG 摄取较高,分析其原因可能与扁桃体作为免疫器官,并且处于呼吸道门户位置,由于机体自身保护机制,其细胞代谢活动比较旺盛,导致 18F-FDG 摄取率较高。淋巴瘤的患者 PET/CT 显像时亦可能出现口咽部淋巴组织的高代谢,有时与生理性摄取的高活性鉴别诊断有一定难度,需结合临床及生化检查综合判断,必要时结合病理。

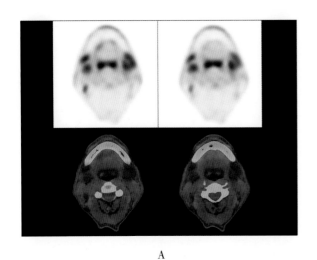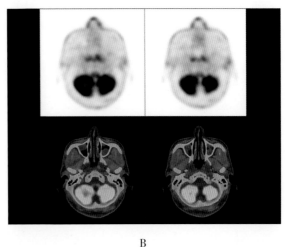

613

图 5-6-13　咽隐窝区、口咽前壁及扁桃体生理性摄取

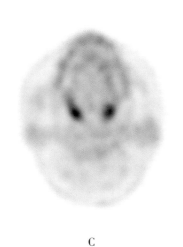

C

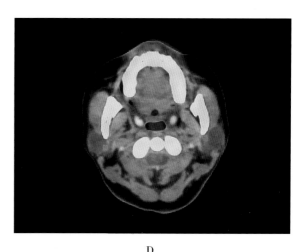

D

图 5-6-13　咽隐窝区、口咽前壁及扁桃体生理性摄取(续)

A~D.PET 和融合图像见双侧咽隐窝、口咽前壁、扁桃体、腮腺及颌下腺生理性摄取呈对称性放射性分布

　　3)甲状腺:有些正常甲状腺也可能出现摄取,一般为轻度,结合甲状腺激素及超声可有效鉴别。Graves 病或甲状腺炎时可发生甲状腺的弥漫性摄取(图 5-6-14)。

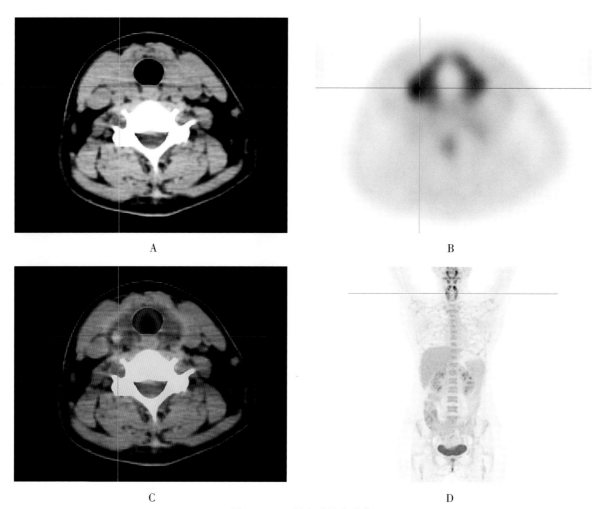

A

B

C

D

图 5-6-14　桥本氏甲状腺炎

A~D.CT、PET、融合和全身 MIP 图像见甲状腺密度弥漫性减低,^{18}F-FDG 代谢弥漫不均匀性增高,SUV_{max}:5.0

2.胸部:

1)双侧锁骨上区:棕色脂肪分布区,女性患者可出现生理性高代谢灶。可能与棕色脂肪有广泛的β-肾上腺能神经分布,含有大量的线粒体,用去甲肾上腺素刺激可使其血流增加有关;与普通脂肪相比,棕色脂肪能储存能量,主要目的是产热,其产热时有三磷酸腺苷的产生,因此它具有较高的代谢活性(图5-6-15)。警惕不要将棕色脂肪与病变混淆,可以通过测量相对应部位的CT值来确认,同时CT还有助于组织解剖形态的观察。

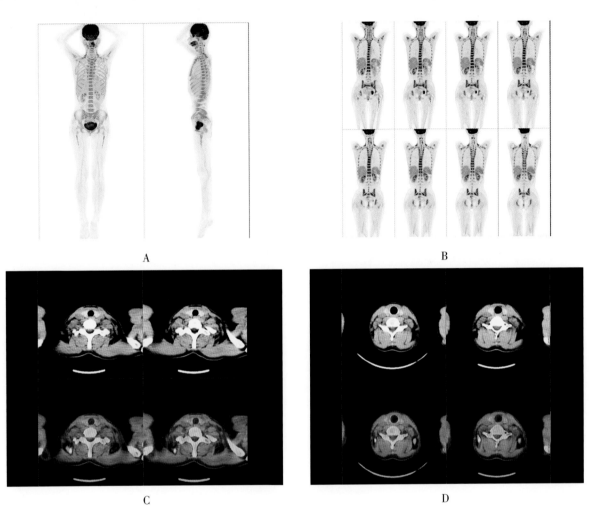

A

B

C

D

图5-6-15　下颈部及锁骨区棕色脂肪显影
A~D.全身MIP和颈部CT及融合图像,双侧颈后三角区及锁骨区可见对称性斑片状高代谢灶

2)乳腺:^{18}F-FDG PET显像时正常女性乳腺可有 ^{18}F-FDG 摄取(图5-6-16),但乳腺组织的致密度和激素状态将影响 ^{18}F-FDG 的摄取程度,致密乳腺较非致密乳腺 ^{18}F-FDG 浓聚程度增高,乳腺密度与 ^{18}F-FDG 摄取明显相关。据相关文献报道,绝经期前和绝经期后采用激素替代疗法的比绝经期后不用激素替代疗法的 ^{18}F-FDG 摄取高,激素状态与 ^{18}F-FDG 的摄取明显相关。乳头可有较高摄取,哺乳期妇女可较非哺乳期增高。乳腺的代谢活性较低,一般不影响乳腺癌的检测,其标准化摄取值通常较乳腺癌明显减低。在绝经后的妇女中,乳腺的活性很少,但在用雌激素作激素替代治疗的妇女中,仍可显示强的摄取。乳头的摄取增加是一种正常的变异。

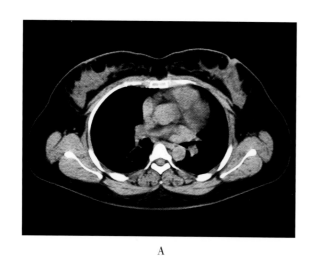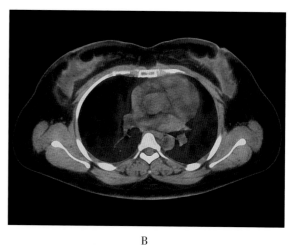

A   B

图 5-6-16　双侧乳腺生理性摄取
A.B.CT 和融合图像见双侧乳腺对称性轻度 18F-FDG 摄取增高

3）胸腺：研究中发现约34%的正常年轻人及儿童会出现胸腺的 18F-FDG 摄取，表现为前纵隔楔形的放射性分布（图5-6-17），推测可能与脂肪浸润相对低有关，导致残留的非脂肪浸润的胸腺实质的 18F-FDG 摄取。有些接受系统性化疗和放射性碘治疗的患者也诱发胸腺 18F-FDG 摄取，要结合病史分析判断。

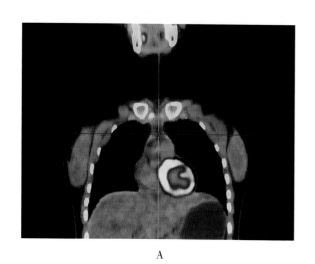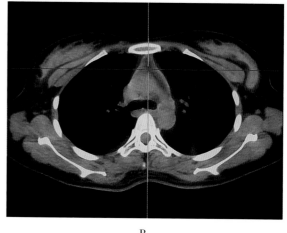

A   B

图 5-6-17　胸腺生理性摄取
A.B.融合图像见前纵隔胸腺区楔形 18F-FDG 摄取轻度增高

4）肺：研究表明，正常人体双侧肺组织 CT 值与 SUV 个体差异相对较小（图5-6-18A）。但也会存在些许区域性 18F-FDG 的摄取变化，腹背和头足方向的标准化摄取值显示出梯度差异，后部可高于前中部，下肺野也可高于中上肺野，这可能与下后部肺组织血流的增加和 18F-FDG 的释放、呼吸时的肺运动以及来自心脏和肝脏的散射造成肺本底活性增加有关。然而，这些后下肺较高的本底与其他因素一起可使该部位的小病灶漏检，造成假阴性。因此在怀疑原发或转移性肺癌 PET 图像解释时要考虑到上述因素，必要时可结合延迟显像及局部的高分辨 CT 扫描来减少微小病灶的漏诊。此外，在少见的情况下由于过度换气，膈肌和膈角也可有 18F-FDG 摄取（图5-6-18B）。

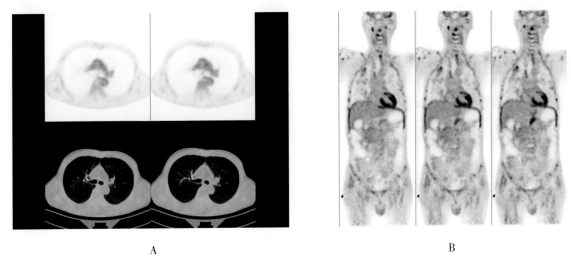

A

B

图 5-6-18　正常肺组织及膈肌放射性浓聚

A.正常肺组织 PET/CT 图像,PET 和融合图像双肺内未见异常 ^{18}F-FDG 代谢增高灶;

B.全身 PET 冠状面图像见过度换气时,膈肌 ^{18}F-FDG 代谢增高

3.腹部:

1)胃:正常情况可以出现胃壁的生理性 FDG 摄取,通常表现为轻度弥漫性摄取增高(图 5-6-19)。其对 ^{18}F-FDG 的摄取程度是多变的,SUV_{max} 通常<3,但也可高达 6。胃壁的活性在冠状面多为线型,而在矢状位则可成环状。胃收缩时胃壁呈不均匀的 ^{18}F-FDG 摄取,与病理性摄取有时难以鉴别,通过口服适量碘造影剂或多饮水后延迟显像可有效鉴别。^{18}F-FDG 的局部摄取也可以发生在胃与食管结合部,不能误诊为食管远端癌(图 5-6-20)。

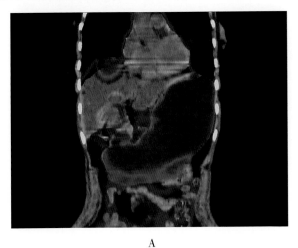

A

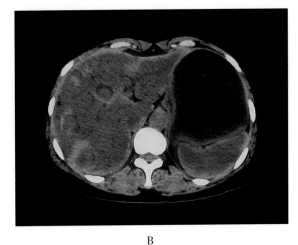

B

图 5-6-19　胃壁生理性摄取

A.B.冠状和横断面融合图像见胃充盈良好,胃壁未见局限性增厚,可见生理性 ^{18}F-FDG 代谢轻度增高

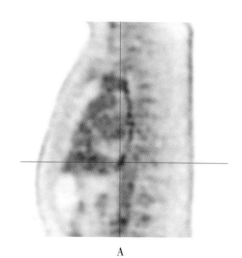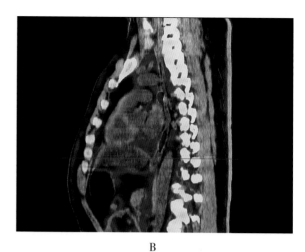

A　　　　　　　　　　　　　　　　　B

图 5-6-20　食管生理性摄取

A.B.矢状面 PET 和融合图像食管管壁未见明显增厚,可见条状 ^{18}F-FDG 代谢轻度增高

2)肠道:^{18}F-FDG 摄取很常见,且形态变化较大,摄取程度也有明显差异,通常表现为条索节段状(图 5-6-21),大肠较小肠更多见,原因可能为肠道淋巴组织和平滑肌动力(如便秘)因素所致,也可能与局部的轻度炎症、结肠内微生物的吞噬或蠕动期间的平滑肌活性有关,其位置和线性的外形可以帮助鉴别。当生理性摄取与病变鉴别困难时,可结合同机 CT 及通过延迟显像进行鉴别。

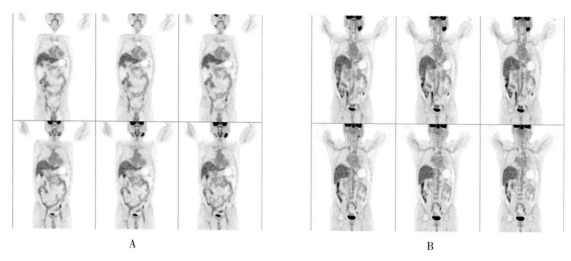

A　　　　　　　　　　　　　　　　　B

图 5-6-21　肠道生理性摄取

A.B.PET 冠状面图像见腹腔内肠管条索状 ^{18}F-FDG 摄取增高,以升结肠区为著

3)腹盆腔动脉:沿腹主动脉、髂动脉和近段股动脉表面轮廓分布的灶性、弥漫性、线性,或不规则的 ^{18}F-FDG 摄取(图 5-6-22),应视为动脉壁的摄取;但有报道认为其没有炎症或感染性血管炎的证据,是与动脉硬化斑块内巨噬细胞增多有关。研究显示,衰老的生理性变化或与年龄相关的病理性过程和高胆固醇血症是动脉壁摄取的原因。

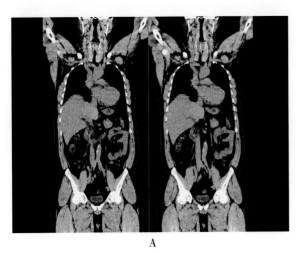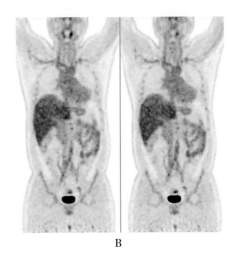

A   B

图 5-6-22　动脉摄取

A.B.冠状面 CT 和 PET 图像见主动脉弓、头臂干、左颈总动脉、左锁骨下动脉、腹主动脉下段及
左右髂总动脉 ¹⁸F-FDG 摄取轻度增高

　　4.肌肉骨骼系统:静息的骨骼肌无明显的 ¹⁸F-FDG 聚集,但运动后或注射后发生肌肉收缩,骨骼肌的需氧糖酵解增加可导致 ¹⁸F-FDG 的聚集增加(图 5-6-23)。例如注射前跑步或活动过多可致斜方肌和腿部肌肉组织摄取增加,用拐杖走路可致前臂摄取增多,注射前患者捏拳头使肌肉收缩、静脉膨胀可致单侧前臂摄取增加,患者焦虑和紧张可致脊柱周围和后颈部肌肉的摄取呈对称性增高。

第五章　PET/CT 临床应用

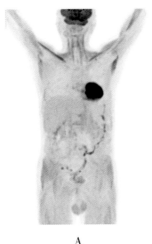

A   B

图 5-6-23　骨骼肌广泛性摄取 ¹⁸F-FDG

A.B 全身 MIP 图像见所及部位软组织 ¹⁸F-FDG 代谢增高

　　5.盆腔:

　　1)睾丸:正常睾丸在 PET 显像中也可显示,表现为两个圆形的 ¹⁸F-FDG 摄取增高影(图 5-6-24A),其摄取程度随年龄增长而有所下降,说明年轻人睾丸的葡萄糖代谢较高。

　　2)子宫和卵巢:已绝经女性无子宫内膜和卵巢生理性摄取;未绝经女性出现子宫内膜和卵巢的高代谢灶需考虑生理性摄取可能(图 5-6-24B)。

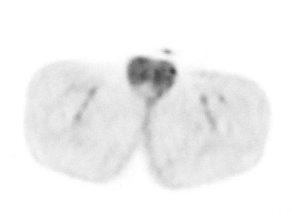

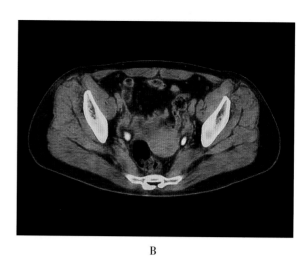

A   B

图 5-6-24　生殖系统生理性摄取

A.PET 图像见双侧睾丸对称性 ^{18}F-FDG 代谢增高；

B.融合图像见双侧卵巢区对称性 ^{18}F-FDG 代谢增高

(三)PET/CT 常见伪影

1.高密度物质所致伪影:常见的为口服高浓度阳性对比剂、肠道内钡剂的存量残留(图 5-6-25)、金属异物等。研究认为,CT 为 PET 作衰减校正后伪影区标准摄取值(SUV)会轻度增高,影响 PET/CT 的定量研究工作及对 PET 图像的解释。

体内常见的金属植入物包括心脏起搏器(图 5-6-26)、人工关节、义齿、外科整形材料等。金属植入物伪影一般对有经验的诊断医师不会造成困扰,通过重建非衰减校正图像可以进行识别。对于 PET/CT 检查前胃肠钡餐检查或者钡灌肠检查的患者,其体内的钡浓度很高,在 CT 和 PET/CT 图像上会产生严重伪影,预约时应详细询问病史,选择合适的检查时间,必要时于检查前一天行透视或 CT 定位扫描,明确钡剂残留情况。PET/CT 具有重建时金属伪影校正功能,可降低金属伪影的影响。

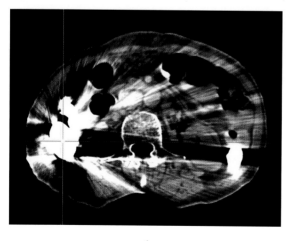

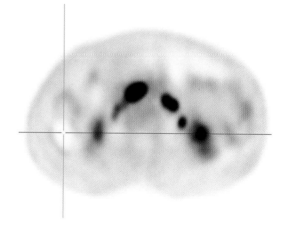

A   B

图 5-6-25　肠道内钡剂伪影

A.B.CT 图像见腹腔肠管局部高密度钡剂伪影,PET 图像见相应部位呈放射性缺损改变

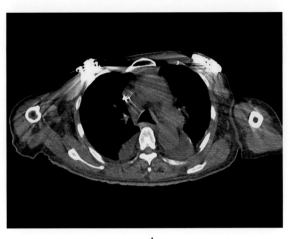

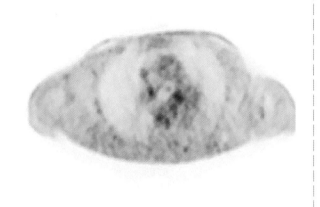

A   B

图 5-6-26　心脏起搏器伪影

A.B.CT 图像见双侧前胸部高密度心脏起搏器伪影,PET 图像局部代谢未见增高

2.运动伪影:包括不自主的呼吸运动、肠道运动和自主运动。

1)呼吸运动伪影:患者接受 PET/CT 检查时一般采取自由呼吸,由于 PET 采集时间比较长(12~25 min),CT 的扫描速度很快,故可使得胸廓、膈肌及其附近的脏器(肝、肺等)位置发生变化,造成 PET 和 CT 图像位置匹配出现误差,产生伪影,特别在患者咳嗽及紧张时明显(图 5-6-27A)。而呼吸门控可有效降低呼吸运动伪影的影响,当发现肺底或肝脏病灶因呼吸运动影响移动较大或无法准确定位时,可行局部的呼吸门控显像(图 5-6-27B)。经过呼吸门控技术校正的 PET/CT 图像可观察到病灶随呼吸运动的轨迹,进行更好的定位。

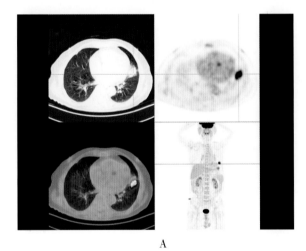

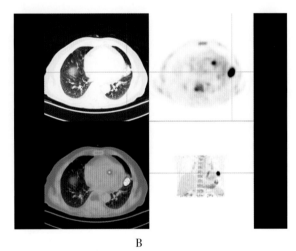

A   B

图 5-6-27　呼吸运动致使 CT 与 PET 失匹配

A.常规扫描左肺内病灶因呼吸影响出现失匹配;

B.延迟显像时加呼吸门控采集失匹配改善

2)自主运动伪影:表现为两个方面。一是运动后显像,运动后造成肌肉紧张,葡萄糖利用增加,致肌肉明显摄取 ^{18}F-FDG 而显影;二是由于患者检查时位置不适而改变体位,表现为单侧不适处肌肉放射性摄取,同时由于体位改变,造成图像不匹配产生融合偏差(图 5-6-28)。此类患者通过检查前的指导大多可予以避免,也可以通过改善 PET 采集方式或晶体升级得到解决。

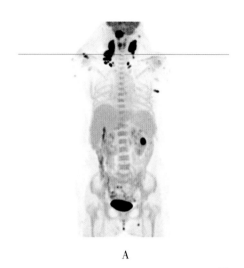
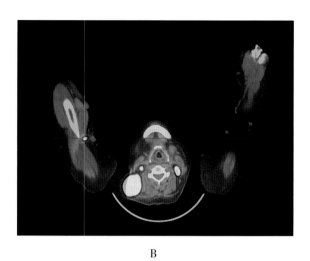

A   B

图 5-6-28 自主运动伪影

A.B.全身 MIP 和融合图像见右上臂结节状 ¹⁸F-FDG 摄取增高灶,由于体位改变,造成图像不匹配产生融合偏差

3)胃肠道运动伪影:检查前饮水充盈胃,因 CT 扫描较快,PET 扫描偏慢,故 PET 扫描后胃内液体可能部分排入肠道内,导致匹配出现偏差。同时胃肠道发生蠕动,并且在呼吸运动的影响下,胃壁及肠管会发生位置移动,亦会影响匹配(图 5-6-29)。诊断时要综合考虑,避免影响腹部及盆腔内 PET/CT 图像的分析,出现假阳性或者假阴性。由于 CT 衰减校正引起的腹部及盆腔内的异常放射性浓聚,可通过重建非衰减校正图像进行鉴别,必要时行局部延迟显像。

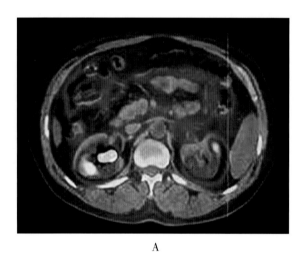
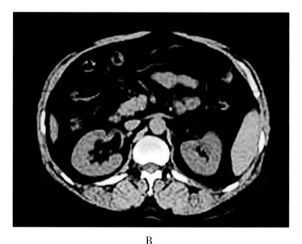

A   B

图 5-6-29 肠道运动伪影

A.B.融合图像见肠管生理性显影与对应 CT 图像不匹配

3.显像剂渗漏导致的伪影:显像剂外漏表现为注射部位的"热区";当污染到其他部位时,部分患者亦可见身体皮肤或衣服区等的体外污染显影(图 5-6-30)。通过提高注射水平及操作熟练度,严格按照操作规范进行,注射后按压方法及按压时间正确,可有效避免此类伪影的产生。

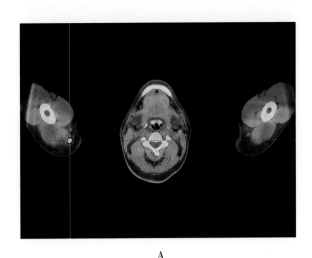
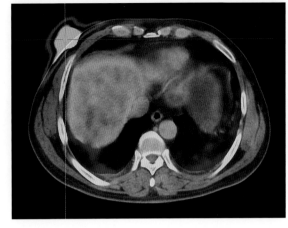

A   B

图 5-6-30 显像剂渗漏及体外污染

A.融合图像见右上肢因患者活动导致融合不佳,右上肢见条状药物渗漏影;

B.融合图像同一患者右下胸壁见明显体外药物污染

  4.糖尿病患者注射胰岛素后的影响:患者血糖水平升高会导致体内葡萄糖与 FDG 发生竞争性抑制,肿瘤摄取 FDG 量减少,影响图像质量,因此需注射胰岛素降血糖以提高图像质量;但是胰岛素又会导致 FDG 被脂肪和肌肉摄取,肌肉的高摄取有可能影响对病灶的观察和判断(图 5-6-31)。因此对于高血糖患者,最好提前通过药物治疗将血糖控制在允许值范围内再接受 PET/CT 检查。

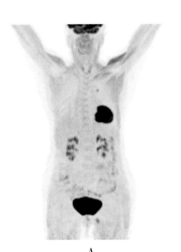
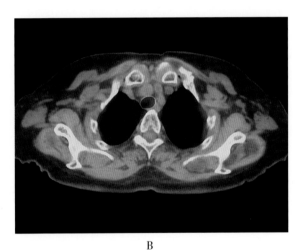

A   B

图 5-6-31 糖尿病患者注射胰岛素后肌肉高摄取

A.B.全身 MIP 和融合图像见左侧冈上肌及冈下肌 FDG 较对侧摄取增高

  5.CT 截断伪影:患者过度肥胖或检查过程中手臂放在身体两侧的患者,导致部分未进入 CT 扫描范围内,而 PET 扫描视野(60 cm)较 CT 扫描视野(50 cm)大,导致不能得到扫描部位的全部信息,产生截断伪影,数据的缺失导致衰减校正信息不全又带来图像的伪影(图 5-6-32)。部分患者可通过重建 CT,将视野调整到 60 cm 后得到解决,亦可通过检查前或检查中的有效措施降低截断伪影的发生。

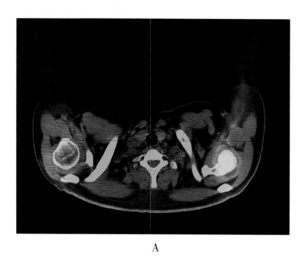
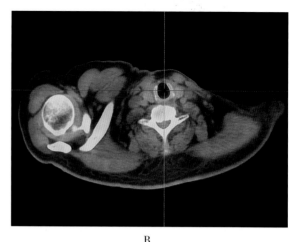

A   B

图 5-6-32　CT 截断伪影

A.融合图像见患者检查过程中上肢活动后导致超出扫描野,产生 CT 截断伪影;

B.融合图像见同一患者行局部显像伪影消失

(四)异常图像分析

在排除正常生理性摄取外,出现局灶性的异常葡萄糖高代谢病灶均可视为异常病灶。主要包括:

1.恶性肿瘤:绝大多数恶性肿瘤都对 ^{18}F-FDG 有高摄取而表现为高代谢灶,因恶性肿瘤对葡萄糖利用较高,PET/CT 图像上出现局灶性、较高的显像剂浓聚(图 5-6-33 至图 5-6-36);但有部分肿瘤,由于葡萄糖转运蛋白表达水平较低、去磷酸化水平较高、肿瘤组织中的肿瘤细胞数量较少等因素,如分化较好的肝细胞癌、前列腺癌、肾透明细胞癌、胃肠道黏液癌或印戒细胞癌等,在图像上均可表现为较低甚至无显像剂摄取。

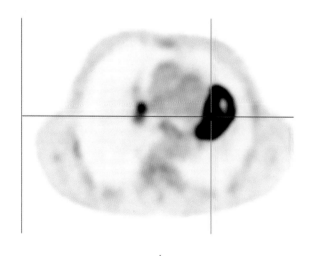
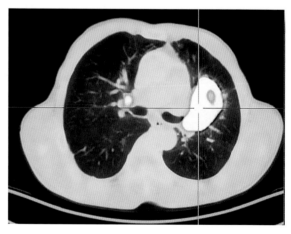

A   B

图 5-6-33　肺鳞癌伴肝脏及脑转移

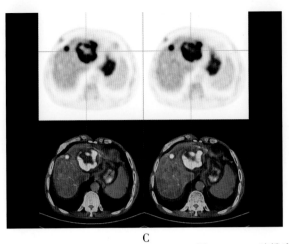

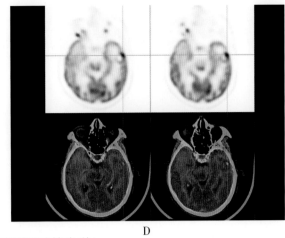

C   D

图5-6-33 肺鳞癌伴肝脏及脑转移(续)

A.B.PET和融合图像见左肺门一肿块,¹⁸F-FDG代谢不均匀增高,同层面右肺门可见一结节状¹⁸F-FDG代谢增高灶;

C.肝左叶外侧段可见一不规则肿块,¹⁸F-FDG代谢不均匀增高,另可见肝左叶内侧段肝包膜下一结节状¹⁸F-FDG代谢增高灶;

D.左侧颞叶皮层下可见一结节状¹⁸F-FDG代谢增高灶

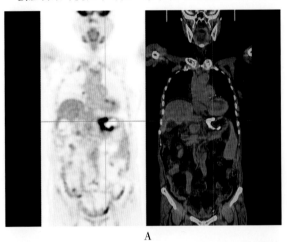

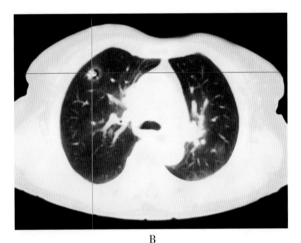

A   B

图5-6-34 胃底及贲门腺癌伴双肺转移

A.冠状面PET和融合图像见胃底近贲门处胃壁明显增厚,¹⁸F-FDG代谢明显增高;

B.融合图像见右肺上叶前段一结节状¹⁸F-FDG代谢增高灶

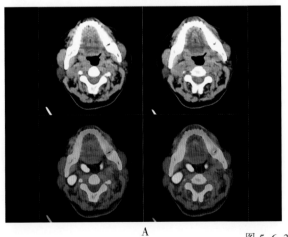

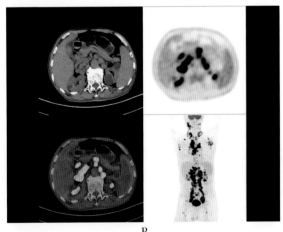

A   B

图5-6-35 淋巴瘤

A.CT和融合图像见右侧扁桃体较对侧肿大,¹⁸F-FDG代谢明显增高,邻近咽旁间隙见一肿大淋巴结,¹⁸F-FDG代谢明显增高;

B.CT、PET融合图像和全身MIP图像见腹膜后多发大小不等肿大淋巴结,¹⁸F-FDG代谢明显增高,全身MIP图示颈部、纵隔、腋下、腹膜后及髂血管旁多发肿大淋巴结伴融合

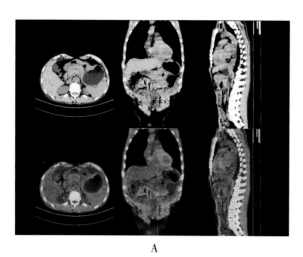
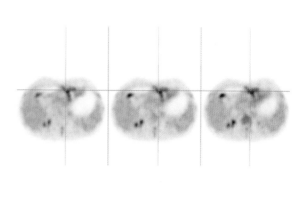

A   B

图 5-6-36   胃低分化腺癌

A.CT 和融合图像见胃体部胃壁明显增厚,^{18}F-FDG 代谢增高,早期显像:SUV_{max}:4.37;

B.PET 图像延迟显像:SUV_{max}:4.4

2.良性肿瘤:部分良性肿瘤如甲状腺乳头状瘤、腮腺肿瘤、结肠腺瘤样息肉和绒毛腺瘤以及平滑肌瘤等在 ^{18}F-FDG PET/CT 图像上也可表现为较高的显像剂摄取(图 5-6-37)。这些良性肿瘤有时与早期恶性肿瘤病灶很容易相混淆,在临床中要多加注意。

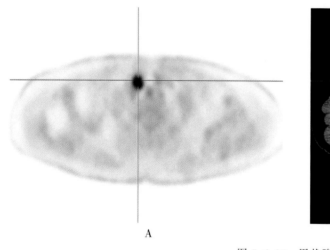
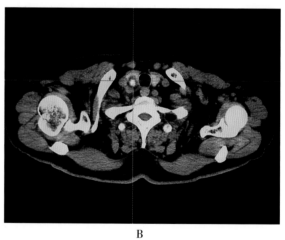

A   B

图 5-6-37   甲状腺腺瘤

A.B.PET 和融合图像见甲状腺右侧叶一结节状 ^{18}F-FDG 代谢增高灶

3.炎症:由于炎症也是一种葡萄糖代谢增强的病变,各种原因(如手术、放疗或感染)等引起的急性炎症、肉芽组织增生为主的炎症,如结节病、真菌性疾病或结核性疾病等(图 5-6-38);以及由于免疫异常等所致的慢性炎症疾病如溃疡性结肠炎、全身淋巴结病等在 ^{18}F-FDG PET/CT 图像上也可表现较高的显像剂摄取(图 5-6-39)。鉴别诊断常需结合同机 CT、患者的具体病史、实验室检查,甚至是组织病理学表现。

626

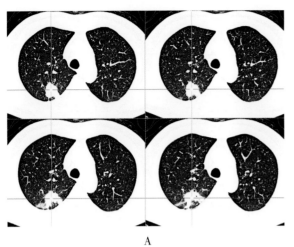
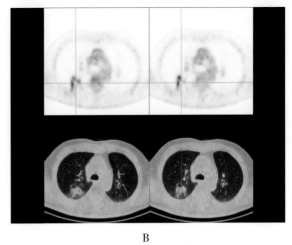

图 5-6-38　肺结核

A.B.CT、PET 和融合图像见右肺上叶一团片状密度增高影,局部可见条片状 ^{18}F-FDG 代谢增高灶

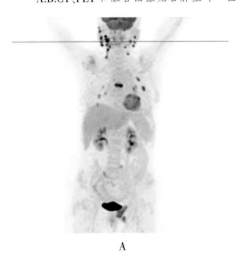
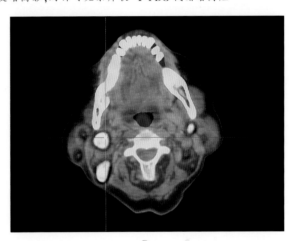

图 5-6-39　淋巴结炎

A.B.全身 MIP 和融合图像见双侧颈部多发淋巴结肿大,并 ^{18}F-FDG 代谢明显增高

(陈 红 李 飞)

第五章　PET/CT 临床应用

第七节　PET/CT临床应用

一、PET/CT 在恶性肿瘤诊疗中的应用

PET/CT 可从分子水平上灵敏地探测疾病早期的代谢异常,并通过定性和定量分析,提供有价值的功能和代谢信息。CT 对 PET 发现的病灶能精确解剖定位,PET 对 CT 可疑病变增加其诊断的特异性,PET 和 CT 两者信息互补,避免或减少了 PET 对阴性肿瘤或小病灶的漏诊。

目前 PET/CT 最常应用于肿瘤学中,临床最常用的显像剂是 ^{18}F-FDG,为葡萄糖的类似物。静脉注射 ^{18}F-FDG 后,在葡萄糖转运蛋白的辅助下通过细胞膜进入细胞内,在胞液中,^{18}F-FDG 在己糖激酶作用下磷酸化,生成 6-PO$_4$-^{18}F-FDG。由于 ^{18}F-FDG 与葡萄糖的结构不同,6-PO$_4$-^{18}F-FDG 不能进一步代谢,而滞留在细胞内进行显像。在葡萄糖代谢平衡状态下,6-PO$_4$-^{18}F-FDG 滞留量与组织细胞葡萄糖消耗量大致相仿;而绝大多数恶性肿瘤葡萄糖需求大,所以 6-PO$_4$-^{18}F-FDG 滞留量也较大,表现为高代谢特点。

PET/CT 结合了功能显像和解剖显像的特点,在肿瘤的早期发现和良、恶性肿瘤的鉴别诊断,寻找原发灶和转移灶,临床分期,疗效评估和监测肿瘤复发转移,指导介入治疗和活检定位以及制订放化疗计划等方面都有广泛的应用前景。特别是随着新的肿瘤特异性核素药物的开发和应用、标记方法的进步以及多种显像剂的组合运用,能有效弥补 PET/CT 的局限性,如炎性肉芽肿、活动性结核等可能造成的假阳性及一些低代谢肿瘤造成的假阴性。

（一）在恶性肿瘤诊断中的应用

恶性肿瘤多表现为局部摄取增高,结合 CT 精确解剖定位在很大程度上弥补了 PET 的假阴性及对小病灶漏诊的不足。目前 PET 晶体的进步,使分辨率较前有了明显的提高。此外,尽管 CT 能对大部分肿瘤做出准确的定性诊断,但仍有相当一部分占位性病变仅凭形态学很难区分其良、恶性,此时 PET 所提供的功能方面的信息则显得尤为重要。

Ⅰ.PET/CT 在头颈部肿瘤诊断中的应用:对于一些特殊病例的诊断,PET 有其特有的价值。譬如,那些颈部淋巴结活检证实为转移癌而原发病灶不明的病例,此类病例原发灶的早期准确定位很大程度上决定了肿瘤治疗的成败;还有那些原发病灶微小或位于黏膜下层及其他通过内镜、CT 或 MRI 等无法检测到的部位。对于头颈部临床上高度怀疑恶性肿瘤而未查见明确原发病灶的病例,PET 有助于原发病灶的早期检出、定位和治疗方案的选择。

（Ⅰ）脑肿瘤:CT、MRI 是最常用的脑肿瘤首选检查手段,脑肿瘤的诊断多不需要 PET/CT 显像,但在诊断确立以后判断肿瘤级别、判断预后、决定治疗方案以及判断治疗效果时,PET/CT 代谢显像就可以提供重要信息。

胶质瘤　对于胶质瘤的诊断,目前的观点认为高级别胶质瘤的摄取高于低级别胶质瘤的摄取,并且同患者的预后有关。对胶质瘤相关研究表明,肿瘤对 FDG 的摄取程度与患者的生存时间有一定的相关性。^{18}F-FDG PET 借助肿瘤对 ^{18}F-FDG 摄取程度不同,可以进行胶质瘤诊断与分级,尤其是对恶性胶质瘤术后复发与放射坏死的鉴别,是 PET 在脑肿瘤应用中的优势,而对不同病理类型胶质瘤术前 ^{18}F-FDG PET 显像分析和总结是术前诊断和术后鉴别其复发与放射坏死的基础。

【PET/CT 表现】

1.Ⅰ级星形细胞瘤病灶呈 ^{18}F-FDG 低摄取。

2.Ⅱ或Ⅱ级以上星形细胞瘤呈 ^{18}F-FDG 高摄取（图 5-7-1）。

3.少突胶质细胞瘤中,Ⅱ级病灶 ^{18}F-FDG 摄取低,而Ⅲ级病灶呈 ^{18}F-FDG 摄取增高。

4.Ⅱ级混合性胶质瘤和室管膜瘤,都呈 ^{18}F-FDG 摄取增高。

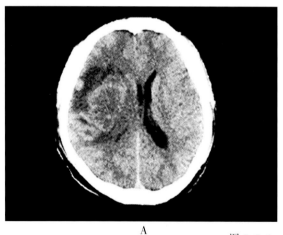
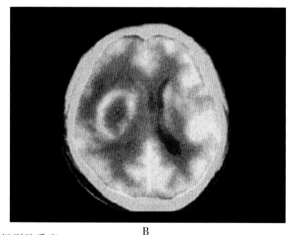

A   图 5-7-1 高级别胶质瘤   B

A.CT 平扫右侧侧脑室旁可见一团块状不均匀等密度灶,周围可见片状低密度水肿带,邻近侧脑室明显受压变窄;

B.融合图像见病灶呈环状高代谢,其内呈低代谢坏死区

脑转移瘤

【PET/CT 表现】

1.囊性密度脑转移瘤摄取 ¹⁸F-FDG 程度与其囊壁厚薄有关,壁可表现为高代谢,囊性部分呈缺损改变(图 5-7-2)。

2.表现为高密度结节的脑转移瘤摄取 ¹⁸F-FDG 程度较低。

3.当脑转移瘤 CT 表现为等密度结节时,病灶摄取 ¹⁸F-FDG 程度较高(图 5-7-3)。

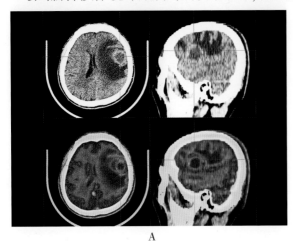
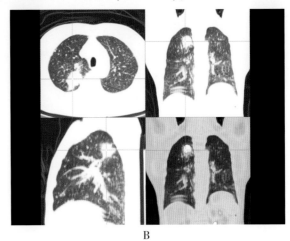

A

B

图 5-7-2　肺癌伴脑转移(囊性结节)

A.CT 和融合图像见左侧额叶皮质下一囊性低密度灶,囊壁呈稍高密度影,周围可见大片状低密度水肿带,邻近侧脑室明显受压,囊壁 ¹⁸F-FDG 代谢稍增高,囊性部分呈缺损改变;

B.CT 和融合图像见右肺上叶后段一不规则团块状软组织肿块,局部呈分叶状,周围可见细小毛刺,¹⁸F-FDG 代谢明显增高

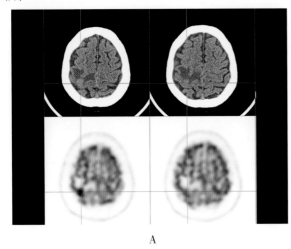
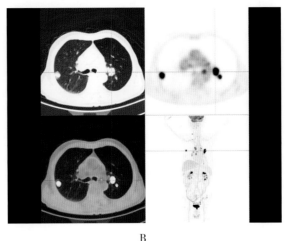

A

B

图 5-7-3　肺癌伴双肺、脑转移(等密度结节)

A.CT 和 PET 图像见右侧顶叶皮质下一结节状等密度,周围可见片状低密度水肿带,¹⁸F-FDG 代谢明显增高;

B.CT、PET、融合图像和全身 MIP 图像见左肺门及右肺多发结节状软组织肿块,¹⁸F-FDG 代谢明显增高

恶性脑膜瘤

【PET/CT 表现】

1.¹⁸F-FDG PET 从葡萄糖代谢的角度,直接对肿瘤的性质进行鉴别,可以用于对良性与非典型性、间变型脑膜瘤的鉴别诊断。

2.根据良、恶性脑膜瘤对 ¹⁸F-FDG 的摄取程度不同,¹⁸F-FDG PET 不仅从影像上显示了良、恶性肿瘤的代谢差异;而且通过比值法,实现了对代谢差异的量化,达到了鉴别良、恶性脑膜瘤的目的。

3.因此,¹⁸F-FDG PET 是一种鉴别脑膜瘤良、恶性的有效方法(图 5-7-4)。

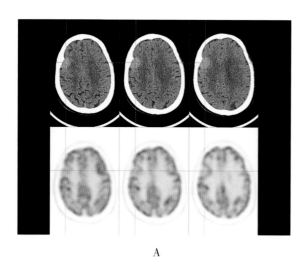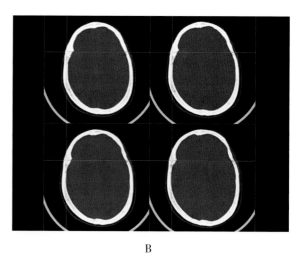

A   B

图 5-7-4   脑膜瘤

A.CT 和 PET 图像见右侧额部一团块均匀稍高密度肿块,边界清楚,PET 显示 ^{18}F-FDG 低摄取;

B.CT 骨窗见右额部邻近颅骨板障增厚

脑淋巴瘤

【PET/CT 表现】

1.病灶处 ^{18}F-FDG 代谢明显高于正常脑皮质(图 5-7-5)。

2.位于皮质区病灶周围可出现脑水肿,呈现轻度或中度代谢减低。

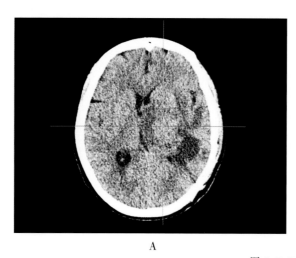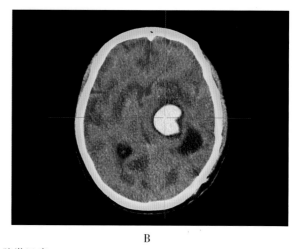

A   B

图 5-7-5   脑淋巴瘤

A.CT 平扫左侧基底节区可见一团块状等密度肿块,边界不清,周围可见斑片状低密度水肿带;

B.融合图像见左侧基底节区病灶 ^{18}F-FDG 代谢明显增高

(Ⅱ)鼻咽癌:PET 显像对鼻咽癌诊断的高灵敏度(96.0%)和高阴性预测值(95.24%),表明其是诊断鼻咽癌的重要方法之一。

【PET/CT 表现】

1.可发现的鼻咽癌最小直径为 0.9 cm,当 PET/CT 提示鼻咽部连续出现不对称的放射性浓聚灶且伴有 SUV 增高时,应充分考虑其临床背景而行病理活组织检查(图 5-7-6)。

2.鼻咽癌不同分化程度与 SUV 具有相关性。未分化癌、低分化鳞状细胞癌的 SUV 较鳞状细胞癌高,这可能与不同的病理类型其葡萄糖代谢不同有关。因此,SUV 可反映鼻咽癌的分化程度和恶性程度。

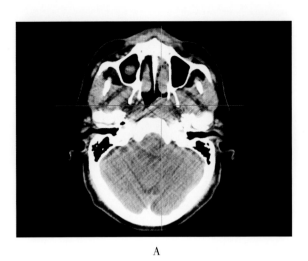
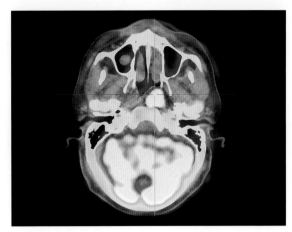

A   B

图 5-7-6　鼻咽癌

A.CT 平扫见左侧咽隐窝消失,局部见软组织肿块;
B.融合图像见局部 ¹⁸F-FDG 代谢明显增高

（Ⅲ）喉癌：

【PET/CT 表现】

可表现为 ¹⁸F-FDG 异常浓聚(图 5-7-7),通过异常显像区所在的部位及其分布形态,需与生理性显像鉴别。

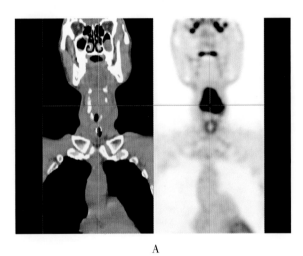
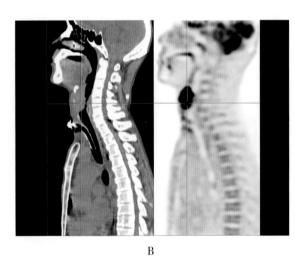

A   B

图 5-7-7　喉癌

A.颈部冠状面 CT 和 PET 图像见喉部团块状软组织肿块,边界不清,¹⁸F-FDG 高度摄取;
B.颈部矢状面 CT 和 PET 图像见喉部占位,继发喉咽部狭窄

（Ⅳ）鼻窦癌：

【PET/CT 表现】

多表现为高代谢改变(图 5-7-8)。

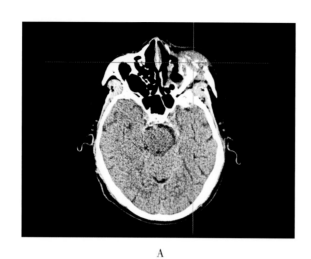
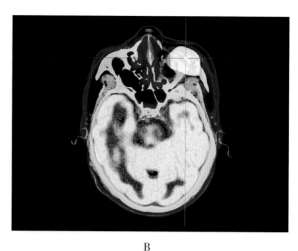

A　　　　　　　　　　　　　　　　　B

图 5-7-8　上颌窦癌

A.CT 平扫见左侧上颌窦外侧壁团块状不均匀软组织肿块，并见周围骨质破坏；

B.融合图像见相应部位 ^{18}F-FDG 高代谢

（Ⅴ）甲状腺恶性肿瘤：

甲状腺癌

【PET/CT 表现】

1.只有部分甲状腺癌患者的原发灶和转移灶癌细胞摄取 ^{18}F-FDG，导致 ^{18}F-FDG PET/CT 在甲状腺癌初始诊断中的灵敏度和特异性均有限。

2.^{18}F-FDG PET/CT 显像主要应用在甲状腺癌的术后病灶诊断、分期和再分期，帮助确定患者后续治疗和随访计划，并对术后个体化治疗进行评价和预后判断（图 5-7-9）。

3.^{18}F-FDG PET 显像诊断甲状腺髓样癌的灵敏度和特异性分别为 85.7% 和 83.3%。

4.对于分化型甲状腺癌患者，临床最常用于甲状腺癌术后复查过程中发现甲状腺球蛋白增高但 ^{131}I 全身扫描阴性患者的随访。

5.^{18}F-FDG PET/CT 显像可以对甲状腺未分化癌患者进行病灶检测、分期和再分期，早期评估其治疗效果，调整治疗决策，改善患者预后。

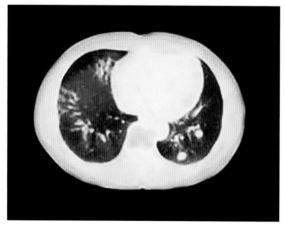
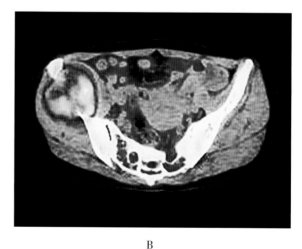

A　　　　　　　　　　　　　　　　　B

图 5-7-9　甲状腺滤泡状癌术后双肺及骨转移

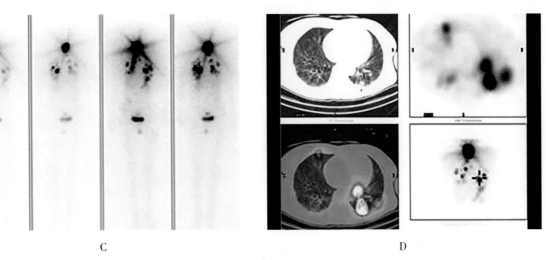

C   D

图 5-7-9 甲状腺滤泡状癌术后双肺及骨转移(续)

A.融合图像见双肺内多发结节影,边缘较清楚,¹⁸F-FDG 代谢未见明显增高;

B.融合图像见右侧髂骨明显骨质破坏伴软组织肿块形成,¹⁸F-FDG 代谢明显增高;

C.全身碘扫描见甲状腺残余组织显影,双肺内多发放射性浓聚灶;

D.局部断层见肺内多发结节灶伴放射性分布增高

原发性甲状腺淋巴瘤

【PET/CT 表现】

1.在恶性淋巴瘤的诊断、分期、疗效评估及预后判断等方面具有重要的临床价值(图 5-7-10、图 5-7-11)。

2.PTL 属于结外淋巴瘤,绝大多数为非霍奇金淋巴瘤,以弥漫性大 B 细胞淋巴瘤和黏膜相关淋巴组织淋巴瘤最常见, 很少来源于霍奇金淋巴瘤 (hodgkin lymphoma,HL) 或 T 细胞非霍奇金淋巴瘤(non-hodgkin lymphoma,NHL)。

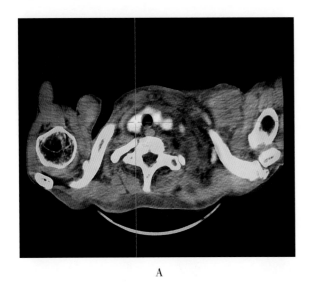   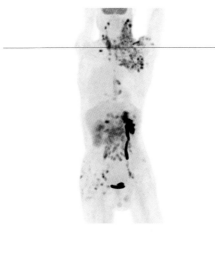

A   B

图 5-7-10 淋巴瘤

A.融合图像见甲状腺双侧叶 ¹⁸F-FDG 代谢增高,左颈根部及锁骨下斑片状 ¹⁸F-FDG 代谢增高灶;

B.全身 MIP 图像见颈胸部及腹部多发 ¹⁸F-FDG 代谢增高灶

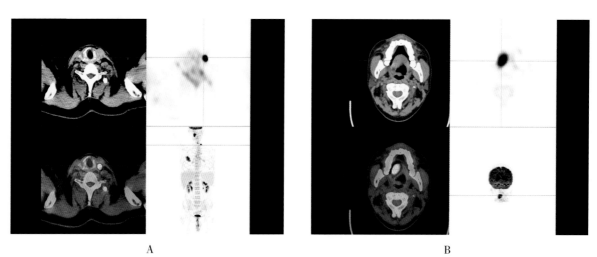

图 5-7-11　鼻腔淋巴瘤累及甲状腺和舌部

A.B.甲状腺左叶及舌区 ^{18}F-FDG 高代谢

Ⅱ.PET/CT 在胸部肿瘤诊断中的应用：

（Ⅰ）肺恶性肿瘤：

【PET/CT 表现】

1.^{18}F-FDG PET/CT 显像通常情况下肺癌表现为高代谢（图 5-7-12、图 5-7-13），也存在假阳性与假阴性的情况。良性肿瘤、炎症和增殖性良性病变亦可摄取 ^{18}F-FDG。肺部良性疾病如感染性疾病（细菌性肺炎、肺结核、肺真菌感染等）、炎性结节性疾病（活动性结节病、尘肺、Wegener 病）或缺血坏死性疾病（肺梗死）均可表现为代谢增高，出现假阳性结果（图 5-7-14）。

2.进行 ^{18}F-FDG PET 双时相显像的方法对肺内占位进行诊断和鉴别诊断，可提高 ^{18}F-FDG PET/CT 的诊断效率。

3.^{18}F-FDG PET/CT 对肺癌的诊断、分期和预后判断具有一定的临床意义。作为判断肺部病灶性质的主要评价指标，由于肿瘤分化程度较高时病灶表现为低摄取，SUV$_{max}$ 用于鉴别良、恶性作用不大，从而造成误诊，可联合 HRCT 的形态学特征对提高诊断准确性具有重要意义。

4.SUV 与肺癌病理类型明显相关，鳞癌的 SUV 值大于腺癌的 SUV 值，且与肺癌分化程度密切相关。

5.使用非 ^{18}F-FDG 放射性药物如 ^{11}C-胆碱、^{18}F-FLT 等对肺癌进行鉴别诊断，可提高 PET/CT 诊断准确性并能更好地进行临床分期。

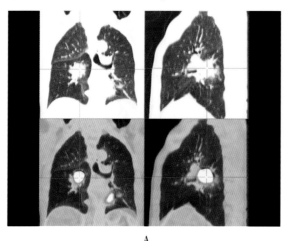

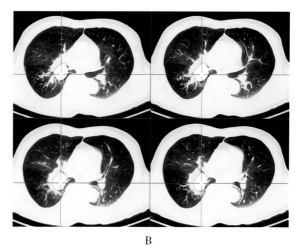

图 5-7-12　肺低分化鳞癌

A.B.CT 和融合图像见右肺门一团块状软组织肿块，局部呈分叶状，周围可见毛刺，^{18}F-FDG 代谢明显增高

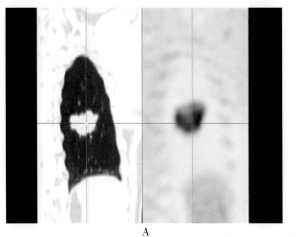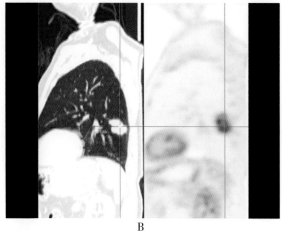

A   B

图 5-7-13　肺中低分化腺癌

A.B.CT 和 PET 图像见左下肺近胸膜处一团块状不规则软组织肿块,局部呈分叶状,^{18}F-FDG 代谢不均匀增高

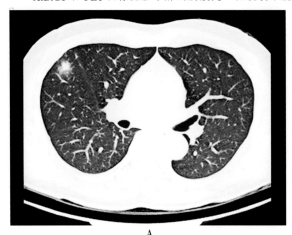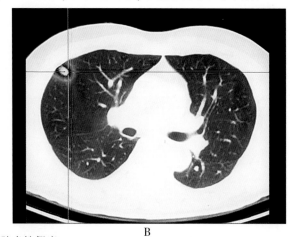

A   B

图 5-7-14　肺炎性假瘤

A.B.肺部 CT 和融合图像见右肺上叶前段一结节状密度增高影,边界模糊,^{18}F-FDG 代谢增高

（Ⅱ）乳腺恶性肿瘤:

【PET/CT 表现】

1.临床上可通过对 ^{18}F-FDG 摄取增高来判断乳腺癌的恶性程度、部位、大小、形态和病灶数目,同时还可以准确探测乳腺癌淋巴结转移及远处其他转移。

2.不同类型的乳腺癌对 ^{18}F-FDG 摄取程度不同,但大部分恶性病变表现为 ^{18}F-FDG 摄取明显增高:表现为一个或多个小片状或团块状异常放射性浓聚影(图 5-7-15、图 5-7-16)。

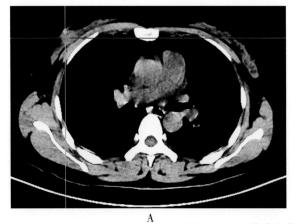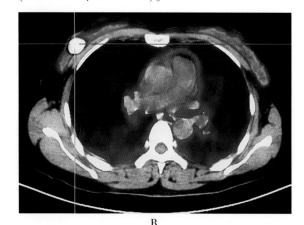

A   B

图 5-7-15　乳腺中分化鳞状上皮癌

A.B.CT 和融合图像见右乳内一结节状软组织密度灶,^{18}F-FDG 代谢明显增高

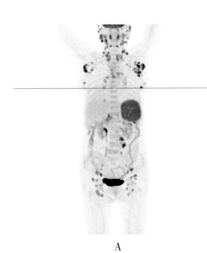

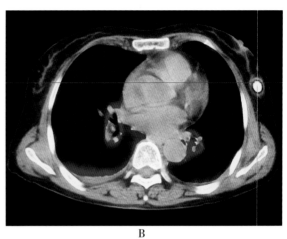

A
B

图 5-7-16　乳腺淋巴瘤

A.B.全身 MIP 和融合图像见左乳外下象限一结节状 18F-FDG 代谢增高灶,双侧颈部、腋下、纵隔及腹股沟多发大小不等淋巴结伴 18F-FDG 代谢增高

（Ⅲ）食管恶性肿瘤:

【PET/CT 表现】

典型 PET 表现为沿食管走行的高代谢病灶(图 5-7-17、图 5-7-18)。

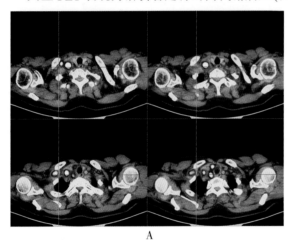

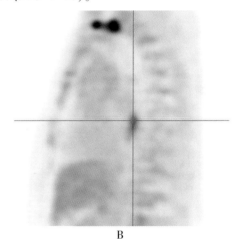

A
B

图 5-7-17　食管鳞癌颈部及纵隔淋巴结转移

A.融合图像见右锁骨下及纵隔多发高代谢淋巴结;

B.PET 图像见后纵隔食管走行区条状 18F-FDG 代谢增高灶

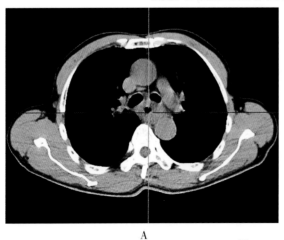

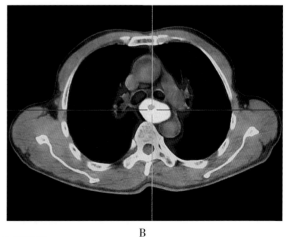

A
B

图 5-7-18　食管鳞癌

A.B.CT 和融合图像见食管管壁明显增厚,18F-FDG 代谢明显增高

（Ⅳ）胸腺肿瘤：

【PET/CT表现】

1.良性胸腺瘤对 ^{18}F-FDG 亲和力较低,而恶性胸腺瘤与淋巴瘤则对 ^{18}F-FDG 具有较高的亲和力,表现为高代谢。

2.SUV$_{max}$ 越高,肿瘤恶性程度越高(图5-7-19)。

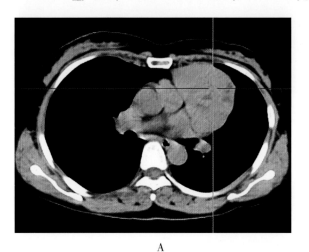 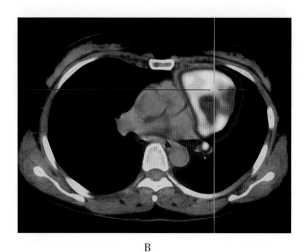

图5-7-19 恶性胸腺瘤

A.B.CT 和融合图像见左前纵隔一团块状软组织肿块,密度不均,边界尚清, ^{18}F-FDG 代谢不均匀增高,其内可见低代谢区

（Ⅴ）胸膜肿瘤：

【PET/CT表现】

1. ^{18}F-FDG PET/CT 显像诊断胸膜肿瘤灵敏度、特异性及准确性分别为100%、80%及94%。

2. ^{18}F-FDG PET/CT 显像对确定胸膜穿刺的部位以获得阳性结果具有重要意义,同时对肿瘤的T分期、治疗方案的选择及预后也有重要价值。

3.SUV$_{max}$ 越高,患者存在肿瘤转移的可能性就越大,提示患者预后越差(图5-7-20、图5-7-21)。

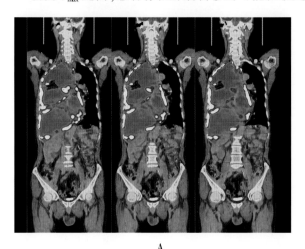 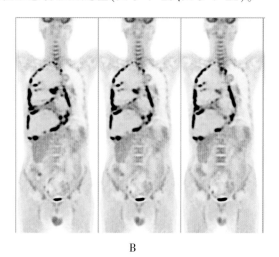

图5-7-20 胸膜恶性肿瘤

A.B.冠状面融合图像和 PET 图像见右侧胸膜和左侧纵隔胸膜弥漫性不均匀增厚, ^{18}F-FDG 代谢明显增高

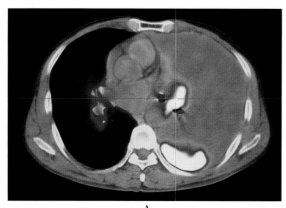
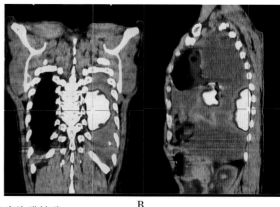

A   图 5-7-21   肺腺癌胸膜转移   B

A.B.融合图像见左下肺近肺门处一团块状 ^{18}F-FDG 代谢增高灶,左侧胸膜局部增厚并 ^{18}F-FDG 代谢增高

（Ⅵ）心脏肿瘤：

【PET/CT 表现】

1.^{18}F-FDG PET/CT 心肌代谢显像是目前判断心肌细胞活力较准确的方法。

2.由于心脏肿瘤属于罕见疾病,同时心肌摄取 ^{18}F-FDG 生理性变异明显,所以目前关于 ^{18}F-FDG PET/CT 对心脏肿瘤诊断的研究仅见少量病例报道(图 5-7-22、图 5-7-23)。

3.^{18}F-FDG PET/CT 是评价心包恶性病变较好的无创性手段,对良、恶性心包积液的诊断与鉴别诊断有一定的临床价值。

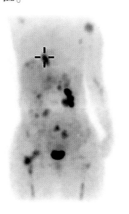
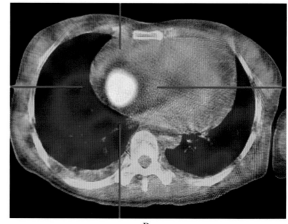

A   图 5-7-22   心脏淋巴瘤   B

A.B.MIP 和融合图像见右心房内一团块状 ^{18}F-FDG 代谢增高灶

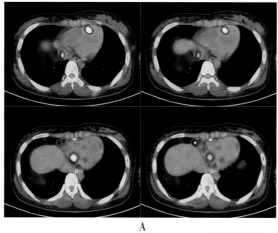
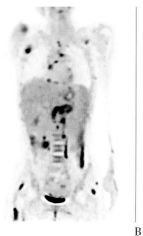
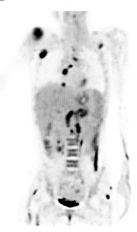

A   图 5-7-23   肉瘤心脏转移   B

A.B.融合图像和冠状面 PET 图像见全身多发 ^{18}F-FDG 摄取增高灶,累及心脏

Ⅲ.PET/CT在腹部肿瘤诊断中的应用：腹部肿瘤的特点决定了PET/CT诊断中常常需要结合其他影像(增强CT、MRI等)，在临床诊断和治疗决策中需更好地选择利用各种影像学方法，取长补短，发挥其最大效能。

（Ⅰ）肝脏恶性肿瘤：原发性肝癌的PET显像的SUV与肿瘤分化程度、细胞膜上的葡萄糖转运蛋白(GLUT)、肿瘤的病理类型和病灶的大小均有关。

【PET/CT表现】

1.肿瘤分化程度：分化好的肝癌细胞中一定程度保留正常肝细胞的功能，葡萄糖-6-磷酸酶浓度相对较高，去磷酸化率(k4)接近于正常，癌灶摄取^{18}F-FDG不高。因此，^{18}F-FDG摄取的高低因肿瘤细胞的分化程度而呈现3种不同类型(表5-7-1)。

表5-7-1　^{18}F-FDG在肝癌中的代谢和k4/k3

肝癌类型	k4/k3	^{18}F-FDG摄取
Ⅰ型	＜正常肝	高代谢灶
Ⅱ型	＝正常肝	等代谢灶
Ⅲ型	＞正常肝	低代谢灶

注：磷酸化率(k3)；去磷酸化率(k4)

2.胆管细胞癌：^{18}F-FDG PET显像阳性率高于肝细胞性肝癌。

3.采用^{18}F-FDG PET/CT诊断原发性肝癌，应当密切结合临床，排除炎症、增殖性病灶以及其他转移性恶性肿瘤假阳性影响(图5-7-24至图5-7-26)。

4.只有30%~50%的HCC被证实^{18}F-FDG的摄取高于本底，造成显像的灵敏度低，尤其对于分化良好的HCC。

5.肝内良性占位性病变PET的特异性较高，结合CT解剖结构的改变，特异性可达到90%，提示^{18}F-FDG不摄取不能排除肿瘤的可能，而^{18}F-FDG高摄取则高度怀疑为恶性肿瘤。

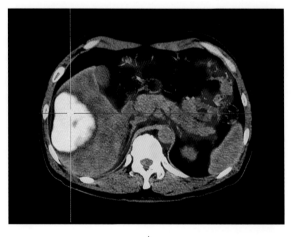

A

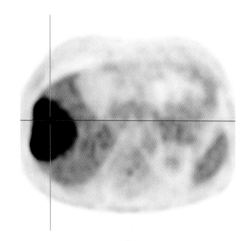

B

图5-7-24　巨块型肝癌

A.B.融合图像和PET图像见肝右叶内一团块状^{18}F-FDG代谢增高灶，放射性分布不均匀，其中心见放射性分布减低区

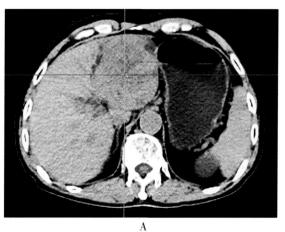
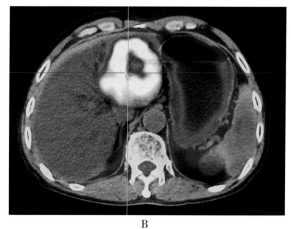

图 5-7-25 中分化肝癌

A.B.CT 和融合图像见肝左叶见一团块状稍低密度影,密度不均匀,^{18}F-FDG 代谢不均匀性增高,其内坏死部分呈低代谢

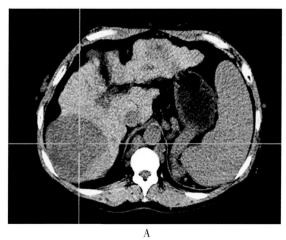
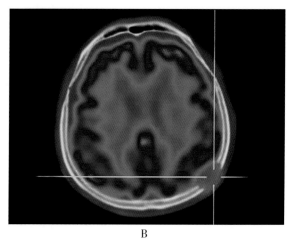

图 5-7-26 高分化肝癌颅骨转移

A.B.CT 和融合图像见肝右叶内一团块状低密度影,边界尚清;左顶骨骨皮质缺损,局部可见软组织肿块

(Ⅱ)肝胆管细胞癌:

【PET/CT 表现】

多表现为肝门处环状 ^{18}F-FDG 高摄取灶(图 5-7-27),标准摄取值(SUV)明显高于正常肝组织;而病灶中央坏死区放射性摄取降低,CT 可见相应部位结节或团块状低密度影。PET/CT 融合后可见环状高代谢灶,为典型的肝胆管细胞癌表现。

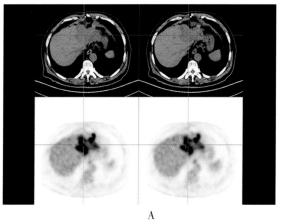
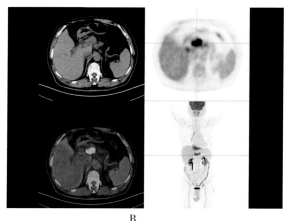

图 5-7-27 肝胆管细胞癌伴腹膜后淋巴结转移

A.B.CT、PET 融合图像和全身 MIP 图像见肝左叶萎缩,其内可见团片块稍低密度影,边界不清,^{18}F-FDG 代谢明显增高;腹膜后见肿大淋巴结,^{18}F-FDG 代谢增高

（Ⅲ）肝转移瘤：PET/CT 在肝转移的诊断中，不仅可诊断肝脏多发病变的性质，同时结合全身显像的特点，可帮助明确肿瘤原发灶的部位及其他部位的转移情况。故 ^{18}F-FDG PET/CT 在肝脏转移瘤患者中，对肝脏转移灶、原发肿瘤、全身肝外转移灶的显示敏感度高，有利于综合评价全身状况，改变对肿瘤肝转移在分期与选择治疗方面的认识，对临床个性化治疗及提高肝转移癌的手术切除率，进而延长肝转移癌患者的生存时间有重要指导作用。

肝脏转移瘤由于去磷酸化水平较低，^{18}F-FDG 代谢明显高于周围正常肝细胞，PET/CT 显像阳性率较高，可以准确发现转移灶大小、形态、数目和与周围组织关系，能判断病灶性质和肝段受累状况。

【PET/CT 表现】

1.以结节状、团块状 ^{18}F-FDG 浓聚为主（图 5-7-28）。

2.PET/CT 诊断肝脏转移瘤敏感性为 97%。

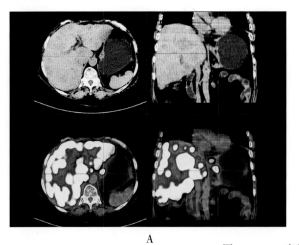 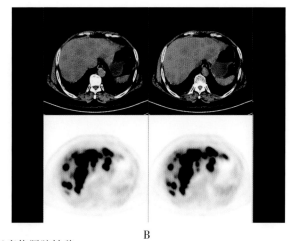

图 5-7-28　贲门癌伴肝脏转移

A.B.CT、融合图像和 PET 图像见肝内多发团块状低密度区，边界不清，^{18}F-FDG 代谢明显增高；贲门区胃壁增厚，^{18}F-FDG 代谢增高

（Ⅳ）儿童肝脏恶性肿瘤：PET/CT 在儿童疾病诊断、治疗方案制订及疗效评价的应用价值得以充分体现。其优势表现为：①患者一次扫描就可以获得关于 PET 和 CT 的全身断层及其融合图像，可以避免常规影像检查对不同部位的分次检查（同时避免了配合欠佳婴幼儿患者的多次镇静处理）。②有助于发现肝外原发癌，除外肝内病变为转移灶。③定位病变代谢活跃区作为重点穿刺部位，以提高穿刺活检阳性率。④可以发现患者全身转移情况（图 5-7-29），协助临床分期及治疗方案的选择。

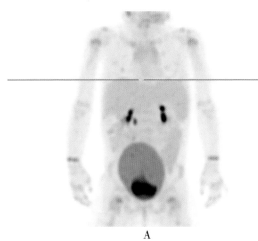 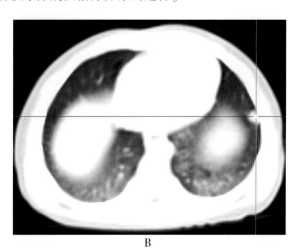

图 5-7-29　肝母细胞瘤术后肺转移

A.B.全身 MIP 和 CT 图像见左肺下叶结节状密度增高影，边缘尚清楚，大小约为 0.59 cm×0.85 cm，^{18}F-FDG 代谢稍增高，SUV_{max}：1.31

肝母细胞瘤

【PET/CT 表现】

1.多表现为边界清楚或欠清楚低密度或以低密度为主的混杂密度肿块。

2.放射性摄取均高于周围正常肝组织,表现为异常高代谢(部分病灶内伴放射性稀疏缺损区)。

（Ⅴ）胆道系统恶性肿瘤：¹⁸F-FDG PET/CT 显像诊断胆道系统恶性肿瘤原发病灶的灵敏度、特异性、阳性预测值、阴性预测值及准确性分别为 93.7%、53.3%、93.7%、53.3% 及 88.9%。¹⁸F-FDG PET/CT 显像在胆道系统恶性肿瘤诊断中的应用已得到了较大的肯定,对胆管细胞癌原发病灶诊断的灵敏度大于 90%。

【PET/CT 表现】

在 PET 显像上表现为 ¹⁸F-FDG 的高摄取,病灶的放射性浓聚程度明显高于周围正常组织,同机 CT 于相应部位有组织结构的异常改变(图 5-7-30、图 5-7-31)。

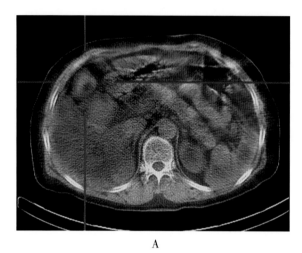
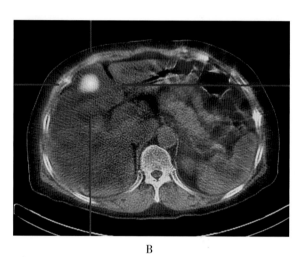

A　　　　　　　　　　　　　　　B

图 5-7-30　胆囊癌累及肝脏

A.B.融合图像见胆囊窝内一团块状 ¹⁸F-FDG 代谢增高灶,伴邻近肝实质放射性摄取增高

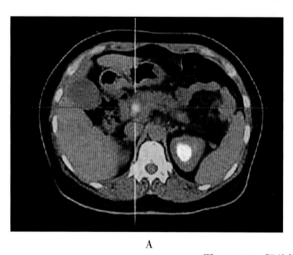
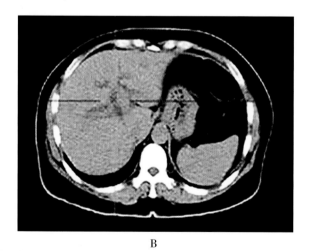

A　　　　　　　　　　　　　　　B

图 5-7-31　胆总管癌伴肝内胆管扩张

A.B.融合图像和 CT 图像见胆总管下段一结节状 ¹⁸F-FDG 代谢增高灶,肝内胆管扩张

（Ⅵ）胃恶性肿瘤：¹⁸F-FDG PET/CT 从功能学和形态学角度对胃癌进行检测,在术前分期、预后评估及监测胃癌疗效上显现了一定的指导价值。

【PET/CT 表现】

1.PET/CT 同机融合技术的运用不仅能发现胃部异常 ¹⁸F-FDG 摄取灶,而且能确定病灶与胃壁的关系,更容易区分胃壁内外病灶及病灶周围受累情况,提高了胃癌诊断及分期的准确率(图 5-7-32)。

2.原发胃癌摄取 SUV$_{max}$ 高低与肿瘤的大小及肿瘤侵犯的程度显著相关,也就是说随着肿瘤对胃壁浸润程度的加深,肿瘤 SUV$_{max}$ 随之增高,这说明肿瘤 SUV$_{max}$ 与肿瘤的进展情况有密切关系,对肿瘤的 T 分期有一定的参考价值(图 5-7-33)。

3.胃癌和正常组织的代谢之间呈负相关关系,如黏液腺癌、印戒细胞癌、低分化腺癌通常都是 ^{18}F-FDG 低摄取,与 ^{18}F-FDG 摄取过低或排除过快有关。

4.PET/CT 不是早期胃癌检测的最佳手段,在筛选早期胃癌的同时,需要与其他检查手段联合运用(如肿瘤标记物、超声、胃镜、螺旋 CT、MRI 等)。

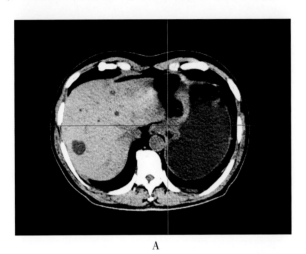
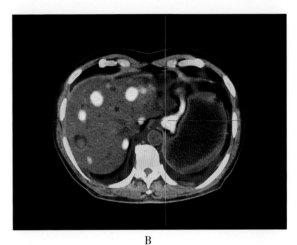

A　　　　　　　　　　　　　　　B

图 5-7-32　胃低分化腺癌伴肝内转移、肝囊肿

A.B.CT 和融合图像见胃贲门及小弯侧胃壁增厚,^{18}F-FDG 代谢明显增高,SUV$_{max}$:12.6;肝实质内见多发低密度影,边缘模糊,^{18}F-FDG 代谢增高,SUV$_{max}$:13.32

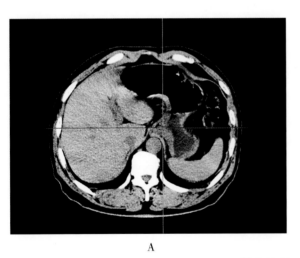
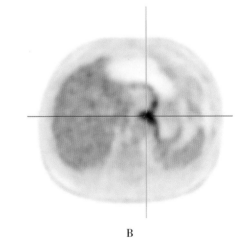

A　　　　　　　　　　　　　　　B

图 5-7-33　胃黏液腺癌

A.B.CT 和 PET 图像见胃贲门区及邻近胃壁增厚,^{18}F-FDG 代谢轻度增高,SUV$_{max}$:5.48

(Ⅶ)胰腺恶性肿瘤:

【PET/CT 表现】

1.^{18}F-FDG PET/CT 诊断胰腺癌有较高的灵敏度、特异性、准确性、阳性预测值和阴性预测值。

2.^{18}F-FDG PET/CT 可以为胰腺占位性病变的定性诊断提供依据(图 5-7-34 至图 5-7-37)。

3.胰腺对 ^{18}F-FDG 的摄取可以受到炎症、结核、自身免疫性疾病等的影响而表现为高代谢病灶(图 5-7-38)。

4.部分胰腺的良性肿瘤,如胰腺导管内乳头状黏液性肿瘤亦可以表现为 ^{18}F-FDG 高摄取。临床上结合同机 CT 及血清 CA19-9 水平对胰腺癌的诊断有较高的准确性和特异性。

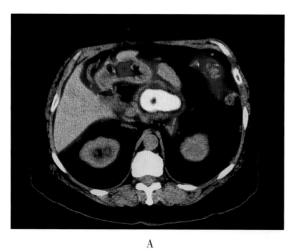 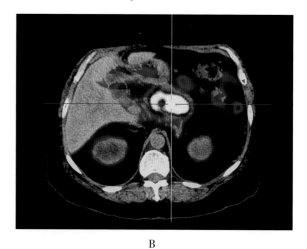

A   B

图 5-7-34　胰腺导管腺癌

A.早期融合图像见胰体部 ^{18}F-FDG 代谢明显环形增高,SUV$_{max}$:9.93;

B.2 h 后延迟显像,融合图像可见 SUV$_{max}$:13.61

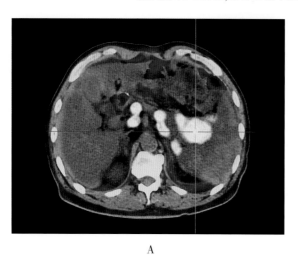 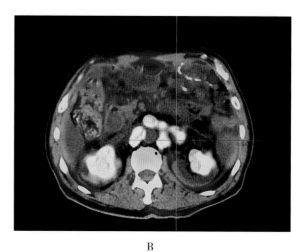

A   B

图 5-7-35　胃癌伴广泛转移

A.B.融合图像见腹膜后及胰腺尾部多发团块状及结节状 ^{18}F-FDG 代谢增高灶,胰腺、左侧肾上腺及腹膜后多发淋巴结转移

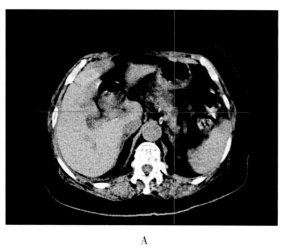 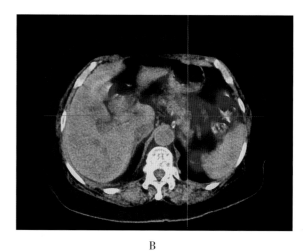

A   B

图 5-7-36　胰腺囊肿

A.B.CT 和融合图像见胰腺尾部一小囊状低密度,边界清楚,^{18}F-FDG 代谢不高

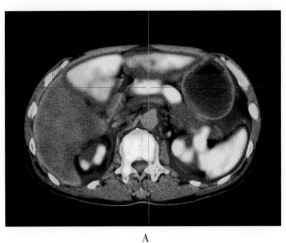
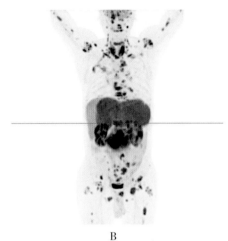

A

B

图 5-7-37 睾丸淋巴瘤术后

A.B.融合图像和全身 MIP 图像见全身多发高代谢灶,累及甲状腺、心肌、肝脏、脾脏、胰腺、双肾、多发淋巴结、多发骨及十二指肠

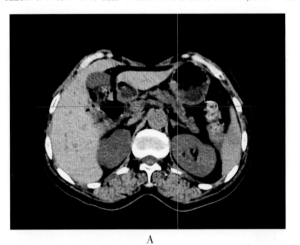
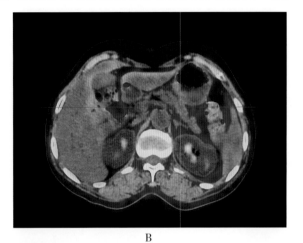

A

B

图 5-7-38 慢性胰腺炎

A.B.CT 和融合图像见胰腺体尾部体积缩小,胰管扩张,胰体部局部密度欠均匀,^{18}F-FDG 代谢未见明显增高

(Ⅷ)脾脏恶性肿瘤:

【PET/CT 表现】

^{18}F-FDG PET/CT 诊断脾脏恶性肿瘤有较高的灵敏度、特异性、准确性,可以为脾脏占位性病变的定位及定性诊断提供依据(图 5-7-39 至图 5-7-41)。

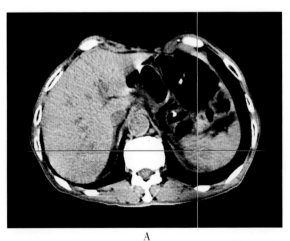
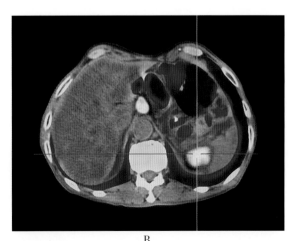

A

B

图 5-7-39 食管癌脾转移

A.B.CT 和融合图像见脾脏偏内侧不规则形低密度影,边缘模糊,^{18}F-FDG 代谢增高,SUV_{max}:7.61

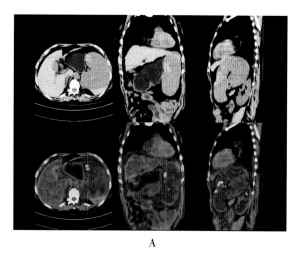
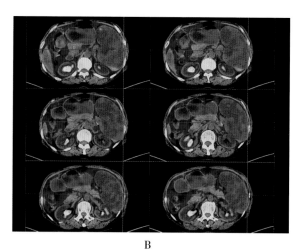

图 5-7-40 脾血管肉瘤

A.B.CT 和融合图像见脾脏增大,密度不均匀,脾脏上极可见结节状及片状稍高密度灶,^{18}F-FDG 代谢增高,测 SUV$_{max}$:6.37

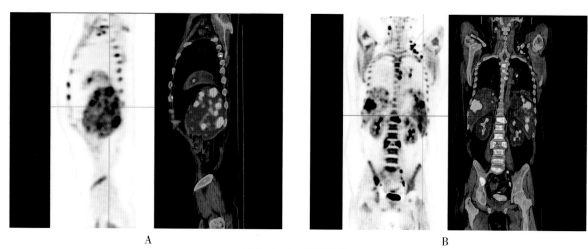

图 5-7-41 脾淋巴瘤

A.B.矢状面及冠状面 PET 和融合图像见全身多发 ^{18}F-FDG 代谢增高灶,累及双侧颈部、左锁骨上、纵隔、肝脏、脾脏、椎体及右髂骨

(Ⅸ)肾脏恶性肿瘤:

【PET/CT 表现】

1.^{18}F-FDG 经由肾脏排泄也使得正常肾实质的放射性分布高于其他正常组织,容易掩盖对肾脏肿瘤 FDG 摄取程度的观察。但 ^{18}F-FDG PET/CT 中同机 CT 影像表现也是诊断的重要依据,如能综合分析病灶对 ^{18}F-FDG 摄取程度、摄取分布及同机 CT 表现,便可有效减少漏诊和误诊的发生(图 5-7-42、图 5-7-43)。

2.肾透明细胞癌 ^{18}F-FDG 摄取较少或者不摄取,是导致肾脏恶性肿瘤的 ^{18}F-FDG PET 假阴性的主要原因。

3.行口服呋塞米后延迟显像及结合同机 CT 表现,可明显提高诊断的准确性。其在肾脏肿瘤的检出及鉴别诊断方面,分期、术后复查等方面,仍具有无可替代的优势。

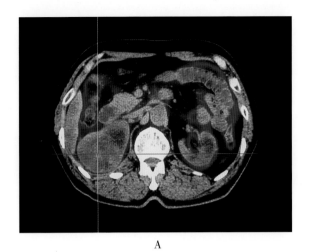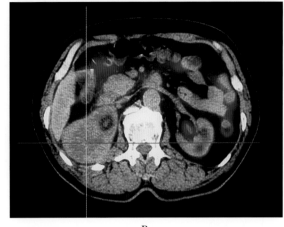

A　　　　　　　　　　　　　　　　　　　　B

图 5-7-42　肾透明细胞癌

　　A.融合图像见右肾中上极团块状混杂密度灶,其中心可见不规则形坏死区,大小约为 5.65 cm×5.26 cm,实性部分 ^{18}F-FDG 代谢稍增高,SUV$_{max}$:2.90;

　　B.融合图像见同一患者口服呋塞米后行局部延迟显像后右肾中上极病灶 ^{18}F-FDG 代谢仍稍增高,延迟显像SUV$_{max}$:1.81

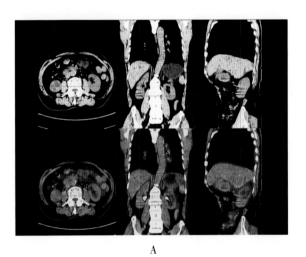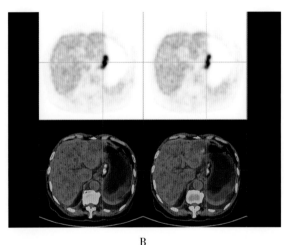

A　　　　　　　　　　　　　　　　　　　　B

图 5-7-43　肾透明细胞癌伴胃癌

　　A.B.PET 融合图像和 CT 图像见右肾下极一团块状不均匀密度影, ^{18}F-FDG 代谢稍增高;胃小弯侧胃壁增厚, ^{18}F-FDG 代谢增高

（X）肾上腺肿瘤:

【PET/CT 表现】

　　1. ^{18}F-FDG PET/CT 鉴别肾上腺良、恶性肿瘤准确性高,主要依据病灶对 ^{18}F-FDG 的摄取率来判断。在证实为恶性的肾上腺肿瘤中,其 ^{18}F-FDG 摄取率明显增加(图 5-7-44)。

　　2.良性肾上腺肿瘤对 ^{18}F-FDG 摄取率不同,可能出现假阳性结果。皮质腺瘤、增生及皮髓质增生等良性肿瘤,PET/CT 除具备 CT 检查的特点外,其代谢显像亦可见放射性摄取增高(图 5-7-45),其还可显示全身情况,降低误诊率。

　　3.嗜铬细胞瘤为一种神经内分泌细胞来源的肿瘤,代谢极活跃,可以表现为葡萄糖呈高摄取, ^{18}F-FDG PET/CT 诊断嗜铬细胞瘤的准确性高。

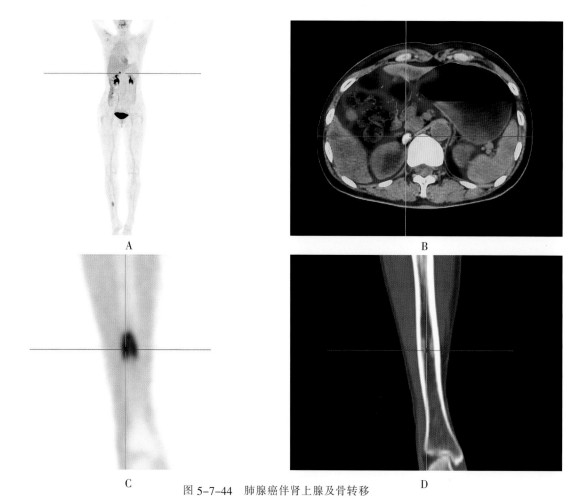

图 5-7-44 肺腺癌伴肾上腺及骨转移

A～D.全身 MIP、融合图像、PET 和 CT 重组图像见右侧肾上腺区一结节状 ^{18}F-FDG 代谢增高灶;右侧胫骨中下段骨皮质增厚,骨髓腔狭窄,^{18}F-FDG 代谢增高

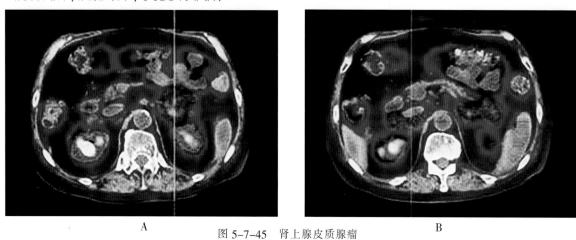

图 5-7-45 肾上腺皮质腺瘤

A.B.融合图像见双侧肾上腺大小不等结节状肿块,密度欠均匀,^{18}F-FDG 代谢增高,SUV_{max}:5.02

(Ⅺ)腹膜后肿瘤:

PET/CT 同机 CT 由于采集范围广,可行多平面重建等三维后处理,大大提高了 PET/CT 在原发性腹膜后恶性肿瘤定位诊断中的价值。

【PET/CT 表现】

^{18}F-FDG PET/CT 能准确对原发性腹膜后恶性肿瘤进行定位诊断,并能清晰显示肿瘤的内部结构、边缘、形态、^{18}F-FDG 摄取特点及病灶与邻近组织器官的位置关系等,还能做出准确的临床分期(图 5-7-

46、图5-7-47)。

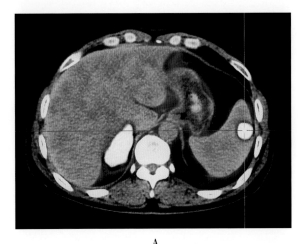 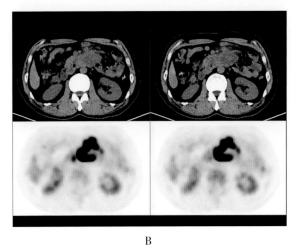

A   B

图5-7-46　Castleman病

A.融合图像见肝肾隐窝及脾脏内团块状 ^{18}F-FDG 代谢增高灶；

B.CT 和 PET 图像见腹膜后一团块状不规则肿块，^{18}F-FDG 代谢明显增高

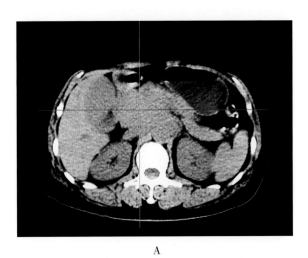 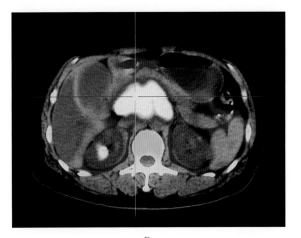

A   B

图5-7-47　胰腺癌伴腹膜后淋巴结转移

A.B.CT 和融合图像见腹膜后多发肿大淋巴结，融合呈团块状，与邻近胰腺组织分界不清，^{18}F-FDG 代谢明显增高

Ⅳ.PET/CT 在盆腔肿瘤诊断中的应用：

（Ⅰ）子宫恶性肿瘤：在女性患者行 PET/CT 检查前，应当常规询问月经周期，避免月经周期对子宫及附件显像的影响。在一个正常的月经周期中，子宫内膜有两个 ^{18}F-FDG 代谢高峰期，分别在经期与排卵期，这两个时期直接影响 PET/CT 显像，难以分辨肿瘤与子宫内膜的摄取。

^{18}F-FDG 在妇科肿瘤的诊断中具有重要作用。大约有91%的宫颈癌和卵巢癌摄取 ^{18}F-FDG，这主要是肿瘤细胞膜 ^{18}F-FDG 糖转运体蛋白 Glul 过度表达的结果。

【PET/CT 表现】

1.^{18}F-FDG PET/CT 显像已经广泛应用于宫颈癌的术前分期，多数病例的原发灶可见 ^{18}F-FDG 高摄取，其糖代谢率亦可反映病变的恶性程度，且呈明显负相关。

2.病变的分化程度越低，葡萄糖 SUV_{max} 越高。部分病例伴有盆腔 ^{18}F-FDG 高摄取的淋巴结(图5-7-48、图5-7-49)。

3.PET/CT 对宫颈癌治疗后复发检测的灵敏度和特异性分别为90%、76%。但当存在某些炎症、感染时，如活动性结核、肉样瘤变、霉菌感染、肉芽组织，均有 ^{18}F-FDG 的摄取量增加，造成一定的假阳性。尿

中 ^{18}F-FDG 的排泄也常常影响妇科疾病的诊断。

（Ⅱ）卵巢癌：绝经后卵巢摄取增加往往与恶性肿瘤相关，而绝经前多为生理性摄取，主要见于月经周期中的排卵期和黄体早期。在妇女月经期后行 PET 检查，以尽量减少正常的生理性摄取对诊断的影响。应用延迟扫描、多种示踪剂联合或结合 CT 融合图像有助于鉴别。

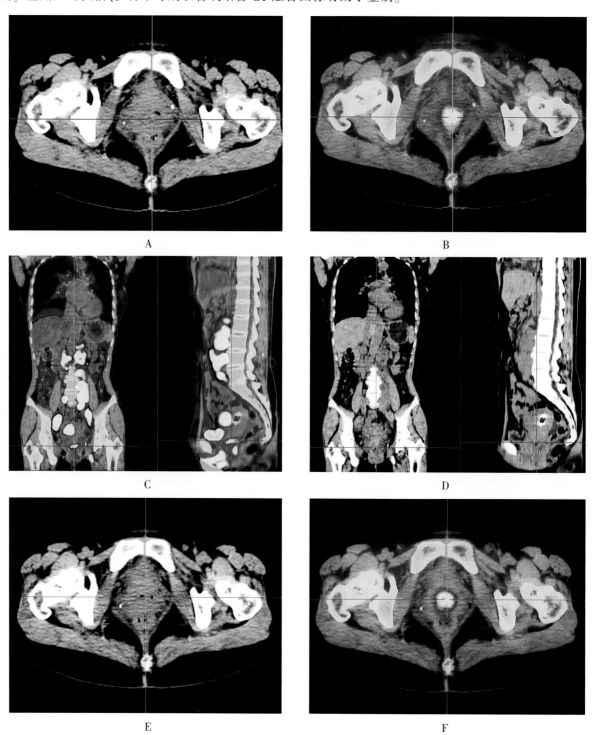

图 5-7-48　宫颈鳞状细胞癌伴多发淋巴结转移

A~D.CT 和融合图像见宫颈处结节状 ^{18}F-FDG 代谢增高灶，SUV$_{max}$:7.85，腹膜后及盆腔内见多发淋巴结，^{18}F-FDG 代谢明显增高；

E.F.延迟显像宫颈处病灶 ^{18}F-FDG 代谢较早期增高，SUV$_{max}$:10.14

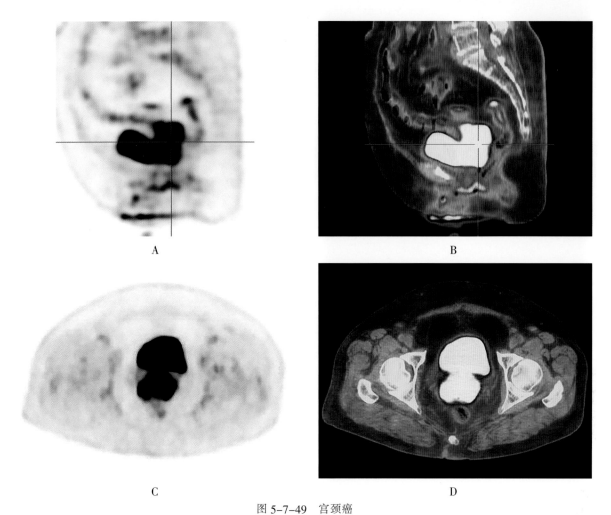

图 5-7-49　宫颈癌

A~D.PET 图像和融合图像见子宫颈体部、阴道前壁及后穹隆多发 ^{18}F-FDG 代谢增高灶,累及膀胱后壁

【PET/CT 表现】

卵巢癌多表现为 FDG 高代谢,^{18}F-FDG PET/CT 对卵巢癌的诊断、分期及随访有重要作用(图 5-7-50)。

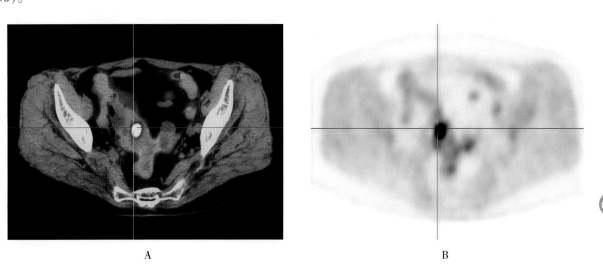

图 5-7-50　卵巢浆液性乳头状腺癌

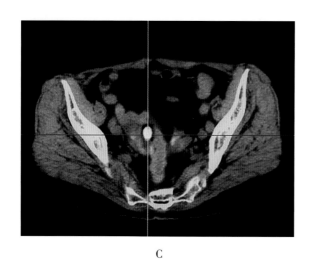

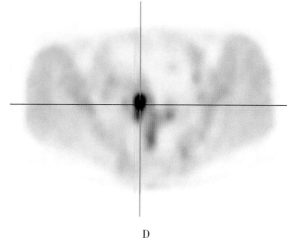

C

D

图 5-7-50　卵巢浆液性乳头状腺癌(续)

A.B.融合图像和 PET 图像见双侧附件区囊实性密度影,以右侧为著,右侧附件区实性部分 ^{18}F-FDG 代谢明显增高,SUV$_{max}$:16.7;

C.D.延迟显像见右侧卵巢区病灶 ^{18}F-FDG 代谢仍结节状增高,SUV$_{max}$:14.3

(Ⅲ)前列腺癌:^{18}F-FDG PET 在前列腺癌的诊断应用中受到限制,可能包括以下几个方面的原因:①前列腺与膀胱相邻;②肿瘤生长缓慢,一部分前列腺癌葡萄糖代谢水平低下;③前列腺炎或前列腺良性增生也会出现 ^{18}F-FDG 摄取增高。

【PET/CT 表现】

1.^{18}F-FDG PET 检测前列腺癌的灵敏度很低(图 5-7-51),而且前列腺癌和良性前列腺增生之间,^{18}F-FDG 摄取无明显差异,但在判断全身转移情况方面具有不可比拟的优势(图 5-7-52、图 5-7-53)。

2.^{11}C-胆碱(choline)具有在前列腺肿瘤内高度浓聚及不在膀胱内存留的特性。^{11}C-胆碱 PET 可以为早期前列腺癌的诊断和鉴别诊断提供可靠依据,具有良好的应用前景。

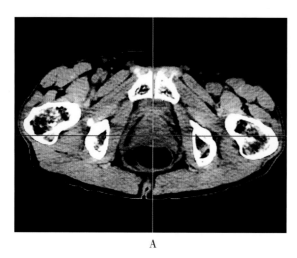

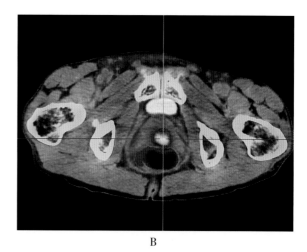

A

B

图 5-7-51　前列腺癌

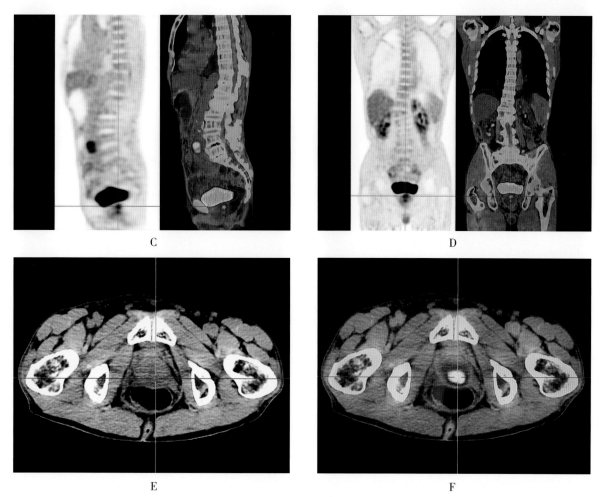

C

D

E

F

图 5-7-51　前列腺癌(续)

A~D.CT 融合图像和 PET 图像见前列腺偏左外周带结节状 ^{18}F-FDG 代谢增高灶,SUV$_{max}$:6.21;

E.F.局部延迟显像,SUV$_{max}$:10.02

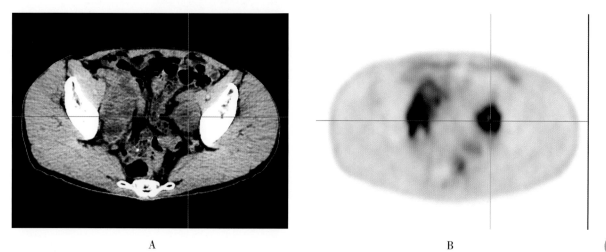

A

B

图 5-7-52　前列腺癌伴腹膜后及盆腔淋巴结转移

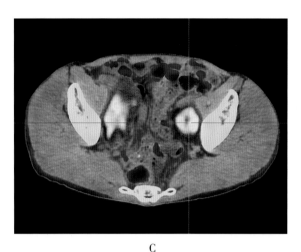

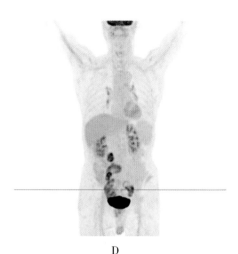

C   D

图 5-7-52　前列腺癌伴腹膜后及盆腔淋巴结转移(续)

A~D.CT、PET 图像、融合图像和全身 MIP 图像见双侧髂血管旁多发团块状软组织肿块,其内密度不均,¹⁸F-FDG 代谢增高

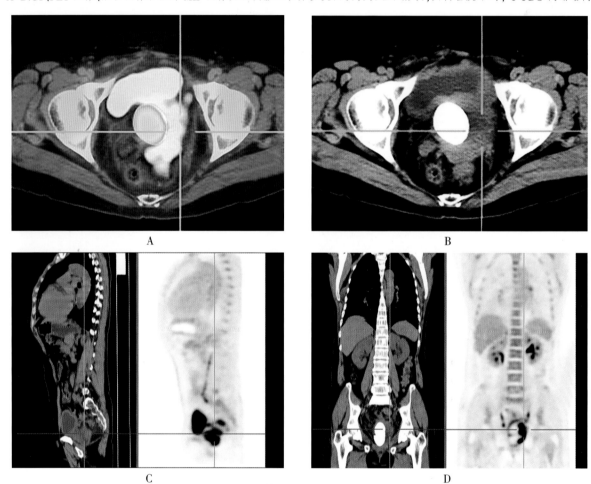

A   B

C   D

图 5-7-53　前列腺低分化鳞状细胞癌

　　A~D.融合图像、CT 和 PET 图像见前列腺体积不规则增大,密度不均匀,其内见团块状致密影,软组织密度区 ¹⁸F-FDG 代谢不均匀增高,SUV_{max}:13.77

　　(Ⅳ)结直肠癌:大多数为高分化管状腺癌,¹⁸F-FDG PET/CT 显像表现为 ¹⁸F-FDG 高摄取。采用 ¹⁸F-FDG PET/CT 诊断结直肠癌及其手术后的复发、转移方面,应注意黏液腺癌及印戒细胞癌的假阴性结果。

　　【PET/CT 表现】

　　1.结直肠癌的原发灶,在 PET 上表现为结节状或团块状局限性浓聚灶,SUV_{max} 为 11.7±9.5,CT 上表现为结直肠的局限性肿块、肠壁增厚或结节(图 5-7-54、图 5-7-55)。

2.但是少数黏液腺癌和印戒细胞癌呈现 ^{18}F-FDG 低摄取。

3.另外,肠道的某些炎性病变、息肉、腺瘤及痔也可摄取 ^{18}F-FDG,但结合 CT 表现或延迟显像,大多可以有效地鉴别。

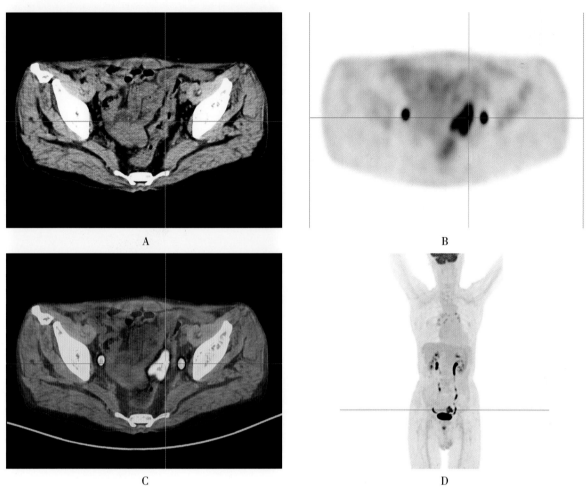

图 5-7-54　乙状结肠中分化腺癌

A~D.CT、PET 图像、融合图像和全身 MIP 图像见乙状结肠局部肠壁增厚,局灶性 ^{18}F-FDG 代谢增高,SUV$_{max}$:16.38

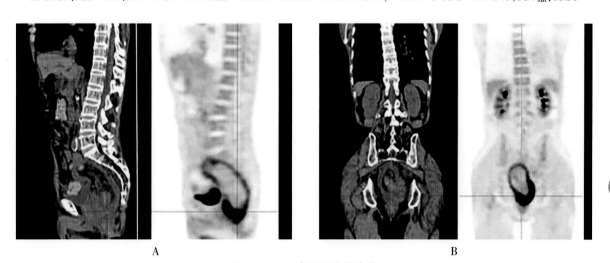

图 5-7-55　直肠中分化腺癌

A.B.CT 和 PET 图像见直肠远端肛管明显增厚,管腔偏心狭窄,^{18}F-FDG 代谢明显增高,SUV$_{max}$:13.88

Ⅴ.PET/CT 在血液系统疾病诊断中的应用：

（Ⅰ）淋巴瘤：

【PET/CT 表现】

1.[18]F-FDG PET/CT 显像是霍奇金淋巴瘤(HL)以及多数侵袭性非霍奇金淋巴瘤(NHL)治疗前评估的一部分，尤其是针对 HL 和弥漫性大 B 细胞淋巴瘤(DLBCL)，对其他组织学类型的部分患者也有助于诊治(图 5-7-56 至图 5-7-59)。

2.治疗前，[18]F-FDG PET 显像可检测出部分常规显像未显示的病灶，改变了 15%~20% 的患者的临床分期，并且 8% 的患者的治疗方案随之改变。

3.PET 能够发现淋巴瘤患者小于 1 cm 的病变淋巴结和正常大小的受累淋巴结。PET 通过显示病变部位的代谢水平而更易发现病灶，而 CT 可以对病灶实现精确定位，显示病灶的结构变化。PET/CT 通过两者融合可极大地提高诊断的准确性。

4.[18]F-FDG PET/CT 还能更好地发现淋巴瘤罕见部位的结外病变，如肾上腺、周围神经、胰腺及前列腺等处。

5.[18]F-FDG PET/CT 诊断淋巴瘤结外侵犯病灶的敏感性和特异性均明显高于增强 CT。由于淋巴瘤可发生于全身各个组织或器官，临床上如患者缺乏可触及的淋巴病变时，可通过 ^{18}F-FDG PET/CT 定位指导病理活检。

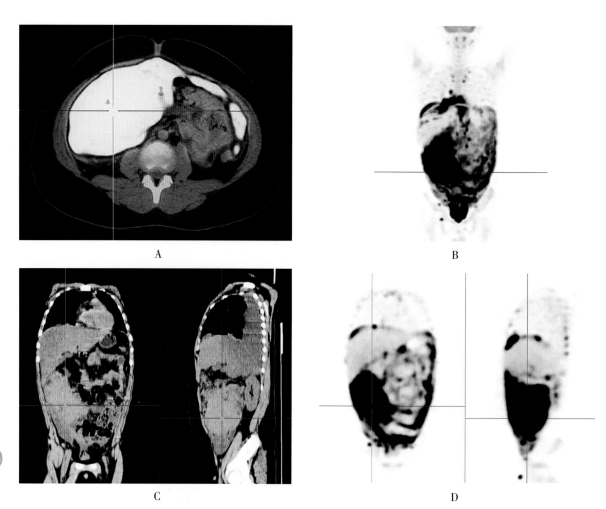

A

B

C

D

图 5-7-56　回盲部高级别 B 细胞淋巴瘤

A~D.融合图像、全身 MIP、CT 和 PET 图像见右下腹部局部不规则形软组织肿块，密度不均匀，与邻近组织分界不清，[18]F-FDG 代谢明显增高，SUV_{max}:24.66。另全身多发淋巴结(纵隔、内乳、右侧心膈角、腹膜后、盆腔及右侧腹股沟)、腹膜、肝包膜及右侧胸膜不同程度 ^{18}F-FDG 代谢增高。双侧胸腔、腹腔及盆腔积液

6.^{18}F-FDG PET 显像可以代替 HL 及部分 DLBCL 的骨髓活组织检查。

7.其 ^{18}F-FDG SUV$_{max}$ 值与淋巴瘤病理类型(表 5-7-2)、临床分期、NHL 恶性程度均呈相关趋势,侵袭性淋巴瘤较惰性淋巴瘤 SUV$_{max}$ 明显升高(图 5-7-60)。

表 5-7-2 不同病理类型淋巴瘤对 ^{18}F-FDG 的摄取程度

淋巴瘤		淋巴瘤病理类型	^{18}F-FDG 摄取程度
HL		经典霍奇金淋巴瘤	高摄取
		淋巴细胞为主型 HL	高摄取
NHL			
	高度侵袭性淋巴瘤	前 B 淋巴母细胞性淋巴瘤	高摄取
		伯基特淋巴瘤	高摄取
	侵袭性淋巴瘤	B 细胞前淋巴母细胞性白血病	高摄取
		滤泡性淋巴瘤(Ⅲ级)	高摄取
		套细胞淋巴瘤	高摄取
		弥漫性大 B 细胞性淋巴瘤	高摄取
		浆细胞瘤/骨髓瘤	高摄取
	惰性淋巴瘤	慢性淋巴细胞白血病/小淋巴细胞淋巴瘤	低摄取
		淋巴浆细胞性淋巴瘤	低摄取
		滤泡性淋巴瘤(Ⅰ,Ⅱ级)	低摄取
		黏膜相关淋巴组织样结外边缘区细胞淋巴瘤	低摄取
		毛细胞白血病	低摄取
T 和 NK 细胞	高度侵袭性淋巴瘤	前 T 淋巴母细胞性	高摄取
	侵袭性淋巴瘤	外周 T 细胞淋巴瘤,非特殊型	高摄取
		外周免疫母细胞性淋巴	高摄取
		肠道 T 细胞淋巴瘤	高摄取
		结外 NK/T 细胞淋巴瘤,鼻型	高摄取
		间变性大细胞淋巴瘤(T,裸细胞)	高摄取
		肠病型 T 细胞淋巴瘤	高摄取
		皮下脂膜炎样 T 细胞淋巴瘤	高摄取
		成人 T 细胞白血病(急性)	高摄取
	惰性淋巴瘤	蕈样霉菌病/Sézary 综合征	低摄取
		成人 T 细胞白血病(慢性)	低摄取
		T 细胞颗粒淋巴细胞白血病	低摄取

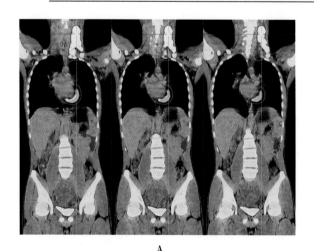
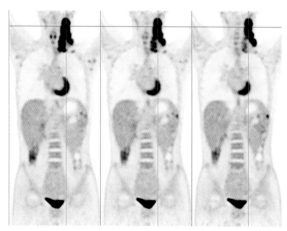

A   B

图 5-7-57 霍奇金淋巴瘤(混合细胞型)

A.B.融合图像和 PET 图像见左侧颈部、锁骨区、上纵隔、两侧腋下、盆腔、双侧腹股沟区多发肿大淋巴结,^{18}F-FDG 代谢不同程度增高

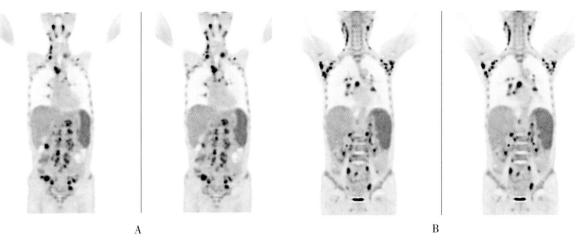

图 5-7-58　非霍奇金淋巴瘤

A.B.PET 图像见脾大，^{18}F-FDG 代谢弥漫性增高；全身多发肿大淋巴结、双侧咽隐窝区及扁桃体区，^{18}F-FDG 代谢均明显异常增高

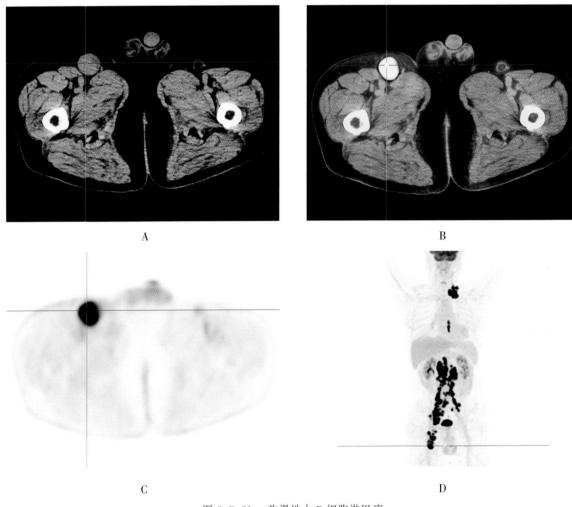

图 5-7-59　弥漫性大 B 细胞淋巴瘤

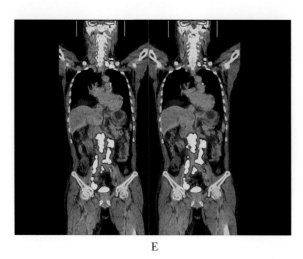

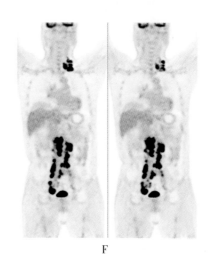

E

F

图 5-7-59 弥漫性大 B 细胞淋巴瘤(续)

A~F.CT、融合图像、PET 和全身 MIP 图像见全身多发肿大淋巴结,累及左侧颈部及锁骨区、后纵隔、腹膜后、右侧盆腔及腹股沟,^{18}F-FDG 代谢明显增高,SUV$_{max}$:23.64

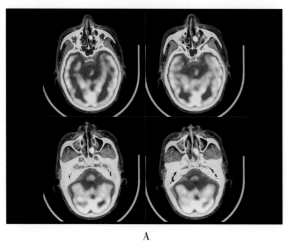

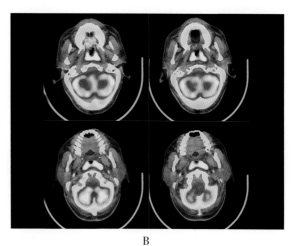

A

B

图 5-7-60 鼻腔 NK/T 细胞淋巴瘤

A.B.融合图像见左侧筛窦、鼻咽及口咽 ^{18}F-FDG 代谢明显增高,SUV$_{max}$:15.33

(Ⅱ)多发性骨髓瘤:是除淋巴瘤外最常见的血液系统恶性肿瘤。目前认为 ^{18}F-FDG PET/CT 显像诊断 MM 的灵敏度及特异性较常规 X 线检查高,分别为 85%~97% 和 85%~92%。在脊柱及骨盆病变中,MRI 与 ^{18}F-FDG PET/CT 显像的诊断价值相当,但约 35% 的患者 ^{18}F-FDG PET/CT 显像可发现以上扫描范围之外的病变,改变部分患者的分期。据报道,对骨髓外病变检出率也比常规影像学方法高,其灵敏度可达 96%。

【PET/CT 表现】

1.多数病变为高代谢,多见于骨质较厚的部位(如髂骨),也可表现为低代谢,以骨质较薄的部位(如颅骨、肋骨及髂前上棘)多见,CT 上的典型表现为穿凿样或"虫蚀状"溶骨性骨质破坏(图 5-7-61)。

2.如病变突破骨皮质并形成软组织肿块或出现其他骨髓外浸润,PET/CT 上多表现为明显高代谢。

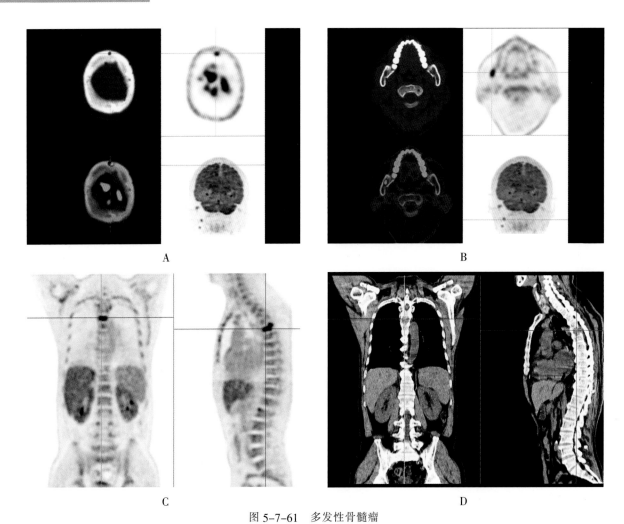

图 5-7-61　多发性骨髓瘤

A~D.全身多发骨质密度异常（累及颅骨、颜面骨、脊柱、肩胛骨、胸骨、多发肋骨及骨盆骨），部分 ^{18}F-FDG 代谢增高，SUV_{max}:7.66

Ⅵ.PET/CT 在骨肿瘤诊断中的应用:临床上最常见的骨肿瘤为继发性的,即转移性骨肿瘤。很多恶性肿瘤可出现骨转移,如肺癌、乳腺癌、前列腺癌等。

^{18}F-FDG PET/CT 可同时获得病灶代谢表现、解剖表现及准确位置,被认为是目前早期诊断肿瘤骨转移较理想的方法之一。被认为能较常规影像如 X 线、CT 等更早期检测到转移灶。

【PET/CT 表现】

1.溶骨性病灶和混合性病灶一般均表现为较高的 ^{18}F-FDG 摄取能力(图 5-7-62、图 5-7-63),因增殖的肿瘤细胞、被激活的破骨细胞(巨噬细胞的一种)均具有较高的糖酵解能力。

2.成骨性病灶表现为 ^{18}F-FDG 摄取能力相对较低,因其生长速度慢或为治疗后骨修复反应(图 5-7-64)。

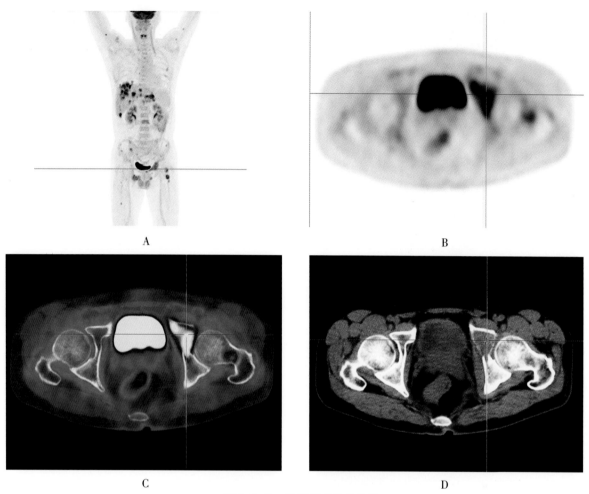

图 5-7-62　胃癌伴多发骨转移

A~D.全身 MIP、PET 图像、融合图像和 CT 图像见胃癌伴局部淋巴结、肝脏及多发骨(多发肋骨、多发脊椎骨、骨盆骨、双侧肱骨及股骨上段)转移

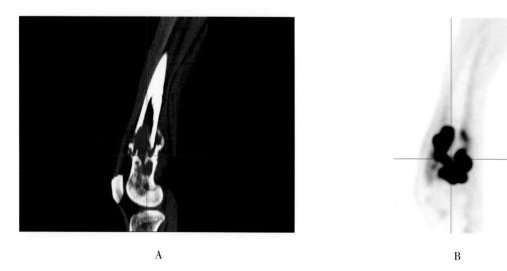

图 5-7-63　弥漫性大 B 细胞淋巴瘤

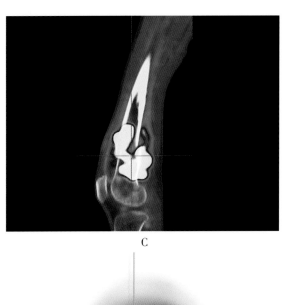

C

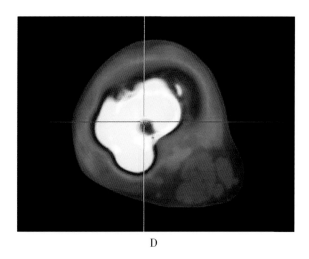

D

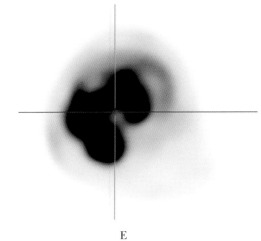

E

图 5-7-63　弥漫性大 B 细胞淋巴瘤（续）

A~E.CT 重组、PET 图像、融合图像和 PET 图像见右侧股骨下段骨皮质连续性中断，骨质破坏征象及软组织肿块形成，^{18}F-FDG 代谢明显增高，SUV_{max}：22.84

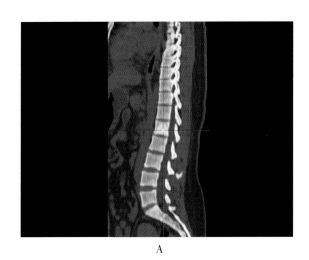

A

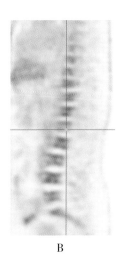

B

图 5-7-64　乳腺癌伴椎体骨转移

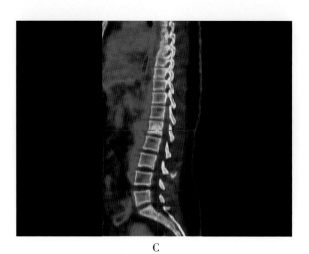

C

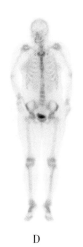

D

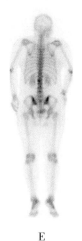

E

图 5-7-64 乳腺癌伴椎体骨转移(续)

A~C.CT、PET 图像和融合图像见 L_1 椎体斑片状致密影,^{18}F-FDG 代谢减低;

D.E.全身骨显像前、后位见同一患者,行 ^{99m}Tc-MDP 全身骨显像示 L_1 椎体骨盐代谢增高

(二)在恶性肿瘤临床分期及再分期中的作用

由于 PET/CT 显像灵敏度高,能更早期判断肿瘤大小、淋巴结转移情况和是否有远处转移以及对肿瘤良恶性的鉴别,肿瘤治疗后残留病灶和纤维化、液化等的鉴别方面的优势,因而 PET/CT 在肿瘤分期与在分期中的应用较其他影像方面有明显优势。肿瘤分期对于治疗方案选择、预后判断有非常重要的意义。

Ⅰ.PET/CT 在肺癌分期与再分期中的应用:^{18}F-FDG PET/CT 对肺癌 T、N、M 分期的评价均比单独的 PET 或 CT 更准确(图 5-7-65)。目前 ^{18}F-FDG PET/CT 在肺癌鉴别与分期中的应用已列入肺癌临床治疗指南中,诊断准确性为 88%,而 CT 诊断准确性为 67%。

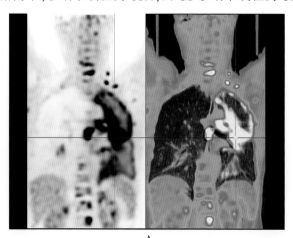

A

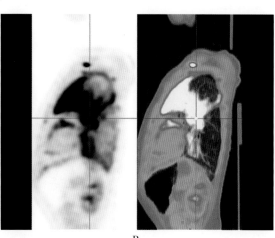

B

图 5-7-65 肺癌伴多发转移

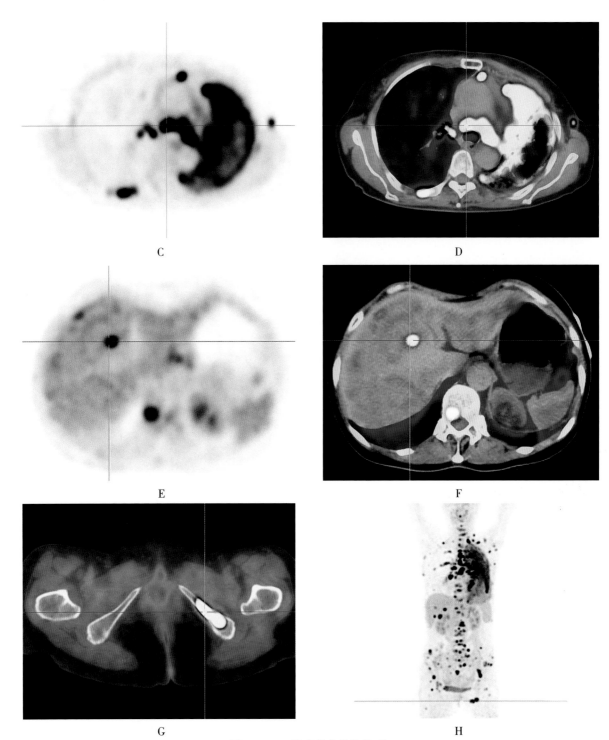

C   D

E   F

G   H

图 5-7-65　肺癌伴多发转移(续)

A~H.PET/CT 图像见左肺门增大,左肺门区及左肺上叶斑片状密度增高影,^{18}F-FDG 代谢不同程度增高,

SUV$_{max}$:22.68,淋巴结、肝脏、骨多发 ^{18}F-FDG 高代谢

Ⅱ.PET/CT 在结、直肠癌分期与再分期中的应用:

(Ⅰ)50%~60%的结、直肠癌患者在确诊时已发生转移(图 5-7-66)。CT 和超声检查经常低估肝转移灶的发生,而 ^{18}F-FDG PET/CT 可以较好地判断结、直肠癌的肝转移情况(M 分期)。

(Ⅱ)PET/CT 诊断结、直肠癌治疗后复发和转移的灵敏度为 91%,特异性为 83%,显著高于 CT 和 MRI。

(Ⅲ)^{18}F-FDG PET/CT 还可以通过一次成像发现更多的除了肝外其他转移灶。结、直肠癌术后绝大多数患者复发在术后 2 年内,复发率高达 40%,需要准确地再分期。

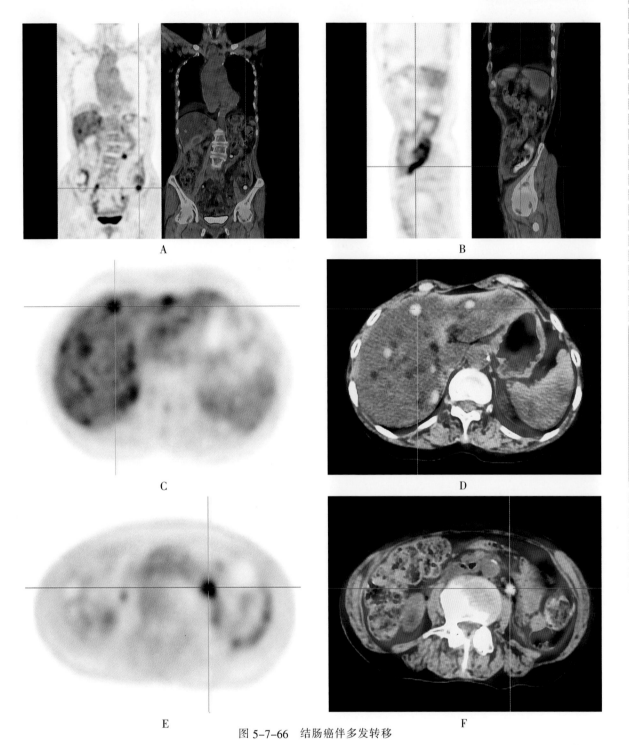

图 5-7-66 结肠癌伴多发转移

A~F.PET/CT 图像见降结肠处肿物，^{18}F-FDG 代谢明显增高，肝脏多发结节状 ^{18}F-FDG 代谢增高灶，腹膜后淋巴结 ^{18}F-FDG 代谢增高

Ⅲ.PET/CT 在淋巴瘤分期与再分期中的作用：

（Ⅰ）^{18}F-FDG PET/CT 显像是淋巴瘤分期的首选方法，其灵敏度为 90.9%，特异性为 89.7%，其中 HL 的灵敏度高于 NHL，而特异性则低于 NHL。

（Ⅱ）淋巴瘤治疗后，约 2/3 的 HL 患者会有残留灶，其中仅约 20% 的病灶最终会复发（图 5-7-67）。^{18}F-FDG PET/CT 显像对鉴别肿瘤的残存和治疗后纤维化病灶具有重要价值。

（Ⅲ）^{18}F-FDG PET/CT 检查可使 31%CT 诊断的 NHL 患者分期上调，1% 的患者分期下调，其中 25% 的患者治疗方案发生改变。

（Ⅳ）¹⁸F-FDG PET/CT 在评估淋巴瘤患者有无骨髓浸润方面具有重要的临床价值,其对骨髓浸润的检出作用可以替代 ⁹⁹ᵐTc-MDP 骨扫描,减少骨髓活检次数,特别是局灶性骨髓浸润灶。

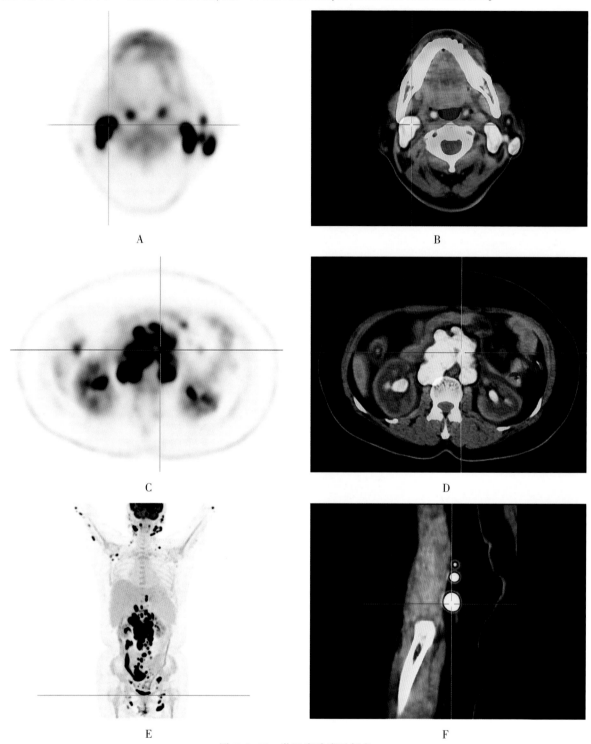

图 5-7-67　淋巴瘤治疗后复发

A~F.PET/CT 见全身多发 ¹⁸F-FDG 代谢增高灶,累及双侧腮腺、扁桃体区、回肠及多发淋巴结(右肘部、双侧颈部、锁骨上、腋下、膈肌脚后、腹腔、腹膜后、盆腔、腹股沟)

　　Ⅳ.PET/CT 在鼻咽癌分期与再分期中的应用:由于鼻咽癌的解剖位置较隐蔽,早期症状不典型,仅有 30% 的患者首诊时处于早期,因此对初诊鼻咽癌的患者需要准确分期。

　　PET/CT 在初诊鼻咽癌的颈部淋巴结分期(N 分期)中有较多的应用,其诊断的灵敏度为 95%,特异性为90%,均显著高于CT和MRI(图5-7-68)。

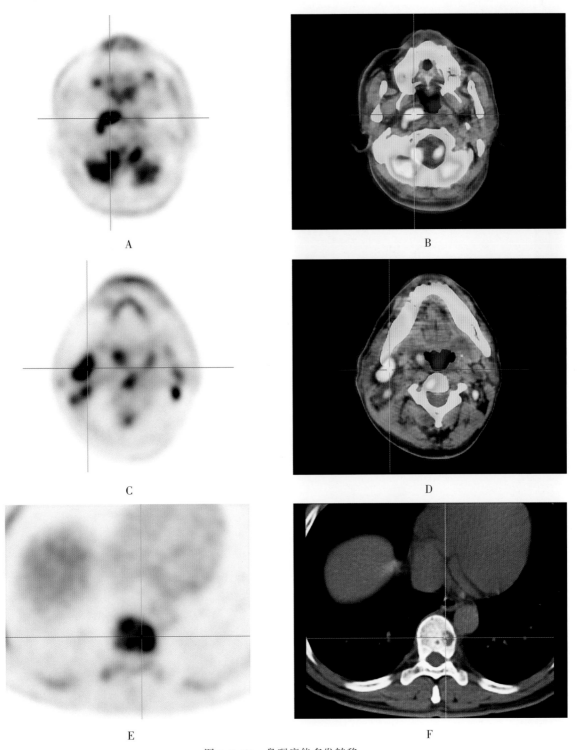

A

B

C

D

E

F

图5-7-68　鼻咽癌伴多发转移

A~F.PET/CT图像见鼻咽右侧壁软组织增厚,^{18}F-FDG代谢明显异常增高,SUV$_{max}$:12.1;双侧颈部可见多发肿大淋巴结,以右侧为著,^{18}F-FDG代谢明显异常增高,SUV$_{max}$:12.89;脊椎骨及其附件^{18}F-FDG代谢增高,同机CT示部分病灶可见骨质破坏

Ⅴ.妇科肿瘤分期与再分期中的应用：

（Ⅰ）宫颈癌中盆腔淋巴结转移与否(N 分期)不仅决定了手术方式,而且也是术后辅助治疗的依据。

（Ⅱ）PET 显像诊断淋巴结转移方面的准确性明显优于 CT 和 MRI，其诊断宫颈癌腹主动脉淋巴结转移的灵敏度为 84%,特异性为 95%;诊断盆腔淋巴结转移的灵敏度为 79%,特异性为 99%(图 5-7-69)。

（Ⅲ）卵巢癌复发早期病灶多局限在腹腔内脏器表面,血清 CA125 是监测其复发或转移、进行再分期的最简易的常规方法,与 ¹⁸F-FDG PET/CT 显像联合应用更有价值。

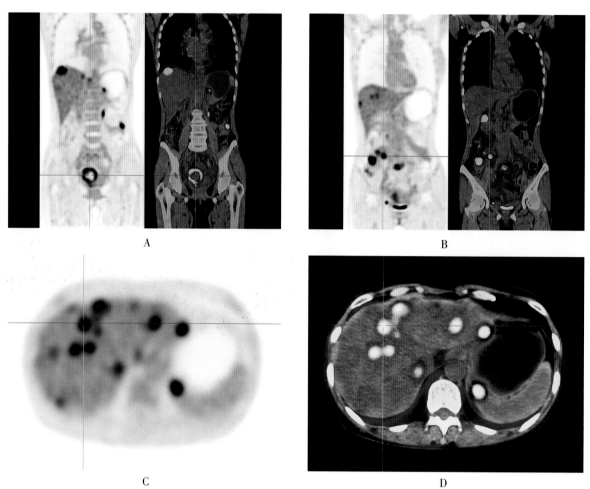

图 5-7-69　卵巢癌伴多发转移

A~D.PET/CT 见全身多发 ¹⁸F-FDG 代谢增高灶,累及肝脏、大网膜、后腹膜及子宫

Ⅵ.PET/CT 在乳腺癌分期与再分期中的应用：

（Ⅰ）对于进展期乳腺癌,PET/CT 可较准确地诊断腋窝淋巴结转移的情况(N 分期),其总灵敏度为 63%,特异性为 94%。

（Ⅱ）对于远处转移的检测(M 分期),PET/CT 具有一次成像可以检查全身的优点,可更准确地指导分期(图 5-7-70),其灵敏度为 81%,特异性为 93%。

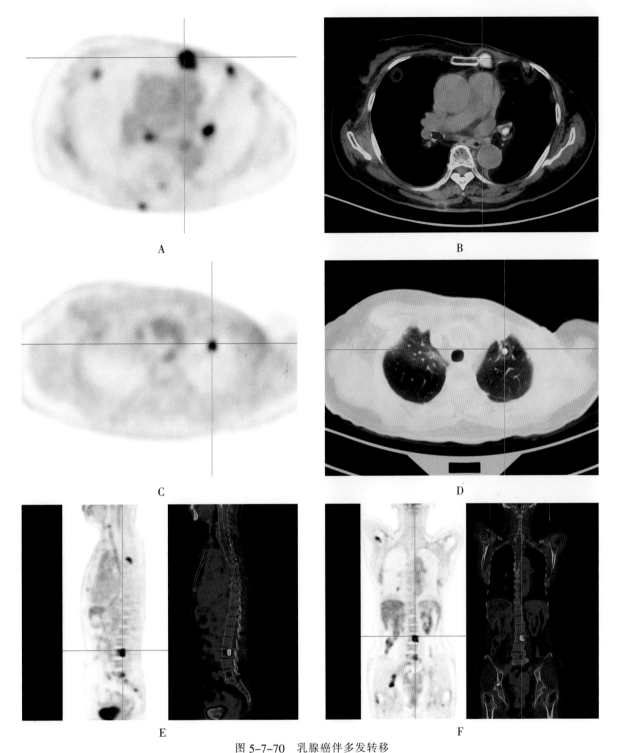

A B C D E F

图 5-7-70 乳腺癌伴多发转移

A~F.PET/CT 图像见术区有结节状软组织肿块,[18]F-FDG 代谢明显增高,另可见双肺、左侧胸壁、腹部皮下脂肪层内、椎体及右髂骨有多发结节状 ^{18}F-FDG 代谢增高灶

(三)在肿瘤治疗过程中的疗效监测和治疗后的疗效评价

Ⅰ.既往以肿瘤治疗前后体积变化为标准评价治疗疗效的方法具有一定局限性,因其常滞后于代谢特征的变化,故反映病灶代谢水平的 ^{18}F-FDG PET/CT 显像显示出较大的潜力。

Ⅱ.[18]F-FDG PET/CT 显像主要通过肿瘤组织葡萄糖摄取程度的变化评价肿瘤的反应性,其方法包括三种:①视觉分析法,通过目测观察图像的放射性分布情况来判断。②半定量分析法,即 T/NT 和 SUV 方式。③绝对定量分析法,其在临床的应用受到明显限制。

Ⅲ.当放化疗对肿瘤细胞有效时,其葡萄糖代谢率可以在治疗后 6~72 小时内出现降低,在 ¹⁸F-FDG PET/CT 图像上表现为 ¹⁸F-FDG 摄取减低。通过 ¹⁸F-FDG PET/CT 显像可在淋巴瘤治疗后早期实现有效的疗效评价,可极大地优化患者的个体化治疗方案(图 5-7-71)。

Ⅳ.¹⁸F-FDG PET/CT 显像是淋巴瘤治疗结束后疗效评估的重要方法之一,尤其是 HL 和 DLBCL 患者,可以鉴别残存肿块为纤维化或仍有存活肿瘤组织。其相比 CT 具有较明确的优势,准确性足够作为淋巴瘤治疗疗效评估的一个标准方法。

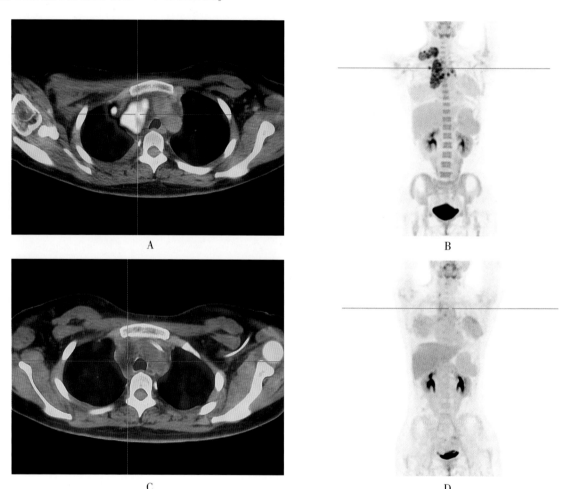

图 5-7-71　淋巴瘤治疗前后

A.B.融合图像和全身 MIP 图像见治疗前右上纵隔及右侧锁骨区 ¹⁸F-FDG 代谢增高灶;

C.D.治疗后病灶范围较治疗前明显缩小,¹⁸F-FDG 代谢明显减低(Deauville 标准评分 4 分)

(四)引导肿瘤活检

Ⅰ.肿瘤组织的特点就是生长迅速、代谢旺盛,在 PET/CT 上表现为高摄取。

Ⅱ.PET/CT 检查中的 SUV 值是用于肿瘤组织摄取 ¹⁸F-FDG 示踪剂的定量指标。SUV 值常提示肿瘤的恶性程度。SUV 值增高就意味着该处肿瘤细胞密集,或者该处肿瘤细胞代谢最为活跃,因此从该处取得的病理组织必然最为标准(图 5-7-72)。

Ⅲ.采用 PET/CT 对病灶内肿瘤组织的 SUV 值进行分析,采取 SUV 值最高部位作为穿刺靶点,获得了 98.62%的准确率,相比较既往的 90.12 % 的穿刺准确率,证明准确选择穿刺靶点是该项技术取得成功的关键。

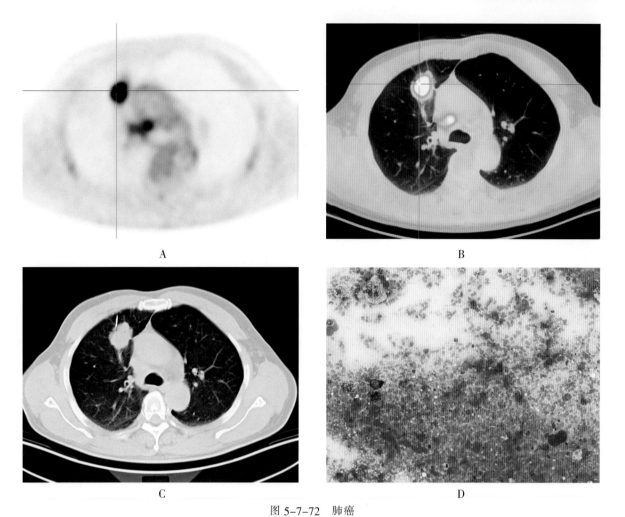

图 5-7-72　肺癌

A.B.PET 和融合图像,右肺上叶病变依据 PET/CT 确定 SUV 值增高区作为穿刺靶点,避开肿瘤坏死区;
C.D.CT 引导下精确穿刺活检,病理结果示非小细胞肺癌

（五）在肿瘤放射治疗靶区勾画中的用途

Ⅰ.肿瘤放射治疗首先要确定放射治疗靶区,即肿瘤的大小、位置及肿瘤周边的重要组织、器官,确定射线照射的范围。

Ⅱ.在肿瘤等病变发生发展过程中,首先发生组织功能、代谢改变,其次才是形态结构的改变,而缺氧的肿瘤组织对放射治疗不敏感。PET/CT 作为分子影像的先进技术,通过探测各种生物示踪剂,如 ^{18}F-FDG、^{18}F-FLT、^{11}C-蛋氨酸、乏氧示踪剂等,不仅能提供医学形态信息,即肿瘤及其周围正常组织结构的解剖影像,还能提供肿瘤和正常组织生理和功能、代谢的信息。既往的传统方法,可能导致正常组织纳入靶区进行照射,增加了放射治疗的副作用。

Ⅲ.因 PET 分子显像的引入,放射靶区的定义和概念得以扩展,即肿瘤生物靶区(BTV)。其定义为由一系列肿瘤生物学因素决定的治疗靶区内放射敏感不同的区域,这些因素包括:①乏氧及血供;②增殖、凋亡及细胞周期调控;③癌基因和抑癌基因改变;④浸润及转移特性等。

Ⅳ.目前 PET/CT 融合显像在放射治疗计划中的应用主要在肺癌、脑肿瘤和头颈部肿瘤等,研究结果已显示出 PET/CT 能明确提高肿瘤分期准确性,并有效发现更多的淋巴转移或远处转移,为此改变了30%~50%的放疗计划结果,充分展示出 PET/CT 的独特价值(图 5-7-73),预示了生物学显像在放射治疗中的前景和价值。

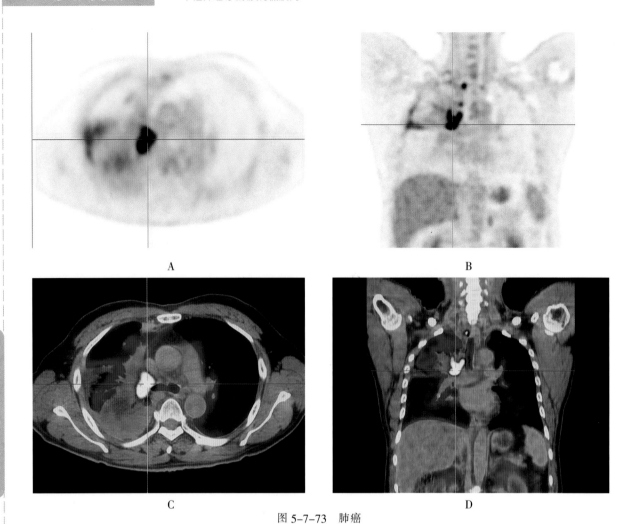

A B

C D

图 5-7-73 肺癌

A~D.PET 和融合图像见右肺门区病变伴肺不张,放疗时可通过勾画高代谢区进行肿瘤的精准放疗,避免对周围肺不张组织的损伤

(六)监测肿瘤复发与转移

Ⅰ.手术后早期发现恶性肿瘤复发是提高肿瘤综合治疗水平的重要环节。PET/CT 显像的最大优点是一次检查即可包括胸、腹、盆腔及头颅,加之是一种反映肿瘤细胞葡萄糖代谢状况的功能显像,因而具有很高的灵敏度(图 5-7-74)。

Ⅱ.目前 ^{18}F-FDG PET 及 PET/CT 在肿瘤复发早期诊断和再分期方面发挥的重要作用已为越来越多的学者所认识。为了更好地了解肿瘤的转移情况,指导临床治疗,PET/CT 在肿瘤复发和转移的判断中发挥重要作用。

Ⅲ.^{18}F-FDG PET/CT 显像在恶性肿瘤诊治方面的巨大优势在于能够从治疗后形成的瘢痕组织中鉴别出残留或复发的肿瘤组织,对淋巴结转移、远处脏器转移以及骨转移的诊断也有较高的灵敏度、特异性和准确性。

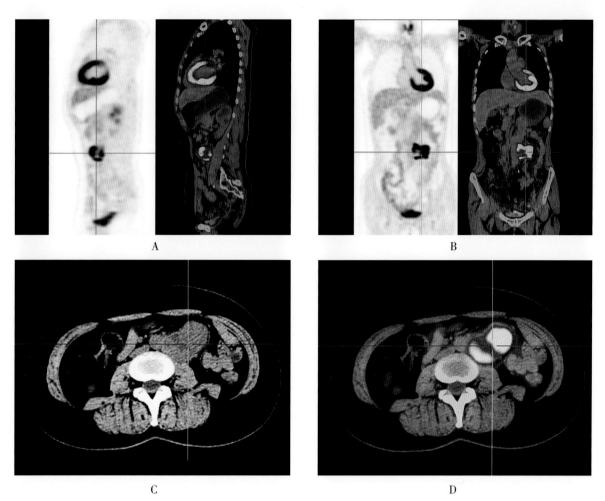

图 5-7-74 子宫内膜样腺癌术后转移

A~D.PET/CT 图像见腹膜后有团块状软组织密度影，密度欠均匀，部分包绕邻近腹主动脉，^{18}F-FDG 代谢不均匀性增高，SUV_{max}：12.49

(七)用于原发灶寻找

Ⅰ.不明原发灶肿瘤(carcinoma of unknown primary，CUP)指经病理确诊或影像学检查证实为恶性转移癌，但无肿瘤病史，且经临床体格检查、实验室检查、免疫组化、常规影像等检查方法仍不能明确原发灶部位的一组恶性肿瘤，占所有恶性肿瘤的 3%~10%。

Ⅱ.常规影像检查技术如 CT、MRI、超声检查等在病灶发生形态学变化的基础上才能探测到，检查过程容易遗漏微小病灶或仅表现为代谢水平异常的病灶，寻找 CUP 患者原发灶的灵敏度约为 40%。PET/CT 在寻找 CUP 患者原发灶中的灵敏度较高(图 5-7-75)。

Ⅲ.PET/CT 通过一次检查将肿瘤的糖代谢显像 PET 与能提供精准定位及精细解剖信息的 CT 图像融合，不仅提高了 CUP 患者的原发灶的检出率，而且还能发现更多的其他常规检查尚未发现的转移灶(图 5-7-76)。PET/CT 以它的高灵敏度及与 CT 信息融合的准确定位，为疾病提供了进一步的诊疗方案。

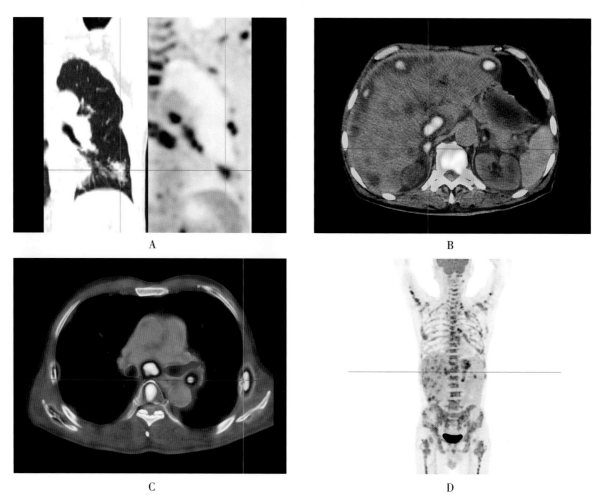

图 5-7-75　肺小细胞肺癌伴多发转移

A~D.PET/CT 图像见全身多发 ^{18}F-FDG 代谢增高灶,累及左肺下叶、肝脏、双侧肾上腺、多发骨、多发淋巴结(左颈部、左侧锁骨区、纵隔、左肺门、腹腔)

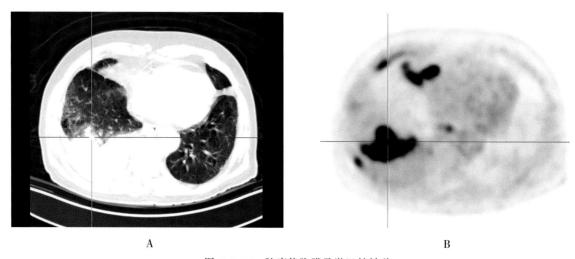

图 5-7-76　肺癌伴胸膜及淋巴结转移

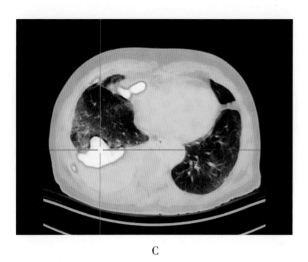
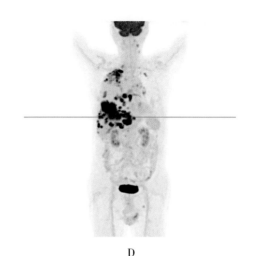

C   D

图5-7-76　肺癌伴胸膜及淋巴结转移(续)

A~D.CT、PET、融合和全身MIP图像见右下肺病变、右侧增厚胸膜,右肺门及纵隔多发淋巴结18F-FDG代谢均异常增高

(陈 红 李 飞)

第五章　PET/CT临床应用

二、PET/CT在心肌存活诊断中的应用

PET/CT在心肌存活检测中起着重要作用,核素心肌灌注显像在冠心病诊断、梗死面积测量、危险度分级、预后评估以及临床治疗决策中具有指导作用。核素心肌代谢显像能很好地评估心肌存活状态,有助于心肌梗死患者治疗策略的选择,而且能较好地预测和评价治疗后心功能及临床症状的改善情况。18F-FDG PET心肌代谢显像作为一种高度完善可靠的方法来检测心肌存活,已被美国心脏协会(American Heart Association)作为分类指南,来预测部分患者左室功能改善及心衰后血管再生情况。美国心脏协会指南推荐Ⅱa级患者优先行心肌存活显像。2010年《欧洲心脏协会指南》也推荐冠心病患者及严重左室功能障碍者行核素心肌存活显像。

正常的生理条件下,心肌细胞代谢的主要底物是脂肪酸及葡萄糖。在碳水化合物饮食或葡萄糖负荷后,血浆胰岛素水平增高,脂肪酸代谢被抑制,心肌细胞以葡萄糖为主要能量来源。饥饿状态下,血浆胰岛素水平下降,心肌细胞摄取葡萄糖减少,脂肪酸成为心肌主要能量来源。在饥饿状态下或葡萄糖负荷下,由于缺血心肌局部氧含量减少,脂肪酸氧化代谢受抑制,此时缺血心肌细胞对葡萄糖的利用增加,通过葡萄糖无氧酵解提供心肌所需要的能量。如果缺血进一步加重,心肌细胞坏死,代谢停止。

18F-FDG PET显像用于检测存活心肌时,多在碳水化合物饮食或葡萄糖负荷下进行,这样可刺激机体分泌适量的胰岛素,增强存活心肌摄取18F-FDG,而坏死心肌无明显放射性分布。

心肌血流灌注显像是放射性药物,如13N-Ammonia、13N-氨水等,通过动脉后,能被正常心肌细胞有选择性地摄取,而且被摄取的量和心肌血流量成正比,通过PET采集成像。

临床上,18F-FDG葡萄糖代谢显像与心肌灌注显像相结合已被广泛应用于存活心肌检测,并被公认为存活心肌检查金标准。

一般以灌注/代谢不匹配(灌注显像有缺损/代谢显像无缺损)作为存活心肌的判断标准。准确判断心肌是否存活对于冠状动脉血运重建和溶栓治疗等适应证的选择、疗效判断及患者预后有极为重要的价值。若心肌梗死区内仍有存活心肌,采用积极的血运重建,心室功能可以恢复;若梗死区内完全坏死和形成瘢痕组织,则心室功能不可能恢复,血运重建不可能改善患者的左心室功能和预后,反而增加手术风险和其经济负担。

【PET/CT表现】

1.血流灌注低下但仍存活的心肌细胞其代谢活动正常或更活跃,这种现象在心肌灌注显像表现为局部有灌注缺损(血流灌注低下),但代谢显像的相应部位无明显异常(即有代谢),称为代谢-灌注不匹配(图5-7-77)。

2.已经坏死或心肌瘢痕区域一般既无血流灌注,亦无葡萄糖的利用,心肌灌注和心肌代谢显像均表现为局部的灌注缺损(无血流灌注/无代谢),称为代谢-灌注匹配(图5-7-78)。

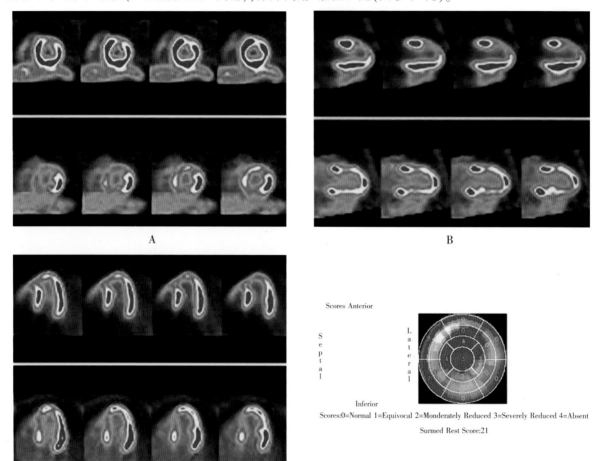

图 5-7-77　心肌代谢/血流灌注显像及靶心图

A~D.[18]F-FDG 心肌代谢/血流灌注显像可见左室前壁中段、前壁近心尖部、心尖部心肌代谢/灌注显像大部分不匹配,上述大部分心肌存活,左室前壁室间隔心肌代谢/灌注显像匹配,提示此部位无心肌存活。[13]N-Ammonia 心肌灌注显像见左心室稍增大,左室壁不完整,左室前壁中段、前壁近心尖部、心尖部及前室间隔血流灌注减低-缺损,SRS 评分为 21 分(SRS>13 提示心肌梗死),上述部位心肌梗死

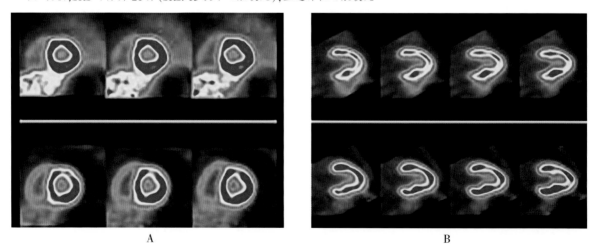

图 5-7-78　心肌代谢/血流灌注显像

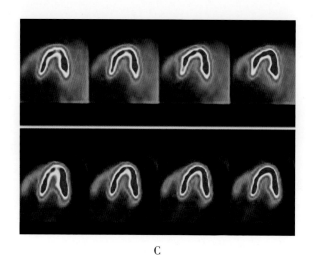

C

图5-7-78　心肌代谢/血流灌注显像(续)

A~C.正常的心肌灌注未见明显减低-缺损,提示 ^{18}F-FDG 心肌代谢/血流灌注显像匹配

三、PET/CT在神经系统疾病诊断中的应用

在神经系统疾病方面,利用不同种代谢显像剂、受体显像剂可以对阿尔茨海默病、帕金森病等疾病进行早期诊断,并为癫痫临床诊断及治疗提供客观证据。下面对 PET/CT 在神经系统疾病中的应用逐一介绍:

(一)阿尔茨海默病

阿尔茨海默病(AD)是一种以进行性认知障碍和记忆能力损害为主的中枢神经系统变性疾病。其病理特点包括:①神经元丢失,起始于内嗅皮层,与认知评分相关。②突触密度减低,起始于齿状回,与情景记忆评分相关。③神经细胞内神经纤维缠结(neurofibrillary tangles,NFTs),起始于内嗅皮层和鼻周皮层,逐渐扩展至海马、颞叶甚至及全皮质。④细胞外神经炎性斑块,即异常浓聚的不溶性 β 淀粉样蛋白(β-amyloid protein,Aβ),起源于新皮层,逐步扩展至内嗅皮层、扣带回、皮层下神经核团及小脑。基于上述病理基础,对于 AD,核医学诊断方法主要有 ^{18}F-FDG PET/CT 显像和 AβPET 显像。

β 淀粉样蛋白示踪 PET 显像可以反映脑内 Aβ 的异常沉积,从而使确诊 AD 成为可能。目前针对Aβ聚集物检测的示踪剂有多种, 其中最具代表性的是 ^{11}C-匹兹堡化合物 B (^{11}C-Pittsburgh Compound-B, PiB),其为硫黄素 T 和二苯乙烯为母体结构。^{11}C 标记的 PiB 能特异性地与 β 淀粉样蛋白斑块结合,在筛选 AD 的高危人群及 AD 的早期诊断和鉴别诊断方面更具优势。因为淀粉样物质的沉积和神经元功能的丧失并非是平行关系,AD 患者 Aβ 沉积在病情较早的阶段就达到一个饱和状态,沉积量并不随病情的进展而增加,所以不适合用来判定 AD 患者病情的严重程度。

^{18}F-FDG PET/CT 脑代谢显像对于显示神经元功能损害更敏感, 对 AD 的诊断及鉴别诊断具有重要价值。AD 患者相关皮质的进行性代谢异常和突触功能障碍密切相关,反映出 AD 患者脑糖低代谢程度与临床症状严重程度呈正相关。而正常老年人随年龄增长,^{18}F-FDG 代谢出现在额叶至外侧裂区域、前扣带回,而不累及颞顶叶、后扣带回及海马区,说明 AD 患者 FDG 代谢的改变与年龄增长无关。^{18}F-FDG PET/CT 更适合用于监测病情进展、评估病情程度及评价药物效果。

【PET/CT 表现】

1.^{11}C-PiB 显像:^{11}C-PiB 对 AD 的诊断价值比 ^{18}F-FDG 更大。放射性药物分布增加提示淀粉样物质的沉积,AD 的早期即可表现为额叶、颞叶、枕叶、纹状体放射性摄取增高(图 5-7-79)。

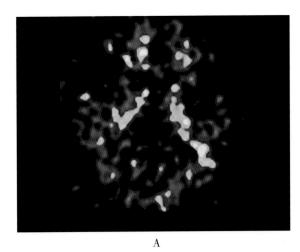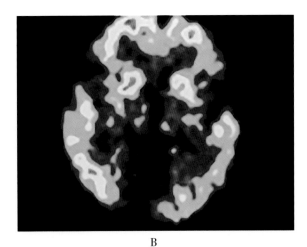

A B

图 5-7-79　¹¹C-PiB PET 显像

A.PET 图像正常对照组脑组织未见异常放射性分布；

B.PET 图像见 AD 患者皮质弥漫性放射性分布

2.¹⁸F-FDG 显像：

1)AD 患者葡萄糖代谢降低的区域主要涉及颞顶区、颞叶内侧、后扣带回、楔前叶皮质。

2)随着病情进展，额叶也逐渐受累，最后甚至整个皮质也可出现低代谢表现(图 5-7-80)。

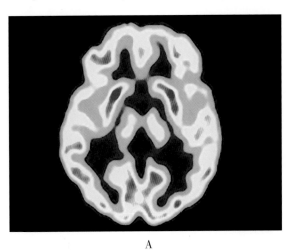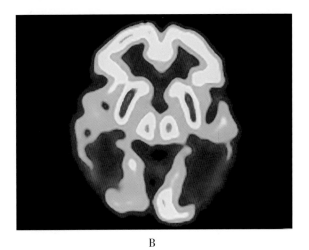

A B

图 5-7-80　¹⁸F-FDG PET 显像

A.PET 图像正常对照组脑组织未见异常放射性分布；

B.PET 图像见 AD 患者双侧颞叶及右枕叶代谢不同程度减低

(二)癫痫

在癫痫的发作期,致痫灶神经元反复过度的超同步化放电,能量消耗明显增加,导致局部血流和葡萄糖代谢增加。癫痫发作间期无额外耗能,且可能因致痫灶处皮质萎缩、神经元减少、胶质增生及突触活性降低致使消耗能量较正常脑组织少,出现局部代谢减低。据此,¹⁸F-FDG 脑 PET/CT 显像可用于定位致痫灶。

【PET/CT 表现】

1.80%的部分性癫痫患者发作间期脑内可见一处或多处代谢减低区，局部代谢率降低幅度为 14%~58%(图 5-7-81,图 5-7-82)。

2.发作期局部代谢率增加幅度为 82%~130%。

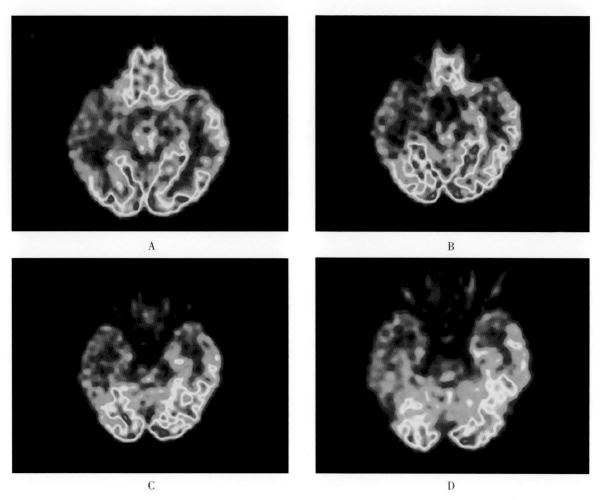

图 5-7-81 癫痫
A~D.PET 图像 ¹⁸F-FDG PET 显像见右侧颞叶片状 ¹⁸F-FDG 代谢明显减低区

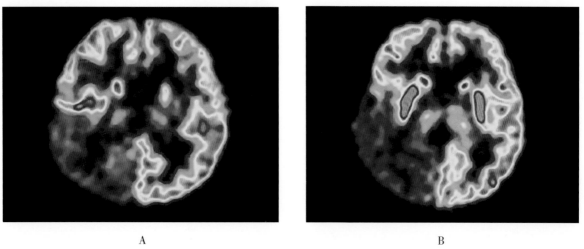

图 5-7-82 癫痫

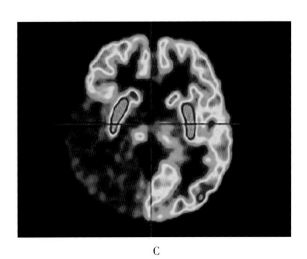
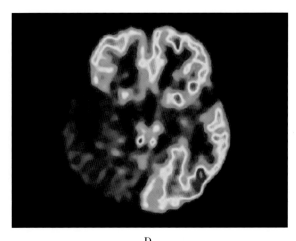

C   D

图 5-7-82 癫痫(续)
A~D.PET 图像 ^{18}F-FDG PET 显像见右侧颞枕叶大片状 ^{18}F-FDG 代谢明显减低区

(三)帕金森病

帕金森病是一种多巴胺受体性疾病,基本病因是黑质纹状体的变性脱落,同时纹状体的多巴胺受体发生变化。临床上一般依据震颤、强直和运动迟缓等典型症状及对左旋多巴治疗有效即可做出诊断,但部分临床症状不典型或无症状的 PD 患者仍诊断困难。而 PET 可以通过多巴胺神经受体及神经递质显像早在疾病解剖结构发生改变之前做出诊断, 其中包括 ^{18}F-FPCIT、^{11}C-CFT 等显像剂对多巴胺转运体(dopamine transporter, DAT)的检测,^{18}F-DOPA 显像及多巴胺受体显像。

DAT 是一种位于中枢神经系统多巴胺能神经元突触前膜的跨膜蛋白,其可以反映多巴胺能神经末梢突触前膜的功能及神经元数量。早期 PD 患者即出现 DAT 水平降低,以双侧不对称为特点,最早开始减少部位从脑部外侧的壳核,逐渐发展至靠近脑部中线的尾状核。研究发现,PD 患者 DAT 变化的敏感性优于 AD 患者, 因此 DAT 检查多巴胺能神经功能可为早期甚至亚临床期 PD 诊断提供敏感的客观指标。^{18}F-FPCIT、^{11}C-CFT 显像剂可以高特异性地与 DAT 结合,同时与 5-羟色胺、去甲肾上腺素受体结合率低,故 ^{18}F-FPCIT、^{11}C-CFT 显像受患者服药因素的影响较小,广泛应用于 PD 的临床研究。

^{18}F-DOPA 和内源性多巴胺是同类化合物,能透过血脑屏障被黑质-纹状体神经元摄取,在芳香族氨基酸脱羧酶的作用下进行脱羧反应转化为 DA。因此,测定双侧基底节 ^{18}F-DOPA 摄取量,可以反映突触前多巴脱羧酶的活性,从而间接反映黑质 DA 能神经元的数目和 PD 病情的严重程度。研究发现,特发性震颤和血管性帕金森病患者纹状体区 ^{18}F-DOPA 摄取正常,据此可与 PD 进行鉴别。

【PET/CT 表现】

1.^{18}F-FPCIT 显像:

1)正常检查双侧纹状体、壳核、尾状核放射性均匀对称分布。

2)早期 PD 患者表现为双侧纹状体放射性分布不对称性减低。

3)晚期 PD 患者双侧壳核和双侧尾状核放射性分布明显减低(图 5-7-83)。

2.^{18}F-DOPA 显像:

1)正常检查者表现为双侧基底节放射性分布均匀。

2)PD 患者表现为双侧基底节放射性分布减低。

3)PD 病情严重程度与双侧基底节放射性分布减低程度呈正比(图 5-7-84)。

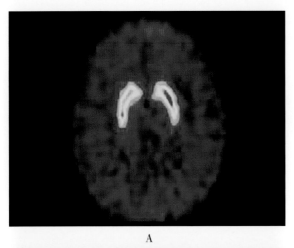

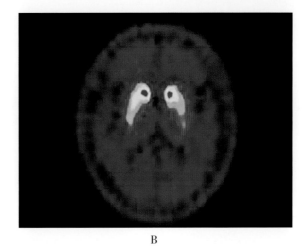

A

B

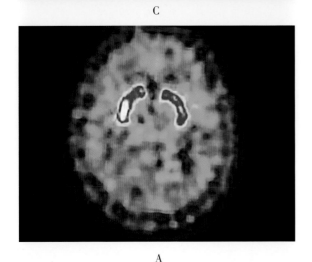

图 5-7-83　帕金森病（^{18}F-FPCIT 显像）

A.PET 图像见正常对照双侧纹状体、壳核、尾状核放射性均匀对称分布；

B.早期 PD 双侧纹状体 DAT 放射性分布呈 不对称性显著减低；

C.晚期 PD 双侧壳核和双侧尾状核 DAT 放射性分布呈进一步减低

C

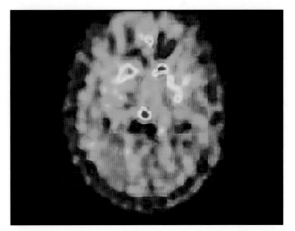

A

B

图 5-7-84　帕金森病（^{18}F-DOPA PET 显像）

A.PET 图像正常对照组见双侧基底节放射性分布均匀；

B.PET 图像见患者双侧基底节放射性分布减低

（四）脑肿瘤

^{18}F-FDG PET 可用于原发颅内肿瘤的恶性程度分级,恶性程度分级相同的脑肿瘤有着类似的代谢活性,如 Ⅰ 或 Ⅱ 级胶质瘤 ^{18}F-FDG 摄取可等于或低于正常灰质摄取,高于正常白质摄取；Ⅲ 或 Ⅳ 级胶质瘤 ^{18}F-FDG 摄取可高于正常灰质摄取。很多研究表明,恶性程度高的脑肿瘤对 ^{18}F-FDG 摄取明显高于恶性程度低的肿瘤。

　　¹¹C-MET 的摄取与脑肿瘤增殖性密切相关，肿瘤细胞在早期指数生长期即可有 ¹¹C-MET 的高度浓集，而在平台期 ¹¹C-MET 摄取较低，所以 ¹¹C-MET 的摄取程度可作为肿瘤细胞增殖能力的标志，可见 ¹¹C-MET 的代谢活性有助于评价胶质瘤预后。¹¹C-MET PET 显像能清晰地描述脑胶质瘤边界，区分肿瘤和周围水肿的关系，显示肿瘤不同部位的增殖状况。目前已有应用 PET 资料来确定立体定向活检和立体定向放射治疗的靶点，证实其具有很高的敏感性和特异性。

【PET/CT 表现】

　　1.¹⁸F-FDG PET 显像：中高度恶性的胶质瘤表现为高代谢，而低度恶性的胶质瘤表现为低代谢或等于正常灰质代谢（图 5-7-85）。

　　2.¹¹C-MET PET 显像：增殖期脑肿瘤表现为高代谢，平台期脑肿瘤表现为低代谢（图 5-7-86）。

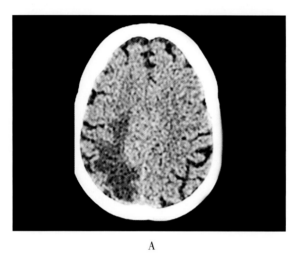
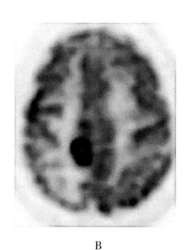

A　　　　　　　　　　　　　　　　　　B

图 5-7-85　胶质瘤

A.CT 平扫见右顶叶椭圆形占位，呈稍高密度影，周边可见大片状水肿带，中线结构轻度左移；

B.PET 图像 ¹⁸F-FDG PET 显像呈高代谢

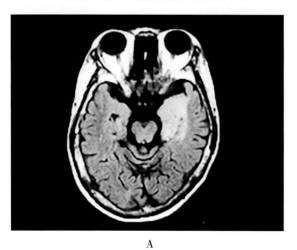
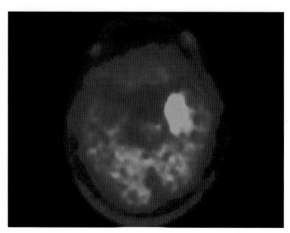

A　　　　　　　　　　　　　　　　　　B

图 5-7-86　胶质瘤

A.MRI TLAIR 序列左侧颞叶海马区见片状高信号；

B.¹¹C-MET PET 图像相应部位呈高代谢

（张敬苗）

四、PET/CT在感染与炎症病变诊断中的应用

（一）骨髓炎

【PET/CT 表现】

1.^{18}F-FDG 可特异性浓聚在骨髓炎发生的部位（图 5-7-87）。

2.^{18}F-FDG PET/CT 融合图像，可明确病变是发生在骨骼，还是侵犯周围软组织，或两者兼而有之，对于全面了解病情、制订治疗方案有参考意义。

3.近年来随着抗菌药的广泛应用及细菌毒力改变，骨髓炎典型症状出现减少，缺乏特异性，正确、及时的诊断对于治疗及预后具有重要的意义。

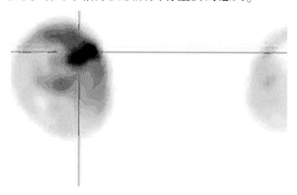
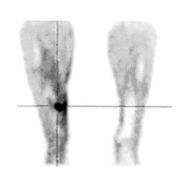
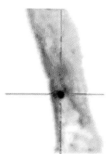

A   B

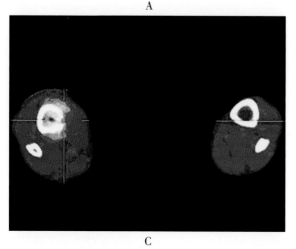
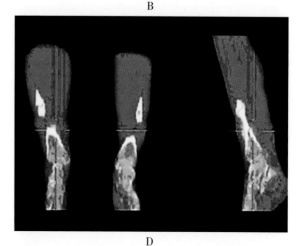

C   D

图 5-7-87　骨髓炎

A~D.PET 和 CT 重组见右胫骨中下段 ^{18}F-FDG 摄取增高灶伴瘘管形成，^{18}F-FDG 升高的区域显示瘘管累及皮肤

（二）风湿性疾病

Ⅰ.类风湿关节炎：

【PET/CT 表现】

1.^{18}F-FDG PET/CT 显像能够很好地显示 RA 滑膜炎的活动程度及波及范围，可较常规放射学成像提供更多有价值的信息。

2.活动期 RA 患者，包括腕关节、掌指关节或近端指间关节、膝关节、踝关节及跖趾关节等多处关节 ^{18}F-FDG 摄取增高，^{18}F-FDG PET/CT 能够很好地评价 RA 的活动度（图 5-7-88）。

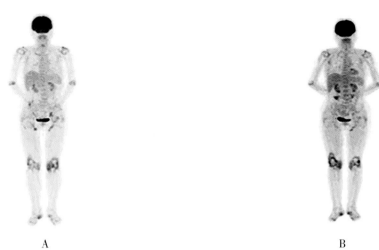

图 5-7-88 类风湿关节炎

A.B.患者治疗前及治疗后 6 个月，全身 MIP 图像可见双膝关节 ¹⁸F-FDG 代谢较前增高

Ⅱ.血清阴性脊柱关节病：¹⁸F-FDG PET/CT 能清晰显示病变的活动程度及其全身活动范围，有助于鉴别 SpA 和 RA。

【PET/CT 表现】

在 SpA 患者的骶髂关节、髋关节、椎体棘突及坐骨结节周围，¹⁸F-FDG PET/CT 均表现为代谢增高，并且 SpA 的腰椎棘突、耻骨联合及坐骨结节 SUV_{max} 均高于 RA。PET/CT 对腰椎棘突和坐骨结节的阳性显示率高于 MRI（图 5-7-89）。

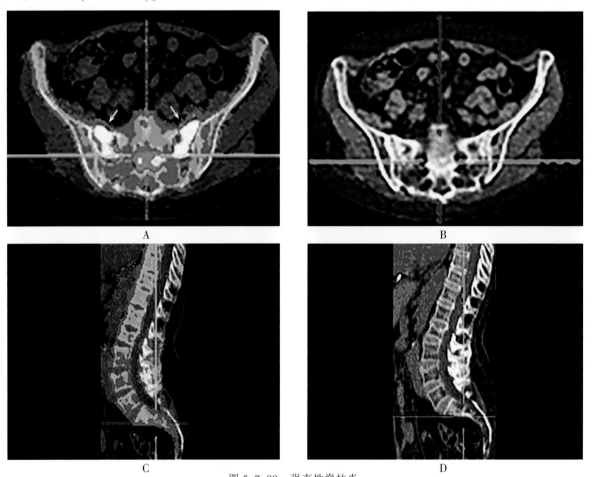

图 5-7-89 强直性脊柱炎

A~D.融合图像见双侧骶髂关节对称性高代谢灶

Ⅲ.大血管炎：

【PET/CT表现】

¹⁸F-FDG PET/CT是一种对血管炎无创诊断和预后随访的手段之一，PET/CT不仅发现比MRI更多的病灶，而且对¹⁸F-FDG高摄取的病变部位进行准确评估，鉴别血管壁、血管旁或周围组织的病变，显示血管壁是否增厚与周围的脂肪组织的关系（图5-7-90）。

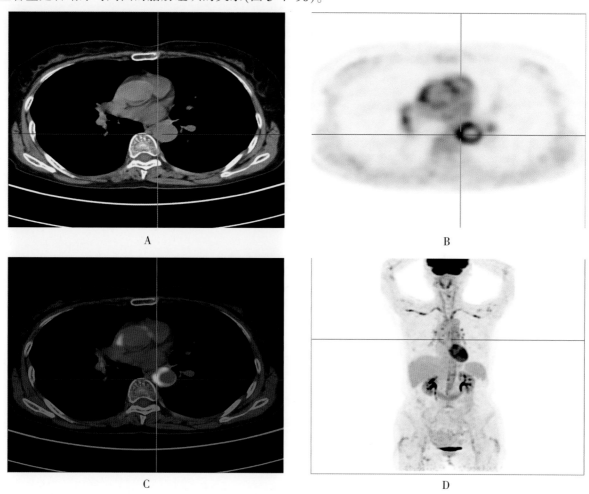

图5-7-90　大动脉炎

A～D. CT、PET、融合图像和全身MIP图像显示主动脉弓、胸腹主动脉、双侧颈动脉及双侧锁骨下动脉血管壁弥漫性¹⁸F-FDG代谢增高

Ⅳ.成人Still病：

【PET/CT表现】

1.¹⁸F-FDG PET/CT检查可以发现，多发淋巴结肿大伴¹⁸F-FDG摄取异常增高，脾脏及骨髓也伴有¹⁸F-FDG摄取异常增高，治疗后恢复（图5-7-91）。

2.AOSD显像较难与淋巴瘤相鉴别，但¹⁸F-FDG PET/CT有助于区别软组织、胸廓及腹部的炎性灶及伴有血管炎的血管结构和代谢改变。

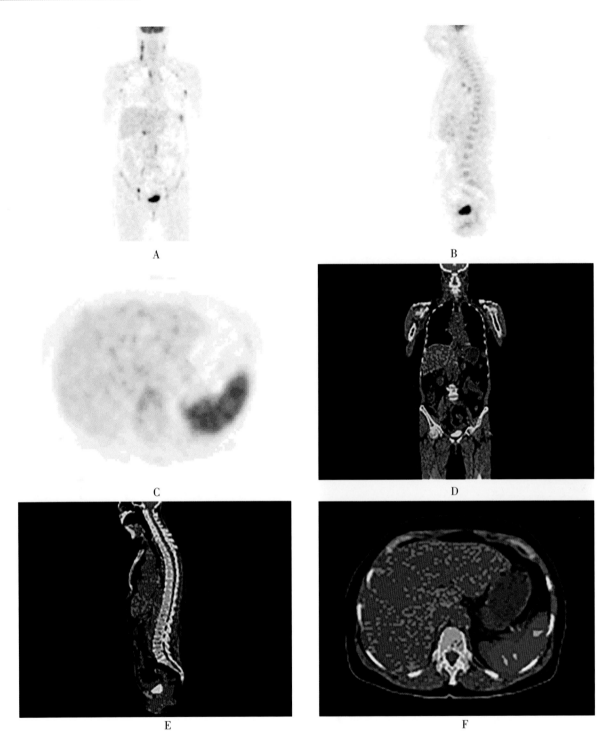

图 5-7-91 成人 Still 病

A~F.PET 和融合图像见多发高代谢灶,累及骨髓(SUV$_{max}$:3.89),脾脏(SUV$_{max}$:5.57)和多个淋巴结

(三)结节病

【PET/CT 表现】

1.病灶常呈 ^{18}F-FDG 高摄取。

2.可累及淋巴结和结外脏器,胸部淋巴结累及可表现为典型的双肺门及纵隔多发淋巴结对称性累及,也可表现为非对称性累及,胸外淋巴结以盆、腹腔淋巴结累及较常见。

3.结外脏器累及常见于肺部,少见于脾、肝、神经系统及其他。对于病变范围广泛的结节病,应注意与淋巴瘤鉴别。

(四)不明原因发热

^{18}F-FDG PET/CT 是寻找不明原因发热(fever of unknown origin,FUO)病因的一种较理想方法,有取代 ^{67}Ca 扫描和标记白细胞显像的可能。炎症细胞,特别是单核细胞、成纤维细胞等摄取 ^{18}F-FDG 与恶性不同,不仅表现为摄取强度的差异(如 SUV 值),还可以参考 CT 及融合图像对病灶的形态(如边界、形状、密度等)加以鉴别。

【PET/CT 表现】

1.通常侵犯浅表淋巴结的淋巴瘤,体格检查较易发现;侵及纵隔后腹部的深部较大淋巴结的淋巴瘤也可由影像学检查发现;而对解剖大小没有明显改变的病变常规影像学检查有一定局限性。而 PET/CT可以较早地发现病灶,为进一步的穿刺活检组织检查提供定位信息。

2.与常规影像学方法比较,PET/CT 显像能提供代谢信息,可进行全身检查,能够了解全身情况以确定发热为肿瘤或其他原因引起,有助于疾病诊断。

3.对淋巴瘤患者,尤其浅表淋巴结不大、骨髓穿刺阴性者可明确是否存在深部病变,对穿刺活组织检查有定位价值。

4.了解肝脏、脾脏的代谢情况及脾脏、骨髓是否有局部浸润现象(图 5-7-92)。

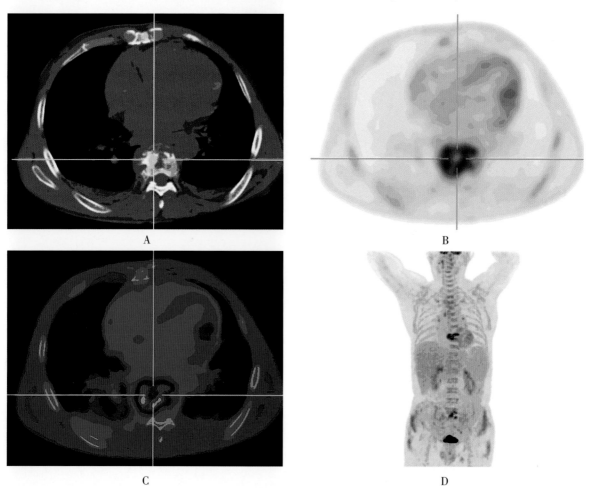

图 5-7-92　椎体感染(布鲁氏杆菌)

A~D.CT、PET 图像、融合图像和全身 MIP 图像见胸椎椎体骨质破坏伴 ^{18}F-FDG 摄取增加,椎间盘未受累

五、其 他

（一）PET/CT 在器官移植中的应用

【PET/CT 表现】

1.^{18}F-FDG PET/CT 在器官移植方面应用具有一定潜力,可以预测排斥反应(图 5-7-93)。

2.皮肤移植实验中,受排斥的皮肤 ^{18}F-FDG 摄取明显高于不发生排斥的皮肤移植。

3.心脏移植后,^{18}F-FDG 摄取增加可能是发生排斥的"指示器"。

4.^{18}F-FDG 在肺移植后,可以区分感染与排斥,也就避免了因怀疑肺移植失败而需要进行支气管活检等检查方法。

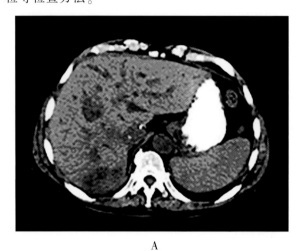
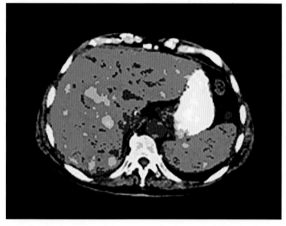

A   B

图 5-7-93 肝移植伴感染

A.B.CT 和融合图像肝移植术后,肝脏多发 ^{18}F-FDG 高代谢灶

（二）PET/CT 在肺尘埃沉着症诊断中的应用

【PET/CT 表现】

肺尘埃沉着症(pneumoconiosis)患者的肺内可有不同程度 ^{18}F-FDG 摄取增高,其摄取的机制可能与炎性细胞及纤维化有关。因此,^{18}F-FDG PET/CT 可用来评价肺尘埃沉着症发病程度(图 5-7-94)。

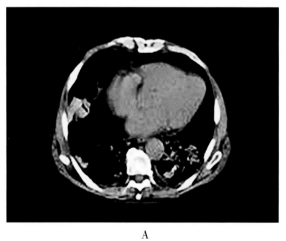
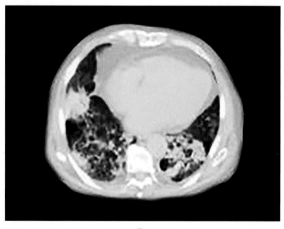

A   B

图 5-7-94 肺尘埃沉着症

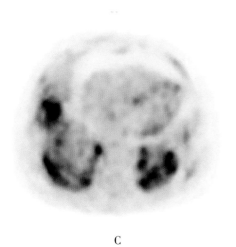

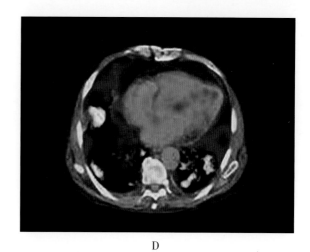

C   D

图 5-7-94　肺尘埃沉着症(续)

A~D.CT 纵隔窗和肺窗、PET 及融合图像见双肺弥漫性团片状软组织肿块，周围可见纤维索条影，^{18}F-FDG PET/CT 图像上见双肺多发团块状高代谢灶

(黄　山)